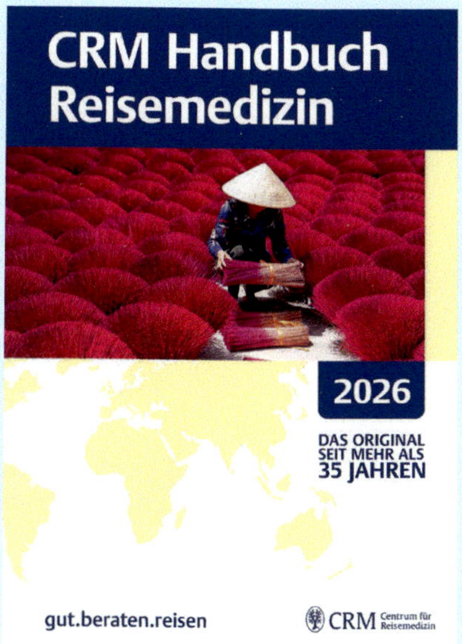

Wichtige Hinweise

Der persönliche Zugangscode wird gesperrt, sobald die erste Freischaltung des Buches erfolgt ist. Die Nutzung ist somit nur für Erstkäufer*innen bzw. Erstnutzer*innen (z. B. bei Bibliotheksexemplaren) möglich.

Die Weitergabe von Passwörtern ist nicht erlaubt. Der Verlag behält sich das Recht vor, bei Verstoß rechtliche Schritte einzuleiten.

Zugang zu den Online-Materialien erhalten Käufer*innen ausschließlich für den privaten Gebrauch. Eine gewerbliche bzw. institutionelle Nutzung ist nicht gestattet.

Nutzen Sie dieses Buch auch digital!

Schalten Sie es in drei Schritten online frei und erhalten Sie kostenlos Zugang mit allen gängigen Smartphones, Tablets und PCs.

1. Scannen Sie den QR-Code oder gehen Sie auf eref.thieme.de/code.

AF895429

2. Loggen Sie sich mit Ihrem Thieme Account ein oder registrieren Sie sich, falls Sie noch keinen Account haben.

3. Geben Sie den Zugangscode Ihres Buches ein. Sie haben die digitale Version erfolgreich freigeschaltet. Ihr persönlicher Zugangscode:

EBPSXPtEmnF2x

Achtung! Sobald der Zugangscode in der Printausgabe freigelegt ist, kann das Buch nicht mehr zurückgegeben werden.

Schnellzugriff zum Buch

Nach erfolgreicher Registrierung und Freischaltung ist das Buch ohne Umwege unter eref.thieme.de/9783941386563 oder über diesen QR-Code zu finden.

Unvorbereitetes
Wegeilen
bringt
unglückliche
Wiederkehr

J.W. von Goethe
Wilhelm Meisters Wanderjahre

Ausgabe

62

CRM Handbuch Reisemedizin

2026

AKTUELLER REISEMEDIZINISCHER
INFORMATIONS-SERVICE

Erscheinungsweise

CRM Handbuch Reisemedizin: jährlich

Herausgeber

CRM Centrum für Reisemedizin GmbH
Burgunderstraße 31 · 40549 Düsseldorf
Telefon: 0211/904 29-0
Telefax: 0211/904 29-99
E-Mail: anja.michel@crm.de
https://crm.de

Redaktion

Prof. Dr. med. Tomas Jelinek
Anja Michel

Covergestaltung: © Thieme
Bildnachweis Cover: © Hanoi Photography/
stock.adobe.com – Stock photo. Posed by a model
Bildnachweis Karten: © Mapcreator, OpenStreetMap.
Edited by CRM

Satz: pws Print und Werbeservice Stuttgart GmbH
Druck: Westermann Druck Zwickau GmbH, Zwickau

MIX
Papier | Fördert gute Waldnutzung
FSC® C110508

ISSN 2192-6433

ISBN 978-3-941386-56-3

9 783941 386563

CRM Centrum für Reisemedizin

Vorwort

Das CRM Handbuch Reisemedizin erscheint nunmehr im 38. Jahr. Es hat sich seit seiner ersten Ausgabe im Jahr 1988 zum Standardwerk der reisemedizinischen Beratung im deutschsprachigen Raum entwickelt. Wir erinnern uns dankbar an unsere beiden Gründer: Prof. Dr. Erich Kröger, der im Juli 2021 verstarb und Dr. Klaus-Jörg Volkmer, der im Oktober 2022 verstarb. Beide erkannten visionär den Stellenwert der Reisemedizin und gründeten das CRM gemeinsam. Sie formten und entwickelten das CRM mit unermüdlichem Einsatz und einer großen Portion Idealismus zum Marktführer in der Reisemedizin im deutschsprachigen Raum. Sie etablierten sowohl reisemedizinische Fortbildungen für Ärzte und Apotheker als auch diverse Kooperationen mit Partnern im medizinischen und touristischen Bereich. Beide genossen bei allen Mitarbeitern, Partnern und Kunden hohes Ansehen.
Kernstück des Buches ist der Länderteil mit länderspezifischen Informationen zu Impfungen, Malaria und sonstigen Infektionsrisiken. Die Kapitel Impfungen und Malaria geben detaillierte Hinweise zu den (Reise-) Impfungen und den zurzeit in deutschsprachigen Ländern empfohlenen Maßnahmen zur Malariavorbeugung. Unter Service finden Sie Basisdaten zu bei den Ländern erwähnten Krankheiten, Adressen fachspezifischer Einrichtungen zur Diagnostik und Therapie, Checklisten zu reiserelevanten Risiken u. a. m. Den Abschluss bildet ein Kartenteil zur geographischen Verbreitung wichtiger Infektionen.
Auch in der vorliegenden 62. Ausgabe des Handbuches wurde der Länderteil wieder komplett überarbeitet und aktualisiert. Dies gilt besonders für die Impfvorschriften und -empfehlungen sowie die Malariaepidemiologie und -prophylaxeempfehlungen, in die wieder der aktuelle WHO-Bericht zur Epidemiologie der Malaria und zudem der Bericht der Weltbank zur Malaria eingegangen sind.
Die COVID-19-Pandemie hat das Reisen in den Jahren 2020 bis 2022 wesentlich beeinflusst. Auch wenn die internationalen Reiseaktivitäten wieder ihr altes Niveau erreicht und teilweise überschritten haben, wird COVID-19 als nunmehr endemische Erkrankung auch noch in den nächsten Jahren relevant für die Beratung bestimmter Reisender bleiben. Die Pandemie hat einmal mehr gezeigt, wie schnell sich globale medizinische Informationen ändern können. Die sich ausbreitende Dengue-Pandemie und die aktuelle Chikungunya-Epidemie in Asien sind weitere aktuelle Beispiele hierfür. Vor der Beratung empfiehlt sich immer ein Blick auf die aktuellen Meldungen des CRM.
Neben dem Länderteil wurden auch wieder alle anderen Buchkapitel überarbeitet, darunter schwerpunktmäßig das Kapitel Reiseimpfungen und der Kartenanhang. Im Impfkapitel wurden neben Detailaktualisierungen bei den einzelnen Impfungen die STIKO-Empfehlungen sowie die Österreichischen und Schweizerischen Impfpläne, die wir in Auszügen abdrucken, auf neuesten Stand gebracht. Den Impfkalender der Sächsischen Impfkommission (SIKO) für 2024 haben wir in dieser Ausgabe belassen, da er deutlich demonstriert, dass auch weitreichende Empfehlungen in Deutschland möglich sind. Leider wurde die Funktion der SIKO ab dem Jahr 2025 deutlich eingeschränkt, sie gibt nunmehr keine eigenen Empfehlungen mehr heraus.
Seit einigen Jahren haben wir spezielle Angaben für die Beratungssituation in Österreich aufgenommen. Hier möchten wir uns ausdrücklich bei Frau Dozentin Dr. Ursula Hollenstein, Wien, für die Überarbeitung bedanken. Wesentliche Abweichungen von den für Deutschland geltenden Informationen und Empfehlungen im Bereich der Impfungen und Malariaprophylaxe sind weiterhin auf der hinteren Umschlagklappe unter „Besonderheiten/ Abweichungen/ Kommentare für Österreich" zusammengestellt. Das Autorenteam bleibt insbesondere Dr. Klaus-Jörg Volkmer mit tiefem Dank verbunden. Er hat das Handbuch von Anfang an maßgeblich betreut und stets für dessen hohe fachliche Kompetenz garantiert.
Im Handbuch legen wir besonderen Wert auf praxisnahe, aktuelle Informationen und optimale Nutzerfreundlichkeit. Hierbei stellen wir bewusst auch Off-label-Anwendungen für Impfungen und Medikamente vor, die in der Reisemedizin wichtig sind.
Die Inhalte in diesem Buch sind nach bestem Wissen zusammengestellt und entsprechen dem aktuellen Stand bei Redaktionsschluss. Wir bitten Sie, nur die jeweils gültige, neueste Ausgabe des Handbuches zu verwenden. Sollten Ihnen Unstimmigkeiten oder Fehler auffallen, sind wir dankbar für Ihre Hinweise.

Düsseldorf, November 2025

Prof. Dr. med. Tomas Jelinek
Leiter des Redaktionsteams

Unser besonderer Dank

gilt allen Kolleginnen und Kollegen, die dieses Buch seit Jahren mit Anregungen und Informationen gleichermaßen kritisch wie wohlwollend begleitet haben, insbesondere den Mitarbeiter(inne)n bzw. Mitgliedern folgender Institutionen:

Abteilung für Infektions- und Tropenmedizin der Universität Leipzig • Abteilung für Infektions- und Tropenmedizin der Universität München • Abteilung für Reise- und Impfmedizin am Städtischen Klinikum Dresden • Abteilung für Tropenmedizin und Infektionskrankheiten der Universität Rostock • Auswärtiges Amt, Gesundheitsdienst, Berlin • Bernhard-Nocht-Institut für Tropenmedizin, Hamburg • Berliner Centrum für Reise- und Tropenmedizin, Berlin • Deutsche Gesellschaft für Tropenmedizin und Internationale Gesundheit e. V. (DTG), Hamburg • Deutsche Lufthansa AG, Medizinischer Dienst, Frankfurt/Main • Gesellschaft für Immunologie, Schutzimpfungen und Reisemedizin Mecklenburg-Vorpommern, Rostock • GIZ, Tropenmedizinische Untersuchungsstelle, Eschborn • Impfzentrum Nord, Wien • Infektionsabteilung Klinikum Ernst von Bergmann, Potsdam • Institut für Medizinische Parasitologie der Universität Bonn • Institut für Spezifische Prophylaxe und Tropenmedizin der Universität Wien • Institut für Tropenhygiene der Universität Heidelberg • Institut für Tropenmedizin der Universität Tübingen • Missionsärztliche Klinik, Würzburg • Österreichische Gesellschaft für Tropenmedizin, Parasitologie und Migrationsmedizin, Wien • Robert Koch-Institut, Berlin • Tropenklinik Paul-Lechler-Krankenhaus, Tübingen • Tropenmedizinische Abteilung der Universität Ulm • Tropenmedizinische Ambulanz der Universität Düsseldorf sowie zahlreiche Einrichtungen des ÖGD und der Industrie. Dankbar sind wir auch unseren Inserenten, die durch produktspezifische Informationen die redaktionellen Inhalte ergänzen.

Inhalt

Länderinformationen

Reiseimpfungen

Malariaprophylaxe

Service

Karten

Vordere Umschlagklappe:
Allgemein zu empfehlender Impfschutz

Hintere Umschlagklappe:
Besonderheiten/Abweichungen/Kommentare für Österreich

Länderinformationen

Länderinformationen

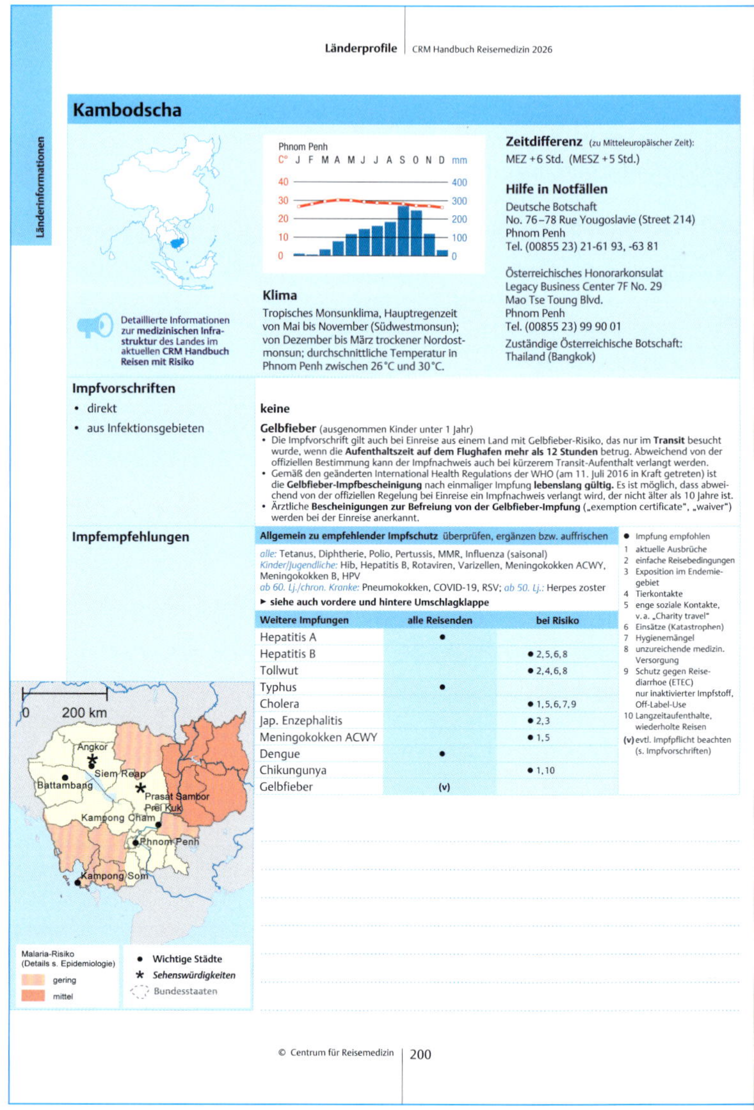

Länderinformationen

Kambodscha

Detaillierte Informationen zur **medizinischen Infrastruktur** des Landes im aktuellen **CRM Handbuch Reisen mit Risiko**

Klima

Tropisches Monsunklima, Hauptregenzeit von Mai bis November (Südwestmonsun); von Dezember bis März trockener Nordostmonsun; durchschnittliche Temperatur in Phnom Penh zwischen 26 °C und 30 °C.

Zeitdifferenz (zu Mitteleuropäischer Zeit):
MEZ +6 Std. (MESZ +5 Std.)

Hilfe in Notfällen

Deutsche Botschaft
No. 76–78 Rue Yougoslavie (Street 214)
Phnom Penh
Tel. (00855 23) 21-61 93, -63 81

Österreichisches Honorarkonsulat
Legacy Business Center 7F No. 29
Mao Tse Toung Blvd.
Phnom Penh
Tel. (00855 23) 99 90 01

Zuständige Österreichische Botschaft:
Thailand (Bangkok)

Impfvorschriften
- direkt
- aus Infektionsgebieten

keine

Gelbfieber (ausgenommen Kinder unter 1 Jahr)
- Die Impfvorschrift gilt auch bei Einreise aus einem Land mit Gelbfieber-Risiko, das nur im **Transit** besucht wurde, wenn die **Aufenthaltszeit auf dem Flughafen mehr als 12 Stunden** betrug. Abweichend von der offiziellen Bestimmung kann der Impfnachweis auch bei kürzerem Transit-Aufenthalt verlangt werden.
- Gemäß den geänderten International Health Regulations der WHO (am 11. Juli 2016 in Kraft getreten) ist die **Gelbfieber-Impfbescheinigung** nach einmaliger Impfung **lebenslang gültig.** Es ist möglich, dass abweichend von der offiziellen Regelung bei Einreise ein Impfnachweis verlangt wird, der nicht älter als 10 Jahre ist.
- Ärztliche **Bescheinigungen zur Befreiung von der Gelbfieber-Impfung** („exemption certificate", „waiver") werden bei der Einreise anerkannt.

Impfempfehlungen

Allgemein zu empfehlender Impfschutz überprüfen, ergänzen bzw. auffrischen

alle: Tetanus, Diphtherie, Polio, Pertussis, MMR, Influenza (saisonal)
Kinder/Jugendliche: Hib, Hepatitis B, Rotaviren, Varizellen, Meningokokken ACWY, Meningokokken B, HPV
ab 60. Lj./chron. Kranke: Pneumokokken, COVID-19, RSV; *ab 50. Lj.:* Herpes zoster

► **siehe auch vordere und hintere Umschlagklappe**

Weitere Impfungen	alle Reisenden	bei Risiko
Hepatitis A	●	
Hepatitis B		● 2, 5, 6, 8
Tollwut		● 2, 4, 6, 8
Typhus	●	
Cholera		● 1, 5, 6, 7, 9
Jap. Enzephalitis		● 2, 3
Meningokokken ACWY		● 1, 5
Dengue	●	
Chikungunya		● 1, 10
Gelbfieber	(v)	

● Impfung empfohlen
1 aktuelle Ausbrüche
2 einfache Reisebedingungen
3 Exposition im Endemiegebiet
4 Tierkontakte
5 enge soziale Kontakte, v. a. „Charity travel"
6 Einsätze (Katastrophen)
7 Hygienemängel
8 unzureichende medizin. Versorgung
9 Schutz gegen Reisediarrhoe (ETEC) nur inaktivierter Impfstoff, Off-Label-Use
10 Langzeitaufenthalte, wiederholte Reisen
(v) evtl. Impfpflicht beachten (s. Impfvorschriften)

Erläuterungen

Karten

Bei allen Ländern findet sich eine kleine Karte zur **Lokalisation des Landes in der betreffenden Region**.

Bei ausgewählten Ländern erleichtern **spezielle Karten** das Auffinden regionaler Angaben aus dem Text sowie touristischer Ziele (Städte, Provinzen, Bundesstaaten, Flüsse, Landschaften, Nationalparks, Sehenswürdigkeiten etc.). Landesteile mit potenzieller Malariaübertragung sind farblich gekennzeichnet. Die vereinfachte Darstellung dient dem Berater **zur Orientierung** und erhebt keinen Anspruch auf Vollständigkeit und kartographische Präzision.

Klima

Klimadiagramm (in der Regel der Hauptstadt) sowie **Basisdaten** des betreffenden Landes zur Orientierung für die reisemedizinische Beratung im Hinblick auf eventuelle Anpassungsschwierigkeiten sowie auf saisonale Gipfel von klimakorrelierten Inzidenzen (z. B. Malaria während der Regenzeit).

Hilfe in Notfällen

Anschriften und Telefonnummern **Deutscher bzw. Österreichischer Vertretungen im Land (Botschaft oder Konsulat)**, die ggf. Hilfe vor Ort leisten oder vermitteln können. Weitere Informationen hierzu bieten das Auswärtige Amt, Berlin, unter www.auswaertiges-amt.de sowie das Österreichische Ministerium für Europa, Integration und Äußeres, Wien, unter www.bmeia.gv.at.

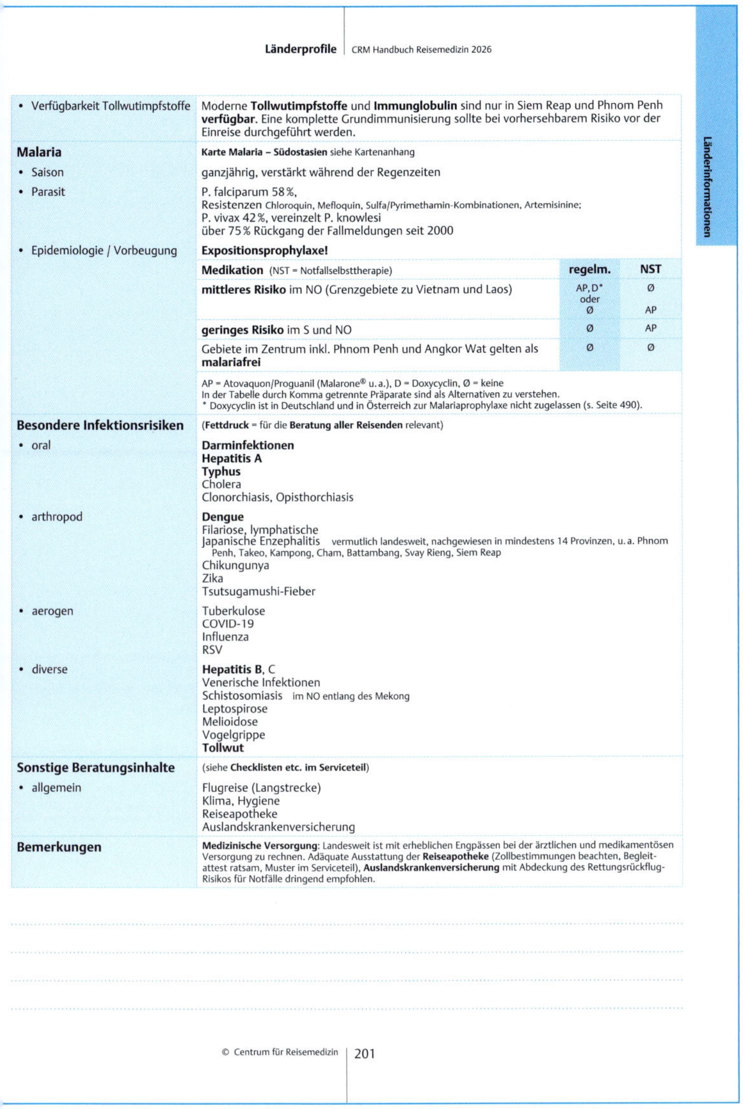

• Verfügbarkeit Tollwutimpfstoffe	Moderne **Tollwutimpfstoffe** und **Immunglobulin** sind nur in Siem Reap und Phnom Penh **verfügbar**. Eine komplette Grundimmunisierung sollte bei vorhersehbarem Risiko vor der Einreise durchgeführt werden.		
Malaria	**Karte Malaria – Südostasien** siehe Kartenanhang		
• Saison	ganzjährig, verstärkt während der Regenzeiten		
• Parasit	P. falciparum 58 %, Resistenzen Chloroquin, Mefloquin, Sulfa/Pyrimethamin-Kombinationen, Artemisinine; P. vivax 42 %, vereinzelt P. knowlesi über 75 % Rückgang der Fallmeldungen seit 2000		
• Epidemiologie / Vorbeugung	**Expositionsprophylaxe!**		
	Medikation (NST = Notfallselbsttherapie)	**regelm.**	**NST**
	mittleres Risiko im NO (Grenzgebiete zu Vietnam und Laos)	AP, D* oder Ø	Ø AP
	geringes Risiko im S und NO	Ø	AP
	Gebiete im Zentrum inkl. Phnom Penh und Angkor Wat gelten als **malariafrei**	Ø	Ø
	AP = Atovaquon/Proguanil (Malarone® u. a.), D = Doxycyclin, Ø = keine In der Tabelle durch Komma getrennte Präparate sind als Alternativen zu verstehen. * Doxycyclin ist in Deutschland und in Österreich zur Malariaprophylaxe nicht zugelassen (s. Seite 490).		
Besondere Infektionsrisiken	(**Fettdruck** = für die **Beratung aller Reisenden** relevant)		
• oral	**Darminfektionen** **Hepatitis A** **Typhus** Cholera Clonorchiasis, Opisthorchiasis		
• arthropod	**Dengue** Filariose, lymphatische Japanische Enzephalitis vermutlich landesweit, nachgewiesen in mindestens 14 Provinzen, u. a. Phnom Penh, Takeo, Kampong, Cham, Battambang, Svay Rieng, Siem Reap Chikungunya Zika Tsutsugamushi-Fieber		
• aerogen	Tuberkulose COVID-19 Influenza RSV		
• diverse	**Hepatitis B**, C Venerische Infektionen Schistosomiasis im NO entlang des Mekong Leptospirose Melioidose Vogelgrippe **Tollwut**		
Sonstige Beratungsinhalte	(siehe **Checklisten etc. im Serviceteil**)		
• allgemein	Flugreise (Langstrecke) Klima, Hygiene Reiseapotheke Auslandskrankenversicherung		
Bemerkungen	**Medizinische Versorgung**: Landesweit ist mit erheblichen Engpässen bei der ärztlichen und medikamentösen Versorgung zu rechnen. Adäquate Ausstattung der **Reiseapotheke** (Zollbestimmungen beachten, Begleitattest ratsam, Muster im Serviceteil), **Auslandskrankenversicherung** mit Abdeckung des Rettungsrückflug-Risikos für Notfälle dringend empfohlen.		

Impfvorschriften

direkt: Regelungen, wenn Hin- und Rückreise zwischen D/A (Europa) und dem betreffenden Land ohne Zwischenaufenthalte – auch nicht im Transit – erfolgen

aus Infektionsgebieten: gilt in der Regel für Personen, die sich innerhalb von 6 Tagen vor Einreise in einem Gelbfieber-Risikogebiet aufgehalten haben, wenn auch nur im Transit. Auf besondere Bestimmungen bei Einreise nach Transitaufenthalt wird ggf. hingewiesen. Regelungen für andere Impfungen wie z. B. Polio, Meningokokken-Meningitis oder Masern kommen vor.

Abweichungen: wenn bekannt ist, dass Impfungen bei Ein- oder Ausreise immer oder gelegentlich verlangt werden, obwohl dies nach den aktuellen Angaben der WHO *(International Travel and Health)* nicht vorgesehen ist; es empfiehlt sich, diese Hinweise bei der Impfberatung zu berücksichtigen.

Vorgeschriebene Impfungen müssen im Internationalen Impfpass dokumentiert sein.

Impfempfehlungen

Empfohlene Impfungen dienen dem persönlichen Schutz des Reisenden.

Allgemein zu empfehlender Impfschutz:
Impfungen, die anlässlich einer Reise bei allen Personen überprüft und ggf. angelegt oder aufgefrischt werden sollten. Die Empfehlungen basieren weitgehend auf den Impfkalendern der STIKO (Ständige Impfkommission am Robert Koch-Institut) bzw. SIKO (Sächsische Impfkommission) und entsprechen im Wesentlichen auch denen des Österreichischen Impfplans.

Weitere Impfungen:
alle Reisenden – Impfungen, die aufgrund der epidemiologischen Situation in dem betreffenden Land allen Reisenden anzuraten sind.
bei Risiko – z. B. Krankheitsausbrüche, Trekking, besondere Exposition durch Beruf, Freizeit, Hilfseinsätze, Hygienemängel, Tierkontakte machen für die betreffende Reise weitere Impfungen empfehlenswert. Dabei handelt es sich um Indikationsimpfungen, die bei entsprechender Gefährdung des Reisenden eine individuelle Nutzen-Risiko-Abwägung voraussetzen.

► siehe auch Kapitel „Reiseimpfungen".

► Besonderheiten, Abweichungen, Kommentare für **Österreich siehe hintere Umschlagklappe**

Malaria

Saison: ganzjährig oder Jahreszeit mit Übertragungsrisiko

Parasit: Art, Prävalenz, Resistenzen

Epidemiologie / Vorbeugung: orientierende Risiko-Einschätzung in „hoch", „mittel", „gering" unter Berücksichtigung von Region, Höhe, Klima, Saisonalität, Parasitenart, Resistenzen, Inzidenzen;

hohes Risiko	> 200 Fälle / 1.000 Population / Jahr
mittleres Risiko	50–200 Fälle / 1.000 Population / Jahr
geringes Risiko	0,1–50 Fälle / 1.000 Population / Jahr

Risiko-orientierte Empfehlungen zur Chemoprophylaxe bzw. Notfallselbsttherapie (NST), Angabe der Malariamedikamente abgekürzt mit dem jeweils ersten Buchstaben des Medikamentes bzw. der Medikamentenkombination (AL = Arthemether/Lumefantrin, AP = Atovaquon/Proguanil, D = Doxycyclin, DP = Dihydroartemisinin/Piperaquin, M = Mefloquin). **Sind in der Tabelle mehrere Medikamente durch Komma getrennt, handelt es sich um Alternativen**; bei der Auswahl sind die Empfehlungen und Einschränkungen zur Indikation der einzelnen Mittel zu beachten.

► siehe auch Kapitel „Malariaprophylaxe"

► Besonderheiten, Abweichungen, Kommentare für **Österreich siehe hintere Umschlagklappe**

Besondere Infektionsrisiken

Landesspezifische Infektionsrisiken geordnet nach Übertragungswegen. **Infektionen von besonderer Häufigkeit oder Bedeutung für alle Reisenden erscheinen im Fettdruck;** sonstige Risiken im Normaldruck als Beratungshilfe für spezielle, in der Regel nicht organisierte Reisen (z. B. berufliche Langzeitaufenthalte) sowie zur diagnostischen Orientierung bei Rückkehrer-Erkrankungen; regionale und saisonale Angaben ggf. im Kleindruck.

► siehe auch *Krankheiten – Basisdaten* im Kapitel „Service"

Sonstige Beratungsinhalte

Hinweise auf Themen, die für die Reise in das betreffende Land bzw. den Aufenthalt dort präventivmedizinisch von Bedeutung sind, und zwar **generell** (z. B. Langstreckenflug, Klima, Hygiene, Medizinische Versorgung, Auslandskrankenversicherung) oder **bei Bedarf** (z. B. Tauchen, Bergsteigen).

► siehe auch *Checklisten* im Kapitel „Service"

Bemerkungen

Weitere Hinweise z. B. zu medizinischer Versorgung, Krankenversicherung, besonderen Gesundheitsvorschriften, -risiken etc.

ABC-Inseln (Aruba, Bonaire, Curaçao) (zu Niederlande)

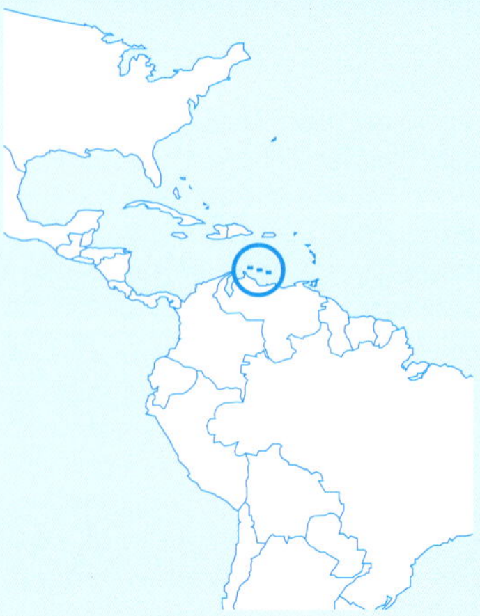

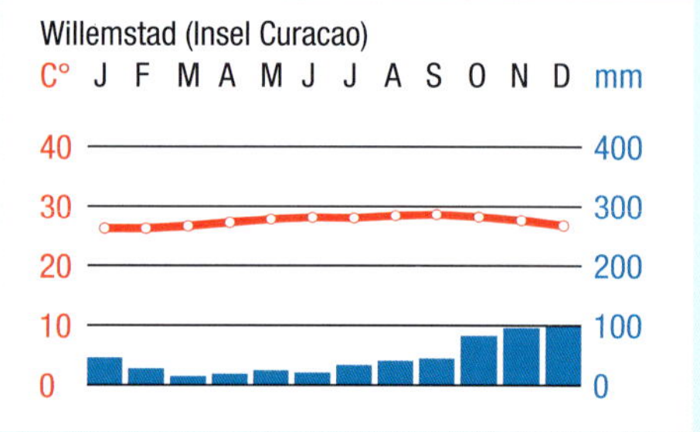

Zu den Kleinen Antillen gehörende Inselgruppe im ehemaligen Landesverband **„Niederländische Antillen“** (vor der Küste von Venezuela gelegen). Aruba und Curaçao sind (seit der politischen Neuordnung im Oktober 2010) autonome Landesteile innerhalb des Königreichs der Niederlande. Bonaire ist eine „Besondere Gemeinde“ der Niederlande.

Zeitdifferenz (zu Mitteleuropäischer Zeit):

MEZ −5 Std. (MESZ −6 Std.)

Klima

Subtropisches Klima mit ganzjährig geringen Temperaturschwankungen und relativ geringen Niederschlagsmengen (durchschnittlicher Jahresniederschlag ca. 550 mm). Tageshöchsttemperatur 28–32 °C

Hilfe in Notfällen

Deutsches Honorarkonsulat
Restaurants, Weststraat 7
Oranjestad, Aruba
Tel.: 00297 - 5 83 29 29

Deutsches Honorarkonsulat
BZSE Attorneys at Law/Tax Lawyers
Mahaaiweg 7 A
Willemstad, Curaçao
Tel.: 00599 9 - 737 29 73

Zuständige Deutsche Botschaft:
Niederlande (Den Haag)

Österreichisches Honorarkonsulat
Residence Pietermaai, Pietermaaiweg 20A
Willemstad, Curaçao
Tel.: 00599 9 - 695 80 80

Zuständige Österreichische Botschaft:
Niederlande (Den Haag)

Impfvorschriften

- direkt: **keine**
- aus Infektionsgebieten: **Gelbfieber** (ausgenommen Kinder unter 9 Monaten)
  - Die Impfvorschrift gilt auch bei Einreise aus einem Land mit Gelbfieber-Risiko, das nur im **Transit** besucht wurde, wenn die **Aufenthaltszeit auf dem Flughafen mehr als 12 Stunden** betrug. Abweichend von der offiziellen Bestimmung kann der Impfnachweis auch bei kürzerem Transit-Aufenthalt verlangt werden.
  - Gemäß den geänderten International Health Regulations der WHO (am 11. Juli 2016 in Kraft getreten) ist die **Gelbfieber-Impfbescheinigung** nach einmaliger Impfung **lebenslang gültig.** Es ist möglich, dass abweichend von der offiziellen Regelung bei Einreise ein Impfnachweis verlangt wird, der nicht älter als 10 Jahre ist.
  - Über die Anerkennung ärztlicher **Bescheinigungen zur Befreiung von der Gelbfieber-Impfung** („exemption certificate“, „waiver“) liegen **aktuell keine zuverlässigen Informationen** vor.

Impfempfehlungen

Allgemein zu empfehlender Impfschutz überprüfen, ergänzen bzw. auffrischen

alle: Tetanus, Diphtherie, Polio, Pertussis, MMR, Influenza (saisonal)
Kinder/Jugendliche: Hib, Hepatitis B, Rotaviren, Varizellen, Meningokokken ACWY, Meningokokken B, HPV
ab 60. Lj./chron. Kranke: Pneumokokken, COVID-19, RSV; *ab 50. Lj.:* Herpes zoster

► **siehe auch vordere und hintere Umschlagklappe**

Weitere Impfungen	alle Reisenden	bei Risiko
Hepatitis A	●	
Hepatitis B		● 2, 5, 6, 8
Typhus		● 1, 2, 5, 6, 7
Dengue	●	
Chikungunya		● 1, 10
Gelbfieber	(v)	

- ● Impfung empfohlen
- 1 aktuelle Ausbrüche
- 2 einfache Reisebedingungen
- 3 Exposition im Endemiegebiet
- 4 Tierkontakte
- 5 enge soziale Kontakte, v. a. „Charity travel“
- 6 Einsätze (Katastrophen)
- 7 Hygienemängel
- 8 unzureichende medizin. Versorgung
- 10 Langzeitaufenthalte, wiederholte Reisen
- **(v)** evtl. Impfpflicht beachten (s. Impfvorschriften)

- Verfügbarkeit Tollwutimpfstoffe: Moderne **Tollwutimpfstoffe** und **Immunglobulin** sind im Land **verfügbar**.

Malaria	**keine**
Besondere Infektionsrisiken	**(Fettdruck = für die Beratung aller Reisenden relevant)**
• oral	**Darminfektionen** **Hepatitis A** Typhus
• arthropod	**Dengue** **Chikungunya** Zika
• aerogen	COVID-19 Influenza RSV
• diverse	Hepatitis B Venerische Infektionen Tollwut sehr geringes Risiko
Sonstige Beratungsinhalte	(siehe **Checklisten etc. im Serviceteil**)
• allgemein	Flugreise (Langstrecke) Klima, Hygiene Reiseapotheke Auslandskrankenversicherung
• bei Bedarf	Tauchen
Bemerkungen	**Ciguatera-Fischvergiftung:** Saisonales Risiko bei Verzehr von größeren Raubfischen (auch gegart). Örtliche Warnhinweise beachten!

Abu Dhabi s. Vereinigte Arabische Emirate

Afghanistan

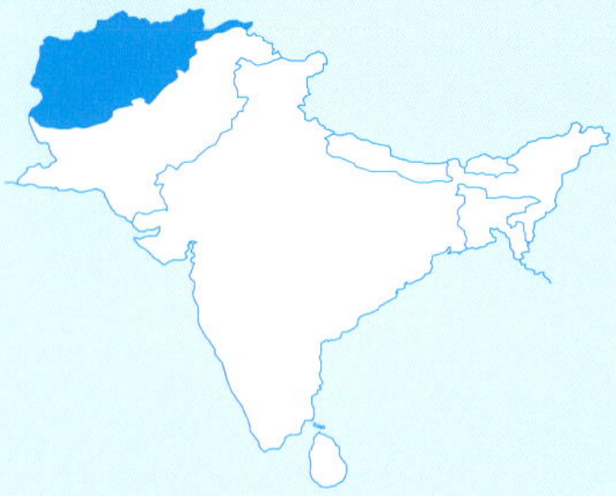

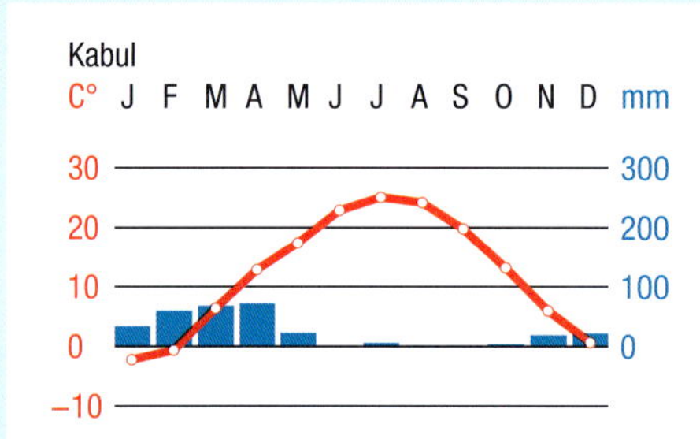

Zeitdifferenz (zu Mitteleuropäischer Zeit):

MEZ + 3:30 Std. (MESZ + 2:30 Std.)

Hilfe in Notfällen

Deutsche Botschaft
Der Dienstbetrieb in Kabul ist derzeit eingestellt; Amtsgeschäfte werden von Berlin aus wahrgenommen.
E-Mail: info@kabul.diplo.de

Derzeit keine Österreichische Vertretung im Land (Österreichische Staatsbürger können im Notfall die Hilfe der diplomatischen Vertretung eines anderen EU-Mitgliedsstaates in Anspruch nehmen)

Zuständige Österreichische Botschaft: Pakistan (Islamabad)

Klima

Kontinentales Steppen- und Wüstenklima, im äußersten Osten sommerliche Monsun-Niederschläge; im Süden sommerliche Durchschnittstemperatur von 30 °C, im Winter 5 – 10 °C, Januar-Mittel in Kabul −3 °C, Juli-Mittel 25 °C.

Impfvorschriften

Polio
Bei Einreise und Aufenthalt über 4 Wochen vorgeschrieben.

- Ausreise

Entsprechend Vorgaben der WHO müssen Einheimische und alle Reisenden, die sich länger als 4 Wochen im Land aufgehalten haben, bei der Ausreise eine Impfung gegen Polio vorweisen. Die Impfung muss zwischen 4 Wochen und einem Jahr vor der Abreise erfolgen und in einem international gültigen Impfausweis dokumentiert sein.

Impfempfehlungen

Allgemein zu empfehlender Impfschutz überprüfen, ergänzen bzw. auffrischen

alle: Tetanus, Diphtherie, Polio, Pertussis, MMR, Influenza (saisonal)
Kinder/Jugendliche: Hib, Hepatitis B, Rotaviren, Varizellen, Meningokokken ACWY, Meningokokken B, HPV
ab 60. Lj./chron. Kranke: Pneumokokken, COVID-19, RSV; *ab 50. Lj.:* Herpes zoster
► **siehe auch vordere und hintere Umschlagklappe**

Weitere Impfungen	alle Reisenden	bei Risiko
Hepatitis A	●	
Hepatitis B		● 2, 5, 6, 8
Polio	● (v)	
Tollwut		● 2, 4, 6, 8
Typhus	●	
Cholera		● 1, 5, 6, 7, 9
Dengue		● 3
Chikungunya		● 1
Meningokokken ACWY		● 1, 5

● Impfung empfohlen
1 aktuelle Ausbrüche
2 einfache Reisebedingungen
3 Exposition im Endemiegebiet
4 Tierkontakte
5 enge soziale Kontakte, v. a. „Charity travel“
6 Einsätze (Katastrophen)
7 Hygienemängel
8 unzureichende medizin. Versorgung
9 Schutz gegen Reisediarrhoe (ETEC) nur inaktivierter Impfstoff, Off-Label-Use
(v) evtl. Impfpflicht beachten (s. Impfvorschriften)

- Verfügbarkeit Tollwutimpfstoffe

Moderne **Tollwutimpfstoffe** und **Immunglobulin** sind im Land **nicht verfügbar**. Eine komplette Grundimmunisierung sollte bei vorhersehbarem Risiko vor der Einreise durchgeführt werden.

Malaria			
• Saison	Mai – November in höheren Lagen Juni – September Gipfel für P. falciparum Oktober – November		
• Parasit	P. vivax vorwiegend; P. falciparum nach O zunehmend, 5 %, Resistenzen Chloroquin, Sulfa/Pyrimethamin-Kombinationen,		
• Epidemiologie / Vorbeugung	**Expositionsprophylaxe!**		
	Medikation (NST = Notfallselbsttherapie)	**regelm.**	**NST**
	mittleres Risiko in einigen Landesteilen unterhalb 2000 m, v. a. einige südöstliche Grenzgebiete zu Pakistan	AP, D*, M oder Ø	Ø AP, DP, AL
	minimales Risiko in Kabul	Ø	AP, DP, AL
	AL = Artemether/Lumefantrin (Riamet®), AP = Atovaquon/Proguanil (Malarone® u. a.), D = Doxycyclin, DP = Dihydroartemisinin/Piperaquin (Eurartesim®), M = Mefloquin (Lariam®), Ø = keine In der Tabelle durch Komma getrennte Präparate sind als Alternativen zu verstehen. * Doxycyclin ist in Deutschland und in Österreich zur Malariaprophylaxe nicht zugelassen (s. Seite 490).		
Besondere Infektionsrisiken	(**Fettdruck** = für die **Beratung aller Reisenden** relevant)		
• oral	**Darminfektionen** **Hepatitis A**, E **Polio** **Typhus** Cholera Echinokokkose (E. granulosus)		
• arthropod	**Dengue** Provinz Nagarhar Chikungunya **Leishmaniase, kutane** besonders in den Gebieten: Kabul, Kandahar, Parwan, Balkh, Herat Leishmaniase, viszerale sporadisch Phlebotomus-Fieber Zeckenbissfieber Krim-Kongo hämorrhagisches Fieber Rückfallfieber, Zecken-		
• aerogen	Tuberkulose COVID-19 Influenza RSV		
• diverse	**Tollwut** Venerische Infektionen **Hepatitis B** Milzbrand		
Sonstige Beratungsinhalte	(siehe **Checklisten etc. im Serviceteil**)		
• allgemein	Flugreise (Langstrecke) Hygiene Reiseapotheke Auslandskrankenversicherung		
• bei Bedarf	Aufenthalt in großen Höhen		
Bemerkungen	**Medizinische Versorgung**: Landesweit ist mit erheblichen Engpässen bei der ärztlichen und medikamentösen Versorgung zu rechnen. Adäquate Ausstattung der **Reiseapotheke** (Zollbestimmungen beachten, Begleitattest ratsam, Muster im Serviceteil), **Auslandskrankenversicherung** mit Abdeckung des Rettungsrückflug-Risikos für Notfälle dringend empfohlen.		

Ägypten

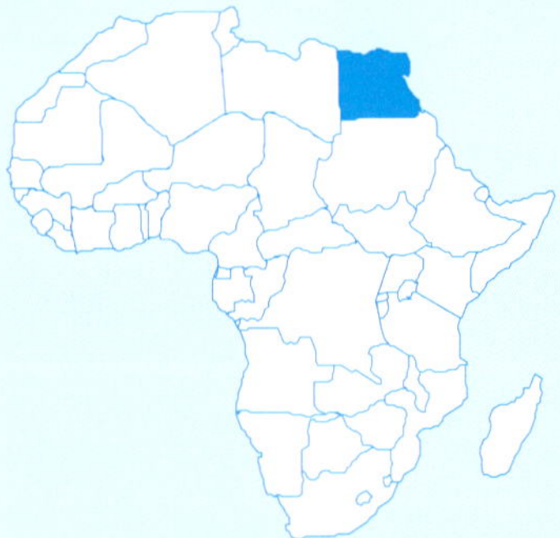

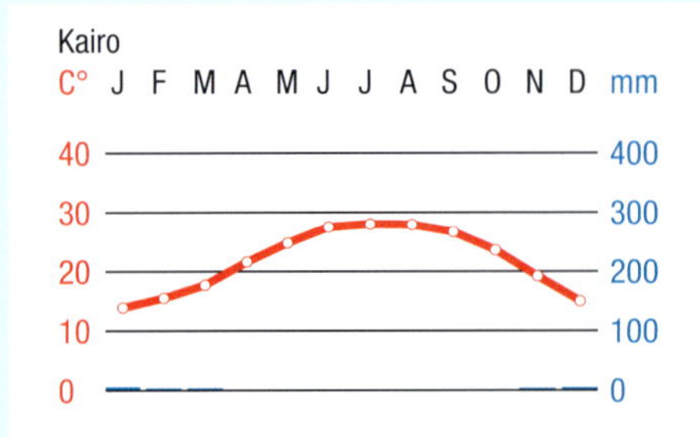

Klima

Trockenheißes Wüstenklima; nur nördlicher Küstenstreifen und Nildelta mediterran beeinflusst (Winterniederschläge); durchschnittliche Temperatur im Juli zwischen 28 °C (Kairo) und 32 °C (Luxor); im Januar zwischen 13 °C und 15 °C.

Detaillierte Informationen zur **medizinischen Infrastruktur** des Landes im aktuellen **CRM Handbuch Reisen mit Risiko**

Zeitdifferenz (zu Mitteleuropäischer Zeit:)

MEZ + 1 Std. (MESZ ± 0 Std.)

Hilfe in Notfällen

Deutsche Botschaft
2, Sharia Berlin, Ecke Sharia Hassan Sabri
Kairo-Zamalek
Tel. (0020 2) 27 28 20 00

Regionalarzt an der Deutschen Botschaft:
Adel Hussein Rostom Street, 13 (1. Stock)
Stadtteil Dokki
Tel. (0020 2) 37 49 95 45
Handy (0020) 12 23 13 27 32

Österreichische Botschaft
3 Abu El Feda Straße, 15. Stock, Zamalek, Kairo
Tel. (0020 2) 35 70 29 75

Impfvorschriften

- direkt: **keine**
- aus Infektionsgebieten: **Gelbfieber** (ausgenommen Kinder unter 9 Monaten)
  - Die Impfvorschrift gilt auch bei Einreise aus einem Land mit Gelbfieber-Risiko, das nur im **Transit** besucht wurde, wenn die **Aufenthaltszeit auf dem Flughafen mehr als 12 Stunden** betrug. Abweichend von der offiziellen Bestimmung kann der Impfnachweis auch bei kürzerem Transit-Aufenthalt verlangt werden.
  - Gemäß den geänderten International Health Regulations der WHO (am 11. Juli 2016 in Kraft getreten) ist die **Gelbfieber-Impfbescheinigung** nach einmaliger Impfung **lebenslang gültig**.
  - Ärztliche **Bescheinigungen zur Befreiung von der Gelbfieber-Impfung** („exemption certificate", „waiver") werden bei der Einreise anerkannt.

  Polio (Impfung darf nicht länger als 1 Jahr zurückliegen)
- Ausreise: Entsprechend Vorgaben der WHO sollten Einheimische und alle Reisenden, die sich länger als 4 Wochen im Land aufgehalten haben, bei der Ausreise eine Impfung gegen Polio vorweisen. Die Impfung muss zwischen 4 Wochen und einem Jahr vor der Abreise erfolgen und in einem international gültigen Impfausweis dokumentiert sein.

Impfempfehlungen

Allgemein zu empfehlender Impfschutz überprüfen, ergänzen bzw. auffrischen

alle: Tetanus, Diphtherie, Polio, Pertussis, MMR, Influenza (saisonal)
Kinder/Jugendliche: Hib, Hepatitis B, Rotaviren, Varizellen, Meningokokken ACWY, Meningokokken B, HPV
ab 60. Lj./chron. Kranke: Pneumokokken, COVID-19, RSV; *ab 50. Lj.:* Herpes zoster

► **siehe auch vordere und hintere Umschlagklappe**

Weitere Impfungen	alle Reisenden	bei Risiko
Hepatitis A	●	
Hepatitis B		● 2, 5, 6, 8
Polio	(v)	● 2
Tollwut		● 2, 4, 6, 8
Typhus	●	
Cholera		● 9
Meningokokken ACWY		● 1, 5
Dengue		● 3
Chikungunya		● 1
Gelbfieber	(v)	
Mpox		● 1, 2, 5, 10

● Impfung empfohlen
1 aktuelle Ausbrüche
2 einfache Reisebedingungen
3 Exposition im Endemiegebiet
4 Tierkontakte
5 enge soziale Kontakte, v. a. „Charity travel"
6 Einsätze (Katastrophen)
7 Hygienemängel
8 unzureichende medizin. Versorgung
9 Schutz gegen Reisediarrhoe (ETEC) nur inaktivierter Impfstoff, Off-Label-Use
10 Langzeitaufenthalte, wiederholte Reisen
(v) evtl. Impfpflicht beachten (s. Impfvorschriften)

- Verfügbarkeit Tollwutimpfstoffe: Moderne **Tollwutimpfstoffe** und **Immunglobulin** sind **nur in wenigen größeren Städten** verfügbar. Eine komplette Grundimmunisierung sollte bei vorhersehbarem Risiko vor der Einreise durchgeführt werden.

Malaria

Ägypten wurde im Oktober 2024 von der WHO offiziell als malariafrei erklärt.

Besondere Infektionsrisiken	(**Fettdruck** = für die **Beratung aller Reisenden** relevant)
• oral	**Darminfektionen** **Hepatitis A**, E **Typhus** Brucellose Polio seit 2021 wurden Polio-Viren im Abwasser u. a. von Alexandria nachgewiesen Fasziolose vorw. in der Umgebung von Alexandria
• arthropod	Leishmaniase, viszerale + kutane vorw. im N Filariose, lymphatische sporadisch im Nildelta Phlebotomus-Fieber vorw. nördliche Landesteile **Dengue** seit 2010 Auftreten an der Küste des Roten Meeres, seit 2019 auch Sinai Chikungunya West-Nil-Fieber vorw. im Niltal Rift Valley-Fieber Krim-Kongo hämorrhagisches Fieber Fleckfieber, Floh- (murines)
• aerogen	COVID-19 Influenza RSV
• diverse	**Schistosomiasis** vorw. Nildelta, Niltal (bes. Nebenflüsse), Suezkanal-Gebiet **Hepatitis B, C** Venerische Infektionen Vogelgrippe **Tollwut** Mpox
Sonstige Beratungsinhalte	(siehe **Checklisten etc. im Serviceteil**)
• allgemein	Flugreise (Langstrecke) Klima, Hygiene Reiseapotheke Auslandskrankenversicherung
• bei Bedarf	Tauchen Gesundheitszeugnis (Arbeits-/Langzeitaufenthalt)
Bemerkungen	**Medizinische Versorgung**: Außerhalb der Großstädte und Touristikzentren ist mit erheblichen Engpässen bei der ärztlichen und medikamentösen Versorgung zu rechnen. Adäquate Ausstattung der **Reiseapotheke** (Zollbestimmungen beachten, Begleitattest ratsam, Muster im Serviceteil), **Auslandskrankenversicherung** mit Abdeckung des Rettungsrückflug-Risikos für Notfälle dringend empfohlen.

Albanien

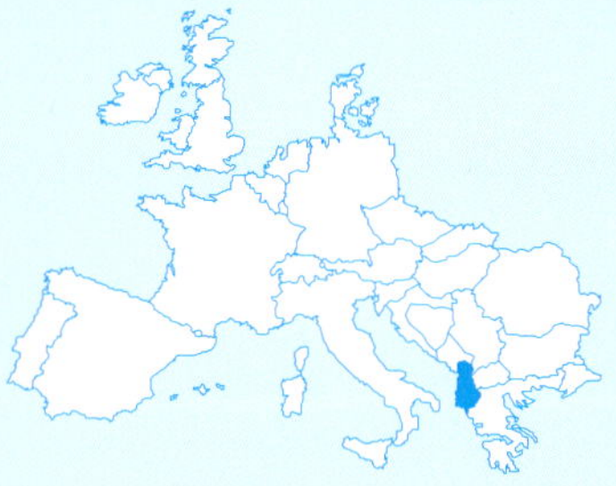

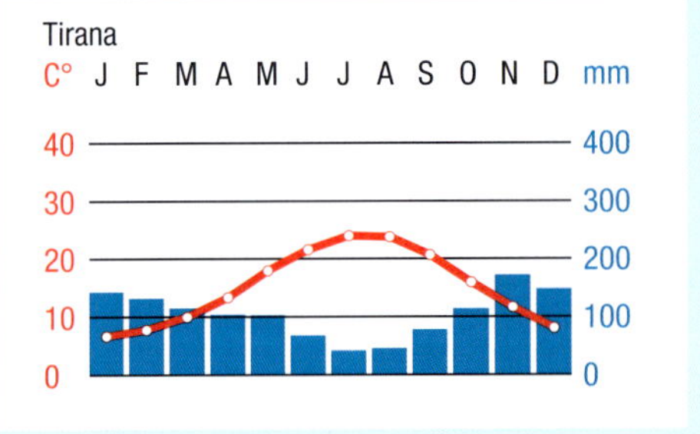

Klima

An der Küste und im Hügelland mediterranes Klima mit heißen, trockenen Sommern und milden, feuchten Wintern (mittlere Temperatur in Tirana: Juli 25 °C, Januar 7,5 °C); im Hochland kontinentales Klima (20 °C bzw. 0 °C).

Zeitdifferenz (zu Mitteleuropäischer Zeit):

ganzjährig keine

Hilfe in Notfällen

Deutsche Botschaft
Rruga Skenderbej Nr. 8
Tirana
Tel. (00355 4) 2 27 45 05

Österreichische Botschaft
Rruga Xibrakeve 4
Tirana
Tel. (00355 4) 2 27 48 55, 2 27 48 56

Impfvorschriften

- direkt: **keine**
- aus Infektionsgebieten: **Gelbfieber** (ausgenommen Kinder unter 1 Jahr)
  - Gemäß den geänderten International Health Regulations der WHO (am 11. Juli 2016 in Kraft getreten) ist die **Gelbfieber-Impfbescheinigung** nach einmaliger Impfung **lebenslang gültig.** Es ist möglich, dass abweichend von der offiziellen Regelung bei Einreise ein Impfnachweis verlangt wird, der nicht älter als 10 Jahre ist.
  - Über die Anerkennung ärztlicher **Bescheinigungen zur Befreiung von der Gelbfieber-Impfung** („exemption certificate", „waiver") liegen **aktuell keine zuverlässigen Informationen** vor.

Impfempfehlungen

Allgemein zu empfehlender Impfschutz überprüfen, ergänzen bzw. auffrischen

alle: Tetanus, Diphtherie, Polio, Pertussis, MMR, Influenza (saisonal)
Kinder/Jugendliche: Hib, Hepatitis B, Rotaviren, Varizellen, Meningokokken ACWY, Meningokokken B, HPV
ab 60. Lj./chron. Kranke: Pneumokokken, COVID-19, RSV; *ab 50. Lj.:* Herpes zoster

► **siehe auch vordere und hintere Umschlagklappe**

Weitere Impfungen	alle Reisenden	bei Risiko
Hepatitis A	●	
Hepatitis B		● 2, 5, 6, 8
Tollwut		● 2, 4, 6, 8
FSME		● 2, 3
Meningokokken ACWY		● 1, 5
Dengue		● 1
Chikungunya		● 1
Gelbfieber	(v)	

● Impfung empfohlen
1 aktuelle Ausbrüche
2 einfache Reisebedingungen
3 Exposition im Endemiegebiet
4 Tierkontakte
5 enge soziale Kontakte, v. a. „Charity travel"
6 Einsätze (Katastrophen)
7 Hygienemängel
8 unzureichende medizin. Versorgung
(v) evtl. Impfpflicht beachten (s. Impfvorschriften)

- Verfügbarkeit Tollwutimpfstoffe: Moderne **Tollwutimpfstoffe** und **Immunglobulin** sind im Land **nicht verfügbar**. Eine komplette Grundimmunisierung sollte bei vorhersehbarem Risiko vor der Einreise durchgeführt werden.

Malaria

keine

Besondere Infektionsrisiken

(**Fettdruck** = für die **Beratung aller Reisenden** relevant)

- oral
  - **Darminfektionen**
  - **Hepatitis A**
  - Brucellose
  - Echinokokkose (E. granulosus)
- arthropod
  - Leishmaniase, viszerale + kutane vorw. Küstenregion
  - Phlebotomus-Fieber April – Oktober
  - FSME April – Oktober, Risiko landesweit, keine ausreichenden Daten
  - Borreliose April – Oktober
  - Zeckenbissfieber April – Oktober, vorw. Küstenregion
  - Krim-Kongo hämorrhagisches Fieber April – Oktober
  - West-Nil-Fieber
  - Dengue
  - Chikungunya
- aerogen
  - COVID-19
  - Influenza
  - RSV

• diverse	Venerische Infektionen Hepatitis B Tollwut
Sonstige Beratungsinhalte • allgemein	(siehe **Checklisten etc. im Serviceteil**) Hygiene Reiseapotheke Auslandskrankenversicherung

Algerien

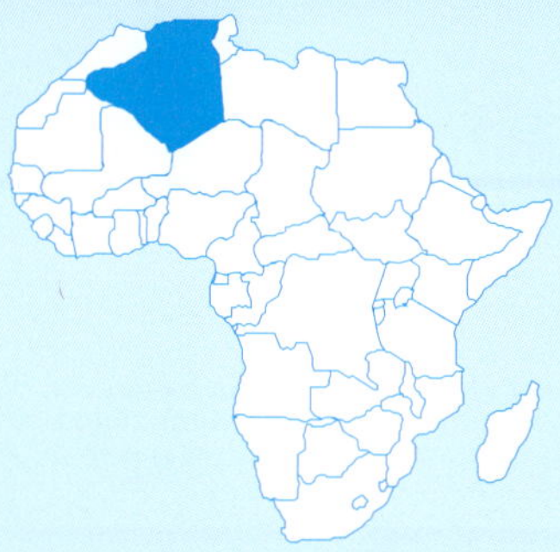

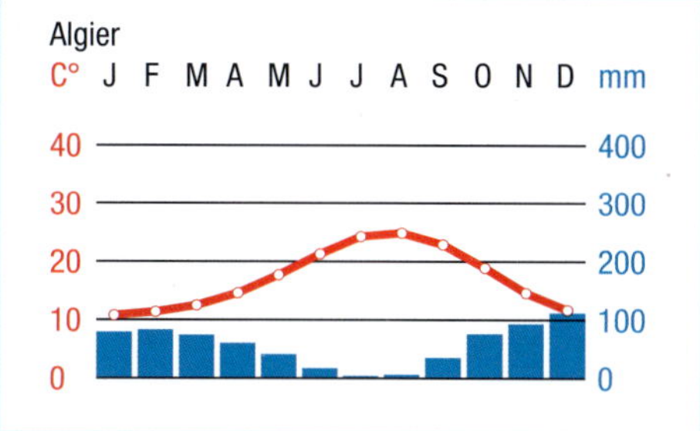

Klima

Mittelmeerklima mit Winterregen an der Küste; im Atlas winterfeuchtes Steppenklima, im Süden extremes Wüstenklima; durchschnittliche Temperatur im August in Algier 25 °C, im Januar 12 °C.

Detaillierte Informationen zur **medizinischen Infrastruktur** des Landes im aktuellen **CRM Handbuch Reisen mit Risiko**

Zeitdifferenz (zu Mitteleuropäischer Zeit):

MEZ ±0 Std. (MESZ −1 Std.)

Hilfe in Notfällen

Deutsche Botschaft
165, chemin Sfindja (ex Laperlier)
Algier
Tel. (00213 21) 74 19 41, 74 19 56

Österreichische Botschaft
17, Chemin Abdel kader Gadouche, Hydra
Algier
Tel. (00213 23) 47 28 15

Impfvorschriften

• direkt	**keine**
• aus Infektionsgebieten	**Gelbfieber** (ausgenommen Kinder unter 1 Jahr) • Die Impfvorschrift gilt auch bei Einreise aus einem Land mit Gelbfieber-Risiko, das nur im **Transit** besucht wurde, wenn die **Aufenthaltszeit auf dem Flughafen mehr als 12 Stunden** betrug. Abweichend von der offiziellen Bestimmung kann der Impfnachweis auch bei kürzerem Transit-Aufenthalt verlangt werden. • Gemäß den geänderten International Health Regulations der WHO (am 11. Juli 2016 in Kraft getreten) ist die **Gelbfieber-Impfbescheinigung** nach einmaliger Impfung **lebenslang gültig**. • Ärztliche **Bescheinigungen zur Befreiung von der Gelbfieber-Impfung** („exemption certificate", „waiver") werden bei der Einreise **nicht anerkannt**.
• Ausreise	Entsprechend Vorgaben der WHO sollten Einheimische und alle Reisenden, die sich länger als 4 Wochen im Land aufgehalten haben, bei der Ausreise eine Impfung gegen Polio vorweisen. Die Impfung muss zwischen 4 Wochen und einem Jahr vor der Abreise erfolgen und in einem international gültigen Impfausweis dokumentiert sein.

Impfempfehlungen

Allgemein zu empfehlender Impfschutz überprüfen, ergänzen bzw. auffrischen

alle: Tetanus, Diphtherie, Polio, Pertussis, MMR, Influenza (saisonal)
Kinder/Jugendliche: Hib, Hepatitis B, Rotaviren, Varizellen, Meningokokken ACWY, Meningokokken B, HPV
ab 60. Lj./chron. Kranke: Pneumokokken, COVID-19, RSV; *ab 50. Lj.:* Herpes zoster

▸ **siehe auch vordere und hintere Umschlagklappe**

Weitere Impfungen	alle Reisenden	bei Risiko
Hepatitis A	●	
Hepatitis B		● 2, 5, 6, 8
Tollwut		● 2, 4, 6, 8
Typhus		● 1, 2, 5, 6, 7
Cholera		● 1, 9
Meningokokken ACWY		● 1, 5
Dengue		● 1
Gelbfieber	(v)	
Polio	● (v)	

● Impfung empfohlen
1 aktuelle Ausbrüche
2 einfache Reisebedingungen
3 Exposition im Endemiegebiet
4 Tierkontakte
5 enge soziale Kontakte, v. a. „Charity travel"
6 Einsätze (Katastrophen)
7 Hygienemängel
8 unzureichende medizin. Versorgung
9 Schutz gegen Reisediarrhoe (ETEC) nur inaktivierter Impfstoff, Off-Label-Use
(v) evtl. Impfpflicht beachten (s. Impfvorschriften)

• Verfügbarkeit Tollwutimpfstoffe	Moderne **Tollwutimpfstoffe** sind **nur in Algier** und dort nur unregelmäßig verfügbar. **Immunglobulin** ist landesweit **nicht verfügbar**. Eine komplette Grundimmunisierung sollte bei vorhersehbarem Risiko vor der Einreise durchgeführt werden.

Algerien (Forts.)

Malaria	Algerien wurde im Mai 2019 von der WHO offiziell als malariafrei erklärt.
Besondere Infektionsrisiken	(**Fettdruck** = für die **Beratung aller Reisenden** relevant)
• oral	**Darminfektionen** **Hepatitis A**, E **Polio** Cholera Ausbruch 2018 Typhus Echinokokkose (E. granulosus)
• arthropod	Leishmaniase, viszerale sporadisch im S Leishmaniase, kutane Phlebotomus-Fieber vorw. im N Dengue West-Nil-Fieber Fleckfieber, Floh- (murines) Pest Oran Dptm.
• aerogen	COVID-19 Influenza RSV
• diverse	Schistosomiasis (vorw. S. haematobium) nur in 2 Regionen: im N: Wadi Hamiz, Gebiet von Khémis-El-Khéchna, im S: Tassili-Region, Gebiet von Djanet u. Iherir **Hepatitis B** Leptospirose **Tollwut**
Sonstige Beratungsinhalte	(siehe **Checklisten etc. im Serviceteil**)
• allgemein	Klima, Hygiene Gifttiere (Schlangen, Skorpione) Reiseapotheke Auslandskrankenversicherung

Andorra s. Spanien

Angola

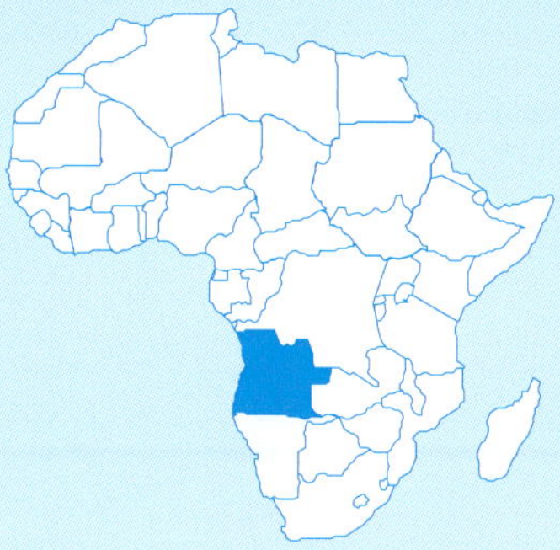

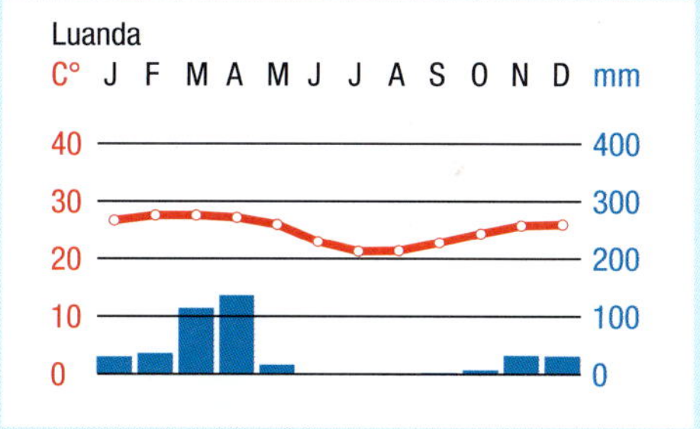

Detaillierte Informationen zur **medizinischen Infrastruktur** des Landes im aktuellen **CRM Handbuch Reisen mit Risiko**

Klima

Wechselfeuchtes Tropenklima mit Regenzeit von Oktober bis April;
Hochland niederschlagsreicher als Küstentiefland; durchschnittliche Jahrestemperatur: Küste 24 °C, Hochland 20 °C.

Zeitdifferenz (zu Mitteleuropäischer Zeit):

MEZ ±0 Std. (MESZ −1 Std.)

Hilfe in Notfällen

Deutsche Botschaft
Rua de Benguela 17, Cruzeiro
Luanda
Tel. (00244 222) 43 04 04, 43 05 05

Österreichisches Honorarkonsulat
Edificio Corib
Rua de Karipande, 51–53 Piso 5, Maianga
Luanda
Tel. (00244 222) 33 93 94

Zuständige Österreichische Botschaft:
Südafrika (Pretoria)

Impfvorschriften

Gelbfieber (ausgenommen Kinder unter 9 Monaten)

- Gemäß den geänderten International Health Regulations der WHO (am 11. Juli 2016 in Kraft getreten) ist die **Gelbfieber-Impfbescheinigung** nach einmaliger Impfung **lebenslang gültig**.
- Ärztliche **Bescheinigungen zur Befreiung von der Gelbfieber-Impfung** („exemption certificate", „waiver") werden bei der Einreise anerkannt.

• Ausreise

Entsprechend Vorgaben der WHO sollten Einheimische und alle Reisenden, die sich länger als 4 Wochen im Land aufgehalten haben, bei der Ausreise eine Impfung gegen Polio vorweisen. Die Impfung muss zwischen 4 Wochen und einem Jahr vor der Abreise erfolgen und in einem international gültigen Impfausweis dokumentiert sein.

• Abweichungen

Laut bestätigten Berichten verlangt die Botschaft von Angola in Deutschland bereits für die Erteilung des Visums den Nachweis von Impfungen gegen **Gelbfieber**, **Hepatitis A** und **B**. Zudem werden die Impfungen auch bei der Einreise kontrolliert.

Impfempfehlungen

Allgemein zu empfehlender Impfschutz überprüfen, ergänzen bzw. auffrischen

alle: Tetanus, Diphtherie, Polio, Pertussis, MMR, Influenza (saisonal)
Kinder/Jugendliche: Hib, Hepatitis B, Rotaviren, Varizellen, Meningokokken ACWY, Meningokokken B, HPV
ab 60. Lj./chron. Kranke: Pneumokokken, COVID-19, RSV; *ab 50. Lj.:* Herpes zoster

► **siehe auch vordere und hintere Umschlagklappe**

Weitere Impfungen	alle Reisenden	bei Risiko
Hepatitis A	● (v)	
Hepatitis B	(v)	● 2, 5, 6, 8
Polio	● (v)	
Tollwut		● 2, 4, 6, 8
Typhus		● 1, 2, 5, 6, 7
Cholera		● 1, 5, 6, 7, 9
Meningokokken ACWY	●	
Dengue	●	
Chikungunya		● 1, 10
Gelbfieber	● v	

- ● Impfung empfohlen
- 1 aktuelle Ausbrüche
- 2 einfache Reisebedingungen
- 3 Exposition im Endemiegebiet
- 4 Tierkontakte
- 5 enge soziale Kontakte, v. a. „Charity travel"
- 6 Einsätze (Katastrophen)
- 7 Hygienemängel
- 8 unzureichende medizin. Versorgung
- 9 Schutz gegen Reisediarrhoe (ETEC) nur inaktivierter Impfstoff, Off-Label-Use
- 10 Langzeitaufenthalte, wiederholte Reisen
- v Impfung vorgeschrieben (s. Impfvorschriften)
- (v) evtl. Impfpflicht beachten (s. Impfvorschriften)

• Verfügbarkeit Tollwutimpfstoffe

Moderne **Tollwutimpfstoffe** und **Immunglobulin** sind im Land **nicht verfügbar**. Eine komplette Grundimmunisierung sollte bei vorhersehbarem Risiko vor der Einreise durchgeführt werden.

Länderinformationen

Angola (Forts.)

Malaria			
• Saison	ganzjährig		
• Parasit	P. falciparum 100 %, Resistenzen Chloroquin, Sulfa/Pyrimethamin-Kombinationen		
• Epidemiologie / Vorbeugung	**Expositionsprophylaxe!**		
	Medikation (NST = Notfallselbsttherapie)	**regelm.**	**NST**
	hohes Risiko landesweit	AP, D*, M	Ø
	AP = Atovaquon/Proguanil (Malarone® u. a.), D = Doxycyclin, M = Mefloquin (Lariam®), Ø = keine In der Tabelle durch Komma getrennte Präparate sind als Alternativen zu verstehen. * Doxycyclin ist in Deutschland und in Österreich zur Malariaprophylaxe nicht zugelassen (s. Seite 490).		
Besondere Infektionsrisiken	(**Fettdruck** = für die **Beratung aller Reisenden** relevant)		
• oral	**Darminfektionen** **Hepatitis A**, E **Polio** Typhus Cholera		
• arthropod	Filariose, lymphatische + Onchozerkose vorw. im N Gelbfieber **Dengue** Zika Rift Valley-Fieber Chikungunya vorw. im N Rückfallfieber, Zecken- Zeckenbissfieber **Schlafkrankheit** 7 Provinzen im NO: Bengo, Kuanza-Norte, Kuanza-Sud, Luanda, Malanje, Uige, Zaire Pest im Süden in der Grenzregion zu Namibia		
• aerogen	**Meningokokken-Meningitis** Tuberkulose COVID-19 Influenza RSV		
• diverse	**Schistosomiasis** **Hepatitis B** Venerische Infektionen **Tollwut**		
Sonstige Beratungsinhalte	**(siehe Checklisten etc. im Serviceteil)**		
• allgemein	Flugreise (Langstrecke) Klima, Hygiene Reiseapotheke Auslandskrankenversicherung		
Bemerkungen	**Medizinische Versorgung**: Landesweit ist mit erheblichen Engpässen bei der ärztlichen und medikamentösen Versorgung zu rechnen. Adäquate Ausstattung der **Reiseapotheke** (Zollbestimmungen beachten, Begleitattest ratsam, Muster im Serviceteil), **Auslandskrankenversicherung** mit Abdeckung des Rettungsrückflug-Risikos für Notfälle dringend empfohlen.		

Anguilla (zu Großbritannien)

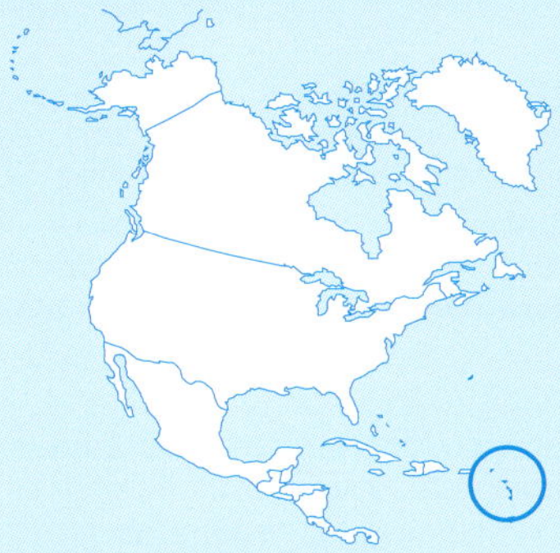

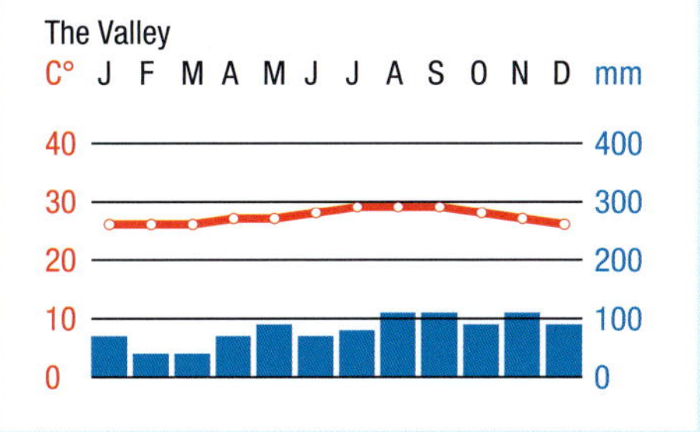

Klima

Tropisches feuchtes Klima;
Temperatur ganzjährig um 27 °C.

Zeitdifferenz (zu Mitteleuropäischer Zeit):

MEZ −5 Std. (MESZ −6 Std.)

Hilfe in Notfällen

Zuständige Deutsche Botschaft:
Trinidad und Tobago (Port-of-Spain/Trinidad)

Impfvorschriften	**keine**

Impfempfehlungen

Allgemein zu empfehlender Impfschutz überprüfen, ergänzen bzw. auffrischen

alle: Tetanus, Diphtherie, Polio, Pertussis, MMR, Influenza (saisonal)
Kinder/Jugendliche: Hib, Hepatitis B, Rotaviren, Varizellen, Meningokokken ACWY, Meningokokken B, HPV
ab 60. Lj./chron. Kranke: Pneumokokken, COVID-19, RSV; *ab 50. Lj.:* Herpes zoster
► **siehe auch vordere und hintere Umschlagklappe**

Weitere Impfungen	alle Reisenden	bei Risiko
Hepatitis A	●	
Hepatitis B		● 2, 5, 6, 8
Typhus		● 1, 2, 5, 6, 7
Dengue	●	
Chikungunya		● 1, 10

● Impfung empfohlen
1 aktuelle Ausbrüche
2 einfache Reisebedingungen
3 Exposition im Endemiegebiet
4 Tierkontakte
5 enge soziale Kontakte, v. a. „Charity travel"
6 Einsätze (Katastrophen)
7 Hygienemängel
8 unzureichende medizin. Versorgung
10 Langzeitaufenthalte, wiederholte Reisen

• Verfügbarkeit Tollwutimpfstoffe	Moderne **Tollwutimpfstoffe** und **Immunglobulin** sind im Land **nicht sicher** verfügbar (widersprüchliche Informationen). Das Tollwutrisiko wird als sehr gering eingeschätzt. Eine Grundimmunisierung vor der Reise ist nur in Ausnahmefällen notwendig.
Malaria	**keine**
Besondere Infektionsrisiken	(**Fettdruck** = für die **Beratung aller Reisenden** relevant)
• oral	**Darminfektionen** **Hepatitis A** Typhus
• arthropod	**Dengue** **Chikungunya** Zika
• aerogen	COVID-19 Influenza RSV
• diverse	Hepatitis B Venerische Infektionen Tollwut sehr geringes Risiko
Sonstige Beratungsinhalte	(siehe **Checklisten etc. im Serviceteil**)
• allgemein	Flugreise (Langstrecke) Klima, Hygiene Reiseapotheke Auslandskrankenversicherung
• bei Bedarf	Tauchen

Antarktis

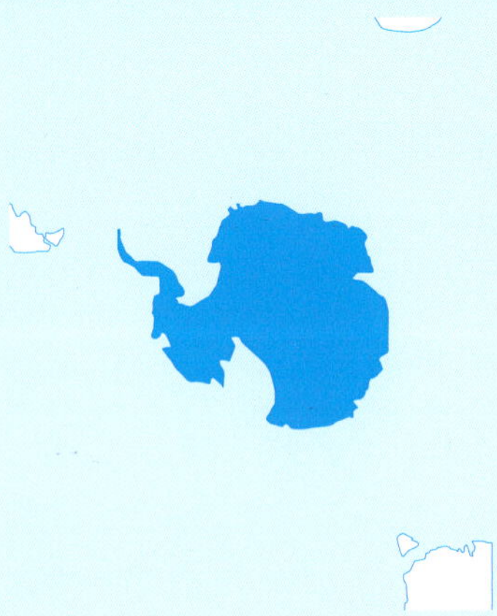

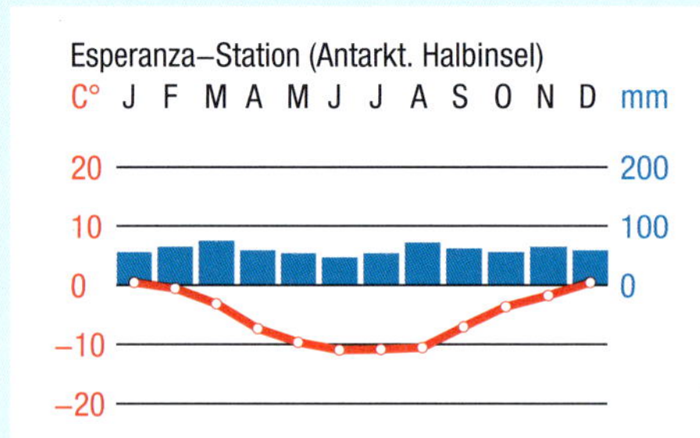

In den meisten Fällen wird die antarktische Halbinsel per Schiff besucht, sehr viel seltener das Kontinentaleis per Flugzeug. Die Anreise erfolgt in der Regel über Argentinien (Ushuaia) oder Chile (Punta Arenas).

Zeitdifferenz (Peninsula zu Mitteleuropäischer Zeit):

MEZ –4 Std. (MESZ –6 Std.)
März und Oktober –5 Std.

Hilfe in Notfällen

Keine außerhalb des eigenen Schiffes, eventuell besetzte Forschungsstationen

Klima

Schnee und Eis bedecken 97–98 % der Antarktis. Die Temperaturen nehmen von Norden nach Süden ab. Die Antarktische Halbinsel ist die mit Abstand wärmste Region des Kontinents, da sie am weitesten nach Norden reicht: Im Hochsommer (Dezember und Januar) liegen die Tagestemperaturen über dem Gefrierpunkt, vereinzelt sind bis zu 15 °C möglich; Temperatur in den übrigen Küstenregionen bei 0 bis −25 °C. Das Innere der Antarktis ist aufgrund der größeren Höhen und der weiten Entfernung zum Meer wesentlich kälter. Hier steigt das Thermometer auch im Südsommer selten auf über −20 °C. Die Jahresdurchschnittstemperatur liegt bei −55 °C. Tiefstwerte werden im licht-losen Südwinter im Juni und Juli erreicht (Landesinneres −40 bis −70 °C, Küste −15 bis −35 °C.). Im Landesinneren kaum Niederschläge, Zunahme zur Küste hin. In der Regel handelt es sich bei den Niederschlägen um Schnee. Im Landesinneren können Windgeschwindigkeiten von über 250 km/h auftreten, wind chill beeinflusst das eigene Kälteempfinden auf entscheidende Weise.

Impfvorschriften	**keine**

Impfempfehlungen

Allgemein zu empfehlender Impfschutz überprüfen, ergänzen bzw. auffrischen

alle: Tetanus, Diphtherie, Polio, Pertussis, MMR, Influenza (saisonal)
Kinder/Jugendliche: Hib, Hepatitis B, Rotaviren, Varizellen, Meningokokken ACWY, Meningokokken B, HPV
ab 60. Lj./chron. Kranke: Pneumokokken, COVID-19, RSV; *ab 50. Lj.:* Herpes zoster
► **siehe auch vordere und hintere Umschlagklappe**

Weitere Impfungen	alle Reisenden	bei Risiko
Hepatitis A	● a)	

● Impfung empfohlen
a) wg. Anreise über Südamerika bzw. Südafrika

• Verfügbarkeit Tollwutimpfstoffe	**Tollwutimpfstoffe** und **Immunglobulin** sind **nicht** verfügbar. Die Antarktis ist frei von Tollwut.
Malaria	**keine**

Besondere Infektionsrisiken

• oral	Norovirus-Erkrankung Schmierinfektionen bei Kreuzfahrten
• aerogen	COVID-19 Kreuzfahrten Influenza Kreuzfahrten RSV Kreuzfahrten

Sonstige Beratungsinhalte

(siehe **Checklisten etc. im Serviceteil**)

• allgemein	Flugreise (Langstrecke) Seekrankheit Kälteschutz Reiseapotheke Auslandskrankenversicherung

Antigua und Barbuda

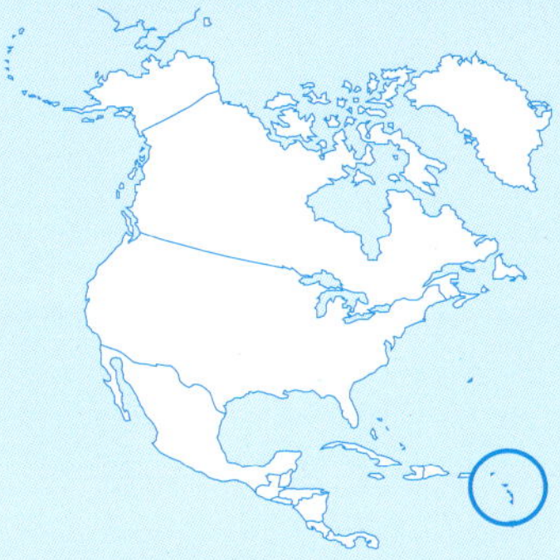

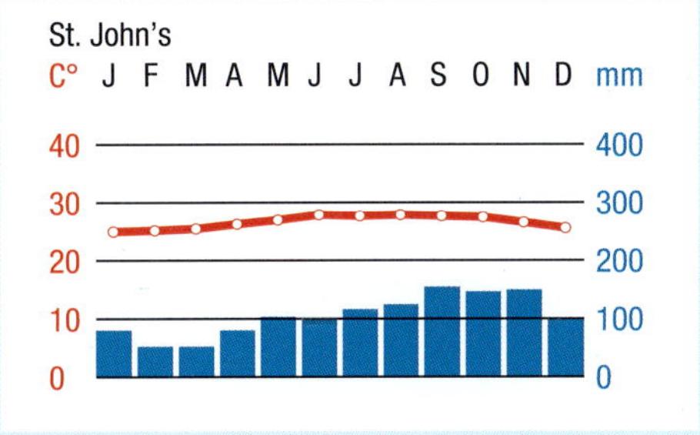

Klima

Tropenklima mit Regenzeit von Mai bis November; durchschnittliche Jahrestemperatur 27 °C.

Zeitdifferenz (zu Mitteleuropäischer Zeit):

MEZ −5 Std. (MESZ −6 Std.)

Hilfe in Notfällen

Deutsches Honorarkonsulat
Monks Hill 13, 00001 English Harbour
St. Paul's, Antigua
Tel. (001 268) 7 20 54 52

Zuständige Deutsche Botschaft:
Trinidad und Tobago (Port-of Spain/Trinidad)

Zuständige Österreichische Botschaft:
Kuba (Havanna)

Impfvorschriften

- direkt: **keine**
- aus Infektionsgebieten: **Gelbfieber** (ausgenommen Kinder unter 1 Jahr)
  - Die Impfvorschrift gilt auch bei Einreise aus einem Land mit Gelbfieber-Risiko, das nur im **Transit** besucht wurde, wenn die **Aufenthaltszeit auf dem Flughafen mehr als 12 Stunden** betrug. Abweichend von der offiziellen Bestimmung kann der Impfnachweis auch bei kürzerem Transit-Aufenthalt verlangt werden.
  - Gemäß den geänderten International Health Regulations der WHO (am 11. Juli 2016 in Kraft getreten) ist die **Gelbfieber-Impfbescheinigung** nach einmaliger Impfung **lebenslang gültig.** Es ist möglich, dass abweichend von der offiziellen Regelung bei Einreise ein Impfnachweis verlangt wird, der nicht älter als 10 Jahre ist.
  - Ärztliche **Bescheinigungen zur Befreiung von der Gelbfieber-Impfung** („exemption certificate", „waiver") werden bei der Einreise anerkannt.

Impfempfehlungen

Allgemein zu empfehlender Impfschutz überprüfen, ergänzen bzw. auffrischen

alle: Tetanus, Diphtherie, Polio, Pertussis, MMR, Influenza (saisonal)
Kinder/Jugendliche: Hib, Hepatitis B, Rotaviren, Varizellen, Meningokokken ACWY, Meningokokken B, HPV
ab 60. Lj./chron. Kranke: Pneumokokken, COVID-19, RSV; *ab 50. Lj.:* Herpes zoster

► **siehe auch vordere und hintere Umschlagklappe**

Weitere Impfungen	alle Reisenden	bei Risiko
Hepatitis A	●	
Hepatitis B		● 2, 5, 6, 8
Typhus		● 1, 2, 5, 6, 7
Dengue	●	
Chikungunya		● 1, 10
Gelbfieber	(v)	

● Impfung empfohlen
1 aktuelle Ausbrüche
2 einfache Reisebedingungen
3 Exposition im Endemiegebiet
4 Tierkontakte
5 enge soziale Kontakte, v. a. „Charity travel"
6 Einsätze (Katastrophen)
7 Hygienemängel
8 unzureichende medizin. Versorgung
10 Langzeitaufenthalte, wiederholte Reisen
(v) evtl. Impfpflicht beachten (s. Impfvorschriften)

- Verfügbarkeit Tollwutimpfstoffe: Moderne **Tollwutimpfstoffe** und **Immunglobulin** sind im Land **nicht sicher** verfügbar (widersprüchliche Informationen). Das Tollwutrisiko wird als sehr gering eingeschätzt. Eine Grundimmunisierung vor der Reise ist nur in Ausnahmefällen notwendig.

Malaria

keine

Besondere Infektionsrisiken

(**Fettdruck** = für die **Beratung aller Reisenden** relevant)

- oral
  Darminfektionen
  Hepatitis A
  Typhus
- arthropod
  Dengue
  Chikungunya
  Zika
- aerogen
  COVID-19
  Influenza
  RSV
- diverse
  Schistosomiasis herdförmiges Vorkommen möglich, aber seit 20 Jahren keine bestätigten Fälle
  Hepatitis B
  Venerische Infektionen
  Tollwut sehr geringes Risiko

Antigua und Barbuda (Forts.)

Sonstige Beratungsinhalte	(siehe **Checklisten etc. im Serviceteil**)
• allgemein	Flugreise (Langstrecke) Klima, Hygiene Reiseapotheke Auslandskrankenversicherung
• bei Bedarf	Tauchen

Äquatorialguinea

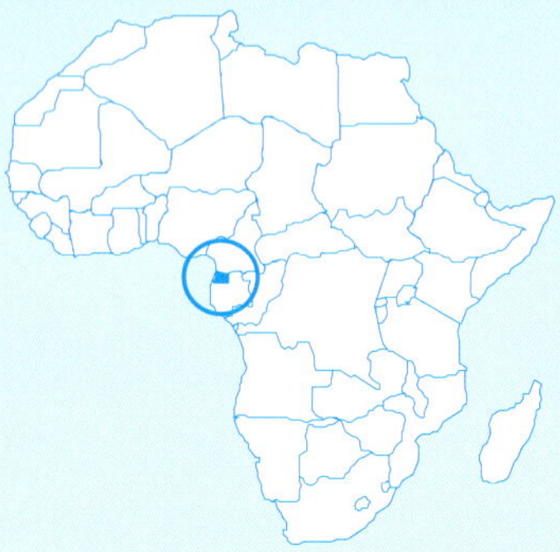

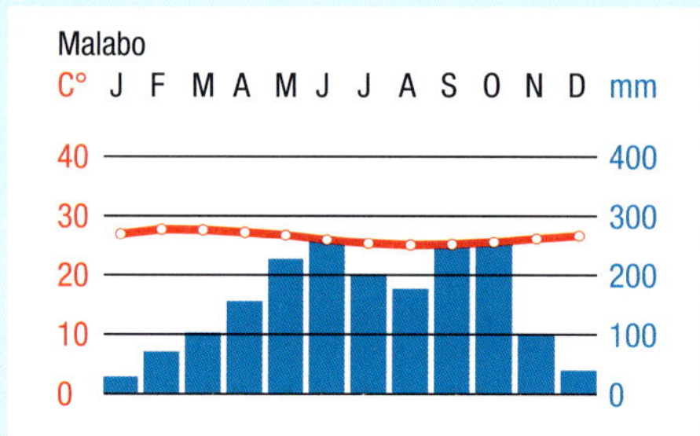

Klima

Ständig feuchtes Tropenklima mit ganzjährig drückender Schwüle;
durchschnittliche Jahrestemperatur 26 °C.

Zeitdifferenz (zu Mitteleuropäischer Zeit):

MEZ ±0 Std. (MESZ −1 Std.)

Hilfe in Notfällen

Deutsches Honorarkonsulat
Viviendas Sipopo, Bloque 7/Portal 1, Malabo
Tel. (00240) 2 22 53 12 60

Zuständige Deutsche Botschaft:
Kamerun (Jaunde)

Derzeit keine Österreichische Vertretung im Land gemeldet (Österreichische Staatsbürger können im Notfall die Hilfe der diplomatischen Vertretung Deutschlands oder eines anderen EU-Mitgliedsstaates in Anspruch nehmen)

Zuständige Österreichische Botschaft:
Nigeria (Abuja)

Impfvorschriften	
• direkt	**keine**
• aus Infektionsgebieten	**Gelbfieber** (ausgenommen Kinder unter 9 Monaten) • Gemäß den geänderten International Health Regulations der WHO (am 11. Juli 2016 in Kraft getreten) ist die **Gelbfieber-Impfbescheinigung** nach einmaliger Impfung **lebenslang gültig**. Abweichend von der offiziellen Regelung fordert Äquatorialguinea bei Einreise noch einen Impfnachweis, der nicht älter als 10 Jahre ist. • Ärztliche **Bescheinigungen zur Befreiung von der Gelbfieber-Impfung** („exemption certificate", „waiver") werden bei der Einreise **nicht anerkannt**.
• Ausreise	Entsprechend Vorgaben der WHO sollten Einheimische und alle Reisenden, die sich länger als 4 Wochen im Land aufgehalten haben, bei der Ausreise eine Impfung gegen Polio vorweisen. Die Impfung muss zwischen 4 Wochen und einem Jahr vor der Abreise erfolgen und in einem international gültigen Impfausweis dokumentiert sein.
• Abweichungen	Eine **Gelbfieber**-Impfung kann auch bei Ausreise in Endemiegebiete verlangt werden. Ein gültiger Impfnachweis gegen **Gelbfieber** und **Cholera** kann – abweichend von den offiziellen Bestimmungen – gelegentlich von allen Reisenden verlangt werden. Besonders zu beachten bei – Ankunft aus einem Land der endemischen Zone bzw. Infektionsgebiet; – Einreise außerhalb des internationalen Flughafens der Hauptstadt.

Impfempfehlungen

Allgemein zu empfehlender Impfschutz überprüfen, ergänzen bzw. auffrischen

alle: Tetanus, Diphtherie, Polio, Pertussis, MMR, Influenza (saisonal)
Kinder/Jugendliche: Hib, Hepatitis B, Rotaviren, Varizellen, Meningokokken ACWY, Meningokokken B, HPV
ab 60. Lj./chron. Kranke: Pneumokokken, COVID-19, RSV; *ab 50. Lj.:* Herpes zoster

► **siehe auch vordere und hintere Umschlagklappe**

Weitere Impfungen	alle Reisenden	bei Risiko
Hepatitis A	●	
Hepatitis B		● 2, 5, 6, 8
Tollwut		● 2, 4, 6, 8
Typhus	●	
Cholera	(v)	● 1, 5, 6, 7, 9
Meningokokken ACWY	●	
Dengue	●	
Chikungunya		● 1, 10
Gelbfieber	● (v)	
Polio	(v)	● 2
Mpox		● 1, 2, 5, 6, 10

- ● Impfung empfohlen
- 1 aktuelle Ausbrüche
- 2 einfache Reisebedingungen
- 3 Exposition im Endemiegebiet
- 4 Tierkontakte
- 5 enge soziale Kontakte, v. a. „Charity travel"
- 6 Einsätze (Katastrophen)
- 7 Hygienemängel
- 8 unzureichende medizin. Versorgung
- 9 Schutz gegen Reisediarrhoe (ETEC) nur inaktivierter Impfstoff, Off-Label-Use
- 10 Langzeitaufenthalte, wiederholte Reisen
- **(v)** evtl. Impfpflicht beachten (s. Impfvorschriften)

- Verfügbarkeit Tollwutimpfstoffe: Moderne **Tollwutimpfstoffe** und **Immunglobulin** sind im Land **nicht verfügbar**. Eine komplette Grundimmunisierung sollte bei vorhersehbarem Risiko vor der Einreise durchgeführt werden.

Malaria

- Saison: ganzjährig
- Parasit: P. falciparum 100 %, Resistenzen Chloroquin, Sulfa/Pyrimethamin-Kombinationen
- Epidemiologie / Vorbeugung: **Expositionsprophylaxe!**

Medikation (NST = Notfallselbsttherapie)	**regelm.**	**NST**
hohes Risiko landesweit	AP, D*, M	Ø

AP = Atovaquon/Proguanil (Malarone® u. a.), D = Doxycyclin, M = Mefloquin (Lariam®), Ø = keine
In der Tabelle durch Komma getrennte Präparate sind als Alternativen zu verstehen.
* Doxycyclin ist in Deutschland und in Österreich zur Malariaprophylaxe nicht zugelassen (s. Seite 490).

Besondere Infektionsrisiken

(**Fettdruck** = für die **Beratung aller Reisenden** relevant)

- oral
  - **Darminfektionen**
  - **Hepatitis A**
  - **Typhus**
  - Cholera
  - Polio
- arthropod
  - Filariose, lymphatische + Onchozerkose — landesweit, auch auf Bioko
  - Chikungunya
  - **Dengue**
  - Filariose, Loa-loa
  - Gelbfieber
  - Rückfallfieber, Zecken-
  - Schlafkrankheit — Küstengebiet im SW
- aerogen
  - Tuberkulose
  - **Meningokokken-Meningitis**
  - COVID-19
  - Influenza
  - RSV
- diverse
  - **Schistosomiasis**
  - **Hepatitis B**
  - Venerische Infektionen
  - Tollwut
  - Marburgvirus-Kankheit
  - Mpox

Äquatorialguinea (Forts.)

Sonstige Beratungsinhalte • allgemein	(siehe **Checklisten etc. im Serviceteil**) Flugreise (Langstrecke) Klima, Hygiene Reiseapotheke Auslandskrankenversicherung
Bemerkungen	**Medizinische Versorgung**: Landesweit ist mit erheblichen Engpässen bei der ärztlichen und medikamentösen Versorgung zu rechnen. Adäquate Ausstattung der **Reiseapotheke** (Zollbestimmungen beachten, Begleitattest ratsam, Muster im Serviceteil), **Auslandskrankenversicherung** mit Abdeckung des Rettungsrückflug-Risikos für Notfälle dringend empfohlen. Die Botschaft verlangt von allen Einreisenden, unabhängig vom Reiseanlass, die Vorlage eines **negativen HIV-Tests.**

Argentinien

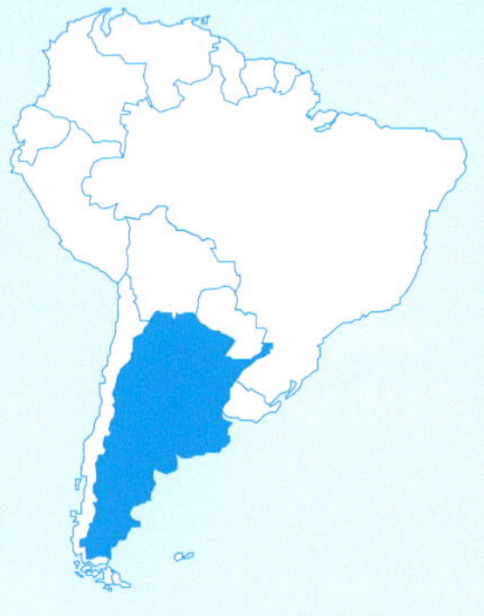

Detaillierte Informationen zur **medizinischen Infrastruktur** des Landes im aktuellen **CRM Handbuch Reisen mit Risiko**

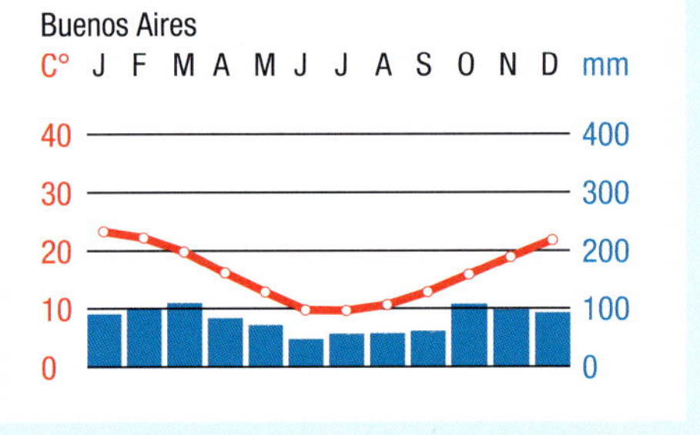

Klima

Im Norden subtropisches bis tropisches Klima mit Sommerregen, um Buenos Aires warmgemäßigt, im Zentrum und in Patagonien Steppen- und Wüstenklima, im äußersten Süden subpolares Klima; durchschnittliche Juli-Temperatur in Buenos Aires 9,4 °C, Januar-Mittel 23,1 °C.

Zeitdifferenz (zu Mitteleuropäischer Zeit):

MEZ −4 Std. (MESZ −5 Std.)

Hilfe in Notfällen

Deutsche Botschaft
Calle Villanueva 1055
Buenos Aires
Tel. (0054 11) 47 78 25 00

Österreichische Botschaft
Calle French 3671
Buenos Aires
Tel. (0054 11) 48 09 58 00

Impfvorschriften • Abweichungen	**keine** Entgegen den offiziellen Vorschriften wird gelegentlich der Nachweis der **Gelbfieber**-Impfung bei Einreise aus Brasilien oder anderen Endemiegebieten auf dem Landweg verlangt.

Impfempfehlungen

Allgemein zu empfehlender Impfschutz überprüfen, ergänzen bzw. auffrischen

alle: Tetanus, Diphtherie, Polio, Pertussis, MMR, Influenza (saisonal)
Kinder/Jugendliche: Hib, Hepatitis B, Rotaviren, Varizellen, Meningokokken ACWY, Meningokokken B, HPV
ab 60. Lj./chron. Kranke: Pneumokokken, COVID-19, RSV; *ab 50. Lj.:* Herpes zoster
▸ **siehe auch vordere und hintere Umschlagklappe**

Weitere Impfungen	alle Reisenden	bei Risiko
Hepatitis A	●	
Hepatitis B		● 2, 5, 6, 8
Tollwut		● 2, 4, 6, 8
Typhus		● 1, 2, 5, 6, 7
Cholera		● 9
Meningokokken ACWY		● 1, 5
Meningokokken B		● 1, 5 (bis 25. Lj.)
Dengue	●	
Chikungunya		● 1, 10
Gelbfieber	●* (v)	

● Impfung empfohlen
1 aktuelle Ausbrüche
2 einfache Reisebedingungen
3 Exposition im Endemiegebiet
4 Tierkontakte
5 enge soziale Kontakte, v. a. „Charity travel"
6 Einsätze (Katastrophen)
7 Hygienemängel
8 unzureichende medizin. Versorgung
9 Schutz gegen Reisediarrhoe (ETEC) nur inaktivierter Impfstoff, Off-Label-Use
10 Langzeitaufenthalte, wiederholte Reisen
(v) evtl. Impfpflicht beachten (s. Impfvorschriften)

* für die nordöstlichen Provinzen Corrientes und Misiones

• Verfügbarkeit Tollwutimpfstoffe	Moderne **Tollwutimpfstoffe** und **Immunglobulin** sind im Land **verfügbar**.
Malaria	Argentinien wurde im Mai 2019 von der WHO offiziell als malariafrei erklärt.

Besondere Infektionsrisiken	(**Fettdruck** = für die **Beratung aller Reisenden** relevant)
• oral	**Darminfektionen** **Hepatitis A** Typhus Brucellose vorw. Pampas-Region Echinokokkose (E. granulosus) bes. in den Provinzen Cordoba, Neuquen und Rio Negro Trichinellose
• arthropod	**Dengue** v. a. nördl. Provinzen (Jujuy, Salta, Chaco, Cordoba, Santa Fe, Catarmarca, Misiones,Tucuman, Formosa, Corrientes, Santiago del Estero, Entre Rios, Buenos Aires), vorw. im dortigen Sommer Gelbfieber sporadisch im NO (Misiones) West-Nil-Fieber St. Louis-Enzephalitis Zeckenbissfieber sporadisch Jujuy-Provinz Chagas-Krankheit ländliche Gebiete nördlich des Rio Negro Leishmaniase, kutane sporadisch im NO Leishmaniase, viszerale sporadisch im N **Chikungunya** Zika im N
• aerogen	COVID-19 Influenza RSV
• diverse	Venerische Infektionen Hepatitis B Leptospirose Provinzen Santa Fe und Entre Rios Milzbrand Tollwut Argentinisches hämorrhag. Fieber Pampas-Region
Sonstige Beratungsinhalte	(siehe **Checklisten etc. im Serviceteil**)
• allgemein	Flugreise (Langstrecke) Hygiene Reiseapotheke Auslandskrankenversicherung
• bei Bedarf	Aufenthalt in großen Höhen Gesundheitszeugnis (Arbeits-/Langzeitaufenthalt)

Arktis

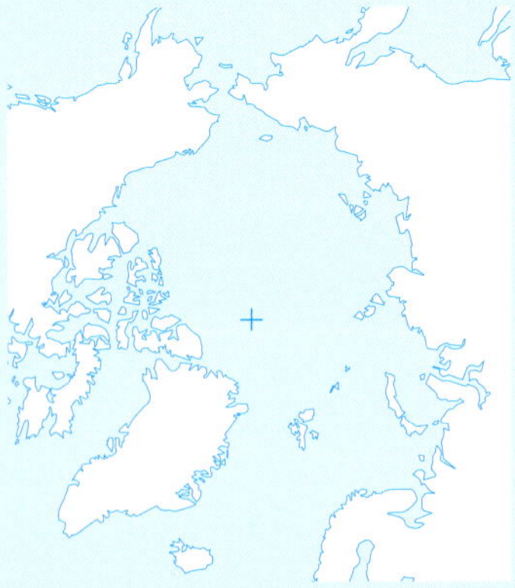

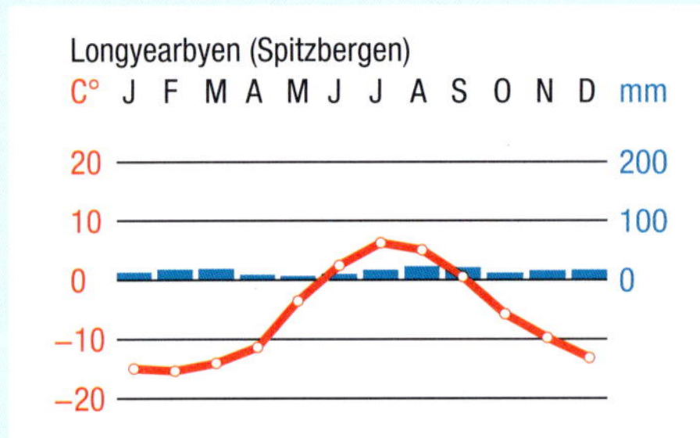

Die Arktis wird in vielen Fällen per Schiff besucht, seltener auf dem Landweg aus einem der angrenzenden Länder. Zur Arktis gehören einige bereits im Handbuch erwähnte Länder und Regionen wie Grönland, Spitzbergen, Teile von Kanada, USA (Alaska), Russland, Skandinavien.

Klima

Das Klima der Arktis ist auf der einen Seite gekennzeichnet durch lange, sehr kalte Polar-winter, in denen die Sonne wochenlang nicht über den Horizont steigt und der Boden tief gefroren ist. Auf der anderen Seite stehen nebelreiche, kühle Polarsommer, in denen die Sonne zwar bis zu 24 Stunden am Tag scheint, die Strahlen aber nur in einem flachen Einfallswinkel die Erdoberfläche erreichen, so dass der Boden nur oberflächlich aufgetaut wird. Die Temperaturspanne reicht im Durchschnitt von 0 °C im Sommer bis −35 °C im Winter. Grundsätzlich nehmen die Mittelwerte von Süden nach Norden hin ab. Vor allem das Zentrum der Arktis ist ganzjährig größtenteils von Schnee und Eis bedeckt, während in den südlicheren Gebieten im Sommer Schnee und Eis in größeren Bereichen abtauen. Hier können tagsüber im Juli im Mittel rund 10 °C gemessen werden und es erfolgt ein langsamer Übergang vom Polar- zum Tundrenklima mit wärmeren Sommern. Das Meer, das einen Großteil der Arktis einnimmt, mildert die Temperaturen ab. Daher befindet sich der Kältepol der Nordhalbkugel auch nicht in der Arktis, sondern im östlichen Sibirien. Zugleich sorgt das hohe Inlandseis Grönlands dafür, dass in diesem Teil der Arktis noch weit südlich des Polarkreises sehr niedrige Temperaturen auftreten. Die Arktis ist von den Niederschlägen her gesehen eine Wüste, da die Luft am Nordpol wegen der Kälte kaum Feuchtigkeit aufnehmen kann. Es fallen jährlich nur 100–500 mm. Typisch sind eine tiefhängende Wolkendecke und – vor allem in Küstennähe – häufiger Nebel.

Zeitdifferenz (zu Mitteleuropäischer Zeit):

unterschiedlich je nach Aufenthaltsort

Hilfe in Notfällen

Nordpolnah keine außerhalb des eigenen Schiffes, sonst entsprechend dem Reiseland.

Impfvorschriften	**keine**
Impfempfehlungen	**Allgemein zu empfehlender Impfschutz** überprüfen, ergänzen bzw. auffrischen *alle:* Tetanus, Diphtherie, Polio, Pertussis, MMR, Influenza (saisonal) *Kinder/Jugendliche:* Hib, Hepatitis B, Rotaviren, Varizellen, Meningokokken ACWY, Meningokokken B, HPV *ab 60. Lj./chron. Kranke:* Pneumokokken, COVID-19, RSV; *ab 50. Lj.:* Herpes zoster ► **siehe auch vordere und hintere Umschlagklappe**

Weitere Impfungen	alle Reisenden	bei Risiko
Hepatitis A		● a)
Tollwut		● b)

● Impfung empfohlen
a) bei Anreise über Russland
b) besondere Exposition (Expeditionen)

• Verfügbarkeit Tollwutimpfstoffe	**Tollwutimpfstoffe** und **Immunglobulin** sind **nicht zuverlässig** verfügbar in Russland.
Malaria	**keine**
Besondere Infektionsrisiken	
• oral	Trichinellose (Bärenfleisch) Norovirus-Erkrankung Schmierinfektionen bei Kreuzfahrten
• aerogen	COVID-19 Kreuzfahrten Influenza Kreuzfahrten RSV Kreuzfahrten
• diverse	Tollwut
Sonstige Beratungsinhalte	(siehe **Checklisten etc. im Serviceteil**)
• allgemein	Flugreise (Langstrecke) Seekrankheit Kälteschutz Reiseapotheke Auslandskrankenversicherung

Armenien

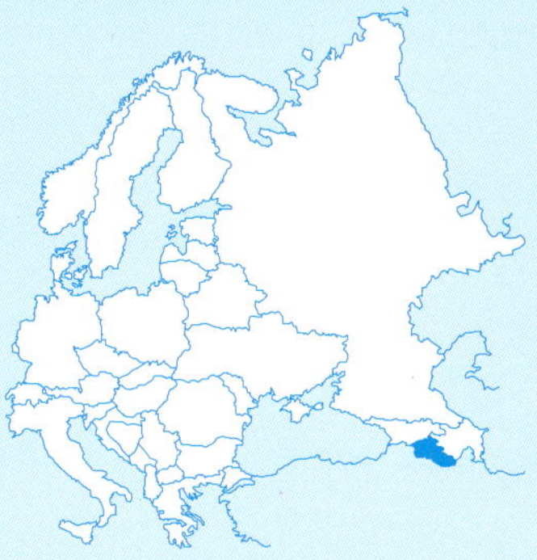

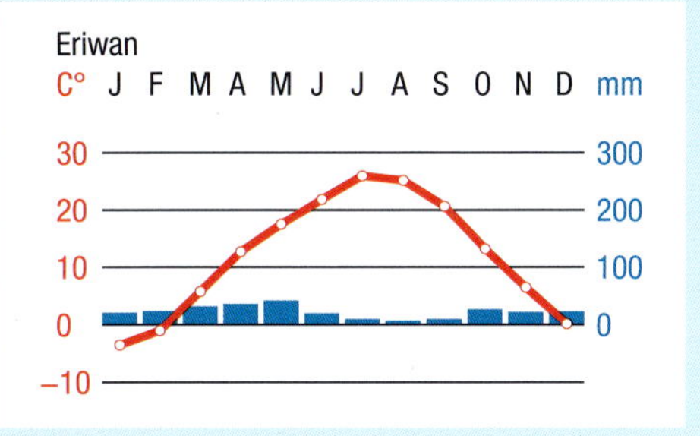

Klima

Kontinentales Klima mit heißen trockenen Sommern und kalten Wintern; durchschnittliche Temperatur in Eriwan im Juli 26 °C, im Januar −3,5 °C.

Zeitdifferenz (zu Mitteleuropäischer Zeit):

MEZ + 3 Std. (MESZ + 2 Std.)

Hilfe in Notfällen

Deutsche Botschaft
Tscharenzstraße 29
Eriwan (Jerewan)
Tel. (00374) 10 52 32 79

Österreichisches Honorarkonsulat
Sayat Nova 29
Eriwan (Jerewan)
Tel. (00374) 60 37 99 99

Zuständige Österreichische Botschaft: Georgien

Impfvorschriften

keine

Impfempfehlungen

Allgemein zu empfehlender Impfschutz überprüfen, ergänzen bzw. auffrischen

alle: Tetanus, Diphtherie, Polio, Pertussis, MMR, Influenza (saisonal)
Kinder/Jugendliche: Hib, Hepatitis B, Rotaviren, Varizellen, Meningokokken ACWY, Meningokokken B, HPV
ab 60. Lj./chron. Kranke: Pneumokokken, COVID-19, RSV; *ab 50. Lj.:* Herpes zoster

▸ **siehe auch vordere und hintere Umschlagklappe**

Weitere Impfungen	alle Reisenden	bei Risiko
Hepatitis A	●	
Hepatitis B		● 2, 5, 6, 8
Tollwut		● 2, 4, 6, 8
Typhus		● 1, 2, 5, 6, 7
Cholera		● 9
Meningokokken ACWY		● 1, 5

● Impfung empfohlen
1 aktuelle Ausbrüche
2 einfache Reisebedingungen
3 Exposition im Endemiegebiet
4 Tierkontakte
5 enge soziale Kontakte, v. a. „Charity travel"
6 Einsätze (Katastrophen)
7 Hygienemängel
8 unzureichende medizin. Versorgung
9 Schutz gegen Reisediarrhoe (ETEC) nur inaktivierter Impfstoff, Off-Label-Use

- Verfügbarkeit Tollwutimpfstoffe: Moderne **Tollwutimpfstoffe** und **Immunglobulin** sind im Land **nicht verfügbar**. Eine komplette Grundimmunisierung sollte bei vorhersehbarem Risiko vor der Einreise durchgeführt werden.

Malaria

Armenien wurde 2011 seitens der WHO offiziell als malariafrei deklariert. Dies ist der Erfolg einer ambitionierten Eradikationskampagne seit 2006.

Besondere Infektionsrisiken

(**Fettdruck** = für die **Beratung aller Reisenden** relevant)

- oral:
  Darminfektionen
  Hepatitis A
  Typhus
  Echinokokkose (E. granulosus)
- arthropod:
  Leishmaniase, viszerale + kutane sporadisch
  Borreliose April – Oktober
  Krim-Kongo hämorrhagisches Fieber April – Oktober
- aerogen:
  COVID-19
  Influenza
  RSV
- diverse:
  Hepatitis B
  Venerische Infektionen
  Milzbrand
  Tollwut

Sonstige Beratungsinhalte

(siehe **Checklisten etc. im Serviceteil**)

- allgemein:
  Flugreise (Langstrecke)
  Hygiene
  Reiseapotheke
  Auslandskrankenversicherung
- bei Bedarf:
  Gesundheitszeugnis (Arbeits-/Langzeitaufenthalt)

Bemerkungen

Für den **Eigenbedarf** können bis zu 10 verschiedene **Medikamente** für die Dauer des Aufenthaltes im Lande, max. 6 Wochen, nach Armenien eingeführt werden. Bei der Einreise muss eine ärztliche Bescheinigung in russischer oder armenischer Sprache mit medizinischer Begründung beim Zoll vorgelegt werden.

Aserbaidschan

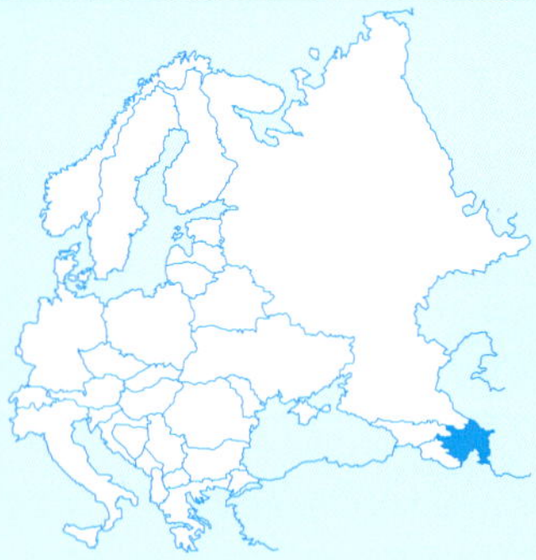

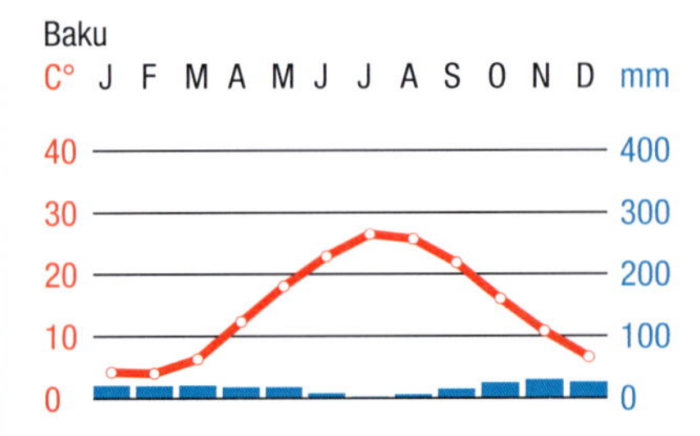

Klima

Kontinentales Klima; im Tiefland milde Winter und heiße Sommer, nur geringe Niederschläge; im Gebirge mit der Höhe zunehmend feuchter, ausgeglichenere Temperaturen; durchschnittliche Temperatur in Baku im Juli 26,4 °C, im Januar 4,2 °C.

Zeitdifferenz (zu Mitteleuropäischer Zeit):

MEZ + 3 Std. (MESZ + 2 Std.)

Hilfe in Notfällen

Deutsche Botschaft
ISR Plaza, 69 Nizami Str.
Baku
Tel. (00994 12) 4 65 41 00

Österreichische Botschaft
Landmark III, 7. Stock, Nizami Str. 90A
Baku
Tel. (00994 12) 4 65 99 33

Impfvorschriften

keine

Impfempfehlungen

Allgemein zu empfehlender Impfschutz überprüfen, ergänzen bzw. auffrischen

alle: Tetanus, Diphtherie, Polio, Pertussis, MMR, Influenza (saisonal)
Kinder/Jugendliche: Hib, Hepatitis B, Rotaviren, Varizellen, Meningokokken ACWY, Meningokokken B, HPV
ab 60. Lj./chron. Kranke: Pneumokokken, COVID-19, RSV; *ab 50. Lj.:* Herpes zoster

▶ **siehe auch vordere und hintere Umschlagklappe**

Weitere Impfungen	alle Reisenden	bei Risiko
Hepatitis A	●	
Hepatitis B		● 2, 5, 6, 8
Tollwut		● 2, 4, 6, 8
Typhus		● 1, 2, 5, 6, 7
Cholera		● 9
FSME		● s. Bemerkungen
Meningokokken ACWY		● 1, 5

● Impfung empfohlen
1 aktuelle Ausbrüche
2 einfache Reisebedingungen
3 Exposition im Endemiegebiet
4 Tierkontakte
5 enge soziale Kontakte, v. a. „Charity travel"
6 Einsätze (Katastrophen)
7 Hygienemängel
8 unzureichende medizin. Versorgung
9 Schutz gegen Reisediarrhoe (ETEC)
nur inaktivierter Impfstoff, Off-Label-Use

- Verfügbarkeit Tollwutimpfstoffe

Moderne **Tollwutimpfstoffe** und **Immunglobulin** sind **nur in Baku** verfügbar. Eine komplette Grundimmunisierung sollte bei vorhersehbarem Risiko vor der Einreise durchgeführt werden.

Malaria

2023 wurde Aserbeidschan von der WHO als Malaria-frei zertifiziert.

Besondere Infektionsrisiken

(**Fettdruck** = für die **Beratung aller Reisenden** relevant)

- oral

Darminfektionen
Hepatitis A
Typhus
Echinokokkose (E. granulosus)
Brucellose

- arthropod

Leishmaniase, viszerale + kutane sporadisch
Phlebotomus-Fieber Sommer/Herbst im O (Küstengebiete am Kaspischen Meer)
Borreliose April – Oktober
FSME April – Oktober, Vorkommen beschrieben, keine genauen Daten
Krim-Kongo hämorrhagisches Fieber April – Oktober
West-Nil-Fieber

- aerogen

COVID-19
Influenza
RSV

- diverse

Hepatitis B
Venerische Infektionen
Milzbrand
Leptospirose
Vogelgrippe
Tollwut
Mpox

Sonstige Beratungsinhalte • allgemein	(siehe **Checklisten etc. im Serviceteil**) Flugreise (Langstrecke) Hygiene Reiseapotheke Auslandskrankenversicherung
Bemerkungen	Das **FSME**-Risiko ist offenbar gering, die Datenlage spärlich. Eine Impfempfehlung ist nur bei sehr hohem Expositionsrisiko indiziert. Die bei uns zugelassenen Impfstoffe sind auch gegen den fernöstlichen Subtyp wirksam.

Äthiopien

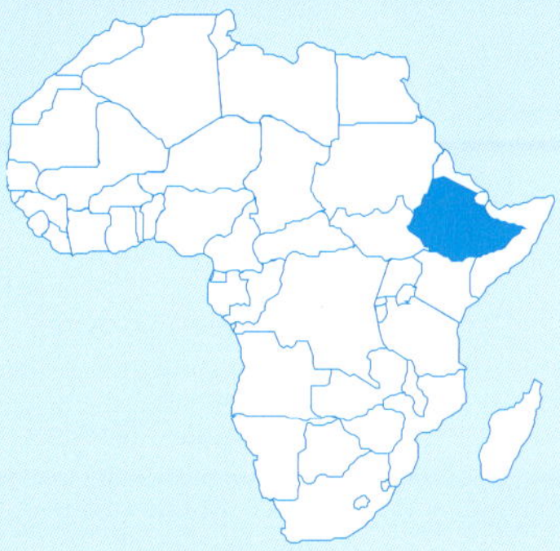

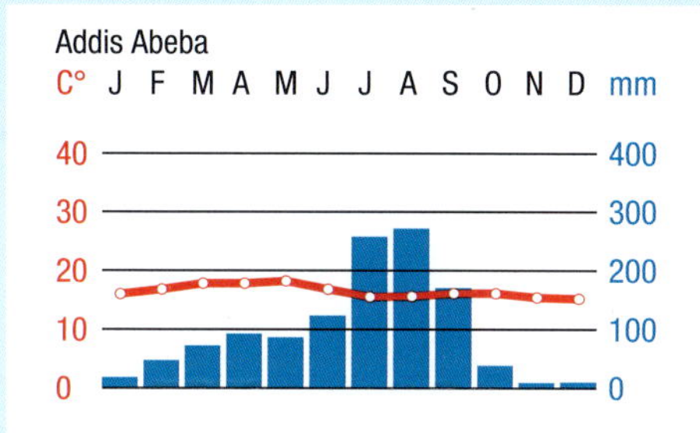

Klima

Tropisches Hochlandklima, je nach Höhe unterschiedlich von heiß (bis 1.600 m, mittlere Jahrestemperatur 27 °C) über warmgemäßigt (bis 2.500 m, 22 °C), kühlgemäßigt (bis 3.500 m, 16 °C) bis kalt (über 3.500 m); Regenzeit von Juni bis Oktober (Niederschlagsmengen mit der Höhe ansteigend); Ogaden (SO) ganzjährig trocken; durchschnittliche März-Temperatur in Addis Abeba 18 °C, August-Temperatur 15 °C.

Zeitdifferenz (zu Mitteleuropäischer Zeit):

MEZ + 2 Std. (MESZ + 1 Std.)

Hilfe in Notfällen

Deutsche Botschaft
Yeka Kifle Ketema (Khebana), Woreda 03
Addis Abeba
Tel. (00251 11) 1 23 51 39

Österreichische Botschaft
N. Silk Lafto, Woreda 03, H.No. 535
Addis Abeba
Tel. (00251 11) 3 71 25 80

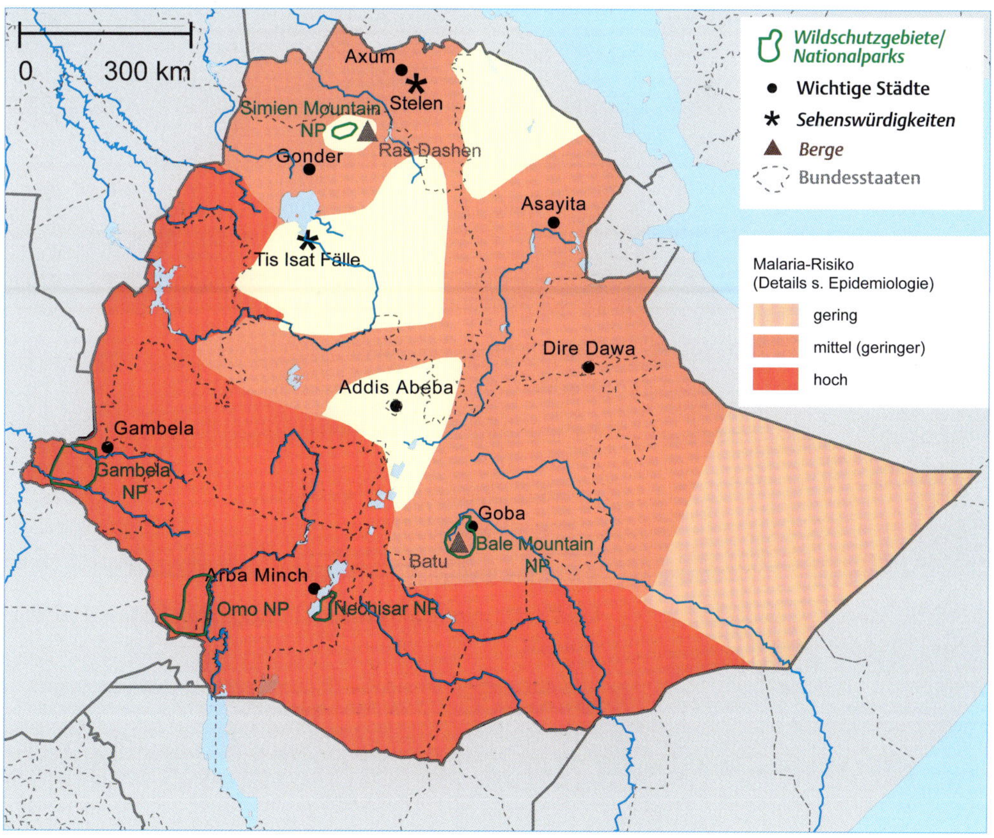

Länderinformationen

Äthiopien (Forts.)

Impfvorschriften

- direkt: **keine**
- aus Infektionsgebieten: **Gelbfieber** (ausgenommen Kinder unter 9 Monaten)
  - Die Impfvorschrift gilt auch bei Einreise aus einem Land mit Gelbfieber-Risiko, das nur im **Transit** besucht wurde, wenn die **Aufenthaltszeit auf dem Flughafen mehr als 12 Stunden** betrug. Abweichend von der offiziellen Bestimmung kann der Impfnachweis auch bei kürzerem Transit-Aufenthalt verlangt werden.
  - Gemäß den geänderten International Health Regulations der WHO (am 11. Juli 2016 in Kraft getreten) ist die **Gelbfieber-Impfbescheinigung** nach einmaliger Impfung **lebenslang gültig.** Es ist möglich, dass abweichend von der offiziellen Regelung bei Einreise ein Impfnachweis verlangt wird, der nicht älter als 10 Jahre ist.
  - Ärztliche **Bescheinigungen zur Befreiung von der Gelbfieber-Impfung** („exemption certificate", „waiver") werden bei der Einreise anerkannt.
- Abweichungen: Entsprechend Vorgaben der WHO sollten Einheimische und alle Reisenden, die sich länger als 4 Wochen im Land aufgehalten haben, bei der Ausreise eine Impfung gegen Polio vorweisen. Die Impfung muss zwischen 4 Wochen und einem Jahr vor der Abreise erfolgen und in einem international gültigen Impfausweis dokumentiert sein.
- Abweichungen: Unbestätigten Berichten von Reisenden zufolge kann der Impfnachweis gegen **Gelbfieber** abweichend von den offiziellen Bestimmungen auch bei direkter Einreise aus Europa verlangt werden.

Impfempfehlungen

Allgemein zu empfehlender Impfschutz überprüfen, ergänzen bzw. auffrischen

alle: Tetanus, Diphtherie, Polio, Pertussis, MMR, Influenza (saisonal)
Kinder/Jugendliche: Hib, Hepatitis B, Rotaviren, Varizellen, Meningokokken ACWY, Meningokokken B, HPV
ab 60. Lj./chron. Kranke: Pneumokokken, COVID-19, RSV; *ab 50. Lj.:* Herpes zoster

► **siehe auch vordere und hintere Umschlagklappe**

Weitere Impfungen	alle Reisenden	bei Risiko
Hepatitis A	●	
Hepatitis B		● 2, 5, 6, 8
Polio	● (v)	
Tollwut		● 2, 4, 6, 8
Typhus	●	
Cholera		● 1, 5, 6, 7, 9
Meningokokken ACWY	●	
Dengue	●	
Chikungunya		● 1, 10
Gelbfieber	● (v)	
Mpox		● 1, 2, 5, 6, 10

● Impfung empfohlen
1 aktuelle Ausbrüche
2 einfache Reisebedingungen
3 Exposition im Endemiegebiet
4 Tierkontakte
5 enge soziale Kontakte, v. a. „Charity travel"
6 Einsätze (Katastrophen)
7 Hygienemängel
8 unzureichende medizin. Versorgung
9 Schutz gegen Reisediarrhoe (ETEC) nur inaktivierter Impfstoff, Off-Label-Use
10 Langzeitaufenthalte, wiederholte Reisen
(v) evtl. Impfpflicht beachten (s. Impfvorschriften)

- Verfügbarkeit Tollwutimpfstoffe: Moderne **Tollwutimpfstoffe** und **Immunglobulin** sind im Land **nicht verfügbar**. Eine komplette Grundimmunisierung sollte bei vorhersehbarem Risiko vor der Einreise durchgeführt werden.

Malaria

- Saison: ganzjährig, Übertragung max Sep. – Nov., min März – April
- Parasit: P. falciparum 69 %, Resistenzen Chloroquin, Sulfa/Pyrimethamin-Kombinationen; P. vivax 30 %, herdförmig Resistenzen Chloroquin
- Epidemiologie / Vorbeugung: **Expositionsprophylaxe!**

Medikation (NST = Notfallselbsttherapie)	**regelm.**	**NST**
hohes Risiko in Landesteilen unterhalb 2000 m außer einigen Wüstengebieten	AP, D*, M	Ø
mittleres Risiko im Z, N und NO	AP, D*, M oder Ø	Ø AP, DP, AL
geringes Risiko in den Hochlagen im W	Ø	AP, DP, AL
kein bzw. **minimales Risiko** in Addis Abeba und Hochlagen im Norden	Ø	AP, DP, AL

AL = Artemether/Lumefantrin (Riamet®), AP = Atovaquon/Proguanil (Malarone® u. a.), D = Doxycyclin, DP = Dihydroartemisinin/Piperaquin (Eurartesim®), M = Mefloquin (Lariam®), Ø = keine
In der Tabelle durch Komma getrennte Präparate sind als Alternativen zu verstehen.
* Doxycyclin ist in Deutschland und in Österreich zur Malariaprophylaxe nicht zugelassen (s. Seite 490).

Besondere Infektionsrisiken	(**Fettdruck** = für die **Beratung aller Reisenden** relevant)
• oral	**Darminfektionen** **Hepatitis A**, E **Polio** **Typhus** Cholera Echinokokkose (E. granulosus) vorw. im SW
• arthropod	Leishmaniase, viszerale + kutane Chikungunya **Dengue** Zika Gelbfieber Filariose, lymphatische + Onchozerkose Zeckenbissfieber Krim-Kongo hämorrhagisches Fieber West-Nil-Fieber Rift Valley-Fieber Rückfallfieber, Zecken- landesweit Rückfallfieber, Läuse- kalte Regionen im Hochland mit niedriger sozio-ökonomischer Struktur Fleckfieber, Läuse- s. Rückfallfieber, Läuse- Fleckfieber, Floh- (murines) landesweit Schlafkrankheit südwestl. Landesteile unterhalb 2000 m, Übertragung sporadisch möglich
• aerogen	**Meningokokken-Meningitis** Tuberkulose COVID-19 Influenza RSV
• diverse	**Schistosomiasis** Haupt-Endemiegebiete: Tanasee und Umgebung (W), Flussläufe im östlichen Tiefland, Omo-Nationalpark (S) **Hepatitis B**, C Venerische Infektionen **Tollwut** Mpox
Sonstige Beratungsinhalte	(siehe **Checklisten etc. im Serviceteil)**
• allgemein	Flugreise (Langstrecke) Klima, Hygiene Reiseapotheke Auslandskrankenversicherung
• bei Bedarf	Aufenthalt in großen Höhen
Bemerkungen	Seit Juli 2022 müssen Reisende vor der Einreise das elektronische Formular für das **„Monkeypox Registration Certificate"** (www.addislink.com/monkeypox-registration-for-ethiopia/) ausfüllen und erhalten dadurch einen QR-Code, der bei der Einreise vorgezeigt werden muss. **Medizinische Versorgung**: Außerhalb der Hauptstadt ist mit erheblichen Engpässen bei der ärztlichen und medikamentösen Versorgung zu rechnen. Adäquate Ausstattung der **Reiseapotheke** (Zollbestimmungen beachten, Begleitattest ratsam, Muster im Serviceteil), **Auslandskrankenversicherung** mit Abdeckung des Rettungsrückflug-Risikos für Notfälle dringend empfohlen.

Australien

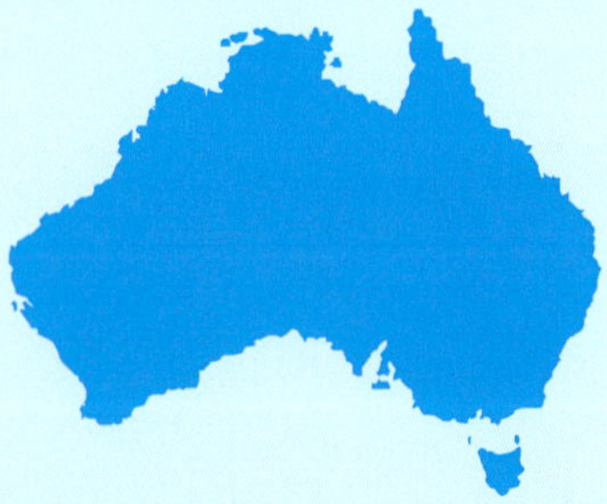

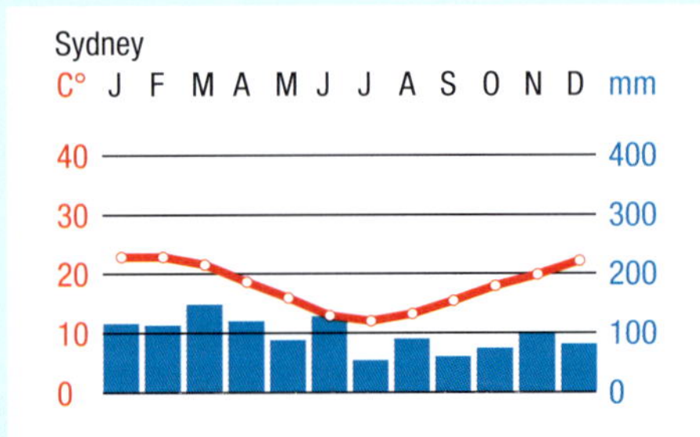

Detaillierte Informationen zur **medizinischen Infrastruktur** des Landes im aktuellen **CRM Handbuch Reisen mit Risiko**

Klima

Überwiegend Wüsten- und Steppenklima; im Norden feuchtheißes Tropenklima mit Regen- und Trockenzeit; im Südosten feucht-gemäßigtes Klima; im Innern sehr trocken und heiß; durchschnittliche Januar-Temperatur in Sydney 22 °C, Juli-Temperatur 12 °C.

Zeitdifferenz (zu Mitteleuropäischer Zeit):

3 Zeitzonen:

Western Standard Time
MEZ + 7 Std. (MESZ + 6 Std.)

Central Standard Time
MEZ + 8:30 Std.* (MESZ + 7:30 Std.)

Eastern Standard Time
MEZ + 9 Std.* (MESZ + 8 Std.)

* Während der australischen Sommerzeit (Ende Okt. bis Ende März) 1 Stunde mehr (keine Sommerzeit im Northern Territory und in Queensland)

Hilfe in Notfällen

Deutsche Botschaft
119 Empire Circuit, Yarralumla A.C.T. 2600
Canberra
Tel. (0061 2) 62 70 19 11

Österreichische Botschaft
12 Talbot Street, Forrest, A.C.T. 2603
Canberra
Telefon: (0061 2) 62 95 15 33, 62 95 13 76

Impfvorschriften

- direkt: **keine**
- aus Infektionsgebieten: **Gelbfieber** (ausgenommen Kinder unter 1 Jahr)
  nicht erforderlich bei Einreise von den Galapagos-Inseln (Ecuador)
  - Die Impfvorschrift gilt auch bei Einreise aus einem Land mit Gelbfieber-Risiko, das nur im **Transit** besucht wurde, wenn die **Aufenthaltszeit auf dem Flughafen mehr als 12 Stunden** betrug. Abweichend von der offiziellen Bestimmung kann der Impfnachweis auch bei kürzerem Transit-Aufenthalt verlangt werden.
  - Gemäß den geänderten International Health Regulations der WHO (am 11. Juli 2016 in Kraft getreten) ist die **Gelbfieber-Impfbescheinigung** nach einmaliger Impfung **lebenslang gültig.** Es ist möglich, dass abweichend von der offiziellen Regelung bei Einreise ein Impfnachweis verlangt wird, der nicht älter als 10 Jahre ist.
  - Ärztliche **Bescheinigungen zur Befreiung von der Gelbfieber-Impfung** („exemption certificate", „waiver") werden bei der Einreise anerkannt.

Impfempfehlungen

Allgemein zu empfehlender Impfschutz überprüfen, ergänzen bzw. auffrischen

alle: Tetanus, Diphtherie, Polio, Pertussis, MMR, Influenza (saisonal)
Kinder/Jugendliche: Hib, Hepatitis B, Rotaviren, Varizellen, Meningokokken ACWY, Meningokokken B, HPV
ab 60. Lj./chron. Kranke: Pneumokokken, COVID-19, RSV; *ab 50. Lj.:* Herpes zoster

► **siehe auch vordere und hintere Umschlagklappe**

Weitere Impfungen	alle Reisenden	bei Risiko
Hepatitis A		● 1, 2, 6, 7
Hepatitis B		● 2, 5, 6, 8
Meningokokken ACWY		**(v)** s. Bemerkungen
Meningokokken B		● 1, 5 (bis 25. Lj.)
Dengue		● 1
Gelbfieber	**(v)**	
Japanische Enzephalitis		● 1, 2, 10

● Impfung empfohlen
1 aktuelle Ausbrüche
2 einfache Reisebedingungen
3 Exposition im Endemiegebiet
4 Tierkontakte
5 enge soziale Kontakte, v. a. „Charity travel"
6 Einsätze (Katastrophen)
7 Hygienemängel
8 unzureichende medizin. Versorgung
10 Langzeitaufenthalte, wiederholte Reisen
(v) evtl. Impfpflicht beachten (s. Impfvorschriften)

- Verfügbarkeit Tollwutimpfstoffe: Moderne **Tollwutimpfstoffe** und **Immunglobulin** sind im Land **verfügbar**.

Malaria

keine

Besondere Infektionsrisiken	(**Fettdruck** = für die **Beratung aller Reisenden** relevant)
• oral	**Darminfektionen** Hepatitis A
• arthropod	Ross-River-Fieber vorwiegend Küstenregionen Dengue Dezember – Juni, nur im N (v. a. Nord-Queensland, Torresstraße) Japanische Enzephalitis Torres-Inseln, seit 2022 auch in Ost- und Südaustralien Murray Valley-/Kunjin-/Barmah Forest-Virus Dezember – Juni, sporadisch im Landesinneren (Northern Territory, West-Australien, Queensland, Neu Süd Wales, nördliches Victoria), Tasmanien Zeckenbissfieber sporadisch im S Tsutsugamushi-Fieber sporadisch im N
• aerogen	COVID-19 Influenza RSV
• diverse	Hepatitis B Venerische Infektionen multiresistente Stämme von N. gonorrhoeae Melioidose vorwiegend im N Leptospirose saisonal Dezember – Juni, vorw. Queensland, Victoria Tollwut z. Zt. geringes Risiko nur durch Fledermäuse Tularämie Tasmanien
Sonstige Beratungsinhalte	(siehe **Checklisten etc. im Serviceteil)**
• allgemein	Flugreise (Langstrecke) Klima, Hygiene Gifttiere Reiseapotheke Auslandskrankenversicherung
• bei Bedarf	Tauchen Gesundheitszeugnis (Arbeits-/Langzeitaufenthalt)
Bemerkungen	Die **Inseln in der Torresstraße** gehören politisch zu Australien, liegen geographisch z. T. vor der Küste von Neu Guinea. Impfempfehlungen und Risiken bei Reisen dorthin siehe unter Papua-Neu Guinea. Das Übertragungsrisiko für Malaria ist extrem gering; autochthone Fälle soll es nicht geben, jedoch „imported and introduced cases". Expositionsprophylaxe für Reisende ausreichend. **UV-Strahlung**: Auf der südlichen Halbkugel muss wegen des „Ozonlochs" vor allem während der dortigen Sommermonate mit einer verstärkten Sonneneinstrahlung gerechnet werden. Gefährdet sind insbesondere helle Hauttypen. Schutzmaßnahmen beachten. Die **Meningitis-Impfung Typ ACWY** gehört in diesem Land für bestimmte Altersgruppen (in der Regel Kinder und Jugendliche) zum allgemeinen Impfprogramm. Nach den geltenden Empfehlungen der STIKO wird die Meningitis-Impfung dadurch zur Reiseimpfung für „Schüler/Studenten vor Langzeitaufenthalten in Ländern mit empfohlener allgemeiner Impfung für Jugendliche oder selektiver Impfung für Schüler/Studenten entsprechend den Empfehlungen der Zielländer". In diesem Fall sind die tetravalente Konjugatimpfung (Serotypen ACWY) und die MenB-Impfung zu empfehlen. Die **Einfuhr von Lebensmitteln** unterliegt strengen Vorschriften und sollte möglichst unterbleiben. In den australischen Sommermonaten kommt es regelmäßig zu **Busch- und Waldbränden**, die in Verbindung mit starken Winden bedrohliche Ausmaße annehmen können. Besonders betroffen sind in der Regel der Süden und Osten des Landes. Örtliche Sicherheitshinweise von Polizei und Feuerwehr beachten.

Azoren s. Portugal

Bahamas

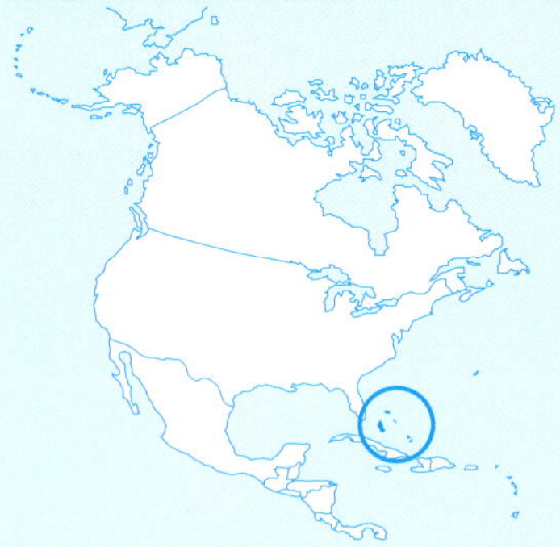

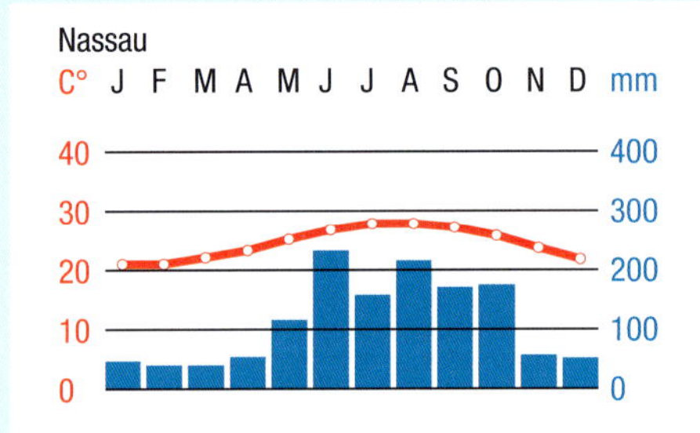

Klima

Tropisches wechselfeuchtes Klima mit Regenzeit von Juni bis Oktober; Jahresdurchschnittstemperatur 24,4 °C.

Zeitdifferenz (zu Mitteleuropäischer Zeit):

MEZ −6 Std. ganzjährig
Abweichungen nur am Beginn/Ende der örtlichen Sommerzeit.

Hilfe in Notfällen

Deutsches Honorarkonsulat
Church Lane 209, PO Box AP 59108, Sandyport, Nassau
Tel. (001 242) 376 30 04

Zuständige Deutsche Botschaft:
Jamaika (Kingston)

Österreichisches Honorarkonsulat
Western Business Centre, Building 4, Upper Floor, Western Road, Mount Pleasant, Nassau
Tel. (001 242) 3 27 82 78

Zuständige Österreichische Botschaft:
USA (Washington DC)

Impfvorschriften

- direkt: **keine**
- aus Infektionsgebieten: **Gelbfieber** (ausgenommen Kinder unter 1 Jahr und Personen über 60 Jahre)
  - Die Impfvorschrift gilt auch bei Einreise aus einem Land mit Gelbfieber-Risiko, das nur im **Transit** besucht wurde, wenn die **Aufenthaltszeit auf dem Flughafen mehr als 12 Stunden** betrug. Abweichend von der offiziellen Bestimmung kann der Impfnachweis auch bei kürzerem Transit-Aufenthalt verlangt werden.
  - Gemäß den geänderten International Health Regulations der WHO (am 11. Juli 2016 in Kraft getreten) ist die **Gelbfieber-Impfbescheinigung** nach einmaliger Impfung **lebenslang gültig**.
  - Ärztliche **Bescheinigungen zur Befreiung von der Gelbfieber-Impfung** („exemption certificate“, „waiver“) werden bei der Einreise anerkannt.

Impfempfehlungen

Allgemein zu empfehlender Impfschutz überprüfen, ergänzen bzw. auffrischen

alle: Tetanus, Diphtherie, Polio, Pertussis, MMR, Influenza (saisonal)
Kinder/Jugendliche: Hib, Hepatitis B, Rotaviren, Varizellen, Meningokokken ACWY, Meningokokken B, HPV
ab 60. Lj./chron. Kranke: Pneumokokken, COVID-19, RSV; *ab 50. Lj.:* Herpes zoster

▸ **siehe auch vordere und hintere Umschlagklappe**

Weitere Impfungen	alle Reisenden	bei Risiko
Hepatitis A	●	
Hepatitis B		● 2, 5, 6, 8
Dengue	●	
Chikungunya		● 1, 10
Gelbfieber	(v)	

● Impfung empfohlen
1 aktuelle Ausbrüche
2 einfache Reisebedingungen
3 Exposition im Endemiegebiet
4 Tierkontakte
5 enge soziale Kontakte, v. a. „Charity travel“
6 Einsätze (Katastrophen)
7 Hygienemängel
8 unzureichende medizin. Versorgung
10 Langzeitaufenthalte, wiederholte Reisen
(v) evtl. Impfpflicht beachten (s. Impfvorschriften)

- Verfügbarkeit Tollwutimpfstoffe: Moderne **Tollwutimpfstoffe** und **Immunglobulin** sind im Land **verfügbar**.

Malaria

2006–2012 wurden gelegentlich autochthone Erkrankungen an Malaria tropica auf der Ferieninsel Great Exuma gemeldet. Betroffen waren sowohl Inselbewohner als auch Touristen. Es handelte sich offenbar um eine Wiedereinschleppung des Erregers in die örtliche Anophelidenpopulation durch Parasitenträger aus Haiti. Seit 2012 keine Fallmeldungen mehr. Alle übrigen Inseln sind malariafrei.

Besondere Infektionsrisiken

(**Fettdruck** = für die **Beratung aller Reisenden** relevant)

- oral: **Darminfektionen**, **Hepatitis A**
- arthropod: **Dengue**, **Chikungunya**, Zika
- aerogen: COVID-19, Influenza, RSV

• diverse	Hepatitis B Venerische Infektionen Tollwut sehr geringes Risiko
Sonstige Beratungsinhalte	(siehe **Checklisten etc. im Serviceteil**)
• allgemein	Flugreise (Langstrecke) Klima, Hygiene Reiseapotheke Auslandskrankenversicherung
• bei Bedarf	Tauchen
Bemerkungen	**Ciguatera-Fischvergiftung:** Saisonales Risiko bei Verzehr von größeren Raubfischen (auch gegart). Örtliche Warnhinweise beachten!

Bahrain

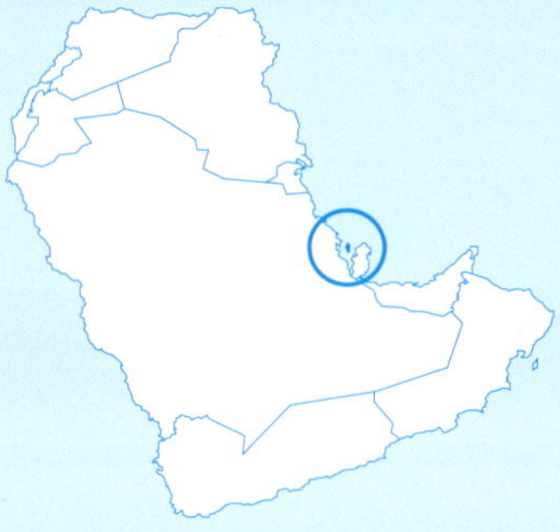

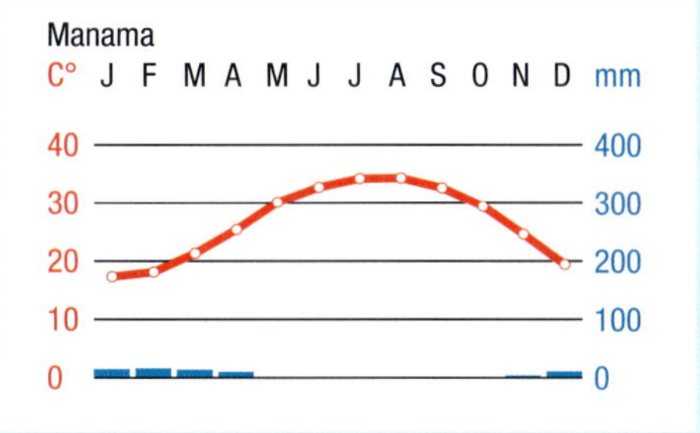

Klima

Wüstenklima mit hoher Luftfeuchtigkeit; Tagesmaxima im Sommer über 40 °C, im Winter um 25 °C.

Zeitdifferenz (zu Mitteleuropäischer Zeit):

MEZ + 2 Std. (MESZ + 1 Std.)

Hilfe in Notfällen

Deutsche Botschaft
Salmaniya Avenue, Block 327
Road no. 322, Building 39
Manama
Tel. (00973) 17 74 52 77

Derzeit keine Österreichische Vertretung im Land gemeldet (Österreichische Staatsbürger können im Notfall die Hilfe der diplomatischen Vertretung Deutschlands oder eines anderen EU-Mitgliedsstaates in Anspruch nehmen)

Zuständige Österreichische Botschaft: Kuwait

Impfvorschriften

- direkt: **keine**
- aus Infektionsgebieten: **Gelbfieber** (ausgenommen Kinder unter 9 Monaten)
  - Die Impfvorschrift gilt auch bei Einreise aus einem Land mit Gelbfieber-Risiko, das nur im **Transit** besucht wurde, wenn die **Aufenthaltszeit auf dem Flughafen mehr als 12 Stunden** betrug. Abweichend von der offiziellen Bestimmung kann der Impfnachweis auch bei kürzerem Transit-Aufenthalt verlangt werden.
  - Gemäß den geänderten International Health Regulations der WHO (am 11. Juli 2016 in Kraft getreten) ist die **Gelbfieber-Impfbescheinigung** nach einmaliger Impfung **lebenslang gültig**.
  - Ärztliche **Bescheinigungen zur Befreiung von der Gelbfieber-Impfung** („exemption certificate", „waiver") werden bei der Einreise anerkannt.

Impfempfehlungen

Allgemein zu empfehlender Impfschutz überprüfen, ergänzen bzw. auffrischen

alle: Tetanus, Diphtherie, Polio, Pertussis, MMR, Influenza (saisonal)
Kinder/Jugendliche: Hib, Hepatitis B, Rotaviren, Varizellen, Meningokokken ACWY, Meningokokken B, HPV
ab 60. Lj./chron. Kranke: Pneumokokken, COVID-19, RSV; *ab 50. Lj.:* Herpes zoster

► **siehe auch vordere und hintere Umschlagklappe**

Weitere Impfungen	alle Reisenden	bei Risiko
Hepatitis A	●	
Hepatitis B		● 2, 5, 6, 8
Meningokokken ACWY		● 1, 5
Gelbfieber	(v)	

● Impfung empfohlen
1 aktuelle Ausbrüche
2 einfache Reisebedingungen
3 Exposition im Endemiegebiet
4 Tierkontakte
5 enge soziale Kontakte, v. a. „Charity travel"
6 Einsätze (Katastrophen)
7 Hygienemängel
8 unzureichende medizin. Versorgung
(v) evtl. Impfpflicht beachten (s. Impfvorschriften)

- Verfügbarkeit Tollwutimpfstoffe: Moderne **Tollwutimpfstoffe** und **Immunglobulin** sind im Land **verfügbar**.

Malaria

keine

Bahrain (Forts.)

Besondere Infektionsrisiken	(**Fettdruck** = für die **Beratung aller Reisenden** relevant)
• oral	**Darminfektionen** **Hepatitis A**, E
• arthropod	**Leishmaniase, kutane** Phlebotomus-Fieber
• aerogen	Tuberkulose COVID-19 Influenza RSV
• diverse	**Hepatitis B** Tollwut sehr geringes Risiko MERS-CoV
Sonstige Beratungsinhalte	(siehe **Checklisten etc. im Serviceteil**)
• allgemein	Flugreise (Langstrecke) Klima, Hygiene Reiseapotheke Auslandskrankenversicherung
• bei Bedarf	Tauchen Gesundheitszeugnis (Arbeits-/Langzeitaufenthalt)

Bangladesh

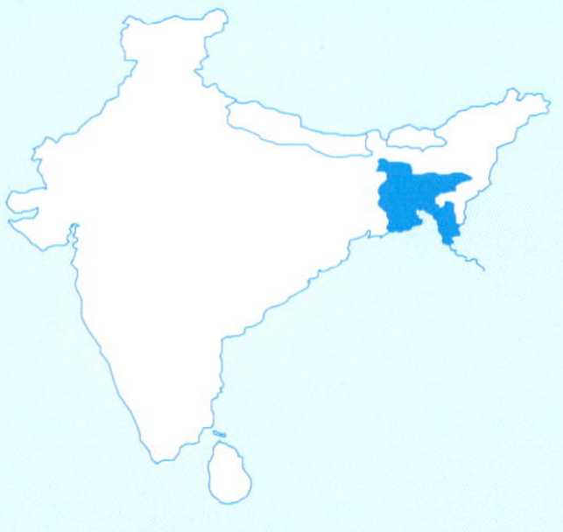

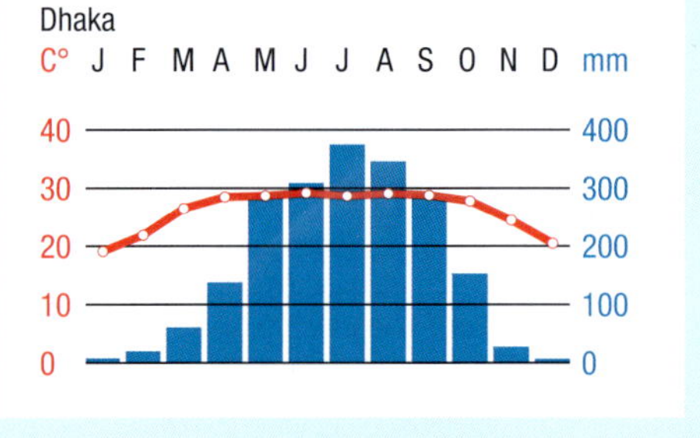

Klima

Tropisches Monsunklima mit Trockenzeit zwischen November und April; 90 % des Jahresniederschlags während des Südwestmonsuns April bis Oktober;
durchschnittliche Jahrestemperatur in Dhaka 26 °C, September 29 °C, Januar 19 °C.

Zeitdifferenz (zu Mitteleuropäischer Zeit):

MEZ +5 Std. (MESZ +4 Std.)

Hilfe in Notfällen

Deutsche Botschaft
11 Madani Avenue
Baridhara Diplomatic Enclave
Dhaka
Tel. (00880 2) 55 66 86 50

Österreichisches Honorarkonsulat
Icon Centre, Plot no-57/4
Progoti Sarani North, Baridhara
Dhaka

Zuständige Österreichische Botschaft:
Indien (New Delhi)

Impfvorschriften	
• direkt	**Polio** (für Kinder unter 5 Jahren)
• aus Infektionsgebieten	**Gelbfieber** (ausgenommen Kinder unter 1 Jahr) Die Impfvorschrift gilt auch bei Einreise aus einem Land mit Gelbfieber-Risiko, das nur im **Transit** besucht wurde, d. h. ohne Verlassen des Flughafens. • Gemäß den geänderten International Health Regulations der WHO (am 11. Juli 2016 in Kraft getreten) ist die **Gelbfieber-Impfbescheinigung** nach einmaliger Impfung **lebenslang gültig.** Es ist möglich, dass abweichend von der offiziellen Regelung bei Einreise ein Impfnachweis verlangt wird, der nicht älter als 10 Jahre ist. • Über die Anerkennung ärztlicher **Bescheinigungen zur Befreiung von der Gelbfieber-Impfung** („exemption certificate", „waiver") liegen **aktuell keine zuverlässigen Informationen** vor.

Impfempfehlungen

Allgemein zu empfehlender Impfschutz überprüfen, ergänzen bzw. auffrischen

alle: Tetanus, Diphtherie, Polio, Pertussis, MMR, Influenza (saisonal)
Kinder/Jugendliche: Hib, Hepatitis B, Rotaviren, Varizellen, Meningokokken ACWY, Meningokokken B, HPV
ab 60. Lj./chron. Kranke: Pneumokokken, COVID-19, RSV; *ab 50. Lj.:* Herpes zoster
▸ **siehe auch vordere und hintere Umschlagklappe**

Weitere Impfungen	alle Reisenden	bei Risiko
Hepatitis A	●	
Hepatitis B		● 2, 5, 6, 8
Tollwut		● 2, 4, 6, 8
Typhus	●	
Cholera	●	
Jap. Enzephalitis		● 2, 3
Meningokokken ACWY		● 1, 5
Dengue	●	
Chikungunya		● 1, 10
Gelbfieber	(v)	

● Impfung empfohlen
1 aktuelle Ausbrüche
2 einfache Reisebedingungen
3 Exposition im Endemiegebiet
4 Tierkontakte
5 enge soziale Kontakte, v. a. „Charity travel“
6 Einsätze (Katastrophen)
7 Hygienemängel
8 unzureichende medizin. Versorgung
10 Langzeitaufenthalte, wiederholte Reisen
(v) evtl. Impfpflicht beachten (s. Impfvorschriften)

- Verfügbarkeit Tollwutimpfstoffe

Moderne **Tollwutimpfstoffe** und **Immunglobulin** sind im Land **nicht verfügbar**. Eine komplette Grundimmunisierung sollte bei vorhersehbarem Risiko vor der Einreise durchgeführt werden.

Malaria

Karte Malaria – Indischer Subkontinent siehe Kartenanhang

- Saison: ganzjährig
- Parasit: P. falciparum 93 %, P. vivax 7 %, Resistenzen Chloroquin, Sulfa/Pyrimethamin-Kombinationen
- Epidemiologie / Vorbeugung: **Expositionsprophylaxe!**

Medikation (NST = Notfallselbsttherapie)	regelm.	NST
geringes bis mittleres Risiko in den östlichen Landesteilen mit höherem Anteil von P. falciparum östlich des Brahmaputra, vor allem in den Grenzgebieten zu Myanmar und Indien mit der Chittagong-Division im SO und dem sog. „Teegarten“ an der Grenze zu Meghalaya im NO	AP, D*, M oder Ø	Ø AP, DP, AL
Dhaka, die zentralen, nördlichen und westlichen Landesteile sind **malariafrei**	Ø	Ø

AL = Artemether/Lumefantrin (Riamet®), AP = Atovaquon/Proguanil (Malarone® u. a.), D = Doxycyclin, DP = Dihydroartemisinin/Piperaquin (Eurartesim®), M = Mefloquin (Lariam®), Ø = keine
In der Tabelle durch Komma getrennte Präparate sind als Alternativen zu verstehen.
* Doxycyclin ist in Deutschland und in Österreich zur Malariaprophylaxe nicht zugelassen (s. Seite 490).

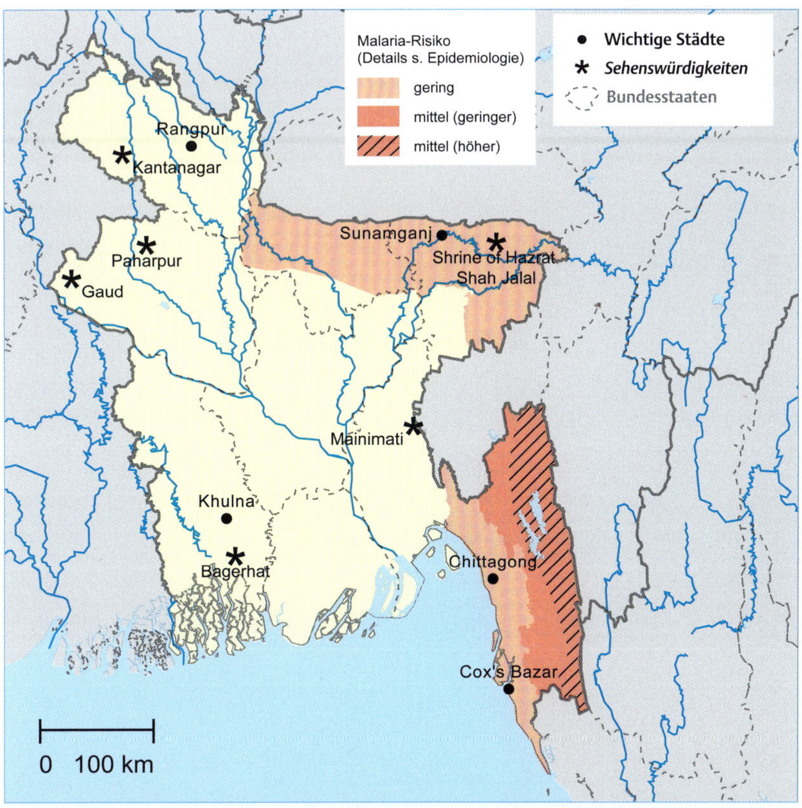

Bangladesh (Forts.)

Besondere Infektionsrisiken	(**Fettdruck** = für die **Beratung aller Reisenden** relevant)
• oral	**Darminfektionen** **Hepatitis A**, E **Typhus** **Cholera**
• arthropod	**Dengue** Chikungunya Zika Leishmaniase, viszerale Phlebotomus-Fieber Japanische Enzephalitis Krim-Kongo hämorrhagisches Fieber
• aerogen	Tuberkulose COVID-19 Influenza RSV
• diverse	**Tollwut** Venerische Infektionen **Hepatitis B** Nipah-Krankheit südwestliche und zentrale Landesteile, vorw. Januar – März Milzbrand Melioidose Vogelgrippe
Sonstige Beratungsinhalte	(siehe **Checklisten etc. im Serviceteil**)
• allgemein	Flugreise (Langstrecke) Klima, Hygiene Reiseapotheke Auslandskrankenversicherung
Bemerkungen	**Trinkwasser:** Durch mineralische Arsenvorkommen im Boden ist in weiten Teilen des Landes mit einer erhöhten Belastung des aus Grundwasser (Brunnen) geförderten Trinkwassers sowie des Getreides (vor allem Reis) mit **Arsenikalien** zu rechnen. Betroffen sind 61 der 64 Distrikte, am stärksten im SW des Landes. Hier wurden in einzelnen Bunnen Arsenkonzentrationen von mehr als 500 µg/l gemessen. Die zulässige Höchstmenge im Trinkwasser wird in Bangladesh mit 0,05 µg/l angegeben; nach WHO-Standard liegt sie weltweit bei 0,01µg/l. Durch übliche physikalische oder chemische Maßnahmen (Abkochen, Desinfizieren) werden die toxischen Verbindungen nicht eliminiert. Für Kurzzeitreisende erscheint die temporäre Exposition tolerabel. Bei Langzeitaufenthalten sollte eine spezielle Beratung durch einen Toxikologen bzw. Wasserhygieniker erfolgen. **Medizinische Versorgung:** Außerhalb der Hauptstadt ist mit erheblichen Engpässen bei der ärztlichen und medikamentösen Versorgung zu rechnen. Adäquate Ausstattung der **Reiseapotheke** (Zollbestimmungen beachten, Begleitattest ratsam, Muster im Serviceteil), **Auslandskrankenversicherung** mit Abdeckung des Rettungsrückflug-Risikos für Notfälle dringend empfohlen.

Barbados

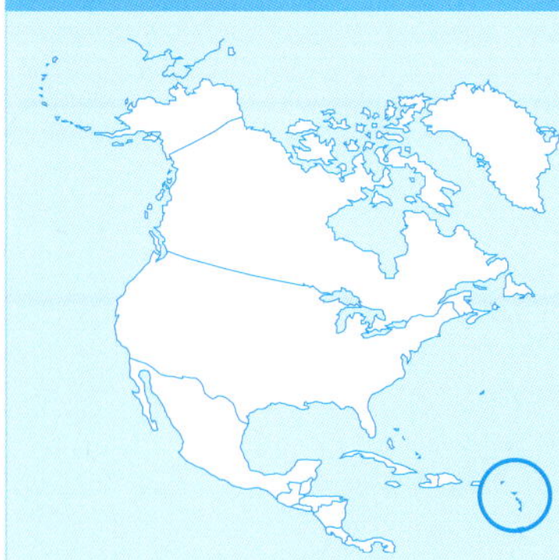

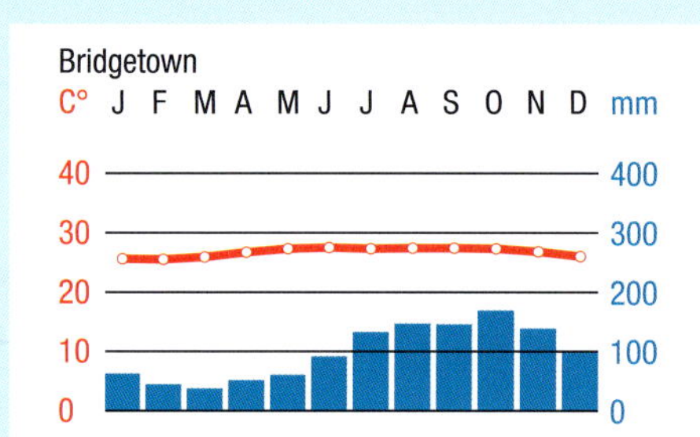

Klima

Tropisches Klima mit Regenzeit von Juli bis November; durchschnittliche Jahresniederschläge 1180 mm; durchschnittliche Jahrestemperatur 26,6 °C.

Zeitdifferenz (zu Mitteleuropäischer Zeit):

MEZ –5 Std. (MESZ –6 Std.)

Hilfe in Notfällen

Deutsches Honorarkonsulat
Bridgetown Pasea Financial Building, Suite 1
Corner Harts Gap and Dayrells Road
Christ Church, Bridgetown
Tel. (001 246) 4 27 18 76

Zuständige Deutsche Botschaft:
Trinidad und Tobago (Port-of-Spain/Trinidad)

Österreichisches Honorarkonsulat
Knowlton, Exeter Road, Navy Gardens Gap
Christ Church, Bridgetown
Tel. (001 246) 4 27 31 31

Zuständige Österreichische Botschaft:
Kolumbien (Bogotá)

Impfvorschriften	
• direkt	**keine**
• aus Infektionsgebieten	Gelbfieber (ausgenommen Kinder unter 1 Jahr) nicht erforderlich bei Einreise aus Guyana, Trinidad und Tobago • Gemäß den geänderten International Health Regulations der WHO (am 11. Juli 2016 in Kraft getreten) ist die **Gelbfieber-Impfbescheinigung** nach einmaliger Impfung **lebenslang gültig.** Es ist möglich, dass abweichend von der offiziellen Regelung bei Einreise ein Impfnachweis verlangt wird, der nicht älter als 10 Jahre ist. • Ärztliche **Bescheinigungen zur Befreiung von der Gelbfieber-Impfung** („exemption certificate", „waiver") werden bei der Einreise anerkannt.
Impfempfehlungen	**Allgemein zu empfehlender Impfschutz** überprüfen, ergänzen bzw. auffrischen *alle:* Tetanus, Diphtherie, Polio, Pertussis, MMR, Influenza (saisonal) *Kinder/Jugendliche:* Hib, Hepatitis B, Rotaviren, Varizellen, Meningokokken ACWY, Meningokokken B, HPV *ab 60. Lj./chron. Kranke:* Pneumokokken, COVID-19, RSV; *ab 50. Lj.:* Herpes zoster ► **siehe auch vordere und hintere Umschlagklappe**

Weitere Impfungen	alle Reisenden	bei Risiko
Hepatitis A	●	
Hepatitis B		● 2, 5, 6, 8
Typhus		● 1, 2, 5, 6, 7
Dengue	●	
Chikungunya	●	
Gelbfieber	(v)	

● Impfung empfohlen
1 aktuelle Ausbrüche
2 einfache Reisebedingungen
3 Exposition im Endemiegebiet
4 Tierkontakte
5 enge soziale Kontakte, v. a. „Charity travel"
6 Einsätze (Katastrophen)
7 Hygienemängel
8 unzureichende medizin. Versorgung
(v) evtl. Impfpflicht beachten (s. Impfvorschriften)

• Verfügbarkeit Tollwutimpfstoffe	Moderne **Tollwutimpfstoffe** und **Immunglobulin** sind im Land **nicht sicher** verfügbar (widersprüchliche Informationen). Das Tollwutrisiko wird als sehr gering eingeschätzt. Eine Grundimmunisierung vor der Reise ist nur in Ausnahmefällen notwendig.
Malaria	**keine**
Besondere Infektionsrisiken	(**Fettdruck** = für die **Beratung aller Reisenden** relevant)
• oral	**Darminfektionen** **Hepatitis A** Typhus
• arthropod	**Dengue** **Chikungunya** Zika
• aerogen	COVID-19 Influenza RSV
• diverse	Hepatitis B Venerische Infektionen Leptospirose Tollwut sehr geringes Risiko
Sonstige Beratungsinhalte	(siehe **Checklisten etc. im Serviceteil**)
• allgemein	Flugreise (Langstrecke) Klima, Hygiene Reiseapotheke Auslandskrankenversicherung
• bei Bedarf	Tauchen

Belarus

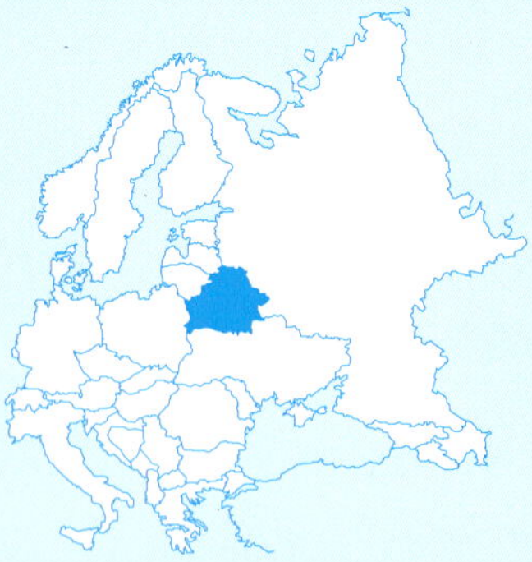

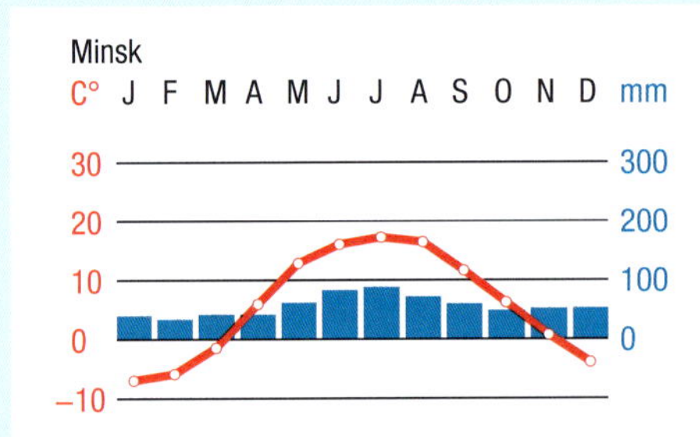

Klima

Gemäßigt kontinentales Klima mit großen Temperaturunterschieden zwischen den Sommer- und den Wintermonaten; Hauptniederschläge meist im Sommer (zwischen Juni und August); durchschnittliche Temperatur in Minsk im Januar −6,9 °C, im Juli 17,3 °C.

Zeitdifferenz (zu Mitteleuropäischer Zeit):

MEZ + 2 Std. (MESZ + 1 Std.)

Hilfe in Notfällen

Deutsche Botschaft
Uliza Sacharowa 26
Minsk
Tel. (00375 17) 2 17 59 00

Österreichische Botschaft
Belinskogo Str. 23-329a
gegenüber Leonida Bedi Str. 30
Minsk
Tel:. (00375 17) 3 19 05 41

Impfvorschriften

keine

Impfempfehlungen

Allgemein zu empfehlender Impfschutz überprüfen, ergänzen bzw. auffrischen

alle: Tetanus, Diphtherie, Polio, Pertussis, MMR, Influenza (saisonal)
Kinder/Jugendliche: Hib, Hepatitis B, Rotaviren, Varizellen, Meningokokken ACWY, Meningokokken B, HPV
ab 60. Lj./chron. Kranke: Pneumokokken, COVID-19, RSV; *ab 50. Lj.:* Herpes zoster

▸ **siehe auch vordere und hintere Umschlagklappe**

Weitere Impfungen	alle Reisenden	bei Risiko
Hepatitis A	●	
Hepatitis B		● 2, 5, 6, 8
Tollwut		● 2, 4, 6, 8
Cholera		● 9
FSME		● 2, 3
Meningokokken ACWY		● 1, 5
Meningokokken B		● 1, 5 (bis 25. Lj.)

● Impfung empfohlen
1 aktuelle Ausbrüche
2 einfache Reisebedingungen
3 Exposition im Endemiegebiet
4 Tierkontakte
5 enge soziale Kontakte, v. a. „Charity travel“
6 Einsätze (Katastrophen)
7 Hygienemängel
8 unzureichende medizin. Versorgung
9 Schutz gegen Reisediarrhoe (ETEC) nur inaktivierter Impfstoff, Off-Label-Use

- Verfügbarkeit Tollwutimpfstoffe

Tollwutimpfstoff und **Immunglobulin (russische Produkte)** sind im Land **verfügbar**. Eine komplette Grundimmunisierung sollte bei vorhersehbarem Risiko vor der Einreise durchgeführt werden.

Malaria

keine

Besondere Infektionsrisiken

(**Fettdruck** = für die **Beratung aller Reisenden** relevant)

- oral

Darminfektionen
Hepatitis A
Echinokokkose (E. granulosus)
Trichinellose

- arthropod

Borreliose April–Oktober
FSME April–Oktober, mit einem Risiko ist landesweit zu rechnen, vor allem in den mittleren und südlichen Landesteilen. Gemeldete Fallzahlen gering, Datenlage spärlich.
West-Nil-Fieber Sommer

- aerogen

COVID-19
Influenza
RSV
Diphtherie

- diverse

Hepatitis B
Venerische Infektionen
Tollwut

Sonstige Beratungsinhalte

(siehe **Checklisten etc. im Serviceteil**)

- allgemein

Hygiene
Reiseapotheke
Auslandskrankenversicherung

- bei Bedarf

Gesundheitszeugnis (Arbeits-/Langzeitaufenthalt)

Belgien

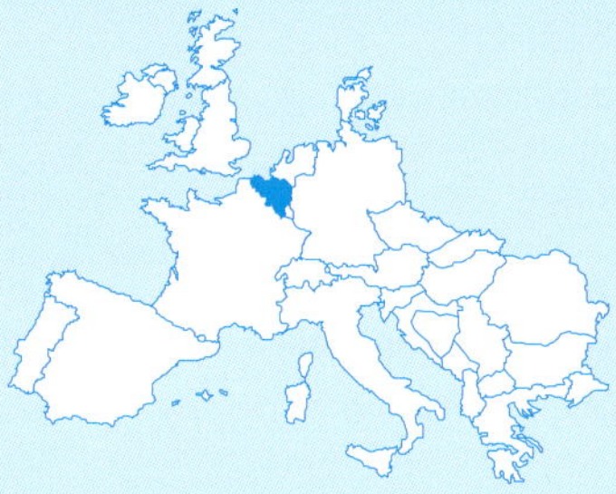

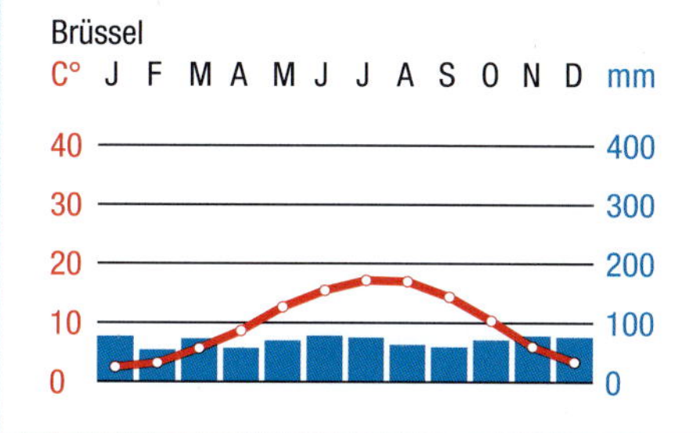

Klima

Gemäßigt ozeanisch mit kühlen Sommern und milden Wintern; durchschnittliche Julitemperatur in Brüssel 17 °C, durchschnittliche Januartemperatur 2 °C.

Zeitdifferenz (zu Mitteleuropäischer Zeit):

ganzjährig keine

Hilfe in Notfällen

Deutsche Botschaft
8–14, rue Jacques de Lalaing
Brüssel
Tel. (0032 2) 7 87 18 00

Österreichische Botschaft
Avenue de Cortenbergh 52
Brüssel
Tel. (0032 2) 2 89 07 00

Impfvorschriften: **keine**

Impfempfehlungen

Allgemein zu empfehlender Impfschutz überprüfen, ergänzen bzw. auffrischen

alle: Tetanus, Diphtherie, Polio, Pertussis, MMR, Influenza (saisonal)
Kinder/Jugendliche: Hib, Hepatitis B, Rotaviren, Varizellen, Meningokokken ACWY, Meningokokken B, HPV
ab 60. Lj./chron. Kranke: Pneumokokken, COVID-19, RSV; *ab 50. Lj.:* Herpes zoster

► **siehe auch vordere und hintere Umschlagklappe**

Weitere Impfungen	alle Reisenden	bei Risiko
Hepatitis B		● 2, 5, 6
FSME		● 2, 3
Meningokokken ACWY		(v) s. Bemerkungen
Meningokokken B		● 1, 5 (bis 25. Lj.)

● Impfung empfohlen
1 aktuelle Ausbrüche
2 einfache Reisebedingungen
3 Exposition im Endemiegebiet
4 Tierkontakte
5 enge soziale Kontakte, v. a. „Charity travel"
6 Einsätze (Katastrophen)
(v) evtl. Impfpflicht beachten

- Verfügbarkeit Tollwutimpfstoffe: Moderne **Tollwutimpfstoffe** und **Immunglobulin** sind im Land **verfügbar**.

Malaria: **keine**

Besondere Infektionsrisiken (**Fettdruck** = für die **Beratung aller Reisenden** relevant)

- arthropod
  Borreliose April – Oktober
  FSME April- Oktober 3 autochthone Infektionen, Sommer 2020, seitdem sehr seltene humane Einzelfälle, aber Nachweise in Tieren
- aerogen
  COVID-19
  Influenza
  RSV
- diverse
  Hepatitis B
  Tollwut sehr geringes Risiko

Sonstige Beratungsinhalte (siehe **Checklisten etc. im Serviceteil**)

- allgemein: Auslandskrankenversicherung
- bei Bedarf: Gesundheitszeugnis (Arbeits-/Langzeitaufenthalt)

Bemerkungen

Die **Meningitis-Impfung Typ C** gehört in diesem Land für bestimmte Altersgruppen (in der Regel Kinder und Jugendliche) zum allgemeinen Impfprogramm. Nach den geltenden Empfehlungen der STIKO wird die Meningitis-Impfung dadurch zur Reiseimpfung für „Schüler/Studenten vor Langzeitaufenthalten in Ländern mit empfohlener allgemeiner Impfung für Jugendliche oder selektiver Impfung für Schüler/Studenten entsprechend den Empfehlungen der Zielländer". In diesem Fall sind die tetravalente Konjugatimpfung (Serotypen ACWY) und die MenB-Impfung zu empfehlen.

Belize

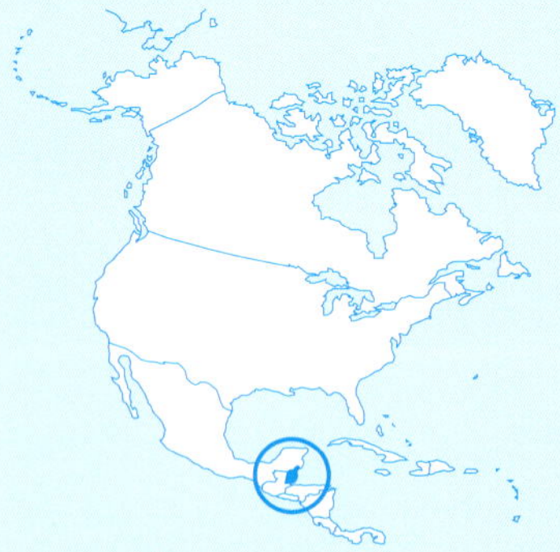

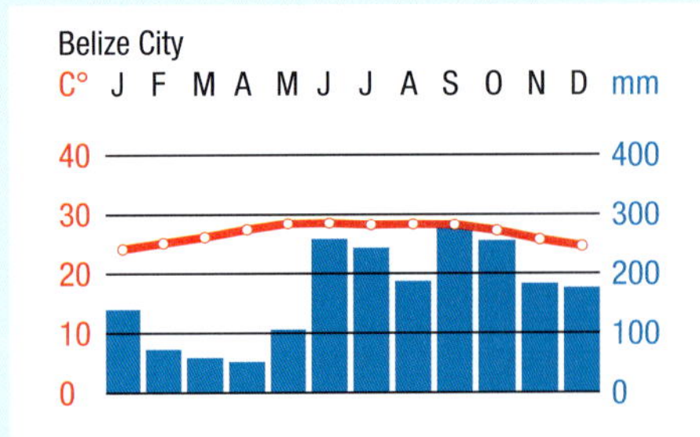

Klima

Tropisches Klima mit Regenzeit von Mai bis Oktober; Durchschnittstemperatur ganzjährig um 26 °C.

Zeitdifferenz (zu Mitteleuropäischer Zeit):

MEZ −7 Std. (MESZ −8 Std.)

Hilfe in Notfällen

Deutsches Honorarkonsulat
c/o Karl H. Menzies Co. Ltd.
104 Barrack Road
Belize City
Tel. (00501) 2 23 08 96, 2 24 54 15

Zuständige Deutsche Botschaft:
Guatemala (Guatemala City)

Österreichisches Honorarkonsulat
111 North Front Street, Seaside Suite 201,
Marine Terminal
Belize City
Tel. (00501) 2 23 10 13

Zuständige Österreichische Botschaft:
Mexiko (Mexico City)

Impfvorschriften: **keine**

Impfempfehlungen

Allgemein zu empfehlender Impfschutz überprüfen, ergänzen bzw. auffrischen

alle: Tetanus, Diphtherie, Polio, Pertussis, MMR, Influenza (saisonal)
Kinder/Jugendliche: Hib, Hepatitis B, Rotaviren, Varizellen, Meningokokken ACWY, Meningokokken B, HPV
ab 60. Lj./chron. Kranke: Pneumokokken, COVID-19, RSV; *ab 50. Lj.:* Herpes zoster

► **siehe auch vordere und hintere Umschlagklappe**

Weitere Impfungen	alle Reisenden	bei Risiko
Hepatitis A	●	
Hepatitis B		● 2, 5, 6, 8
Tollwut		● 2, 4, 6, 8
Typhus		● 1, 2, 5, 6, 7
Cholera		● 9
Meningokokken ACWY		● 1, 5
Dengue	●	
Chikungunya		● 1, 10
Gelbfieber	(v)	

● Impfung empfohlen
1 aktuelle Ausbrüche
2 einfache Reisebedingungen
3 Exposition im Endemiegebiet
4 Tierkontakte
5 enge soziale Kontakte, v. a. „Charity travel"
6 Einsätze (Katastrophen)
7 Hygienemängel
8 unzureichende medizin. Versorgung
9 Schutz gegen Reisediarrhoe (ETEC) nur inaktivierter Impfstoff, Off-Label-Use
10 Langzeitaufenthalte, wiederholte Reisen
(v) evtl. Impfpflicht beachten (s. Impfvorschriften)

- Verfügbarkeit Tollwutimpfstoffe

Moderne **Tollwutimpfstoffe** sind **nur in Belize City** verfügbar. **Immunglobulin** ist landesweit **nicht verfügbar**. Eine komplette Grundimmunisierung sollte bei vorhersehbarem Risiko vor der Einreise durchgeführt werden.

Malaria

2023 wurde Belize von der WHO als Malaria-frei zertifiziert.

Besondere Infektionsrisiken

(**Fettdruck** = für die **Beratung aller Reisenden** relevant)

- oral

Darminfektionen
Hepatitis A
Typhus

- arthropod

Dengue
Chikungunya
Zika
Leishmaniase, kutane
Chagas-Krankheit

- aerogen

Histoplasmose
COVID-19
Influenza
RSV

- diverse

Hepatitis B
Venerische Infektionen
Tollwut

Sonstige Beratungsinhalte	(siehe **Checklisten etc. im Serviceteil**)
• allgemein	Flugreise (Langstrecke) Klima, Hygiene Reiseapotheke Auslandskrankenversicherung
• bei Bedarf	Tauchen Gesundheitszeugnis (Arbeits-/Langzeitaufenthalt)

Benin

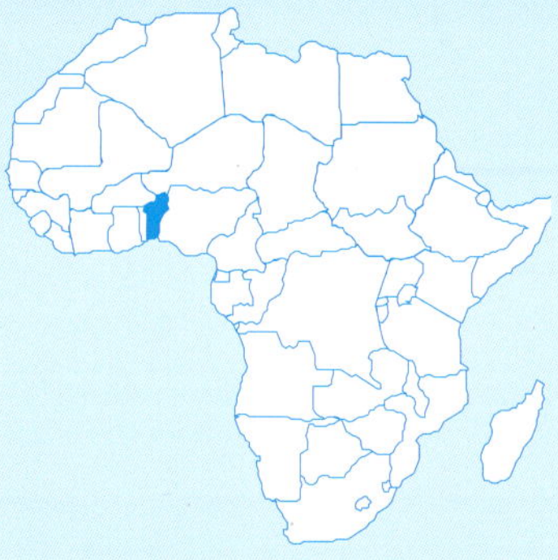

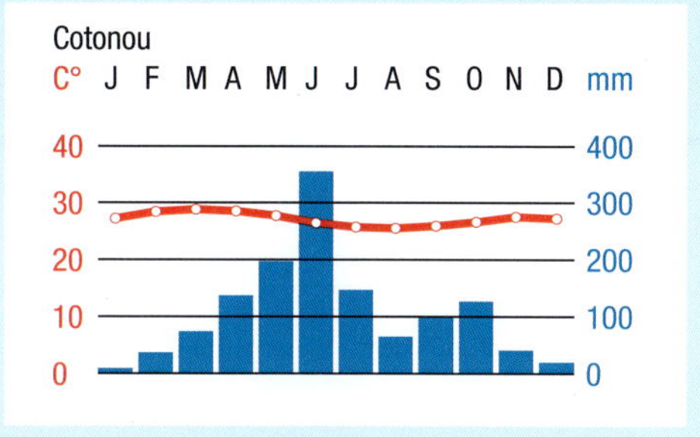

Klima

Tropisches Klima mit zwei Regenzeiten im Süden (März bis Mitte Juli und Mitte September bis Mitte November) und einer Regenzeit im Norden (Mai bis September); monatliche Mitteltemperatur im Norden 24–33 °C, im Süden 26–29 °C.

Zeitdifferenz (zu Mitteleuropäischer Zeit):

MEZ ±0 Std. (MESZ −1 Std.)

Hilfe in Notfällen

Deutsche Botschaft
1438, Avenue Jean Paul II
Cotonou
Tel. (00229) 01 21 31 29-67, -68

Österreichisches Honorarkonsulat
Rue 9.232, Porte 27 (nahe „Stade de l'Amitié"),
Menontin, 01BP 3942
Cotonou
Tel. (00229) 21 38 28 61

Zuständige Österreichische Botschaft:
Nigeria (Abuja)

Impfvorschriften

Gelbfieber (ausgenommen Kinder unter 9 Monaten)
- Gemäß den geänderten International Health Regulations der WHO (am 11. Juli 2016 in Kraft getreten) ist die **Gelbfieber-Impfbescheinigung** nach einmaliger Impfung **lebenslang gültig**.
- Ärztliche **Bescheinigungen zur Befreiung von der Gelbfieber-Impfung** („exemption certificate", „waiver") werden bei der Einreise anerkannt.

• **Ausreise**: Entsprechend Vorgaben der WHO sollten Einheimische und alle Reisenden, die sich länger als 4 Wochen im Land aufgehalten haben, bei der Ausreise eine Impfung gegen Polio vorweisen. Die Impfung muss zwischen 4 Wochen und einem Jahr vor der Abreise erfolgen und in einem international gültigen Impfausweis dokumentiert sein.

• **Abweichungen**: Eine **Cholera**-Impfung wird bei Einreise auf dem Landweg oder aus einem Land mit Cholera-Ausbruch gelegentlich verlangt.

Impfempfehlungen

Allgemein zu empfehlender Impfschutz überprüfen, ergänzen bzw. auffrischen

alle: Tetanus, Diphtherie, Polio, Pertussis, MMR, Influenza (saisonal)
Kinder/Jugendliche: Hib, Hepatitis B, Rotaviren, Varizellen, Meningokokken ACWY, Meningokokken B, HPV
ab 60. Lj./chron. Kranke: Pneumokokken, COVID-19, RSV; *ab 50. Lj.:* Herpes zoster

► **siehe auch vordere und hintere Umschlagklappe**

Weitere Impfungen	alle Reisenden	bei Risiko
Hepatitis A	●	
Hepatitis B		● 2, 5, 6, 8
Polio	● (v)	
Tollwut		● 2, 4, 6, 8
Typhus	●	
Cholera	(v)	● 1, 5, 6, 7, 9
Meningokokken ACWY	●	
Dengue	●	
Chikungunya		● 1, 10
Gelbfieber	● (v)	
Mpox		● 1, 2, 5, 10

● Impfung empfohlen
1 aktuelle Ausbrüche
2 einfache Reisebedingungen
3 Exposition im Endemiegebiet
4 Tierkontakte
5 enge soziale Kontakte, v. a. „Charity travel"
6 Einsätze (Katastrophen)
7 Hygienemängel
8 unzureichende medizin. Versorgung
9 Schutz gegen Reisediarrhoe (ETEC) nur inaktivierter Impfstoff, Off-Label-Use
10 Langzeitaufenthalte, wiederholte Reisen
(v) evtl. Impfpflicht beachten (s. Impfvorschriften)

• **Verfügbarkeit Tollwutimpfstoffe**: Moderne **Tollwut-Impfstoffe** und **Immunglobulin** sind im Land **nicht verfügbar**. Eine komplette Grundimmunisierung sollte bei vorhersehbarem Risiko vor der Einreise durchgeführt werden.

Benin (Forts.)

Malaria			
• Saison	ganzjährig		
• Parasit	P. falciparum 100 %, Resistenzen Chloroquin, Sulfa/Pyrimethamin-Kombinationen		
• Epidemiologie / Vorbeugung	**Expositionsprophylaxe!**		
	Medikation (NST = Notfallselbsttherapie)	**regelm.**	**NST**
	hohes Risiko landesweit	AP, D*, M	Ø
	AP = Atovaquon/Proguanil (Malarone® u. a.), D = Doxycyclin, M = Mefloquin (Lariam®), Ø = keine In der Tabelle durch Komma getrennte Präparate sind als Alternativen zu verstehen. * Doxycyclin ist in Deutschland und in Österreich zur Malariaprophylaxe nicht zugelassen (s. Seite 490).		
Besondere Infektionsrisiken	(**Fettdruck** = für die **Beratung aller Reisenden** relevant)		
• oral	**Darminfektionen** **Hepatitis A**, E **Polio** **Typhus** Cholera		
• arthropod	Filariose, lymphatische + Onchozerkose Leishmaniase, kutane Landesinnere **Gelbfieber** Chikungunya **Dengue** Rückfallfieber, Zecken- Krim-Kongo hämorrhagisches Fieber Schlafkrankheit Übertragung im Hinterland (N, NW) sporadisch möglich		
• aerogen	**Meningokokken-Meningitis** Tuberkulose COVID-19 Influenza RSV		
• diverse	**Schistosomiasis** **Hepatitis B, C** Venerische Infektionen Tollwut Lassa-Fieber Mpox		
Sonstige Beratungsinhalte	(siehe **Checklisten etc. im Serviceteil**)		
• allgemein	Flugreise (Langstrecke) Klima, Hygiene Reiseapotheke Auslandskrankenversicherung		
Bemerkungen	**Medizinische Versorgung**: Landesweit ist mit erheblichen Engpässen bei der ärztlichen und medikamentösen Versorgung zu rechnen. Adäquate Ausstattung der **Reiseapotheke** (Zollbestimmungen beachten, Begleitattest ratsam, Muster im Serviceteil), **Auslandskrankenversicherung** mit Abdeckung des Rettungsrückflug-Risikos für Notfälle dringend empfohlen.		

Bermuda (zu Großbritannien)

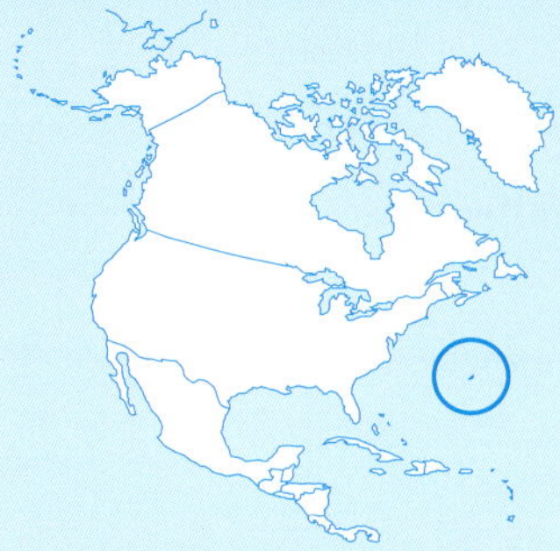

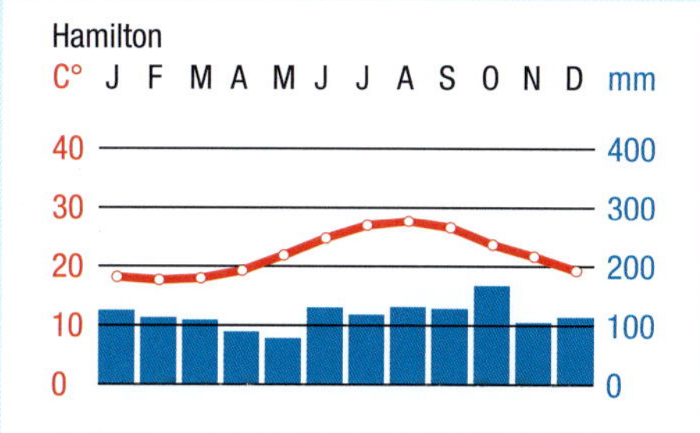

Klima

Mildes Klima;
Temperatur im Jahresmittel 22 °C.

Zeitdifferenz (zu Mitteleuropäischer Zeit):

MEZ −5 Std. ganzjährig
Abweichungen nur am Beginn/Ende der örtlichen Sommerzeit.

Hilfe in Notfällen

Deutsches Honorarkonsulat
Richmond House, 12 Par-la-Ville Road
Hamilton HM 08
Bermuda
Tel. (001 441) 295 06 14

Österreichisches Honorarkonsulat
Victoria Place, 31 Victoria Street
Hamilton, HM 10
Bermuda
Tel. (001 441) 494 40 19

Impfvorschriften

keine

Impfempfehlungen

Allgemein zu empfehlender Impfschutz überprüfen, ergänzen bzw. auffrischen

alle: Tetanus, Diphtherie, Polio, Pertussis, MMR, Influenza (saisonal)
Kinder/Jugendliche: Hib, Hepatitis B, Rotaviren, Varizellen, Meningokokken ACWY, Meningokokken B, HPV
ab 60. Lj./chron. Kranke: Pneumokokken, COVID-19, RSV; *ab 50. Lj.:* Herpes zoster
► **siehe auch vordere und hintere Umschlagklappe**

Weitere Impfungen	alle Reisenden	bei Risiko
Hepatitis A	●	
Hepatitis B		● 2, 5, 6, 8
Dengue	●	
Chikungunya		● 1, 10

- ● Impfung empfohlen
- 1 aktuelle Ausbrüche
- 2 einfache Reisebedingungen
- 3 Exposition im Endemiegebiet
- 4 Tierkontakte
- 5 enge soziale Kontakte, v. a. „Charity travel"
- 6 Einsätze (Katastrophen)
- 7 Hygienemängel
- 8 unzureichende medizin. Versorgung
- 10 Langzeitaufenthalte, wiederholte Reisen

- Verfügbarkeit Tollwutimpfstoffe

Moderne **Tollwutimpfstoffe** und **Immunglobulin** sind im Land **nicht sicher** verfügbar (widersprüchliche Informationen). Das Tollwutrisiko wird als sehr gering eingeschätzt. Eine Grundimmunisierung vor der Reise ist nur in Ausnahmefällen notwendig.

Malaria

keine

Besondere Infektionsrisiken

(**Fettdruck** = für die **Beratung aller Reisenden** relevant)

- oral: **Darminfektionen**, **Hepatitis A**
- arthropod: **Dengue**, **Chikungunya**, Zika
- aerogen: COVID-19, Influenza, RSV
- diverse: Hepatitis B, Venerische Infektionen, Tollwut sehr geringes Risiko

Sonstige Beratungsinhalte

(siehe **Checklisten etc. im Serviceteil**)

- allgemein: Flugreise (Langstrecke), Hygiene, Reiseapotheke, Auslandskrankenversicherung
- bei Bedarf: Tauchen

Bhutan

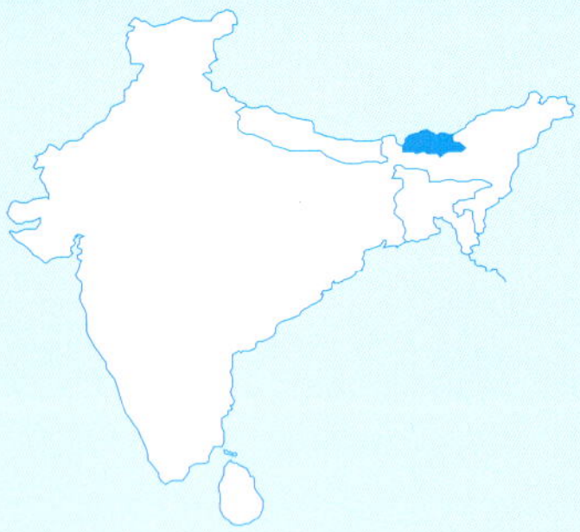

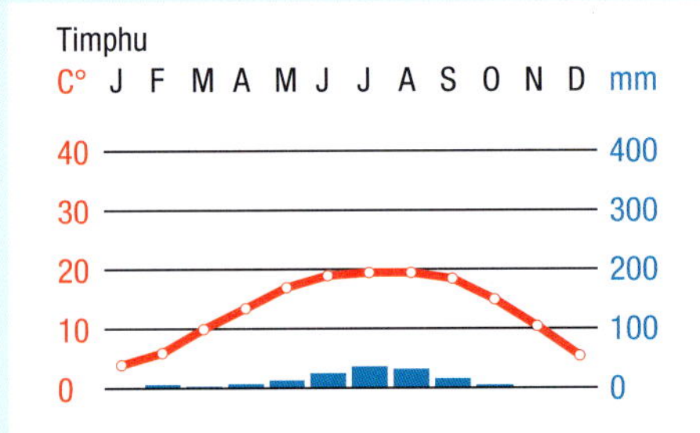

Klima

Im Süden subtropisches bis tropisches Klima, in den Tälern Zentralbhutans gemäßigtes Klima mit kühlen Wintern und heißen Sommern, im Gebirge strenge Winter und kühle Sommer; besonders in den südlichen Landesteilen häufig Überschwemmungen während der Regenzeit.

Zeitdifferenz (zu Mitteleuropäischer Zeit):

MEZ +5 Std. (MESZ +4 Std.)

Hilfe in Notfällen

Deutsches Honorarkonsulat
Bhutan Dorji Holidays, P.O. Box 550, Thimphu
Tel. (009 75) 2 32 29 82

Zuständige Deutsche Botschaft:
Indien (New Delhi)

Österreichisches Honorarkonsulat
Chorten Lam Street, PO Box 236, Thimphu
Tel. (00975) 323 293

Zuständige Österreichische Botschaft:
Indien (New Delhi)

Impfvorschriften

keine

Impfempfehlungen

Allgemein zu empfehlender Impfschutz überprüfen, ergänzen bzw. auffrischen

alle: Tetanus, Diphtherie, Polio, Pertussis, MMR, Influenza (saisonal)
Kinder/Jugendliche: Hib, Hepatitis B, Rotaviren, Varizellen, Meningokokken ACWY, Meningokokken B, HPV
ab 60. Lj./chron. Kranke: Pneumokokken, COVID-19, RSV; *ab 50. Lj.:* Herpes zoster

► **siehe auch vordere und hintere Umschlagklappe**

Weitere Impfungen	alle Reisenden	bei Risiko
Hepatitis A	●	
Hepatitis B		● 2, 5, 6, 8
Tollwut		● 2, 4, 6, 8
Typhus	●	
Cholera		● 9
Jap. Enzephalitis		● 2, 3
Meningokokken ACWY		● 1, 5
Dengue		● 3
Chikungunya		● 1

● Impfung empfohlen
1 aktuelle Ausbrüche
2 einfache Reisebedingungen
3 Exposition im Endemiegebiet
4 Tierkontakte
5 enge soziale Kontakte, v. a. „Charity travel"
6 Einsätze (Katastrophen)
7 Hygienemängel
8 unzureichende medizin. Versorgung
9 Schutz gegen Reisediarrhoe (ETEC) nur inaktivierter Impfstoff, Off-Label-Use

- Verfügbarkeit Tollwutimpfstoffe

Moderne **Tollwutimpfstoffe** und **Immunglobulin** sind im **Land nicht** verfügbar. Eine komplette Grundimmunisierung sollte bei vorhersehbarem Risiko vor der Einreise durchgeführt werden.

Malaria

2022 nur noch 22 Fälle (Grenzgebiete zu Indien). Für Reisende besteht kein relevantes Risiko.

Besondere Infektionsrisiken

(**Fettdruck** = für die **Beratung aller Reisenden** relevant)

- oral

Darminfektionen
Hepatitis A, E
Typhus

- arthropod

Japanische Enzephalitis ländliche Gebiete im S
Dengue SW, Grenzbereich zu Indien
Chikungunya

- aerogen

Tuberkulose
COVID-19
Influenza
RSV

- diverse

Hepatitis B
Venerische Infektionen
Milzbrand
Tollwut

Sonstige Beratungsinhalte	(siehe **Checklisten etc. im Serviceteil**)
• allgemein	Flugreise (Langstrecke) Hygiene Reiseapotheke Auslandskrankenversicherung
• bei Bedarf	Aufenthalt in großen Höhen

Bolivien

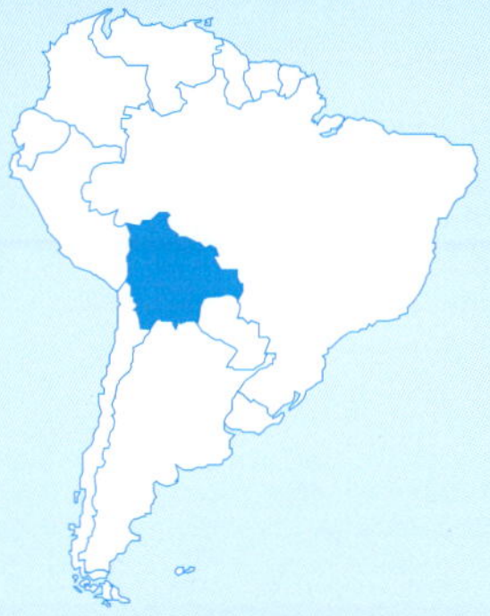

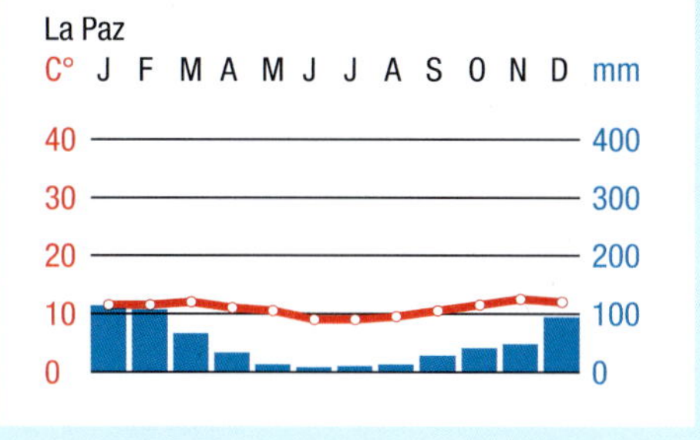

Detaillierte Informationen zur **medizinischen Infrastruktur** des Landes im aktuellen **CRM Handbuch Reisen mit Risiko**

Klima

Wechselfeuchtes Tropenklima mit Sommerregen im Tiefland, im Andenhochland trockenes Gebirgsklima;
durchschnittliche Jahrestemperatur im nördlichen Tiefland 26 °C, in La Paz 10 °C.

Zeitdifferenz (zu Mitteleuropäischer Zeit):

MEZ −5 Std. (MESZ −6 Std.)

Hilfe in Notfällen

Deutsche Botschaft
Avenida Arce 2395
La Paz
Tel. (00591 2) 2 44 00 66, 2 44 00 88

Österreichisches Honorarkonsulat
Calle 15, Calacoto, Edificio Torre Ketal, piso 2, Oficina 205, La Paz
Tel. (00591 2) 279 4729

Zuständige Österreichische Botschaft:
Peru (Lima)

Impfvorschriften

• direkt	**keine**
• aus Infektionsgebieten	**Gelbfieber** (ausgenommen Kinder unter 1 Jahr) • Gemäß den geänderten International Health Regulations der WHO (am 11. Juli 2016 in Kraft getreten) ist die **Gelbfieber-Impfbescheinigung** nach einmaliger Impfung **lebenslang gültig**. • Ärztliche **Bescheinigungen zur Befreiung von der Gelbfieber-Impfung** („exemption certificate“, „waiver“) werden bei der Einreise anerkannt.
• Abweichungen	Nach Angaben des Auswärtigen Amtes **müssen alle Reisenden, die älter als 12 Monate sind und vorhaben, in gelbfiebergefährdete Gebiete Boliviens zu reisen, auf Verlangen bei Einreise eine Gelbfieberimpfung vorweisen**. Es ist ratsam, stets ein Impfzertifikat mitzuführen, auch wenn keine gelbfiebergefährdeten Gebiete besucht werden, da die Rechtslage und die Verwaltungspraxis nicht immer übereinstimmen.

Impfempfehlungen

Allgemein zu empfehlender Impfschutz überprüfen, ergänzen bzw. auffrischen

alle: Tetanus, Diphtherie, Polio, Pertussis, MMR, Influenza (saisonal)
Kinder/Jugendliche: Hib, Hepatitis B, Rotaviren, Varizellen, Meningokokken ACWY, Meningokokken B, HPV
ab 60. Lj./chron. Kranke: Pneumokokken, COVID-19, RSV; *ab 50. Lj.:* Herpes zoster

▸ **siehe auch vordere und hintere Umschlagklappe**

Weitere Impfungen	alle Reisenden	bei Risiko
Hepatitis A	●	
Hepatitis B		● 2, 5, 6, 8
Tollwut		● 2, 4, 6, 8
Typhus		● 1, 2, 5, 6, 7
Cholera		● 9
Meningokokken ACWY		● 1, 5
Dengue	●	
Chikungunya	●	
Gelbfieber	●* (v)	

● Impfung empfohlen
1 aktuelle Ausbrüche
2 einfache Reisebedingungen
3 Exposition im Endemiegebiet
4 Tierkontakte
5 enge soziale Kontakte, v. a. „Charity travel“
6 Einsätze (Katastrophen)
7 Hygienemängel
8 unzureichende medizin. Versorgung
9 Schutz gegen Reisediarrhoe (ETEC) nur inaktivierter Impfstoff, Off-Label-Use
(v) evtl. Impfpflicht beachten (s. Impfvorschriften)

* für das gesamte Tiefland östlich der Anden mit den Departements Pando, Beni, Santa Cruz sowie den tiefer gelegenen bzw. subtropischen Teilen von La Paz (ohne die Hauptstadt), Cochabamba, Chuquisaca (ohne die Stadt Sucre) und Tarija.

• Verfügbarkeit Tollwutimpfstoffe: Moderne **Tollwutimpfstoffe** und **Immunglobulin** sind im Land **nicht verfügbar**. Eine komplette Grundimmunisierung sollte bei vorhersehbarem Risiko vor der Einreise durchgeführt werden.

Bolivien (Forts.)

Malaria

Karte Malaria – Südamerika siehe Kartenanhang

- Saison: ganzjährig in den Tieflagen, Anstieg seit 2020
- Parasit: P. vivax 98 % , P. falciparum 2 %
- Epidemiologie / Vorbeugung: **Expositionsprophylaxe!**

Medikation (NST = Notfallselbsttherapie)	**regelm.**	**NST**
hohes Rsisiko im N	AP, D*, M	Ø
mittleres Risiko in ländlichen Gebieten unterhalb 2500 m, nach N zunehmend	Ø	AP, DP, AL
geringes Risiko in westlichen Teilen des Departements Pando	Ø	AP, DP, AL
kein Risiko in Städten, im Südosten sowie in den höher gelegenen westlichen Landesteilen	Ø	Ø

AL = Artemether/Lumefantrin (Riamet®), AP = Atovaquon/Proguanil (Malarone® u. a.), D = Doxycyclin, DP = Dihydroartemisinin/Piperaquin (Eurartesim®), M = Mefloquin (Lariam®), Ø = keine
In der Tabelle durch Komma getrennte Präparate sind als Alternativen zu verstehen.
* Doxycyclin ist in Deutschland und in Österreich zur Malariaprophylaxe nicht zugelassen (s. Seite 490).

Besondere Infektionsrisiken

(**Fettdruck** = für die **Beratung aller Reisenden** relevant)

- oral
  - **Darminfektionen**
  - **Hepatitis A**
  - Typhus
- arthropod
  - **Dengue**
  - **Chikungunya**
  - Zika
  - Oropuche Tiefland östlich der Anden
  - Leishmaniase, kutane + mukokutane
  - Leishmaniase, viszerale sporadisch im NO
  - **Gelbfieber** Tiefland östlich der Anden
  - Chagas-Krankheit vorw. ländl. Gebiete im S und im Zentrum
  - Pest Naturherd im La Paz Departement
- aerogen
  - Tuberkulose
  - COVID-19
  - Influenza
  - RSV
- diverse
  - **Hepatitis B, C**
  - Venerische Infektionen
  - **Tollwut**
  - Bolivianisches hämorrhag. Fieber (Machupo) östliche Landesteile
  - Hantavirus pulmonales Syndrom

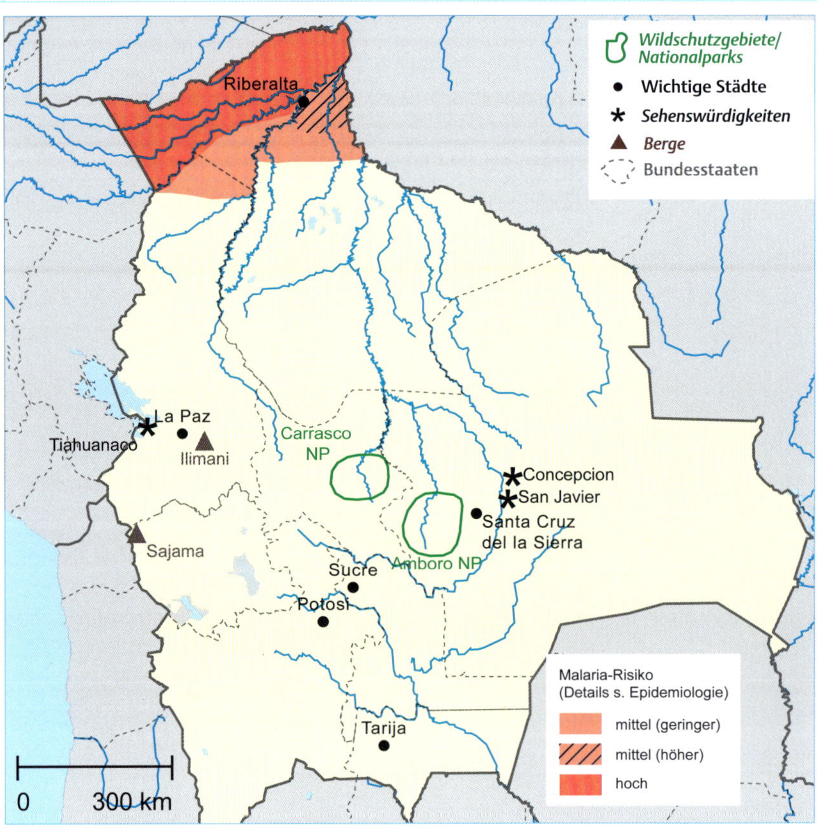

Sonstige Beratungsinhalte	(siehe **Checklisten etc. im Serviceteil**)
• allgemein	Flugreise (Langstrecke) Klima, Hygiene Reiseapotheke Auslandskrankenversicherung
• bei Bedarf	Aufenthalt in großen Höhen Gesundheitszeugnis (Arbeits-/Langzeitaufenthalt)
Bemerkungen	**Medizinische Versorgung**: Außerhalb der Großstädte und Touristikzentren ist mit erheblichen Engpässen bei der ärztlichen und medikamentösen Versorgung zu rechnen. Adäquate Ausstattung der **Reiseapotheke** (Zollbestimmungen beachten, Begleitattest ratsam, Muster im Serviceteil), **Auslandskrankenversicherung** mit Abdeckung des Rettungsrückflug-Risikos für Notfälle dringend empfohlen.

Bosnien und Herzegowina

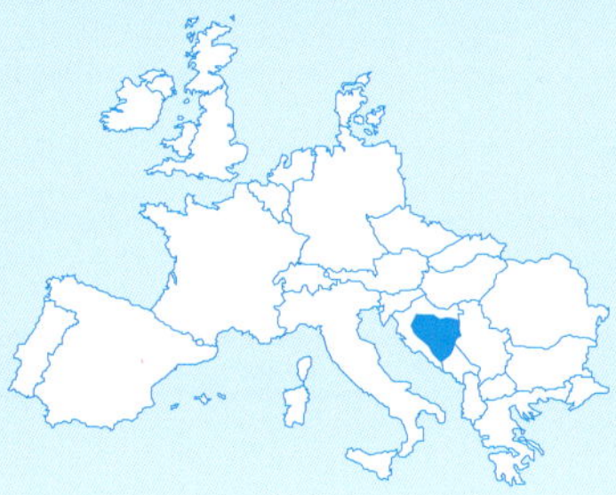

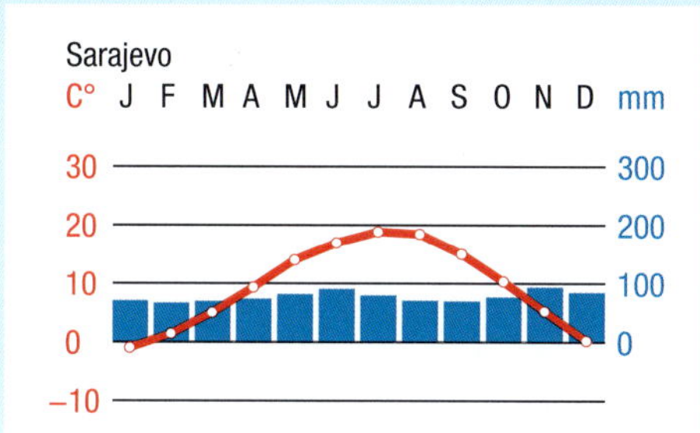

Klima

Gemäßigtes kontinentales Klima mit gleichmäßiger Verteilung der Niederschläge, im Süden Übergang zu Mittelmeerklima mit sommerlicher Trockenheit; durchschnittliche Temperatur in Sarajevo im Juli und August 19 °C, im Januar −1 °C.

Zeitdifferenz (zu Mitteleuropäischer Zeit):

ganzjährig keine

Hilfe in Notfällen

Deutsche Botschaft
Skenderija 3
Sarajevo
Tel. (00387 33) 56 53 00

Österreichische Botschaft
Dzidzikovac 7
Sarajewo
Tel. (00387 33) 27 94 00

Impfvorschriften	**keine**

Impfempfehlungen

Allgemein zu empfehlender Impfschutz überprüfen, ergänzen bzw. auffrischen

alle: Tetanus, Diphtherie, Polio, Pertussis, MMR, Influenza (saisonal)
Kinder/Jugendliche: Hib, Hepatitis B, Rotaviren, Varizellen, Meningokokken ACWY, Meningokokken B, HPV
ab 60. Lj./chron. Kranke: Pneumokokken, COVID-19, RSV; *ab 50. Lj.:* Herpes zoster

► **siehe auch vordere und hintere Umschlagklappe**

Weitere Impfungen	alle Reisenden	bei Risiko
Hepatitis A	●	
Hepatitis B		● 2, 5, 6, 8
Tollwut		● 4, 6
FSME		● 2, 3
Meningokokken ACWY		● 1, 5

● Impfung empfohlen
1 aktuelle Ausbrüche
2 einfache Reisebedingungen
3 Exposition im Endemiegebiet
4 Tierkontakte
5 enge soziale Kontakte, v. a. „Charity travel"
6 Einsätze (Katastrophen)
7 Hygienemängel
8 unzureichende medizin. Versorgung

• Verfügbarkeit Tollwutimpfstoffe	Moderne **Tollwutimpfstoffe** und **Immunglobulin** sind im Land **nicht verfügbar**. Eine komplette Grundimmunisierung sollte bei vorhersehbarem Risiko vor der Einreise durchgeführt werden.
Malaria	**keine**

Bosnien und Herzegowina (Forts.)

Besondere Infektionsrisiken	(**Fettdruck** = für die **Beratung aller Reisenden** relevant)
• oral	**Darminfektionen** **Hepatitis A** Brucellose Echinokokkose (E. granulosus)
• arthropod	Leishmaniase, viszerale + kutane sporadisch Phlebotomus-Fieber April – Oktober **FSME** April – Oktober: ländliche Gebiete im N (Save) Borreliose April – Oktober Zeckenbissfieber April – Oktober West-Nil-Fieber Sommer/Herbst, vereinzelte Fälle
• aerogen	COVID-19 Influenza RSV
• diverse	**Hepatitis B** Venerische Infektionen **Tollwut**
Sonstige Beratungsinhalte	(siehe **Checklisten etc. im Serviceteil**)
• allgemein	Hygiene Reiseapotheke Auslandskrankenversicherung

Botswana

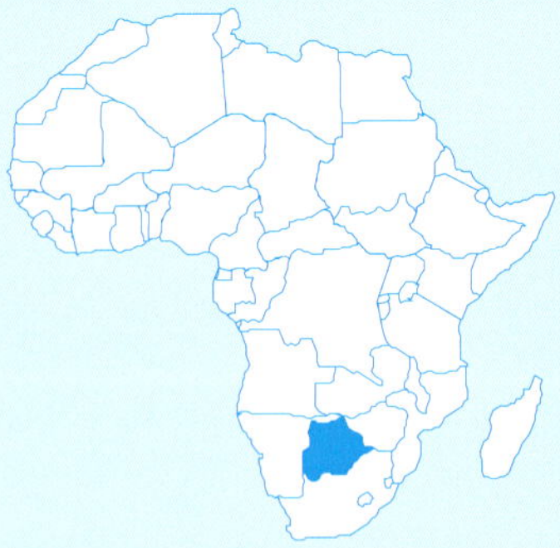

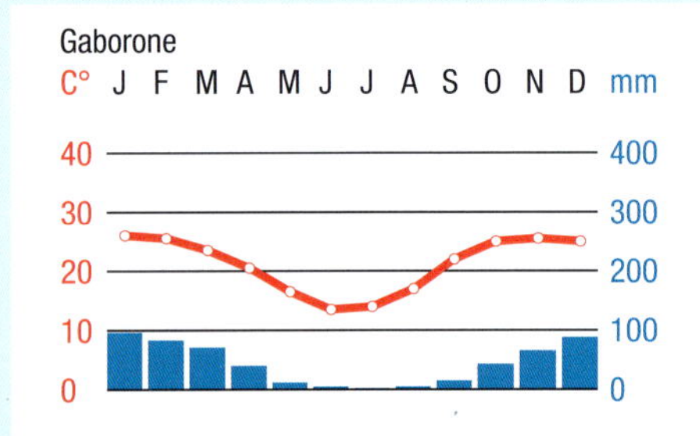

Zeitdifferenz (zu Mitteleuropäischer Zeit):

MEZ + 1 Std. (MESZ ± 0 Std.)

Hilfe in Notfällen

Deutsche Botschaft
Queens Road 1079-1084
Gaborone (Main Mall)
Tel. (00267) 3 95 31 43

Österreichisches Honorarkonsulat
Plot 15619, Extension 44, Broadhurst
Gaborone
Tel. (00267) 316 73 89

Zuständige Österreichische Botschaft:
Südafrika (Pretoria)

Klima

Tropisch-wechselfeuchtes Klima mit Niederschlägen in den Sommermonaten von November bis April und ausgeprägter Trockenzeit von Mai bis Oktober;
durchschnittliche Temperatur in Gaborone im November 26,4 °C, im Juli 15,3 °C; extreme Temperaturunterschiede in der Kalahari.

Detaillierte Informationen zur **medizinischen Infrastruktur** des Landes im aktuellen **CRM Handbuch Reisen mit Risiko**

Impfvorschriften

- direkt: **keine**
- aus Infektionsgebieten: **Gelbfieber** (ausgenommen Kinder unter 1 Jahr)
  - Die Impfvorschrift gilt auch bei Einreise aus einem Land mit Gelbfieber-Risiko, das nur im **Transit** besucht wurde, d. h. ohne Verlassen des Flughafens.
  - Gemäß den geänderten International Health Regulations der WHO (am 11. Juli 2016 in Kraft getreten) ist die **Gelbfieber-Impfbescheinigung** nach einmaliger Impfung **lebenslang gültig.** Es ist möglich, dass abweichend von der offiziellen Regelung bei Einreise ein Impfnachweis verlangt wird, der nicht älter als 10 Jahre ist.
  - Ärztliche **Bescheinigungen zur Befreiung von der Gelbfieber-Impfung** („exemption certificate", „waiver") werden bei der Einreise anerkannt.
- Abweichungen: Der Nachweis einer gültigen **Gelbfieber**-Impfung kann auch bei Einreise aus Sambia verlangt werden, auch wenn das Land nur im Rahmen eines Tagesausfluges zu den Viktoriafällen besucht wurde. Seit 2022 liegen keine Berichte mehr über diese Praxis vor. Die WHO betrachtet Sambia nicht mehr als Infektionsgebiet.

Impfempfehlungen

Allgemein zu empfehlender Impfschutz überprüfen, ergänzen bzw. auffrischen

alle: Tetanus, Diphtherie, Polio, Pertussis, MMR, Influenza (saisonal)
Kinder/Jugendliche: Hib, Hepatitis B, Rotaviren, Varizellen, Meningokokken ACWY, Meningokokken B, HPV
ab 60. Lj./chron. Kranke: Pneumokokken, COVID-19, RSV; *ab 50. Lj.:* Herpes zoster

► **siehe auch vordere und hintere Umschlagklappe**

Weitere Impfungen	alle Reisenden	bei Risiko
Hepatitis A	●	
Hepatitis B		● 2, 5, 6, 8
Polio		● 2
Tollwut		● 2, 4, 6, 8
Typhus	●	
Cholera		● 1, 5, 6, 7, 9
Meningokokken ACWY		● 1, 5
Gelbfieber	(v)	
Dengue		● 3
Chikungunya		● 1, 10

● Impfung empfohlen
1 aktuelle Ausbrüche
2 einfache Reisebedingungen
3 Exposition im Endemiegebiet
4 Tierkontakte
5 enge soziale Kontakte, v. a. „Charity travel"
6 Einsätze (Katastrophen)
7 Hygienemängel
8 unzureichende medizin. Versorgung
9 Schutz gegen Reisediarrhoe (ETEC) nur inaktivierter Impfstoff, Off-Label-Use
10 Langzeitaufenthalte, wiederholte Reisen
(v) evtl. Impfpflicht beachten (s. Impfvorschriften)

- Verfügbarkeit Tollwutimpfstoffe: Moderne **Tollwutimpfstoffe** und **Immunglobulin** sind **nur in Gaborone und Maun** verfügbar. Eine komplette Grundimmunisierung sollte bei vorhersehbarem Risiko vor der Einreise durchgeführt werden.

Malaria

Karte Malaria – Südliches Afrika siehe Kartenanhang

- Saison: ganzjährig im NW
  sonst November – Juni
- Parasit: P. falciparum 100 %, Resistenzen Chloroquin

- Epidemiologie / Vorbeugung

Expositionsprophylaxe!

Medikation (NST = Notfallselbsttherapie)	**regelm.**	**NST**
hohes Risiko im N, höher in der Regenzeit (November – Juni), geringer in der übrigen Zeit	AP, D*, M	Ø
mittleres Risiko in den nach S anschließenden Gebieten	AP, D*, M oder Ø	Ø AP, DP, AL
geringes Risiko im O und SO	Ø	AP, DP, AL
kein Risiko in zentralen Landesteilen sowie im S und SW und in der Hauptstadt Gaborone	Ø	Ø

AL = Artemether/Lumefantrin (Riamet®), AP = Atovaquon/Proguanil (Malarone® u. a.), D = Doxycyclin, DP = Dihydroartemisinin/Piperaquin (Eurartesim®), M = Mefloquin (Lariam®), Ø = keine
In der Tabelle durch Komma getrennte Präparate sind als Alternativen zu verstehen.
* Doxycyclin ist in Deutschland und in Österreich zur Malariaprophylaxe nicht zugelassen (s. Seite 490).

Besondere Infektionsrisiken

(**Fettdruck** = für die **Beratung aller Reisenden** relevant)

- oral

Darminfektionen
Hepatitis A, E
Polio
Typhus
Cholera

- arthropod

Dengue südliche Landesteile
Chikungunya südliche Landesteile
Schlafkrankheit Übertragung im N sporadisch möglich
Krim-Kongo hämorrhagisches Fieber
Zeckenbissfieber

- aerogen

Meningokokken-Meningitis
Tuberkulose
COVID-19
Influenza
RSV

- diverse

Schistosomiasis entlang des Okawango
Hepatitis B, C
Venerische Infektionen HIV-Prävalenzen b. Erwachsenen > ca. 22 %
Tollwut
Milzbrand

Sonstige Beratungsinhalte

(siehe **Checklisten etc. im Serviceteil**)

- allgemein

Flugreise (Langstrecke)
Klima, Hygiene
Reiseapotheke
Auslandskrankenversicherung

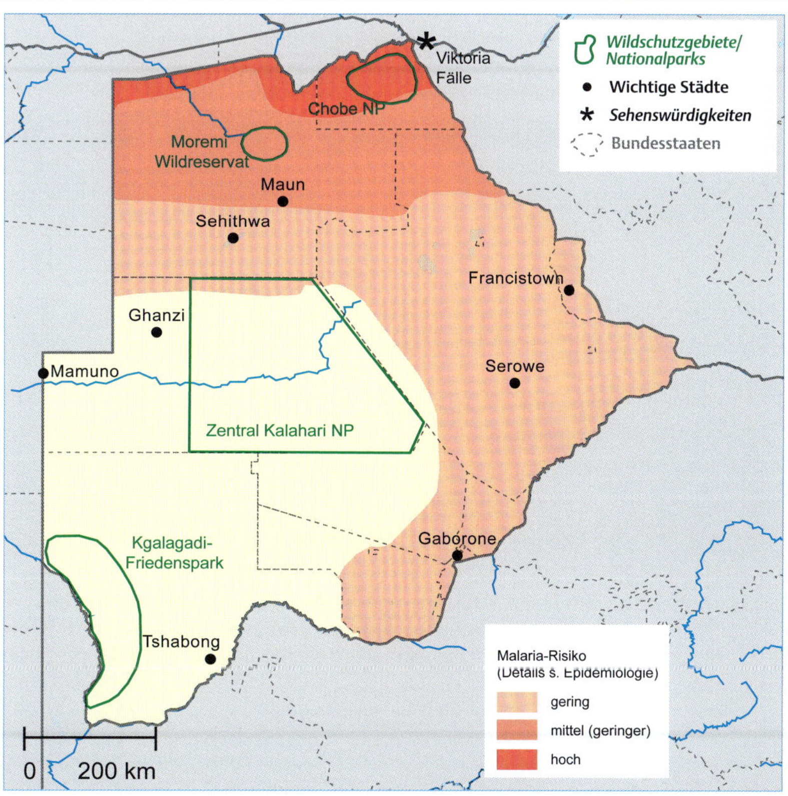

Botswana (Forts.)

Bemerkungen	**Medizinische Versorgung**: Landesweit ist mit erheblichen Engpässen bei der ärztlichen und medikamentösen Versorgung zu rechnen. Adäquate Ausstattung der **Reiseapotheke** (Zollbestimmungen beachten, Begleitattest ratsam, Muster im Serviceteil), **Auslandskrankenversicherung** mit Abdeckung des Rettungsrückflug-Risikos für Notfälle dringend empfohlen.

Brasilien

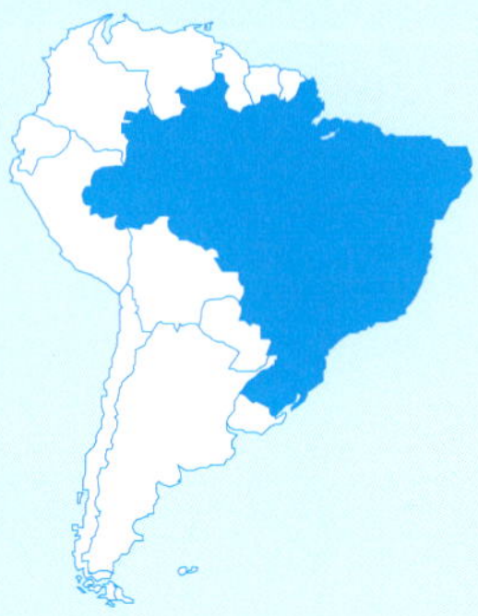

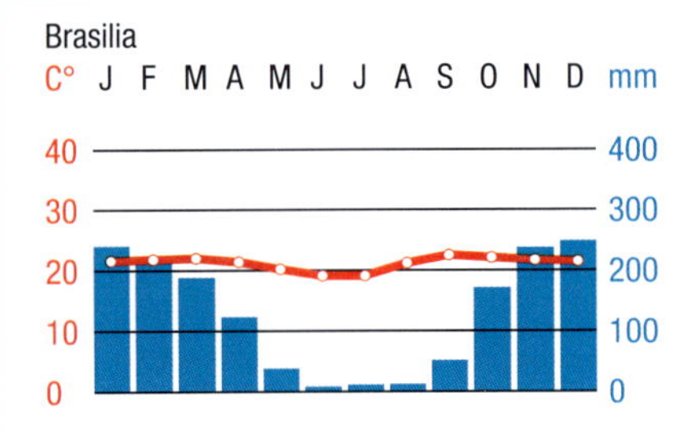

Detaillierte Informationen zur **medizinischen Infrastruktur** des Landes im aktuellen **CRM Handbuch Reisen mit Risiko**

Zeitdifferenz (zu Mitteleuropäischer Zeit):

3 Zeitzonen (O → W)

Ost (Brazil Time)
MEZ −4 Std. (MESZ −5 Std.)

Zentral (Amazon Time)
MEZ −5 Std. (MESZ −6 Std.)

West (Acre Time)
MEZ −6 Std. (MESZ −7 Std.)

In den Zeitzonen Brazil bzw. Amazon Time gibt es eine Sommerzeit von Mitte Oktober bis Mitte Februar.

Klima

Tropisch, nur im äußersten Süden subtropisch. Amazonastiefland immerfeucht mit hohen Temperaturen und hoher Luftfeuchtigkeit, sonst Wechsel von Regenzeiten und Trockenperioden; im Süden Regenzeit von September/Oktober bis April/Mai; im zentralen Planalto Winterfröste.

Hilfe in Notfällen

Deutsche Botschaft
Avenida das Nações
Lote 25, Quadra 807
Brasilia
Tel. (0055 61) 34 42 70 00

Österreichische Botschaft
SES (Setor de Embaixadas Sul), Av. das Nacoes
Quadra 811 - Lote 40
Brasilia
Tel. (0055 61) 34 43 34 21, 34 43 32 31

Impfvorschriften

- Abweichungen

keine

Bei Einreise aus Infektionsgebieten wird die **Gelbfieber**-Impfung entgegen den offiziellen Vorschriften häufig kontrolliert. Dies betrifft vor allem, aber nicht nur, Landgrenzen. Seit 2015 werden auch vermehrt Kontrollen von internationalen Flughäfen (z. B. Sao Paulo) berichtet.

- Gemäß den geänderten International Health Regulations der WHO (am 11. Juli 2016 in Kraft getreten) ist die **Gelbfieber-Impfbescheinigung** nach einmaliger Impfung **lebenslang gültig**. Abweichend hiervon werden bei Einreise nach Brasilien 2 Impfungen im Abstand von 10 Jahren für einen lebenslangen Schutz verlangt.
- Ärztliche **Bescheinigungen zur Befreiung von der Gelbfieber-Impfung** („exemption certificate", „waiver") werden bei der Einreise anerkannt.

Impfempfehlungen

Allgemein zu empfehlender Impfschutz überprüfen, ergänzen bzw. auffrischen

alle: Tetanus, Diphtherie, Polio, Pertussis, MMR, Influenza (saisonal)
Kinder/Jugendliche: Hib, Hepatitis B, Rotaviren, Varizellen, Meningokokken ACWY, Meningokokken B, HPV
ab 60. Lj./chron. Kranke: Pneumokokken, COVID-19, RSV; *ab 50. Lj.:* Herpes zoster

► **siehe auch vordere und hintere Umschlagklappe**

Weitere Impfungen	alle Reisenden	bei Risiko
Hepatitis A	●	
Hepatitis B		● 2, 5, 6, 8
Tollwut		● 2, 4, 6, 8
Typhus		● 1, 2, 5, 6, 7
Cholera		● 9
Meningokokken ACWY		● 1, 5
Dengue	●	
Chikungunya	●	
Gelbfieber	●* (v)	

● Impfung empfohlen
1 aktuelle Ausbrüche
2 einfache Reisebedingungen
3 Exposition im Endemiegebiet
4 Tierkontakte
5 enge soziale Kontakte, v. a. „Charity travel"
6 Einsätze (Katastrophen)
7 Hygienemängel
8 unzureichende medizin. Versorgung
9 Schutz gegen Reisediarrhoe (ETEC) nur inaktivierter Impfstoff, Off-Label-Use
(v) evtl. Impfpflicht beachten (s. Impfvorschriften)

* für Reisen in endemische Gebiete. Dazu gehören folgende Bundesstaaten
– mit dem gesamten Territorium: Acre, Amapá, Amazonas, Distrito Federal (inkl. der Hauptstadt Brasília), Espirito Santo, Goiás, Maranhao, Mato Grosso, Mato Grosso do Sul, Minas Gerais, Pará, Paraná, Piauí, Rio de Janeiro, Rio Grande do Sul, Rondônia, Roraima, Santa Catarina, Sao Paulo (mit dem Iguazú NP)
– mit bestimmten Teilen des Territoriums: Bahia

- Verfügbarkeit Tollwutimpfstoffe

Moderne **Tollwutimpfstoffe und Immunglobulin** sind **in Großstädten** verfügbar. Gelegentlich Auftreten von Versorgungsengpässen. Eine komplette Grundimmunisierung sollte bei vorhersehbarem Risiko vor der Einreise durchgeführt werden.

Malaria	**Karte Malaria – Südamerika** siehe Kartenanhang
• Saison	ganzjährig
• Parasit	P. vivax insgesamt 90 %, herdförmig Resistenzen Chloroquin; P. falciparum insgesamt 10 %, in Hochrisikogebieten höher (> 50 %), regional mit Multiresistenzen; vereinzelt Infektionen mit P. simium (Region Rio de Janeiro)
• Epidemiologie / Vorbeugung	**Expositionsprophylaxe!**

Medikation (NST = Notfallselbsttherapie)	**regelm.**	**NST**
Die Malaria ist in Brasilien weitgehend auf die **Amazonasregion** beschränkt. Das Übertragungsrisiko ist regional unterschiedlich, am höchsten ist es in den dortigen Flusstälern, im Regenwald sowie in den Bergbau-, Holzabbau- und neueren Siedlungsgebieten unterhalb 900 m während und nach der Regenzeit.		
hohes Risiko (jährliche Inzidenzen durchschnittlich > 50 auf 1000) in entlegenen Gebieten im N und W von Amazonas (nicht Manaus) und Roraima sowie fokal in Mato Grosso	AP, D*, M	Ø
mittleres Risiko (jährliche Inzidenzen durchschnittlich 10 – 49 auf 1000) in den westlichen und nordöstlichen Teilen von Amazonas, im NO von Mato Grosso und angrenzenden Regionen von Tocantins und im NO von Pará	AP, D*, M oder Ø	Ø AP, DP, AL
geringes Risiko (jährliche Inzidenzen durchschnittlich < 10 auf 1000) nach S und SO anschließend mit Teilen der Bundesstaaten Rondonia, Amapá, Amazonas, Pará und Mato Grosso; die **Städte der Amazonasregion** (z. B. Boa Vista, Cruzeiro do Sul, Macapá, Manaus, Maraba, Porto Velho, Rio Branco, Santarem) sind malariafrei; in den **Außenbezirken** kann es selten zu Fällen kommen; **außerhalb der Amazonasregion** besteht lediglich in den angrenzenden ländlichen Gebieten herdförmig ein sehr geringes Risiko, das nach Osten ausläuft.	Ø	AP, DP, AL
Als **malariafrei** gelten die Staaten im Süden, an der Ostküste sowie der Distrito Federal mit der Hauptstadt Brasilia.	Ø	Ø

AL = Artemether/Lumefantrin (Riamet®), AP = Atovaquon/Proguanil (Malarone® u. a.), D = Doxycyclin, DP = Dihydroartemisinin/Piperaquin (Eurartesim®), M = Mefloquin (Lariam®), Ø = keine
In der Tabelle durch Komma getrennte Präparate sind als Alternativen zu verstehen.
* Doxycyclin ist in Deutschland und in Österreich zur Malariaprophylaxe nicht zugelassen (s. Seite 490).

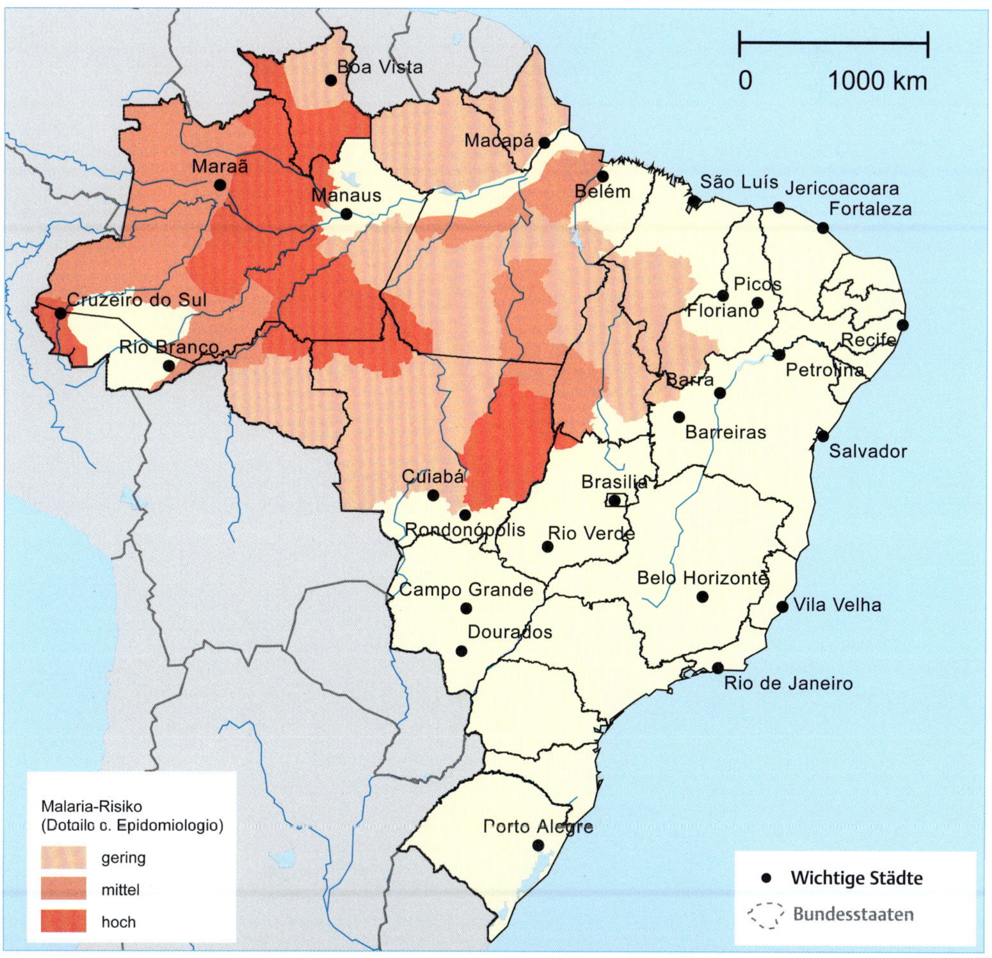

Brasilien (Forts.)

Besondere Infektionsrisiken	(**Fettdruck** = für die **Beratung aller Reisenden** relevant)
• oral	**Darminfektionen** **Hepatitis A** vorw. Amazonasbecken Typhus Echinokokkose (E. granulosus) vorw. im S (Rio Grande do Sul)
• arthropod	**Dengue** **Chikungunya** Zika Oropouche Leishmaniase, viszerale endemisch im NO und S, sonst sporadisch Leishmaniase, kutane + mukokutane besonders Küstenregionen Filariose, lymphatische sporadisch Filariose, Onchozerkose einzelne Herde im N Gelbfieber alle Landesteile mit Ausnahme des Nordostens Zeckenbissfieber Zeckenbiotope im O Chagas-Krankheit ländliche Gebiete mit schwacher Sozialstruktur, auch orale Übetragung (Fruchtsäfte) Pest Naturherde in den Staaten Bahia, Ceará, Paraiba und lokal im S von Minas Gerais
• aerogen	Histoplasmose Parakokzidioidomykose Tuberkulose COVID-19 Influenza RSV
• diverse	Schistosomiasis herdförmig im N: Rondônia, Pará, NO: Alagoas, Bahia, Ceará, Maranhão, Paraíba, Pernambuco, Piauí, Rio Grande do Norte, Sergipe; Zentral-W: Federal District (Brasília), Goiás; SO: Espírito Santo, Minas Gerais, Rio de Janeiro; S: Paraná (inkl. lokalisiertes Risiko an den Iguazú-Fällen), Santa Catarina; möglich auch im Mato Grosso und Amazonasbecken **Hepatitis B**, D vorw. im Amazonasbecken Hepatitis C Venerische Infektionen Leptospirose vorw. an der Ostküste Melioidose **Tollwut**
Sonstige Beratungsinhalte	(siehe **Checklisten etc. im Serviceteil**)
• allgemein	Flugreise (Langstrecke) Klima, Hygiene Reiseapotheke Auslandskrankenversicherung
• bei Bedarf	Tauchen Gesundheitszeugnis (Arbeits-/Langzeitaufenthalt)

Brasilien – Norden (Acre, Amapá, Amazonas, Pará, Rondonia, Roraima, Tocantins)

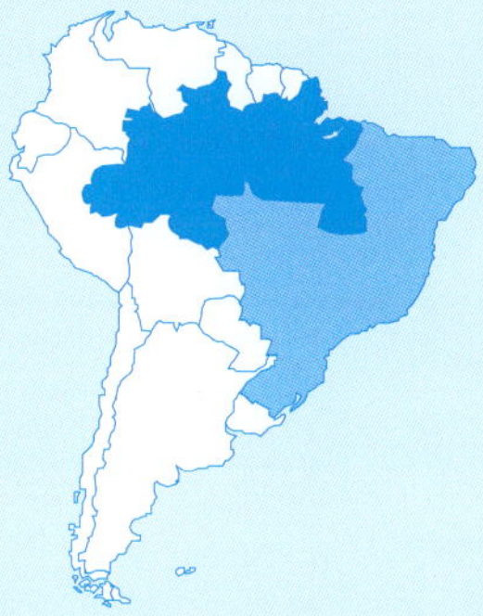

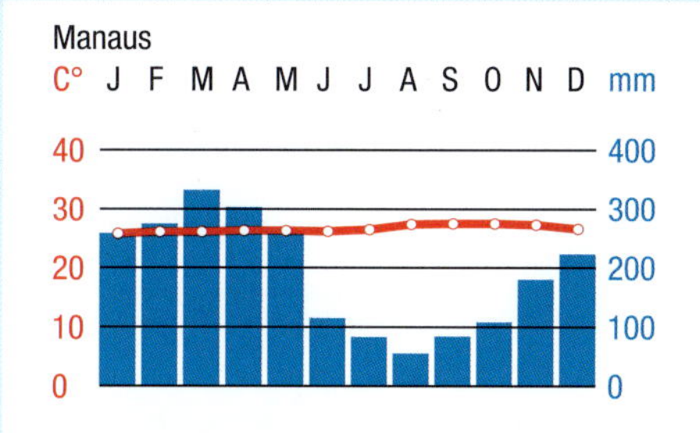

Der Norden Brasiliens erstreckt sich über ein riesiges Areal und macht 45,3% der Landesfläche aus. Er wird dominiert vom Amazonasbecken, dem größten Ökosystem der Erde. Von den Ufern des Amazonas aus lassen sich drei verschiedene Geländestufen ausmachen: Die niedrigste ist der sumpfige „Igapó", darüber erhebt sich die „Várzea", die nur in Hochwasserzeiten überflutet wird, und noch höher schließlich die „Terra Firme", das vor Überschwemmungen sichere Festland. Die Region ist sehr dünn besiedelt und industriell kaum erschlossen. Ausnahme ist die Millionenstadt Manaus, die auch das touristische Sprungbrett in die Region darstellt.

Klima

Tropisch. Amazonastiefland immerfeucht mit hohen Temperaturen und hoher Luftfeuchtigkeit. Grasland und Tepuis (Tafelberge) im Norden (Bundesstaat Roraima) etwas trockener.

Zeitdifferenz (zu Mitteleuropäischer Zeit):

MEZ −4 Std. (MESZ −5 Std.)
in Amapá und Tocantins*

MEZ −5 Std. (MESZ −6 Std.)
in Amazonas, Pará, Rondonia und Roraima*

MEZ −6 Std. (MESZ −7 Std.)
in Acre

* In diesen Bundesstaaten gibt es eine Sommerzeit von Mitte Okt. bis Mitte Febr.

Hilfe in Notfällen

Deutsches Honorarkonsulat
Rua Salvador 441, Loja 5, Adrianópolis
Manaus
Tel. (0055 92) 41 01 10 10

Deutsche Botschaft
Avenida das Nações
Lote 25, Quadra 807
Brasilia
Tel. (0055 61) 34 42 70 00

Österreichisches Honorarkonsulat
Av. Mario Ypiranga Nr. 1600, Adrianopolis
Manaus
Tel. (0055 92) 3236 909

Österreichische Botschaft
SES (Setor de Embaixadas Sul), Av. das Nacoes
Quadra 811 - Lote 40
Brasilia
Tel. (0055 61) 34 43 34 21, 34 43 32 31

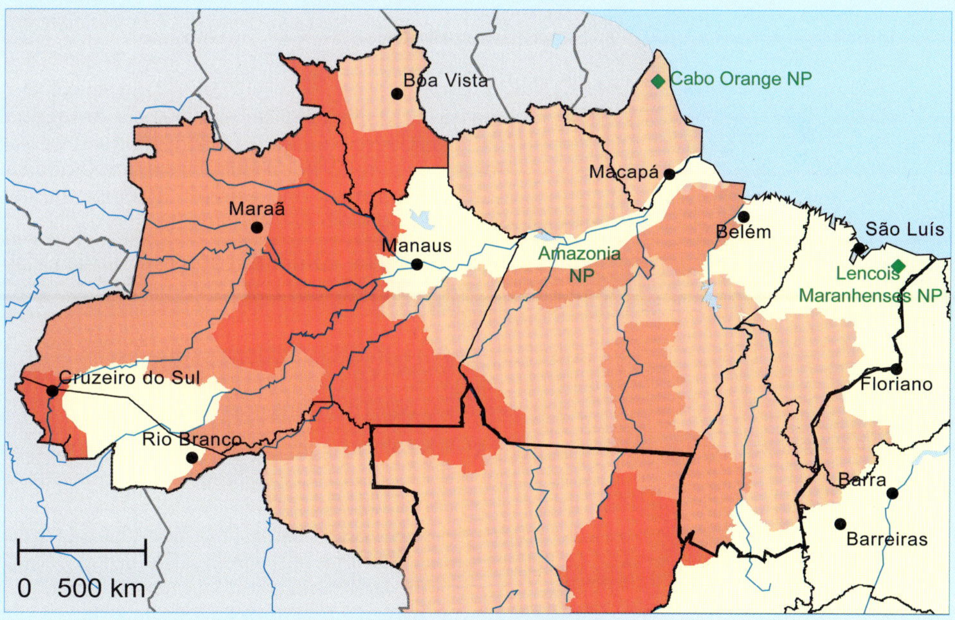

Malaria-Risiko gering mittel hoch ◆ *Nationalparks*

Brasilien – Norden (Forts.)

Impfvorschriften

keine

- Abweichungen

Bei Einreise aus Infektionsgebieten wird die **Gelbfieber**-Impfung entgegen den offiziellen Vorschriften häufig kontrolliert. Dies betrifft vor allem, aber nicht nur, Landgrenzen. Seit 2015 werden auch vermehrt Kontrollen von internationalen Flughäfen (z. B. Sao Paulo) berichtet.

- Gemäß den geänderten International Health Regulations der WHO (am 11. Juli 2016 in Kraft getreten) ist die **Gelbfieber-Impfbescheinigung** nach einmaliger Impfung **lebenslang gültig**. Abweichend hiervon werden bei Einreise nach Brasilien 2 Impfungen im Abstand von 10 Jahren für einen lebenslangen Schutz verlangt.
- Ärztliche **Bescheinigungen zur Befreiung von der Gelbfieber-Impfung** („exemption certificate“, „waiver“) werden bei der Einreise anerkannt.

Impfempfehlungen

Allgemein zu empfehlender Impfschutz überprüfen, ergänzen bzw. auffrischen

alle: Tetanus, Diphtherie, Polio, Pertussis, MMR, Influenza (saisonal)
Kinder/Jugendliche: Hib, Hepatitis B, Rotaviren, Varizellen, Meningokokken ACWY, Meningokokken B, HPV
ab 60. Lj./chron. Kranke: Pneumokokken, COVID-19, RSV; *ab 50. Lj.:* Herpes zoster

► **siehe auch vordere und hintere Umschlagklappe**

Weitere Impfungen	alle Reisenden	bei Risiko
Hepatitis A	●	
Hepatitis B		● 2, 5, 6, 8
Tollwut		● 2, 4, 6, 8
Typhus		● 1, 2, 5, 6, 7
Cholera		● 9
Meningokokken ACWY		● 1, 5
Dengue	●	
Chikungunya	●	
Gelbfieber	● (v)	

● Impfung empfohlen
1 aktuelle Ausbrüche
2 einfache Reisebedingungen
3 Exposition im Endemiegebiet
4 Tierkontakte
5 enge soziale Kontakte, v. a. „Charity travel“
6 Einsätze (Katastrophen)
7 Hygienemängel
8 unzureichende medizin. Versorgung
9 Schutz gegen Reisediarrhoe (ETEC) nur inaktivierter Impfstoff, Off-Label-Use
(v) evtl. Impfpflicht beachten (s. Impfvorschriften)

- Verfügbarkeit Tollwutimpfstoffe

Moderne **Tollwutimpfstoffe und Immunglobulin** sind **in Großstädten** verfügbar. Gelegentlich Auftreten von Versorgungsengpässen. Eine komplette Grundimmunisierung sollte bei vorhersehbarem Risiko vor der Einreise durchgeführt werden.

Malaria

Karte Malaria – Südamerika siehe auch Kartenanhang

- Saison: ganzjährig
- Parasit: P. falciparum im Norden weit verbreitet (>50 %), regional mit Multiresistenzen, ansonsten P. vivax, herdförmig Resistenzen gegen Chloroquin
- Epidemiologie / Vorbeugung: **Expositionsprophylaxe!**

Medikation (NST = Notfallselbsttherapie)	regelm.	NST
Die Malaria ist in Brasilien weitgehend auf die **Amazonasregion** beschränkt. Das Übertragungsrisiko ist regional unterschiedlich, am höchsten ist es in den dortigen Flusstälern, im Regenwald sowie in den Bergbau-, Holzabbau- und neueren Siedlungsgebieten unterhalb 900 m während und nach der Regenzeit.		
hohes Risiko (jährliche Inzidenzen durchschnittlich > 50 auf 1000) in entlegenen Gebieten im N und W von Amazonas (nicht Manaus) und Roraima	AP, D*, M	Ø
mittleres Risiko (jährliche Inzidenzen durchschnittlich 10–49 auf 1000) in den westlichen und nordöstlichen Teilen von Amazonas sowie Regionen von Tocantins und Pará	AP, D*, M oder Ø	Ø AP, DP, AL
geringes Risiko (jährliche Inzidenzen durchschnittlich < 10 auf 1000) nach S und SO anschließend mit Teilen der Bundesstaaten Rondonia, Amapá, Amazonas und Pará; die **Städte der Amazonasregion** (z. B. Boa Vista, Cruzeiro do Sul, Macapá, Manaus, Maraba, Porto Velho, Rio Branco, Santarem) sind malariafrei; in den **Außenbezirken** kann es selten zu Fällen kommen; **außerhalb der Amazonasregion** besteht lediglich in den angrenzenden ländlichen Gebieten herdförmig ein sehr geringes Risiko, das nach Osten ausläuft.	Ø	AP, DP, AL

AL = Artemether/Lumefantrin (Riamet®), AP = Atovaquon/Proguanil (Malarone® u. a.), D = Doxycyclin, DP = Dihydroartemisinin/Piperaquin (Eurartesim®), M = Mefloquin (Lariam®), Ø = keine
In der Tabelle durch Komma getrennte Präparate sind als Alternativen zu verstehen.
* Doxycyclin ist in Deutschland und in Österreich zur Malariaprophylaxe nicht zugelassen (s. Seite 490).

Besondere Infektionsrisiken	(**Fettdruck** = für die **Beratung aller Reisenden** relevant)
• oral	**Darminfektionen** **Hepatitis A** Typhus
• arthropod	**Dengue** **Chikungunya** Zika Oropouche Leishmaniase, viszerale sporadisch Leishmaniase, kutane + mukokutane sporadisch Filariose, lymphatische sporadisch Filariose, Onchozerkose einzelne Herde Gelbfieber Chagas-Krankheit ländliche Gebiete mit schwacher Sozialstruktur, auch orale Übetragung (Fruchtsäfte)
• aerogen	Histoplasmose Parakokzidioidomykose Tuberkulose COVID-19 Influenza RSV
• diverse	Schistosomiasis herdförmig in Rondonia, Pará **Hepatitis B**, D Hepatitis C Venerische Infektionen Leptospirose Melioidose **Tollwut**
Sonstige Beratungsinhalte	(siehe **Checklisten etc. im Serviceteil**)
• allgemein	Flugreise (Langstrecke) Klima, Hygiene Reiseapotheke Auslandskrankenversicherung
• bei Bedarf	Tauchen Gesundheitszeugnis (Arbeits-/Langzeitaufenthalt)

Brasilien – Nordosten (Alagoas, Bahia, Ceara, Maranhao, Paraiba, Pernambuco, Piaui, Rio Grande do Norte, Sergipe)

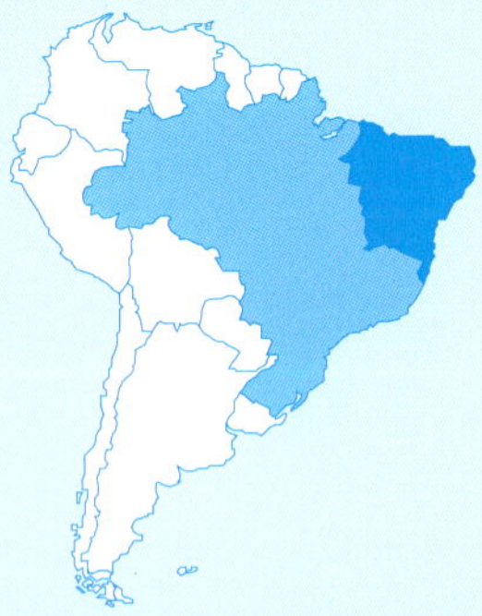

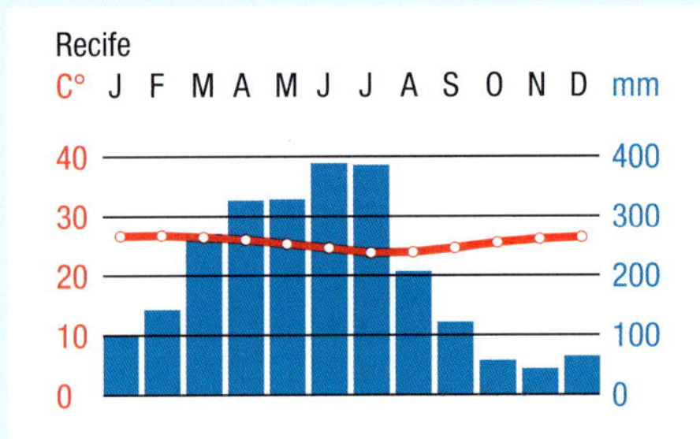

Der Nordosten lässt sich geographisch in drei verschiedene Zonen einteilen. Die erste ist der bis zu 60 km ins Hinterland reichende Küstenstreifen „Litoral Oriental“, mit vielen Buchten, Inseln, Dünen, Lagunen und Riffen. Daran angrenzend erstreckt sich der „Agreste“, ein Hochplateau mit Erhebungen bis zu 700 m, steil abfallenden Hängen, steinigem Boden und spärlicher Vegetation. Weiter westlich schließlich liegt die Halbwüstenzone des „Sertão“, die 60 % des Nordostens ausmacht. Sie besteht hauptsächlich aus steinigem Gelände, das von anhaltenden Dürreperioden gekennzeichnet und bis auf die strauchartige „Caatinga“ sehr karg ist. Etwa ein Drittel der Brasilianer lebt in der Region, die kulturell ausgesprochen vielseitig ist. Sie ist stark geprägt von der portugiesischen Kolonialzeit, von der afrikanischen Kultur der ehemaligen Sklaven und von indianischen Einflüssen.

Klima

Im Nordosten findet man im Landesinneren teilweise ein semiarides tropisches Klima, heiß mit geringen Regenfällen. Die meisten Niederschläge fallen in den drei Monaten März bis Mai. Durchschnittstemperatur 25 °C.

Zeitdifferenz

(zu Mitteleuropäischer Zeit):

MEZ −4 Std. (MESZ −5 Std.)

Brasilianische Sommerzeit von Mitte Okt. bis Mitte Febr.

Hilfe in Notfällen

Deutsches Generalkonsulat
Ed. Empresarial Center III,
Rua Antonio Lumack
do Monte, 128
16° andar Boa Viagem, Recife
Tel. (0055 81) 34 63 53 50

Deutsche Botschaft
Avenida das Nações, Lote 25, Quadra 807
Brasilia
Tel. (0055 61) 34 42 70 00

Österreichisches Honorarkonsulat
Rua Sant'anna Nr. 267, Raum 216, Bairro de Casa Forte, 52060-460 Recife - PE
Tel. (0055 81) 996 723 211

Österreichische Botschaft
SES (Setor de Embaixadas Sul), Av. das Nacoes
Quadra 811 - Lote 40
Brasilia
Tel. (0055 61) 34 43 34 21, 34 43 32 31

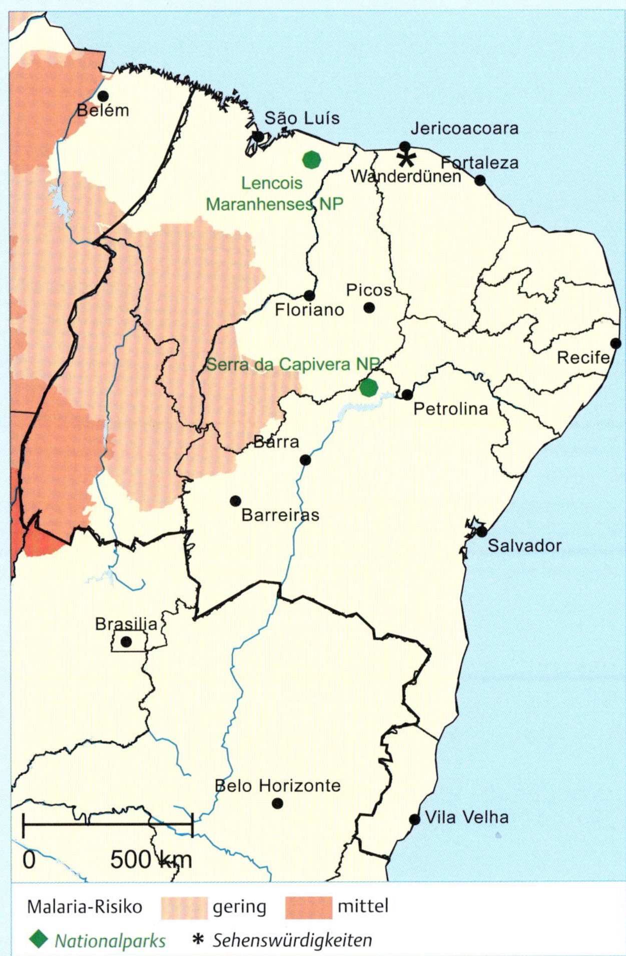

Impfvorschriften

- Abweichungen

keine

Bei Einreise aus Infektionsgebieten wird die **Gelbfieber**-Impfung entgegen den offiziellen Vorschriften häufig kontrolliert. Dies betrifft vor allem, aber nicht nur, Landgrenzen. Seit 2015 werden auch vermehrt Kontrollen von internationalen Flughäfen (z. B. Sao Paulo) berichtet.

- Gemäß den geänderten International Health Regulations der WHO (am 11. Juli 2016 in Kraft getreten) ist die **Gelbfieber-Impfbescheinigung** nach einmaliger Impfung **lebenslang gültig**. Abweichend hiervon werden bei Einreise nach Brasilien 2 Impfungen im Abstand von 10 Jahren für einen lebenslangen Schutz verlangt.
- Ärztliche **Bescheinigungen zur Befreiung von der Gelbfieber-Impfung** („exemption certificate“, „waiver“) werden bei der Einreise anerkannt.

Impfempfehlungen

Allgemein zu empfehlender Impfschutz überprüfen, ergänzen bzw. auffrischen

alle: Tetanus, Diphtherie, Polio, Pertussis, MMR, Influenza (saisonal)
Kinder/Jugendliche: Hib, Hepatitis B, Rotaviren, Varizellen, Meningokokken ACWY, Meningokokken B, HPV
ab 60. Lj./chron. Kranke: Pneumokokken, COVID-19, RSV; *ab 50. Lj.:* Herpes zoster
► **siehe auch vordere und hintere Umschlagklappe**

Weitere Impfungen	alle Reisenden	bei Risiko
Hepatitis A	●	
Hepatitis B		● 2, 5, 6, 8
Tollwut		● 2, 4, 6, 8
Typhus		● 1, 2, 5, 6, 7
Cholera		● 9
Meningokokken ACWY		● 1, 5
Dengue	●	
Chikungunya	●	
Gelbfieber	●* (v)	

● Impfung empfohlen
1 aktuelle Ausbrüche
2 einfache Reisebedingungen
3 Exposition im Endemiegebiet
4 Tierkontakte
5 enge soziale Kontakte, v. a. „Charity travel"
6 Einsätze (Katastrophen)
7 Hygienemängel
8 unzureichende medizin. Versorgung
9 Schutz gegen Reisediarrhoe (ETEC)
nur inaktivierter Impfstoff, Off-Label-Use
(v) evtl. Impfpflicht beachten (s. Impfvorschriften)

* für Reisen in endemische Gebiete. Dazu gehören folgende Bundesstaaten:
– mit dem gesamten Territorium: Maranhao, Piauí
– mit Teilen des Territoriums: Bahia

- Verfügbarkeit Tollwutimpfstoffe

Moderne **Tollwutimpfstoffe und Immunglobulin** sind **in Großstädten** verfügbar. Gelegentlich Auftreten von Versorgungsengpässen. Eine komplette Grundimmunisierung sollte bei vorhersehbarem Risiko vor der Einreise durchgeführt werden.

Malaria

Karte Malaria – Südamerika siehe Kartenanhang

- Saison: ganzjährig
- Parasit: P. vivax insgesamt >90 %, herdförmig Resistenzen Chloroquin
- Epidemiologie / Vorbeugung: **Expositionsprophylaxe!**

Medikation (NST = Notfallselbsttherapie)	regelm.	NST
geringes Risiko im S und W des Bundesstaates Maranhão, in den angrenzenden Gebieten im W des Bundesstaates Piauí sowie im äußersten NW des Bundesstaates Bahia	Ø	AP, DP, AL
die übrige Regionen gelten als **malariafrei**.	Ø	Ø

AL = Artemether/Lumefantrin (Riamet®), AP = Atovaquon/Proguanil (Malarone® u. a.), DP = Dihydroartemisinin/Piperaquin (Eurartesim®), Ø = keine
In der Tabelle durch Komma getrennte Präparate sind als Alternativen zu verstehen.

Besondere Infektionsrisiken

(**Fettdruck** = für die **Beratung aller Reisenden** relevant)

- oral

Darminfektionen
Hepatitis A
Typhus
Echinokokkose (E. granulosus) sporadisch

- arthropod

Dengue
Chikungunya
Zika
Oropouche
Leishmaniase, viszerale endemisch im NO
Leishmaniase, kutane + mukokutane besonders Küstenregionen
Filariose, lymphatische sporadisch
Filariose, Onchozerkose einzelne Herde
Gelbfieber Bundesstaaten Maranhao, Piauí und Teile von Bahia
Zeckenbissfieber Zeckenbiotope im O
Chagas-Krankheit ländliche Gebiete mit schwacher Sozialstruktur, auch orale Übetragung (Fruchtsäfte)
Pest Naturherde in den Staaten Bahia und Paraiba

- aerogen

Histoplasmose
Parakokzidioidomykose
Tuberkulose
COVID-19
Influenza
RSV

Brasilien – Nordosten (Forts.)

• diverse	Schistosomiasis herdförmig im gesamten NO **Hepatitis B**, D Hepatitis C Venerische Infektionen Leptospirose vorw. an der Ostküste Melioidose **Tollwut**
Sonstige Beratungsinhalte	(siehe **Checklisten etc. im Serviceteil**)
• allgemein	Flugreise (Langstrecke) Klima, Hygiene Reiseapotheke Auslandskrankenversicherung
• bei Bedarf	Tauchen Gesundheitszeugnis (Arbeits-/Langzeitaufenthalt)

Brasilien – Mittelwesten (Goias, Mato Grosso, Mato Grosso do Sul, Distrito Federal do Brasil)

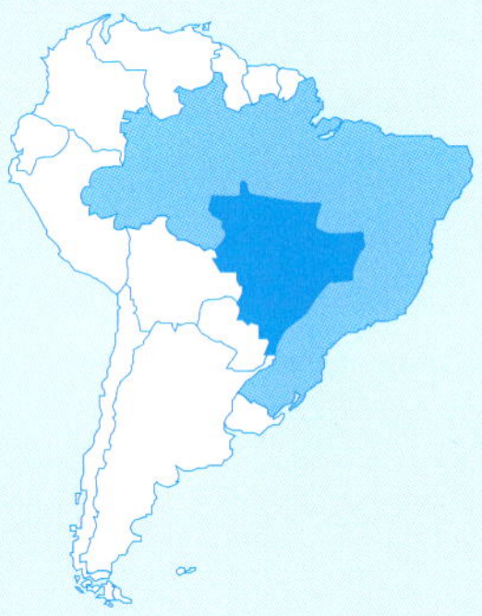

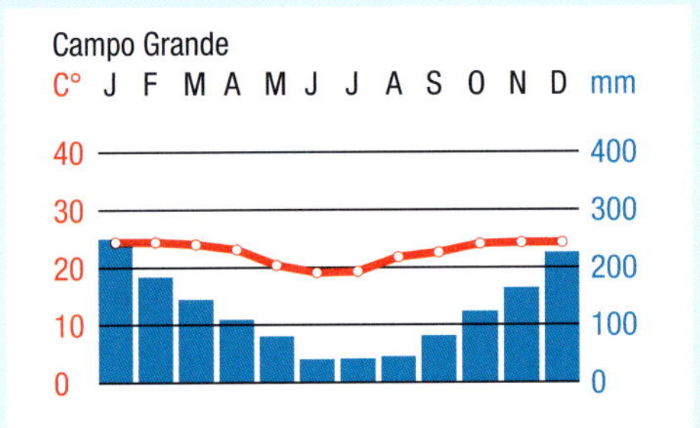

Die hier dominierenden wellenförmigen Hochplateaus haben insgesamt eine geringere Höhe, abgesehen von der bis auf über 1.500 m ansteigenden Hochebene der Chapada dos Veadeiros im Bundesstaat Goiás. Die Hochebene von Mato Grosso ist zugleich Wasserscheide zwischen dem Amazonasbecken und dem Becken des Rio Paraná-Paraguay. Die Vegetation in den Hochplateaus wird von Savannengebieten beherrscht. Nur drei Gebiete des Mittelwestens sind Tiefebenen, u. a. das berühmte Überschwemmungsgebiet Pantanal. Die Region verdankt ihre wirtschaftliche Bedeutung vor allem ihrem Rohstoffreichtum. Das Landschaftsbild ist von Bergbau und Landwirtschaft geprägt, jedoch gibt es auch große Wildnisareale.
In der Region befindet sich auch die Landeshauptstadt Brasilia, die innerhalb einiger Jahre komplett als Retortenstadt entstanden ist.

Klima

Sommerfeuchtes, tropisches Klima mit zwei klaren Jahreszeiten: einer mehrmonatigen Trockenperiode im Winter (Mai–September) und einem feuchten, regenreichen Sommer.

Zeitdifferenz (zu Mitteleuropäischer Zeit):

MEZ –4 Std. (MESZ –5 Std.)
im Distrito Federal und in Goias

MEZ –5 Std. (MESZ –6 Std.)
in Mato Grosso und Mato Grosso do Sul

Brasilianische Sommerzeit
von Mitte Okt. bis Mitte Febr.

Hilfe in Notfällen

Deutsche Botschaft
Avenida das Nações, Lote 25, Quadra 807
Brasilia
Tel. (0055 61) 34 42 70 00

Österreichische Botschaft
SES (Setor de Embaixadas Sul)
Av. das Nacoes, Quadra 811 - Lote 40
Brasilia
Tel. (0055 61) 34 43 34 21, 34 43 32 31

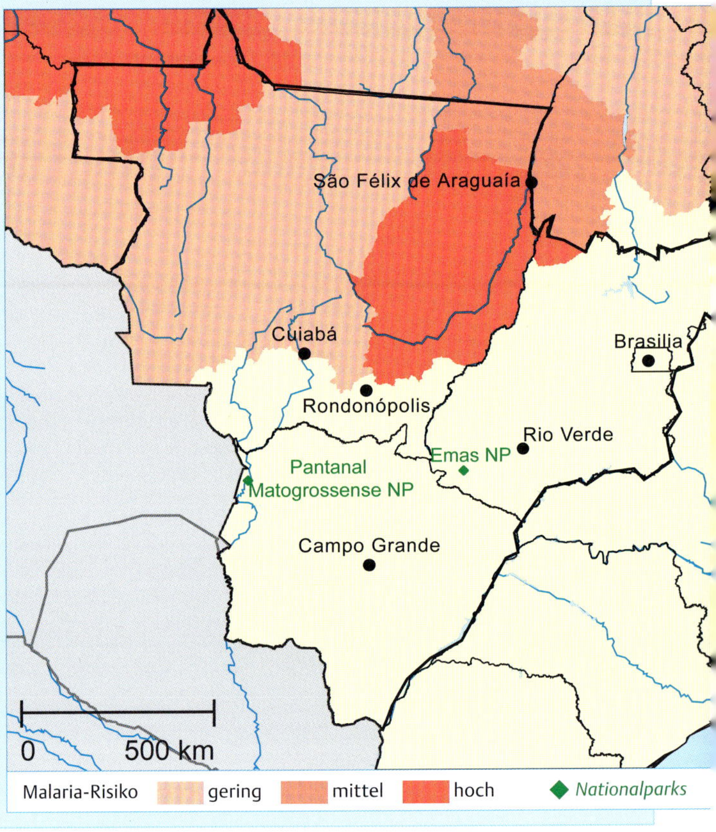

Impfvorschriften

keine

- Abweichungen

Bei Einreise aus Infektionsgebieten wird die **Gelbfieber**-Impfung entgegen den offiziellen Vorschriften häufig kontrolliert. Dies betrifft vor allem, aber nicht nur, Landgrenzen. Seit 2015 werden auch vermehrt Kontrollen von internationalen Flughäfen (z. B. Sao Paulo) berichtet.

- Gemäß den geänderten International Health Regulations der WHO (am 11. Juli 2016 in Kraft getreten) ist die **Gelbfieber-Impfbescheinigung** nach einmaliger Impfung **lebenslang gültig**. Abweichend hiervon werden bei Einreise nach Brasilien 2 Impfungen im Abstand von 10 Jahren für einen lebenslangen Schutz verlangt.
- Ärztliche **Bescheinigungen zur Befreiung von der Gelbfieber-Impfung** („exemption certificate", „waiver") werden bei der Einreise anerkannt.

Impfempfehlungen

Allgemein zu empfehlender Impfschutz überprüfen, ergänzen bzw. auffrischen

alle: Tetanus, Diphtherie, Polio, Pertussis, MMR, Influenza (saisonal)
Kinder/Jugendliche: Hib, Hepatitis B, Rotaviren, Varizellen, Meningokokken ACWY, Meningokokken B, HPV
ab 60. Lj./chron. Kranke: Pneumokokken, COVID-19, RSV; *ab 50. Lj.:* Herpes zoster

► **siehe auch vordere und hintere Umschlagklappe**

Weitere Impfungen	alle Reisenden	bei Risiko
Hepatitis A	●	
Hepatitis B		● 2, 5, 6, 8
Tollwut		● 2, 4, 6, 8
Typhus		● 1, 2, 5, 6, 7
Cholera		● 9
Meningokokken ACWY		● 1, 5
Dengue	●	
Chikungunya	●	
Gelbfieber	● (v)	

● Impfung empfohlen
1 aktuelle Ausbrüche
2 einfache Reisebedingungen
3 Exposition im Endemiegebiet
4 Tierkontakte
5 enge soziale Kontakte, v. a. „Charity travel"
6 Einsätze (Katastrophen)
7 Hygienemängel
8 unzureichende medizin. Versorgung
9 Schutz gegen Reisediarrhoe (ETEC) nur inaktivierter Impfstoff, Off-Label-Use
(v) evtl. Impfpflicht beachten (s. Impfvorschriften)

- Verfügbarkeit Tollwutimpfstoffe

Moderne **Tollwutimpfstoffe und Immunglobulin** sind **in Großstädten** verfügbar. Gelegentlich Auftreten von Versorgungsengpässen. Eine komplette Grundimmunisierung sollte bei vorhersehbarem Risiko vor der Einreise durchgeführt werden.

Malaria

Karte Malaria – Südamerika siehe Kartenanhang

- Saison: ganzjährig
- Parasit: P. vivax insgesamt >90 %, herdförmig Resistenzen Chloroquin
- Epidemiologie / Vorbeugung: **Expositionsprophylaxe!**

Medikation (NST = Notfallselbsttherapie)	regelm.	NST
hohes Risiko (jährliche Inzidenzen durchschnittlich > 50 auf 1000) in entlegenen Gebieten im Osten von Mato Grosso	AP, D*, M	Ø
mittleres Risiko (jährliche Inzidenzen durchschnittlich 10–49 auf 1000) in den angrenzenden Regionen im NO von Mato Grosso	AP, D*, M oder Ø	Ø AP, DP, AL
geringes Risiko (jährliche Inzidenzen durchschnittlich < 10 auf 1000) im N und W von Mato Grosso	Ø	AP, DP, AL
Als **malariafrei** gelten der S von Mato Grosso sowie die übrigen Bundesstaaten in der Region einschließlich des Distrito Federal mit der Hauptstadt Brasilia.	Ø	Ø

AL = Artemether/Lumefantrin (Riamet®), AP = Atovaquon/Proguanil (Malarone® u. a.), D = Doxycyclin, DP = Dihydroartemisinin/Piperaquin (Eurartesim®), M = Mefloquin (Lariam®), Ø = keine
In der Tabelle durch Komma getrennte Präparate sind als Alternativen zu verstehen.
* Doxycyclin ist in Deutschland und in Österreich zur Malariaprophylaxe nicht zugelassen (s. Seite 490).

Brasilien – Mittelwesten (Forts.)

Besondere Infektionsrisiken	(**Fettdruck** = für die **Beratung aller Reisenden** relevant)
• oral	**Darminfektionen** **Hepatitis A** Typhus Echinokokkose (E. granulosus) sporadisch
• arthropod	**Dengue** **Chikungunya** Zika Oropouche Leishmaniase, viszerale sporadisch Leishmaniase, kutane + mukokutane sporadisch Filariose, lymphatische sporadisch Gelbfieber Chagas-Krankheit ländliche Gebiete mit schwacher Sozialstruktur, auch orale Übetragung (Fruchtsäfte)
• aerogen	Histoplasmose Parakokzidioidomykose Tuberkulose COVID-19 Influenza RSV
• diverse	Schistosomiasis herdförmig im Federal District (Brasília) und in Goiás **Hepatitis B**, D Hepatitis C Venerische Infektionen Leptospirose Melioidose **Tollwut**
Sonstige Beratungsinhalte	(siehe **Checklisten etc. im Serviceteil**)
• allgemein	Flugreise (Langstrecke) Klima, Hygiene Reiseapotheke Auslandskrankenversicherung
• bei Bedarf	Gesundheitszeugnis (Arbeits-/Langzeitaufenthalt)

Brasilien – Südosten (Espirito Santo, Minas Gerais, Rio de Janeiro, Sao Paulo)

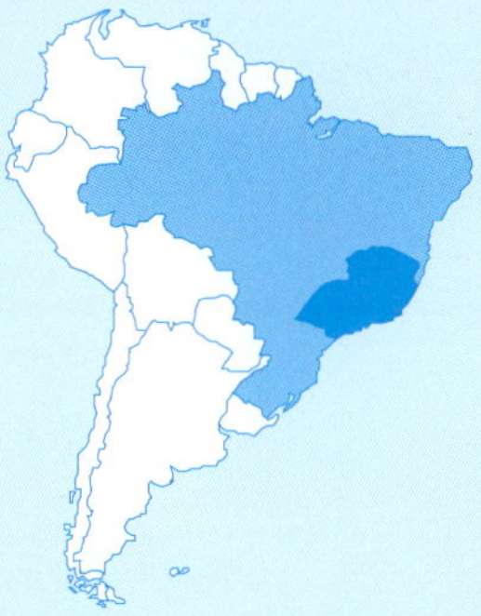

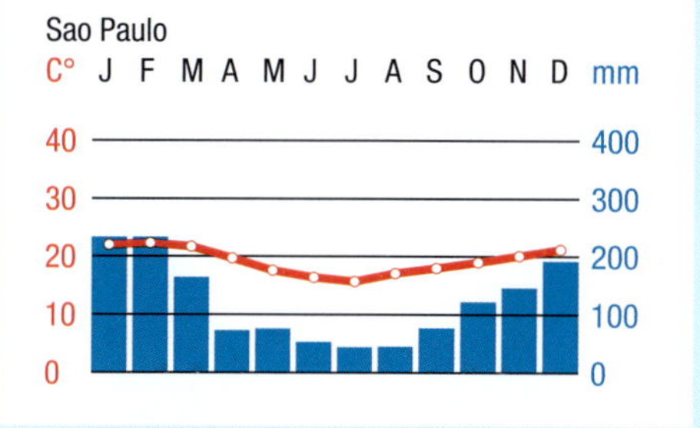

Die Region ist geographisch uneinheitlich. Die am tiefsten gelegenen Küstenstriche zwischen Bahia und Santa Catarina werden „Restinga“ genannt. Charakteristisch sind jedoch die „Serras“, Hügellandschaften mit einer Höhe von durchschnittlich 800–1.000 m. Die verschiedenen Serras sind oft durch Flüsse getrennt, der größte im Südosten entspringende Fluss ist der Rio São Francisco. In dieser Region leben mehr Menschen als in jedem anderen südamerikanischen Land. Mit den Ballungsräumen
Rio de Janeiro und Sao Paulo ist sie der wirtschaftliche Motor Brasiliens.

Klima

Die östliche Atlantikküste hat ein heißes, feucht-tropisches Klima. Die Niederschlagsmenge ist etwas geringer als im Norden, es finden sich spürbare Temperaturveränderungen von Sommer und Winter. An der südöstlichen Küste Brasiliens regnet es ausgeprägt im Sommer (Dezember–März). Die mittleren Temperaturen im gesamten Küstengebiet liegen bei 21 bis 24 °C, wobei die Temperaturen in Rio je nach Jahreszeit zwischen 18 und 40 °C schwanken und im Winter kaum über 21 °C steigen. In den Berggegenden im Südosten tropisches Hochlandklima mit ausgeprägten Regen- und Trockenzeiten. Die Durchschnittstemperaturen liegen hier bei 18 bis 23 °C.

Zeitdifferenz

(zu Mitteleuropäischer Zeit):

MEZ –4 Std. (MESZ –5 Std.)

Brasilianische Sommerzeit von Mitte Okt. bis Mitte Febr.

Hilfe in Notfällen

Deutsches Generalkonsulat
Avenida Presidente Antônio Carlos 58,
12° andar - Centro
Rio de Janeiro
Tel. (0055 21) 33 80 37 00

Deutsches Generalkonsulat
Avenida Brigadeiro Faria Lima, 2092-12° andar
Jardim Paulistano
Sao Paulo
Tel. (0055 11) 30 97 66 44

Deutsche Botschaft
Avenida das Nações
Lote 25, Quadra 807
Brasilia
Tel. (0055 61) 34 42 70 00

Österreichisches Honorarkonsulat
Rua Dr. Cardoso de Melo 1340,
04548-004 Sao Paulo
Tel. (0055 11) 3842 7500

Österreichisches Generalkonsulat
Rua Dr. Cardoso de Melo 1340, 7. andar,
conj. 71, Vila Olimpia
Sao Paulo
Tel. (0055 11) 30 44 99 44

Österreichische Botschaft
SES (Setor de Embaixadas Sul), Av. das Nacoes
Quadra 811 - Lote 40
Brasilia
Tel. (0055 61) 34 43 34 21, 34 43 32 31

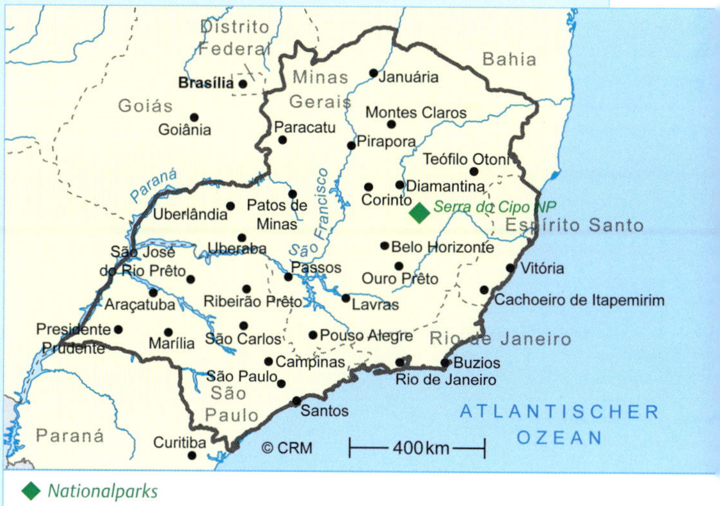

Nationalparks

Impfvorschriften	keine
• Abweichungen	Bei Einreise aus Infektionsgebieten wird die **Gelbfieber**-Impfung entgegen den offiziellen Vorschriften häufig kontrolliert. Dies betrifft vor allem, aber nicht nur, Landgrenzen. Seit 2015 werden auch vermehrt Kontrollen von internationalen Flughäfen (z. B. Sao Paulo) berichtet. • Gemäß den geänderten International Health Regulations der WHO (am 11. Juli 2016 in Kraft getreten) ist die **Gelbfieber-Impfbescheinigung** nach einmaliger Impfung **lebenslang gültig**. Abweichend hiervon werden bei Einreise nach Brasilien 2 Impfungen im Abstand von 10 Jahren für einen lebenslangen Schutz verlangt. • Ärztliche **Bescheinigungen zur Befreiung von der Gelbfieber-Impfung** („exemption certificate“, „waiver“) werden bei der Einreise anerkannt.

Brasilien – Südosten (Forts.)

Impfempfehlungen

Allgemein zu empfehlender Impfschutz überprüfen, ergänzen bzw. auffrischen

alle: Tetanus, Diphtherie, Polio, Pertussis, MMR, Influenza (saisonal)
Kinder/Jugendliche: Hib, Hepatitis B, Rotaviren, Varizellen, Meningokokken ACWY, Meningokokken B, HPV
ab 60. Lj./chron. Kranke: Pneumokokken, COVID-19, RSV; *ab 50. Lj.:* Herpes zoster
► **siehe auch vordere und hintere Umschlagklappe**

Weitere Impfungen	alle Reisenden	bei Risiko
Hepatitis A	●	
Hepatitis B		● 2, 5, 6, 8
Tollwut		● 2, 4, 6, 8
Typhus		● 1, 2, 5, 6, 7
Cholera		● 9
Meningokokken ACWY		● 1, 5
Dengue	●	
Chikungunya	●	
Gelbfieber	● (v)	

● Impfung empfohlen
1 aktuelle Ausbrüche
2 einfache Reisebedingungen
3 Exposition im Endemiegebiet
4 Tierkontakte
5 enge soziale Kontakte, v. a. „Charity travel"
6 Einsätze (Katastrophen)
7 Hygienemängel
8 unzureichende medizin. Versorgung
9 Schutz gegen Reisediarrhoe (ETEC) nur inaktivierter Impfstoff, Off-Label-Use
(v) evtl. Impfpflicht beachten (s. Impfvorschriften)

- Verfügbarkeit Tollwutimpfstoffe: Moderne **Tollwutimpfstoffe und Immunglobulin** sind **in Großstädten** verfügbar. Gelegentlich Auftreten von Versorgungsengpässen. Eine komplette Grundimmunisierung sollte bei vorhersehbarem Risiko vor der Einreise durchgeführt werden.

Malaria

keine

Besondere Infektionsrisiken

(**Fettdruck** = für die **Beratung aller Reisenden** relevant)

- oral
  - **Darminfektionen**
  - **Hepatitis A**
  - Typhus
  - Echinokokkose (E. granulosus) sporadisch
- arthropod
  - **Dengue**
  - **Chikungunya**
  - Zika
  - Leishmaniase, viszerale endemisch
  - Leishmaniase, kutane + mukokutane besonders Küstenregionen
  - Filariose, lymphatische sporadisch
  - Gelbfieber
- aerogen
  - Histoplasmose
  - Parakokzidioidomykose
  - Tuberkulose
  - COVID-19
  - Influenza
  - RSV
- diverse
  - Schistosomiasis herdförmig in Espírito Santo, Minas Gerais, Rio de Janeiro
  - **Hepatitis B**, D
  - Hepatitis C
  - Venerische Infektionen
  - Leptospirose vorw. an der Ostküste
  - Melioidose
  - **Tollwut**

Sonstige Beratungsinhalte

(siehe **Checklisten etc. im Serviceteil**)

- allgemein
  - Flugreise (Langstrecke)
  - Klima, Hygiene
  - Reiseapotheke
  - Auslandskrankenversicherung
- bei Bedarf
  - Tauchen
  - Gesundheitszeugnis (Arbeits-/Langzeitaufenthalt)

Brasilien – Süden (Paraná, Santa Catarina, Rio Grande do Sul)

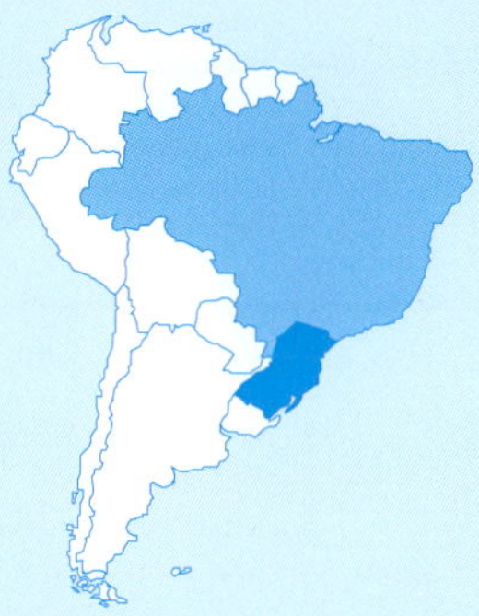

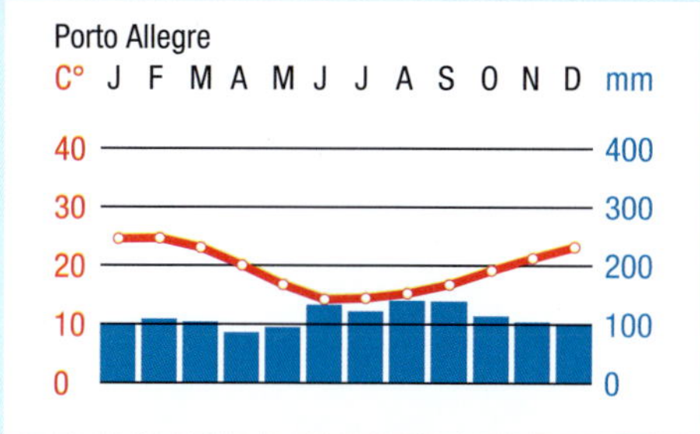

Der Süden besteht überwiegend aus einem Hochplateau, durchbrochen von vielen Flussläufen und Tälern. Westlich der küstennahen „Serra do Mar" erstreckt sich eine durchschnittlich 500 m erreichende Hochebene. Weiter südlich wird das Küstengebirge immer flacher und weicht der „Campanha Gaúcha" – der Pampa.

Klima

Brasiliens Süden hat ein feuchtes subtropisches Klima. Die Niederschläge sind gleichmässig über das Jahr verteilt, und die Temperaturen variieren von 0 bis 10 °C im Winter bis 21–32 °C im Sommer.

Zeitdifferenz (zu Mitteleuropäischer Zeit):

MEZ –4 Std. (MESZ –5 Std.)

Brasilianische Sommerzeit
von Mitte Okt. bis Mitte Febr.

Hilfe in Notfällen

Deutsches Generalkonsulat
Rua Prof. Annes Dias 112, 11° andar
Porto Alegre
Tel. (0055 51) 32 24 95 92, 32 24 92 55

Deutsche Botschaft
Avenida das Nações
Lote 25, Quadra 807
Brasilia
Tel. (0055 61) 34 42 70 00

Österreichisches Honorarkonsulat
Rua Curt Hering Nr. 80, SL01
Ed. Thower House Business
Blumenau
Telefon: (+55/47) 3041 2610

Österreichische Botschaft
SES (Setor de Embaixadas Sul), Av. das Nacoes
Quadra 811 - Lote 40
Brasilia
Tel. (0055 61) 34 43 34 21, 34 43 32 31

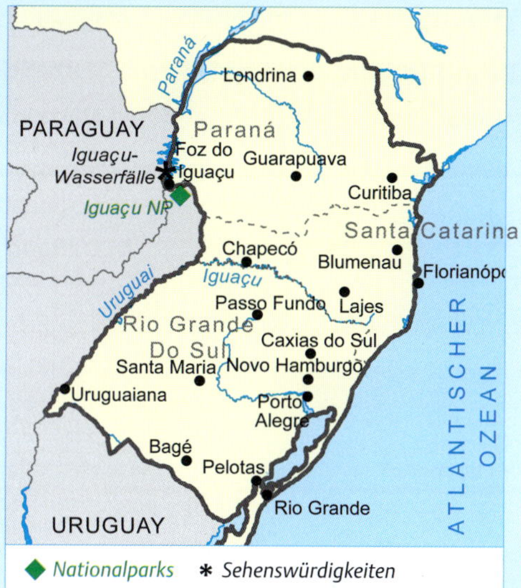

Impfvorschriften	**keine**
• Abweichungen	Bei Einreise aus Infektionsgebieten wird die **Gelbfieber**-Impfung entgegen den offiziellen Vorschriften häufig kontrolliert. Dies betrifft vor allem, aber nicht nur, Landgrenzen. Seit 2015 werden auch vermehrt Kontrollen von internationalen Flughäfen (z. B. Sao Paulo) berichtet. • Gemäß den geänderten International Health Regulations der WHO (am 11. Juli 2016 in Kraft getreten) ist die **Gelbfieber-Impfbescheinigung** nach einmaliger Impfung **lebenslang gültig**. Abweichend hiervon werden bei Einreise nach Brasilien 2 Impfungen im Abstand von 10 Jahren für einen lebenslangen Schutz verlangt. • Ärztliche **Bescheinigungen zur Befreiung von der Gelbfieber-Impfung** („exemption certificate", „waiver") werden bei der Einreise anerkannt.

Länderinformationen

Brasilien – Süden (Forts.)

Impfempfehlungen

Allgemein zu empfehlender Impfschutz überprüfen, ergänzen bzw. auffrischen

alle: Tetanus, Diphtherie, Polio, Pertussis, MMR, Influenza (saisonal)
Kinder/Jugendliche: Hib, Hepatitis B, Rotaviren, Varizellen, Meningokokken ACWY, Meningokokken B, HPV
ab 60. Lj./chron. Kranke: Pneumokokken, COVID-19, RSV; *ab 50. Lj.:* Herpes zoster
▸ **siehe auch vordere und hintere Umschlagklappe**

Weitere Impfungen	alle Reisenden	bei Risiko
Hepatitis A	●	
Hepatitis B		● 2,5,6,8
Tollwut		● 2,4,6,8
Typhus		● 1,2,5,6,7
Cholera		● 9
Meningokokken ACWY		● 1,5
Dengue	●	
Chikungunya	●	
Gelbfieber	● (v)	

● Impfung empfohlen
1 aktuelle Ausbrüche
2 einfache Reisebedingungen
3 Exposition im Endemiegebiet
4 Tierkontakte
5 enge soziale Kontakte, v.a. „Charity travel"
6 Einsätze (Katastrophen)
7 Hygienemängel
8 unzureichende medizin. Versorgung
9 Schutz gegen Reisediarrhoe (ETEC) nur inaktivierter Impfstoff, Off-Label-Use
(v) evtl. Impfpflicht beachten (s. Impfvorschriften)

- Verfügbarkeit Tollwutimpfstoffe: Moderne **Tollwutimpfstoffe** und **Immunglobulin** sind **in Großstädten** verfügbar. Gelegentlich Auftreten von Versorgungsengpässen. Eine komplette Grundimmunisierung sollte bei vorhersehbarem Risiko vor der Einreise durchgeführt werden.

Malaria

keine

Besondere Infektionsrisiken

(**Fettdruck** = für die **Beratung aller Reisenden** relevant)

- oral
  - **Darminfektionen**
  - **Hepatitis A**
  - Typhus
  - Echinokokkose (E. granulosus)
- arthropod
  - **Dengue**
  - **Chikungunya**
  - Zika
  - Leishmaniase, viszerale — endemisch
  - Leishmaniase, kutane + mukokutane — besonders Küstenregionen
  - Filariose, lymphatische — sporadisch
  - Gelbfieber
- aerogen
  - Histoplasmose
  - Parakokzidioidomykose
  - Tuberkulose
  - COVID-19
  - Influenza
  - RSV
- diverse
  - Schistosomiasis — herdförmig in Paraná (inkl. lokalisiertes Risiko an den Iguazú-Fällen), Santa Catarinan
  - **Hepatitis B**, D
  - Hepatitis C
  - Venerische Infektionen
  - Leptospirose — vorw. an der Ostküste
  - Melioidose
  - **Tollwut**

Sonstige Beratungsinhalte

(siehe **Checklisten etc. im Serviceteil**)

- allgemein
  - Flugreise (Langstrecke)
  - Klima, Hygiene
  - Reiseapotheke
  - Auslandskrankenversicherung
- bei Bedarf
  - Tauchen
  - Gesundheitszeugnis (Arbeits-/Langzeitaufenthalt)

Brunei Darussalam

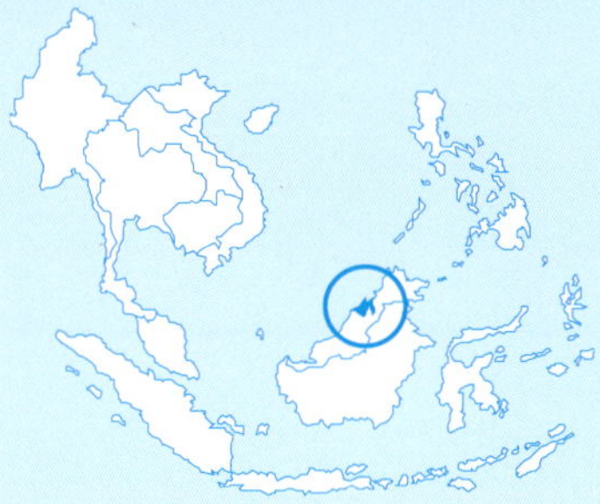

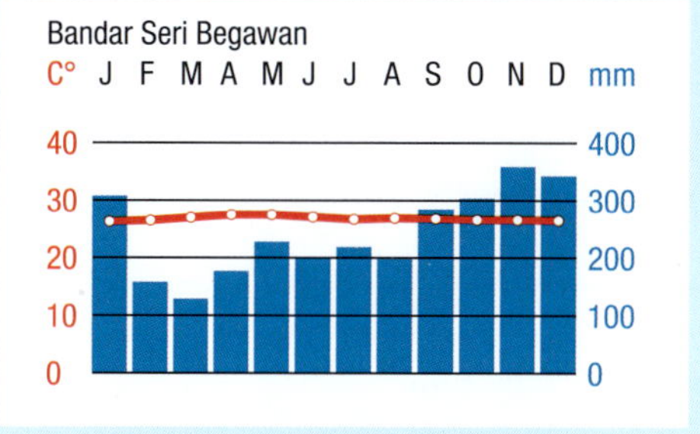

Klima

Feuchtheißes Tropenklima mit gleichmäßig hohen Temperaturen, hoher Luftfeuchtigkeit und häufigen Niederschlägen. Monatsmitteltemperatur um 27 °C.

Zeitdifferenz (zu Mitteleuropäischer Zeit):

MEZ +7 Std. (MESZ +6 Std.)

Hilfe in Notfällen

Deutsche Botschaft
Unit 2.01, Block A, 2nd Floor, Complex Bangunan Yayasan, Sultan Haji Hassanal Bolkiah, Jalan Pretty, Bandar Seri Begawan BS 8711
Tel. (00673 2) 22 55 47

Österreichisches Honorarkonsulat
502, 5. Teck Guan Plaza, 56-60 Jalan Sultan, BS8670 Bandar Seri Begawan
Tel. (00673) 22 22 46 3

Zuständige Österreichische Botschaft:
Malaysia (Kuala Lumpur)

Impfvorschriften

- direkt: **keine**
- aus Infektionsgebieten: **Gelbfieber** (ausgenommen Kinder unter 9 Monaten)
  - Die Impfvorschrift gilt auch bei Einreise aus einem Land mit Gelbfieber-Risiko, das nur im **Transit** besucht wurde, wenn die **Aufenthaltszeit auf dem Flughafen mehr als 12 Stunden** betrug. Abweichend von der offiziellen Bestimmung kann der Impfnachweis auch bei kürzerem Transit-Aufenthalt verlangt werden.
  - Gemäß den geänderten International Health Regulations der WHO (am 11. Juli 2016 in Kraft getreten) ist die **Gelbfieber-Impfbescheinigung** nach einmaliger Impfung **lebenslang gültig**.
  - Ärztliche **Bescheinigungen zur Befreiung von der Gelbfieber-Impfung** („exemption certificate", „waiver") werden bei der Einreise anerkannt.

  Polio

Impfempfehlungen

Allgemein zu empfehlender Impfschutz überprüfen, ergänzen bzw. auffrischen

alle: Tetanus, Diphtherie, Polio, Pertussis, MMR, Influenza (saisonal)
Kinder/Jugendliche: Hib, Hepatitis B, Rotaviren, Varizellen, Meningokokken ACWY, Meningokokken B, HPV
ab 60. Lj./chron. Kranke: Pneumokokken, COVID-19, RSV; *ab 50. Lj.:* Herpes zoster

► **siehe auch vordere und hintere Umschlagklappe**

Weitere Impfungen	alle Reisenden	bei Risiko
Hepatitis A	●	
Hepatitis B		● 2, 5, 6, 8
Polio	(v)	
Typhus		● 1, 2, 5, 6, 7
Cholera		● 9
Jap. Enzephalitis		● 1, 3
Meningokokken ACWY		● 1, 5
Dengue	●	
Chikungunya		● 1, 10
Gelbfieber	(v)	

● Impfung empfohlen
1 aktuelle Ausbrüche
2 einfache Reisebedingungen
3 Exposition im Endemiegebiet
4 Tierkontakte
5 enge soziale Kontakte, v. a. „Charity travel"
6 Einsätze (Katastrophen)
7 Hygienemängel
8 unzureichende medizin. Versorgung
9 Schutz gegen Reisediarrhoe (ETEC) nur inaktivierter Impfstoff, Off-Label-Use
10 Langzeitaufenthalte, wiederholte Reisen
(v) evtl. Impfpflicht beachten (s. Impfvorschriften)

- Verfügbarkeit Tollwutimpfstoffe: Moderne **Tollwutimpfstoffe** und **Immunglobulin** sind im Land **verfügbar**.

Malaria

keine

Besondere Infektionsrisiken

(**Fettdruck** = für die **Beratung aller Reisenden** relevant)

- oral:
  Darminfektionen
  Hepatitis A
  Typhus
- arthropod:
  Dengue
  Chikungunya
  Japanische Enzephalitis
  Filariose, lymphatische

Brunei Darussalam (Forts.)

• aerogen	COVID-19 Influenza RSV
• diverse	Hepatitis B Melioidose Tollwut sehr geringes Risiko
Sonstige Beratungsinhalte	(siehe **Checklisten etc. im Serviceteil**)
• allgemein	Flugreise (Langstrecke) Klima, Hygiene Reiseapotheke Auslandskrankenversicherung
• bei Bedarf	Tauchen Giftige Meerestiere (Würfelquallen, Steinfisch u. a.) Gesundheitszeugnis (Arbeits-/Langzeitaufenthalt)
Bemerkungen	Seit September 2024 müssen Reisende eine **Gesundheitserklärung (Travel Health Declaration)** abgeben. Dies kann über eine App oder ein Online-Formular (www.healthinfo.gov.bn/travel) erfolgen. **„Haze“**: Während der Trockenzeit auftretender, durch Waldbrände verursachter Smog, der zu Schleimhaut- und Atemwegsreizungen führen kann. Gesundheitsstörungen können besonders bei Herz- und Lungenkranken, Asthmatikern, älteren Personen und Kleinkindern auftreten.

Bulgarien

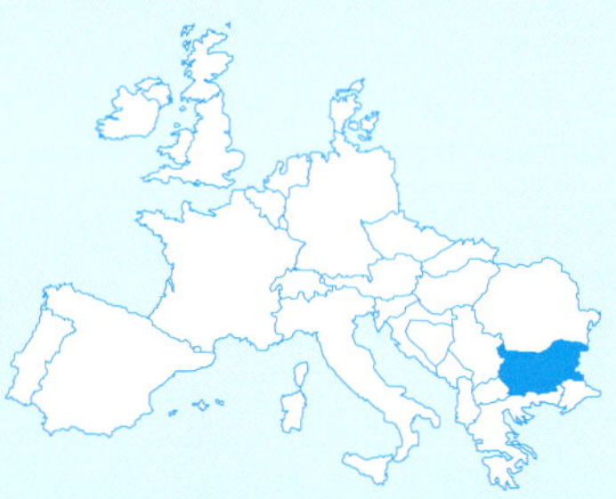

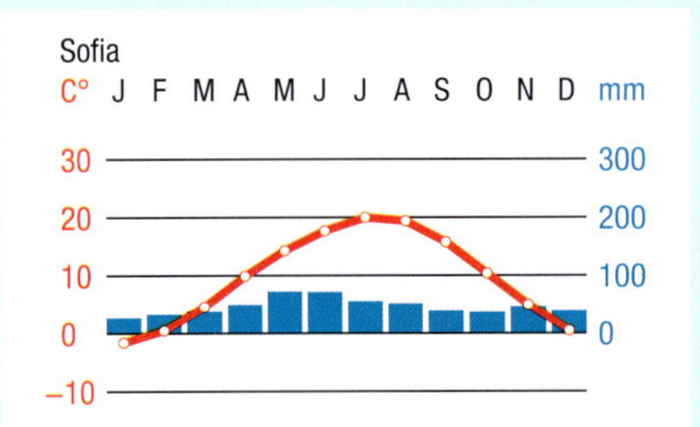

Detaillierte Informationen zur **medizinischen Infrastruktur** des Landes im aktuellen **CRM Handbuch Reisen mit Risiko**

Klima

Beckenlandschaften im Süden (Maritzatal) und Südwesten (Strumatal) mediterran beeinflusst, Norden kontinental geprägt.

Zeitdifferenz (zu Mitteleuropäischer Zeit):

MEZ + 1 Std. ganzjährig

Hilfe in Notfällen

Deutsche Botschaft
Ulica Frederic-Joliot-Curie 25
Sofia
Tel. (00359 2) 91 83 80

Österreichische Botschaft
Boulevard Zar Oswoboditel 13/Ulica Schipka 4
Sofia
Tel. (00359 2) 9 32 90 32

Impfvorschriften: **keine**

Impfempfehlungen

Allgemein zu empfehlender Impfschutz überprüfen, ergänzen bzw. auffrischen

alle: Tetanus, Diphtherie, Polio, Pertussis, MMR, Influenza (saisonal)
Kinder/Jugendliche: Hib, Hepatitis B, Rotaviren, Varizellen, Meningokokken ACWY, Meningokokken B, HPV
ab 60. Lj./chron. Kranke: Pneumokokken, COVID-19, RSV; *ab 50. Lj.:* Herpes zoster
▸ **siehe auch vordere und hintere Umschlagklappe**

Weitere Impfungen	alle Reisenden	bei Risiko
Hepatitis A	●	
Hepatitis B		● 2, 5, 6, 8
Tollwut		● 4, 6
FSME		● 2, 3
Meningokokken ACWY		● 1, 5
Meningokokken B		● 1, 5 (bis 25. Lj.)

● Impfung empfohlen
1 aktuelle Ausbrüche
2 einfache Reisebedingungen
3 Exposition im Endemiegebiet
4 Tierkontakte
5 enge soziale Kontakte, v. a. „Charity travel“
6 Einsätze (Katastrophen)
7 Hygienemängel
8 unzureichende medizin. Versorgung

• Verfügbarkeit Tollwutimpfstoffe: Moderne **Tollwutimpfstoffe** sind im Land **verfügbar**. **Immunglobulin** ist landesweit **nicht verfügbar**.

Malaria	**keine**
Besondere Infektionsrisiken	(**Fettdruck** = für die **Beratung aller Reisenden** relevant)
• oral	**Darminfektionen** Hepatitis A Echinokokkose (E. granulosus) Brucellose Trichinellose
• arthropod	West-Nil-Fieber Spätsommer/Herbst FSME April – Oktober, geringes Risiko in Flussniederungen, keine ausreichenden Daten Borreliose April – Oktober Krim-Kongo hämorrhagisches Fieber April – Oktober Zeckenbissfieber
• aerogen	Tuberkulose COVID-19 Influenza RSV
• diverse	**Hepatitis B** Venerische Infektionen **Tollwut**
Sonstige Beratungsinhalte	(siehe **Checklisten etc. im Serviceteil**)
• allgemein	Hygiene Reiseapotheke Auslandskrankenversicherung
• bei Bedarf	Gesundheitszeugnis (Arbeits-/Langzeitaufenthalt)

Burkina Faso

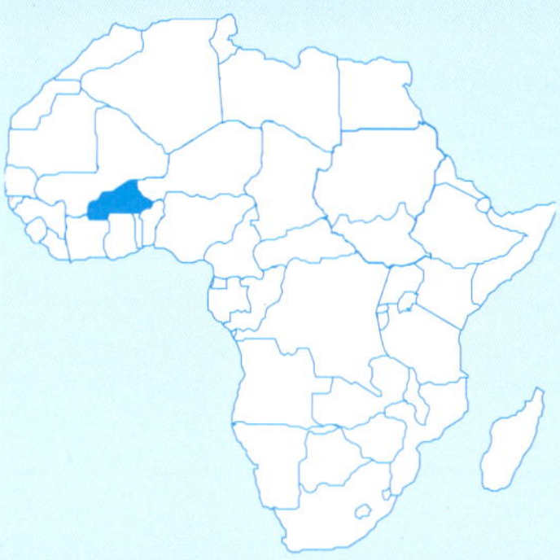

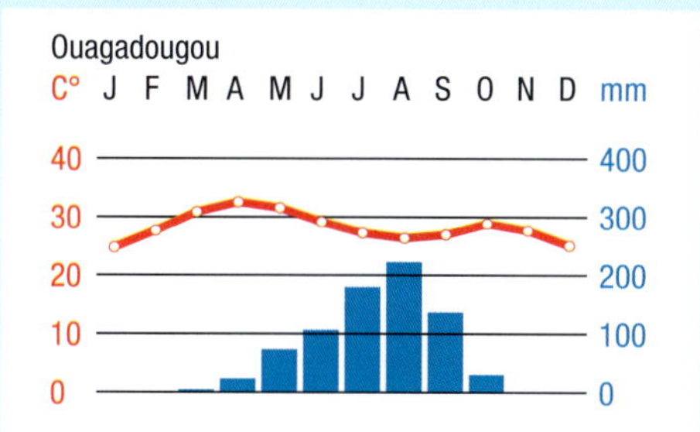

Klima

In südlichen und mittleren Landesteilen wechselfeuchtes Tropenklima mit Regenzeit von Mai bis September/Oktober; im Nordosten tropisches Trockenklima mit geringeren Regenmengen, beschränkt auf die Monate Juni bis August; mittlere Jahrestemperatur 27 – 30 °C.

Zeitdifferenz (zu Mitteleuropäischer Zeit):

MEZ −1 Std. (MESZ −2 Std.)

Hilfe in Notfällen

Deutsche Botschaft
14 Rue Kafando Romuald, La Rotonde
Ouagadougou
Tel. (00226) 50 30 67-31, -32

Derzeit keine Österreichische Vertretung im Land (Österreichische Staatsbürger können im Notfall die Hilfe der diplomatischen Vertretung Deutschlands oder eines anderen EU-Mitgliedsstaates in Anspruch nehmen)

Zuständige Österreichische Botschaft:
Senegal (Dakar)

Impfvorschriften	**Gelbfieber** (ausgenommen Kinder unter 9 Monaten) • Gemäß den geänderten International Health Regulations der WHO (am 11. Juli 2016 in Kraft getreten) ist die **Gelbfieber-Impfbescheinigung** nach einmaliger Impfung **lebenslang gültig.** Es ist möglich, dass abweichend von der offiziellen Regelung bei Einreise ein Impfnachweis verlangt wird, der nicht älter als 10 Jahre ist. • Ärztliche **Bescheinigungen zur Befreiung von der Gelbfieber-Impfung** („exemption certificate", „waiver") werden bei der Einreise anerkannt.
• Ausreise	Entsprechend Vorgaben der WHO sollten Einheimische und alle Reisenden, die sich länger als 4 Wochen im Land aufgehalten haben, bei der Ausreise eine Impfung gegen Polio vorweisen. Die Impfung muss zwischen 4 Wochen und einem Jahr vor der Abreise erfolgen und in einem international gültigen Impfausweis dokumentiert sein.

Burkina Faso (Forts.)

Impfempfehlungen

Allgemein zu empfehlender Impfschutz überprüfen, ergänzen bzw. auffrischen

alle: Tetanus, Diphtherie, Polio, Pertussis, MMR, Influenza (saisonal)
Kinder/Jugendliche: Hib, Hepatitis B, Rotaviren, Varizellen, Meningokokken ACWY, Meningokokken B, HPV
ab 60. Lj./chron. Kranke: Pneumokokken, COVID-19, RSV; *ab 50. Lj.:* Herpes zoster

▸ **siehe auch vordere und hintere Umschlagklappe**

Weitere Impfungen	alle Reisenden	bei Risiko
Hepatitis A	●	
Hepatitis B		● 2, 5, 6, 8
Polio	● (v)	
Tollwut		● 2, 4, 6, 8
Typhus		● 1, 2, 5, 6, 7
Cholera		● 1, 5, 6, 7, 9
Meningokokken ACWY	●	
Dengue	●	
Chikungunya		● 1, 10
Gelbfieber	● (v)	
Mpox		● 1, 2, 5, 10

● Impfung empfohlen
1 aktuelle Ausbrüche
2 einfache Reisebedingungen
3 Exposition im Endemiegebiet
4 Tierkontakte
5 enge soziale Kontakte, v. a. „Charity travel"
6 Einsätze (Katastrophen)
7 Hygienemängel
8 unzureichende medizin. Versorgung
9 Schutz gegen Reisediarrhoe (ETEC) nur inaktivierter Impfstoff, Off-Label-Use
10 Langzeitaufenthalte, wiederholte Reisen
(v) evtl. Impfpflicht beachten (s. Impfvorschriften)

- Verfügbarkeit Tollwutimpfstoffe: Moderne **Tollwutimpfstoffe** und **Immunglobulin** sind im Land **nicht verfügbar**. Eine komplette Grundimmunisierung sollte bei vorhersehbarem Risiko vor der Einreise durchgeführt werden.

Malaria

- Saison: ganzjährig
- Parasit: P. falciparum nahezu 100 %, Resistenzen Chloroquin
- Epidemiologie / Vorbeugung: **Expositionsprophylaxe!**

Medikation (NST = Notfallselbsttherapie)	**regelm.**	**NST**
hohes Risiko landesweit	AP, D*, M	Ø

AP = Atovaquon/Proguanil (Malarone® u. a.), D = Doxycyclin, M = Mefloquin (Lariam®), Ø = keine
In der Tabelle durch Komma getrennte Präparate sind als Alternativen zu verstehen.
* Doxycyclin ist in Deutschland und in Österreich zur Malariaprophylaxe nicht zugelassen (s. Seite 490).

Besondere Infektionsrisiken

(**Fettdruck** = für die **Beratung aller Reisenden** relevant)

- oral
  Darminfektionen
  Hepatitis A, E
  Polio
  Typhus
  Cholera
- arthropod
  Leishmaniase, viszerale + kutane
  Filariose, lymphatische + Onchozerkose
  Gelbfieber südliche Landesteile
  Dengue südliche Landesteile
  Chikungunya südliche Landesteile
  Zika
  Rift Valley-Fieber
  Rückfallfieber, Zecken-
  Krim-Kongo hämorrhagisches Fieber
  Fleckfieber, Floh- (murines)
  Schlafkrankheit südliche Landesteile
- aerogen
  Meningokokken-Meningitis
  Tuberkulose
  COVID-19
  Influenza
  RSV
- diverse
  Schistosomiasis
  Hepatitis B, C
  Venerische Infektionen
  Tollwut
  Lassa-Fieber
  Mpox

Sonstige Beratungsinhalte • allgemein	(siehe **Checklisten etc. im Serviceteil**) Flugreise (Langstrecke) Klima, Hygiene Reiseapotheke Auslandskrankenversicherung
Bemerkungen	**Medizinische Versorgung**: Landesweit ist mit erheblichen Engpässen bei der ärztlichen und medikamentösen Versorgung zu rechnen. Adäquate Ausstattung der **Reiseapotheke** (Zollbestimmungen beachten, Begleitattest ratsam, Muster im Serviceteil), **Auslandskrankenversicherung** mit Abdeckung des Rettungsrückflug-Risikos für Notfälle dringend empfohlen.

Burma s. Myanmar

Burundi

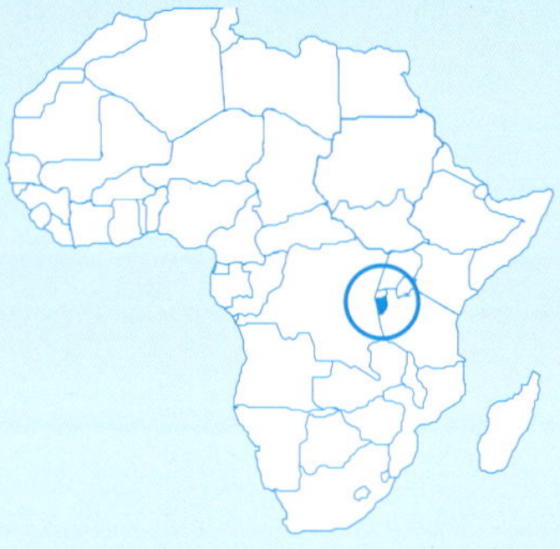

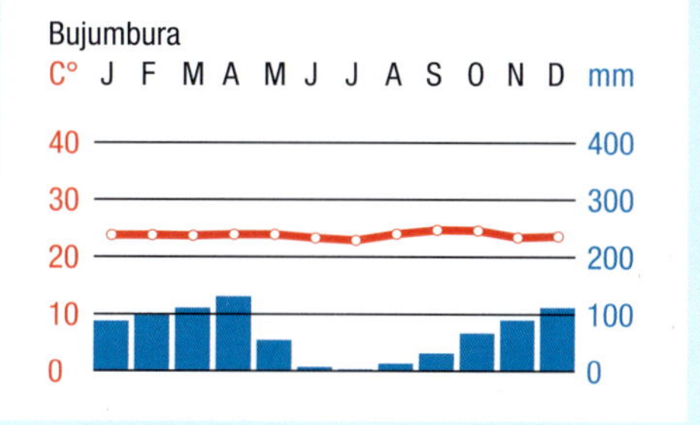

Klima

Äquatoriales Tropenklima, aufgrund der Höhenlage vergleichsweise mild; zwei Regenzeiten: März/April und September bis Dezember; Temperaturen ganzjährig fast gleichbleibend; je nach Höhenlage 16 bis (Bujumbura) 24 °C.

Zeitdifferenz (zu Mitteleuropäischer Zeit):

MEZ + 1 Std. (MESZ ± 0 Std.)

Hilfe in Notfällen

Deutsche Botschaft
22, avenue du 18 Septembre
Bujumbura
Tel. (00 257) 22 25 77-77, -78

Derzeit keine Österreichische Vertretung im Land (Österreichische Staatsbürger können im Notfall die Hilfe der diplomatischen Vertretung Deutschlands oder eines anderen EU-Mitgliedsstaates in Anspruch nehmen)

Zuständige Österreichische Botschaft:
Kenia (Nairobi)

Impfvorschriften

Gelbfieber (ausgenommen Kinder unter 9 Monaten)

- Gemäß den geänderten International Health Regulations der WHO (am 11. Juli 2016 in Kraft getreten) ist die **Gelbfieber-Impfbescheinigung** nach einmaliger Impfung **lebenslang gültig**.
- Ärztliche **Bescheinigungen zur Befreiung von der Gelbfieber-Impfung** („exemption certificate", „waiver") werden bei der Einreise **nicht anerkannt**.

Impfempfehlungen

Allgemein zu empfehlender Impfschutz überprüfen, ergänzen bzw. auffrischen

alle: Tetanus, Diphtherie, Polio, Pertussis, MMR, Influenza (saisonal)
Kinder/Jugendliche: Hib, Hepatitis B, Rotaviren, Varizellen, Meningokokken ACWY, Meningokokken B, HPV
ab 60. Lj./chron. Kranke: Pneumokokken, COVID-19, RSV; *ab 50. Lj.:* Herpes zoster

► **siehe auch vordere und hintere Umschlagklappe**

Weitere Impfungen	alle Reisenden	bei Risiko
Hepatitis A	●	
Hepatitis B		● 2, 5, 6, 8
Polio	●	
Tollwut		● 2, 4, 6, 8
Typhus		● 1, 2, 5, 6, 7
Cholera		● 1, 5, 6, 7, 9
Meningokokken ACWY	●	
Dengue	●	
Chikungunya		● 1, 10
Gelbfieber	● (v)	
Mpox		● 1, 2, 5

● Impfung empfohlen
1 aktuelle Ausbrüche
2 einfache Reisebedingungen
3 Exposition im Endemiegebiet
4 Tierkontakte
5 enge soziale Kontakte, v. a. „Charity travel"
6 Einsätze (Katastrophen)
7 Hygienemängel
8 unzureichende medizin. Versorgung
9 Schutz gegen Reisediarrhoe (ETEC) nur inaktivierter Impfstoff, Off-Label-Use
10 Langzeitaufenthalte, wiederholte Reisen
(v) evtl. Impfpflicht beachten (s. Impfvorschriften)

- Verfügbarkeit Tollwutimpfstoffe

Moderne **Tollwutimpfstoffe** und **Immunglobulin** sind im Land **nicht verfügbar**. Eine komplette Grundimmunisierung sollte bei vorhersehbarem Risiko vor der Einreise durchgeführt werden.

Burundi (Forts.)

Malaria			
• Saison	ganzjährig		
• Parasit	P. falciparum nahezu 100 %, Resistenzen Chloroquin, Sulfa/Pyrimethamin-Kombinationen		
• Epidemiologie / Vorbeugung	**Expositionsprophylaxe!**		
	Medikation (NST = Notfallselbsttherapie)	**regelm.**	**NST**
	hohes Risiko in Tieflagen	AP, D*, M	Ø
	geringes Risiko in Höhenlagen (v. a. im Westen)	Ø	AP, DP, AL
	AL = Artemether/Lumefantrin (Riamet®), AP = Atovaquon/Proguanil (Malarone® u. a.), D = Doxycyclin, DP = Dihydroartemisinin/Piperaquin (Eurartesim®), M = Mefloquin (Lariam®), Ø = keine In der Tabelle durch Komma getrennte Präparate sind als Alternativen zu verstehen. * Doxycyclin ist in Deutschland und in Österreich zur Malariaprophylaxe nicht zugelassen (s. Seite 490).		
Besondere Infektionsrisiken	(**Fettdruck** = für die **Beratung aller Reisenden** relevant)		
• oral	**Darminfektionen** **Hepatitis A**, E **Polio** Typhus Cholera Echinokokkose (E. granulosus)		
• arthropod	Onchozerkose Gelbfieber **Dengue** Chikungunya Zika Rift Valley-Fieber West-Nil-Fieber Zeckenbissfieber Rückfallfieber, Zecken- landesweit Rückfallfieber, Läuse- kühlere Höhenlagen mit schlechter sozioökonomischer Struktur Fleckfieber, Läuse- s. Rückfallfieber, Läuse- Schlafkrankheit Übertragung sporadisch möglich		
• aerogen	**Meningokokken-Meningitis** Tuberkulose COVID-19 Influenza RSV		
• diverse	**Schistosomiasis** **Hepatitis B, C** Venerische Infektionen HIV-Prävalenzen b. Erwachsenen 5–15 % Tollwut Mpox		
Sonstige Beratungsinhalte	(siehe **Checklisten etc. im Serviceteil**)		
• allgemein	Flugreise (Langstrecke) Klima, Hygiene Reiseapotheke Auslandskrankenversicherung		
• bei Bedarf	Aufenthalt in großen Höhen		
Bemerkungen	**Medizinische Versorgung**: Landesweit ist mit erheblichen Engpässen bei der ärztlichen und medikamentösen Versorgung zu rechnen. Adäquate Ausstattung der **Reiseapotheke** (Zollbestimmungen beachten, Begleitattest ratsam, Muster im Serviceteil), **Auslandskrankenversicherung** mit Abdeckung des Rettungsrückflug-Risikos für Notfälle dringend empfohlen.		

Cape Verde s. Kap Verde

Caymaninseln s. Kaimaninseln

Chad s. Tschad

Chile

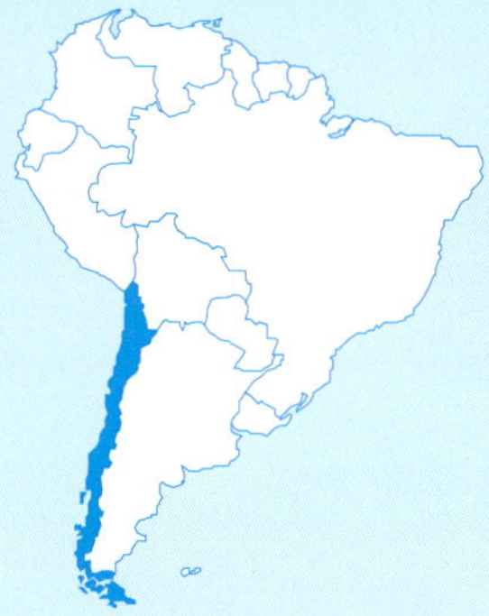

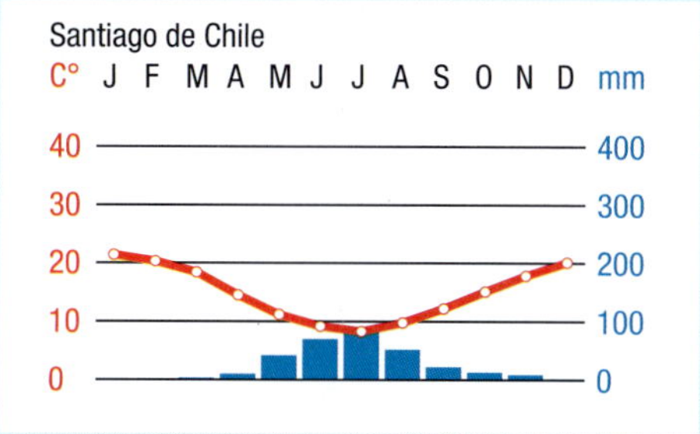

Detaillierte Informationen zur **medizinischen Infrastruktur** des Landes im aktuellen **CRM Handbuch Reisen mit Risiko**

Klima

Im Norden Wüsten- und Steppenklima; in Zentralchile mildes mediterranes Winterregenklima; im Süden feuchtgemäßigtes Seeklima; durchschnittliche Juni-Temperatur in Santiago 9 °C, durchschnittliche Januar-Temperatur 21 °C.

Zeitdifferenz (zu Mitteleuropäischer Zeit):

November bis März:
MEZ −4 Std.

April bis Mitte Mai u. Mitte August bis Oktober:
MEZ −5 Std.

Mitte Mai bis Mitte August:
MEZ −6 Std.

Hilfe in Notfällen

Deutsche Botschaft
Las Hualtatas 5677, Vitacura
Santiago de Chile
Tel. (0056 2) 24 63 25 00

Österreichische Botschaft
Barros Errazuriz 1968, 3 piso
Santiago de Chile
Tel. (0056 2) 22 23 47 74

Impfvorschriften: **keine**

Impfempfehlungen

Allgemein zu empfehlender Impfschutz überprüfen, ergänzen bzw. auffrischen

alle: Tetanus, Diphtherie, Polio, Pertussis, MMR, Influenza (saisonal)
Kinder/Jugendliche: Hib, Hepatitis B, Rotaviren, Varizellen, Meningokokken ACWY, Meningokokken B, HPV
ab 60. Lj./chron. Kranke: Pneumokokken, COVID-19, RSV; *ab 50. Lj.:* Herpes zoster

► **siehe auch vordere und hintere Umschlagklappe**

Weitere Impfungen	alle Reisenden	bei Risiko
Hepatitis A	●	
Hepatitis B		● 2, 5, 6, 8
Tollwut		● 2, 4, 6, 8
Typhus		● 1, 2, 5, 6, 7
Cholera		● 9
Meningokokken ACWY		● 1, 5
Dengue		● ▼
Chikungunya		● 1

● Impfung empfohlen
1 aktuelle Ausbrüche
2 einfache Reisebedingungen
3 Exposition im Endemiegebiet
4 Tierkontakte
5 enge soziale Kontakte, v. a. „Charity travel"
6 Einsätze (Katastrophen)
7 Hygienemängel
8 unzureichende medizin. Versorgung
9 Schutz gegen Reisediarrhoe (ETEC) nur inaktivierter Impfstoff, Off-Label-Use
▼ für Osterinsel

- Verfügbarkeit Tollwutimpfstoffe: Moderne **Tollwutimpfstoffe** und **Immunglobulin** sind im Land **verfügbar**.

Malaria: **keine**

Besondere Infektionsrisiken (**Fettdruck** = für die **Beratung aller Reisenden** relevant)

- oral
  Darminfektionen
  Hepatitis A, E
  Typhus
  Echinokokkose (E. granulosus)
  Trichinellose vorw. im S
- arthropod
  Dengue nur auf der Osterinsel (Pazifik)
  Chikungunya
  Rickettsiose (Milben-Fleckfieber)
- aerogen
  COVID-19
  Influenza
  RSV
- diverse
  Hepatitis B
  Venerische Infektionen
  Tollwut

Sonstige Beratungsinhalte (siehe **Checklisten etc. im Serviceteil**)

- allgemein
  Flugreise (Langstrecke)
  Hygiene
  Reiseapotheke
  Auslandskrankenversicherung
- bei Bedarf
  Aufenthalt in großen Höhen
  Gesundheitszeugnis (Arbeits-/Langzeitaufenthalt)

China

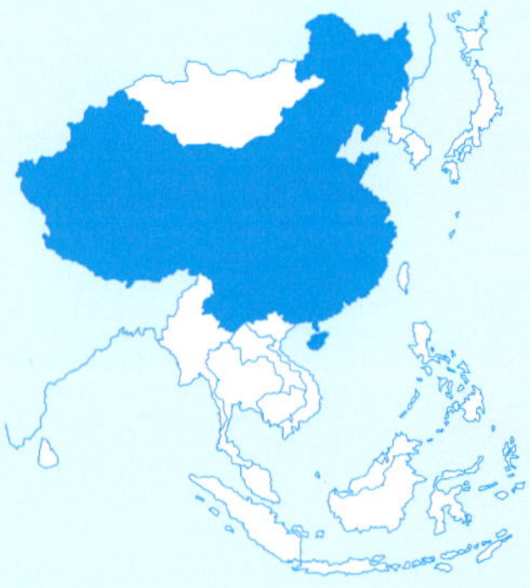

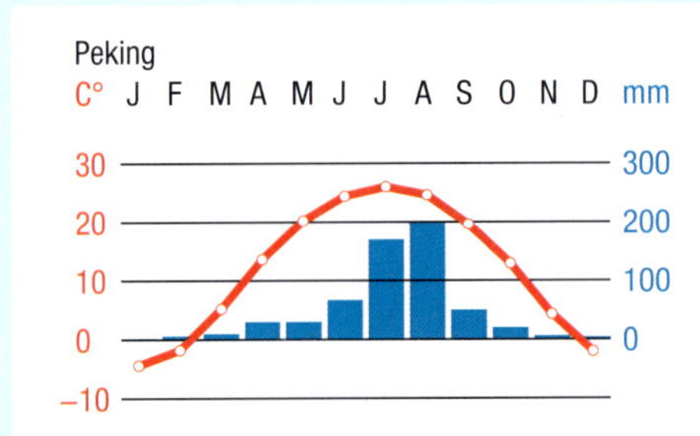

Klima

Im Süden subtropisch bis tropisches Monsunklima (Sommermonsun) mit hohen Temperaturen; im Osten warm gemäßigt mit nach Norden hin zunehmend kalten Wintern; im Landesinnern Steppen- und Wüstenklima mit extremen Temperaturgegensätzen; in Tibet trockenkaltes Gebirgsklima; durchschnittliche Juli-Temperatur in Peking 26 °C, durchschnittliche Januar-Temperatur −4,7 °C.

Zeitdifferenz (zu Mitteleuropäischer Zeit):

MEZ +7 Std. (MESZ +6 Std.)

Hilfe in Notfällen

Deutsche Botschaft
17, Dong Zhi Men Wai Da Jie
Chaoyang District
Peking
Tel. (0086 10) 65 32 90 00

Regionalarzt an der Deutschen Botschaft
San Li Tun, 3 Dong Si Jie
Peking
Tel. (0086 10) 65 32 35 15
Handy (0086 139) 10 69 27 74

Österreichische Botschaft
Jian Guo Men Wai, Xiu Shui Nan Jie 5
Peking
Tel. (0086 10) 85 31 17 00

Detaillierte Informationen zur **medizinischen Infrastruktur** des Landes im aktuellen **CRM Handbuch Reisen mit Risiko**

Impfvorschriften

- direkt: **keine**
- aus Infektionsgebieten: **Gelbfieber** (ausgenommen Kinder unter 9 Monaten)
  - Die Impfvorschrift gilt auch bei Einreise aus einem Land mit Gelbfieber-Risiko, das nur im **Transit** besucht wurde, wenn die **Aufenthaltszeit auf dem Flughafen mehr als 12 Stunden** betrug. Abweichend von der offiziellen Bestimmung kann der Impfnachweis auch bei kürzerem Transit-Aufenthalt verlangt werden.
  - Gemäß den geänderten International Health Regulations der WHO (am 11. Juli 2016 in Kraft getreten) ist die **Gelbfieber-Impfbescheinigung** nach einmaliger Impfung **lebenslang gültig.** Es ist möglich, dass abweichend von der offiziellen Regelung bei Einreise ein Impfnachweis verlangt wird, der nicht älter als 10 Jahre ist.
  - Ärztliche **Bescheinigungen zur Befreiung von der Gelbfieber-Impfung** („exemption certificate", „waiver") werden bei der Einreise anerkannt.

Impfempfehlungen

Allgemein zu empfehlender Impfschutz überprüfen, ergänzen bzw. auffrischen

alle: Tetanus, Diphtherie, Polio, Pertussis, MMR, Influenza (saisonal)
Kinder/Jugendliche: Hib, Hepatitis B, Rotaviren, Varizellen, Meningokokken ACWY, Meningokokken B, HPV
ab 60. Lj./chron. Kranke: Pneumokokken, COVID-19, RSV; *ab 50. Lj.:* Herpes zoster

► **siehe auch vordere und hintere Umschlagklappe**

Weitere Impfungen	alle Reisenden	bei Risiko
Hepatitis A	●	
Hepatitis B		● 2, 5, 6, 8
Polio	●	
Tollwut		● 2, 4, 6, 8
Typhus		● 1, 2, 5, 6, 7
Cholera		● 1, 5, 6, 7, 9
Jap. Enzephalitis		● 2, 3
Meningokokken ACWY		● 1, 5
FSME		● s. Bemerkungen
Dengue		● 3
Chikungunya		● 1, 10
Gelbfieber	(v)	

● Impfung empfohlen
1 aktuelle Ausbrüche
2 einfache Reisebedingungen
3 Exposition im Endemiegebiet
4 Tierkontakte
5 enge soziale Kontakte, v. a. „Charity travel"
6 Einsätze (Katastrophen)
7 Hygienemängel
8 unzureichende medizin. Versorgung
9 Schutz gegen Reisediarrhoe (ETEC) nur inaktivierter Impfstoff, Off-Label-Use
10 Langzeitaufenthalte, wiederholte Reisen
(v) evtl. Impfpflicht beachten (s. Impfvorschriften)

- Verfügbarkeit Tollwutimpfstoffe: Moderne **Tollwutimpfstoffe** sind im Land **nur eingeschränkt** verfügbar. In den letzten Jahren sind zunehmend gefälschte Tollwut-Impfstoffe aufgetaucht. **Immunglobulin** ist landesweit **nicht verfügbar**. Eine komplette Grundimmunisierung sollte bei vorhersehbarem Risiko vor der Einreise durchgeführt werden.

Malaria

China wurde Juni 2021 von der WHO offiziell als malariafrei erklärt.

Besondere Infektionsrisiken	(**Fettdruck** = für die **Beratung aller Reisenden** relevant)
• oral	**Darminfektionen** **Hepatitis A** **Polio** Hepatitis E vorw. im W Typhus Cholera sporadisch in den Küstenregionen, einschl. Großstädte Brucellose Clonorchiasis vorw. im S Paragonimiasis Echinokokkose (E. granulosus + E. multilocularis)
• arthropod	Leishmaniase, viszerale vorw. nordwestliche und zentral-östliche Landesteile Leishmaniase, kutane sporadisch im NW (Xinjiang) Dengue südliche Küstenregionen und Yunnan Chikungunya im Süden des Landes Filariose, lymphatische sporadisch im S Japanische Enzephalitis ganzjährig ländliche Gebiete im S und SO, saisonal (April – Oktober) im O und NO; frei sind Xizang (Tibet), Xinjiang und Quinghai FSME (fernöstlicher Subtyp) Bekannte Endemiegebiete liegen im N mit den höchsten Fallzahlen in der Provinz Heilongyiang entlang des Amur, mit weiteren Herden in der Provinz Jilin, der Inneren Mongolei und der Xinjiang-Uygur Autonomen Region im NW. Hauptübertragungszeit Mai–Juni. Berichte aus Tibet (W) und Yunnan (SW) sind bisher nicht gesichert. Die Datenlage ist nicht flächendeckend. Borreliose Krim-Kongo hämorrhagisches Fieber im äußersten W / NW Tsutsugamushi-Fieber Buschland im S Fleckfieber, Läuse- im N des Landes Pest Xinjiang, Heilongjiang, Jilin, Quinghai (O), Gansu (S), Hunan, Jiangxi, Innere Mongolei
• aerogen	Tuberkulose COVID-19 Influenza RSV
• diverse	Schistosomiasis (vorw. S. japonicum) zentrale und östliche Landesteile, vor allem entlang des Yangtze (Prov. Hubei, Hunan, Jiangxi, Anhui und Jiangsu), Zhejiang, Fujian, regional im mittleren SW (Prov. Yunnan und Sichuan) **Hepatitis B**, C Leptospirose periodische Ausbrüche landesweit, höchste Inzidenz in Yunnan Venerische Infektionen **Tollwut** Melioidose endemisch in Guangdong, Südhälfte von Guangxi und Fujian, Hainan Milzbrand Vogelgrippe
Sonstige Beratungsinhalte	(siehe **Checklisten etc. im Serviceteil**)
• allgemein	Flugreise (Langstrecke) Klima, Hygiene Reiseapotheke Auslandskrankenversicherung
• bei Bedarf	Aufenthalt in großen Höhen Tauchen Gesundheitszeugnis (Arbeits-/Langzeitaufenthalt)
Bemerkungen	Die **medizinische Versorgung** ist – abgesehen von einigen guten Privatkliniken in Großstädten – mit der in Europa nicht zu vergleichen. Hinzu kommen gravierende Sprachprobleme, da auf dem Land und auch in größeren Städten oft keine englisch- oder französischsprachigen Ärzte anzutreffen sind. Im ganzen Land kursieren zahlreiche gefälschte Medikamente. **Luftqualität:** In den Großstädten des Nordens und Ostens erreicht die Luftverschmutzung v. a. im Herbst und Winter alarmierende Ausmaße. Prävention ist kaum möglich. Vor allem Vorerkrankte (z. B. Asthma, COPD) sollten Notfallmedikation gegen Komplikationen mitführen. **FSME:** Eine **Impfung** ist nach derzeitigem Stand bei entsprechender Exposition für die Infektionsgebiete im Norden des Landes indiziert. Die bei uns zugelassenen Impfstoffe sind auch gegen den fernöstlichen Subtyp wirksam. **Einreisebestimmungen:** 2010 hat die chinesische Regierung das seit 20 Jahren bestehende Einreiseverbot für Reisende mit HIV-Infektion, sexuell übertragbaren Krankheiten, Lepra, nicht infektiöser Tuberkulose und leichteren Geisteskrankheiten aufgehoben. Die Handhabung vor Ort variiert v. a. bei längeren beruflichen Aufenthalten. Empfehlung: zunächst Beibehaltung der bisherigen Praxis bzw. Anfrage bei der chinesischen Botschaft. Bisherige Einreise-/Aufenthaltsbestimmungen: **Gesundheitserklärung:** Ausländer müssen bei Einreise eine Gesundheitserklärung ausfüllen, in der speziell nach HIV-Infektion gefragt ist. Bei Infektion kann die Einreise verweigert werden bzw. Ausweisung erfolgen. **HIV-Test:** Bei Aufenthaltsdauer > 1 Jahr muss bei der Einreise u. U. ein negativer HIV-Test nachgewiesen werden. Bei Arbeitsaufenthalten wird außerdem ein Gesundheitszeugnis (Befund Rö-Thorax, EKG, Labor mit HIV- und Lues-Test) in englischer oder chinesischer Sprache verlangt.

China – Nordosten (Peking, Tinajin, Hebei, Shandong, Liaoning, Jilin, Heilongjiang, Innere Mongolei)

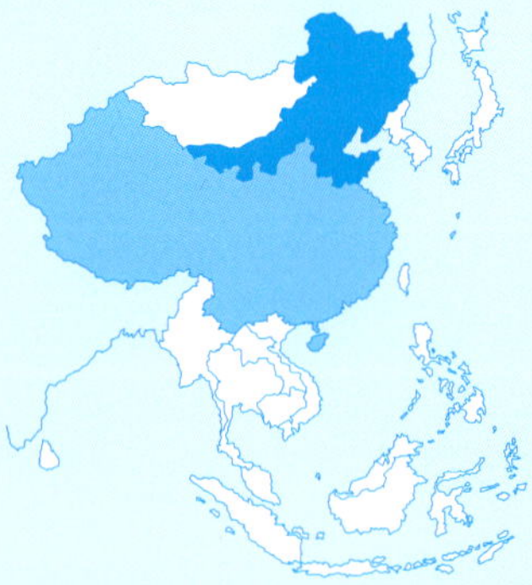

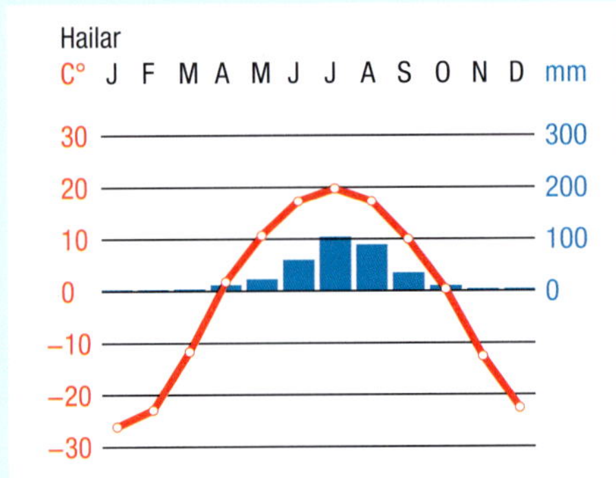

Während Peking und die direkte Umgebung sehr stark besucht werden, ist der Rest der Region wenig von Reisenden frequentiert.

Hilfe in Notfällen

Deutsche Botschaft
17, Dong Zhi Men Wai Da Jie
Chaoyang District
Peking
Tel. (0086 10) 65 32 90 00

Regionalarzt an der Deutschen Botschaft
San Li Tun, 3 Dong Si Jie
Peking
Tel. (0086 10) 65 32 35 15
Handy (0086 139) 10 69 27 74

Österreichische Botschaft
Jian Guo Men Wai, Xiu Shui Nan Jie 5
Peking
Tel. (0086 10) 85 31 17 00

Klima

An der Küste im Sommer warm gemäßigt mit nach Norden hin zunehmend kalten Wintern; im Landesinnern Steppen- und Wüstenklima mit extremen Temperaturgegensätzen; häufig sehr staubige Luft, in den großen Städten massive Luftverschmutzung.

Zeitdifferenz

(zu Mitteleuropäischer Zeit):

MEZ +7 Std. (MESZ +6 Std.)

China kennt offiziell nur eine Zeitzone; regional wird jedoch häufig noch eine eigene Zeit neben der „Peking-Zeit" benutzt.

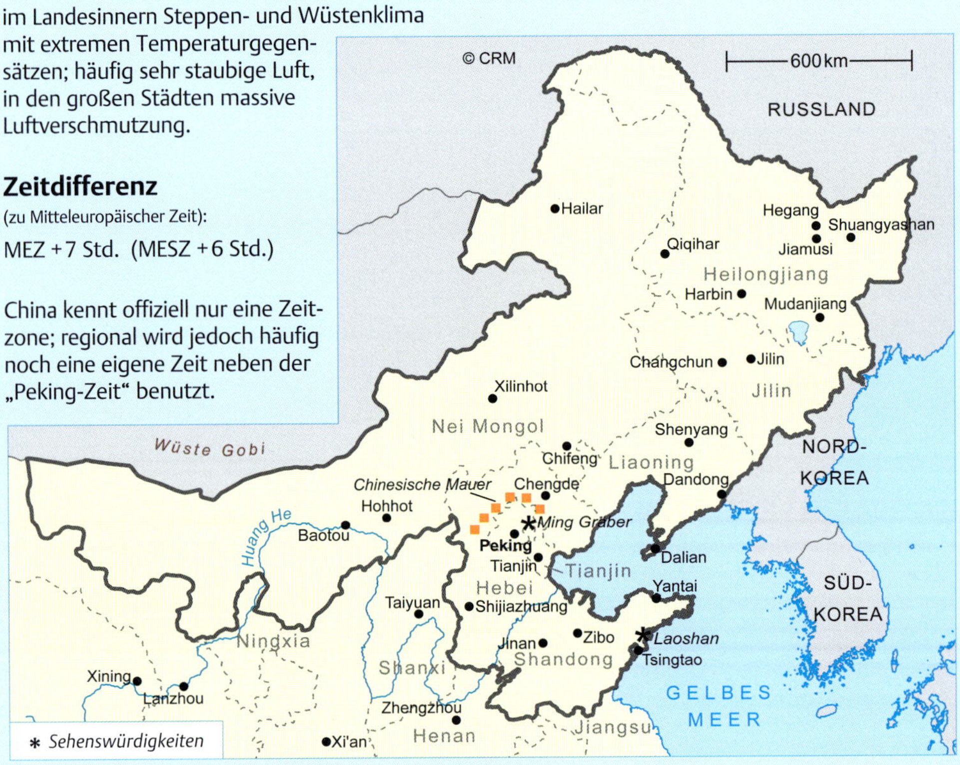

Impfvorschriften

- direkt: **keine**
- aus Infektionsgebieten: **Gelbfieber** (ausgenommen Kinder unter 9 Monaten)
  - Die Impfvorschrift gilt auch bei Einreise aus einem Land mit Gelbfieber-Risiko, das nur im **Transit** besucht wurde, wenn die **Aufenthaltszeit auf dem Flughafen mehr als 12 Stunden** betrug. Abweichend von der offiziellen Bestimmung kann der Impfnachweis auch bei kürzerem Transit-Aufenthalt verlangt werden.
  - Gemäß den geänderten International Health Regulations der WHO (am 11. Juli 2016 in Kraft getreten) ist die **Gelbfieber-Impfbescheinigung** nach einmaliger Impfung **lebenslang gültig.** Es ist möglich, dass abweichend von der offiziellen Regelung bei Einreise ein Impfnachweis verlangt wird, der nicht älter als 10 Jahre ist.
  - Ärztliche **Bescheinigungen zur Befreiung von der Gelbfieber-Impfung** („exemption certificate", „waiver") werden bei der Einreise anerkannt.

China – Nordosten (Forts.)

Impfempfehlungen

Allgemein zu empfehlender Impfschutz überprüfen, ergänzen bzw. auffrischen

alle: Tetanus, Diphtherie, Polio, Pertussis, MMR, Influenza (saisonal)
Kinder/Jugendliche: Hib, Hepatitis B, Rotaviren, Varizellen, Meningokokken ACWY, Meningokokken B, HPV
ab 60. Lj./chron. Kranke: Pneumokokken, COVID-19, RSV; *ab 50. Lj.:* Herpes zoster

► **siehe auch vordere und hintere Umschlagklappe**

Weitere Impfungen	alle Reisenden	bei Risiko
Hepatitis A	●	
Hepatitis B		● 2, 5, 6, 8
Polio	●	
Tollwut		● 2, 4, 6, 8
Typhus		● 1, 2, 5, 6, 7
Cholera		● 1, 5, 6, 7, 9
Jap. Enzephalitis		● 2, 3
Meningokokken ACWY		● 1, 5
FSME		● s. Bemerkungen
Gelbfieber	(v)	

● Impfung empfohlen
1 aktuelle Ausbrüche
2 einfache Reisebedingungen
3 Exposition im Endemiegebiet
4 Tierkontakte
5 enge soziale Kontakte, v. a. „Charity travel“
6 Einsätze (Katastrophen)
7 Hygienemängel
8 unzureichende medizin. Versorgung
9 Schutz gegen Reisediarrhoe (ETEC)
nur inaktivierter Impfstoff, Off-Label-Use
(v) evtl. Impfpflicht beachten (s. Impfvorschriften)

- Verfügbarkeit Tollwutimpfstoffe

Moderne **Tollwutimpfstoffe** sind im Land **nur eingeschränkt** verfügbar. In den letzten Jahren sind zunehmend gefälschte Tollwut-Impfstoffe aufgetaucht. **Immunglobulin** ist landesweit **nicht verfügbar**. Eine komplette Grundimmunisierung sollte bei vorhersehbarem Risiko vor der Einreise durchgeführt werden.

Malaria

keine

Besondere Infektionsrisiken

(**Fettdruck** = für die **Beratung aller Reisenden** relevant)

- oral

Darminfektionen
Hepatitis A
Polio
Typhus
Cholera sporadisch in den Küstenregionen, einschl. Großstädte
Brucellose
Paragonimiasis
Echinokokkose (E. granulosus + E. multilocularis)

- arthropod

Japanische Enzephalitis saisonal (April – Oktober), ländliche Gebiete
FSME (fernöstlicher Subtyp) Bekannte Endemiegebiete liegen im N mit den höchsten Fallzahlen in der Provinz Heilongjiang entlang des Amur, mit weiteren Herden in der Provinz Jilin und der Inneren Mongolei. Hauptübertragungszeit Mai–Juni.
Borreliose
Fleckfieber, Läuse-
Pest Heilongjiang, Jilin, Innere Mongolei

- aerogen

Tuberkulose
COVID-19
Influenza
RSV

- diverse

Hepatitis B, C
Leptospirose periodische Ausbrüche
Venerische Infektionen
Tollwut
Milzbrand
Vogelgrippe

Sonstige Beratungsinhalte

(siehe **Checklisten etc. im Serviceteil**)

- allgemein

Flugreise (Langstrecke)
Klima, Hygiene
Reiseapotheke
Auslandskrankenversicherung

- bei Bedarf

Tauchen
Gesundheitszeugnis (Arbeits-/Langzeitaufenthalt)

Bemerkungen

Die **medizinische Versorgung** ist – abgesehen von einigen guten Privatkliniken in Großstädten – mit der in Europa nicht zu vergleichen. Hinzu kommen gravierende Sprachprobleme, da auf dem Land und auch in größeren Städten oft keine englisch- oder französischsprachigen Ärzte anzutreffen sind. Im ganzen Land kursieren zahlreiche gefälschte Medikamente.

Luftqualität: In den Großstädten erreicht die Luftverschmutzung v. a. im Herbst und Winter alarmierende Ausmaße. Prävention ist kaum möglich. Vor allem Vorerkrankte (z. B. Asthma, COPD) sollten Notfallmedikation gegen Komplikationen mitführen.

Einreisebestimmungen: 2010 hat die chinesische Regierung das seit 20 Jahren bestehende Einreiseverbot für Reisende mit HIV-Infektion, sexuell übertragbaren Krankheiten, Lepra, nicht infektiöser Tuberkulose und leichteren Geisteskrankheiten aufgehoben. Die Handhabung vor Ort variiert. Empfehlung: zunächst Beibehaltung der bisherigen Praxis bzw. Anfrage bei der chinesischen Botschaft.
Bisherige Einreise-/Aufenthaltsbestimmungen:
Gesundheitserklärung: Ausländer müssen bei Einreise eine Gesundheitserklärung ausfüllen, in der speziell nach HIV-Infektion gefragt ist. Bei Infektion kann die Einreise verweigert werden bzw. Ausweisung erfolgen.
HIV-Test: Bei Aufenthaltsdauer > 1 Jahr muss bei der Einreise u. U. ein negativer HIV-Test nachgewiesen werden. Bei Arbeitsaufenthalten wird außerdem ein Gesundheitszeugnis (Befund Rö-Thorax, EKG, Labor mit HIV- und Lues-Test) in englischer oder chinesischer Sprache verlangt.

China – Zentrum (Ningxia, Shaanxi, Shanxi, Henan, Anhui, Jiangsu, Hubei, Hunan, Jiangxi, Fujian, Zhejiang)

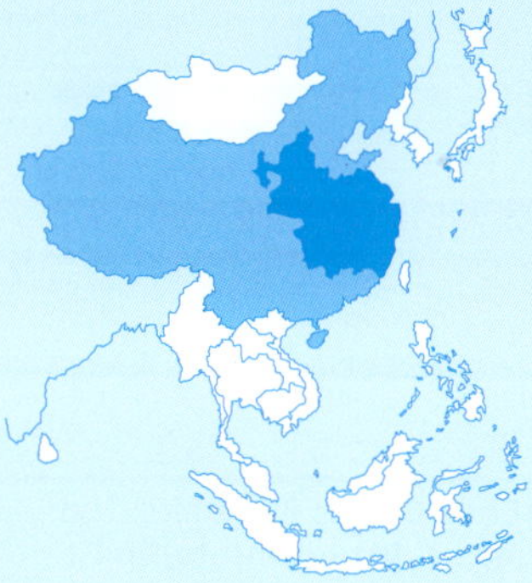

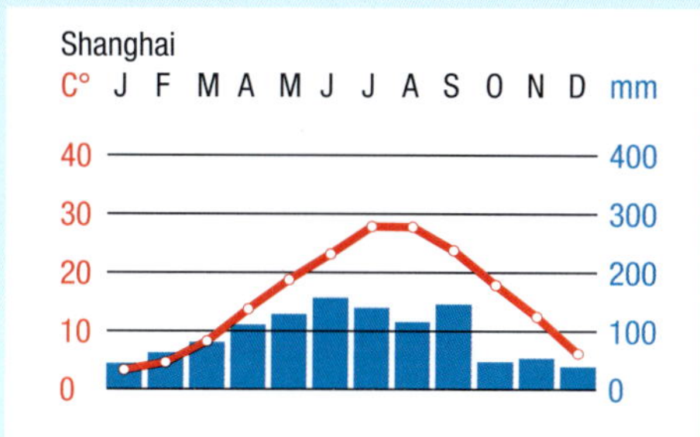

Die „große Pfanne" Chinas, durchtrennt vom Gelben Fluss und vom Yangtze. Zahlreiche wichtige Destinationen wie Shanghai, Xian, die 3 Schluchten oder Nanjing. Um den Yangtze herum findet sich eine sehr fruchtbare Region, weiter im Norden trockene Lößböden mit extremer Erosion.

Klima

Im Süden subtropisch bis tropisches Monsunklima (Sommermonsun) mit hohen Temperaturen und hoher Luftfeuchtigkeit; im Winter v. a. im Norden der Region Frost; häufig sehr staubige Luft, in den großen Städten massive Luftverschmutzung.

Hilfe in Notfällen

Deutsches Generalkonsulat
Yongfu Road
Shanghai
Tel. (0086 21) 34 01 01 06

Deutsche Botschaft
17, Dong Zhi Men Wai Da Jie
Chaoyang District
Peking
Tel. (0086 10) 65 32 90 00

Regionalarzt an der
Deutschen Botschaft
San Li Tun, 3 Dong Si Jie
Peking
Tel. (0086 10) 65 32 35 15
Handy (0086 139) 10 69 27 74

Österreichisches Generalkonsulat
Qi Hua Tower, 3rd floor No. 3A
1375 Huai Hai Road
Shanghai
Tel. (0086 21) 64 74 02 68, 64 74 02 78

Österreichische Botschaft
Jian Guo Men Wai, Xiu Shui Nan Jie 5
Peking
Tel. (0086 10) 85 31 17 00

Zeitdifferenz (zu Mitteleuropäischer Zeit):

MEZ + 7 Std. (MESZ + 6 Std.)

China kennt offiziell nur eine Zeitzone; regional wird jedoch häufig noch eine eigene Zeit neben der „Peking-Zeit" benutzt.

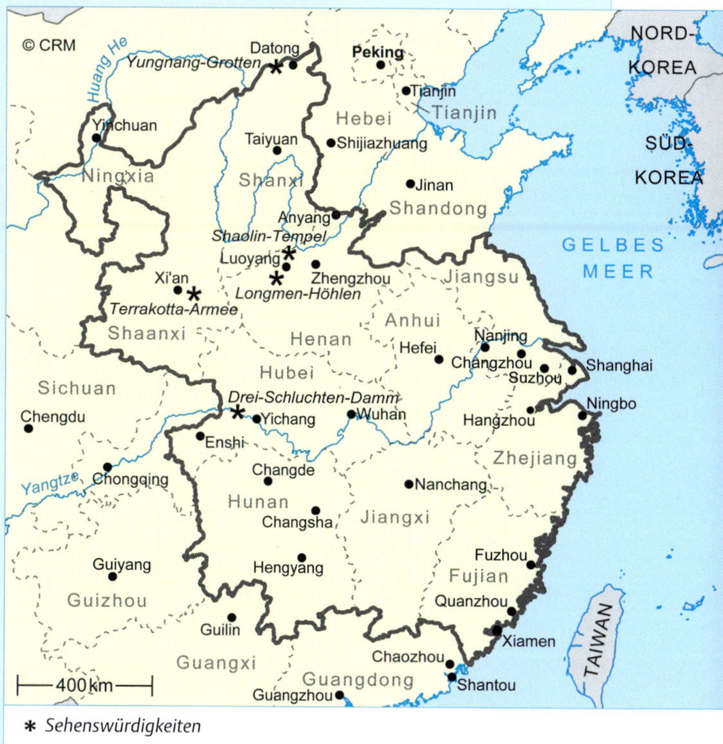

China – Zentrum (Forts.)

Impfvorschriften	
• direkt	**keine**
• aus Infektionsgebieten	**Gelbfieber** (ausgenommen Kinder unter 9 Monaten) • Die Impfvorschrift gilt auch bei Einreise aus einem Land mit Gelbfieber-Risiko, das nur im **Transit** besucht wurde, wenn die **Aufenthaltszeit auf dem Flughafen mehr als 12 Stunden** betrug. Abweichend von der offiziellen Bestimmung kann der Impfnachweis auch bei kürzerem Transit-Aufenthalt verlangt werden. • Gemäß den geänderten International Health Regulations der WHO (am 11. Juli 2016 in Kraft getreten) ist die **Gelbfieber-Impfbescheinigung** nach einmaliger Impfung **lebenslang gültig.** Es ist möglich, dass abweichend von der offiziellen Regelung bei Einreise ein Impfnachweis verlangt wird, der nicht älter als 10 Jahre ist. • Ärztliche **Bescheinigungen zur Befreiung von der Gelbfieber-Impfung** („exemption certificate", „waiver") werden bei der Einreise anerkannt.

Impfempfehlungen

Allgemein zu empfehlender Impfschutz überprüfen, ergänzen bzw. auffrischen

alle: Tetanus, Diphtherie, Polio, Pertussis, MMR, Influenza (saisonal)
Kinder/Jugendliche: Hib, Hepatitis B, Rotaviren, Varizellen, Meningokokken ACWY, Meningokokken B, HPV
ab 60. Lj./chron. Kranke: Pneumokokken, COVID-19, RSV; *ab 50. Lj.:* Herpes zoster

► **siehe auch vordere und hintere Umschlagklappe**

Weitere Impfungen	alle Reisenden	bei Risiko
Hepatitis A	●	
Hepatitis B		● 2,5,6,8
Polio	●	
Tollwut		● 2,4,6,8
Typhus		● 1,2,5,6,7
Cholera		● 1,5,6,7,9
Jap. Enzephalitis		● 2,3
Meningokokken ACWY		● 1,5
Gelbfieber	(v)	

● Impfung empfohlen
1 aktuelle Ausbrüche
2 einfache Reisebedingungen
3 Exposition im Endemiegebiet
4 Tierkontakte
5 enge soziale Kontakte, v. a. „Charity travel"
6 Einsätze (Katastrophen)
7 Hygienemängel
8 unzureichende medizin. Versorgung
9 Schutz gegen Reisediarrhoe (ETEC) nur inaktivierter Impfstoff, Off-Label-Use
(v) evtl. Impfpflicht beachten (s. Impfvorschriften)

• Verfügbarkeit Tollwutimpfstoffe: Moderne **Tollwutimpfstoffe** sind im Land **nur eingeschränkt** verfügbar. In den letzten Jahren sind zunehmend gefälschte Tollwut-Impfstoffe aufgetaucht. **Immunglobulin** ist landesweit **nicht verfügbar**. Eine komplette Grundimmunisierung sollte bei vorhersehbarem Risiko vor der Einreise durchgeführt werden.

Malaria	**keine**
Besondere Infektionsrisiken	(**Fettdruck** = für die **Beratung aller Reisenden** relevant)
• oral	**Darminfektionen** **Hepatitis A** **Polio** Typhus Cholera sporadisch in den Küstenregionen, einschl. Großstädte Brucellose Paragonimiasis Echinokokkose (E. granulosus + E. multilocularis)
• arthropod	Japanische Enzephalitis ganzjährig ländliche Gebiete im S u. SO, saisonal (April – Oktober) im O u. NO Borreliose Pest Jiangxi, Hunan
• aerogen	Tuberkulose COVID-19 Influenza RSV
• diverse	Schistosomiasis (vorw. S. japonicum) zentrale und östliche Landesteile, vor allem entlang des Yangtze (Provinzen Hubei, Hunan, Jiangxi, Anhui, Jiangsu, Zhejiang, Fujian) **Hepatitis B**, C Venerische Infektionen **Tollwut** Melioidose Südhälfte von Fujian Milzbrand Vogelgrippe

Sonstige Beratungsinhalte	(siehe **Checklisten etc. im Serviceteil**)
• allgemein	Flugreise (Langstrecke) Klima, Hygiene Reiseapotheke Auslandskrankenversicherung
• bei Bedarf	Tauchen Gesundheitszeugnis (Arbeits-/Langzeitaufenthalt)
Bemerkungen	Die **medizinische Versorgung** ist – abgesehen von einigen guten Privatkliniken in Großstädten – mit der in Europa nicht zu vergleichen. Hinzu kommen gravierende Sprachprobleme, da auf dem Land und auch in größeren Städten oft keine englisch- oder französischsprachigen Ärzte anzutreffen sind. Im ganzen Land kursieren zahlreiche gefälschte Medikamente. **Luftqualität:** In den Großstädten erreicht die Luftverschmutzung v. a. im Herbst und Winter alarmierende Ausmaße. Prävention ist kaum möglich. Vor allem Vorerkrankte (z. B. Asthma, COPD) sollten Notfallmedikation gegen Komplikationen mitführen. **Einreisebestimmungen:** 2010 hat die chinesische Regierung das seit 20 Jahren bestehende Einreiseverbot für Reisende mit HIV-Infektion, sexuell übertragbaren Krankheiten, Lepra, nicht infektiöser Tuberkulose und leichteren Geisteskrankheiten aufgehoben. Die Handhabung vor Ort variiert. Empfehlung: zunächst Beibehaltung der bisherigen Praxis bzw. Anfrage bei der chinesischen Botschaft. Bisherige Einreise-/Aufenthaltsbestimmungen: **Gesundheitserklärung:** Ausländer müssen bei Einreise eine Gesundheitserklärung ausfüllen, in der speziell nach HIV-Infektion gefragt ist. Bei Infektion kann die Einreise verweigert werden bzw. Ausweisung erfolgen. **HIV-Test:** Bei Aufenthaltsdauer > 1 Jahr muss bei der Einreise u. U. ein negativer HIV-Test nachgewiesen werden. Bei Arbeitsaufenthalten wird außerdem ein Gesundheitszeugnis (Befund Rö-Thorax, EKG, Labor mit HIV- und Lues-Test) in englischer oder chinesischer Sprache verlangt.

China – Südosten (Guangxi, Guangdong, Hainan, Hongkong, Macao)

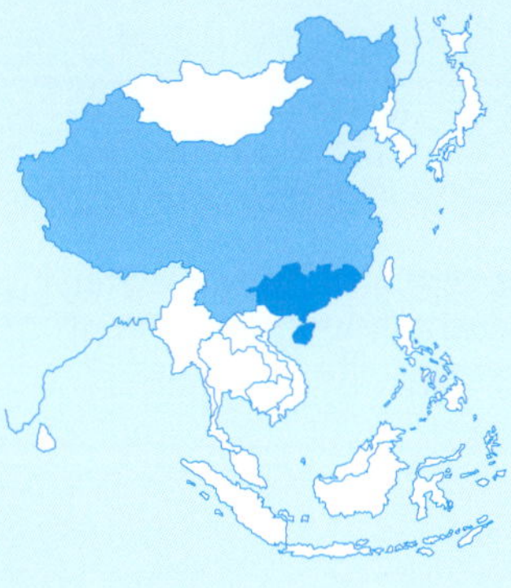

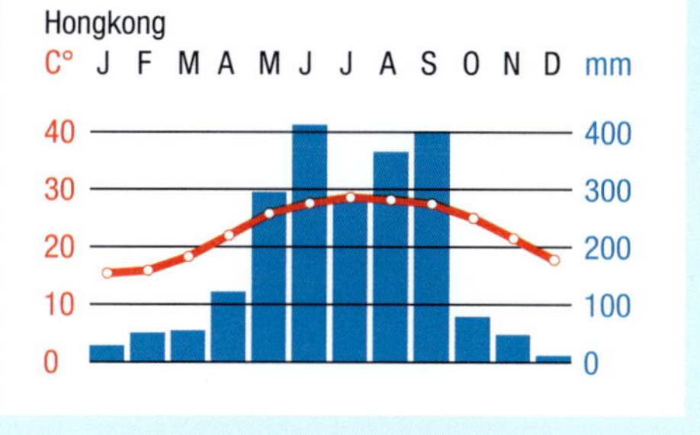

Sehr beliebte Region mit klassischen Destinationen wie Hongkong und Guangzhou (Kanton), der Felslandschaft von Guilin und der tropischen Badeinsel Hainan.

Klima

Subtropisch bis tropisches Monsunklima (Sommermonsun) mit hohen Temperaturen; häufig sehr staubige Luft, in den großen Städten massive Luftverschmutzung.

Zeitdifferenz (zu Mitteleuropäischer Zeit):

MEZ + 7 Std. (MESZ + 6 Std.)

China kennt offiziell nur eine Zeitzone; regional wird jedoch häufig noch eine eigene Zeit neben der „Peking-Zeit" benutzt.

Hilfe in Notfällen

Deutsches Generalkonsulat
Hongkong United Centre, 21st floor
95 Queensway-Central
Hongkong
Tel. (00 852) 21 05 87 77

Deutsches Generalkonsulat
Kanton 14th floor, Teem Tower
208 Tianhe Road, Tianhe District
Guangzhou
Tel. (0086 20) 83 13 00 00

Deutsche Botschaft
17, Dong Zhi Men Wai Da Jie
Chaoyang District
Peking
Tel. (0086 10) 65 32 90 00

Regionalarzt an der Deutschen Botschaft
San Li Tun, 3 Dong Si Jie
Peking
Tel. (0086 10) 65 32 35 15
Handy (0086 139) 10 69 27 74

Österreichische Botschaft
Jian Guo Men Wai, Xiu Shui Nan Jie 5
Peking
Tel. (0086 10) 85 31 17 00

Österreichisches Generalkonsulat
2201 Chinachem Tower
34–37 Connaught Road
Central Hongkong
Tel. (00852) 25 22 80 86

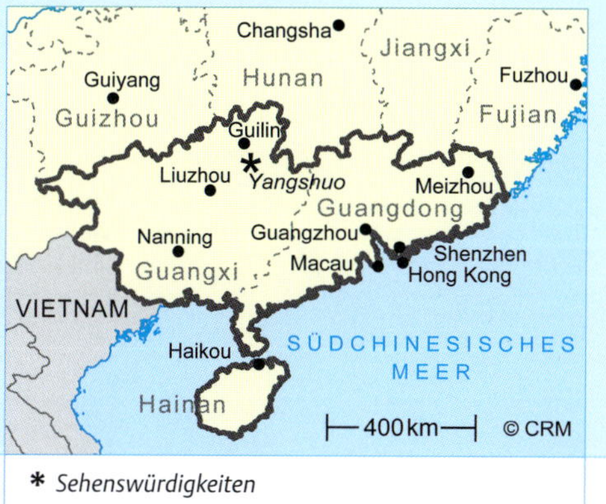

* Sehenswürdigkeiten

Länderinformationen

China – Südosten (Forts.)

Impfvorschriften

- direkt: **keine**
- aus Infektionsgebieten: **Gelbfieber** (ausgenommen Kinder unter 9 Monaten)
  - Die Impfvorschrift gilt auch bei Einreise aus einem Land mit Gelbfieber-Risiko, das nur im **Transit** besucht wurde, wenn die **Aufenthaltszeit auf dem Flughafen mehr als 12 Stunden** betrug. Abweichend von der offiziellen Bestimmung kann der Impfnachweis auch bei kürzerem Transit-Aufenthalt verlangt werden.
  - Gemäß den geänderten International Health Regulations der WHO (am 11. Juli 2016 in Kraft getreten) ist die **Gelbfieber-Impfbescheinigung** nach einmaliger Impfung **lebenslang gültig.** Es ist möglich, dass abweichend von der offiziellen Regelung bei Einreise ein Impfnachweis verlangt wird, der nicht älter als 10 Jahre ist.
  - Ärztliche **Bescheinigungen zur Befreiung von der Gelbfieber-Impfung** („exemption certificate“, „waiver“) werden bei der Einreise anerkannt.

Impfempfehlungen

Allgemein zu empfehlender Impfschutz überprüfen, ergänzen bzw. auffrischen

alle: Tetanus, Diphtherie, Polio, Pertussis, MMR, Influenza (saisonal)
Kinder/Jugendliche: Hib, Hepatitis B, Rotaviren, Varizellen, Meningokokken ACWY, Meningokokken B, HPV
ab 60. Lj./chron. Kranke: Pneumokokken, COVID-19, RSV; *ab 50. Lj.:* Herpes zoster

► **siehe auch vordere und hintere Umschlagklappe**

Weitere Impfungen	alle Reisenden	bei Risiko
Hepatitis A	●	
Hepatitis B		● 2, 5, 6, 8
Polio	●	
Tollwut		● 2, 4, 6, 8
Typhus		● 1, 2, 5, 6, 7
Cholera		● 1, 5, 6, 7, 9
Jap. Enzephalitis		● 2, 3
Meningokokken ACWY		● 1, 5
Meningokokken B		● 1, 5 (bis 25. Lj.)
Dengue	●	
Chikungunya		● 1, 10
Gelbfieber	(v)	

● Impfung empfohlen
1 aktuelle Ausbrüche
2 einfache Reisebedingungen
3 Exposition im Endemiegebiet
4 Tierkontakte
5 enge soziale Kontakte, v. a. „Charity travel“
6 Einsätze (Katastrophen)
7 Hygienemängel
8 unzureichende medizin. Versorgung
9 Schutz gegen Reisediarrhoe (ETEC) nur inaktivierter Impfstoff, Off-Label-Use
10 Langzeitaufenthalte, wiederholte Reisen
(v) evtl. Impfpflicht beachten (s. Impfvorschriften)

- Verfügbarkeit Tollwutimpfstoffe: Moderne **Tollwutimpfstoffe** sind im Land **nur eingeschränkt** verfügbar. In den letzten Jahren sind zunehmend gefälschte Tollwut-Impfstoffe aufgetaucht. **Immunglobulin** ist landesweit **nicht verfügbar**. Eine komplette Grundimmunisierung sollte bei vorhersehbarem Risiko vor der Einreise durchgeführt werden.

Malaria

keine

Besondere Infektionsrisiken

(**Fettdruck** = für die **Beratung aller Reisenden** relevant)

- oral
  - **Darminfektionen**
  - **Hepatitis A**
  - **Polio**
  - Typhus
  - Cholera – sporadisch in den Küstenregionen, einschl. Großstädte
  - Brucellose
  - Clonorchiasis
  - Paragonimiasis
  - Echinokokkose (E. granulosus + E. multilocularis)
- arthropod
  - **Dengue**
  - Chikungunya – erstmaliges autochthones Auftreten 2010 in der Provinz Guangdong
  - Japanische Enzephalitis – ganzjährig ländliche Gebiete
  - Tsutsugamushi-Fieber – Buschland
- aerogen
  - Tuberkulose
  - COVID-19
  - Influenza
  - RSV
- diverse
  - **Hepatitis B**, C
  - Venerische Infektionen
  - **Tollwut**
  - Melioidose – endemisch in Guangdong, Südhälfte von Guangxi
  - Milzbrand
  - Vogelgrippe

Sonstige Beratungsinhalte	(siehe **Checklisten etc. im Serviceteil**)
• allgemein	Flugreise (Langstrecke) Klima, Hygiene Reiseapotheke Auslandskrankenversicherung
• bei Bedarf	Tauchen Gesundheitszeugnis (Arbeits-/Langzeitaufenthalt)
Bemerkungen	Die **medizinische Versorgung** ist – abgesehen von einigen guten Privatkliniken in Großstädten – mit der in Europa nicht zu vergleichen. Hinzu kommen gravierende Sprachprobleme, da auf dem Land und auch in größeren Städten oft keine englisch- oder französischsprachigen Ärzte anzutreffen sind. Im ganzen Land kursieren zahlreiche gefälschte Medikamente. **Einreisebestimmungen:** 2010 hat die chinesische Regierung das seit 20 Jahren bestehende Einreiseverbot für Reisende mit HIV-Infektion, sexuell übertragbaren Krankheiten, Lepra, nicht infektiöser Tuberkulose und leichteren Geisteskrankheiten aufgehoben. Die Handhabung vor Ort variiert. Empfehlung: zunächst Beibehaltung der bisherigen Praxis bzw. Anfrage bei der chinesischen Botschaft. Bisherige Einreise-/Aufenthaltsbestimmungen: **Gesundheitserklärung:** Ausländer müssen bei Einreise eine Gesundheitserklärung ausfüllen, in der speziell nach HIV-Infektion gefragt ist. Bei Infektion kann die Einreise verweigert werden bzw. Ausweisung erfolgen. **HIV-Test:** Bei Aufenthaltsdauer > 1 Jahr muss bei der Einreise u. U. ein negativer HIV-Test nachgewiesen werden. Bei Arbeitsaufenthalten wird außerdem ein Gesundheitszeugnis (Befund Rö-Thorax, EKG, Labor mit HIV- und Lues-Test) in englischer oder chinesischer Sprache verlangt.

China – Südwesten (Sichuan, Yunnan, Guizhou)

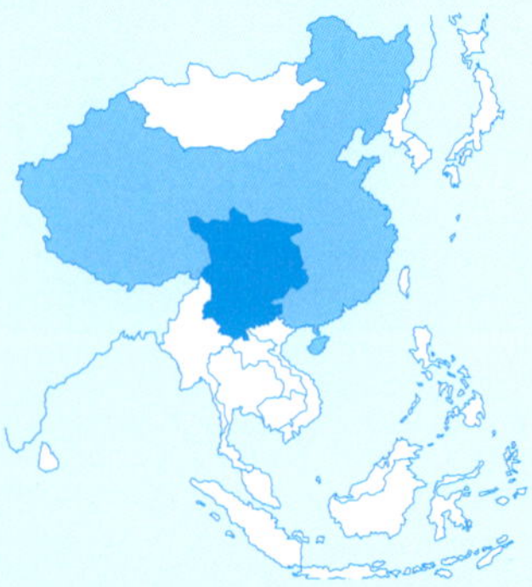

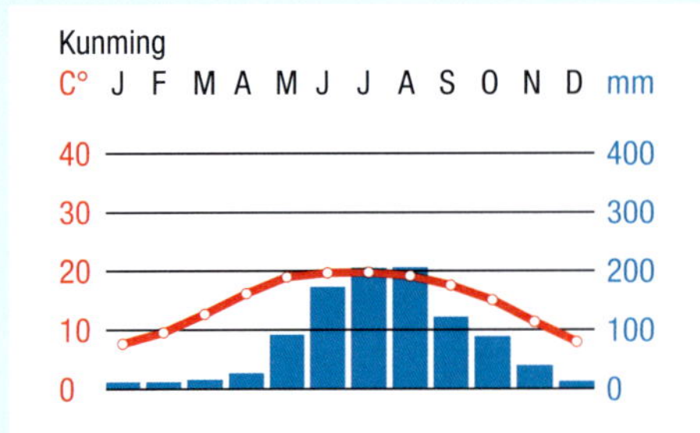

Seit einigen Jahren sehr populäre Region bei Individualreisenden, v. a. Yunnan. Zahlreiche Destinationen im Bergland östlich von Tibet inkl. Kunming, Dali, Lijiang und der Tiger Leaping Gorge am Yangtze. In Sichuan werden vor allem Chengdu, Chongquing und der heilige Berg Emeishan besucht.

Klima

Im Süden subtropisch bis tropisches Monsunklima (Sommermonsun) mit hohen Temperaturen; Richtung Tibet zunehmend trockenkaltes Gebirgsklima; häufig sehr staubige Luft, in den großen Städten massive Luftverschmutzung.

Hilfe in Notfällen

Deutsches Generalkonsulat
Chengdu Western Tower, 25th Floor, No. 19
4th Section Renmin Nan Road
Chengdu
Tel. (0086 28) 85 28 08 00

Deutsche Botschaft
17, Dong Zhi Men Wai Da Jie
Chaoyang District
Peking
Tel. (0086 10) 65 32 90 00

Regionalarzt an der Deutschen Botschaft
San Li Tun, 3 Dong Si Jie
Peking
Tel. (0086 10) 65 32 35 15
Handy (0086 139) 10 69 27 74

Österreichische Botschaft
Jian Guo Men Wai, Xiu Shui Nan Jie 5
Peking
Tel. (0086 10) 85 31 17 00

Zeitdifferenz (zu Mitteleuropäischer Zeit):

MEZ +7 Std. (MESZ +6 Std.)

China kennt offiziell nur eine Zeitzone; regional wird jedoch häufig noch eine eigene Zeit neben der „Peking-Zeit" benutzt.

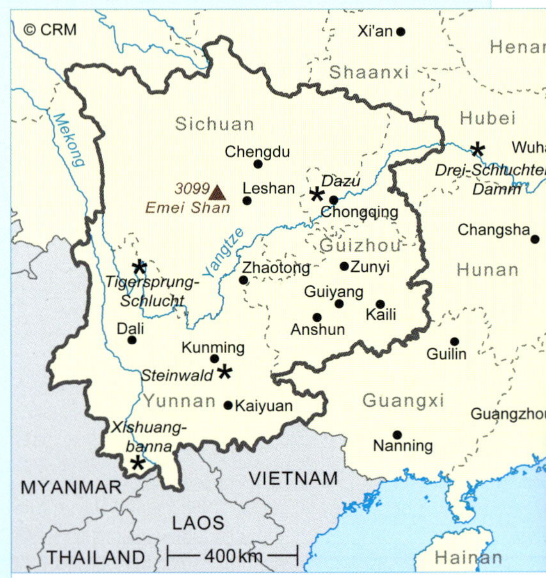

* Sehenswürdigkeiten

Impfvorschriften

- direkt
- aus Infektionsgebieten

keine

Gelbfieber (ausgenommen Kinder unter 9 Monaten)

- Die Impfvorschrift gilt auch bei Einreise aus einem Land mit Gelbfieber-Risiko, das nur im **Transit** besucht wurde, wenn die **Aufenthaltszeit auf dem Flughafen mehr als 12 Stunden** betrug. Abweichend von der offiziellen Bestimmung kann der Impfnachweis auch bei kürzerem Transit-Aufenthalt verlangt werden.
- Gemäß den geänderten International Health Regulations der WHO (am 11. Juli 2016 in Kraft getreten) ist die **Gelbfieber-Impfbescheinigung** nach einmaliger Impfung **lebenslang gültig.** Es ist möglich, dass abweichend von der offiziellen Regelung bei Einreise ein Impfnachweis verlangt wird, der nicht älter als 10 Jahre ist.
- Ärztliche **Bescheinigungen zur Befreiung von der Gelbfieber-Impfung** („exemption certificate", „waiver") werden bei der Einreise anerkannt.

Impfempfehlungen

Allgemein zu empfehlender Impfschutz überprüfen, ergänzen bzw. auffrischen

alle: Tetanus, Diphtherie, Polio, Pertussis, MMR, Influenza (saisonal)
Kinder/Jugendliche: Hib, Hepatitis B, Rotaviren, Varizellen, Meningokokken ACWY, Meningokokken B, HPV
ab 60. Lj./chron. Kranke: Pneumokokken, COVID-19, RSV; *ab 50. Lj.:* Herpes zoster

► **siehe auch vordere und hintere Umschlagklappe**

Weitere Impfungen	alle Reisenden	bei Risiko
Hepatitis A	●	
Hepatitis B		● 2, 5, 6, 8
Polio	●	
Tollwut		● 2, 4, 6, 8
Typhus		● 1, 2, 5, 6, 7
Cholera		● 1, 5, 6, 7, 9
Jap. Enzephalitis		● 2, 3
Meningokokken ACWY		● 1, 5
Dengue		● 3
Chikungunya		● 1, 10
Gelbfieber	(v)	

- ● Impfung empfohlen
- 1 aktuelle Ausbrüche
- 2 einfache Reisebedingungen
- 3 Exposition im Endemiegebiet
- 4 Tierkontakte
- 5 enge soziale Kontakte, v. a. „Charity travel"
- 6 Einsätze (Katastrophen)
- 7 Hygienemängel
- 8 unzureichende medizin. Versorgung
- 9 Schutz gegen Reisediarrhoe (ETEC) nur inaktivierter Impfstoff, Off-Label-Use
- 10 Langzeitaufenthalte, wiederholte Reisen
- **(v)** evtl. Impfpflicht beachten (s. Impfvorschriften)

- Verfügbarkeit Tollwutimpfstoffe

Moderne **Tollwutimpfstoffe** sind im Land **nur eingeschränkt** verfügbar. In den letzten Jahren sind zunehmend gefälschte Tollwut-Impfstoffe aufgetaucht. **Immunglobulin** ist landesweit **nicht verfügbar**. Eine komplette Grundimmunisierung sollte bei vorhersehbarem Risiko vor der Einreise durchgeführt werden.

Malaria

keine

Besondere Infektionsrisiken

(**Fettdruck** = für die **Beratung aller Reisenden** relevant)

- oral

Darminfektionen
Hepatitis A
Polio
Typhus
Cholera sporadisch
Brucellose
Clonorchiasis
Paragonimiasis
Echinokokkose (E. granulosus + E. multilocularis)

- arthropod

Dengue Yunnan
Chikungunya
Japanische Enzephalitis ganzjährig ländliche Gebiete
FSME (fernöstlicher Subtyp) Fragliche Berichte aus Yunnan sind bisher nicht gesichert.
Tsutsugamushi-Fieber Buschland

- aerogen

Tuberkulose
COVID-19
Influenza
RSV

- diverse

Schistosomiasis (vorw. S. japonicum) regional in Yunnan und Sichuan
Hepatitis B, C
Leptospirose periodische Ausbrüche landesweit, höchste Inzidenz in Yunnan
Venerische Infektionen
Tollwut
Milzbrand
Vogelgrippe

Sonstige Beratungsinhalte

(siehe **Checklisten etc. im Serviceteil**)

- allgemein

Flugreise (Langstrecke)
Klima, Hygiene
Reiseapotheke
Auslandskrankenversicherung

- bei Bedarf

Aufenthalt in großen Höhen
Gesundheitszeugnis (Arbeits-/Langzeitaufenthalt)

China – Südwesten (Forts.)

Bemerkungen

Die **medizinische Versorgung** ist – abgesehen von einigen guten Privatkliniken in Großstädten – mit der in Europa nicht zu vergleichen. Hinzu kommen gravierende Sprachprobleme, da auf dem Land und auch in größeren Städten oft keine englisch- oder französischsprachigen Ärzte anzutreffen sind. Im ganzen Land kursieren zahlreiche gefälschte Medikamente.

Einreisebestimmungen: 2010 hat die chinesische Regierung das seit 20 Jahren bestehende Einreiseverbot für Reisende mit HIV-Infektion, sexuell übertragbaren Krankheiten, Lepra, nicht infektiöser Tuberkulose und leichteren Geisteskrankheiten aufgehoben. Die Handhabung vor Ort variiert. Empfehlung: zunächst Beibehaltung der bisherigen Praxis bzw. Anfrage bei der chinesischen Botschaft.
Bisherige Einreise-/Aufenthaltsbestimmungen:
Gesundheitserklärung: Ausländer müssen bei Einreise eine Gesundheitserklärung ausfüllen, in der speziell nach HIV-Infektion gefragt ist. Bei Infektion kann die Einreise verweigert werden bzw. Ausweisung erfolgen.
HIV-Test: Bei Aufenthaltsdauer > 1 Jahr muss bei der Einreise u. U. ein negativer HIV-Test nachgewiesen werden. Bei Arbeitsaufenthalten wird außerdem ein Gesundheitszeugnis (Befund Rö-Thorax, EKG, Labor mit HIV- und Lues-Test) in englischer oder chinesischer Sprache verlangt.

China – Tibet (Xizang, Qinghai)

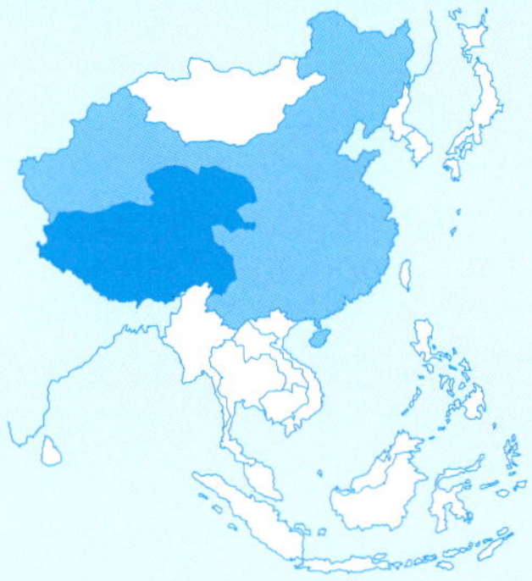

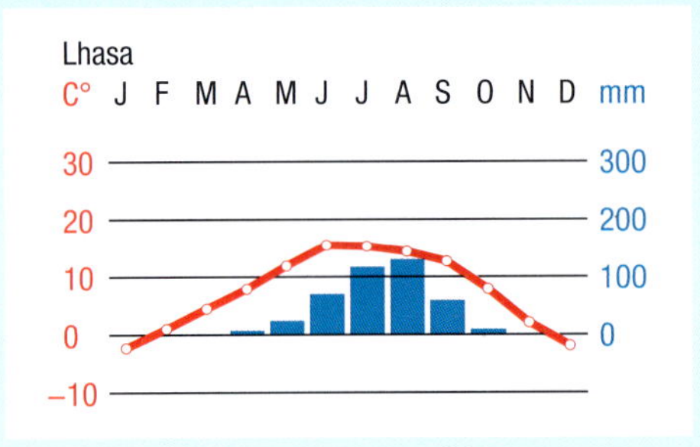

Die Region ist schwierig zu bereisen, für Tibet wird ein separates Permit verlangt. Jedoch sind zahlreiche Verkehrsprojekte dabei, die Region zu erschließen. Die politische Situation in Tibet ist nicht stabil. Es kommt immer wieder zu Protesten, die dann eine Schließung der Provinz für Ausländer zur Folge haben.

Hilfe in Notfällen

Deutsche Botschaft
17, Dong Zhi Men Wai Da Jie
Chaoyang District
Peking
Tel. (0086 10) 65 32 90 00

Regionalarzt an der Deutschen Botschaft
San Li Tun, 3 Dong Si Jie
Peking
Tel. (0086 10) 65 32 35 15
Handy (0086 139) 10 69 27 74

Österreichische Botschaft
Jian Guo Men Wai
Xiu Shui Nan Jie 5
Peking
Tel. (0086 10) 85 31 17 00

Klima

Trockenkaltes Gebirgsklima mit extremen Minusgraden im Winter; im Hochland Permafrostboden.

Zeitdifferenz

(zu Mitteleuropäischer Zeit):

MEZ + 7 Std. (MESZ + 6 Std.)

China kennt offiziell nur eine Zeitzone; regional wird jedoch häufig noch eine eigene Zeit neben der „Peking-Zeit" benutzt.

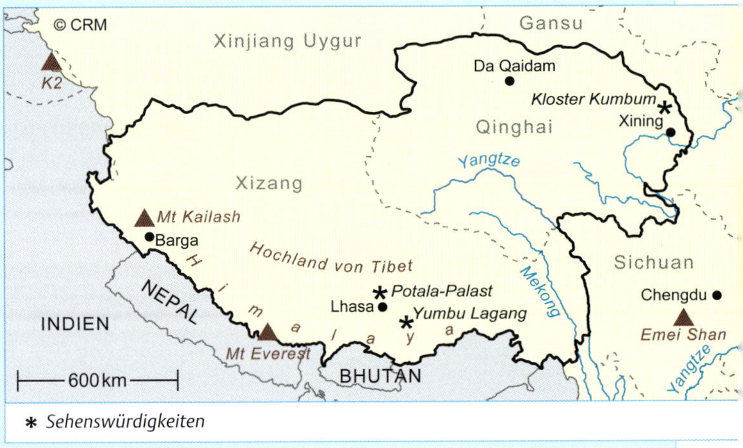

* Sehenswürdigkeiten

Impfvorschriften

- direkt: **keine**
- aus Infektionsgebieten: **Gelbfieber** (ausgenommen Kinder unter 9 Monaten)
  - Die Impfvorschrift gilt auch bei Einreise aus einem Land mit Gelbfieber-Risiko, das nur im **Transit** besucht wurde, wenn die **Aufenthaltszeit auf dem Flughafen mehr als 12 Stunden** betrug. Abweichend von der offiziellen Bestimmung kann der Impfnachweis auch bei kürzerem Transit-Aufenthalt verlangt werden.
  - Gemäß den geänderten International Health Regulations der WHO (am 11. Juli 2016 in Kraft getreten) ist die **Gelbfieber-Impfbescheinigung** nach einmaliger Impfung **lebenslang gültig.** Es ist möglich, dass abweichend von der offiziellen Regelung bei Einreise ein Impfnachweis verlangt wird, der nicht älter als 10 Jahre ist.
  - Ärztliche **Bescheinigungen zur Befreiung von der Gelbfieber-Impfung** („exemption certificate", „waiver") werden bei der Einreise anerkannt.

Impfempfehlungen

Allgemein zu empfehlender Impfschutz überprüfen, ergänzen bzw. auffrischen

alle: Tetanus, Diphtherie, Polio, Pertussis, MMR, Influenza (saisonal)
Kinder/Jugendliche: Hib, Hepatitis B, Rotaviren, Varizellen, Meningokokken ACWY, Meningokokken B, HPV
ab 60. Lj./chron. Kranke: Pneumokokken, COVID-19, RSV; *ab 50. Lj.:* Herpes zoster
► **siehe auch vordere und hintere Umschlagklappe**

Weitere Impfungen	alle Reisenden	bei Risiko
Hepatitis A	●	
Hepatitis B		● 2, 5, 6, 8
Polio	●	
Tollwut		● 2, 4, 6, 8
Typhus		● 1, 2, 5, 6, 7
Cholera		● 1, 5, 6, 7, 9
Meningokokken ACWY		● 1, 5
Gelbfieber	(v)	

● Impfung empfohlen
1 aktuelle Ausbrüche
2 einfache Reisebedingungen
3 Exposition im Endemiegebiet
4 Tierkontakte
5 enge soziale Kontakte, v. a. „Charity travel"
6 Einsätze (Katastrophen)
7 Hygienemängel
8 unzureichende medizin. Versorgung
9 Schutz gegen Reisediarrhoe (ETEC) nur inaktivierter Impfstoff, Off-Label-Use
(v) evtl. Impfpflicht beachten (s. Impfvorschriften)

- Verfügbarkeit Tollwutimpfstoffe

Moderne **Tollwutimpfstoffe** sind in der Region **nur in Lhasa** verfügbar. In den letzten Jahren sind zunehmend gefälschte Tollwut-Impfstoffe aufgetaucht. **Immunglobulin** ist landesweit **nicht verfügbar**. Eine komplette Grundimmunisierung sollte bei vorhersehbarem Risiko vor der Einreise durchgeführt werden.

Malaria

keine

Besondere Infektionsrisiken

(**Fettdruck** = für die **Beratung aller Reisenden** relevant)

- oral

Darminfektionen
Hepatitis A
Polio
Hepatitis E vorw. im W
Typhus, Cholera
Brucellose
Echinokokkose (E. granulosus + E. multilocularis)

- arthropod

FSME (fernöstlicher Subtyp) Berichte aus Tibet sind bisher nicht gesichert.
Borreliose
Fleckfieber, Läuse- im N
Pest Quinghai (O)

- aerogen

Tuberkulose
COVID-19
Influenza
RSV

- diverse

Hepatitis B, C
Venerische Infektionen
Tollwut
Milzbrand
Vogelgrippe

Sonstige Beratungsinhalte

(siehe **Checklisten etc. im Serviceteil**)

- allgemein

Flugreise (Langstrecke)
Klima, Hygiene
Reiseapotheke
Auslandskrankenversicherung

- bei Bedarf

Aufenthalt in großen Höhen
Gesundheitszeugnis (Arbeits-/Langzeitaufenthalt)

Bemerkungen

Die **medizinische Versorgung** ist mit der in Europa nicht zu vergleichen. Hinzu kommen gravierende Sprachprobleme, da auf dem Land und auch in größeren Städten oft keine englisch- oder französischsprachigen Ärzte anzutreffen sind. Im ganzen Land kursieren zahlreiche gefälschte Medikamente.
Einreisebestimmungen: 2010 hat die chinesische Regierung das seit 20 Jahren bestehende Einreiseverbot für Reisende mit HIV-Infektion, sexuell übertragbaren Krankheiten, Lepra, nicht infektiöser Tuberkulose und leichteren Geisteskrankheiten aufgehoben. Die Handhabung vor Ort variiert. Empfehlung: zunächst Beibehaltung der bisherigen Praxis bzw. Anfrage bei der chinesischen Botschaft.
Bisherige Einreise-/Aufenthaltsbestimmungen:
Gesundheitserklärung: Ausländer müssen bei Einreise eine Gesundheitserklärung ausfüllen, in der speziell nach HIV-Infektion gefragt ist. Bei Infektion kann die Einreise verweigert werden bzw. Ausweisung erfolgen.
HIV-Test: Bei Aufenthaltsdauer > 1 Jahr muss bei der Einreise u. U. ein negativer HIV-Test nachgewiesen werden. Bei Arbeitsaufenthalten wird außerdem ein Gesundheitszeugnis (Befund Rö-Thorax, EKG, Labor mit HIV- und Lues-Test) in englischer oder chinesischer Sprache verlangt.

China – Nordwesten (Xinjiang, Gansu)

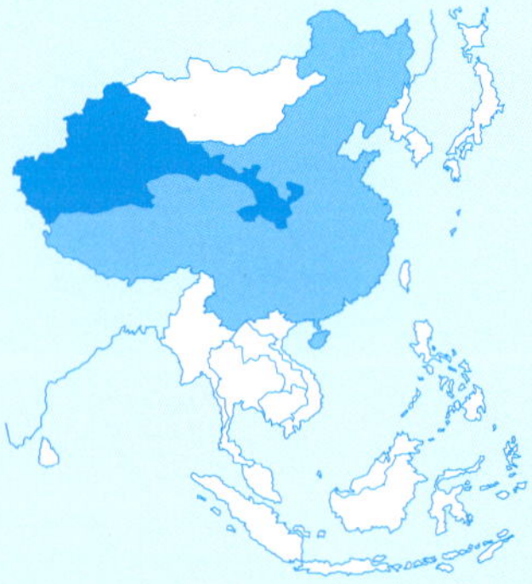

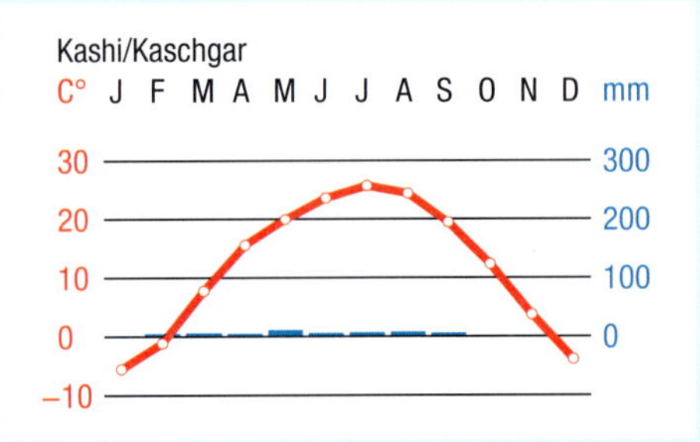

Die Strecke entlang der Seidenstrasse führt in den „Wilden Westen“ Chinas, der von moslemischen Turkvölkern besiedelt ist. Die politische Situation hat sich in den großen Zentren in den letzten Jahren destabilisiert, es kommt immer wieder zu gewalttätigen Protesten.

Klima

Steppen- und Wüstenklima mit extremen Temperaturgegensätzen; bei Turfan liegt einer der heißesten Punkte der Erde, im Winter weist die Region erhebliche Minusgrade auf.

Zeitdifferenz

(zu Mitteleuropäischer Zeit):

MEZ +7 Std. (MESZ +6 Std.)

China kennt offiziell nur eine Zeitzone; regional wird jedoch häufig noch eine eigene Zeit neben der „Peking-Zeit“ benutzt. Dies führt gerade im Westen oft zu Komplikationen bei Abfahrtzeiten von Bussen etc.

Hilfe in Notfällen

Deutsche Botschaft
17, Dong Zhi Men Wai Da Jie
Chaoyang District
Peking
Tel. (0086 10) 65 32 90 00

Regionalarzt an der Deutschen Botschaft
San Li Tun, 3 Dong Si Jie
Peking
Tel. (0086 10) 65 32 35 15
Handy (0086 139) 10 69 27 74

Österreichische Botschaft
Jian Guo Men Wai
Xiu Shui Nan Jie 5
Peking
Tel. (0086 10) 85 31 17 00

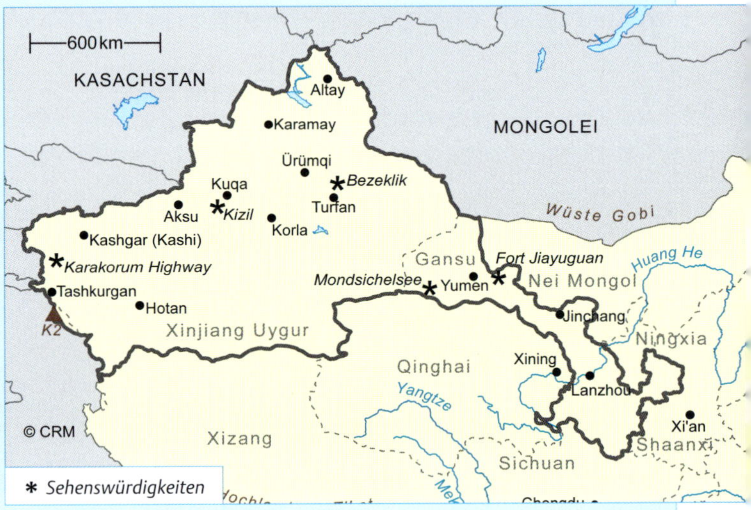

Impfvorschriften

- direkt
- aus Infektionsgebieten

keine

Gelbfieber (ausgenommen Kinder unter 9 Monaten)

- Die Impfvorschrift gilt auch bei Einreise aus einem Land mit Gelbfieber-Risiko, das nur im **Transit** besucht wurde, wenn die **Aufenthaltszeit auf dem Flughafen mehr als 12 Stunden** betrug. Abweichend von der offiziellen Bestimmung kann der Impfnachweis auch bei kürzerem Transit-Aufenthalt verlangt werden.
- Gemäß den geänderten International Health Regulations der WHO (am 11. Juli 2016 in Kraft getreten) ist die **Gelbfieber-Impfbescheinigung** nach einmaliger Impfung **lebenslang gültig.** Es ist möglich, dass abweichend von der offiziellen Regelung bei Einreise ein Impfnachweis verlangt wird, der nicht älter als 10 Jahre ist.
- Ärztliche **Bescheinigungen zur Befreiung von der Gelbfieber-Impfung** („exemption certificate“, „waiver“) werden bei der Einreise anerkannt.

Impfempfehlungen

Allgemein zu empfehlender Impfschutz überprüfen, ergänzen bzw. auffrischen		
alle: Tetanus, Diphtherie, Polio, Pertussis, MMR, Influenza (saisonal) *Kinder/Jugendliche:* Hib, Hepatitis B, Rotaviren, Varizellen, Meningokokken ACWY, Meningokokken B, HPV *ab 60. Lj./chron. Kranke:* Pneumokokken, COVID-19, RSV; *ab 50. Lj.:* Herpes zoster ► **siehe auch vordere und hintere Umschlagklappe**		
Weitere Impfungen	**alle Reisenden**	**bei Risiko**
Hepatitis A	●	
Hepatitis B		● 2, 5, 6, 8
Polio	●	
Tollwut		● 2, 4, 6, 8
Typhus		● 1, 2, 5, 6, 7
Cholera		● 1, 5, 6, 7, 9
Meningokokken ACWY		● 1, 5
FSME		● s. Bemerkungen
Gelbfieber	**(v)**	

● Impfung empfohlen
1 aktuelle Ausbrüche
2 einfache Reisebedingungen
3 Exposition im Endemiegebiet
4 Tierkontakte
5 enge soziale Kontakte, v. a. „Charity travel"
6 Einsätze (Katastrophen)
7 Hygienemängel
8 unzureichende medizin. Versorgung
9 Schutz gegen Reisediarrhoe (ETEC)
nur inaktivierter Impfstoff, Off-Label-Use
(v) evtl. Impfpflicht beachten (s. Impfvorschriften)

- Verfügbarkeit Tollwutimpfstoffe

Moderne **Tollwutimpfstoffe** sind im Land **nur eingeschränkt** verfügbar. In den letzten Jahren sind zunehmend gefälschte Tollwut-Impfstoffe aufgetaucht. **Immunglobulin** ist landesweit **nicht verfügbar**. Eine komplette Grundimmunisierung sollte bei vorhersehbarem Risiko vor der Einreise durchgeführt werden.

Malaria

keine

Besondere Infektionsrisiken

(**Fettdruck** = für die **Beratung aller Reisenden** relevant)

- oral

Darminfektionen
Hepatitis A
Polio
Hepatitis E
Typhus
Cholera
Brucellose
Echinokokkose (E. granulosus + E. multilocularis)

- arthropod

Leishmaniase, viszerale
Leishmaniase, kutane sporadisch
FSME (fernöstlicher Subtyp) bekannte Endemiegebiete in der Xinjiang-Uygur Autonomen Region im NW. Hauptübertragungszeit Mai–Juni
Borreliose
Krim-Kongo hämorrhagisches Fieber
Fleckfieber, Läuse-
Pest Xinjiang, Gansu (S)

- aerogen

Tuberkulose
COVID-19
Influenza
RSV

- diverse

Hepatitis B, C
Venerische Infektionen
Tollwut
Milzbrand
Vogelgrippe

Sonstige Beratungsinhalte

(siehe **Checklisten etc. im Serviceteil**)

- allgemein

Flugreise (Langstrecke)
Klima, Hygiene
Reiseapotheke
Auslandskrankenversicherung

- bei Bedarf

Aufenthalt in großen Höhen
Gesundheitszeugnis (Arbeits-/Langzeitaufenthalt)

China – Nordwesten (Forts.)

Bemerkungen

Die **medizinische Versorgung** ist mit der in Europa nicht zu vergleichen. Hinzu kommen gravierende Sprachprobleme, da auf dem Land und auch in größeren Städten oft keine englisch- oder französischsprachigen Ärzte anzutreffen sind. Im ganzen Land kursieren zahlreiche gefälschte Medikamente.

FSME: Eine **Impfung** ist nach derzeitigem Stand bei entsprechender Exposition nur für die Infektionsgebiete im Norden des Landes indiziert. Die bei uns zugelassenen Impfstoffe sind auch gegen den fernöstlichen Subtyp wirksam.

Einreisebestimmungen: 2010 hat die chinesische Regierung das seit 20 Jahren bestehende Einreiseverbot für Reisende mit HIV-Infektion, sexuell übertragbaren Krankheiten, Lepra, nicht infektiöser Tuberkulose und leichteren Geisteskrankheiten aufgehoben. Die Handhabung vor Ort variiert. Empfehlung: zunächst Beibehaltung der bisherigen Praxis bzw. Anfrage bei der chinesischen Botschaft.
Bisherige Einreise-/Aufenthaltsbestimmungen:
Gesundheitserklärung: Ausländer müssen bei Einreise eine Gesundheitserklärung ausfüllen, in der speziell nach HIV-Infektion gefragt ist. Bei Infektion kann die Einreise verweigert werden bzw. Ausweisung erfolgen.
HIV-Test: Bei Aufenthaltsdauer > 1 Jahr muss bei der Einreise u.U. ein negativer HIV-Test nachgewiesen werden. Bei Arbeitsaufenthalten wird außerdem ein Gesundheitszeugnis (Befund Rö-Thorax, EKG, Labor mit HIV- und Lues-Test) in englischer oder chinesischer Sprache verlangt.

Cookinseln (zu Neuseeland)

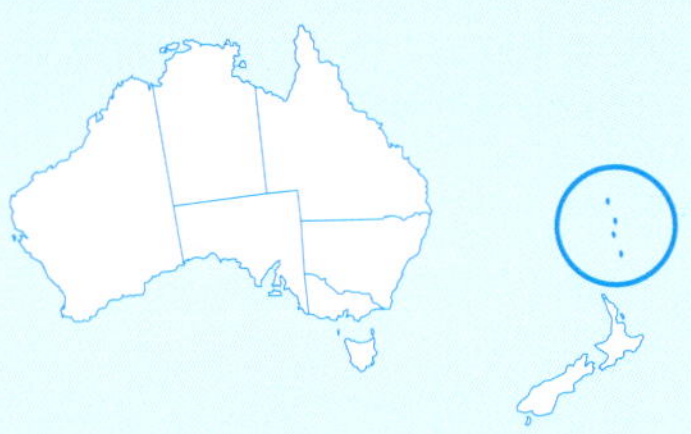

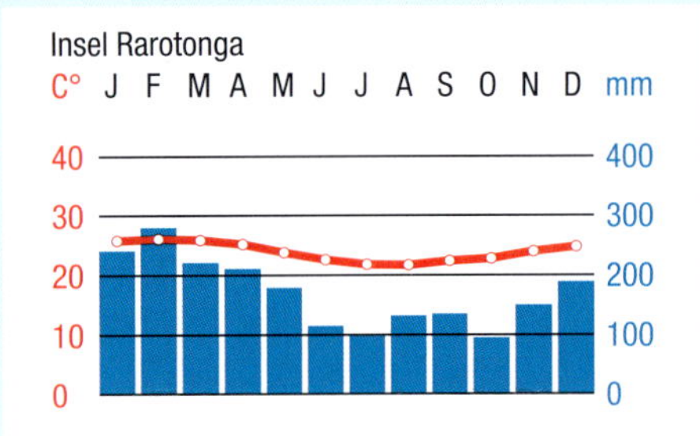

Klima

Tropisches Klima mit Regenzeit von Dezember bis März (hohe Luftfeuchtigkeit!); geringe Temperaturschwankungen über das Jahr.

Zeitdifferenz (zu Mitteleuropäischer Zeit):

MEZ −11 Std. (MESZ −12 Std.)

Hilfe in Notfällen

Deutsches Honorarkonsulat
Little & Matysik P.C., Taputapuatea, Avarua Rarotonga
Tel. (00682) 2 16 19
Zuständige Deutsche Botschaft:
Neuseeland (Wellington)

Derzeit keine Österreichische Vertretung (Österreichische Staatsbürger können im Notfall die Hilfe der diplomatischen bzw. konsularschen Vertretung Deutschlands oder eines anderen EU-Mitgliedsstaates in Anspruch nehmen)

Impfvorschriften: **keine**

Impfempfehlungen

Allgemein zu empfehlender Impfschutz überprüfen, ergänzen bzw. auffrischen

alle: Tetanus, Diphtherie, Polio, Pertussis, MMR, Influenza (saisonal)
Kinder/Jugendliche: Hib, Hepatitis B, Rotaviren, Varizellen, Meningokokken ACWY, Meningokokken B, HPV
ab 60. Lj./chron. Kranke: Pneumokokken, COVID-19, RSV; *ab 50. Lj.:* Herpes zoster
▸ **siehe auch vordere und hintere Umschlagklappe**

Weitere Impfungen	alle Reisenden	bei Risiko
Hepatitis A	●	
Hepatitis B		● 2, 5, 6, 8
Cholera		● 9
Dengue	●	
Chikungunya		● 1, 10

● Impfung empfohlen
1 aktuelle Ausbrüche
2 einfache Reisebedingungen
3 Exposition im Endemiegebiet
4 Tierkontakte
5 enge soziale Kontakte, v. a. „Charity travel"
6 Einsätze (Katastrophen)
7 Hygienemängel
8 unzureichende medizin. Versorgung
9 Schutz gegen Reisediarrhoe (ETEC) nur inaktivierter Impfstoff, Off-Label-Use
10 Langzeitaufenthalte, wiederholte Reisen

- Verfügbarkeit Tollwutimpfstoffe: Moderne **Tollwutimpfstoffe** und **Immunglobulin** sind im Land **nicht verfügbar**. Das Tollwutrisiko ist minimal. Eine Grundimmunisierung vor der Reise ist nur in Ausnahmefällen notwendig.

Malaria	**keine**
Besondere Infektionsrisiken	(**Fettdruck** = für die **Beratung aller Reisenden** relevant)
• oral	**Darminfektionen** **Hepatitis A**
• arthropod	**Dengue** Chikungunya Zika Filariosen, lymphatische Ross-River-Fieber
• aerogen	COVID-19 Influenza RSV
• diverse	Hepatitis B Venerische Infektionen Tollwut sehr geringes Risiko
Sonstige Beratungsinhalte	(siehe **Checklisten etc. im Serviceteil**)
• allgemein	Flugreise (Langstrecke) Klima, Hygiene Reiseapotheke Auslandskrankenversicherung
• bei Bedarf	Tauchen

Costa Rica

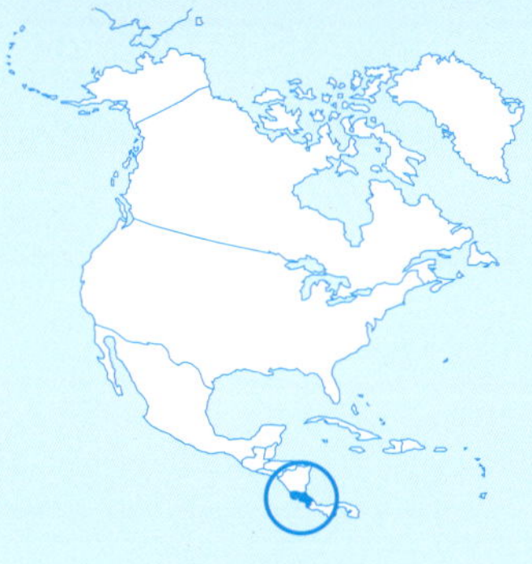

Detaillierte Informationen zur **medizinischen Infrastruktur** des Landes im aktuellen **CRM Handbuch Reisen mit Risiko**

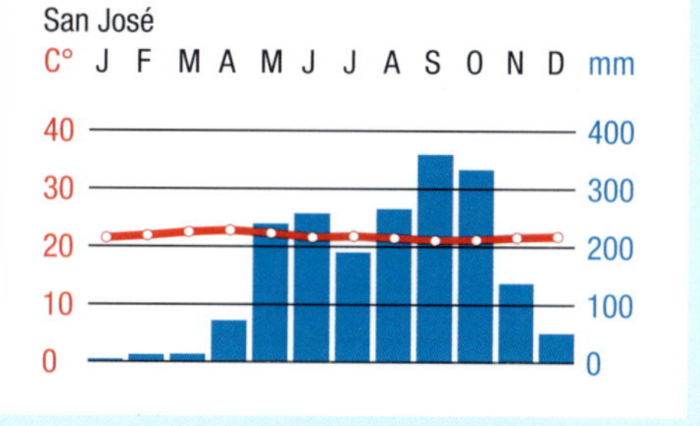

Klima

Tropisches Klima, im Osten ganzjährig feucht, im Westen wechselfeucht, südliche Bereiche der Pazifikküste (Golfo Dolce) immerfeucht; mittlere Jahrestemperatur in den Tiefländern um 26 °C, im Hochland um 20 °C.

Zeitdifferenz (zu Mitteleuropäischer Zeit):

MEZ −7 Std. (MESZ −8 Std.)

Hilfe in Notfällen

Deutsche Botschaft
Edificio „Torre la Sabana“
8° piso, Sabana Norte
San José
Tel. (00506) 22 90 90 91

Österreichisches Honorargeneralkonsulat
Paseo Colón, Edificio Colón, Piso 7
(neben Banco de Costa Rica)
San José
Tel. (00506) 22 21 43 06

Zuständige Österreichische Botschaft:
Mexiko (Mexico City)

Impfvorschriften	
• direkt	**keine**
• aus Infektionsgebieten	**Gelbfieber** (ausgenommen Kinder unter 9 Monaten) auch bei Einreise aus Tansania und Sambia **nicht** bei Einreise aus Argentinien, Panama und Tobago • Gemäß den geänderten International Health Regulations der WHO (am 11. Juli 2016 in Kraft getreten) ist die **Gelbfieber-Impfbescheinigung** nach einmaliger Impfung **lebenslang gültig**. • Ärztliche **Bescheinigungen zur Befreiung von der Gelbfieber-Impfung** („exemption certificate“, „waiver“) werden bei der Einreise anerkannt.

Costa Rica (Forts.)

Impfempfehlungen

Allgemein zu empfehlender Impfschutz überprüfen, ergänzen bzw. auffrischen

alle: Tetanus, Diphtherie, Polio, Pertussis, MMR, Influenza (saisonal)
Kinder/Jugendliche: Hib, Hepatitis B, Rotaviren, Varizellen, Meningokokken ACWY, Meningokokken B, HPV
ab 60. Lj./chron. Kranke: Pneumokokken, COVID-19, RSV; *ab 50. Lj.:* Herpes zoster
▸ **siehe auch vordere und hintere Umschlagklappe**

Weitere Impfungen	alle Reisenden	bei Risiko
Hepatitis A	●	
Hepatitis B		● 2, 5, 6, 8
Tollwut		● 2, 4, 6, 8
Typhus		● 1, 2, 5, 6, 7
Cholera		● 9
Meningokokken ACWY		● 1, 5
Dengue	●	
Chikungunya		● 1, 10
Gelbfieber	(v)	

● Impfung empfohlen
1 aktuelle Ausbrüche
2 einfache Reisebedingungen
3 Exposition im Endemiegebiet
4 Tierkontakte
5 enge soziale Kontakte, v. a. „Charity travel"
6 Einsätze (Katastrophen)
7 Hygienemängel
8 unzureichende medizin. Versorgung
9 Schutz gegen Reisediarrhoe (ETEC) nur inaktivierter Impfstoff, Off-Label-Use
10 Langzeitaufenthalte, wiederholte Reisen
(v) evtl. Impfpflicht beachten (s. Impfvorschriften)

- Verfügbarkeit Tollwutimpfstoffe: Moderne **Tollwutimpfstoffe** sind im Land **verfügbar**. **Immunglobulin** ist landesweit **nicht verfügbar**.

Malaria

Die Malaria (> 90 % P. vivax) ist nahezu eliminiert. 2016 wurden nur noch 4 Fälle gemeldet, 2023 jedoch wieder 544. Mittlerweile haben die Fallmeldungen wieder deutlich abgenommen (unter 30 in 2025). Für Reisende besteht kein relevantes Risiko.

Besondere Infektionsrisiken

(**Fettdruck** = für die **Beratung aller Reisenden** relevant)

- oral
  - **Darminfektionen**
  - **Hepatitis A**, E
  - Typhus
- arthropod
  - **Dengue**
  - **Chikungunya**
  - Zika
  - Leishmaniase, kutane + mukokutane
  - Chagas-Krankheit
- aerogen
  - Histoplasmose
- diverse
  - Leptospirose
  - **Hepatitis B**
  - Venerische Infektionen
  - Tollwut

Sonstige Beratungsinhalte

(siehe **Checklisten etc. im Serviceteil**)

- allgemein
  - Flugreise (Langstrecke)
  - Klima, Hygiene
  - Reiseapotheke
  - Auslandskrankenversicherung
- bei Bedarf
  - Tauchen
  - Gesundheitszeugnis (Arbeits-/Langzeitaufenthalt)

Côte d'Ivoire (Elfenbeinküste)

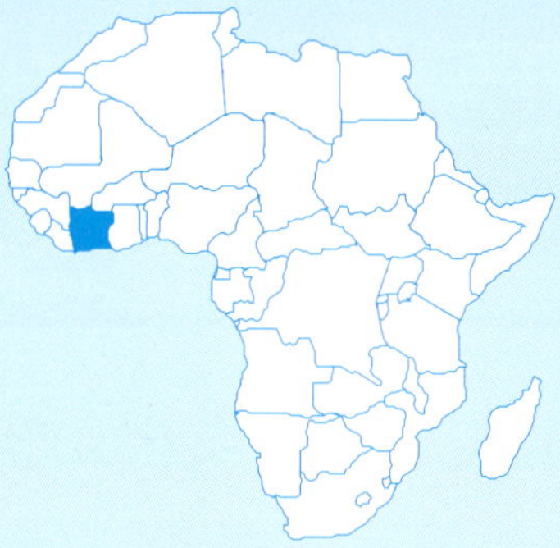

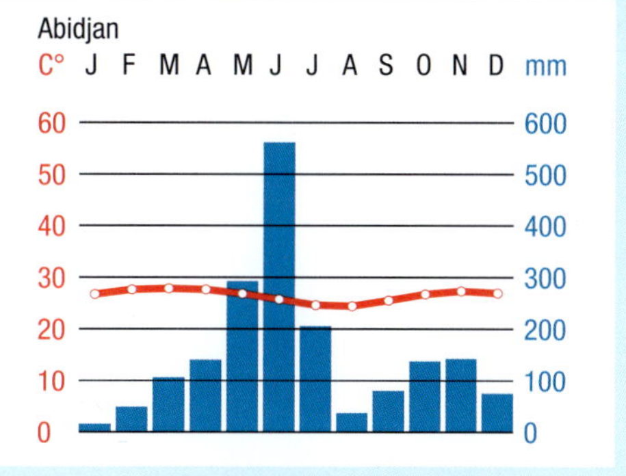

Klima

Tropisches Klima; in der Küstenregion zwei Regenzeiten (Mai bis Juli, Oktober/November); im Norden eine Regenzeit von Juni bis Oktober; Temperaturen in Abidjan ganzjährig um 27 °C; ganzjährig hohe Luftfeuchtigkeit, von S nach N abnehmend.

Zeitdifferenz (zu Mitteleuropäischer Zeit):

MEZ −1 Std. (MESZ −2 Std.)

Hilfe in Notfällen

Deutsche Botschaft
39, Boulevard Hassan II
(Boulevard de la Corniche)
Abidjan-Cocody
Tel. (00225) 22 44 20 30

Österreichisches Honorargeneralkonsulat
Boulevard de Vridi
BP 1691
Abidjan 11
Tel. (00225) 2 72 175 65 5

Zuständige Österreichische Botschaft:
Senegal (Dakar)

Impfvorschriften

Gelbfieber (ausgenommen Kinder unter 9 Monaten)

- Gemäß den geänderten International Health Regulations der WHO (am 11. Juli 2016 in Kraft getreten) ist die **Gelbfieber-Impfbescheinigung** nach einmaliger Impfung **lebenslang gültig.** Es ist möglich, dass abweichend von der offiziellen Regelung bei Einreise ein Impfnachweis verlangt wird, der nicht älter als 10 Jahre ist.
- Ärztliche **Bescheinigungen zur Befreiung von der Gelbfieber-Impfung** („exemption certificate", „waiver") werden bei der Einreise anerkannt.

- Ausreise

Entsprechend Vorgaben der WHO sollten Einheimische und alle Reisenden, die sich länger als 4 Wochen im Land aufgehalten haben, bei der Ausreise eine Impfung gegen Polio vorweisen. Die Impfung muss zwischen 4 Wochen und einem Jahr vor der Abreise erfolgen und in einem international gültigen Impfausweis dokumentiert sein.

Impfempfehlungen

Allgemein zu empfehlender Impfschutz überprüfen, ergänzen bzw. auffrischen

alle: Tetanus, Diphtherie, Polio, Pertussis, MMR, Influenza (saisonal)
Kinder/Jugendliche: Hib, Hepatitis B, Rotaviren, Varizellen, Meningokokken ACWY, Meningokokken B, HPV
ab 60. Lj./chron. Kranke: Pneumokokken, COVID-19, RSV; *ab 50. Lj.:* Herpes zoster

► **siehe auch vordere und hintere Umschlagklappe**

Weitere Impfungen	alle Reisenden	bei Risiko
Hepatitis A	●	
Hepatitis B		● 2, 5, 6, 8
Polio	● (v)	
Tollwut		● 2, 4, 6, 8
Typhus	●	
Cholera		● 1, 5, 6, 7, 9
Meningokokken ACWY	●	
Dengue	●	
Chikungunya		● 1, 10
Gelbfieber	● v	
Mpox		● 1, 2, 5, 10

- ● Impfung empfohlen
- 1 aktuelle Ausbrüche
- 2 einfache Reisebedingungen
- 3 Exposition im Endemiegebiet
- 4 Tierkontakte
- 5 enge soziale Kontakte, v. a. „Charity travel"
- 6 Einsätze (Katastrophen)
- 7 Hygienemängel
- 8 unzureichende medizin. Versorgung
- 9 Schutz gegen Reisediarrhoe (ETEC) nur inaktivierter Impfstoff, Off-Label-Use
- 10 Langzeitaufenthalte, wiederholte Reisen
- **v** Impfung vorgeschrieben (s. Impfvorschriften)
- **(v)** evtl. Impfpflicht beachten (s. Impfvorschriften)

- Verfügbarkeit Tollwutimpfstoffe

Moderne **Tollwutimpfstoffe** und **Immunglobulin** sind im Land **nicht verfügbar**. Eine komplette Grundimmunisierung sollte bei vorhersehbarem Risiko vor der Einreise durchgeführt werden.

Malaria

- Saison: ganzjährig
- Parasit: P. falciparum nahezu 100 %, Resistenzen Chloroquin, Sulfa/Pyrimethamin-Kombinationen

Côte d'Ivoire (Forts.)

• Epidemiologie / Vorbeugung	**Expositionsprophylaxe!**		
	Medikation (NST = Notfallselbsttherapie)	**regelm.**	**NST**
	hohes Risiko landesweit	AP, D*, M	Ø
	AP = Atovaquon/Proguanil (Malarone® u. a.), D = Doxycyclin, M = Mefloquin (Lariam®), Ø = keine In der Tabelle durch Komma getrennte Präparate sind als Alternativen zu verstehen. * Doxycyclin ist in Deutschland und in Österreich zur Malariaprophylaxe nicht zugelassen (s. Seite 490).		
Besondere Infektionsrisiken	(**Fettdruck** = für die **Beratung aller Reisenden** relevant)		
• oral	**Darminfektionen** **Hepatitis A, E** **Polio** **Typhus** Cholera		
• arthropod	Filariose, lymphatische + Onchozerkose Leishmaniase, kutane Landesinnere Gelbfieber **Dengue** Chikungunya Zika Rückfallfieber, Zecken- Fleckfieber, Floh- (murines) Krim-Kongo hämorrhagisches Fieber Schlafkrankheit Region Marahoué, Region Oumé		
• aerogen	**Meningokokken-Meningitis** Tuberkulose COVID-19 Influenza RSV		
• diverse	**Schistosomiasis** **Hepatitis B, C** Venerische Infektionen HIV-Prävalenzen b. Erwachsenen 5–15 % **Tollwut** Milzbrand Lassa-Fieber Mpox		
Sonstige Beratungsinhalte	(siehe **Checklisten etc. im Serviceteil**)		
• allgemein	Flugreise (Langstrecke) Klima, Hygiene Reiseapotheke Auslandskrankenversicherung		
• bei Bedarf	Gesundheitszeugnis (Arbeits-/Langzeitaufenthalt)		

Dänemark

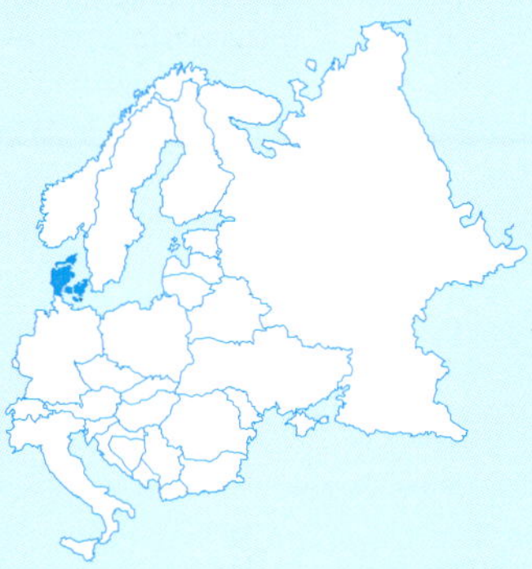

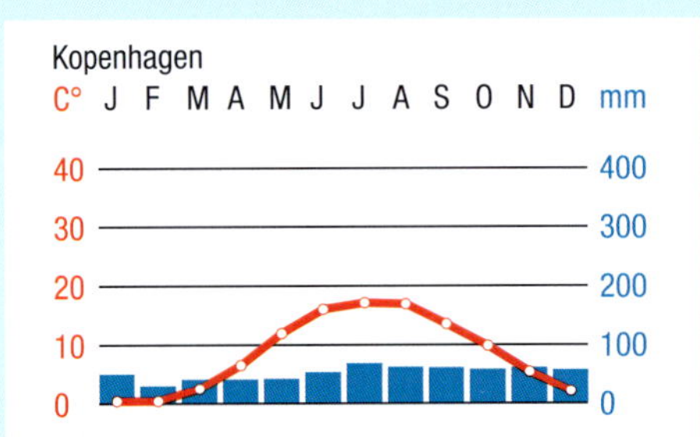

Klima

Seeklima mit kühlen Sommern;
nach Osten hin abnehmende Niederschläge,
durchschnittliche Temperatur in Kopenhagen
im Januar 0 °C, im Juli 17,2 °C.

Zeitdifferenz (zu Mitteleuropäischer Zeit):

ganzjährig keine

Hilfe in Notfällen

Deutsche Botschaft
Göteborg Plads 1
Kopenhagen
Tel. (0045) 35 45 99 00

Österreichische Botschaft
Sölundsvej 1
Kopenhagen
Tel. (0045) 39 29 41 41

Impfvorschriften	**keine**
Impfempfehlungen	**Allgemein zu empfehlender Impfschutz** überprüfen, ergänzen bzw. auffrischen *alle:* Tetanus, Diphtherie, Polio, Pertussis, MMR, Influenza (saisonal) *Kinder/Jugendliche:* Hib, Hepatitis B, Rotaviren, Varizellen, Meningokokken ACWY, Meningokokken B, HPV *ab 60. Lj./chron. Kranke:* Pneumokokken, COVID-19, RSV; *ab 50. Lj.:* Herpes zoster ► **siehe auch vordere und hintere Umschlagklappe**

Weitere Impfungen	alle Reisenden	bei Risiko
Hepatitis B		● 2, 5, 6
FSME		● 2, 3

● Impfung empfohlen
1 aktuelle Ausbrüche
2 einfache Reisebedingungen
3 Exposition im Endemiegebiet
4 Tierkontakte
5 enge soziale Kontakte, v. a. „Charity travel“
6 Einsätze (Katastrophen)

• Verfügbarkeit Tollwutimpfstoffe	Moderne **Tollwutimpfstoffe** und **Immunglobulin** sind im Land **verfügbar**.
Malaria	**keine**
Besondere Infektionsrisiken	(**Fettdruck** = für die **Beratung aller Reisenden** relevant)
• arthropod	FSME April – Oktober, Bornholm, seit 2009 auch Nord-Seeland; 2018 Fünen, Zentral- und Südjütland; auch in weiteren Gebieten muss mit Infektionen gerechnet werden Borreliose April – Oktober
• aerogen	COVID-19 Influenza RSV
• diverse	Hepatitis B Tollwut z. Zt. geringes Risiko nur durch Fledermäuse
Sonstige Beratungsinhalte	(siehe **Checklisten etc. im Serviceteil**)
• allgemein	Auslandskrankenversicherung

Deutschland

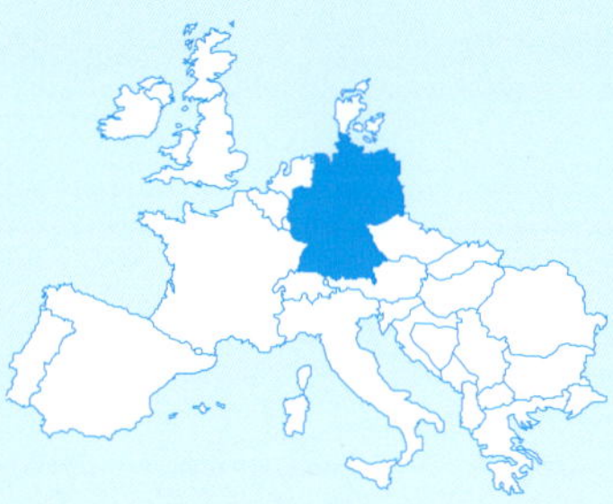

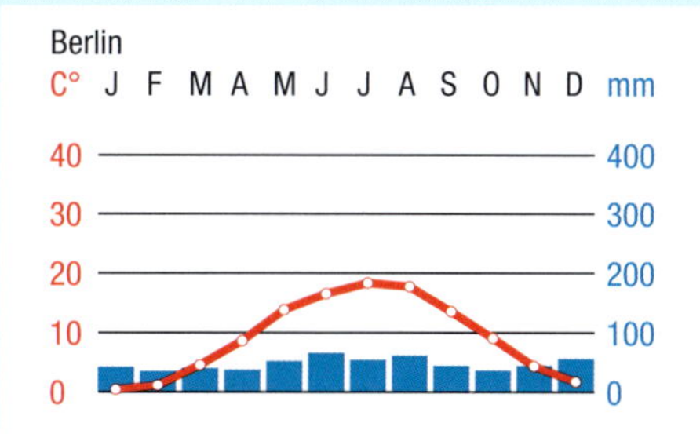

Klima

Feuchtgemäßigt, nach Südosten hin zunehmend kontinentaler.

Hilfe in Notfällen

Für Österreichische Staatsbürger:

Österreichische Botschaft
Stauffenbergstraße 1
Berlin
Tel. (0049 30) 20 28 70, 26 93 42 80
(Konsularabteilung)

Impfvorschriften	**keine**
Impfempfehlungen	**Allgemein zu empfehlender Impfschutz** überprüfen, ergänzen bzw. auffrischen *alle:* Tetanus, Diphtherie, Polio, Pertussis, MMR, Influenza (saisonal) *Kinder/Jugendliche:* Hib, Hepatitis B, Rotaviren, Varizellen, Meningokokken ACWY, Meningokokken B, HPV *ab 60. Lj./chron. Kranke:* Pneumokokken, COVID-19, RSV; *ab 50. Lj.:* Herpes zoster ► **siehe auch vordere und hintere Umschlagklappe**

Weitere Impfungen	alle Reisenden	bei Risiko
Hepatitis B		● 2, 5, 6
FSME		● 2, 3
Masern		**(v)** s. Bemerkungen

● Impfung empfohlen
1 aktuelle Ausbrüche
2 einfache Reisebedingungen
3 Exposition im Endemiegebiet
4 Tierkontakte
5 enge soziale Kontakte, v. a. „Charity travel“
6 Einsätze (Katastrophen)
(v) evtl. Impfpflicht beachten

• Verfügbarkeit Tollwutimpfstoffe	Moderne **Tollwutimpfstoffe** und **Immunglobulin** sind im Land **verfügbar**.
Malaria	**keine**

Deutschland (Forts.)

Besondere Infektionsrisiken	(**Fettdruck** = für die **Beratung aller Reisenden** relevant)
• oral	Echinokokkose (E. multilocularis) vorw. im S
• arthropod	**FSME** April–Oktober, vorw. südliche Landesteile **Borreliose** April–Oktober, landesweit West-Nil-Fieber 2019 erste autochthone Infektionen, seitdem regelmäßiger Nachweis von Einzelfällen, besonders im N und O
• aerogen	COVID-19 Influenza RSV
• diverse	Hepatitis B Hantavirus-Infektionen v.a. im Südwesten Tollwut z.Zt. minimales Risiko nur durch Fledermäuse
Bemerkungen	Für **Kinder** besteht seit März 2020 eine **Masern-Impfpflicht.**

Djibouti s. Dschibuti

Dominica

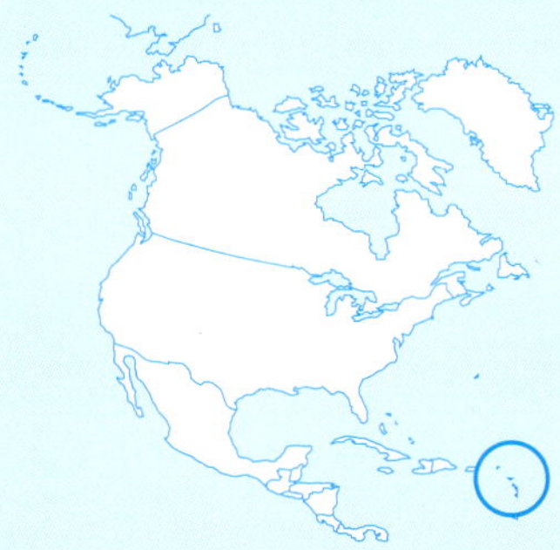

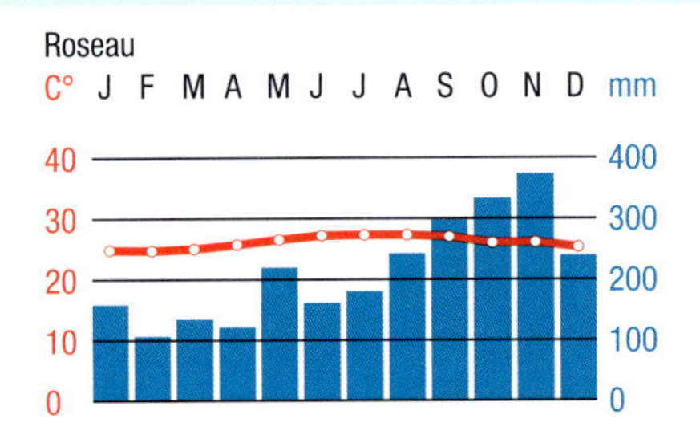

Zeitdifferenz (zu Mitteleuropäischer Zeit):

MEZ −5 Std. (MESZ −6 Std.)

Hilfe in Notfällen

Zuständige Deutsche Botschaft:
Trinidad und Tobago (Port-of Spain)

Zuständige Österreichische Botschaft:
Kuba (Havanna)

Klima

Tropisches Klima mit ganzjährig reichlichen Niederschlägen, besonders im Inselinneren; geringe Temperaturschwankungen zwischen 25 und 30 °C.

Impfvorschriften

- direkt: **keine**
- aus Infektionsgebieten: **Gelbfieber** (ausgenommen Kinder unter 1 Jahr)
  - Die Impfvorschrift gilt auch bei Einreise aus einem Land mit Gelbfieber-Risiko, das nur im **Transit** besucht wurde, wenn die **Aufenthaltszeit auf dem Flughafen mehr als 12 Stunden** betrug. Abweichend von der offiziellen Bestimmung kann der Impfnachweis auch bei kürzerem Transit-Aufenthalt verlangt werden.
  - Gemäß den geänderten International Health Regulations der WHO (am 11. Juli 2016 in Kraft getreten) ist die **Gelbfieber-Impfbescheinigung** nach einmaliger Impfung **lebenslang gültig**. Es ist möglich, dass abweichend von der offiziellen Regelung bei Einreise ein Impfnachweis verlangt wird, der nicht älter als 10 Jahre ist.
  - Ärztliche **Bescheinigungen zur Befreiung von der Gelbfieber-Impfung** („exemption certificate", „waiver") werden bei der Einreise anerkannt.

Impfempfehlungen

Allgemein zu empfehlender Impfschutz überprüfen, ergänzen bzw. auffrischen

alle: Tetanus, Diphtherie, Polio, Pertussis, MMR, Influenza (saisonal)
Kinder/Jugendliche: Hib, Hepatitis B, Rotaviren, Varizellen, Meningokokken ACWY, Meningokokken B, HPV
ab 60. Lj./chron. Kranke: Pneumokokken, COVID-19, RSV; *ab 50. Lj.:* Herpes zoster

▸ **siehe auch vordere und hintere Umschlagklappe**

Weitere Impfungen	alle Reisenden	bei Risiko
Hepatitis A	●	
Hepatitis B		● 2, 5, 6, 8
Typhus		● 1, 2, 5, 6, 7
Gelbfieber	(v)	
Dengue	●	
Chikungunya		● 1, 10

● Impfung empfohlen
1 aktuelle Ausbrüche
2 einfache Reisebedingungen
3 Exposition im Endemiegebiet
4 Tierkontakte
5 enge soziale Kontakte, v.a. „Charity travel"
6 Einsätze (Katastrophen)
7 Hygienemängel
8 unzureichende medizin. Versorgung
10 Langzeitaufenthalte, wiederholte Reisen
(v) evtl. Impfpflicht beachten (s. Impfvorschriften)

• Verfügbarkeit Tollwutimpfstoffe	Moderne **Tollwutimpfstoffe** und **Immunglobulin** sind im Land **nicht verfügbar**. Das Tollwutrisiko wird als sehr gering eingeschätzt. Eine Grundimmunisierung vor der Reise ist nur in Ausnahmefällen notwendig.
Malaria	**keine**
Besondere Infektionsrisiken	(**Fettdruck** = für die **Beratung aller Reisenden** relevant)
• oral	**Darminfektionen** **Hepatitis A** Typhus
• arthropod	**Dengue** **Chikungunya** Zika
• aerogen	COVID-19 Influenza RSV
• diverse	Schistosomiasis herdförmiges Vorkommen möglich Hepatitis B Venerische Infektionen Tollwut sehr geringes Risiko
Sonstige Beratungsinhalte	(siehe **Checklisten etc. im Serviceteil**)
• allgemein	Flugreise (Langstrecke) Klima, Hygiene Reiseapotheke Auslandskrankenversicherung
• bei Bedarf	Tauchen
Bemerkungen	**Ciguatera-Fischvergiftung:** Saisonales Risiko bei Verzehr von größeren Raubfischen (auch gegart). Örtliche Warnhinweise beachten!

Dominikanische Republik

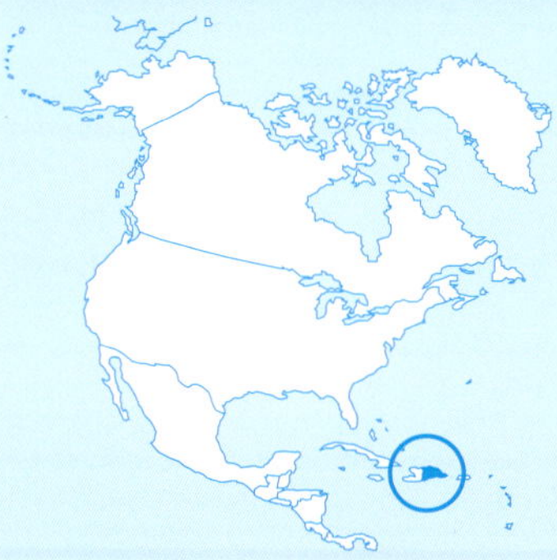

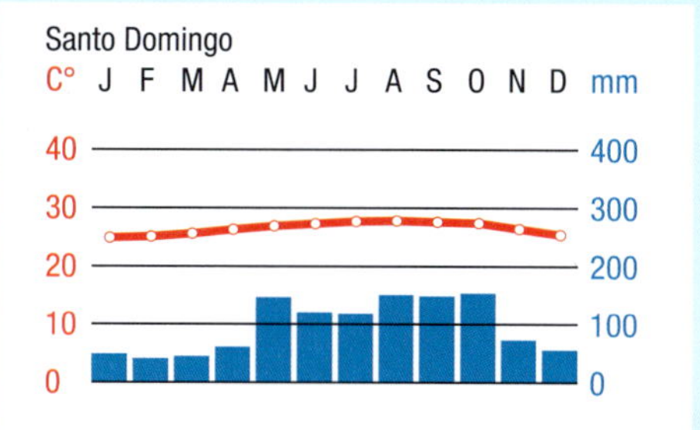

Klima

Tropisches Klima, im Norden und Osten regenreich, im Süden trockener, Regen vorw. Mai–November; durchschnittliche Monatstemperatur in Santo Domingo zwischen 24 °C und 27 °C.

Detaillierte Informationen zur **medizinischen Infrastruktur** des Landes im aktuellen **CRM Handbuch Reisen mit Risiko**

Zeitdifferenz (zu Mitteleuropäischer Zeit):

MEZ −5 Std. (MESZ −6 Std.)

Hilfe in Notfällen

Deutsche Botschaft
Edificio GINAKA 2.0, pisos 5 y 6
Avenida Núñez de Cáceres No. 11
(e/ Sarasota y Rómulo Betancourt)
Santo Domingo
Tel. (001 809) 5 42 89-49, -50

Österreichisches Honorarkonsulat
Parque Empresarial Bávaro, Local 319, Avenida Estados Unidos, Bávaro, Punta Cana
Tel. (001 809) 91 73 83 9

Zuständige Österreichische Botschaft:
Kuba (Havanna)

Länderinformationen

Dominikanische Republik (Forts.)

Impfvorschriften

- direkt: **keine**
- aus Infektionsgebieten: Gelbfieber (ausgenommen Kinder unter 1 Jahr)
  bei Einreise aus folgenden Bundesstaaten Brasiliens: Minas Gerais, Espirito Santo, Sao Paulo und Rio de Janeiro
  - Die Impfvorschrift gilt auch, wenn die o.g. Gebiete nur im **Transit** besucht wurden und die **Aufenthaltszeit auf dem Flughafen mehr als 12 Stunden** betrug. Abweichend von der offiziellen Bestimmung kann der Impfnachweis auch bei kürzerem Transit-Aufenthalt verlangt werden.
  - Gemäß den geänderten International Health Regulations der WHO (am 11. Juli 2016 in Kraft getreten) ist die **Gelbfieber-Impfbescheinigung** nach einmaliger Impfung **lebenslang gültig**.
  - Über die Anerkennung ärztlicher **Bescheinigungen zur Befreiung von der Gelbfieber-Impfung** („exemption certificate", „waiver") liegen **aktuell keine zuverlässigen Informationen** vor.
- Abweichungen: Abweichend von den offiziellen Bestimmungen kann bei der Einreise aus (gesamt) Brasilien, Kolumbien und Venezuela eine gültige Gelbfieberimpfung verlangt werden.

Impfempfehlungen

Allgemein zu empfehlender Impfschutz überprüfen, ergänzen bzw. auffrischen

alle: Tetanus, Diphtherie, Polio, Pertussis, MMR, Influenza (saisonal)
Kinder/Jugendliche: Hib, Hepatitis B, Rotaviren, Varizellen, Meningokokken ACWY, Meningokokken B, HPV
ab 60. Lj./chron. Kranke: Pneumokokken, COVID-19, RSV; *ab 50. Lj.:* Herpes zoster

▸ **siehe auch vordere und hintere Umschlagklappe**

Weitere Impfungen	alle Reisenden	bei Risiko
Hepatitis A	●	
Hepatitis B		● 2,5,6,8
Tollwut		● 2,4,6,8
Typhus		● 1,2,5,6,7
Cholera		● 1,5,6,7,9
Meningokokken ACWY		● 1,5
Dengue	●	
Chikungunya		● 1,10
Gelbfieber	(v)	

● Impfung empfohlen
1 aktuelle Ausbrüche
2 einfache Reisebedingungen
3 Exposition im Endemiegebiet
4 Tierkontakte
5 enge soziale Kontakte, v.a. „Charity travel"
6 Einsätze (Katastrophen)
7 Hygienemängel
8 unzureichende medizin. Versorgung
9 Schutz gegen Reisediarrhoe (ETEC) nur inaktivierter Impfstoff, Off-Label-Use
10 Langzeitaufenthalte, wiederholte Reisen
(v) evtl. Impfpflicht beachten (s. Impfvorschriften)

- Verfügbarkeit Tollwutimpfstoffe: Moderne **Tollwutimpfstoffe** sind **nur in großen Städten** verfügbar. **Immunglobulin** ist landesweit **nicht verfügbar**. Eine komplette Grundimmunisierung sollte bei vorhersehbarem Risiko vor der Einreise durchgeführt werden.

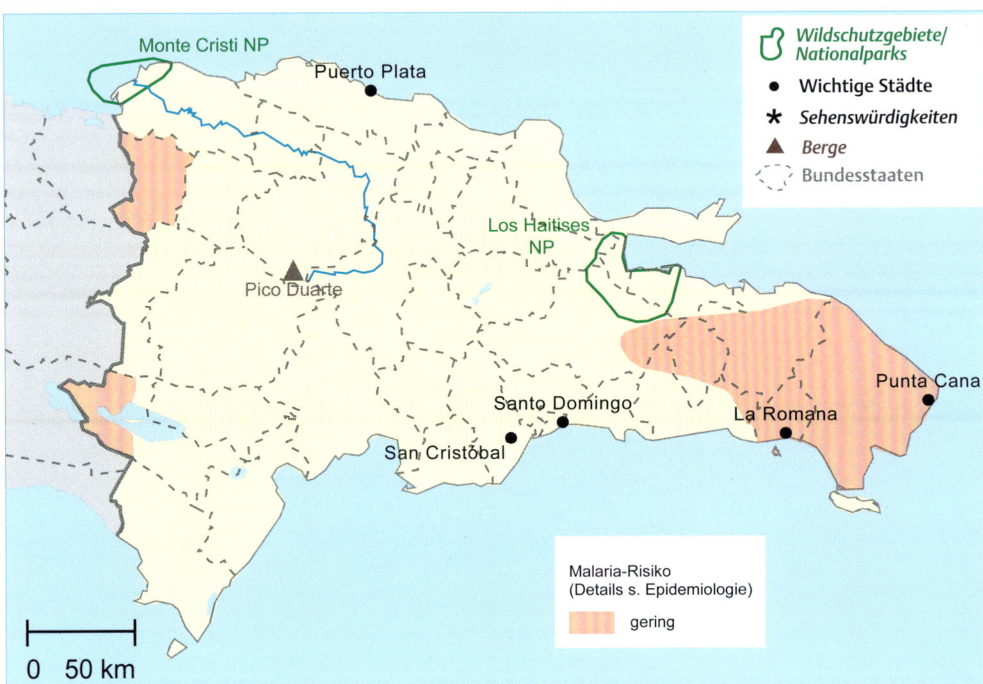

Malaria			
• Saison	ganzjährig		
• Parasit	P. falciparum 98 %, P. vivax 2 %, Resistenzen keine		
• Epidemiologie / Vorbeugung	**Expositionsprophylaxe!**		
	Medikation (NST = Notfallselbsttherapie)	**regelm.**	**NST**
	geringes Risiko herdförmig im Tiefland der westlichen Provinzen sowie in den Feuchtbiotopen im Hinterland der Provinz La Altagracia im Osten **sehr geringes** bzw. **kein Risiko** in Höhenlagen sowie in den Touristenressorts an der Küste	Ø	AP, DP, AL
	AL = Artemether/Lumefantrin (Riamet®), AP = Atovaquon/Proguanil (Malarone® u. a.), DP = Dihydroartemisinin/Piperaquin (Eurartesim®), Ø = keine In der Tabelle durch Komma getrennte Präparate sind als Alternativen zu verstehen.		
Besondere Infektionsrisiken	(**Fettdruck** = für die **Beratung aller Reisenden** relevant)		
• oral	**Darminfektionen** **Hepatitis A** Cholera Typhus		
• arthropod	**Dengue** **Chikungunya** Zika Oropoche West-Nil-Fieber Leishmaniase, kutane Filariose, lymphatische — hauptsächlich in Santo Domingo, auch im Zentral-Tal und an der Nordküste		
• aerogen	Tuberkulose COVID-19 Influenza RSV		
• diverse	Schistosomiasis **Hepatitis B** Venerische Infektionen Leptospirose Tollwut		
Sonstige Beratungsinhalte	(siehe **Checklisten etc. im Serviceteil**)		
• allgemein	Flugreise (Langstrecke) Klima, Hygiene Reiseapotheke Auslandskrankenversicherung		
• bei Bedarf	Tauchen		
Bemerkungen	**Ciguatera-Fischvergiftung:** Saisonales Risiko bei Verzehr von größeren Raubfischen (auch gegart). Örtliche Warnhinweise beachten!		

Dschibuti

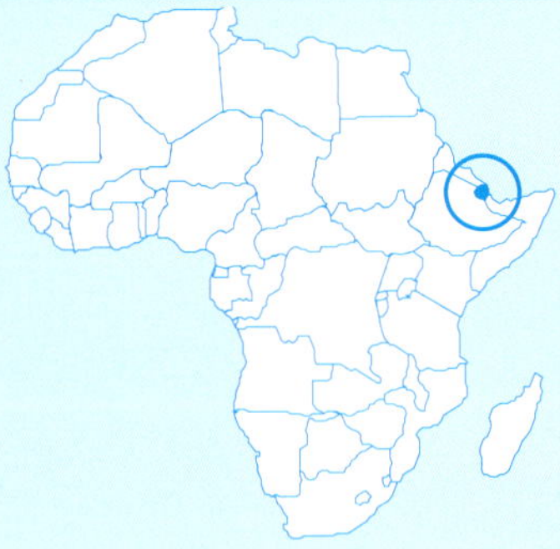

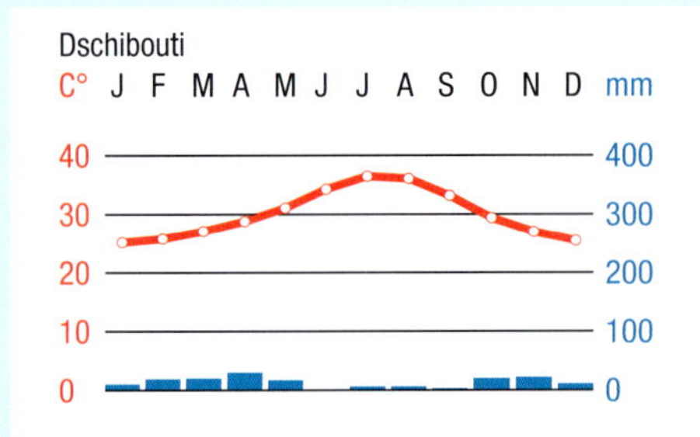

Klima

Wüstenklima, an der Küste hohe Luftfeuchtigkeit; durchschnittliche Temperatur im Januar 26 °C, im Juli 36 °C.

Zeitdifferenz (zu Mitteleuropäischer Zeit):

MEZ + 2 Std. (MESZ + 1 Std.)

Hilfe in Notfällen

Zuständige Deutsche Botschaft:
Äthiopien (Addis Abeba)

Österreichisches Honorarkonsulat
Angle rue d'Ethiopie et Mohamed Farah Dirir
Tel. :(00253) 21 35 36 36

Zuständige Österreichische Botschaft:
Äthiopien (Addis Abeba)

Impfvorschriften

- direkt

keine

- aus Infektionsgebieten

Gelbfieber (ausgenommen Kinder unter 1 Jahr)

- Die Impfvorschrift gilt auch, wenn die o. g. Gebiete nur im **Transit** besucht wurden und die **Aufenthaltszeit auf dem Flughafen mehr als 12 Stunden** betrug. Abweichend von der offiziellen Bestimmung kann der Impfnachweis auch bei kürzerem Transit-Aufenthalt verlangt werden.
- Gemäß den geänderten International Health Regulations der WHO (am 11. Juli 2016 in Kraft getreten) ist die **Gelbfieber-Impfbescheinigung** nach einmaliger Impfung **lebenslang gültig**.
- Über die Anerkennung ärztlicher **Bescheinigungen zur Befreiung von der Gelbfieber-Impfung** („exemption certificate", „waiver") liegen **aktuell keine zuverlässigen Informationen** vor.

- Ausreise

Entsprechend Vorgaben der WHO sollten Einheimische und alle Reisenden, die sich länger als 4 Wochen im Land aufgehalten haben, bei der Ausreise eine Impfung gegen Polio vorweisen. Die Impfung muss zwischen 4 Wochen und einem Jahr vor der Abreise erfolgen und in einem international gültigen Impfausweis dokumentiert sein.

Impfempfehlungen

Allgemein zu empfehlender Impfschutz überprüfen, ergänzen bzw. auffrischen

alle: Tetanus, Diphtherie, Polio, Pertussis, MMR, Influenza (saisonal)
Kinder/Jugendliche: Hib, Hepatitis B, Rotaviren, Varizellen, Meningokokken ACWY, Meningokokken B, HPV
ab 60. Lj./chron. Kranke: Pneumokokken, COVID-19, RSV; *ab 50. Lj.:* Herpes zoster

► **siehe auch vordere und hintere Umschlagklappe**

Weitere Impfungen	alle Reisenden	bei Risiko
Hepatitis A	●	
Hepatitis B		● 2, 5, 6, 8
Polio	(v)	● 2
Tollwut		● 2, 4, 6, 8
Typhus		● 1, 2, 5, 6, 7
Cholera		● 1, 5, 6, 7, 9
Meningokokken ACWY	●	
Dengue	●	
Chikungunya		● 1, 10

● Impfung empfohlen
1 aktuelle Ausbrüche
2 einfache Reisebedingungen
3 Exposition im Endemiegebiet
4 Tierkontakte
5 enge soziale Kontakte, v. a. „Charity travel"
6 Einsätze (Katastrophen)
7 Hygienemängel
8 unzureichende medizin. Versorgung
9 Schutz gegen Reisediarrhoe (ETEC)
nur inaktivierter Impfstoff, Off-Label-Use
10 Langzeitaufenthalte, wiederholte Reisen

- Verfügbarkeit Tollwutimpfstoffe

Moderne **Tollwutimpfstoffe** sind **nur unregelmäßig** verfügbar. **Immunglobulin** ist landesweit **nicht verfügbar**. Eine komplette Grundimmunisierung sollte bei vorhersehbarem Risiko vor der Einreise durchgeführt werden.

Malaria	
• Saison	ganzjährig
• Parasit	P. falciparum 85 %, Resistenzen Chloroquin; P. vivax 15 %
• Epidemiologie / Vorbeugung	**Expositionsprophylaxe!**

Medikation (NST = Notfallselbsttherapie)	**regelm.**	**NST**
mittleres Risiko im Tiefland im Osten, vor allem in den regenreichen Monaten November–April	AP, D*, M oder Ø	Ø AP, DP, AL
in der übrigen Jahreszeit ist das **Risiko gering**	Ø	AP, DP, AL

AL = Artemether/Lumefantrin (Riamet®), AP = Atovaquon/Proguanil (Malarone® u. a.), D = Doxycyclin, DP = Dihydroartemisinin/Piperaquin (Eurartesim®), M = Mefloquin (Lariam®), Ø = keine
In der Tabelle durch Komma getrennte Präparate sind als Alternativen zu verstehen.
* Doxycyclin ist in Deutschland und in Österreich zur Malariaprophylaxe nicht zugelassen (s. Seite 490).

Besondere Infektionsrisiken	(**Fettdruck** = für die **Beratung aller Reisenden** relevant)
• oral	**Darminfektionen** **Hepatitis A, E** Polio Typhus Cholera
• arthropod	Leishmaniase, viszerale + kutane **Dengue** Chikungunya West-Nil-Fieber Rückfallfieber, Zecken-
• aerogen	**Meningokokken-Meningitis** Tuberkulose COVID-19 Influenza
• diverse	**Hepatitis B, C** Schistosomiasis Venerische Infektionen Tollwut Vogelgrippe
Sonstige Beratungsinhalte	(siehe **Checklisten etc. im Serviceteil**)
• allgemein	Flugreise (Langstrecke) Klima, Hygiene Reiseapotheke Auslandskrankenversicherung

Dubai s. Vereinigte Arabische Emirate

Ecuador

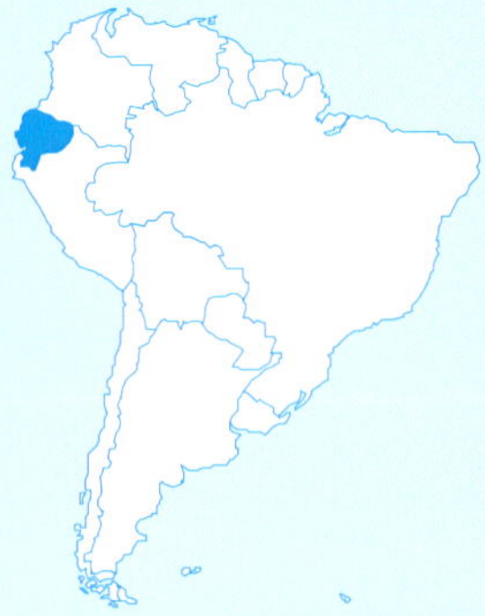

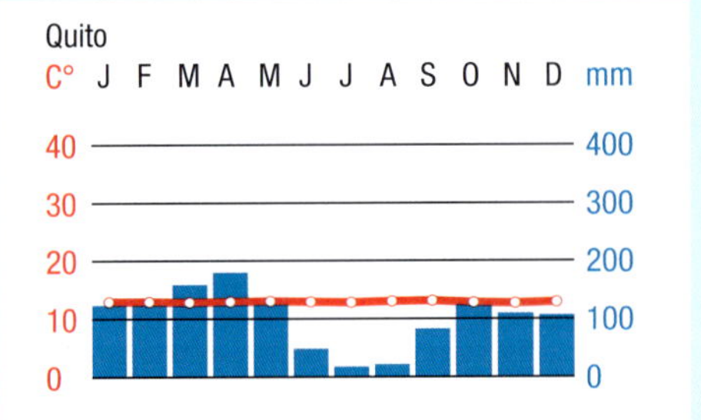

Klima

Tropisch-heiße Küstenregion im Norden ganzjährig feucht, im Süden extrem trocken; im Hochland gemäßigtes Klima; östliches Tiefland feuchtheiß; Hauptregenzeit Januar bis Mai; mittlere Temperatur in Guayaquil ganzjährig um 26 °C, in Quito 13 °C.

Detaillierte Informationen zur **medizinischen Infrastruktur** des Landes im aktuellen **CRM Handbuch Reisen mit Risiko**

Zeitdifferenz (zu Mitteleuropäischer Zeit):

MEZ −6 Std. (MESZ −7 Std.)
Galapagos-Inseln MEZ −7 Std. (MESZ −8 Std.)

Hilfe in Notfällen

Deutsche Botschaft
Edificio „Citiplaza“,
Avenida Naciones Unidas y República de El Salvador, Piso 14, Casilla 17-17-536
Quito
Tel. (00593 2) 2 97 08 20

Österreichisches Honorargeneralkonsulat
Site Center Torre 1, Oficina 4
Calle del Establo, Sector Santa Lucia
Cumbayá alta
Quito
Tel. (00593 2) 3 80 11 50

Zuständige Österreichische Botschaft:
Kolumbien (Bogotá)

Impfvorschriften

- direkt

keine

- aus Infektionsgebieten

Gelbfieber (ausgenommen Kinder unter 1 Jahr)
bei Einreise aus Brasilien, Demokratische Republik Kongo und Uganda

- Die Impfvorschrift gilt auch, wenn Brasilien, die Demokratische Republik Kongo und Uganda nur im **Transit** besucht wurden und die **Aufenthaltszeit auf dem Flughafen mehr als 12 Stunden** betrug. Abweichend von der offiziellen Bestimmung kann der Impfnachweis auch bei kürzerem Transit-Aufenthalt verlangt werden.
- Gemäß den geänderten International Health Regulations der WHO (am 11. Juli 2016 in Kraft getreten) ist die **Gelbfieber-Impfbescheinigung** nach einmaliger Impfung **lebenslang gültig**.
- Ärztliche **Bescheinigungen zur Befreiung von der Gelbfieber-Impfung** („exemption certificate“, „waiver“) werden bei der Einreise anerkannt.

- Abweichungen

Nach einer Mitteilung des ecuadorianischen Gesundheitsministeriums von 2008 besteht für einige der Provinzen im Tiefland östlich der Anden (Amazonasbecken) eine **Gelbfieber**-Impfpflicht, die allerdings nicht immer kontrolliert wird.

Impfempfehlungen

Allgemein zu empfehlender Impfschutz überprüfen, ergänzen bzw. auffrischen

alle: Tetanus, Diphtherie, Polio, Pertussis, MMR, Influenza (saisonal)
Kinder/Jugendliche: Hib, Hepatitis B, Rotaviren, Varizellen, Meningokokken ACWY, Meningokokken B, HPV
ab 60. Lj./chron. Kranke: Pneumokokken, COVID-19, RSV; *ab 50. Lj.:* Herpes zoster

► **siehe auch vordere und hintere Umschlagklappe**

Weitere Impfungen	alle Reisenden	bei Risiko
Hepatitis A	●	
Hepatitis B		● 2, 5, 6, 8
Tollwut		● 2, 4, 6, 8
Typhus		● 1, 2, 5, 6, 7
Cholera		● 9
Meningokokken ACWY		● 1, 5
Dengue	●	
Chikungunya	●	
Gelbfieber	●* (v)	

● Impfung empfohlen
1 aktuelle Ausbrüche
2 einfache Reisebedingungen
3 Exposition im Endemiegebiet
4 Tierkontakte
5 enge soziale Kontakte, v. a. „Charity travel“
6 Einsätze (Katastrophen)
7 Hygienemängel
8 unzureichende medizin. Versorgung
9 Schutz gegen Reisediarrhoe (ETEC) nur inaktivierter Impfstoff, Off-Label-Use
(v) evtl. Impfpflicht beachten (s. Impfvorschriften)

* bei Reisen in die endemischen Gebiete vom Land und der WHO empfohlen. Hierzu gehören alle im Amazonasbecken gelegenen Provinzen östlich der Anden: Esmeraldas, Morona, Napo, Orellana, Pastaza, Sucumbios, Zamora. Kein Übertragungsrisiko besteht lt. WHO in den Städten Guayaquil und Quito sowie auf den Galapagos-Inseln.

- Verfügbarkeit Tollwutimpfstoffe

Moderne **Tollwutimpfstoffe** sind **nur in großen Zentren** verfügbar. **Immunglobulin** ist landesweit **nicht verfügbar**. Eine komplette Grundimmunisierung sollte bei vorhersehbarem Risiko vor der Einreise durchgeführt werden.

Malaria	**Karte Malaria – Südamerika** siehe Kartenanhang		
• Saison	ganzjährig		
• Parasit	P. falciparum 24 %, Resistenzen Chloroquin, Sulfa/Pyrimethamin-Kombinationen, P. vivax 76 %; 2017 nur noch 1.275 Fälle		
• Epidemiologie / Vorbeugung	**Expositionsprophylaxe!**		
	Medikation (NST = Notfallselbsttherapie)	**regelm.**	**NST**
	Gebiete unterhalb 1500 m		
	hohes Risiko im NO und O im Tiefland der Amazonasregion	AP, D, M	Ø
	geringes Risiko im Tiefland der Amazonasregion sowie im äußersten NW (östl. Teile der Provinz Esmeraldas)	Ø	AP, DP, AL
	kein Risiko an der Küste, in Höhenlagen, Städten sowie auf den Galapagos-Inseln	Ø	Ø
	AL = Artemether/Lumefantrin (Riamet®), AP = Atovaquon/Proguanil (Malarone® u. a.), DP = Dihydroartemisinin/Piperaquin (Eurartesim®), Ø = keine In der Tabelle durch Komma getrennte Präparate sind als Alternativen zu verstehen.		

Besondere Infektionsrisiken	(**Fettdruck** = für die **Beratung aller Reisenden** relevant)
• oral	**Darminfektionen** **Hepatitis A** Typhus Brucellose vorw. im Hochland Paragonimiasis Flusstäler im W
• arthropod	**Dengue** auch auf den Galapagos-Inseln **Chikungunya** Zika Leishmaniase, kutane + mukokutane Bartonellose Andentäler unterhalb 3.000 m Filariose, Onchozerkose einzelne Herde im NW (Esmeraldas) Gelbfieber Tiefland östlich der Anden Oropouche Tiefland östlich der Anden Chagas-Krankheit ländliche Gebiete mit schwacher Sozialstruktur Pest Naturherde in der Chimborazo-Provinz und in der Provinz Loja
• aerogen	Tuberkulose Histoplasmose COVID-19 Influenza RSV

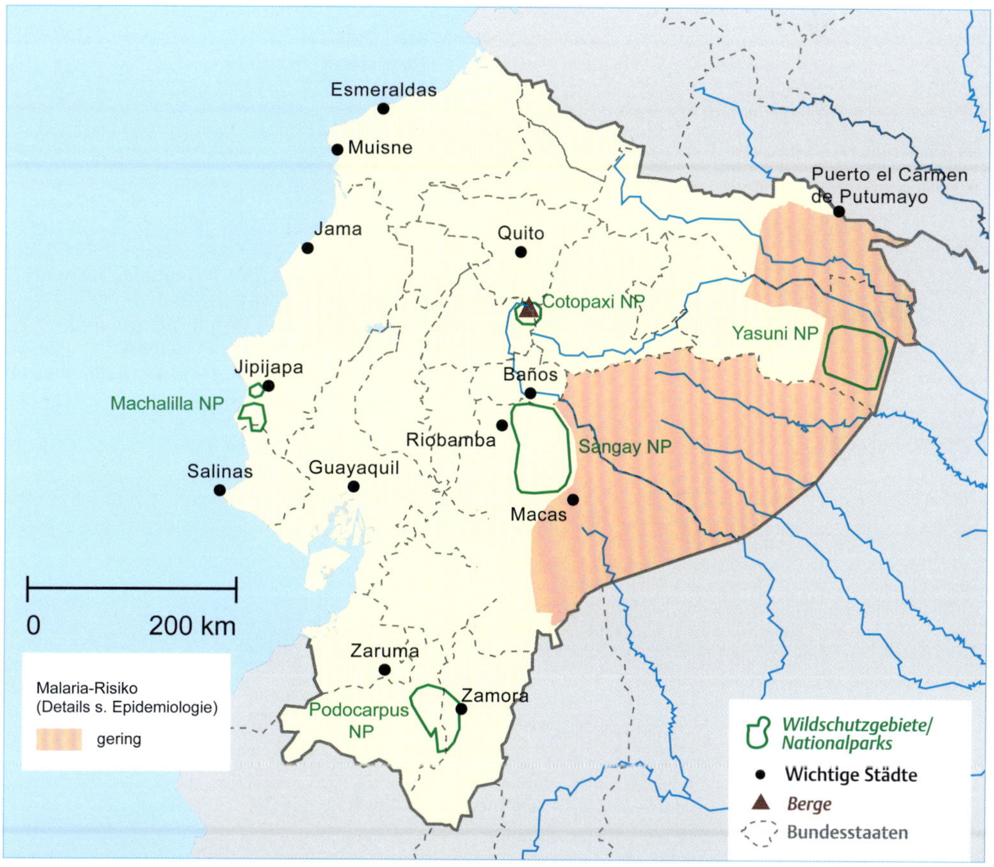

Ecuador (Forts.)

• diverse	**Hepatitis B** Venerische Infektionen Leptospirose **Tollwut** nicht auf den Galapagos-Inseln
Sonstige Beratungsinhalte	(siehe **Checklisten etc. im Serviceteil**)
• allgemein	Flugreise (Langstrecke) Klima, Hygiene Reiseapotheke Auslandskrankenversicherung
• bei Bedarf	Tauchen Aufenthalt in großen Höhen
Bemerkungen	**Medizinische Versorgung**: Außerhalb der Großstädte und Touristikzentren ist mit erheblichen Engpässen bei der ärztlichen und medikamentösen Versorgung zu rechnen. Adäquate Ausstattung der **Reiseapotheke** (Zollbestimmungen beachten, Begleitattest ratsam, Muster im Serviceteil), **Auslandskrankenversicherung** mit Abdeckung des Rettungsrückflug-Risikos für Notfälle dringend empfohlen. **Reisekrankenversicherung**: Nach Angaben des Auswärtigen Amtes und des ecuadorianischen Tourismusministeriums ist seit dem 10. September 2018 eine gültige Reisekrankenversicherung für Touristen verpflichtend. Auch im Land ansässige Ausländer müssen eine gesetzliche oder private Krankenversicherung nachweisen.

Elfenbeinküste s. Côte d'Ivoire

El Salvador

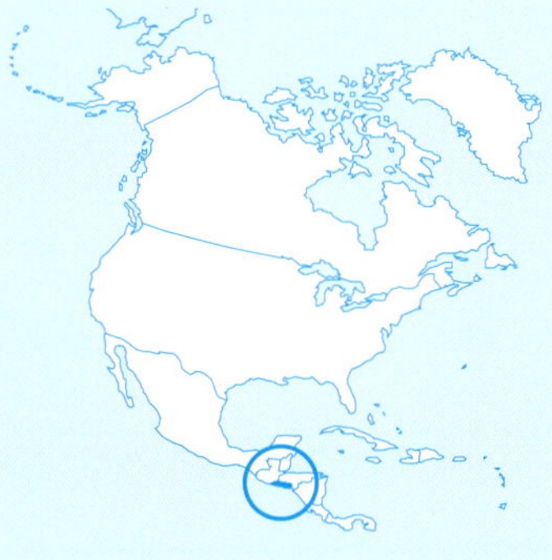

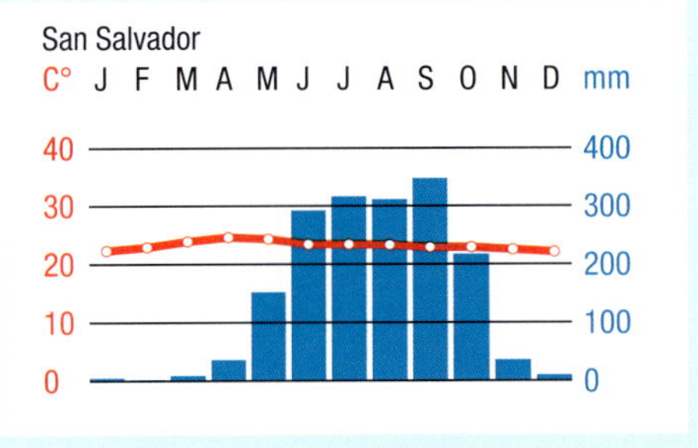

Klima

Tropisches, wechselfeuchtes Klima. Regenzeit im Norden von Mai bis Oktober; durchschnittliche Monatstemperatur in San Salvador 22–24 °C.

Zeitdifferenz (zu Mitteleuropäischer Zeit):

MEZ –7 Std. (MESZ –8 Std.)

Hilfe in Notfällen

Deutsche Botschaft
77a Av. Norte esqu. 7a Calle Poniente No. 3972
Colonia Escalón
San Salvador
Tel. (00503) 2 47 00 00

Österreichisches Honorargeneralkonsulat
Calle Circunvalación 150, Colonia San Benito
San Salvador
Tel. (00503) 25 62 12 47

Zuständige Österreichische Botschaft:
Mexiko (Mexico City)

Impfvorschriften	
• direkt	**keine**
• aus Infektionsgebieten	**Gelbfieber** (ausgenommen Kinder unter 1 Jahr) • Die Impfvorschrift gilt auch bei Einreise aus einem Land mit Gelbfieber-Risiko, das nur im **Transit** besucht wurde, wenn die **Aufenthaltszeit auf dem Flughafen mehr als 12 Stunden** betrug. Abweichend von der offiziellen Bestimmung kann der Impfnachweis auch bei kürzerem Transit-Aufenthalt verlangt werden. • Gemäß den geänderten International Health Regulations der WHO (am 11. Juli 2016 in Kraft getreten) ist die **Gelbfieber-Impfbescheinigung** nach einmaliger Impfung **lebenslang gültig**. • Ärztliche **Bescheinigungen zur Befreiung von der Gelbfieber-Impfung** („exemption certificate", „waiver") werden bei der Einreise **nicht anerkannt**.

Impfempfehlungen

Allgemein zu empfehlender Impfschutz überprüfen, ergänzen bzw. auffrischen

alle: Tetanus, Diphtherie, Polio, Pertussis, MMR, Influenza (saisonal)
Kinder/Jugendliche: Hib, Hepatitis B, Rotaviren, Varizellen, Meningokokken ACWY, Meningokokken B, HPV
ab 60. Lj./chron. Kranke: Pneumokokken, COVID-19, RSV; *ab 50. Lj.:* Herpes zoster

► **siehe auch vordere und hintere Umschlagklappe**

Weitere Impfungen	alle Reisenden	bei Risiko
Hepatitis A	●	
Hepatitis B		● 2, 5, 6, 8
Tollwut		● 2, 4, 6, 8
Typhus		● 1, 2, 5, 6, 7
Cholera		● 9
Meningokokken ACWY		● 1, 5
Dengue	●	
Chikungunya		● 1, 10
Gelbfieber	(v)	

● Impfung empfohlen
1 aktuelle Ausbrüche
2 einfache Reisebedingungen
3 Exposition im Endemiegebiet
4 Tierkontakte
5 enge soziale Kontakte, v. a. „Charity travel"
6 Einsätze (Katastrophen)
7 Hygienemängel
8 unzureichende medizin. Versorgung
9 Schutz gegen Reisediarrhoe (ETEC) nur inaktivierter Impfstoff, Off-Label-Use
10 Langzeitaufenthalte, wiederholte Reisen
(v) evtl. Impfpflicht beachten (s. Impfvorschriften)

- Verfügbarkeit Tollwutimpfstoffe

Moderne **Tollwutimpfstoffe** und **Immunglobulin** sind im Land **nicht verfügbar**. Eine komplette Grundimmunisierung sollte bei vorhersehbarem Risiko vor der Einreise durchgeführt werden.

Malaria

El Salvador wurde im Februar 2021 von der WHO offiziell als malariafrei erklärt.

Besondere Infektionsrisiken

(**Fettdruck** = für die **Beratung aller Reisenden** relevant)

- oral

Darminfektionen
Hepatitis A, E
Typhus

- arthropod

Dengue
Chikungunya
Zika
West-Nil-Fieber
Leishmaniase, kutane + viszerale
Chagas-Krankheit

- aerogen

Tuberkulose
Histoplasmose
COVID-19
Influenza
RSV

- diverse

Leptospirose
Melioidose sporadische Fälle
Hepatitis B
Venerische Infektionen
Tollwut

Sonstige Beratungsinhalte

(siehe **Checklisten etc. im Serviceteil**)

- allgemein

Flugreise (Langstrecke)
Klima, Hygiene
Reiseapotheke
Auslandskrankenversicherung

- bei Bedarf

Tauchen
Gesundheitszeugnis (Arbeits-/Langzeitaufenthalt)

Eritrea

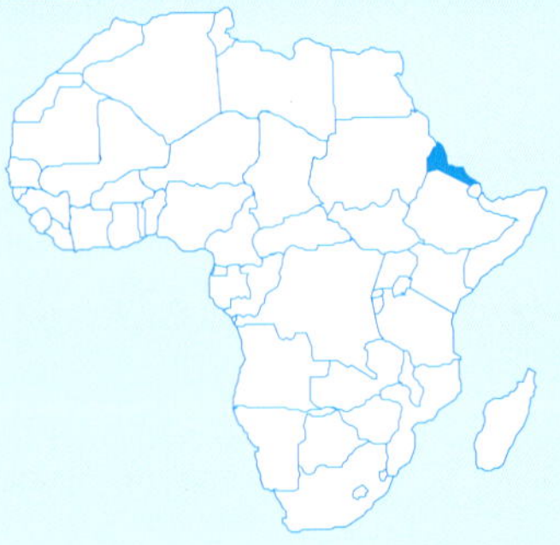

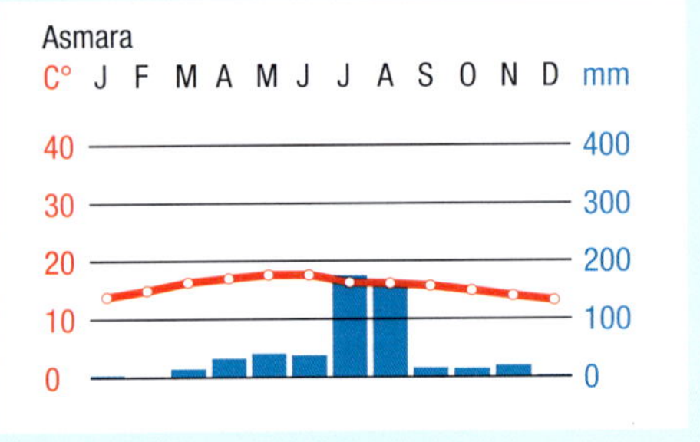

Zeitdifferenz (zu Mitteleuropäischer Zeit):

MEZ + 2 Std. (MESZ + 1 Std.)

Hilfe in Notfällen

Deutsche Botschaft
Warsay Street
Saba Development Building
Asmara
Tel. (00291 1) 18 66 70

Österreichisches Honorarkonsulat
171-5-Street No. 41
Asmara
Tel. (00291 1) 11 09 66

Zuständige Österreichische Botschaft:
Ägypten (Kairo)

Klima

Küstenebene heiß und schwül;
Bergland erheblich kühler mit kurzer Regenzeit zwischen Juli und September; durchschnittliche Temperatur in Asmara im Januar 13,8 °C, im Juni 17,6 °C.

Impfvorschriften

- direkt: **keine**
- aus Infektionsgebieten: **Gelbfieber** (ausgenommen Kinder unter 9 Monaten)
  - Gemäß den geänderten International Health Regulations der WHO (am 11. Juli 2016 in Kraft getreten) ist die **Gelbfieber-Impfbescheinigung** nach einmaliger Impfung **lebenslang gültig**.
  - Ärztliche **Bescheinigungen zur Befreiung von der Gelbfieber-Impfung** („exemption certificate", „waiver") werden bei der Einreise **nicht anerkannt**.

Impfempfehlungen

Allgemein zu empfehlender Impfschutz überprüfen, ergänzen bzw. auffrischen

alle: Tetanus, Diphtherie, Polio, Pertussis, MMR, Influenza (saisonal)
Kinder/Jugendliche: Hib, Hepatitis B, Rotaviren, Varizellen, Meningokokken ACWY, Meningokokken B, HPV
ab 60. Lj./chron. Kranke: Pneumokokken, COVID-19, RSV; *ab 50. Lj.:* Herpes zoster

► **siehe auch vordere und hintere Umschlagklappe**

Weitere Impfungen	alle Reisenden	bei Risiko
Hepatitis A	●	
Hepatitis B		● 2, 5, 6, 8
Tollwut		● 2, 4, 6, 8
Typhus	●	
Cholera		● 1, 5, 6, 7, 9
Meningokokken ACWY	●	
Dengue	●	
Chikungunya		● 1, 10
Gelbfieber	**(v)**	

● Impfung empfohlen
1 aktuelle Ausbrüche
2 einfache Reisebedingungen
3 Exposition im Endemiegebiet
4 Tierkontakte
5 enge soziale Kontakte, v. a. „Charity travel"
6 Einsätze (Katastrophen)
7 Hygienemängel
8 unzureichende medizin. Versorgung
9 Schutz gegen Reisediarrhoe (ETEC) nur inaktivierter Impfstoff, Off-Label-Use
10 Langzeitaufenthalte, wiederholte Reisen
(v) evtl. Impfpflicht beachten (s. Impfvorschriften)

- Verfügbarkeit Tollwutimpfstoffe: Moderne **Tollwutimpfstoffe** und **Immunglobulin** sind im Land **nicht verfügbar**. Eine komplette Grundimmunisierung sollte bei vorhersehbarem Risiko vor der Einreise durchgeführt werden.

Malaria

- Saison: ganzjährig
- Parasit: P. falciparum 88 %, Resistenzen Chloroquin, Sulfa/Pyrimethamin-Kombinationen; P. vivax 12 %
- Epidemiologie / Vorbeugung: **Expositionsprophylaxe!**

Medikation (NST = Notfallselbsttherapie)	**regelm.**	**NST**
mittleres bis hohes Risiko in allen Gebieten des Nordens und Westens unter 2200 m	AP, D*, M	Ø
kein bzw. **geringes Risiko** im Stadtgebiet von Asmara und im Süden	Ø	AP, DP, AL

AL = Artemether/Lumefantrin (Riamet®), AP = Atovaquon/Proguanil (Malarone® u. a.), D = Doxycyclin, DP = Dihydroartemisinin/Piperaquin (Eurartesim®), M = Mefloquin (Lariam®), Ø = keine
In der Tabelle durch Komma getrennte Präparate sind als Alternativen zu verstehen.
* Doxycyclin ist in Deutschland und in Österreich zur Malariaprophylaxe nicht zugelassen (s. Seite 490).

Besondere Infektionsrisiken	(**Fettdruck** = für die **Beratung aller Reisenden** relevant)
• oral	**Darminfektionen** **Hepatitis A, E** **Typhus** Cholera
• arthropod	Leishmaniase, viszerale + kutane Filariose, lymphatische + Onchozerkose Zeckenbissfieber Rückfallfieber, Zecken- Fleckfieber, Floh- (murines) Phlebotomus-Fieber West-Nil-Fieber **Dengue** insbesondere in den Küstenregionen Chikungunya Küstenregionen
• aerogen	**Meningokokken-Meningitis** Tuberkulose COVID-19 Influenza RSV
• diverse	**Schistosomiasis** Regionen Gash Barka, Anseba, Debub und Maekel; selten in den nördlichen und südlichen Gegenden am Roten Meer **Hepatitis B, C** Venerische Infektionen **Tollwut**
Sonstige Beratungsinhalte	(siehe **Checklisten etc. im Serviceteil**)
• allgemein	Flugreise (Langstrecke) Klima, Hygiene Reiseapotheke Auslandskrankenversicherung
Bemerkungen	**Medizinische Versorgung**: Landesweit ist mit erheblichen Engpässen bei der ärztlichen und medikamentösen Versorgung zu rechnen. Adäquate Ausstattung der **Reiseapotheke** (Zollbestimmungen beachten, Begleitattest ratsam, Muster im Serviceteil), **Auslandskrankenversicherung** mit Abdeckung des Rettungsrückflug-Risikos für Notfälle dringend empfohlen.

Länderinformationen

Estland

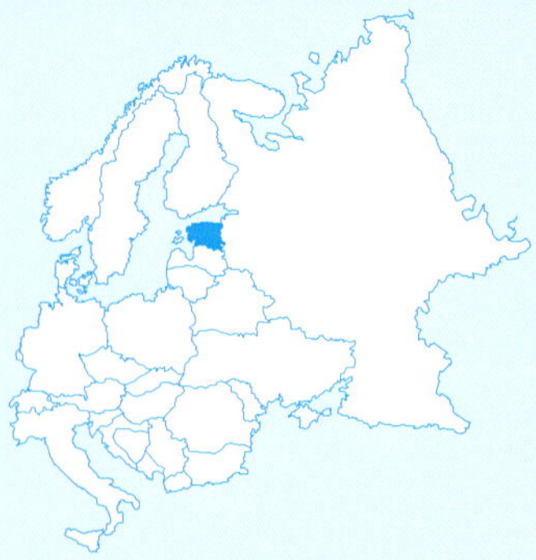

Detaillierte Informationen zur **medizinischen Infrastruktur** des Landes im aktuellen **CRM Handbuch Reisen mit Risiko**

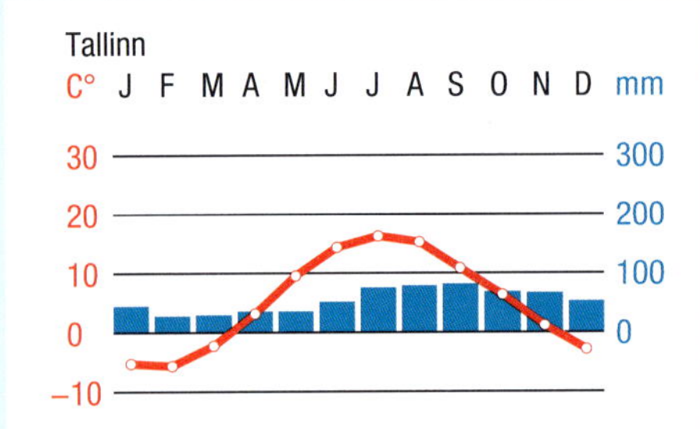

Klima

Kühlgemäßigtes Klima mit kalten Wintern; durchschnittliche Temperatur in Tallinn im Februar −5,6 °C, im Juli 16,3 °C.

Zeitdifferenz (zu Mitteleuropäischer Zeit):

MEZ + 1 Std. ganzjährig

Hilfe in Notfällen

Deutsche Botschaft
Toom-Kuninga 11
Tallinn
Tel. (00372) 6 27 53 00

Österreichische Botschaft
Vambola 6, 5. Stock
Tallinn
Tel. (00372) 627 87 40

Impfvorschriften

keine

Impfempfehlungen

Allgemein zu empfehlender Impfschutz überprüfen, ergänzen bzw. auffrischen

alle: Tetanus, Diphtherie, Polio, Pertussis, MMR, Influenza (saisonal)
Kinder/Jugendliche: Hib, Hepatitis B, Rotaviren, Varizellen, Meningokokken ACWY, Meningokokken B, HPV
ab 60. Lj./chron. Kranke: Pneumokokken, COVID-19, RSV; *ab 50. Lj.:* Herpes zoster

▸ **siehe auch vordere und hintere Umschlagklappe**

Weitere Impfungen	alle Reisenden	bei Risiko
Hepatitis A		● 1, 2, 6, 7
Hepatitis B		● 2, 5, 6, 8
Tollwut		● 4, 6
FSME	●	

● Impfung empfohlen
1 aktuelle Ausbrüche
2 einfache Reisebedingungen
3 Exposition im Endemiegebiet
4 Tierkontakte
5 enge soziale Kontakte, v. a. „Charity travel"
6 Einsätze (Katastrophen)
7 Hygienemängel
8 unzureichende medizin. Versorgung

- Verfügbarkeit Tollwutimpfstoffe: Moderne **Tollwutimpfstoffe** und **Immunglobulin** sind im Land **verfügbar**.

Malaria

keine

Besondere Infektionsrisiken

(**Fettdruck** = für die **Beratung aller Reisenden** relevant)

- oral: **Darminfektionen**, Hepatitis A
- arthropod: **FSME** April – Oktober, sehr hohes Risiko landesweit, oral über unpasteurisierte Milchprodukte; Borreliose April – Oktober
- aerogen: COVID-19, Influenza, RSV
- diverse: Venerische Infektionen, Hepatitis B, Tollwut

Sonstige Beratungsinhalte

(siehe **Checklisten etc. im Serviceteil**)

- allgemein: Hygiene, Reiseapotheke, Auslandskrankenversicherung

Eswatini (Swasiland)

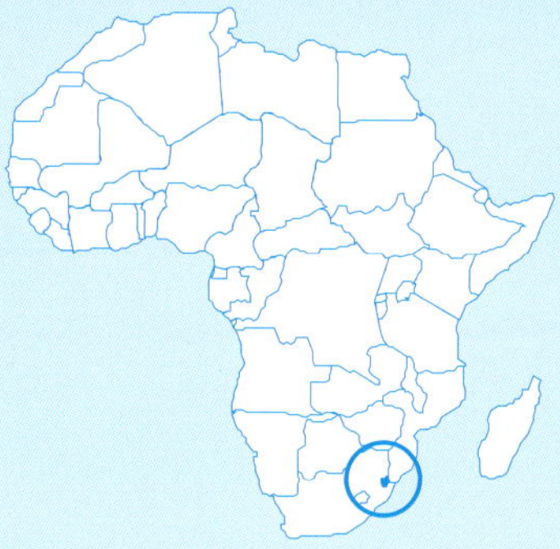

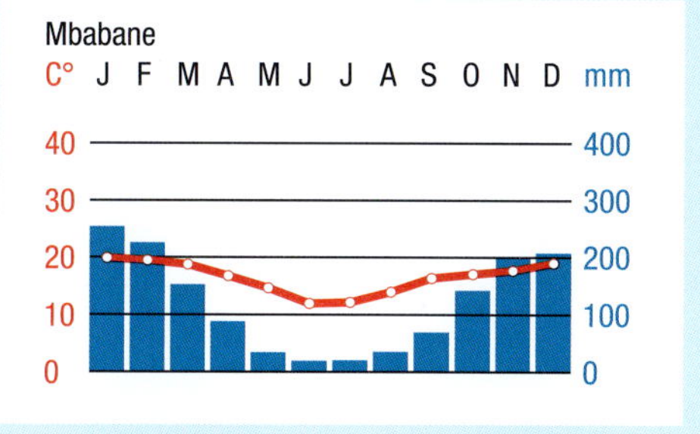

Klima

Warmgemäßigtes subtropisches Klima, Niederschläge hauptsächlich in den Sommermonaten Oktober bis März; durchschnittliche Temperatur in Mbabane im Juni 12 °C, im Januar 20 °C.

Zeitdifferenz (zu Mitteleuropäischer Zeit):

MEZ + 1 Std. (MESZ ± 0 Std.)

Hilfe in Notfällen

Verbindungsbüro der BRD Mbabane
1st Floor, UN House, Samhlolo Road
Mbabane
Tel.: (00268) 24 04 31 74

Zuständige Deutsche Botschaft:
Südafrika (Pretoria)

Österreichisches Honorarkonsulat
Sidwashini Industrial Site, Plot 2203, 1st Floor
Mbabane
Tel.: (00268) 34 02 20 37

Zuständige Österreichische Botschaft:
Südafrika (Pretoria)

Impfvorschriften

- direkt: **keine**
- aus Infektionsgebieten: **Gelbfieber** (ausgenommen Kinder unter 9 Monaten)
  - Die Impfvorschrift gilt auch bei Einreise aus einem Land mit Gelbfieber-Risiko, das nur im **Transit** besucht wurde, d. h. ohne Verlassen des Flughafens.
  - Gemäß den geänderten International Health Regulations der WHO (am 11. Juli 2016 in Kraft getreten) ist die **Gelbfieber-Impfbescheinigung** nach einmaliger Impfung **lebenslang gültig**. Es ist möglich, dass abweichend von der offiziellen Regelung bei Einreise ein Impfnachweis verlangt wird, der nicht älter als 10 Jahre ist.
  - Ärztliche **Bescheinigungen zur Befreiung von der Gelbfieber-Impfung** („exemption certificate", „waiver") werden bei der Einreise anerkannt.
- Abweichungen: Seit 2016 wird berichtet, dass bei Einreise aus Südafrika gelegentlich der Nachweis einer **Gelbfieber**-Impfung verlangt wird. Dies scheint aber keine durchgängige Praxis zu sein.

Impfempfehlungen

Allgemein zu empfehlender Impfschutz überprüfen, ergänzen bzw. auffrischen

alle: Tetanus, Diphtherie, Polio, Pertussis, MMR, Influenza (saisonal)
Kinder/Jugendliche: Hib, Hepatitis B, Rotaviren, Varizellen, Meningokokken ACWY, Meningokokken B, HPV
ab 60. Lj./chron. Kranke: Pneumokokken, COVID-19, RSV; *ab 50. Lj.:* Herpes zoster

► **siehe auch vordere und hintere Umschlagklappe**

Weitere Impfungen	alle Reisenden	bei Risiko
Hepatitis A	●	
Hepatitis B		● 2, 5, 6, 8
Tollwut		● 2, 4, 6, 8
Typhus	●	
Cholera		● 1, 5, 6, 7, 9
Meningokokken ACWY		● 1, 5
Gelbfieber	(v)	
Chikungunya		● 1, 10

● Impfung empfohlen
1 aktuelle Ausbrüche
2 einfache Reisebedingungen
3 Exposition im Endemiegebiet
4 Tierkontakte
5 enge soziale Kontakte, v. a. „Charity travel"
6 Einsätze (Katastrophen)
7 Hygienemängel
8 unzureichende medizin. Versorgung
9 Schutz gegen Reisediarrhoe (ETEC) nur inaktivierter Impfstoff, Off-Label-Use
10 Langzeitaufenthalte, wiederholte Reisen
(v) evtl. Impfpflicht beachten (s. Impfvorschriften)

- Verfügbarkeit Tollwutimpfstoffe: Moderne **Tollwutimpfstoffe** und **Immunglobulin** sind im Land **nicht verfügbar**. Eine komplette Grundimmunisierung sollte bei vorhersehbarem Risiko vor der Einreise durchgeführt werden.

Malaria

Karte Malaria – Südliches Afrika siehe Kartenanhang

- Saison: ganzjährig, verstärkt September–Juni
- Parasit: P. falciparum nahezu 100 %, Resistenzen Chloroquin
  75 % Rückgang der Fallzahlen seit 2000, in 2021 nur 581 Fälle gemeldet
- Epidemiologie / Vorbeugung: **Expositionsprophylaxe!**

Medikation (NST = Notfallselbsttherapie)	regelm.	NST
geringes Risiko im N und O	Ø	AP, AL, DP

AL = Artemether/Lumefantrin (Riamet®), AP = Atovaquon/Proguanil (Malarone® u. a.), DP = Dihydroartemisinin/Piperaquin (Eurartesim®), Ø = keine
In der Tabelle durch Komma getrennte Präparate sind als Alternativen zu verstehen.

Eswatini (Forts.)

Besondere Infektionsrisiken	(**Fettdruck** = für die **Beratung aller Reisenden** relevant)
• oral	**Darminfektionen** **Hepatitis A** **Typhus** Cholera
• arthropod	Chikungunya Zeckenbissfieber Schlafkrankheit Übertragung sporadisch möglich West-Nil-Fieber
• aerogen	Tuberkulose COVID-19 Influenza RSV
• diverse	**Schistosomiasis** **Hepatitis B**, C Venerische Infektionen HIV-Prävalenzen b. Erwachsenen > 15 % Tollwut
Sonstige Beratungsinhalte	(siehe **Checklisten etc. im Serviceteil**)
• allgemein	Flugreise (Langstrecke) Gifttiere Hygiene Reiseapotheke Auslandskrankenversicherung
Bemerkungen	**Medizinische Versorgung:** Landesweit ist mit erheblichen Engpässen bei der ärztlichen und medikamentösen Versorgung zu rechnen. Adäquate Ausstattung der **Reiseapotheke** (Zollbestimmungen beachten, Begleitattest ratsam, Muster im Serviceteil), **Auslandskrankenversicherung** mit Abdeckung des Rettungsrückflug-Risikos für Notfälle dringend empfohlen.

Falklandinseln (zu Großbritannien)

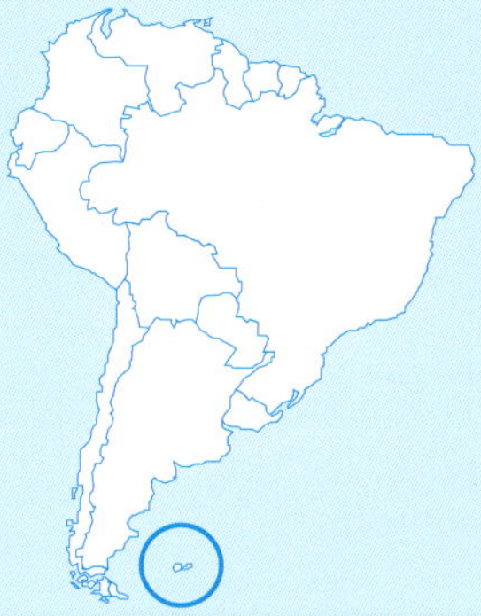

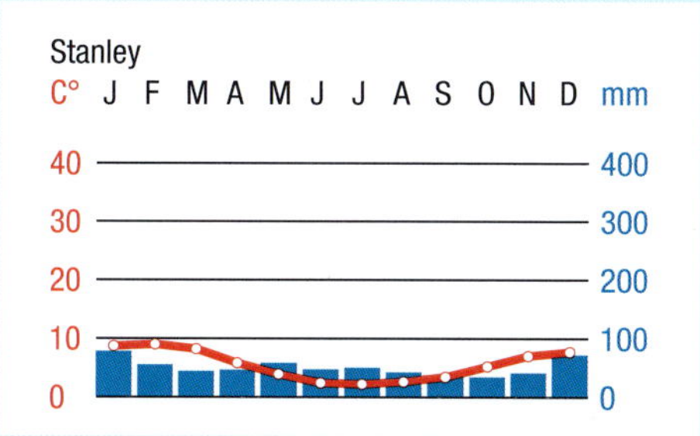

In den meisten Fällen werden die Falklandinseln per Schiff besucht. Alternativ erfolgt die Anreise per Flugzeug aus Chile, sehr selten per gebuchtem Sitz in einer Militärmaschine direkt aus England.

Hilfe in Notfällen

Zuständige Deutsche Botschaft:
Großbritannien (London)

Zuständige Österreichische Botschaft:
Großbritannien (London)

Klima

Das Klima der Falklandinseln ist kalt, regnerisch und windig. Das Wetter ist ganzjährig wechselhaft bei in der Regel geringen bis mäßigen Niederschlägen, die sich über das ganze Jahr (200 Tage mit Niederschlägen) verteilen. Die Temperaturen erreichen im jährlichen Durchschnitt nur 5 °C. Nur im Hochsommer von Dezember bis Februar werden gelegentlich fast 20 °C erreicht.
Normalerweise liegt die Temperatur von Oktober bis April zwischen 8 und 12 °C. Wenn die Sonne scheint, ist die Strahlung intensiv. Im Südwinter von Mai bis September herrscht bei starker Bewölkung normalerweise auch tagsüber Dauerfrost. In diesen Monaten steigt die Temperatur nur selten über 3 °C.

Zeitdifferenz (zu Mitteleuropäischer Zeit):

MEZ −4 Std. (MESZ −5 Std.)

Impfvorschriften

keine

Impfempfehlungen

Allgemein zu empfehlender Impfschutz überprüfen, ergänzen bzw. auffrischen

alle: Tetanus, Diphtherie, Polio, Pertussis, MMR, Influenza (saisonal)
Kinder/Jugendliche: Hib, Hepatitis B, Rotaviren, Varizellen, Meningokokken ACWY, Meningokokken B, HPV
ab 60. Lj./chron. Kranke: Pneumokokken, COVID-19, RSV; *ab 50. Lj.:* Herpes zoster
► **siehe auch vordere und hintere Umschlagklappe**

Weitere Impfungen	alle Reisenden	bei Risiko
Hepatitis A		● a)
Hepatitis B		● 2, 5, 6

- ● Impfung empfohlen
- a) wg. Anreise über Südamerika
- 1 aktuelle Ausbrüche
- 2 einfache Reisebedingungen
- 3 Exposition im Endemiegebiet
- 4 Tierkontakte
- 5 enge soziale Kontakte, v. a. „Charity travel"
- 6 Einsätze (Katastrophen)

- Verfügbarkeit Tollwutimpfstoffe: **Tollwutimpfstoffe** und **Immunglobulin** sind **nicht** verfügbar. Die Sub-Antarktis gilt als frei von Tollwut.

Malaria

keine

Besondere Infektionsrisiken

(**Fettdruck** = für die **Beratung aller Reisenden** relevant)

- aerogen
  COVID-19
  Influenza
  RSV
- diverse
  Hepatitis B

Sonstige Beratungsinhalte

(siehe **Checklisten etc. im Serviceteil**)

- allgemein
  Flugreise (Langstrecke)
  Seekrankheit
  Kälteschutz
  Reiseapotheke
  Auslandskrankenversicherung

Färöer (zu Dänemark)

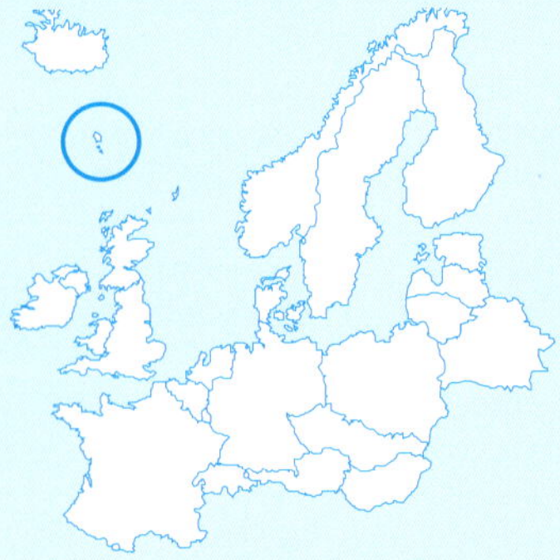

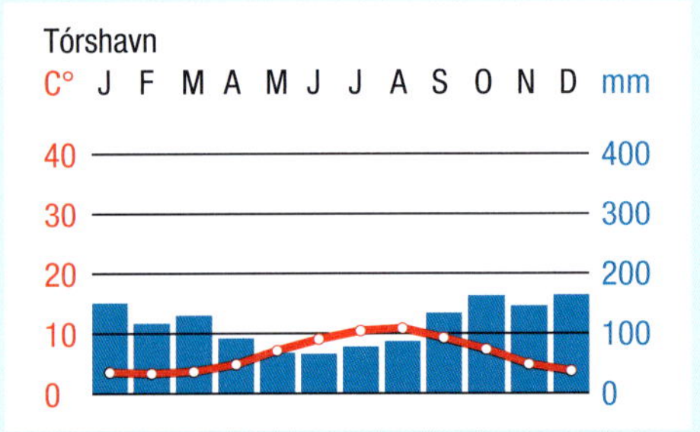

Klima

Maritimes, feuchtes und äußerst wechselhaftes Seeklima; durchschnittliche Temperatur in Tórshavn im Januar 3,6 °C, im Juli 10,5 °C.

Zeitdifferenz (zu Mitteleuropäischer Zeit):

MEZ –1 Std. ganzjährig

Hilfe in Notfällen

Deutsches Honorarkonsulat
Law Firm Hansen & Thomassen
Bryggjubakki 22
110 Tórshavn
Tel. (00298) 35 95 95

Zuständige Deutsche Botschaft:
Dänemark (Kopenhagen)

Zuständige Österreichische Botschaft:
Dänemark (Kopenhagen)

Impfvorschriften	**keine**
Impfempfehlungen	**Allgemein zu empfehlender Impfschutz** überprüfen, ergänzen bzw. auffrischen *alle:* Tetanus, Diphtherie, Polio, Pertussis, MMR, Influenza (saisonal) *Kinder/Jugendliche:* Hib, Hepatitis B, Rotaviren, Varizellen, Meningokokken ACWY, Meningokokken B, HPV *ab 60. Lj./chron. Kranke:* Pneumokokken, COVID-19, RSV; *ab 50. Lj.:* Herpes zoster ► **siehe auch vordere und hintere Umschlagklappe**

Weitere Impfungen	alle Reisenden	bei Risiko
Hepatitis B		● 2, 5, 6

● Impfung empfohlen
1 aktuelle Ausbrüche
2 einfache Reisebedingungen
3 Exposition im Endemiegebiet
4 Tierkontakte
5 enge soziale Kontakte, v. a. „Charity travel“
6 Einsätze (Katastrophen)

• Verfügbarkeit Tollwutimpfstoffe	Moderne **Tollwutimpfstoffe** und **Immunglobulin** sind im Land **verfügbar**.
Malaria	**keine**
Besondere Infektionsrisiken	(**Fettdruck** = für die **Beratung aller Reisenden** relevant)
• aerogen	COVID-19 Influenza RSV
• diverse	Hepatitis B
Sonstige Beratungsinhalte	(siehe **Checklisten etc. im Serviceteil**)
• allgemein	Auslandskrankenversicherung

Fidschi

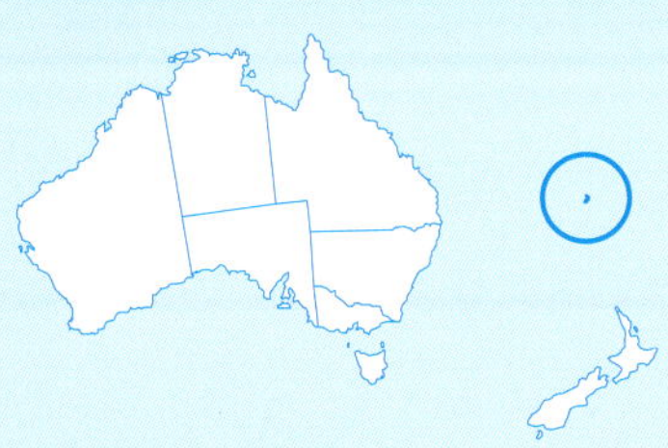

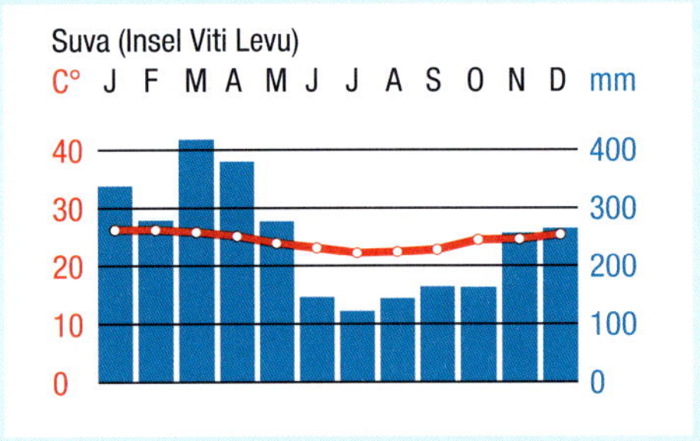

Klima

Tropisches Klima mit Regenzeit von November/Dezember bis April/Mai; Temperaturen ganzjährig um 25 °C.

Zeitdifferenz (zu Mitteleuropäischer Zeit):

MEZ + 11 Std. (MESZ + 10 Std.)

Örtliche Sommerzeit von Anfang November bis Mitte Januar

Hilfe in Notfällen

Deutsche Botschaft
14 Banuve Street, Nasese
Suva
Tel.: (00679) 331 6100

Derzeit keine Österreichische Vertretung (Österreichische Staatsbürger können im Notfall die Hilfe der diplomatischen bzw. konsularschen Vertretung Deutschlands oder eines anderen EU-Mitgliedsstaates in Anspruch nehmen)

Zuständige Österreichische Botschaft:
Australien (Canberra)

Impfvorschriften	
• direkt	**keine**
• aus Infektionsgebieten	**Gelbfieber** (ausgenommen Kinder unter 1 Jahr) • Die Impfvorschrift gilt auch bei Einreise aus einem Land mit Gelbfieber-Risiko, das nur im **Transit** besucht wurde, wenn die **Aufenthaltszeit auf dem Flughafen mehr als 12 Stunden** betrug. Abweichend von der offiziellen Bestimmung kann der Impfnachweis auch bei kürzerem Transit-Aufenthalt verlangt werden. • Gemäß den geänderten International Health Regulations der WHO (am 11. Juli 2016 in Kraft getreten) ist die **Gelbfieber-Impfbescheinigung** nach einmaliger Impfung **lebenslang gültig.** Es ist möglich, dass abweichend von der offiziellen Regelung bei Einreise ein Impfnachweis verlangt wird, der nicht älter als 10 Jahre ist. • Ärztliche **Bescheinigungen zur Befreiung von der Gelbfieber-Impfung** („exemption certificate", „waiver") werden bei der Einreise anerkannt.
Impfempfehlungen	**Allgemein zu empfehlender Impfschutz** überprüfen, ergänzen bzw. auffrischen *alle:* Tetanus, Diphtherie, Polio, Pertussis, MMR, Influenza (saisonal) *Kinder/Jugendliche:* Hib, Hepatitis B, Rotaviren, Varizellen, Meningokokken ACWY, Meningokokken B, HPV *ab 60. Lj./chron. Kranke:* Pneumokokken, COVID-19, RSV; *ab 50. Lj.:* Herpes zoster ► **siehe auch vordere und hintere Umschlagklappe**

Weitere Impfungen	alle Reisenden	bei Risiko
Hepatitis A	●	
Hepatitis B		● 2, 5, 6, 8
Typhus	●	
Cholera		● 9
Gelbfieber	(v)	
Dengue	●	
Chikungunya		● 1, 10

● Impfung empfohlen
1 aktuelle Ausbrüche
2 einfache Reisebedingungen
3 Exposition im Endemiegebiet
4 Tierkontakte
5 enge soziale Kontakte, v. a. „Charity travel"
6 Einsätze (Katastrophen)
7 Hygienemängel
8 unzureichende medizin. Versorgung
9 Schutz gegen Reisediarrhoe (ETEC) nur inaktivierter Impfstoff, Off-Label-Use
10 Langzeitaufenthalte, wiederholte Reisen
(v) evtl. Impfpflicht beachten (s. Impfvorschriften)

• Verfügbarkeit Tollwutimpfstoffe	Moderne **Tollwutimpfstoffe** und **Immunglobulin** sind im Land **nicht verfügbar**. Das Tollwutrisiko wird als sehr gering eingeschätzt. Eine Grundimmunisierung vor der Reise ist nur in Ausnahmefällen notwendig.
Malaria	**keine**
Besondere Infektionsrisiken	(**Fettdruck** = für die **Beratung aller Reisenden** relevant)
• oral	**Darminfektionen** **Hepatitis A** **Typhus**
• arthropod	**Dengue** Chikungunya Zika Filariose, lymphatische Ross-River-Fieber
• aerogen	COVID-19 Influenza RSV
• diverse	Venerische Infektionen Hepatitis B Leptospirose Tollwut sehr geringes Risiko
Sonstige Beratungsinhalte	(siehe **Checklisten etc. im Serviceteil**)
• allgemein	Flugreise (Langstrecke) Klima, Hygiene Reiseapotheke Auslandskrankenversicherung
• bei Bedarf	Tauchen

Finnland

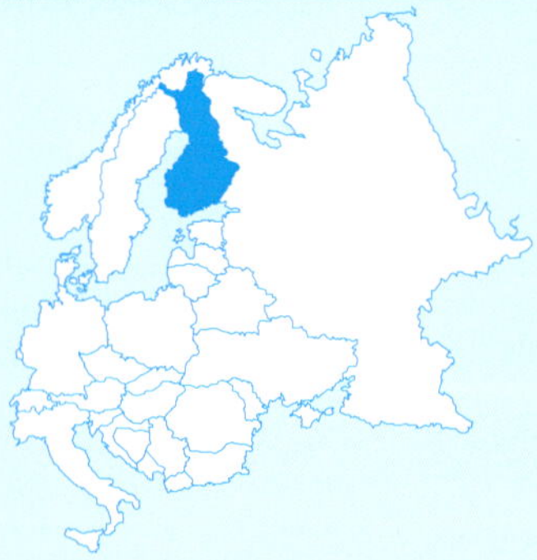

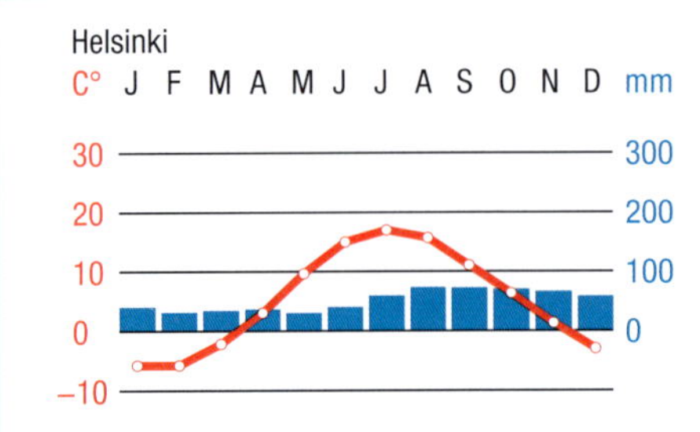

Klima

Im Süden gemäßigt, sonst subpolar mit langen, kalten Wintern und nach Norden hin abnehmenden Niederschlägen; Durchschnittstemperatur in Helsinki im Januar −5,7 °C, im Juli 17 °C.

Zeitdifferenz (zu Mitteleuropäischer Zeit):

MEZ + 1 Std. ganzjährig

Hilfe in Notfällen

Deutsche Botschaft
Krogiuksentie 4b
Helsinki
Tel. (00358 9) 45 85 80

Österreichische Botschaft
Unioninkatu 22
Helsinki
Tel. (00358 9) 68 18 60

Impfvorschriften: **keine**

Impfempfehlungen

Allgemein zu empfehlender Impfschutz überprüfen, ergänzen bzw. auffrischen

alle: Tetanus, Diphtherie, Polio, Pertussis, MMR, Influenza (saisonal)
Kinder/Jugendliche: Hib, Hepatitis B, Rotaviren, Varizellen, Meningokokken ACWY, Meningokokken B, HPV
ab 60. Lj./chron. Kranke: Pneumokokken, COVID-19, RSV; *ab 50. Lj.:* Herpes zoster
▸ **siehe auch vordere und hintere Umschlagklappe**

Weitere Impfungen	alle Reisenden	bei Risiko
Hepatitis B		● 2, 5, 6
FSME		● 2, 3

● Impfung empfohlen
1 aktuelle Ausbrüche
2 einfache Reisebedingungen
3 Exposition im Endemiegebiet
4 Tierkontakte
5 enge soziale Kontakte, v. a. „Charity travel"
6 Einsätze (Katastrophen)

- Verfügbarkeit Tollwutimpfstoffe: Moderne **Tollwutimpfstoffe** und **Immunglobulin** sind im Land **verfügbar**.

Malaria: **keine**

Besondere Infektionsrisiken

(**Fettdruck** = für die **Beratung aller Reisenden** relevant)

- arthropod
  - Pogosta-Krankheit (Sindbis-Fieber) Spätsommer/Herbst
  - **FSME** April – Oktober, S des Festlandes und vorgelagerte Inseln, besonders Aland-Inseln, Turku-Archipel, Jacobstad/Kokkola, Saimaa-Seengebiet
  - Borreliose April – Oktober
- aerogen
  - COVID-19
  - Influenza
  - RSV
- diverse
  - Hepatitis B
  - Tollwut z. Zt. geringes Risiko nur durch Fledermäuse
  - Puumula- (Hanta-)Virus-Infektion (Hämorrhagisches Fieber mit renalem Syndrom)

Sonstige Beratungsinhalte

(siehe **Checklisten etc. im Serviceteil**)

- allgemein: Auslandskrankenversicherung

Frankreich

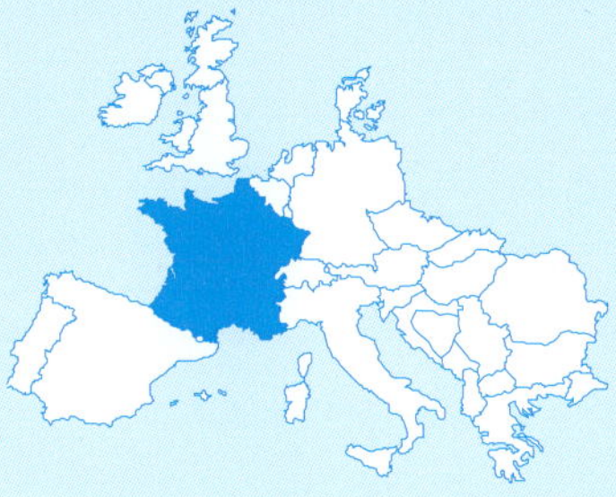

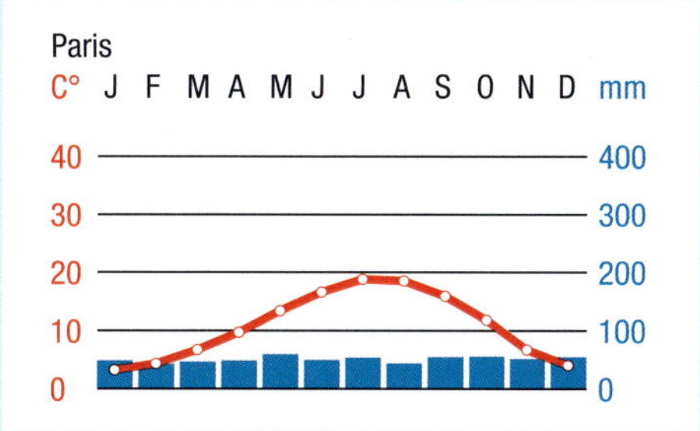

Klima

Gemäßigt-ozeanisch, am Mittelmeer und im Rhônetal Winterregenklima mit heißen, trockenen Sommern; Durchschnittstemperatur in Paris im Januar 3 °C, im Juli 19 °C.

Zeitdifferenz (zu Mitteleuropäischer Zeit):

ganzjährig keine

Hilfe in Notfällen

Deutsche Botschaft
13/15 Avenue Franklin Delano Roosevelt
Paris
Tel. (0033 1) 53 83 45 00

Österreichische Botschaft
6, Rue Fabert
Paris
Tel. (0033 1) 40 63 30 63

Impfvorschriften

keine

Impfempfehlungen

Allgemein zu empfehlender Impfschutz überprüfen, ergänzen bzw. auffrischen

alle: Tetanus, Diphtherie, Polio, Pertussis, MMR, Influenza (saisonal)
Kinder/Jugendliche: Hib, Hepatitis B, Rotaviren, Varizellen, Meningokokken ACWY, Meningokokken B, HPV
ab 60. Lj./chron. Kranke: Pneumokokken, COVID-19, RSV; *ab 50. Lj.:* Herpes zoster

► **siehe auch vordere und hintere Umschlagklappe**

Weitere Impfungen	alle Reisenden	bei Risiko
Hepatitis A	●	
Hepatitis B		● 2,5,6
Meningokokken ACWY		**(v)** s. Bemerkungen
Meningokokken B		● 1,5 (bis 25. Lj.)
FSME		● 2,3
Dengue		● 1
Chikungunya		● 1
Masern		**(v)** s. Bemerkungen

● Impfung empfohlen
1 aktuelle Ausbrüche
2 einfache Reisebedingungen
3 Exposition im Endemiegebiet
4 Tierkontakte
5 enge soziale Kontakte, v. a. „Charity travel"
6 Einsätze (Katastrophen)
(v) evtl. Impfpflicht beachten

- Verfügbarkeit Tollwutimpfstoffe

Moderne **Tollwutimpfstoffe** und **Immunglobulin** sind im Land **verfügbar**.

Malaria

keine

Besondere Infektionsrisiken

(**Fettdruck** = für die **Beratung aller Reisenden** relevant)

- oral

Hepatitis A
Brucellose Südfrankreich, Korsika
Echinokokkose (E. granulosus) Südfrankreich, Korsika
Echinokokkose (E. multilocularis) sporadisch im W
Fasciolose
Trichinellose

- arthropod

Leishmaniase, viszerale + kutane Mittelmeerküste, Korsika
Phlebotomus-Fieber April – Oktober, Südfrankreich, Korsika
West-Nil-Fieber Spätsommer, Südfrankreich, 2023 erstmals im Südwesten
Dengue erstmaliges Auftreten autochthoner Fälle in der Region Nizza im Sept. 2010, seither einzelne Fälle im S, 2019, 2020 und 2023 auch in der Region Auvergne-Rhône-Alpes, Oktober 2022 1. Infektion auf Korsika; 2023 1. Infektion in der Region Île-de-France (N), Vektor im S des Landes und auf Korsika vorhanden
Chikungunya seit 2010 sporadisches Auftreten von autochthonen Fällen im Süden, Vektor an der franz. Riviera und auf Korsika vorhanden
Zika erste autochthone Infektion im Oktober 2019 in Südfrankreich (Département Var)
FSME April – Oktober, bisher nur sporadische Herde im Osten: Regionen Elsaß-Lothringen und Auvergne-Rhône-Alpes
Borreliose April – Oktober
Zeckenbissfieber April – Oktober, Südfrankreich, Korsika

- aerogen

COVID-19
Influenza
RSV

Frankreich (Forts.)

• diverse	Schistosomiasis erstmaliges Auftreten einzelner autochthoner Fälle im Süden Korsikas (Fluss Cavu) 2011, seitdem gelegentliche Cluster v. a. bei Campern, 2019 ein autochthoner Fall (Fluss Solenzara) Hepatitis B Venerische Infektionen Tollwut z. Zt. geringes Risiko nur durch Fledermäuse
Sonstige Beratungsinhalte	(siehe **Checklisten etc. im Serviceteil**)
• allgemein	Auslandskrankenversicherung
• bei Bedarf	Tauchen Aufenthalt in großen Höhen (Mont Blanc)
Bemerkungen	Die obigen Angaben gelten auch für das Fürstentum **Monaco**, soweit sie nicht durch geographische Hinweise eingeschränkt sind. Die **Meningitis-Impfung Typ C** gehört in diesem Land für bestimmte Altersgruppen (in der Regel Kinder und Jugendliche) zum allgemeinen Impfprogramm. Nach den geltenden Empfehlungen der STIKO wird die Meningitis-Impfung dadurch zur Reiseimpfung für „Schüler/Studenten vor Langzeitaufenthalten in Ländern mit empfohlener allgemeiner Impfung für Jugendliche oder selektiver Impfung für Schüler/Studenten entsprechend den Empfehlungen der Zielländer". In diesem Fall sind die tetravalente Konjugatimpfung (Serotypen ACWY) und die MenB-Impfung zu empfehlen. In Frankreich besteht seit 2018 für **Kinder**, die nach dem 1.1.2018 geboren wurden, unter anderem eine **Masern-Impfpflicht.**

Französisch Guayana (zu Frankreich)

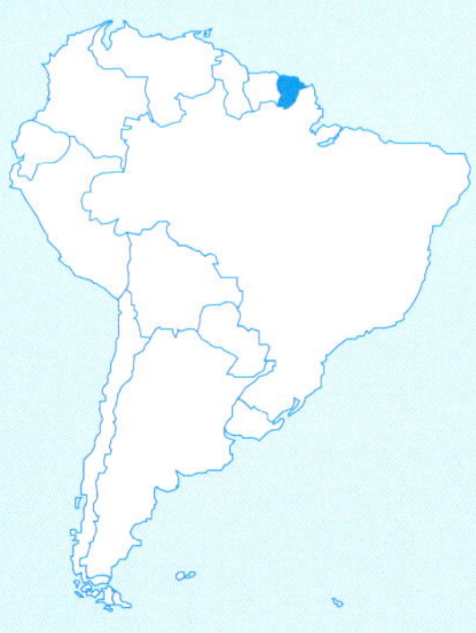

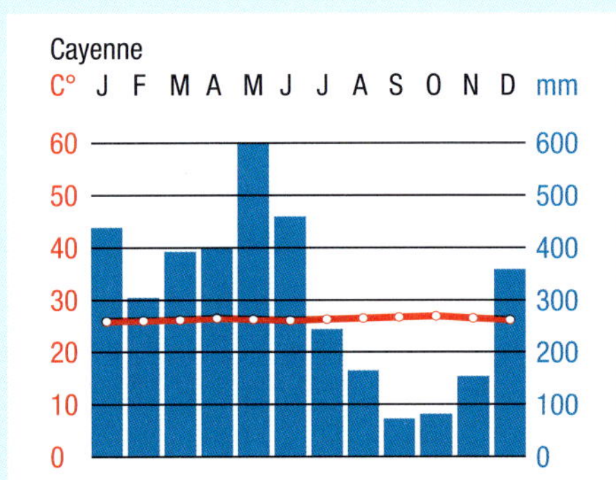

Klima

Feucht-heißes, tropisches Klima mit Regenzeit von Dezember bis Juli; monatliche Mitteltemperatur um 27 °C.

Zeitdifferenz (zu Mitteleuropäischer Zeit):

MEZ −4 Std. (MESZ −5 Std.)

Hilfe in Notfällen

Deutsches Honorarkonsulat
Blandin Guyane Energie, ZI Terca
Carrefour de Laricot
Matoury
Tel. (00594) 5 94 35 09 97

Zuständige Deutsche Botschaft:
Frankreich (Paris)

Derzeit keine Österreichische Vertretung (Österreichische Staatsbürger können im Notfall die Hilfe der diplomatischen bzw. konsularschen Vertretung Deutschlands oder eines anderen EU-Mitgliedsstaates in Anspruch nehmen)

Impfvorschriften	**Gelbfieber** (ausgenommen Kinder unter 1 Jahr) • Gemäß den geänderten International Health Regulations der WHO (am 11. Juli 2016 in Kraft getreten) ist die **Gelbfieber-Impfbescheinigung** nach einmaliger Impfung **lebenslang gültig**. • Ärztliche **Bescheinigungen zur Befreiung von der Gelbfieber-Impfung** („exemption certificate", „waiver") werden bei der Einreise anerkannt.
• Ausreise	Entsprechend Vorgaben der WHO müssen Einheimische und alle Reisenden, die sich länger als 4 Wochen im Land aufgehalten haben, bei der Ausreise eine Impfung gegen Polio vor-weisen. Die Impfung muss zwischen 4 Wochen und einem Jahr vor der Abreise erfolgen und in einem international gültigen Impfausweis dokumentiert sein.

Impfempfehlungen

Allgemein zu empfehlender Impfschutz überprüfen, ergänzen bzw. auffrischen

alle: Tetanus, Diphtherie, Polio, Pertussis, MMR, Influenza (saisonal)
Kinder/Jugendliche: Hib, Hepatitis B, Rotaviren, Varizellen, Meningokokken ACWY, Meningokokken B, HPV
ab 60. Lj./chron. Kranke: Pneumokokken, COVID-19, RSV; *ab 50. Lj.:* Herpes zoster
► **siehe auch vordere und hintere Umschlagklappe**

Weitere Impfungen	alle Reisenden	bei Risiko
Hepatitis A	●	
Hepatitis B		● 2, 5, 6, 8
Polio	(v)	● 2
Tollwut		● 2, 4, 6, 8
Typhus		● 1, 2, 5, 6, 7
Cholera		● 9
Meningokokken ACWY		● 1, 5
Dengue	●	
Chikungunya		● 1, 10
Gelbfieber	● v	

● Impfung empfohlen
1 aktuelle Ausbrüche
2 einfache Reisebedingungen
3 Exposition im Endemiegebiet
4 Tierkontakte
5 enge soziale Kontakte, v. a. „Charity travel"
6 Einsätze (Katastrophen)
7 Hygienemängel
8 unzureichende medizin. Versorgung
9 Schutz gegen Reisediarrhoe (ETEC) nur inaktivierter Impfstoff, Off-Label-Use
10 Langzeitaufenthalte, wiederholte Reisen
v Impfung vorgeschrieben (s. Impfvorschriften)

- Verfügbarkeit Tollwutimpfstoffe: Moderne **Tollwutimpfstoffe** und **Immunglobulin** sind im Land **verfügbar**.

Malaria

Karte Malaria – Südamerika siehe Kartenanhang

- Saison: ganzjährig
- Parasit: P. falciparum 47 %, Multiresistenzen, besonders im Süden; P. vivax 53 %
- Epidemiologie / Vorbeugung: **Expositionsprophylaxe!**

Medikation (NST = Notfallselbsttherapie)	regelm.	NST
mittleres Risiko im Hinterland, v. a. im Grenzgebiet zu Brasilien	AP, D*, M oder Ø	Ø AP, DP, AL
geringes bzw. **kein Risiko** in Küstenregionen, Cayenne und Kourou	Ø	AP, DP, AL

AL = Artemether/Lumefantrin (Riamet®), AP = Atovaquon/Proguanil (Malarone® u. a.), D = Doxycyclin, DP = Dihydroartemisinin/Piperaquin (Eurartesim®), M = Mefloquin (Lariam®), Ø = keine
In der Tabelle durch Komma getrennte Präparate sind als Alternativen zu verstehen.
* Doxycyclin ist in Deutschland und in Österreich zur Malariaprophylaxe nicht zugelassen (s. Seite 490).

Besondere Infektionsrisiken

(**Fettdruck** = für die **Beratung aller Reisenden** relevant)

- oral
  - **Darminfektionen**
  - **Hepatitis A**
  - Polio 2024 wurden Polio-Viren im Abwasser nachgewiesen
  - Typhus
  - Brucellose
- arthropod
  - **Dengue**
  - **Chikungunya**
  - Zika
  - Oropouche
  - Leishmaniase, kutane + mukokutane
  - Gelbfieber
  - Chagas-Krankheit
- aerogen
  - Histoplasmose
  - COVID-19
  - Influenza
  - RSV
- diverse
  - **Hepatitis B**
  - Venerische Infektionen
  - Tollwut

Sonstige Beratungsinhalte

(siehe **Checklisten etc. im Serviceteil**)

- allgemein
  - Flugreise (Langstrecke)
  - Klima, Hygiene
  - Reiseapotheke
  - Auslandskrankenversicherung

Französisch Polynesien (zu Frankreich)

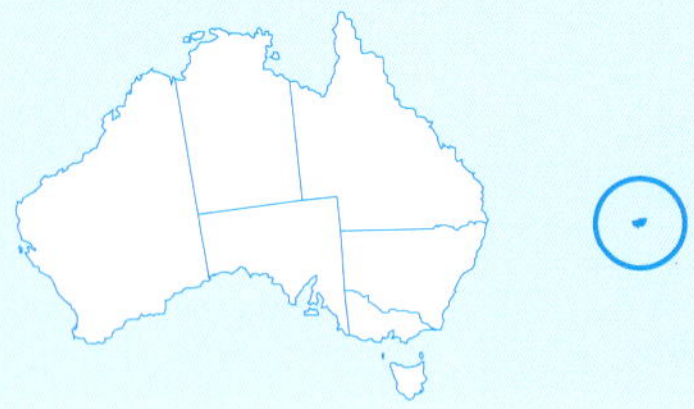

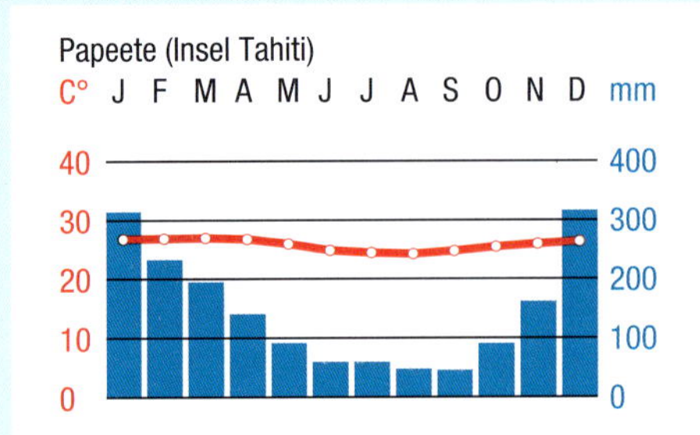

Klima

Tropisches Klima mit Hauptregenzeit von November bis April; mittlere Temperatur ganzjährig zwischen 25 und 27 °C.

Zeitdifferenz (zu Mitteleuropäischer Zeit):

MEZ −11 Std. (MESZ −12 Std.)

Hilfe in Notfällen

Deutsches Honorarkonsulat
10, rue du Commandant Destremeau
Papeete
Tel. (00689) 43 92 26

Zuständige Deutsche Botschaft:
Frankreich (Paris)

Derzeit keine Österreichische Vertretung (Österreichische Staatsbürger können im Notfall die Hilfe der diplomatischen bzw. konsularschen Vertretung Deutschlands oder eines anderen EU-Mitgliedsstaates in Anspruch nehmen)

Zuständige Österreichische Botschaft:
Frankreich (Paris)

Impfvorschriften

- direkt: **keine**
- aus Infektionsgebieten: **Gelbfieber** (ausgenommen Kinder unter 1 Jahr)
  - Die Impfvorschrift gilt auch bei Einreise aus einem Land mit Gelbfieber-Risiko, das nur im **Transit** besucht wurde, wenn die **Aufenthaltszeit auf dem Flughafen mehr als 12 Stunden** betrug. Abweichend von der offiziellen Bestimmung kann der Impfnachweis auch bei kürzerem Transit-Aufenthalt verlangt werden.
  - Gemäß den geänderten International Health Regulations der WHO (am 11. Juli 2016 in Kraft getreten) ist die **Gelbfieber-Impfbescheinigung** nach einmaliger Impfung **lebenslang gültig.** Es ist möglich, dass abweichend von der offiziellen Regelung bei Einreise ein Impfnachweis verlangt wird, der nicht älter als 10 Jahre ist.
  - Ärztliche **Bescheinigungen zur Befreiung von der Gelbfieber-Impfung** („exemption certificate“, „waiver“) werden bei der Einreise anerkannt.

Impfempfehlungen

Allgemein zu empfehlender Impfschutz überprüfen, ergänzen bzw. auffrischen

alle: Tetanus, Diphtherie, Polio, Pertussis, MMR, Influenza (saisonal)
Kinder/Jugendliche: Hib, Hepatitis B, Rotaviren, Varizellen, Meningokokken ACWY, Meningokokken B, HPV
ab 60. Lj./chron. Kranke: Pneumokokken, COVID-19, RSV; *ab 50. Lj.:* Herpes zoster

► **siehe auch vordere und hintere Umschlagklappe**

Weitere Impfungen	alle Reisenden	bei Risiko
Hepatitis A	●	
Hepatitis B		● 2, 5, 6, 8
Cholera		● 9
Gelbfieber	(v)	
Dengue	●	
Chikungunya		● 1, 10

- ● Impfung empfohlen
- 1 aktuelle Ausbrüche
- 2 einfache Reisebedingungen
- 3 Exposition im Endemiegebiet
- 4 Tierkontakte
- 5 enge soziale Kontakte, v. a. „Charity travel“
- 6 Einsätze (Katastrophen)
- 7 Hygienemängel
- 8 unzureichende medizin. Versorgung
- 9 Schutz gegen Reisediarrhoe (ETEC) nur inaktivierter Impfstoff, Off-Label-Use
- 10 Langzeitaufenthalte, wiederholte Reisen
- **(v)** evtl. Impfpflicht beachten (s. Impfvorschriften)

- Verfügbarkeit Tollwutimpfstoffe: Moderne **Tollwutimpfstoffe** und **Immunglobulin** sind im Land **verfügbar**.

Malaria

keine

Besondere Infektionsrisiken	(**Fettdruck** = für die **Beratung aller Reisenden** relevant)
• oral	**Darminfektionen** **Hepatitis A**
• arthropod	**Dengue** Chikungunya Zika Filariose, lymphatische
• aerogen	COVID-19 Influenza RSV
• diverse	Leptospirose **Hepatitis B** Venerische Infektionen Tollwut sehr geringes Risiko
Sonstige Beratungsinhalte	(siehe **Checklisten etc. im Serviceteil**)
• allgemein	Flugreise (Langstrecke) Klima, Hygiene Reiseapotheke Auslandskrankenversicherung
• bei Bedarf	Tauchen

Gabun

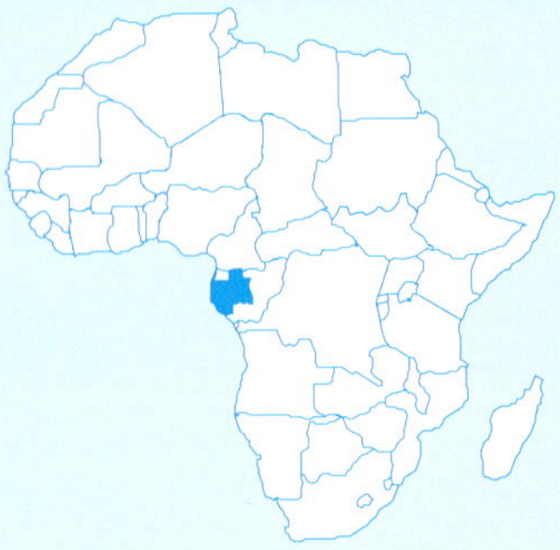

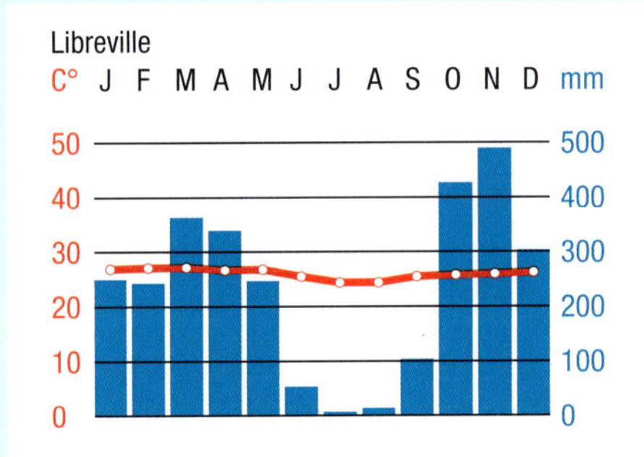

Klima

Feuchtheißes Tropenklima mit zwei Regenzeiten (März bis Mai, Oktober/November); ständig hohe Luftfeuchtigkeit bei kaum schwankenden Temperaturen; mittlere Jahrestemperatur an der Küste 26 °C, im Landesinneren 24 °C.

Zeitdifferenz (zu Mitteleuropäischer Zeit):

MEZ ±0 Std. (MESZ −1 Std.)

Hilfe in Notfällen

Deutsche Botschaft
Boulevard de l'Indépendance
Immeuble les Frangipaniers
Libreville
Tel. (00241) 76 01 88, 74 27 90

Österreichisches Honorarkonsulat
Taina-Gebäude, Erdgeschoss, Tür 5, BP 3029,
Acae Libreville, Gabun
Tel.: (+241) 62 37 76 26

Zuständige Österreichische Botschaft:
Nigeria (Abuja)

Impfvorschriften

Gelbfieber (ausgenommen Kinder unter 9 Monaten)

- Gemäß den geänderten International Health Regulations der WHO (am 11. Juli 2016 in Kraft getreten) ist die **Gelbfieber-Impfbescheinigung** nach einmaliger Impfung **lebenslang gültig.** Es ist möglich, dass abweichend von der offiziellen Regelung bei Einreise ein Impfnachweis verlangt wird, der nicht älter als 10 Jahre ist.
- Ärztliche **Bescheinigungen zur Befreiung von der Gelbfieber-Impfung** („exemption certificate", „waiver") werden bei der Einreise **nicht anerkannt**.

- Abweichungen

Gelegentlich wird bei der Einreise ein **Cholera**-Impfzertifikat verlangt.

Impfempfehlungen

Allgemein zu empfehlender Impfschutz überprüfen, ergänzen bzw. auffrischen

alle: Tetanus, Diphtherie, Polio, Pertussis, MMR, Influenza (saisonal)
Kinder/Jugendliche: Hib, Hepatitis B, Rotaviren, Varizellen, Meningokokken ACWY, Meningokokken B, HPV
ab 60. Lj./chron. Kranke: Pneumokokken, COVID-19, RSV; *ab 50. Lj.:* Herpes zoster

▸ **siehe auch vordere und hintere Umschlagklappe**

Weitere Impfungen	alle Reisenden	bei Risiko
Hepatitis A	●	
Hepatitis B		● 2, 5, 6, 8
Tollwut		● 2, 4, 6, 8
Typhus	●	
Cholera	(v)	● 1, 5, 6, 7, 9
Meningokokken ACWY	●	
Dengue	●	
Chikungunya		● 1, 10
Gelbfieber	● v	
Mpox		● 1, 2, 5, 10

● Impfung empfohlen
1 aktuelle Ausbrüche
2 einfache Reisebedingungen
3 Exposition im Endemiegebiet
4 Tierkontakte
5 enge soziale Kontakte, v. a. „Charity travel"
6 Einsätze (Katastrophen)
7 Hygienemängel
8 unzureichende medizin. Versorgung
9 Schutz gegen Reisediarrhoe (ETEC) nur inaktivierter Impfstoff, Off-Label-Use
10 Langzeitaufenthalt, wiederholte Reisen
v Impfung vorgeschrieben (s. Impfvorschriften)
(v) evtl. Impfpflicht beachten (s. Impfvorschriften)

- Verfügbarkeit Tollwutimpfstoffe

Moderne **Tollwutimpfstoffe** und **Immunglobulin** sind im Land **nicht verfügbar**. Eine komplette Grundimmunisierung sollte bei vorhersehbarem Risiko vor der Einreise durchgeführt werden.

Malaria

- Saison: ganzjährig
- Parasit: P. falciparum nahezu 100 %, Resistenzen Chloroquin, Sulfa/Pyrimethamin-Kombinationen
- Epidemiologie / Vorbeugung: **Expositionsprophylaxe!**

Medikation (NST = Notfallselbsttherapie)	**regelm.**	**NST**
hohes Risiko landesweit	AP, D*, M	Ø

AP = Atovaquon/Proguanil (Malarone® u. a.), D = Doxycyclin, M = Mefloquin (Lariam®), Ø = keine
In der Tabelle durch Komma getrennte Präparate sind als Alternativen zu verstehen.
* Doxycyclin ist in Deutschland und in Österreich zur Malariaprophylaxe nicht zugelassen (s. Seite 490).

Besondere Infektionsrisiken	(**Fettdruck** = für die **Beratung aller Reisenden** relevant)
• oral	**Darminfektionen** **Hepatitis A** **Typhus** Cholera
• arthropod	Filariose, lymphatische + Onchozerkose Gelbfieber **Dengue** Chikungunya Zika Rift Valley-Fieber Filariose, Loa-loa vorw. in den nördlichen und östlichen Landesteilen Rückfallfieber, Zecken- Krim-Kongo hämorrhagisches Fieber Schlafkrankheit vorw. im NW (Provinz Estuaire)
• aerogen	**Meningokokken-Meningitis** Tuberkulose COVID-19 Influenza RSV
• diverse	**Schistosomiasis** **Hepatitis B**, C Venerische Infektionen HIV-Prävalenzen b. Erwachsenen 5–15 % Tollwut Ebola-Fieber Mpox
Sonstige Beratungsinhalte	(siehe **Checklisten etc. im Serviceteil**)
• allgemein	Flugreise (Langstrecke) Klima, Hygiene Reiseapotheke Auslandskrankenversicherung
Bemerkungen	Landesweit ist mit erheblichen Engpässen bei der **medizinischen Versorgung** zu rechnen. Der Abschluss einer Auslandskrankenversicherung mit Abdeckung des Rücktransport-Risikos für Notfälle ist dringend zu empfehlen.

Gambia

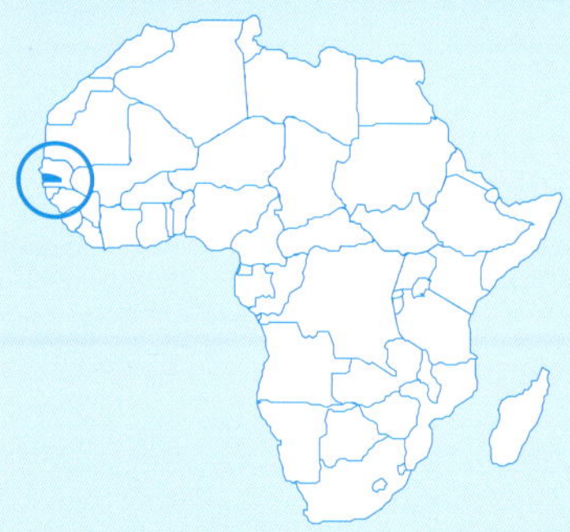

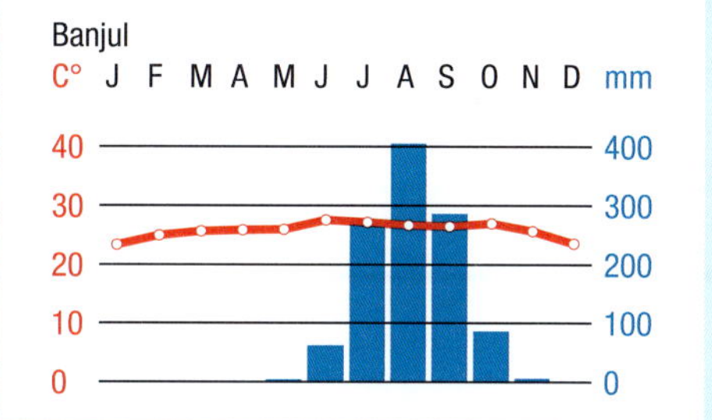

Klima

Tropisch-wechselfeuchtes Klima mit Regenzeit von Juni bis Oktober;
Landesinneres trockener als Küstenbereiche; mittlere Monatstemperatur zwischen 23 °C (Januar) und 28 °C (Juli).

Zeitdifferenz (zu Mitteleuropäischer Zeit):

MEZ −1 Std. (MESZ −2 Std.)

Hilfe in Notfällen

Deutsche Botschaft:
Paradise Beach Place, Bertil Harding Highway, Kololi
Tel. (00220) 446 3034

Österreichisches Honorarkonsulat
Kololi-Berthil Harding Highway
Banjul
Tel. (00220) 776 44 55

Zuständige Österreichische Botschaft:
Senegal (Dakar)

Impfvorschriften	
• direkt	Der Nachweis einer **Meningokokken**-Impfung kann von allen Reisenden verlangt werden.
• aus Infektionsgebieten	**Gelbfieber** (ausgenommen Kinder unter 9 Monaten) • Die Impfvorschrift gilt auch bei Einreise aus einem Land mit Gelbfieber-Risiko, das nur im **Transit** besucht wurde, wenn die **Aufenthaltszeit auf dem Flughafen mehr als 12 Stunden** betrug. Abweichend von der offiziellen Bestimmung kann der Impfnachweis auch bei kürzerem Transit-Aufenthalt verlangt werden. • Gemäß den geänderten International Health Regulations der WHO (am 11. Juli 2016 in Kraft getreten) ist die **Gelbfieber-Impfbescheinigung** nach einmaliger Impfung **lebenslang gültig.** Es ist möglich, dass abweichend von der offiziellen Regelung bei Einreise ein Impfnachweis verlangt wird, der nicht älter als 10 Jahre ist. • Ärztliche **Bescheinigungen zur Befreiung von der Gelbfieber-Impfung** („exemption certificate“, „waiver“) werden bei der Einreise **nicht anerkannt.**

Gambia (Forts.)

Impfempfehlungen

Allgemein zu empfehlender Impfschutz überprüfen, ergänzen bzw. auffrischen

alle: Tetanus, Diphtherie, Polio, Pertussis, MMR, Influenza (saisonal)
Kinder/Jugendliche: Hib, Hepatitis B, Rotaviren, Varizellen, Meningokokken ACWY, Meningokokken B, HPV
ab 60. Lj./chron. Kranke: Pneumokokken, COVID-19, RSV; *ab 50. Lj.:* Herpes zoster

► **siehe auch vordere und hintere Umschlagklappe**

Weitere Impfungen	alle Reisenden	bei Risiko
Hepatitis A	●	
Hepatitis B		● 2, 5, 6, 8
Polio	● (v)	
Tollwut		● 2, 4, 6, 8
Typhus	●	
Cholera		● 1, 5, 6, 7, 9
Meningokokken ACWY	● (v)	
Dengue	●	
Chikungunya		● 1, 10
Gelbfieber	● (v)	
Mpox		● 1, 2, 5, 10

● Impfung empfohlen
1 aktuelle Ausbrüche
2 einfache Reisebedingungen
3 Exposition im Endemiegebiet
4 Tierkontakte
5 enge soziale Kontakte, v. a. „Charity travel"
6 Einsätze (Katastrophen)
7 Hygienemängel
8 unzureichende medizin. Versorgung
9 Schutz gegen Reisediarrhoe (ETEC) nur inaktivierter Impfstoff, Off-Label-Use
10 Langzeitaufenthalt, wiederholte Reisen
(v) evtl. Impfpflicht beachten (s. Impfvorschriften)

- Verfügbarkeit Tollwutimpfstoffe: Moderne **Tollwutimpfstoffe** und **Immunglobulin** sind im Land **nicht verfügbar**. Eine komplette Grundimmunisierung sollte bei vorhersehbarem Risiko vor der Einreise durchgeführt werden.

Malaria

- Saison: ganzjährig
- Parasit: P. falciparum nahezu 100 %, Resistenzen Chloroquin, Sulfa/Pyrimethamin-Kombinationen
- Epidemiologie / Vorbeugung: **Expositionsprophylaxe!**

Medikation (NST = Notfallselbsttherapie)	**regelm.**	**NST**
hohes Risiko landesweit	AP, D*, M	Ø

AP = Atovaquon/Proguanil (Malarone® u. a.), D = Doxycyclin, M = Mefloquin (Lariam®), Ø = keine
In der Tabelle durch Komma getrennte Präparate sind als Alternativen zu verstehen.
* Doxycyclin ist in Deutschland und in Österreich zur Malariaprophylaxe nicht zugelassen (s. Seite 490).

Besondere Infektionsrisiken

(**Fettdruck** = für die **Beratung aller Reisenden** relevant)

- oral
  - **Darminfektionen**
  - **Hepatitis A, E**
  - **Polio**
  - **Typhus**
  - Cholera
- arthropod
  - Leishmaniase, viszerale + kutane
  - Filariose, lymphatische
  - Gelbfieber
  - **Dengue**
  - Chikungunya
  - Rückfallfieber, Zecken-
  - Krim-Kongo hämorrhagisches Fieber
  - Schlafkrankheit Übertragung sporadisch möglich
- aerogen
  - **Meningokokken-Meningitis**
  - Tuberkulose
  - COVID-19
  - Influenza
  - RSV
- diverse
  - **Schistosomiasis**
  - **Hepatitis B, C**
  - Venerische Infektionen
  - Tollwut
  - Mpox

Sonstige Beratungsinhalte • allgemein	(siehe **Checklisten etc. im Serviceteil**) Flugreise (Langstrecke) Klima, Hygiene Reiseapotheke Auslandskrankenversicherung
Bemerkungen	**Medizinische Versorgung**: Landesweit ist mit erheblichen Engpässen bei der ärztlichen und medikamentösen Versorgung zu rechnen. Adäquate Ausstattung der **Reiseapotheke** (Zollbestimmungen beachten, Begleitattest ratsam, Muster im Serviceteil), **Auslandskrankenversicherung** mit Abdeckung des Rettungsrückflug-Risikos für Notfälle dringend empfohlen.

Georgien

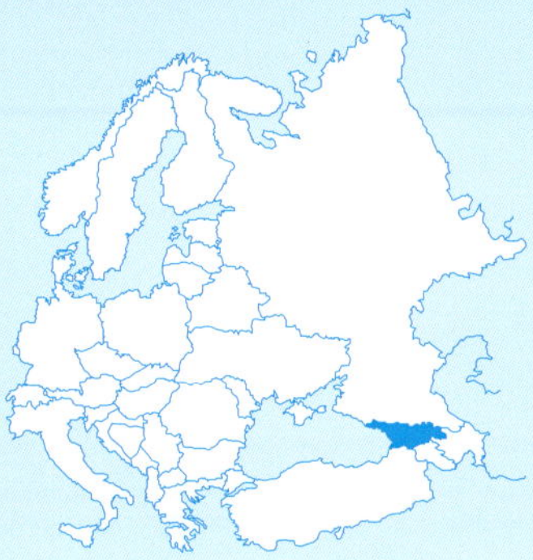

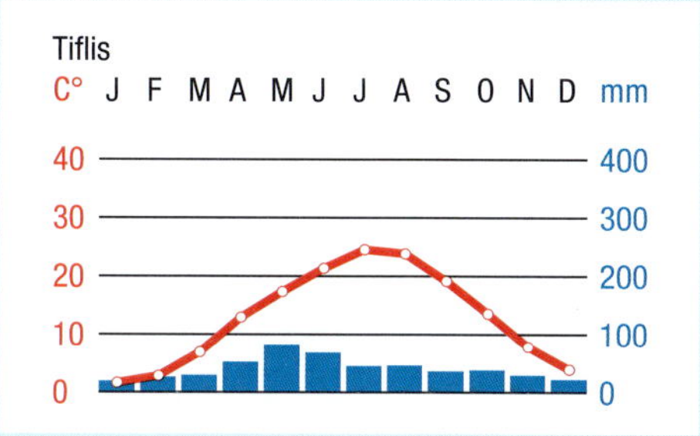

Klima

Im Westen warmgemäßigtes, feuchtes Klima; im Osten nur geringe Niederschläge; durchschnittliche Temperatur in Tiflis im Januar 1,6 °C, im Juli 24,5 °C.

Zeitdifferenz (zu Mitteleuropäischer Zeit):

MEZ + 3 Std. (MESZ + 2 Std.)

Hilfe in Notfällen

Deutsche Botschaft
Nino Chkheidze Str. 38
Tbilisi (Tiflis)
Tel. (00995 32) 2 44 73 00

Österreichische Botschaft
Inoffice Business Centre, 5th floor
Chovelidze Street 4
Tbilisi (Tiflis)
Tel. (00995 32) 2 43 44 02

Impfvorschriften

- direkt: **keine**
- aus Infektionsgebieten: **Polio**

Impfempfehlungen

Allgemein zu empfehlender Impfschutz überprüfen, ergänzen bzw. auffrischen

alle: Tetanus, Diphtherie, Polio, Pertussis, MMR, Influenza (saisonal)
Kinder/Jugendliche: Hib, Hepatitis B, Rotaviren, Varizellen, Meningokokken ACWY, Meningokokken B, HPV
ab 60. Lj./chron. Kranke: Pneumokokken, COVID-19, RSV; *ab 50. Lj.:* Herpes zoster
► **siehe auch vordere und hintere Umschlagklappe**

Weitere Impfungen	alle Reisenden	bei Risiko
Hepatitis A	●	
Hepatitis B		● 2, 5, 6, 8
Polio	(v)	
Tollwut		● 2, 4, 6, 8
Typhus		● 1, 2, 5, 6, 7
Cholera		● 9
Meningokokken ACWY		● 1, 5

● Impfung empfohlen
1 aktuelle Ausbrüche
2 einfache Reisebedingungen
3 Exposition im Endemiegebiet
4 Tierkontakte
5 enge soziale Kontakte, v. a. „Charity travel"
6 Einsätze (Katastrophen)
7 Hygienemängel
8 unzureichende medizin. Versorgung
9 Schutz gegen Reisediarrhoe (ETEC)
nur inaktivierter Impfstoff, Off-Label-Use
(v) evtl. Impfpflicht beachten (s. Impfvorschriften)

- **Verfügbarkeit Tollwutimpfstoffe**: Moderne **Tollwutimpfstoffe** sind **nur in großen Zentren** verfügbar. **Immunglobulin** ist landesweit **nicht verfügbar**. Eine komplette Grundimmunisierung sollte bei vorhersehbarem Risiko vor der Einreise durchgeführt werden.

Malaria

Das Land steht kurz davor, offiziell für malariafrei erklärt zu werden. Im Jahr 2011 wurde landesweit noch ein einziger autochthoner Fall gemeldet, seitdem keiner.

Georgien (Forts.)

Besondere Infektionsrisiken	(**Fettdruck** = für die **Beratung aller Reisenden** relevant)
• oral	**Darminfektionen** **Hepatitis A** Typhus Echinokokkose (E. granulosus) Brucellose
• arthropod	Leishmaniase, vizerale + kutane sporadisch Borreliose April – Oktober Krim-Kongo hämorrhagisches Fieber April – Oktober
• aerogen	Tuberkulose starke Zunahme multiresistenter Fälle COVID-19 Influenza RSV
• diverse	**Hepatitis B** Venerische Infektionen Milzbrand **Tollwut**
Sonstige Beratungsinhalte	(siehe **Checklisten etc. im Serviceteil**)
• allgemein	Flugreise (Langstrecke) Hygiene, Reiseapotheke Auslandskrankenversicherung

Ghana

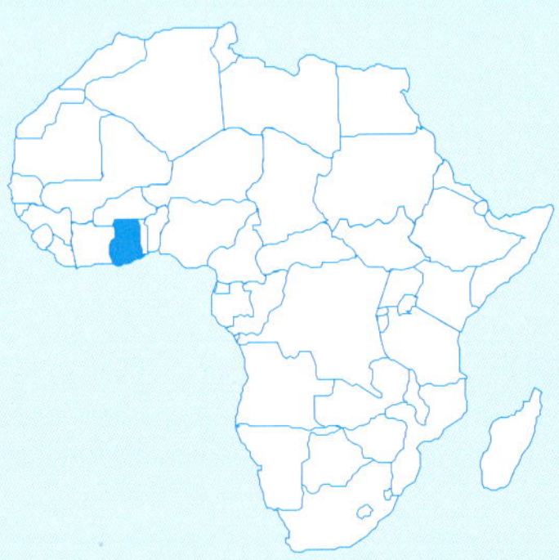

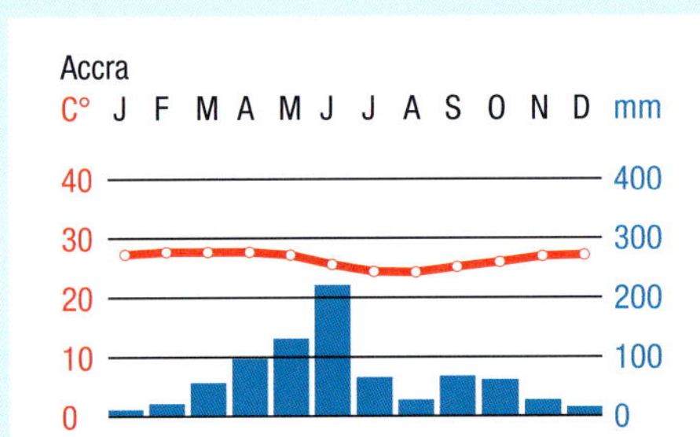

Klima

Tropisch-wechselfeuchtes Klima mit zwei Regenzeiten (April bis Juli, Oktober/November); Süden feucht, Norden trockener; durchschnittliche Monatstemperatur in Accra zwischen 25 und 28 °C (bei hoher Luftfeuchtigkeit), im Norden zwischen 23 und 31 °C.

Zeitdifferenz (zu Mitteleuropäischer Zeit):

MEZ −1 Std. (MESZ −2 Std.)

Hilfe in Notfällen

Deutsche Botschaft
No. 6, Kenneth Kaunda Road (former Ridge Road), North Ridge
Accra
Tel. (00233 30) 2 21 10 00, 2 24 10 82

Regionalarzt an der Deutschen Botschaft
Tel. (00233 30) 222 26 08
Handy (00233 24) 4 32 57 35

Österreichische Botschaf
SU Tower, 5th Floor, 18 Castle Road, North Ridge, Accra
Tel.: (+233) 50 332 6677

Detaillierte Informationen zur **medizinischen Infrastruktur** des Landes im aktuellen **CRM Handbuch Reisen mit Risiko**

Impfvorschriften	**Gelbfieber** (ausgenommen Kinder unter 9 Monaten) • Gemäß den geänderten International Health Regulations der WHO (am 11. Juli 2016 in Kraft getreten) ist die **Gelbfieber-Impfbescheinigung** nach einmaliger Impfung **lebenslang gültig**. • Ärztliche **Bescheinigungen zur Befreiung von der Gelbfieber-Impfung** („exemption certificate“, „waiver“) werden bei der Einreise anerkannt.
• Ausreise	Entsprechend Vorgaben der WHO sollten Einheimische und alle Reisenden, die sich länger als 4 Wochen im Land aufgehalten haben, bei der Ausreise eine Impfung gegen Polio vorweisen. Die Impfung muss zwischen 4 Wochen und einem Jahr vor der Abreise erfolgen und in einem international gültigen Impfausweis dokumentiert sein.

Impfempfehlungen

Allgemein zu empfehlender Impfschutz überprüfen, ergänzen bzw. auffrischen

alle: Tetanus, Diphtherie, Polio, Pertussis, MMR, Influenza (saisonal)
Kinder/Jugendliche: Hib, Hepatitis B, Rotaviren, Varizellen, Meningokokken ACWY, Meningokokken B, HPV
ab 60. Lj./chron. Kranke: Pneumokokken, COVID-19, RSV; *ab 50. Lj.:* Herpes zoster

► **siehe auch vordere und hintere Umschlagklappe**

Weitere Impfungen	alle Reisenden	bei Risiko
Hepatitis A	●	
Hepatitis B		● 2, 5, 6, 8
Polio	● (v)	
Tollwut		● 2, 4, 6, 8
Typhus	●	
Cholera		● 1, 5, 6, 7, 9
Meningokokken ACWY	●	
Dengue	●	
Chikungunya		● 1, 10
Gelbfieber	● v	
Mpox		● 1, 2, 5, 10

● Impfung empfohlen
1 aktuelle Ausbrüche
2 einfache Reisebedingungen
3 Exposition im Endemiegebiet
4 Tierkontakte
5 enge soziale Kontakte, v. a. „Charity travel"
6 Einsätze (Katastrophen)
7 Hygienemängel
8 unzureichende medizin. Versorgung
9 Schutz gegen Reisediarrhoe (ETEC) nur inaktivierter Impfstoff, Off-Label-Use
10 Langzeitaufenthalt, wiederholte Reisen
v Impfung vorgeschrieben (s. Impfvorschriften)
(v) evtl. Impfpflicht beachten (s. Impfvorschriften)

- Verfügbarkeit Tollwutimpfstoffe: Moderne **Tollwutimpfstoffe** sind **nur in Accra und Kumasi** verfügbar. **Immunglobulin** ist landesweit **nicht verfügbar**. Eine komplette Grundimmunisierung sollte bei vorhersehbarem Risiko vor der Einreise durchgeführt werden.

Malaria

- Saison: ganzjährig
- Parasit: P. falciparum nahezu 100 %, Resistenzen Chloroquin, Sulfa/Pyrimethamin-Kombinationen
- Epidemiologie / Vorbeugung: **Expositionsprophylaxe!**

Medikation (NST = Notfallselbsttherapie)	regelm.	NST
hohes Risiko landesweit	AP, D*, M	Ø

AP = Atovaquon/Proguanil (Malarone® u. a.), D = Doxycyclin, M = Mefloquin (Lariam®), Ø = keine
In der Tabelle durch Komma getrennte Präparate sind als Alternativen zu verstehen.
* Doxycyclin ist in Deutschland und in Österreich zur Malariaprophylaxe nicht zugelassen (s. Seite 490).

Besondere Infektionsrisiken

(**Fettdruck** = für die **Beratung aller Reisenden** relevant)

- oral:
  Darminfektionen
  Hepatitis A, E
  Polio
  Cholera
  Typhus
- arthropod:
  Filariose, lymphatische + Onchozerkose
  Leishmaniase, kutane Landesinnere
  Gelbfieber
  Dengue
  Chikungunya
  Rückfallfieber, Zecken-
  Schlafkrankheit Übertragung sporadisch möglich
- aerogen:
  Meningokokken-Meningitis
  Tuberkulose
  COVID-19
  Influenza
  RSV
- diverse:
  Schistosomiasis
  Hepatitis B, C
  Venerische Infektionen
  Tollwut
  Lassa-Fieber
  Marburgvirus-Krankheit
  Milzbrand v. a. Norden, Osten, Zentralregion
  Mpox

Ghana (Forts.)

Sonstige Beratungsinhalte	(siehe **Checklisten etc. im Serviceteil**)
• allgemein	Flugreise (Langstrecke) Klima, Hygiene Reiseapotheke Auslandskrankenversicherung
Bemerkungen	**Medizinische Versorgung**: Landesweit ist mit erheblichen Engpässen bei der ärztlichen und medikamentösen Versorgung zu rechnen. Adäquate Ausstattung der **Reiseapotheke** (Zollbestimmungen beachten, Begleitattest ratsam, Muster im Serviceteil), **Auslandskrankenversicherung** mit Abdeckung des Rettungsrückflug-Risikos für Notfälle dringend empfohlen.

Grenada

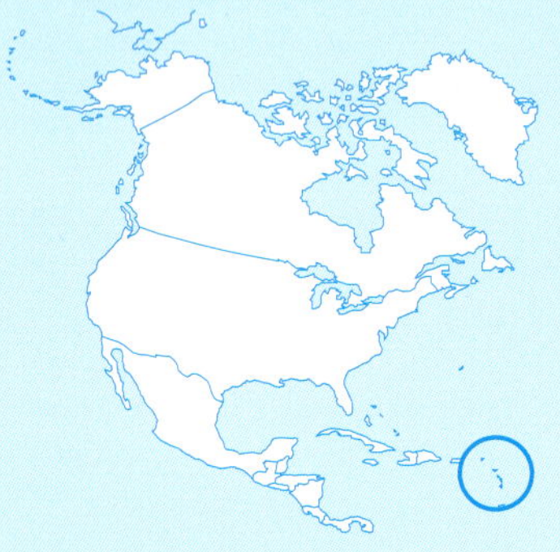

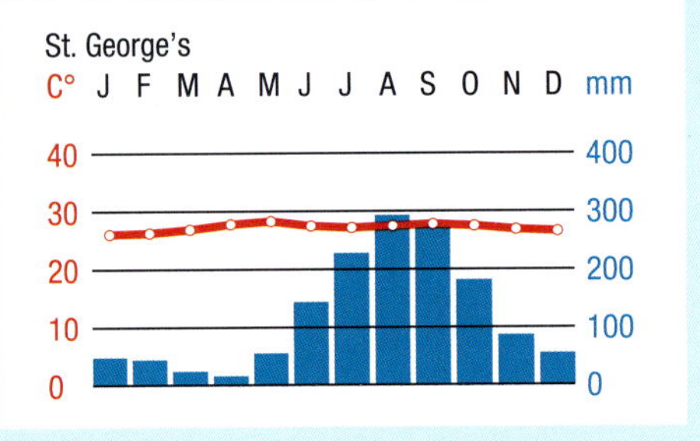

Klima

Tropisch-wechselfeuchtes Klima mit Regenzeit von Juni bis Dezember; Temperatur im Jahresmittel bei 27 °C.

Zeitdifferenz (zu Mitteleuropäischer Zeit):

MEZ −5 Std. (MESZ −6 Std.)

Hilfe in Notfällen

Deutsches Honorarkonsulat
Sugar Apple Hills, Calliste
St. George's
Grenada
Tel. (001473) 4 05 41 80

Zuständige Deutsche Botschaft
Trinidad und Tobago (Port-of-Spain)

Österreichisches Honorarkonsulat
Wildlife Expeditions Caribbean Ltd
Grand Anse Main Road, Benoit Building
2nd floor, Grand Anse
St. George's
Tel. (001473) 4 44 47 17

Zuständige Österreichische Botschaft:
Kolumbien (Bogotá)

Impfvorschriften	
• direkt	**keine**
• aus Infektionsgebieten	**Gelbfieber** (ausgenommen Kinder unter 1 Jahr) • Die Impfvorschrift gilt auch bei Einreise aus einem Land mit Gelbfieber-Risiko, das nur im **Transit** besucht wurde, wenn die **Aufenthaltszeit auf dem Flughafen mehr als 12 Stunden** betrug. Abweichend von der offiziellen Bestimmung kann der Impfnachweis auch bei kürzerem Transit-Aufenthalt verlangt werden. • Gemäß den geänderten International Health Regulations der WHO (am 11. Juli 2016 in Kraft getreten) ist die **Gelbfieber-Impfbescheinigung** nach einmaliger Impfung **lebenslang gültig.** Es ist möglich, dass abweichend von der offiziellen Regelung bei Einreise ein Impfnachweis verlangt wird, der nicht älter als 10 Jahre ist. • Ärztliche **Bescheinigungen zur Befreiung von der Gelbfieber-Impfung** („exemption certificate", „waiver") werden bei der Einreise **nicht anerkannt**.

Impfempfehlungen

Allgemein zu empfehlender Impfschutz überprüfen, ergänzen bzw. auffrischen

alle: Tetanus, Diphtherie, Polio, Pertussis, MMR, Influenza (saisonal)
Kinder/Jugendliche: Hib, Hepatitis B, Rotaviren, Varizellen, Meningokokken ACWY, Meningokokken B, HPV
ab 60. Lj./chron. Kranke: Pneumokokken, COVID-19, RSV; *ab 50. Lj.:* Herpes zoster

▸ **siehe auch vordere und hintere Umschlagklappe**

Weitere Impfungen	alle Reisenden	bei Risiko
Hepatitis A	●	
Hepatitis B		● 2, 5, 6, 8
Typhus		● 1, 2, 5, 6, 7
Dengue	●	
Chikungunya		● 1, 10
Gelbfieber	(v)	

● Impfung empfohlen
1 aktuelle Ausbrüche
2 einfache Reisebedingungen
3 Exposition im Endemiegebiet
4 Tierkontakte
5 enge soziale Kontakte, v. a. „Charity travel"
6 Einsätze (Katastrophen)
7 Hygienemängel
8 unzureichende medizin. Versorgung
10 Langzeitaufenthalt, wiederholte Reisen
(v) evtl. Impfpflicht beachten (s. Impfvorschriften)

• Verfügbarkeit Tollwutimpfstoffe	Moderne **Tollwutimpfstoffe** und **Immunglobulin** sind im Land **nicht verfügbar**. Das Tollwutrisiko wird als sehr gering eingeschätzt. Eine Grundimmunisierung vor der Reise ist nur in Ausnahmefällen notwendig.
Malaria	**keine**

Besondere Infektionsrisiken	(**Fettdruck** = für die **Beratung aller Reisenden** relevant)
• oral	**Darminfektionen** **Hepatitis A** Typhus
• arthropod	**Dengue** **Chikungunya** Zika
• aerogen	COVID-19 Influenza RSV
• diverse	Schistosomiasis herdförmiges Vorkommen möglich Hepatitis B Venerische Infektionen Tollwut sehr geringes Risiko
Sonstige Beratungsinhalte	(siehe **Checklisten etc. im Serviceteil**)
• allgemein	Flugreise (Langstrecke) Klima, Hygiene Reiseapotheke Auslandskrankenversicherung
• bei Bedarf	Tauchen
Bemerkungen	**Ciguatera-Fischvergiftung:** Saisonales Risiko bei Verzehr von größeren Raubfischen (auch gegart). Örtliche Warnhinweise beachten!

Griechenland

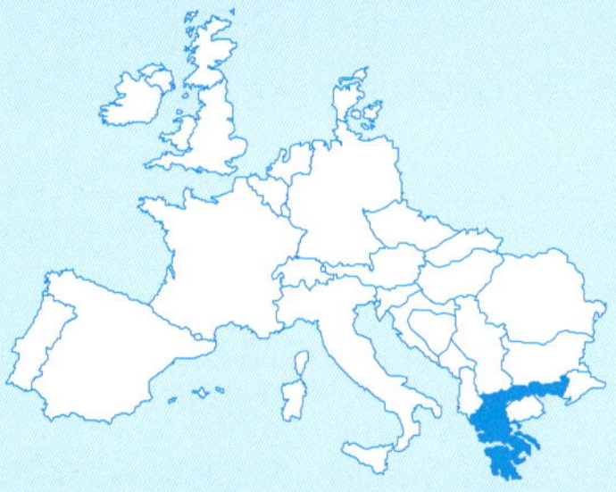

Detaillierte Informationen zur **medizinischen Infrastruktur** des Landes im aktuellen **CRM Handbuch Reisen mit Risiko**

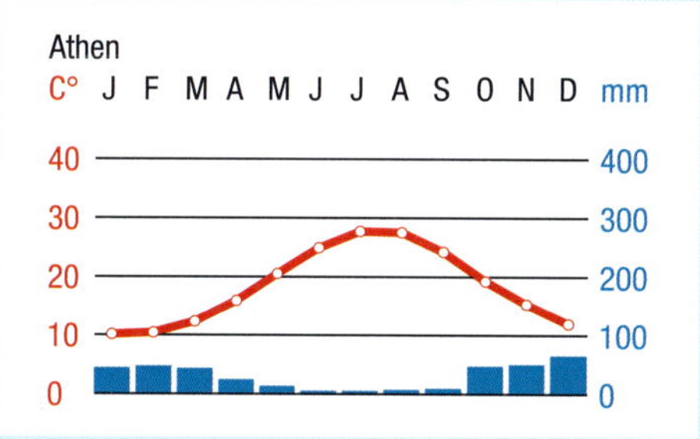

Klima

Mittelmeerklima mit Winterregen und ausgeprägter Trockenheit von Juni bis September; durchschnittliche Temperatur in Athen im Januar 10 °C, im Juli 28 °C.

Zeitdifferenz (zu Mitteleuropäischer Zeit):

MEZ + 1 Std. ganzjährig

Hilfe in Notfällen

Deutsche Botschaft
Karaoli & Dimitriou 3
Athen-Kolonaki
Tel. (0030 210) 7 28 51 11

Österreichische Botschaft
4, Vass. Sofias
Athen
Tel. (0030 210) 7 25 72 70

Impfvorschriften — **keine**

Impfempfehlungen

Allgemein zu empfehlender Impfschutz überprüfen, ergänzen bzw. auffrischen

alle: Tetanus, Diphtherie, Polio, Pertussis, MMR, Influenza (saisonal)
Kinder/Jugendliche: Hib, Hepatitis B, Rotaviren, Varizellen, Meningokokken ACWY, Meningokokken B, HPV
ab 60. Lj./chron. Kranke: Pneumokokken, COVID-19, RSV; *ab 50. Lj.:* Herpes zoster

► **siehe auch vordere und hintere Umschlagklappe**

Weitere Impfungen	**alle Reisenden**	**bei Risiko**
Hepatitis A	●	
Hepatitis B		● 2, 5, 6, 8
Tollwut		● 2, 4, 6, 8
Meningokokken ACWY		**(v)** s. Bemerkungen
Meningokokken B		● 1, 5 (bis 25. Lj.)
FSME		● s. Bemerkungen

● Impfung empfohlen
1 aktuelle Ausbrüche
2 einfache Reisebedingungen
3 Exposition im Endemiegebiet
4 Tierkontakte
5 enge soziale Kontakte, v. a. „Charity travel“
6 Einsätze (Katastrophen)
7 Hygienemängel
8 unzureichende medizin. Versorgung
(v) evtl. Impfpflicht beachten

• Verfügbarkeit Tollwutimpfstoffe: Moderne **Tollwutimpfstoffe** und **Immunglobulin** sind im Land **schwer erhältlich**. Eine komplette Grundimmunisierung sollte bei vorhersehbarem Risiko vor einer Reise auf dem griechischen Festland durchgeführt werden. Das Tollwutrisiko auf den Inseln wird als sehr gering eingeschätzt.

Griechenland (Forts.)

Malaria	Erstmals seit 2013 wurden zwischen Ende Juni und Mitte August 2016 wieder 4 autochthone Infektionen mit P. vivax gemeldet, je 2 in der Region Peloponnes (SW) und im Bezirk Thessaloniki in Zentralmakedonien (N). Griechenland war 1974 für malariafrei erklärt worden. Im Sommer 2011 wurden insgesamt 61 Fälle von Malaria tertiana im Land registriert, mehr als die Hälfte davon bei Personen ohne vorherige Reiseanamnese. Die überwiegende Mehrzahl der Erkrankungen trat in der Region Evrotas im Süden der Peloponnes auf, Einzelfälle aber auch in Attiki, Evoia, Viotia und Larissa. Im Sommer 2012 kam es erneut zu 47 Fällen von Malaria tertiana in derselben Gegend, 2013 waren es nur noch 3. Nach einer kurzen Pause wurden 2016 erneut 4 Fälle von lokaler Übertragung gemeldet. Seitdem gab es keine Berichte mehr. Eine sorgfältige Expositionsprophylaxe sollte dennoch beachtet werden. Eine sorgfältige Expositionsprophylaxe sollte beachtet werden. Darüber hinausgehende Vorbeugungsmaßnahmen sind nicht indiziert. Bei unklaren Fieber während oder nach einem Aufenthalt während der Sommermonate sollte ggf. an eine Malaria gedacht werden.
Besondere Infektionsrisiken	(**Fettdruck** = für die **Beratung aller Reisenden** relevant)
• oral	**Darminfektionen** **Hepatitis A**, E Brucellose Echinokokkose (E. granulosus + E. multilocularis)
• arthropod	Leishmaniase, viszerale + kutane südl. Landesteile und Inseln einschl. Kreta Phlebotomus-Fieber Sommer/Herbst Zeckenbissfieber April – Oktober Borreliose April – Oktober FSME April – Oktober, nur 1 Naturherd im N westlich von Thessaloniki Krim-Kongo hämorrhagisches Fieber April – Oktober, NO West-Nil-Fieber Sommer/Herbst
• aerogen	COVID-19 Influenza RSV
• diverse	Venerische Infektionen Hepatitis B Tollwut Festland; auf den Inseln nur sehr geringes Risiko
Sonstige Beratungsinhalte	(siehe **Checklisten etc. im Serviceteil**)
• allgemein	Hygiene Reiseapotheke Auslandskrankenversicherung
• bei Bedarf	Tauchen
Bemerkungen	Die **Meningitis-ACWY-Konjugatimpfung** gehört in diesem Land für bestimmte Altersgruppen (in der Regel Kinder und Jugendliche) zum allgemeinen Impfprogramm. Nach den geltenden Empfehlungen der STIKO wird die Meningitis-Impfung dadurch zur Reiseimpfung für „Schüler/Studenten vor Langzeitaufenthalten in Ländern mit empfohlener allgemeiner Impfung für Jugendliche oder selektiver Impfung für Schüler/Studenten entsprechend den Empfehlungen der Zielländer". Darüber hinaus ist auch die MenB-Impfung zu empfehlen. Das **FSME-Risiko** ist offenbar gering und nach derzeitigem Stand auf einen Herd westlich von Thessaloniki (N) beschränkt. Eine Impfempfehlung ist nur bei hohem Expositionsrisiko in diesem Gebiet indiziert.

Grönland (zu Dänemark)

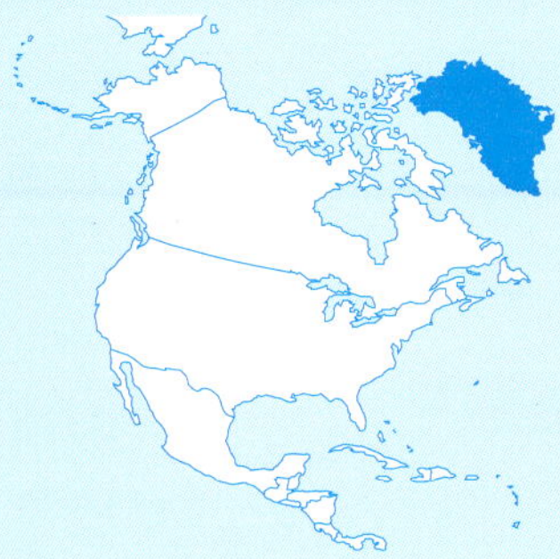

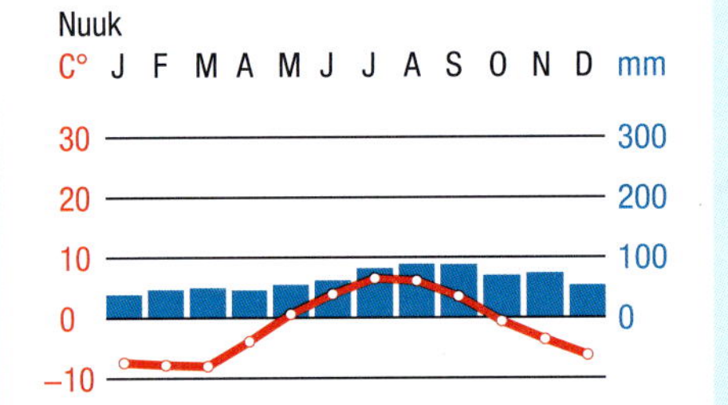

Klima

Polares und subpolares Klima; an der westlichen Küste werden die klimatischen Bedingungen durch den vom Nordatlantischen Strom und Golfstrom mit warmen Wasser versorgten Grönlandstrom gemildert; Temperaturmaxima bis – 30 °C im Winter und auf dem Inlandeis bis > 20 °C im Sommer.

Zeitdifferenz (zu Mitteleuropäischer Zeit):

MEZ –4 Std. ganzjährig

Hilfe in Notfällen

Deutsches Honorarkonsulat
Uiffak 4a
3905 Nussuuaq
Tel. (00299) 55 88 80

Zuständige Deutsche Botschaft:
Dänemark (Kopenhagen)

Derzeit keine Österreichische Vertretung (Österreichische Staatsbürger können im Notfall die Hilfe der diplomatischen bzw. konsularschen Vertretung Deutschlands oder eines anderen EU-Mitgliedsstaates in Anspruch nehmen)

Zuständige Österreichische Botschaft:
Dänemark (Kopenhagen)

Impfvorschriften	**keine**
Impfempfehlungen	**Allgemein zu empfehlender Impfschutz** überprüfen, ergänzen bzw. auffrischen *alle:* Tetanus, Diphtherie, Polio, Pertussis, MMR, Influenza (saisonal) *Kinder/Jugendliche:* Hib, Hepatitis B, Rotaviren, Varizellen, Meningokokken ACWY, Meningokokken B, HPV *ab 60. Lj./chron. Kranke:* Pneumokokken, COVID-19, RSV; *ab 50. Lj.:* Herpes zoster ► **siehe auch vordere und hintere Umschlagklappe**

Weitere Impfungen	alle Reisenden	bei Risiko
Hepatitis A	●	
Hepatitis B		● 2, 5, 6
Tollwut		● 2, 4

● Impfung empfohlen
1 aktuelle Ausbrüche
2 einfache Reisebedingungen
3 Exposition im Endemiegebiet
4 Tierkontakte
5 enge soziale Kontakte, v. a. „Charity travel“
6 Einsätze (Katastrophen)

• Verfügbarkeit Tollwutimpfstoffe	Moderne **Tollwutimpfstoffe** und **Immunglobulin** sind im Land **verfügbar**.
Malaria	**keine**
Besondere Infektionsrisiken	(**Fettdruck** = für die **Beratung aller Reisenden** relevant)
• oral	**Hepatitis A**
• aerogen	COVID-19 Influenza RSV
• diverse	**Hepatitis B** Tollwut (v. a. Polarfüchse)
Sonstige Beratungsinhalte	(siehe **Checklisten etc. im Serviceteil**)
• allgemein	Auslandskrankenversicherung

Großbritannien

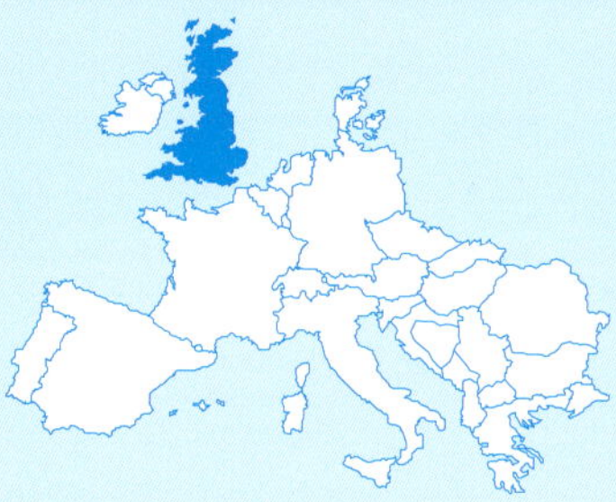

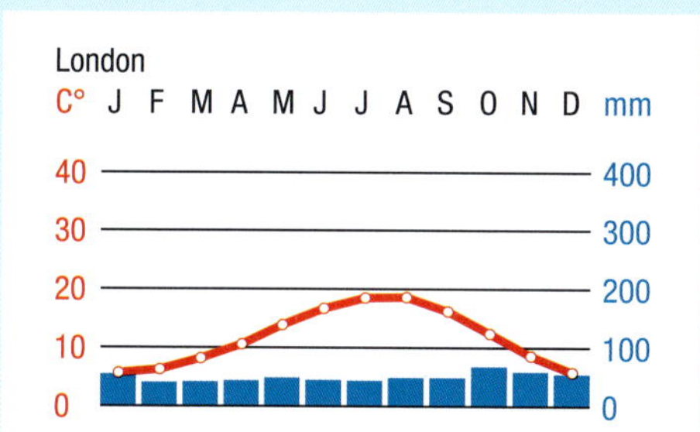

Klima

Gemäßigtes Seeklima mit milden Wintern und nach Norden hin zunehmend kühlen Sommern; von West nach Ost abnehmende Niederschläge; Durchschnittstemperatur in London im Juli 18,5 °C, im Januar 5,7 °C.

Zeitdifferenz (zu Mitteleuropäischer Zeit):

MEZ −1 Std. ganzjährig

Hilfe in Notfällen

Deutsche Botschaft
23, Belgrave Square
London
Tel. (0044 20) 78 24 13 00

Österreichische Botschaft
18, Belgrave Mews West
London
Tel. (0044 20) 73 44 32 50

Impfvorschriften	**keine**

Großbritannien (Forts.)

Impfempfehlungen	**Allgemein zu empfehlender Impfschutz** überprüfen, ergänzen bzw. auffrischen *alle:* Tetanus, Diphtherie, Polio, Pertussis, MMR, Influenza (saisonal) *Kinder/Jugendliche:* Hib, Hepatitis B, Rotaviren, Varizellen, Meningokokken ACWY, Meningokokken B, HPV *ab 60. Lj./chron. Kranke:* Pneumokokken, COVID-19, RSV; *ab 50. Lj.:* Herpes zoster ► **siehe auch vordere und hintere Umschlagklappe**		● Impfung empfohlen 1 aktuelle Ausbrüche 2 einfache Reisebedingungen 3 Exposition im Endemiegebiet 4 Tierkontakte 5 enge soziale Kontakte, v. a. „Charity travel“ 6 Einsätze (Katastrophen) **(v)** evtl. Impfpflicht beachten
	Weitere Impfungen	**alle Reisenden**	**bei Risiko**
	Hepatitis B		● 2, 5, 6
	FSME		● 2, 3
	Meningokokken ACWY		**(v)** s. Bemerkungen
	Meningokokken B		● 1, 5 (bis 25. Lj.)
• Verfügbarkeit Tollwutimpfstoffe	Moderne **Tollwutimpfstoffe** und **Immunglobulin** sind im Land **verfügbar**.		
Malaria	**keine**		
Besondere Infektionsrisiken	(**Fettdruck** = für die **Beratung aller Reisenden** relevant)		
• arthropod	Borreliose April – Oktober, besonders im SW FSME April – Oktober, Einzelfälle im Südwesten		
• aerogen	COVID-19 Influenza RSV		
• diverse	Hepatitis B Tollwut z. Zt. geringes Risiko nur durch Fledermäuse		
Sonstige Beratungsinhalte	(siehe **Checklisten etc. im Serviceteil**)		
• allgemein	Auslandskrankenversicherung		
Bemerkungen	Die **Meningitis-ACWY-Konjugatimpfung sowie die Impfung gegen Typ B** gehören in diesem Land für bestimmte Altersgruppen (in der Regel Kinder und Jugendliche) zum allgemeinen Impfprogramm. Nach den geltenden Empfehlungen der STIKO wird die Meningitis-Impfung dadurch zur Reiseimpfung für „Schüler/Studenten vor Langzeitaufenthalten in Ländern mit empfohlener allgemeiner Impfung für Jugendliche oder selektiver Impfung für Schüler/Studenten entsprechend den Empfehlungen der Zielländer“.		

Guadeloupe (zu Frankreich)

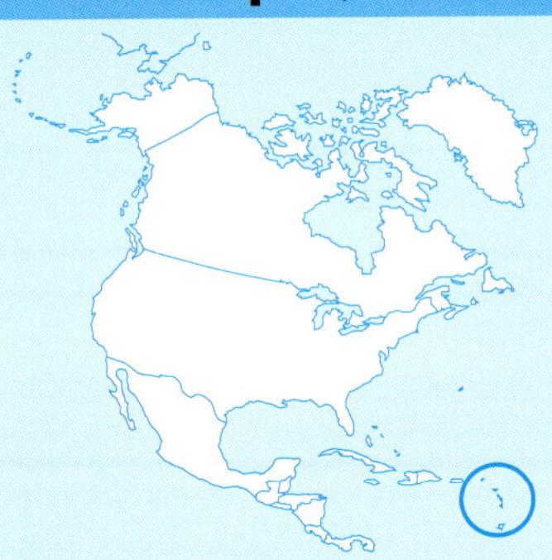

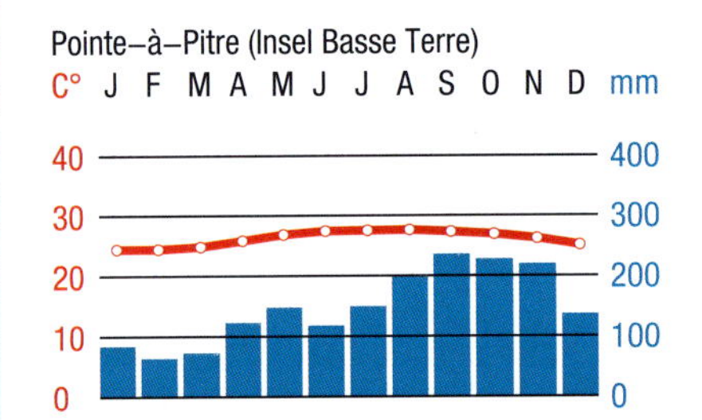

Klima

Tropisches Klima; reichliche Niederschläge, hauptsächlich in der Zeit von Juli bis November; Monatsmitteltemperatur zwischen 24,5 und 27,7 °C.

Zeitdifferenz (zu Mitteleuropäischer Zeit):

MEZ −5 Std. (MESZ −6 Std.)

Hilfe in Notfällen

Deutsches Honorarkonsulat
c/o ETS Claude Blandin, Immeuble entre Deux Mers, Zac Moudong Sud
Baie-Mahault
Tel.: 00590 590 - 38 93 93

Zuständige Deutsche Botschaft:
Frankreich (Paris)

Derzeit keine Österreichische Vertretung (Österreichische Staatsbürger können im Notfall die Hilfe der diplomatischen bzw. konsularschen Vertretung Deutschlands oder eines anderen EU-Mitgliedsstaates in Anspruch nehmen)

Impfvorschriften	
• direkt	**keine**
• aus Infektionsgebieten	**Gelbfieber** (ausgenommen Kinder unter 1 Jahr) • Die Impfvorschrift gilt auch bei Einreise aus einem Land mit Gelbfieber-Risiko, das nur im **Transit** besucht wurde, wenn die **Aufenthaltszeit auf dem Flughafen mehr als 12 Stunden** betrug. Abweichend von der offiziellen Bestimmung kann der Impfnachweis auch bei kürzerem Transit-Aufenthalt verlangt werden. • Gemäß den geänderten International Health Regulations der WHO (am 11. Juli 2016 in Kraft getreten) ist die **Gelbfieber-Impfbescheinigung** nach einmaliger Impfung **lebenslang gültig**. • Ärztliche **Bescheinigungen zur Befreiung von der Gelbfieber-Impfung** („exemption certificate“, „waiver“) werden bei der Einreise anerkannt.

Impfempfehlungen

Allgemein zu empfehlender Impfschutz überprüfen, ergänzen bzw. auffrischen

alle: Tetanus, Diphtherie, Polio, Pertussis, MMR, Influenza (saisonal)
Kinder/Jugendliche: Hib, Hepatitis B, Rotaviren, Varizellen, Meningokokken ACWY, Meningokokken B, HPV
ab 60. Lj./chron. Kranke: Pneumokokken, COVID-19, RSV; *ab 50. Lj.:* Herpes zoster

► **siehe auch vordere und hintere Umschlagklappe**

Weitere Impfungen	alle Reisenden	bei Risiko
Hepatitis A	●	
Hepatitis B		● 2, 5, 6, 8
Typhus		● 1, 2, 5, 6, 7
Dengue	●	
Chikungunya		● 1, 10
Gelbfieber	(v)	

● Impfung empfohlen
1 aktuelle Ausbrüche
2 einfache Reisebedingungen
3 Exposition im Endemiegebiet
4 Tierkontakte
5 enge soziale Kontakte, v. a. „Charity travel"
6 Einsätze (Katastrophen)
7 Hygienemängel
8 unzureichende medizin. Versorgung
10 Langzeitaufenthalt, wiederholte Reisen
(v) evtl. Impfpflicht beachten (s. Impfvorschriften)

- Verfügbarkeit Tollwutimpfstoffe: Moderne **Tollwutimpfstoffe** und **Immunglobulin** sind im Land **nicht verfügbar**. Das Tollwutrisiko wird als sehr gering eingeschätzt. Eine Grundimmunisierung vor der Reise ist nur in Ausnahmefällen notwendig.

Malaria

keine

Besondere Infektionsrisiken

(**Fettdruck** = für die **Beratung aller Reisenden** relevant)

- oral
  Darminfektionen
  Hepatitis A
  Typhus
- arthropod
  Dengue
  Chikungunya
  Zika
  West-Nil-Fieber
- aerogen
  COVID-19
  Influenza
  RSV
- diverse
  Schistosomiasis
  Leptospirose
  Hepatitis B
  Venerische Infektionen
  Tollwut sehr geringes Risiko

Sonstige Beratungsinhalte

(siehe **Checklisten etc. im Serviceteil**)

- allgemein
  Flugreise (Langstrecke)
  Klima, Hygiene
  Reiseapotheke
  Auslandskrankenversicherung
- bei Bedarf
  Tauchen

Bemerkungen

Ciguatera-Fischvergiftung: Saisonales Risiko bei Verzehr von größeren Raubfischen (auch gegart). Örtliche Warnhinweise beachten!

Guam (zu USA)

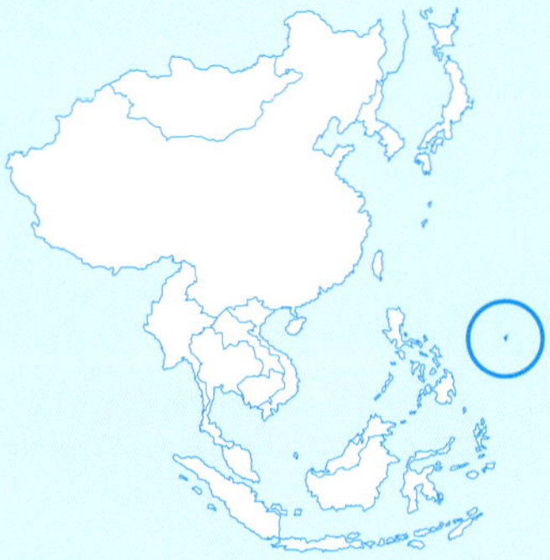

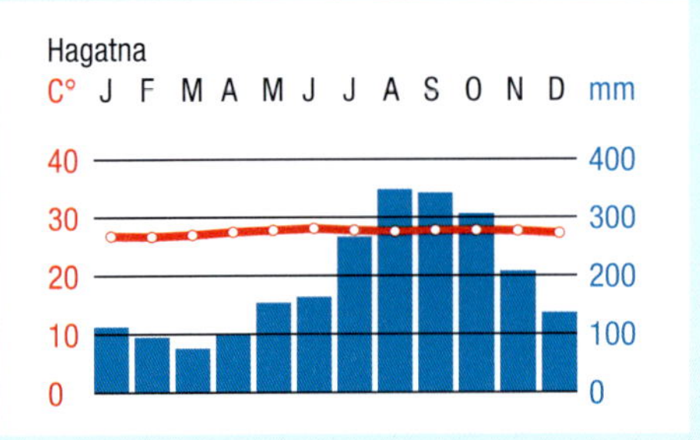

Zeitdifferenz (zu Mitteleuropäischer Zeit):

MEZ +9 Std. (MESZ +8 Std.)

Hilfe in Notfällen

Zuständige Deutsche Botschaft:
Philippinen (Manila)

Zuständiges Österreichisches Generalkonsulat:
Los Angeles/USA

Klima

Tropisches Klima mit Hauptniederschlägen von Juli bis Dezember; Temperaturen ganzjährig um 27 °C.

Impfvorschriften: **keine**

Impfempfehlungen

Allgemein zu empfehlender Impfschutz überprüfen, ergänzen bzw. auffrischen

alle: Tetanus, Diphtherie, Polio, Pertussis, MMR, Influenza (saisonal)
Kinder/Jugendliche: Hib, Hepatitis B, Rotaviren, Varizellen, Meningokokken ACWY, Meningokokken B, HPV
ab 60. Lj./chron. Kranke: Pneumokokken, COVID-19, RSV; *ab 50. Lj.:* Herpes zoster
▸ **siehe auch vordere und hintere Umschlagklappe**

Weitere Impfungen	alle Reisenden	bei Risiko
Hepatitis A	●	
Hepatitis B		● 2, 5, 6, 8
Dengue	●	
Chikungunya		● 1, 10

● Impfung empfohlen
1 aktuelle Ausbrüche
2 einfache Reisebedingungen
3 Exposition im Endemiegebiet
4 Tierkontakte
5 enge soziale Kontakte, v. a. „Charity travel"
6 Einsätze (Katastrophen)
7 Hygienemängel
8 unzureichende medizin. Versorgung
10 Langzeitaufenthalte, wiederholte Reisen

- Verfügbarkeit Tollwutimpfstoffe: Moderne **Tollwutimpfstoffe** und **Immunglobulin** sind im Land **nicht verfügbar**. Das Tollwutrisiko wird als sehr gering eingeschätzt. Eine Grundimmunisierung vor der Reise ist nur in Ausnahmefällen notwendig.

Malaria: **keine**

Besondere Infektionsrisiken (**Fettdruck** = für die **Beratung aller Reisenden** relevant)

• oral	**Darminfektionen** **Hepatitis A**
• arthropod	**Dengue** Chikungunya
• aerogen	COVID-19 Influenza RSV
• diverse	Venerische Infektionen Hepatitis B Leptospirose Melioidose Tollwut sehr geringes Risiko

Sonstige Beratungsinhalte (siehe **Checklisten etc. im Serviceteil**)

• allgemein	Flugreise (Langstrecke) Klima, Hygiene Reiseapotheke Auslandskrankenversicherung
• bei Bedarf	Tauchen

Guatemala

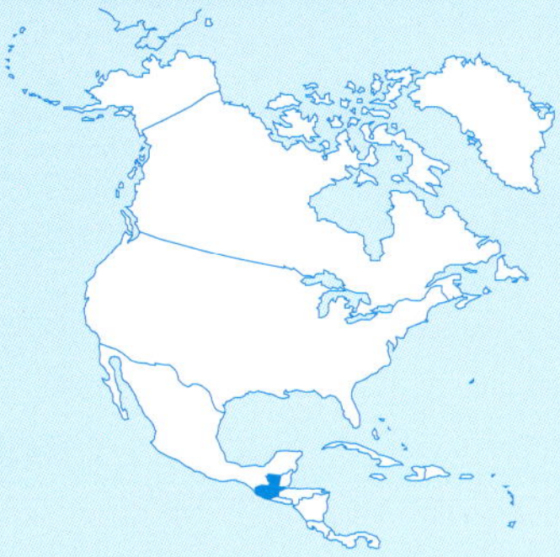

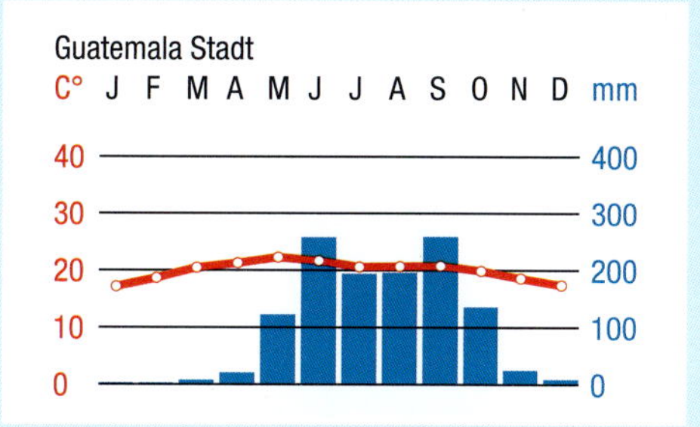

Klima

Tropisch-wechselfeuchtes Klima mit Regenzeit von Mai bis Oktober; durchschnittliche Temperatur im Tiefland zwischen 25 und 30 °C, im Hochland 15 bis 20 °C, oberhalb 1500 m 10 bis 15 °C.

Zeitdifferenz (zu Mitteleuropäischer Zeit):

MEZ −7 Std. (MESZ −8 Std.)

Hilfe in Notfällen

Deutsche Botschaft
Avenida La Reforma 9-55
Zona 10, Edificio Reforma 10, Nivel 10
Guatemala Stadt
Tel. (00502) 23 64 67 00

Österreichisches Honorarkonsulat
Boulevard Austriaco 23-90, Zona 16,
Ciudad de Guatemalat
Tel. (00502) 5312 7364

Zuständige Österreichische Botschaft:
Mexiko (Mexico City)

Impfvorschriften

• direkt	**keine**
• aus Infektionsgebieten	**Gelbfieber** (ausgenommen Kinder unter 1 Jahr) • Die Impfvorschrift gilt auch bei Einreise aus einem Land mit Gelbfieber-Risiko, das nur im **Transit** besucht wurde, wenn die **Aufenthaltszeit auf dem Flughafen mehr als 12 Stunden** betrug. Abweichend von der offiziellen Bestimmung kann der Impfnachweis auch bei kürzerem Transit-Aufenthalt verlangt werden. • Gemäß den geänderten International Health Regulations der WHO (am 11. Juli 2016 in Kraft getreten) ist die **Gelbfieber-Impfbescheinigung** nach einmaliger Impfung **lebenslang gültig**. • Ärztliche **Bescheinigungen zur Befreiung von der Gelbfieber-Impfung** („exemption certificate“, „waiver“) werden bei der Einreise **nicht anerkannt**.
• Abweichungen	Nach Angaben der International Airlines Travel Association (IATA) wird der **Gelbfieber**-Impfnachweis nicht kontrolliert.

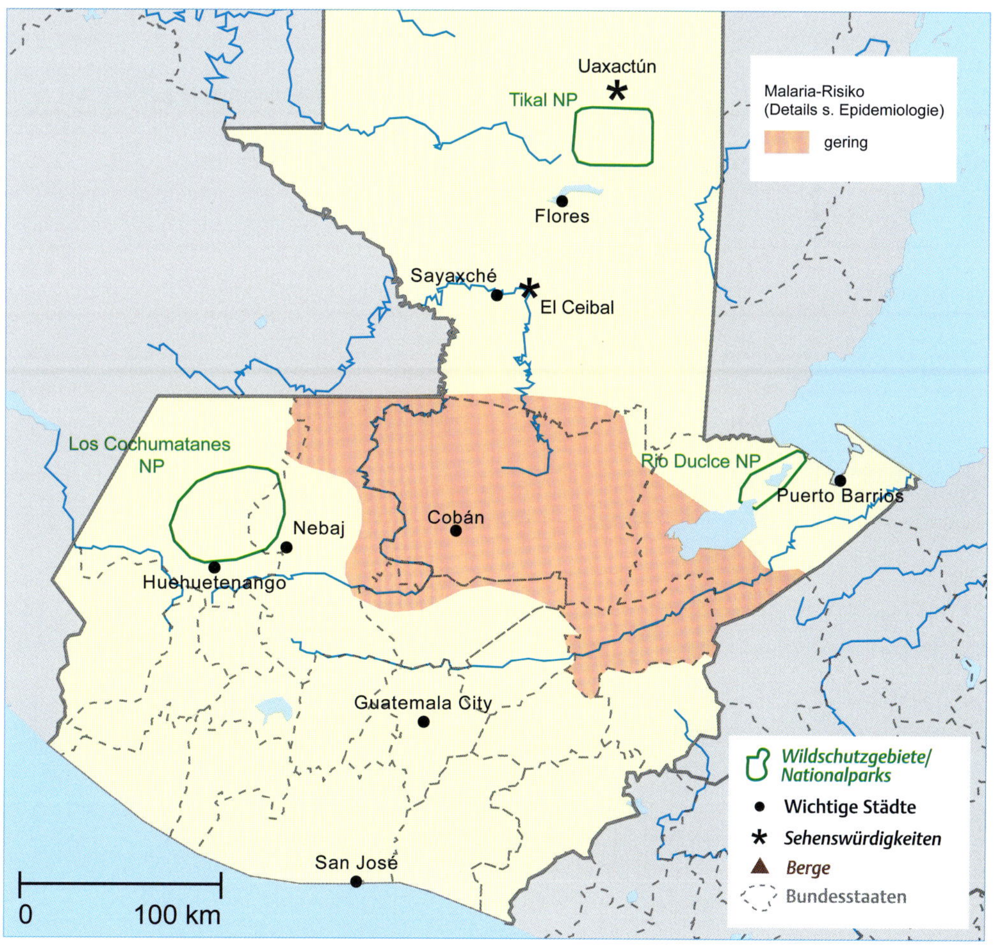

Länderinformationen

Guatemala (Forts.)

Impfempfehlungen

Allgemein zu empfehlender Impfschutz überprüfen, ergänzen bzw. auffrischen

alle: Tetanus, Diphtherie, Polio, Pertussis, MMR, Influenza (saisonal)
Kinder/Jugendliche: Hib, Hepatitis B, Rotaviren, Varizellen, Meningokokken ACWY, Meningokokken B, HPV
ab 60. Lj./chron. Kranke: Pneumokokken, COVID-19, RSV; *ab 50. Lj.:* Herpes zoster

► **siehe auch vordere und hintere Umschlagklappe**

Weitere Impfungen	alle Reisenden	bei Risiko
Hepatitis A	●	
Hepatitis B		● 2, 5, 6, 8
Tollwut		● 2, 4, 6, 8
Typhus		● 1, 2, 5, 6, 7
Cholera		● 9
Meningokokken ACWY		● 1, 5
Dengue	●	
Chikungunya		● 1, 10
Gelbfieber	(v)	

● Impfung empfohlen
1 aktuelle Ausbrüche
2 einfache Reisebedingungen
3 Exposition im Endemiegebiet
4 Tierkontakte
5 enge soziale Kontakte, v. a. „Charity travel"
6 Einsätze (Katastrophen)
7 Hygienemängel
8 unzureichende medizin. Versorgung
9 Schutz gegen Reisediarrhoe (ETEC) nur inaktivierter Impfstoff, Off-Label-Use
10 Langzeitaufenthalt, wiederholte Reisen
(v) evtl. Impfpflicht beachten (s. Impfvorschriften)

- Verfügbarkeit Tollwutimpfstoffe: Moderne **Tollwutimpfstoffe** und **Immunglobulin** sind im Land **nicht verfügbar**. Eine komplette Grundimmunisierung sollte bei vorhersehbarem Risiko vor der Einreise durchgeführt werden.

Malaria

Karte Malaria – Zentralamerika siehe Kartenanhang

- Saison: ganzjährig
- Parasit: P. vivax 100 %, herdförmig Resistenzen Chloroquin
- Epidemiologie / Vorbeugung: **Expositionsprophylaxe!**

Medikation (NST = Notfallselbsttherapie)	regelm.	NST
Risiko in Gebieten unterhalb 1500 m		
geringes Risiko im Zentrum des Landes	Ø	AP, DP, AL
kein bzw. **sehr geringes Risiko** in den übrigen Landesteilen, Höhen über 1500 m und Städten	Ø	Ø

AL = Artemether/Lumefantrin (Riamet®), AP = Atovaquon/Proguanil (Malarone® u. a.), DP = Dihydroartemisinin/Piperaquin (Eurartesim®), Ø = keine
In der Tabelle durch Komma getrennte Präparate sind als Alternativen zu verstehen.

Besondere Infektionsrisiken

(**Fettdruck** = für die **Beratung aller Reisenden** relevant)

- oral: **Darminfektionen**, **Hepatitis A**, E, Typhus
- arthropod: **Dengue**, **Chikungunya**, Zika, Leishmaniase, kutane + viszerale, Filariose, Onchozerkose sporadisch in 4 Herden, Chagas-Krankheit
- aerogen: Histoplasmose, Tuberkulose, COVID-19, Influenza, RSV
- diverse: **Hepatitis B**, Venerische Infektionen, Leptospirose, Tollwut

Sonstige Beratungsinhalte

(siehe **Checklisten etc. im Serviceteil**)

- allgemein: Flugreise (Langstrecke), Klima, Hygiene, Reiseapotheke, Auslandskrankenversicherung
- bei Bedarf: Tauchen

Guinea

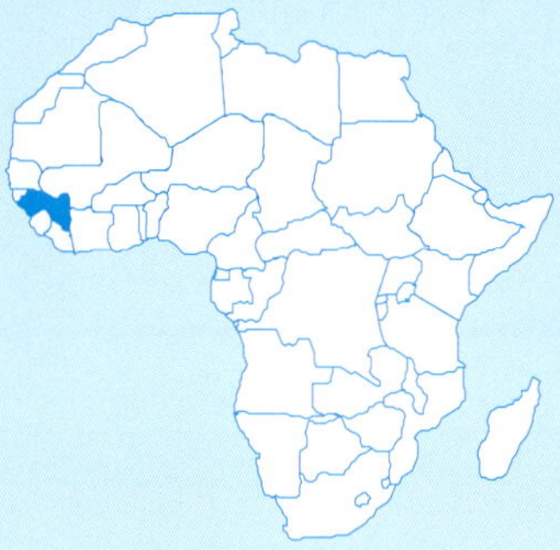

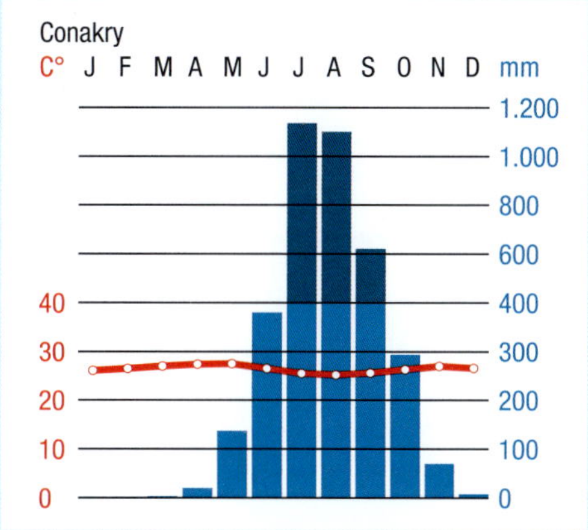

Klima

Tropisch-wechselfeuchtes Klima mit Regenzeit von April bis November; durchschnittliche Temperatur in Conakry ganzjährig um 27 °C.

Zeitdifferenz (zu Mitteleuropäischer Zeit):

MEZ −1 Std. (MESZ −2 Std.)

Hilfe in Notfällen

Deutsche Botschaft
B.P. 540
Conakry
Tel. (00224) 621 22 17-06, -07

Österreichisches Honorarkonsulat
Immeuble ACTIVA, 3ème Etage, porte 301, BP 1167 Conakry/Donka
Mobil-Tel. (00224) 664 20 60 10

Zuständige Österreichische Botschaft:
Senegal (Dakar)

Impfvorschriften

- direkt: **keine**
- aus Infektionsgebieten: **Gelbfieber** (ausgenommen Kinder unter 9 Monaten)
  - Gemäß den geänderten International Health Regulations der WHO (am 11. Juli 2016 in Kraft getreten) ist die **Gelbfieber-Impfbescheinigung** nach einmaliger Impfung **lebenslang gültig.** Es ist möglich, dass abweichend von der offiziellen Regelung bei Einreise ein Impfnachweis verlangt wird, der nicht älter als 10 Jahre ist.
  - Ärztliche **Bescheinigungen zur Befreiung von der Gelbfieber-Impfung** („exemption certificate", „waiver") werden bei der Einreise **nicht anerkannt**.
- Ausreise: Entsprechend Vorgaben der WHO müssen Einheimische und alle Reisenden, die sich länger als 4 Wochen im Land aufgehalten haben, bei der Ausreise eine Impfung gegen Polio vorweisen. Die Impfung muss zwischen 4 Wochen und einem Jahr vor der Abreise erfolgen und in einem international gültigen Impfausweis dokumentiert sein.

Impfempfehlungen

Allgemein zu empfehlender Impfschutz überprüfen, ergänzen bzw. auffrischen

alle: Tetanus, Diphtherie, Polio, Pertussis, MMR, Influenza (saisonal)
Kinder/Jugendliche: Hib, Hepatitis B, Rotaviren, Varizellen, Meningokokken ACWY, Meningokokken B, HPV
ab 60. Lj./chron. Kranke: Pneumokokken, COVID-19, RSV; *ab 50. Lj.:* Herpes zoster

► **siehe auch vordere und hintere Umschlagklappe**

Weitere Impfungen	alle Reisenden	bei Risiko
Hepatitis A	●	
Hepatitis B		● 2, 5, 6, 8
Polio	● (v)	
Tollwut		● 2, 4, 6, 8
Typhus	●	
Cholera		● 1, 5, 6, 7, 9
Meningokokken ACWY	●	
Dengue	●	
Chikungunya		● 1, 10
Gelbfieber	● (v)	
Mpox		● 1, 2, 5, 10

● Impfung empfohlen
1 aktuelle Ausbrüche
2 einfache Reisebedingungen
3 Exposition im Endemiegebiet
4 Tierkontakte
5 enge soziale Kontakte, v. a. „Charity travel"
6 Einsätze (Katastrophen)
7 Hygienemängel
8 unzureichende medizin. Versorgung
9 Schutz gegen Reisediarrhoe (ETEC) nur inaktivierter Impfstoff, Off-Label-Use
10 Langzeitaufenthalt, wiederholte Reisen
(v) evtl. Impfpflicht beachten (s. Impfvorschriften)

- Verfügbarkeit Tollwutimpfstoffe: Moderne **Tollwutimpfstoffe** und **Immunglobulin** sind im Land **nicht verfügbar**. Eine komplette Grundimmunisierung sollte bei vorhersehbarem Risiko vor der Einreise durchgeführt werden.

Guinea (Forts.)

Malaria			
• Saison	ganzjährig		
• Parasit	P. falciparum nahezu 100 %, Resistenzen Chloroquin, Proguanil, Sulfonamide		
• Epidemiologie / Vorbeugung	**Expositionsprophylaxe!**		
	Medikation (NST = Notfallselbsttherapie)	**regelm.**	**NST**
	hohes Risiko landesweit	AP, D*, M	Ø
	AP = Atovaquon/Proguanil (Malarone® u. a.), D = Doxycyclin, M = Mefloquin (Lariam®), Ø = keine In der Tabelle durch Komma getrennte Präparate sind als Alternativen zu verstehen. * Doxycyclin ist in Deutschland und in Österreich zur Malariaprophylaxe nicht zugelassen (s. Seite 490).		
Besondere Infektionsrisiken	(**Fettdruck** = für die **Beratung aller Reisenden** relevant)		
• oral	**Darminfektionen** **Hepatitis A**, E **Polio** **Typhus** Cholera		
• arthropod	Leishmaniase, kutane sporadisch vorw. in semiariden Gebieten Filariose, lymphatische + Onchozerkose Gelbfieber **Dengue** Chikungunya Zika Rückfallfieber, Zecken		
• aerogen	**Meningokokken-Meningitis** Tuberkulose COVID-19 Influenza RSV		
• diverse	**Schistosomiasis** **Hepatitis B, C** Venerische Infektionen Tollwut Marburgvirus-Krankheit **Lassa-Fieber** Mpox		
Sonstige Beratungsinhalte	(siehe **Checklisten etc. im Serviceteil**)		
• allgemein	Flugreise (Langstrecke) Klima, Hygiene Reiseapotheke Auslandskrankenversicherung		
Bemerkungen	**Medizinische Versorgung**: Landesweit ist mit erheblichen Engpässen bei der ärztlichen und medikamentösen Versorgung zu rechnen. Adäquate Ausstattung der **Reiseapotheke** (Zollbestimmungen beachten, Begleitattest ratsam, Muster im Serviceteil), **Auslandskrankenversicherung** mit Abdeckung des Rettungsrückflug-Risikos für Notfälle dringend empfohlen.		

Guinea-Bissau

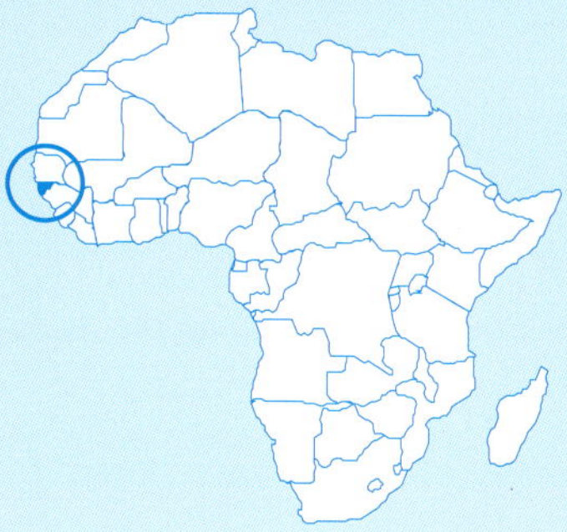

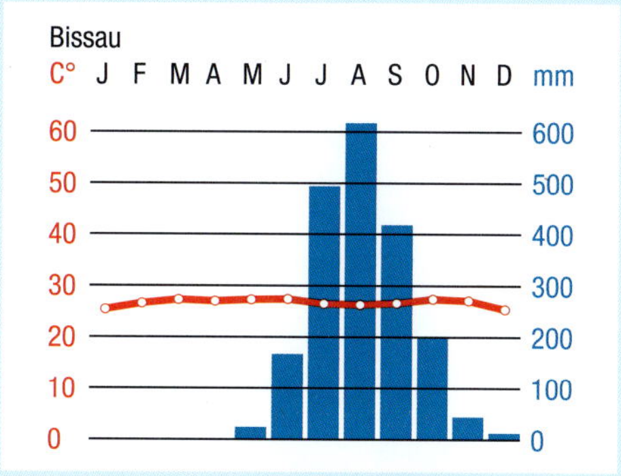

Zeitdifferenz (zu Mitteleuropäischer Zeit):

MEZ −1 Std. (MESZ −2 Std.)

Hilfe in Notfällen

Zuständige Deutsche Botschaft:
Senegal (Dakar)

Zuständige Österreichische Botschaft:
Senegal (Dakar)

Klima

Tropisch-wechselfeuchtes Klima, Regenzeit von Mai bis Oktober; Durchschnittstemperatur ganzjährig um 27 °C.

Impfvorschriften

Gelbfieber (ausgenommen Kinder unter 1 Jahr)

- Gemäß den geänderten International Health Regulations der WHO (am 11. Juli 2016 in Kraft getreten) ist die **Gelbfieber-Impfbescheinigung** nach einmaliger Impfung **lebenslang gültig.** Es ist möglich, dass abweichend von der offiziellen Regelung bei Einreise ein Impfnachweis verlangt wird, der nicht älter als 10 Jahre ist.
- Ärztliche **Bescheinigungen zur Befreiung von der Gelbfieber-Impfung** („exemption certificate“, „waiver“) werden bei der Einreise **nicht anerkannt**.

Impfempfehlungen

Allgemein zu empfehlender Impfschutz überprüfen, ergänzen bzw. auffrischen

alle: Tetanus, Diphtherie, Polio, Pertussis, MMR, Influenza (saisonal)
Kinder/Jugendliche: Hib, Hepatitis B, Rotaviren, Varizellen, Meningokokken ACWY, Meningokokken B, HPV
ab 60. Lj./chron. Kranke: Pneumokokken, COVID-19, RSV; *ab 50. Lj.:* Herpes zoster

► **siehe auch vordere und hintere Umschlagklappe**

Weitere Impfungen	alle Reisenden	bei Risiko
Hepatitis A	●	
Hepatitis B		● 2, 5, 6, 8
Polio	●	
Tollwut		● 2, 4, 6, 8
Typhus	●	
Cholera		● 1, 5, 6, 7, 9
Meningokokken ACWY	●	
Dengue	●	
Chikungunya		● 1, 10
Gelbfieber	● v	
Mpox		● 1, 2, 5, 10

● Impfung empfohlen
1 aktuelle Ausbrüche
2 einfache Reisebedingungen
3 Exposition im Endemiegebiet
4 Tierkontakte
5 enge soziale Kontakte, v. a. „Charity travel“
6 Einsätze (Katastrophen)
7 Hygienemängel
8 unzureichende medizin. Versorgung
9 Schutz gegen Reisediarrhoe (ETEC) nur inaktivierter Impfstoff, Off-Label-Use
10 Langzeitaufenthalt, wiederholte Reisen
v Impfung vorgeschrieben (s. Impfvorschriften)

- Verfügbarkeit Tollwutimpfstoffe: Moderne **Tollwutimpfstoffe** und **Immunglobulin** sind im Land **nicht verfügbar**. Eine komplette Grundimmunisierung sollte bei vorhersehbarem Risiko vor der Einreise durchgeführt werden.

Malaria

- Saison: ganzjährig
- Parasit: P. falciparum nahezu 100 %, Resistenzen Chloroquin, Proguanil, Sulfonamide
- Epidemiologie / Vorbeugung: **Expositionsprophylaxe!**

Medikation (NST = Notfallselbsttherapie)	regelm.	NST
hohes Risiko landesweit	AP, D*, M	Ø

AP = Atovaquon/Proguanil (Malarone® u. a.), D = Doxycyclin, M = Mefloquin (Lariam®), Ø = keine
In der Tabelle durch Komma getrennte Präparate sind als Alternativen zu verstehen.
* Doxycyclin ist in Deutschland und in Österreich zur Malariaprophylaxe nicht zugelassen (s. Seite 490).

Guinea-Bissau (Forts.)

Besondere Infektionsrisiken	(**Fettdruck** = für die **Beratung aller Reisenden** relevant)
• oral	**Darminfektionen** **Hepatitis A**, E **Polio** **Typhus** Cholera
• arthropod	Filariose, lymphatische + Onchozerkose Gelbfieber **Dengue** Chikungunya Zika Rückfallfieber, Zecken- Schlafkrankheit Übertragung sporadisch möglich
• aerogen	**Meningokokken-Meningitis** Tuberkulose COVID-19 Influenza RSV
• diverse	**Schistosomiasis** **Hepatitis B, C** Venerische Infektionen Tollwut Lassa-Fieber Milzbrand Mpox
Sonstige Beratungsinhalte	(siehe **Checklisten etc. im Serviceteil**)
• allgemein	Flugreise (Langstrecke) Klima, Hygiene Reiseapotheke Auslandskrankenversicherung
Bemerkungen	**Medizinische Versorgung**: Landesweit ist mit erheblichen Engpässen bei der ärztlichen und medikamentösen Versorgung zu rechnen. Adäquate Ausstattung der **Reiseapotheke** (Zollbestimmungen beachten, Begleitattest ratsam, Muster im Serviceteil), **Auslandskrankenversicherung** mit Abdeckung des Rettungsrückflug-Risikos für Notfälle dringend empfohlen.

Guyana

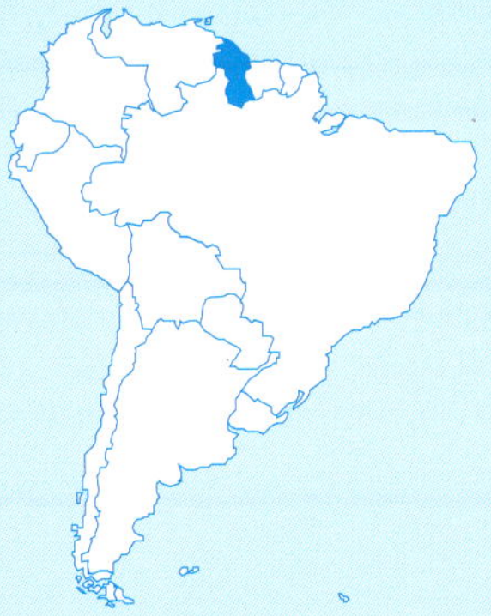

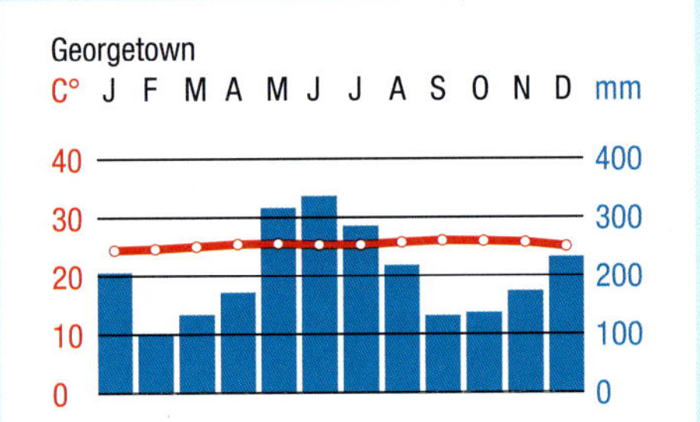

Klima

Tropisches Klima mit geringen Temperaturschwankungen und zwei Regenzeiten (April bis August und Dezember bis Januar); Durchschnittstemperatur ganzjährig um 27 °C.

Zeitdifferenz (zu Mitteleuropäischer Zeit):

MEZ −5 Std. (MESZ −6 Std.)

Hilfe in Notfällen

Deutsches Honorarkonsulat
c/o National Milling Company of Guyana,
Agricola, East Bank Demerara
Georgetown
Tel. (00592) 23 32 46 23

Zuständige Deutsche Botschaft:
Trinidad & Tobago (Port-of-Spain)

Österreichisches Honorarkonsulat
National Milling Company of Guyana Agricola,
East Bank Demerara, Georgetown
Tel. (00592) 2 33 24 63

Zuständige Österreichische Botschaft:
Kolumbien (Bogotá)

Impfvorschriften

- direkt: **keine**
- aus Infektionsgebieten: **Gelbfieber** (ausgenommen Kinder unter 1 Jahr)
  - Die Impfvorschrift gilt auch bei Einreise aus einem Land mit Gelbfieber-Risiko, das nur im **Transit** besucht wurde, wenn die **Aufenthaltszeit auf dem Flughafen mehr als 4 Stunden** betrug. Abweichend von der offiziellen Bestimmung kann der Impfnachweis auch bei kürzerem Transit-Aufenthalt verlangt werden.
  - Gemäß den geänderten International Health Regulations der WHO (am 11. Juli 2016 in Kraft getreten) ist die **Gelbfieber-Impfbescheinigung** nach einmaliger Impfung **lebenslang gültig**.
  - Ärztliche **Bescheinigungen zur Befreiung von der Gelbfieber-Impfung** („exemption certificate", „waiver") werden bei der Einreise **nicht anerkannt**.

Impfempfehlungen

Allgemein zu empfehlender Impfschutz überprüfen, ergänzen bzw. auffrischen

alle: Tetanus, Diphtherie, Polio, Pertussis, MMR, Influenza (saisonal)
Kinder/Jugendliche: Hib, Hepatitis B, Rotaviren, Varizellen, Meningokokken ACWY, Meningokokken B, HPV
ab 60. Lj./chron. Kranke: Pneumokokken, COVID-19, RSV; *ab 50. Lj.:* Herpes zoster

► **siehe auch vordere und hintere Umschlagklappe**

Weitere Impfungen	alle Reisenden	bei Risiko
Hepatitis A	●	
Hepatitis B		● 2, 5, 6, 8
Tollwut		● 2, 4, 6, 8
Typhus		● 1, 2, 5, 6, 7
Cholera		● 9
Meningokokken ACWY		● 1, 5
Dengue	●	
Chikungunya	●	
Gelbfieber	● (v)	

● Impfung empfohlen
1 aktuelle Ausbrüche
2 einfache Reisebedingungen
3 Exposition im Endemiegebiet
4 Tierkontakte
5 enge soziale Kontakte, v. a. „Charity travel"
6 Einsätze (Katastrophen)
7 Hygienemängel
8 unzureichende medizin. Versorgung
9 Schutz gegen Reisediarrhoe (ETEC)
nur inaktivierter Impfstoff, Off-Label-Use
(v) evtl. Impfpflicht beachten (s. Impfvorschriften)

- Verfügbarkeit Tollwutimpfstoffe: Moderne **Tollwutimpfstoffe** sind **nur unregelmäßig** verfügbar. **Immunglobulin** ist landesweit **nicht verfügbar**. Eine komplette Grundimmunisierung sollte bei vorhersehbarem Risiko vor der Einreise durchgeführt werden.

Malaria

Karte Malaria – Südamerika siehe Kartenanhang

- Saison: ganzjährig
- Parasit: P. falciparum 44 %, Resistenzen Chloroquin, Proguanil, Sulfonamide, Mefloquin; P. vivax 56 %
- Epidemiologie / Vorbeugung: **Expositionsprophylaxe!**

Medikation (NST = Notfallselbsttherapie)	regelm.	NST
hohes Risiko im Westen und Zentrum des Landes	AP, D*, M	Ø
geringes Risiko in den nordöstl. Küstenregionen und im Osten	Ø	AP, DP, AL
sehr geringes bzw. **kein Risiko** in den Stadtgebieten von Georgetown und New Amsterdam	Ø	Ø

AL = Artemether/Lumefantrin (Riamet®), AP = Atovaquon/Proguanil (Malarone® u. a.), D = Doxycyclin, DP = Dihydroartemisinin/Piperaquin (Eurartesim®), M = Mefloquin (Lariam®), Ø = keine
In der Tabelle durch Komma getrennte Präparate sind als Alternativen zu verstehen.
* Doxycyclin ist in Deutschland und in Österreich zur Malariaprophylaxe nicht zugelassen (s. Seite 490).

Besondere Infektionsrisiken

(**Fettdruck** = für die **Beratung aller Reisenden** relevant)

- oral
  - **Darminfektionen**
  - **Hepatitis A**
  - Typhus
- arthropod
  - **Dengue**
  - **Chikungunya**
  - Zika
  - Oropouche
  - Leishmaniase, kutane + mukokutane
  - Filariose, lymphatische
  - Gelbfieber
  - Chagas-Krankheit
- aerogen
  - Tuberkulose
  - Histoplasmose
  - COVID-19
  - Influenza
  - RSV

Guyana (Forts.)

• diverse	**Hepatitis B** Venerische Infektionen Leptospirose Tollwut
Sonstige Beratungsinhalte • allgemein	(siehe **Checklisten etc. im Serviceteil**) Flugreise (Langstrecke) Klima, Hygiene Reiseapotheke Auslandskrankenversicherung

Haiti

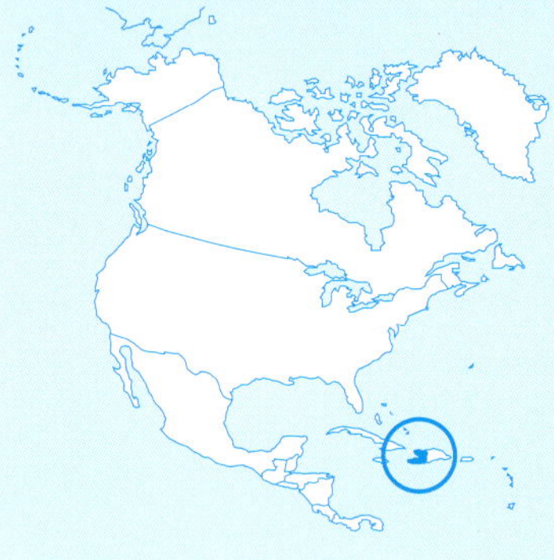

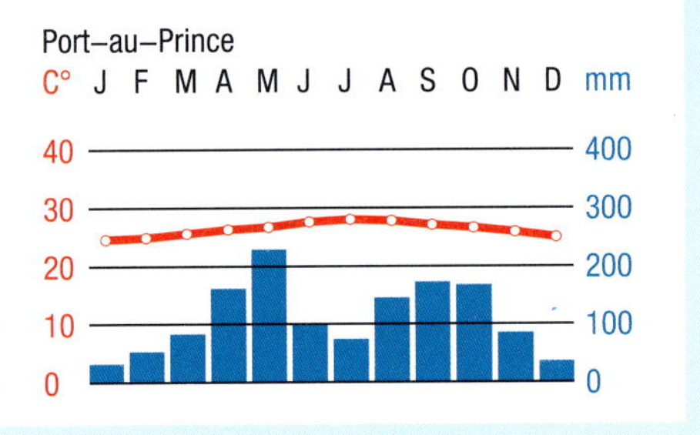

Klima

Tropisches wechselfeuchtes Klima, im Süden trocken; Hauptniederschläge April bis Juni und August bis Oktober; Durchschnittstemperatur in Port-au-Prince im Juli 28 °C, im Januar 24,6 °C.

Zeitdifferenz (zu Mitteleuropäischer Zeit):

MEZ −6 Std. ganzjährig
Abweichungen nur am Beginn/Ende der örtlichen Sommerzeit

Hilfe in Notfällen

Deutsche Botschaft
2, Impasse Claudinette
Bois Moquette, Pétionville
Port-au-Prince
Tel. (00509) 29 49 02 02

Österreichisches Honorargeneralkonsulat
Impasse Guercy # 8 A, Rue Rosa, Canape Vert
Port-au-Prince
Mobil-Tel. (00509) 37 01 85 00

Zuständige Österreichische Botschaft:
Kuba (Havanna)

Impfvorschriften

• direkt	**keine**
• aus Infektionsgebieten	**Gelbfieber** (ausgenommen Kinder unter 1 Jahr) • Gemäß den geänderten International Health Regulations der WHO (am 11. Juli 2016 in Kraft getreten) ist die **Gelbfieber-Impfbescheinigung** nach einmaliger Impfung **lebenslang gültig.** Es ist möglich, dass abweichend von der offiziellen Regelung bei Einreise ein Impfnachweis verlangt wird, der nicht älter als 10 Jahre ist. • Über die Anerkennung ärztlicher **Bescheinigungen zur Befreiung von der Gelbfieber-Impfung** („exemption certificate“, „waiver“) liegen **aktuell keine zuverlässigen Informationen** vor.

Impfempfehlungen

Allgemein zu empfehlender Impfschutz überprüfen, ergänzen bzw. auffrischen

alle: Tetanus, Diphtherie, Polio, Pertussis, MMR, Influenza (saisonal)
Kinder/Jugendliche: Hib, Hepatitis B, Rotaviren, Varizellen, Meningokokken ACWY, Meningokokken B, HPV
ab 60. Lj./chron. Kranke: Pneumokokken, COVID-19, RSV; *ab 50. Lj.:* Herpes zoster
► **siehe auch vordere und hintere Umschlagklappe**

Weitere Impfungen	alle Reisenden	bei Risiko
Hepatitis A	•	
Hepatitis B		• 2, 5, 6, 8
Tollwut		• 2, 4, 6, 8
Typhus	•	
Cholera	•	
Meningokokken ACWY		• 1, 5
Dengue	•	
Chikungunya	•	
Gelbfieber	(v)	

• Impfung empfohlen
1 aktuelle Ausbrüche
2 einfache Reisebedingungen
3 Exposition im Endemiegebiet
4 Tierkontakte
5 enge soziale Kontakte, v. a. „Charity travel“
6 Einsätze (Katastrophen)
7 Hygienemängel
8 unzureichende medizin. Versorgung
(v) evtl. Impfpflicht beachten (s. Impfvorschriften)

• Verfügbarkeit Tollwutimpfstoffe	Moderne **Tollwutimpfstoffe** sind **allenfalls über Projekte von Hilfsorganisationen** verfügbar. **Immunglobulin** ist landesweit **nicht verfügbar**. Eine komplette Grundimmunisierung sollte bei vorhersehbarem Risiko vor der Einreise durchgeführt werden.

Malaria	**Karte Malaria – Zentralamerika** siehe Kartenanhang		
• Saison	ganzjährig, Mai – November herdförmig verstärkt		
• Parasit	P. falciparum ausschließlich, Resistenzen keine		
• Epidemiologie / Vorbeugung	**Expositionsprophylaxe!**		
	Medikation (NST = Notfallselbsttherapie)	**regelm.**	**NST**
	hohes Risiko im Südwesten (Grande Anse und Sud)	AP, D*, M	Ø
	mittleres Risiko in tiefer gelegenen ländlichen, suburbanen und Waldgebieten einschließlich der Küstenregionen, besonders im Westen	AP, D*, M oder Ø	Ø AP, DP, AL
	geringes Risiko in Höhenlagen sowie in Städten	Ø	AP, DP, AL
	das Stadtgebiet von Port-au-Prince gilt als **malariafrei**	Ø	Ø
	AL = Artemether/Lumefantrin (Riamet®), AP = Atovaquon/Proguanil (Malarone® u. a.), D = Doxycyclin, DP = Dihydroartemisinin/Piperaquin (Eurartesim®), M = Mefloquin (Lariam®), Ø = keine In der Tabelle durch Komma getrennte Präparate sind als Alternativen zu verstehen. * Doxycyclin ist in Deutschland und in Österreich zur Malariaprophylaxe nicht zugelassen (s. Seite 490).		
Besondere Infektionsrisiken	(**Fettdruck** = für die **Beratung aller Reisenden** relevant)		
• oral	**Darminfektionen** **Hepatitis A** **Cholera** **Typhus**		
• arthropod	**Dengue** **Chikungunya** Zika Filariose, lymphatische		
• aerogen	Tuberkulose COVID-19 Influenza RSV		
• diverse	Schistosomiasis herdförmiges Vorkommen möglich Venerische Infektionen **Hepatitis B** Milzbrand Leptospirose **Tollwut**		
Sonstige Beratungsinhalte	(siehe **Checklisten etc. im Serviceteil**)		
• allgemein	Flugreise (Langstrecke) Klima, Hygiene Reiseapotheke Auslandskrankenversicherung		
• bei Bedarf	Tauchen		
Bemerkungen	**Ciguatera-Fischvergiftung:** Saisonales Risiko bei Verzehr von größeren Raubfischen (auch gegart). Örtliche Warnhinweise beachten!		

Hawaii (zu USA)

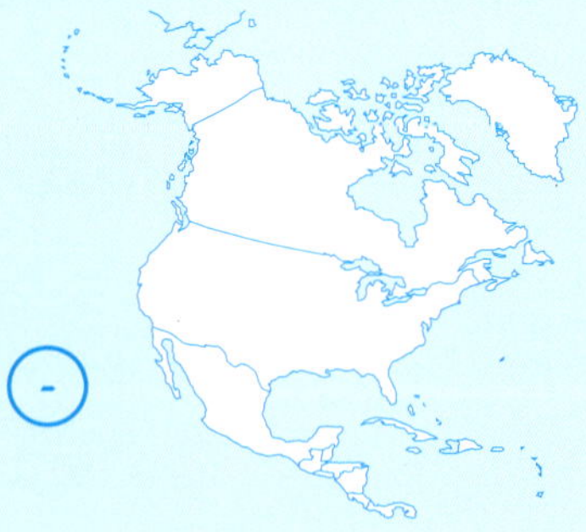

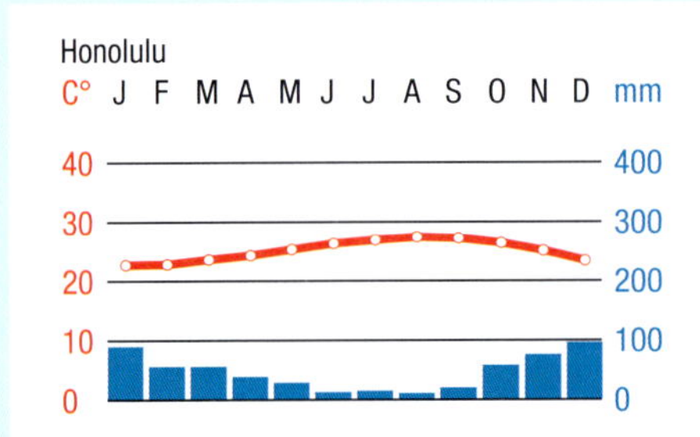

Klima

Durch Passat gemildertes tropisches Klima mit Hauptniederschlägen von Oktober bis März und geringen Temperaturschwankungen über das Jahr.

Zeitdifferenz (zu Mitteleuropäischer Zeit):

MEZ −11 Std. (MESZ −12 Std.)

Hilfe in Notfällen

Zuständige Deutsche Botschaft:
USA (Washington D.C.)

Zuständige Österreichische Botschaft:
USA (Washington D.C.)

Impfvorschriften	**keine**

Impfempfehlungen

Allgemein zu empfehlender Impfschutz überprüfen, ergänzen bzw. auffrischen

alle: Tetanus, Diphtherie, Polio, Pertussis, MMR, Influenza (saisonal)
Kinder/Jugendliche: Hib, Hepatitis B, Rotaviren, Varizellen, Meningokokken ACWY, Meningokokken B, HPV
ab 60. Lj./chron. Kranke: Pneumokokken, COVID-19, RSV; *ab 50. Lj.:* Herpes zoster
▸ **siehe auch vordere und hintere Umschlagklappe**

Weitere Impfungen	alle Reisenden	bei Risiko
Hepatitis A	●	
Hepatitis B		● 2, 5, 6, 8
Dengue		● 1
Chikungunya		● 1

● Impfung empfohlen
1 aktuelle Ausbrüche
2 einfache Reisebedingungen
3 Exposition im Endemiegebiet
4 Tierkontakte
5 enge soziale Kontakte, v. a. „Charity travel"
6 Einsätze (Katastrophen)
7 Hygienemängel
8 unzureichende medizin. Versorgung

• Verfügbarkeit Tollwutimpfstoffe	Moderne **Tollwutimpfstoffe** und **Immunglobulin** sind im Land **verfügbar**.
Malaria	**keine**
Besondere Infektionsrisiken	(**Fettdruck** = für die **Beratung aller Reisenden** relevant)
• oral	**Darminfektionen** **Hepatitis A**
• arthropod	Dengue Chikungunya Fleckfieber, Floh- (murines)
• aerogen	COVID-19 Influenza RSV
• diverse	Hepatitis B Venerische Infektionen Leptospirose Tollwut sehr geringes Risiko
Sonstige Beratungsinhalte	(siehe **Checklisten etc. im Serviceteil**)
• allgemein	Flugreise (Langstrecke) Klima, Hygiene Reiseapotheke Auslandskrankenversicherung
• bei Bedarf	Tauchen

Honduras

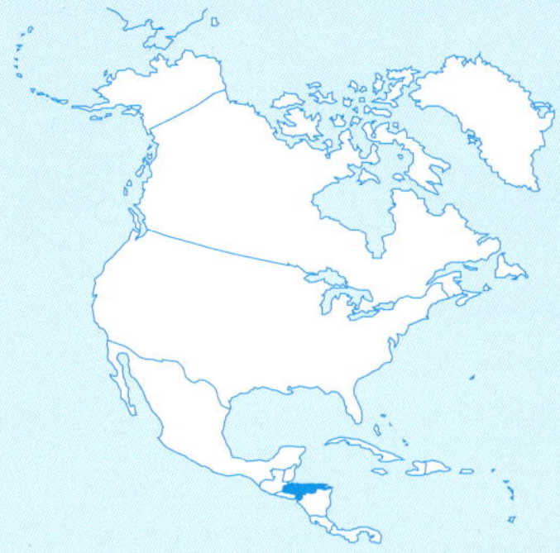

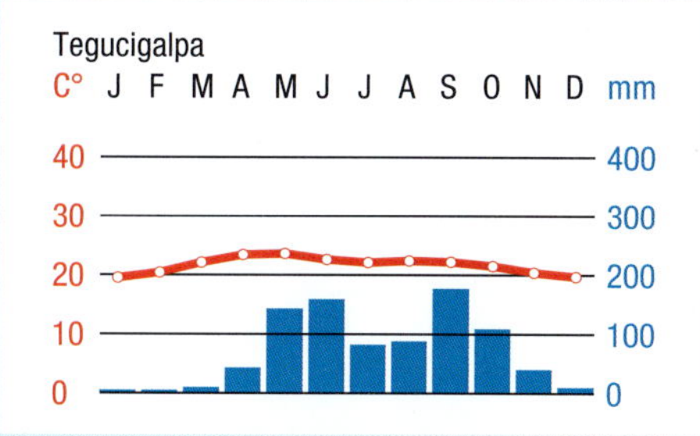

Klima

Tropisches Klima mit ganzjährigen Niederschlägen im Norden und einer Trockenzeit von November bis April im Süden; Jahresmitteltemperatur im Karibischen Tiefland 25 °C, am Pazifik 28 °C, im Hochland (Tegucigalpa) um 20 °C.

Zeitdifferenz (zu Mitteleuropäischer Zeit):

MEZ −7 Std. (MESZ −8 Std.)

Hilfe in Notfällen

Deutsche Botschaft
Avenida República Dominicana 925
Callejón Siria, Col. Lamas de Guijarro
Tegucigalpa
Tel. (00504) 22 75 92 92

Österreichisches Honorarkonsulat
Colonia Tepeyac, Calle Yoro, Edificio Plaza Vision, 3er Nivel Contiguo al COHEP
Tegucigalpa
Tel. (00504) 22 32 14 63, 22 31 18 32

Österreichisches Honorarkonsulat
Edificio del Consulado de Austria
Residencial El Pedregal, 24 Calle N. O.
entre 22 y 23 Avenida
San Pedro Sula
Tel. (00504) 25 66 32 32

Zuständige Österreichische Botschaft:
Mexiko (Mexico City)

Impfvorschriften

- direkt: **keine**
- aus Infektionsgebieten: **Gelbfieber** (ausgenommen Kinder unter 1 Jahr und Personen über 60 Jahre)
  - Die Impfvorschrift gilt auch bei Einreise aus einem Land mit Gelbfieber-Risiko, das nur im **Transit** besucht wurde, wenn die **Aufenthaltszeit auf dem Flughafen mehr als 12 Stunden** betrug. Abweichend von der offiziellen Bestimmung kann der Impfnachweis auch bei kürzerem Transit-Aufenthalt verlangt werden.
  - Gemäß den geänderten International Health Regulations der WHO (am 11. Juli 2016 in Kraft getreten) ist die **Gelbfieber-Impfbescheinigung** nach einmaliger Impfung **lebenslang gültig**.
  - Ärztliche **Bescheinigungen zur Befreiung von der Gelbfieber-Impfung** („exemption certificate", „waiver") werden bei der Einreise **nicht anerkannt**.
- Abweichungen: Eine **Gelbfieber**-Impfung kann auch bei Ausreise in Endemiegebiete verlangt werden.

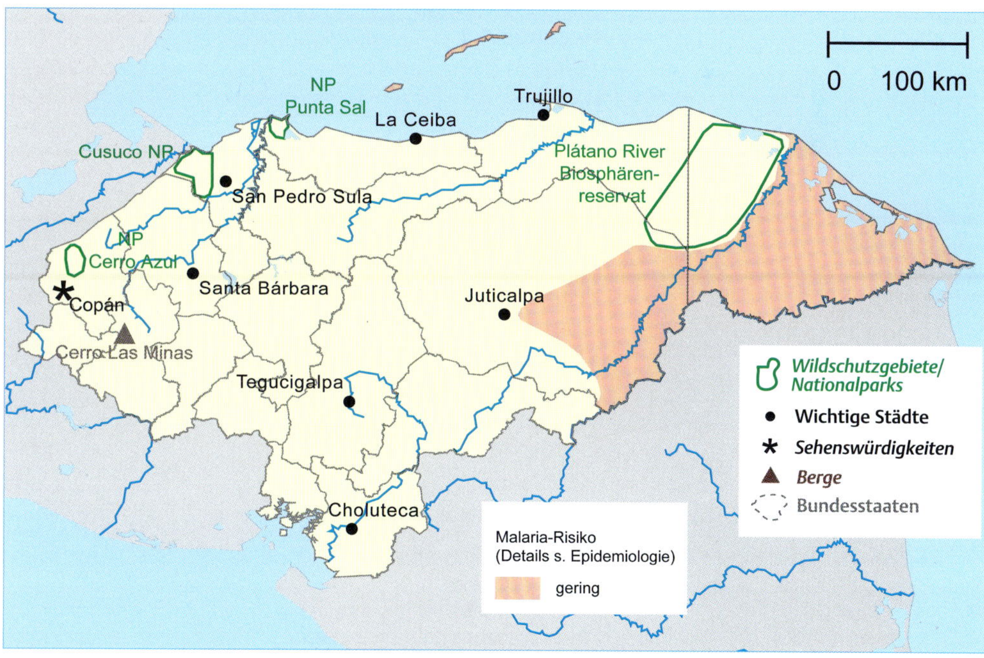

Honduras (Forts.)

Impfempfehlungen

Allgemein zu empfehlender Impfschutz überprüfen, ergänzen bzw. auffrischen

alle: Tetanus, Diphtherie, Polio, Pertussis, MMR, Influenza (saisonal)
Kinder/Jugendliche: Hib, Hepatitis B, Rotaviren, Varizellen, Meningokokken ACWY, Meningokokken B, HPV
ab 60. Lj./chron. Kranke: Pneumokokken, COVID-19, RSV; *ab 50. Lj.:* Herpes zoster
► **siehe auch vordere und hintere Umschlagklappe**

Weitere Impfungen	alle Reisenden	bei Risiko
Hepatitis A	●	
Hepatitis B		● 2, 5, 6, 8
Tollwut		● 2, 4, 6, 8
Typhus		● 1, 2, 5, 6, 7
Cholera		● 9
Meningokokken ACWY		● 1, 5
Dengue	●	
Chikungunya		● 1, 10
Gelbfieber	(v)	

● Impfung empfohlen
1 aktuelle Ausbrüche
2 einfache Reisebedingungen
3 Exposition im Endemiegebiet
4 Tierkontakte
5 enge soziale Kontakte, v. a. „Charity travel“
6 Einsätze (Katastrophen)
7 Hygienemängel
8 unzureichende medizin. Versorgung
9 Schutz gegen Reisediarrhoe (ETEC) nur inaktivierter Impfstoff, Off-Label-Use
10 Langzeitaufenthalt, wiederholte Reisen
(v) evtl. Impfpflicht beachten (s. Impfvorschriften)

- Verfügbarkeit Tollwutimpfstoffe: Moderne **Tollwutimpfstoffe** sind im Land **verfügbar**. **Immunglobulin** ist landesweit **nicht verfügbar**.

Malaria

- Saison: ganzjährig
- Parasit: P. vivax 90 %; P. falciparum 10 %
- Epidemiologie / Vorbeugung: **Expositionsprophylaxe!**

Medikation (NST = Notfallselbsttherapie)	**regelm.**	**NST**
geringes Risiko im Zentrum, NO und auf den vorgelagerten Inseln im N	Ø	AP, DP, AL
kein Risiko im W und S, in Höhenlagen und Städten	Ø	Ø

AL = Artemether/Lumefantrin (Riamet®), AP = Atovaquon/Proguanil (Malarone® u. a.), DP = Dihydroartemisinin/Piperaquin (Eurartesim®), Ø = keine
In der Tabelle durch Komma getrennte Präparate sind als Alternativen zu verstehen.

Besondere Infektionsrisiken

(**Fettdruck** = für die **Beratung aller Reisenden** relevant)

- oral
  Darminfektionen
  Hepatitis A, E
  Typhus
- arthropod
  Dengue
  Chikungunya
  Zika
  Leishmaniase, kutane + viszerale
  Chagas-Krankheit
- aerogen
  Histoplasmose
  Tuberkulose
  COVID-19
  Influenza
  RSV
- diverse
  Hepatitis B
  Venerische Infektionen
  Leptospirose
  Tollwut

Sonstige Beratungsinhalte

(siehe **Checklisten etc. im Serviceteil**)

- allgemein
  Flugreise (Langstrecke)
  Klima, Hygiene
  Reiseapotheke
  Auslandskrankenversicherung

Bemerkungen

Ciguatera-Fischvergiftung: Saisonales Risiko bei Verzehr von größeren Raubfischen (auch gegart). Örtliche Warnhinweise beachten!

Indien

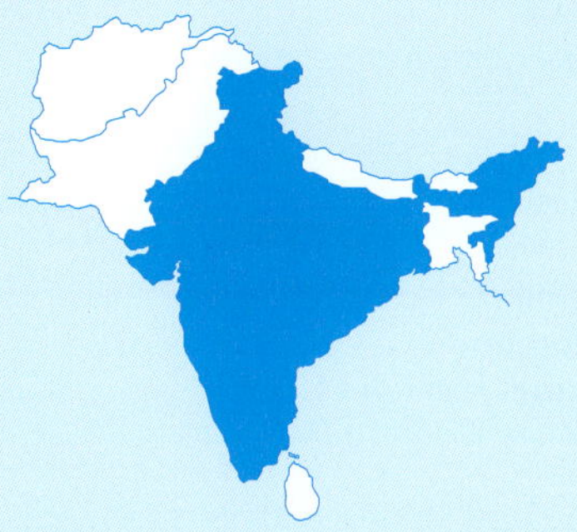

Detaillierte Informationen zur **medizinischen Infrastruktur** des Landes im aktuellen **CRM Handbuch Reisen mit Risiko**

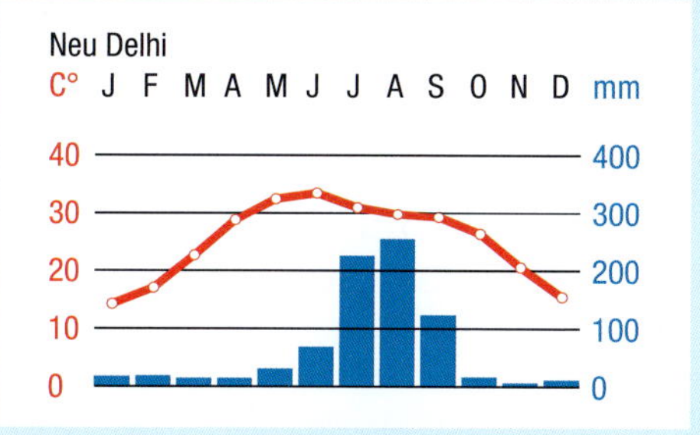

Klima

Tropisches Monsunklima mit ausgeprägter jahreszeitlicher Niederschlagsverteilung; kühle Jahreszeit von Januar bis März; heiße Jahreszeit April–Mai; im Mai/Juni im Südwesten beginnende Regenzeit schiebt sich in den folgenden Monaten allmählich über den gesamten indischen Subkontinent; durch Unregelmäßigkeiten beim Vordringen der Monsunwellen häufige Ablösung oder gleichzeitiges Auftreten von Trockenheit und Überschwemmungskatastrophen; niederschlagsreichste Regionen sind die Westabdachung der Westghats (Westküste), das Grenzgebiet von Indien und Myanmar sowie Bengalen, am niederschlagsärmsten ist der Nordwesten; in der Übergangszeit (Oktober bis Dezember) im Süden noch einmal reichliche Niederschläge (2. Regenzeit).

Zeitdifferenz (zu Mitteleuropäischer Zeit):

MEZ +4:30 Std. (MESZ +3:30 Std.)

Hilfe in Notfällen

Deutsche Botschaft
No. 6/5OG, Shanti Path, Chanakyapuri
New Delhi
Tel. (0091 11) 44 19 91 99

Regionalarzt an der Deutschen Botschaft
No. 6/5OG, Shanti Path, Chanakyapuri
New Delhi
Tel. (0091 11) 44 19 91 99, App. 291
Handy (0091 98) 71 39 13 33

Österreichische Botschaft
Ep-13, Chandragupta Marg, Chanakyapuri
New Delhi
Tel. (0091 11) 24 19 27 00

Impfvorschriften

- direkt

keine

- aus Infektionsgebieten

Gelbfieber bei Einreise aus Endemiegebieten bzw. Ländern mit aktuellen Fällen (ausgenommen Kinder unter 9 Monaten)

- Gemäß den geänderten International Health Regulations der WHO (am 11. Juli 2016 in Kraft getreten) ist die **Gelbfieber-Impfbescheinigung** nach einmaliger Impfung **lebenslang gültig.** Es ist möglich, dass abweichend von der offiziellen Regelung bei Einreise ein Impfnachweis verlangt wird, der nicht älter als 10 Jahre ist.
- Ärztliche **Bescheinigungen zur Befreiung von der Gelbfieber-Impfung** („exemption certificate", „waiver") werden bei der Einreise anerkannt.

Polio bei Einreise aus Ländern, in denen ein Infektionsrisiko besteht. Die Impfung muss spätestens 4 Wochen vor Einreise erfolgen. Transitreisende sind von der Regelung ausgenommen.

- Abweichungen

Gelbfieber-Impfung kann gelegentlich auch bei Einreise aus südafrikanischen Ländern (z. B. aus Sambia) verlangt werden, die laut WHO nicht zu den endemischen Gebieten gehören.

Impfempfehlungen

Allgemein zu empfehlender Impfschutz überprüfen, ergänzen bzw. auffrischen

alle: Tetanus, Diphtherie, Polio, Pertussis, MMR, Influenza (saisonal)
Kinder/Jugendliche: Hib, Hepatitis B, Rotaviren, Varizellen, Meningokokken ACWY, Meningokokken B, HPV
ab 60. Lj./chron. Kranke: Pneumokokken, COVID-19, RSV; *ab 50. Lj.:* Herpes zoster

► **siehe auch vordere und hintere Umschlagklappe**

Weitere Impfungen	alle Reisenden	bei Risiko
Hepatitis A	●	
Hepatitis B		● 2, 5, 6, 8
Polio	(v)	
Tollwut		● 2, 4, 6, 8
Typhus	●	
Cholera		● 1, 5, 6, 7, 9
Jap. Enzephalitis		● 2, 3
Meningokokken ACWY		● 1, 5
Dengue	●	
Chikungunya		● 1, 10
Gelbfieber	(v)	

● Impfung empfohlen
1 aktuelle Ausbrüche
2 einfache Reisebedingungen
3 Exposition im Endemiegebiet
4 Tierkontakte
5 enge soziale Kontakte, v. a. „Charity travel"
6 Einsätze (Katastrophen)
7 Hygienemängel
8 unzureichende medizin. Versorgung
9 Schutz gegen Reisediarrhoe (ETEC) nur inaktivierter Impfstoff, Off-Label-Use
10 Langzeitaufenthalt, wiederholte Reisen
(v) evtl. Impfpflicht beachten (s. Impfvorschriften)

- Verfügbarkeit Tollwutimpfstoffe

Moderne **Tollwutimpfstoffe** und **Immunglobulin** sind **in Großstädten** erhältlich. In ländlichen Gebieten ist die Versorgung nicht gesichert. Indien hat nach Schätzungen der WHO mit 30.000 Todesfällen jährlich die höchsten Inzidenzen. Eine komplette Grundimmunisierung sollte bei vorhersehbarem Risiko vor der Einreise durchgeführt werden.

Indien (Forts.)

Malaria	**Karte Malaria – Indischer Subkontinent** siehe Kartenanhang		
• Saison	ganzjährig mit saisonalen Schwankungen		
• Parasit	P. vivax insgesamt ca. 37 %, herdförmig Resistenzen Chloroquin; P. falciparum insgesamt ca. 63 %, Resistenzen Chloroquin, Sulfa/Pyrimethamin-Kombinationen P. knowlesi vereinzelt im Nordosten, erstmals 2020		
• Epidemiologie / Vorbeugung	**Expositionsprophylaxe!**		
	Medikation (NST = Notfallselbsttherapie)	**regelm.**	**NST**
	Übertragungsrisiko abhängig von Ökologie und Klima, speziell betroffen sind ländliche Regionen während und kurz nach Regenperioden. Der Monsunregen zieht zwischen Mai und November von SW nach NO über das Land und dauert jeweils 3–4 Monate; im S gibt es meist eine 2. Regenzeit zwischen Okt und Dez. Nach dem Monsun kommt es regelmäßig zu Ausbrüchen in Großstädten, da der Hauptvektor A. stephensi seit einigen Jahren auch im urbanen Umfeld brütet.		
	mittleres Risiko (**höher** in der Regenzeit, **geringer** in der Trockenzeit) in zentralen und nordöstlichen Landesteilen; relativ am höchsten mit hohem Anteil von P. falciparum ist das Risiko im Hügelland von Chhattisgarh und in den tiefer gelegenen Gebieten der Bundesstaaten im NO (nördlich und östlich von Bangladesh), sowie im NW des Bundesstaates Gujarat	AP, D*, M oder Ø	Ø AP, DP, AL
	geringes Risiko (**höher** in der Regenzeit, **geringer** in der Trockenzeit) in den übrigen Landesteilen mit Ausnahme der Höhenlagen oberhalb 2000 m im N und NO des Landes sowie auf den Andamanen und Nikobaren; in den Stadtgebieten ist mit einem geringen Risiko in der Regenzeit zu rechnen; 2009 und 2010 kam es zu Ausbrüchen von M. tropica u. a. in Mumbai und Hyderabad	Ø	AP, DP, AL
	malariafrei sind die Höhenlagen oberhalb 2000 m von Jammu und Kashmir, Himachal Pradesh, Sikkim, Arunchal Pradesh sowie die Lakkadiven	Ø	Ø
	AL = Artemether/Lumefantrin (Riamet®), AP = Atovaquon/Proguanil (Malarone® u. a.), D = Doxycyclin, DP = Dihydroartemisinin/Piperaquin (Eurartesim®), M = Mefloquin (Lariam®), Ø = keine In der Tabelle durch Komma getrennte Präparate sind als Alternativen zu verstehen. * Doxycyclin ist in Deutschland und in Österreich zur Malariaprophylaxe nicht zugelassen (s. Seite 490).		
Besondere Infektionsrisiken	(**Fettdruck** = für die **Beratung aller Reisenden** relevant)		
• oral	**Darminfektionen** **Hepatitis A, E** **Typhus** Cholera Echinokokkose (E. granulosus) vorw. im SO Brucellose Trichinellose		
• arthropod	**Dengue** **Chikungunya** Zika **Leishmaniase, viszerale** bes. im O Leishmaniase, kutane sporadisch im NW (Rajasthan) Filariose, lymphatische Küstenregionen, bes. im SO Phlebotomus-Fieber vorw. im NO West-Nil-Fieber Karnataka, Kerala, Punjab Kyasanur Forest-Disease SW (Karnataka) Japanische Enzephalitis endemisch in fast allen ländl. und suburbanen Gebieten (mit Ausnahme der höher gelegenen Regionen im NW); in 2011 erstmals autochthone Einzelfälle in Delhi; epidemische Ausbrüche, besonders in und nach der Regenzeit, gibt es v. a. in Distrikten folgender Staaten: Andhra Pradesh, Assam, Bihar, Goa, Haryana, Karnataka, Kerala, Tamil Nadu, Uttar Pradesh, West Bengal. Krim-Kongo hämorrhagisches Fieber nur in der westlichen Hälfte Zeckenbissfieber Rückfallfieber, Zecken- Tsutsugamushi-Fieber vorw. im NO Pest Naturherde in Maharashtra, Gujarat, Karnataka, Tamil Nadu, Andhra Pradesh, Uttarakhand, Uttar Pradesh, Himachal Pradesh		

• aerogen	Meningokokken-Meningitis in den letzten Jahren gab es im NO (Meghalaya, Tripura, Mizoram) vermehrt Ausbrüche (Serogruppe A) Tuberkulose COVID-19 Influenza
• diverse	**Tollwut** Schistosomiasis nur Ratnagiri-Distrikt (Maharashtra) Venerische Infektionen **Hepatitis B**, C Leptospirose bes. in Gujarat, Mumbai, Karnataka, Kerala, Chennai, Andamanen Melioidose Milzbrand bes. O (Orissa, West Bengal, Andra Pradesh) Nipah-Krankheit West Bengal, Südindien
Sonstige Beratungsinhalte	(siehe **Checklisten etc. im Serviceteil**)
• allgemein	Flugreise (Langstrecke) Klima, Hygiene Reiseapotheke Auslandskrankenversicherung
• bei Bedarf	Aufenthalt in großen Höhen Tauchen Gesundheitszeugnis (Arbeits-/Langzeitaufenthalt)
Bemerkungen	**Medizinische Versorgung**: Mit Ausnahme einiger Privatkliniken in Großstädten und Touristikzentren ist die ärztliche und medikamentöse Versorgung nicht mit Europa zu vergleichen. Adäquate Ausstattung der **Reiseapotheke** (Zollbestimmungen beachten, Begleitattest ratsam, Muster im Serviceteil), **Auslandskrankenversicherung** mit Abdeckung des Rettungsrückflug-Risikos für Notfälle dringend empfohlen. **Trinkwasser**: Durch mineralische Arsenvorkommen im Boden liegt die Belastung des aus Grundwasser (Brunnen) gewonnenen Trinkwassers mit **Arsenikalien** wie im benachbarten Bangladesh (siehe dort) auch in Teilen des **Bundesstaates Bihar** z. T. erheblich über der nach WHO zulässigen Höchstgrenze von 0,01µg/l. Das Problem ist nicht flächendeckend; nach Angaben des „Bihar's Public Health and Engineering Department" sind folgende **Distrikte** betroffen: Darbhanga, Bhojpur, Vaishali, Bhagalpur, Munger, Samastipur, Buxar, Khagaria, Begusarai, Katihar und Chapra sowie die Provinzhauptstadt Patna. Durch Abkochen werden die auf Dauer toxischen Verbindungen nicht eliminiert. Für Kurzzeitreisende ist die temporäre Exposition tolerabel. Bei Langzeitaufenthalten in dieser Region sollte nach entsprechenden Informationen vor Ort eine spezielle Beratung durch einen Toxikologen oder Wasserhygieniker erfolgen. **„Haze"**: In den nördlichen Landesteilen durch Verbrennen der Reispflanzen nach jeder Ernte verursachter Smog, der zu Schleimhaut- und Atemwegsreizungen führen kann. Gesundheitsstörungen können besonders bei Herz- und Lungenkranken, Asthmatikern, älteren Personen und Kleinkindern auftreten.

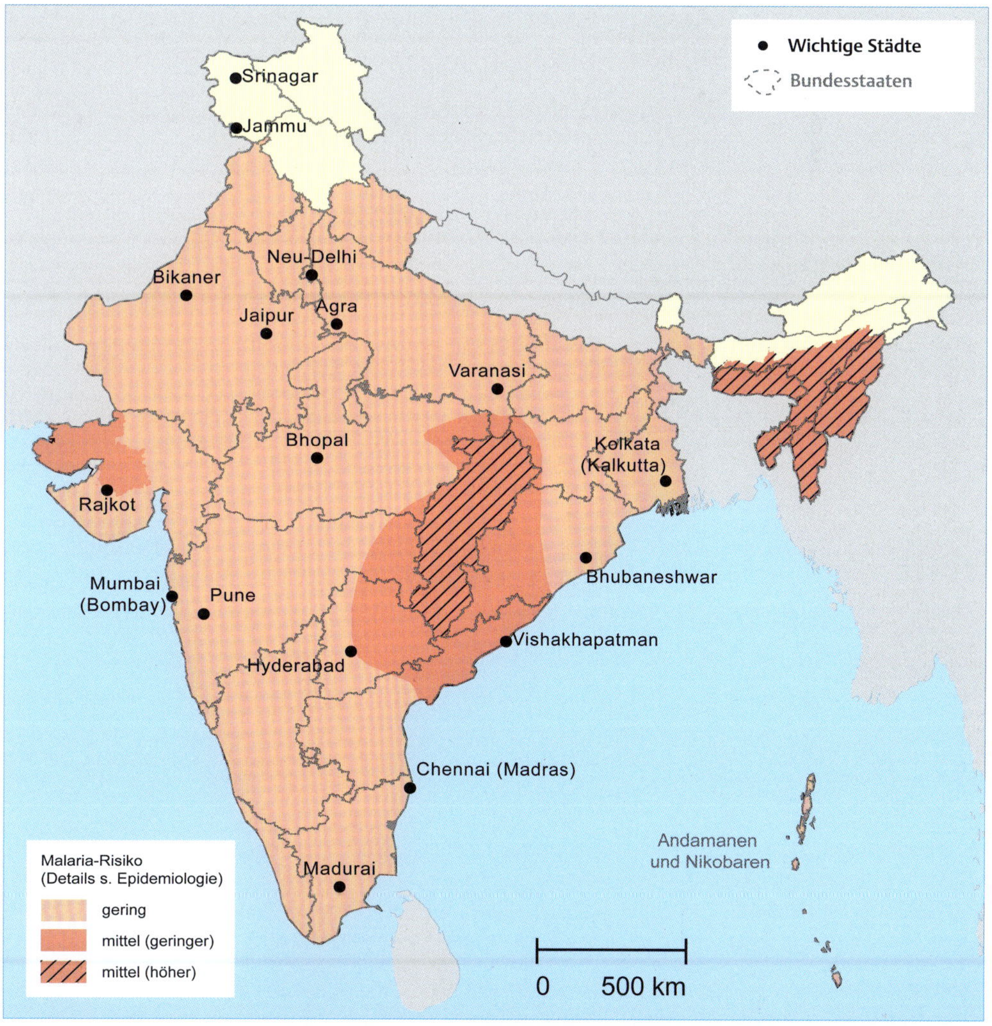

Indien – Nördliches Zentrum (Neu Delhi, Haryana, Punjab, Uttarakhand, Uttar Pradesh, Madhya Pradesh)

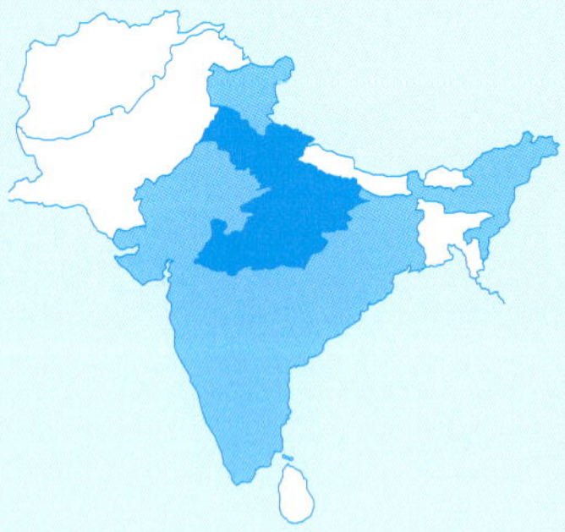

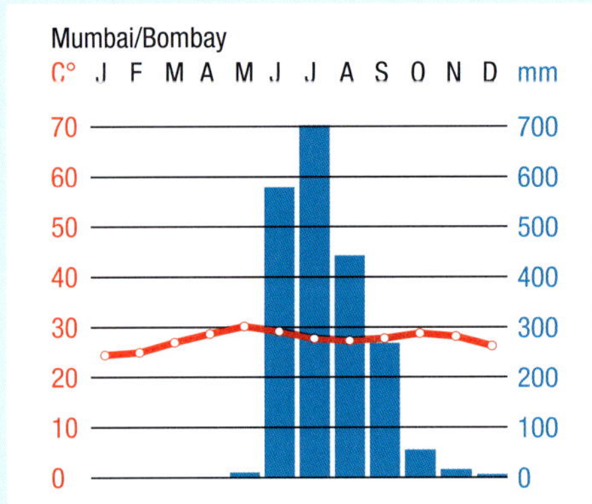

Regionalarzt an der Deutschen Botschaft
No. 6/50G, Shanti Path
Chanakyapuri
New Delhi
Tel. (0091 11) 44 19 91 99, App. 291
Handy (0091 98) 71 39 13 33

Österreichische Botschaft
Ep-13, Chandragupta Marg, Chanakyapuri
New Delhi
Tel. (0091 11) 24 19 27 00

In dieser Region liegen einige der wichtigsten Destinationen Indiens. Neben Neu Delhi wirken vor allem auch Agra und Varanasi als Tourismusmagneten.

Klima

Tropisches Monsunklima mit ausgeprägter jahreszeitlicher Niederschlagsverteilung; kühle Jahreszeit von Januar bis März; heiße Jahreszeit April–Mai. Der im Juni beginnende Monsun schiebt sich in den folgenden Monaten bis an den Himalaya. Durch Unregelmäßigkeiten beim Vordringen der Monsunwellen häufige Ablösung oder gleichzeitiges Auftreten von Trockenheit und Überschwemmungskatastrophen.

Zeitdifferenz (zu Mitteleuropäischer Zeit):

MEZ +4:30 Std. (MESZ +3:30 Std.)

Hilfe in Notfällen

Deutsche Botschaft
No. 6/50G, Shanti Path
Chanakyapuri
New Delhi
Tel. (0091 11) 44 19 91 99

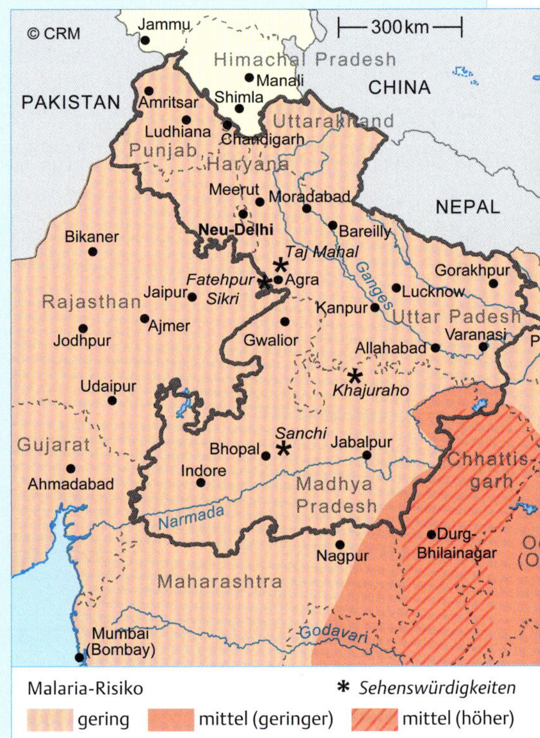

Impfvorschriften	
• direkt	**keine**
• aus Infektionsgebieten	**Gelbfieber** bei Einreise aus Endemiegebieten bzw. Ländern mit aktuellen Fällen (ausgenommen Kinder unter 9 Monaten) • Gemäß den geänderten International Health Regulations der WHO (am 11. Juli 2016 in Kraft getreten) ist die **Gelbfieber-Impfbescheinigung** nach einmaliger Impfung **lebenslang gültig.** Es ist möglich, dass abweichend von der offiziellen Regelung bei Einreise ein Impfnachweis verlangt wird, der nicht älter als 10 Jahre ist. • Ärztliche **Bescheinigungen zur Befreiung von der Gelbfieber-Impfung** („exemption certificate", „waiver") werden bei der Einreise anerkannt. **Polio** bei Einreise aus Ländern, in denen ein Infektionsrisiko besteht. Die Impfung muss spätestens 4 Wochen vor Einreise erfolgen. Transitreisende sind von der Regelung ausgenommen.
• Abweichungen	**Gelbfieber**-Impfung kann gelegentlich auch bei Einreise aus südafrikanischen Ländern (z. B. aus Sambia) verlangt werden, die laut WHO nicht zu den endemischen Gebieten gehören.

Impfempfehlungen

Allgemein zu empfehlender Impfschutz überprüfen, ergänzen bzw. auffrischen

alle: Tetanus, Diphtherie, Polio, Pertussis, MMR, Influenza (saisonal)
Kinder/Jugendliche: Hib, Hepatitis B, Rotaviren, Varizellen, Meningokokken ACWY, Meningokokken B, HPV
ab 60. Lj./chron. Kranke: Pneumokokken, COVID-19, RSV; *ab 50. Lj.:* Herpes zoster

► **siehe auch vordere und hintere Umschlagklappe**

Weitere Impfungen	alle Reisenden	bei Risiko
Hepatitis A	●	
Hepatitis B		● 2, 5, 6, 8
Polio	(v)	
Tollwut		● 2, 4, 6, 8
Typhus	●	
Cholera		● 1, 5, 6, 7, 9
Jap. Enzephalitis		● 2, 3
Meningokokken ACWY		● 1, 5
Dengue	●	
Chikungunya		● 1, 10
Gelbfieber	(v)	

● Impfung empfohlen
1 aktuelle Ausbrüche
2 einfache Reisebedingungen
3 Exposition im Endemiegebiet
4 Tierkontakte
5 enge soziale Kontakte, v. a. „Charity travel"
6 Einsätze (Katastrophen)
7 Hygienemängel
8 unzureichende medizin. Versorgung
9 Schutz gegen Reisediarrhoe (ETEC) nur inaktivierter Impfstoff, Off-Label-Use
10 Langzeitaufenthalt, wiederholte Reisen
(v) evtl. Impfpflicht beachten (s. Impfvorschriften)

- Verfügbarkeit Tollwutimpfstoffe

Moderne **Tollwutimpfstoffe** und **Immunglobulin** sind **zumindest in Delhi und Agra** erhältlich. In ländlichen Gebieten ist die Versorgung nicht gesichert. Indien hat nach Schätzungen der WHO mit 30.000 Todesfällen jährlich die höchsten Inzidenzen. Eine komplette Grundimmunisierung sollte bei vorhersehbarem Risiko vor der Einreise durchgeführt werden.

Malaria

Karte Malaria – Indischer Subkontinent siehe Kartenanhang

- Saison: ganzjährig mit saisonalen Schwankungen
- Parasit: P. vivax insgesamt ca. 37 %, herdförmig Resistenzen Chloroquin; P. falciparum insgesamt ca. 63 %, Resistenzen Chloroquin, Sulfa/Pyrimethamin-Kombinationen
- Epidemiologie / Vorbeugung: **Expositionsprophylaxe!**

Medikation (NST = Notfallselbsttherapie)	regelm.	NST
Übertragungsrisiko abhängig von Ökologie und Klima, speziell betroffen sind ländliche Regionen während und kurz nach Regenperioden. Nach dem Monsun kommt es regelmäßig zu Ausbrüchen in Großstädten, da der Hauptvektor A. stephensi seit einigen Jahren auch im urbanen Umfeld brütet.		
geringes Risiko (**höher** in der Regenzeit, **geringer** in der Trockenzeit) in der gesamten Region mit Ausnahme der Höhenlagen im N; in den Stadtgebieten ist mit einem geringen Risiko in der Regenzeit zu rechnen	Ø	AP, DP, AL

AL = Artemether/Lumefantrin (Riamet®), AP = Atovaquon/Proguanil (Malarone® u. a.), DP = Dihydroartemisinin/Piperaquin (Eurartesim®), Ø = keine
In der Tabelle durch Komma getrennte Präparate sind als Alternativen zu verstehen.

Besondere Infektionsrisiken

(**Fettdruck** = für die **Beratung aller Reisenden** relevant)

- oral

Darminfektionen
Hepatitis A, E
Typhus
Cholera
Brucellose
Trichinellose

- arthropod

Dengue
Chikungunya
Zika
West-Nil-Fieber Punjab
Kyasanur Forest-Disease SW (Karnataka)
Japanische Enzephalitis endemisch in fast allen ländl. und suburbanen Gebieten (mit Ausnahme der höher gelegenen Regionen im NW); in 2011 erstmals autochthone Einzelfälle in Delhi; epidemische Ausbrüche, vor allem in der Regenzeit, gibt es in den Reisanbaugebieten im Grenzgebiet zu Nepal.
Krim-Kongo hämorrhagisches Fieber
Zeckenbissfieber
Rückfallfieber, Zecken-
Pest Naturherde in Uttarakhand, Norden von Uttar Pradesh

- aerogen

Tuberkulose
COVID-19
Influenza
RSV

Indien – Nördliches Zentrum (Forts.)

• diverse	**Tollwut** Venerische Infektionen **Hepatitis B**, C Leptospirose Melioidose
Sonstige Beratungsinhalte	(siehe **Checklisten etc. im Serviceteil**)
• allgemein	Flugreise (Langstrecke) Klima, Hygiene Reiseapotheke Auslandskrankenversicherung
• bei Bedarf	Gesundheitszeugnis (Arbeits-/Langzeitaufenthalt)
Bemerkungen	**Medizinische Versorgung**: Mit Ausnahme einiger Privatkliniken in Großstädten und Touristikzentren ist die ärztliche und medikamentöse Versorgung nicht mit Europa zu vergleichen. Adäquate Ausstattung der **Reiseapotheke** (Zollbestimmungen beachten, Begleitattest ratsam, Muster im Serviceteil), **Auslandskrankenversicherung** mit Abdeckung des Rettungsrückflug-Risikos für Notfälle dringend empfohlen. **„Haze“**: In den nördlichen Landesteilen durch Verbrennen der Reispflanzen nach jeder Ernte verursachter Smog, der zu Schleimhaut- und Atemwegsreizungen führen kann. Gesundheitsstörungen können besonders bei Herz- und Lungenkranken, Asthmatikern, älteren Personen und Kleinkindern auftreten.

Indien – Mitte (Maharashtra, Andhra Pradesh, Telangana, Orissa, Chhattisgarh)

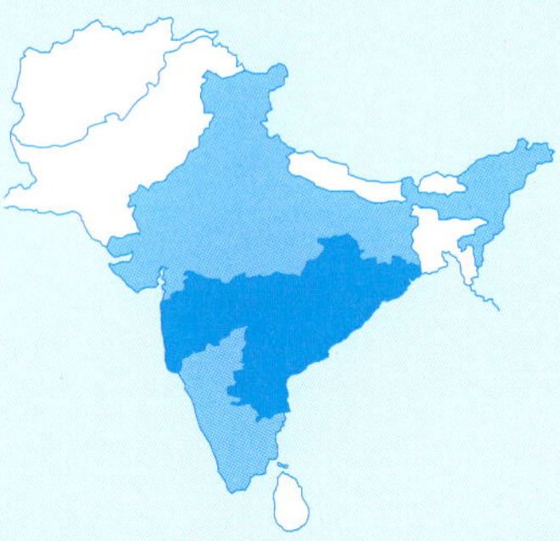

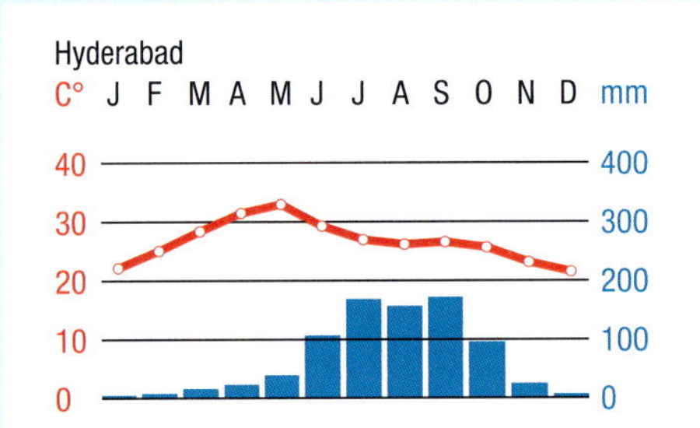

Das Kernland Indiens. Von Mumbai (Bombay), Hyderabad und ausgewählten Destinationen in Maharashtra abgesehen sieht diese Region vergleichsweise wenige ausländische Besucher.

Klima

Tropisches Monsunklima mit ausgeprägter jahreszeitlicher Niederschlagsverteilung; kühle Jahreszeit von Januar bis März; heiße Jahreszeit April–Mai; die im Mai/Juni im Südwesten beginnende Regenzeit schiebt sich in den folgenden Monaten allmählich über den gesamten indischen Subkontinent; durch Unregelmäßigkeiten beim Vordringen der Monsunwellen häufige Ablösung oder gleichzeitiges Auftreten von Trockenheit und Überschwemmungskatastrophen.

Hilfe in Notfällen

Deutsches Generalkonsulat
Mumbai „Hoechst House“,
10th Floor, Nariman Point
193 Backbay Reclamation
Mumbai (Bombay)
Tel. (0091 22) 22 83 24 22,
22 83 15 17

Deutsche Botschaft
No. 6/50G, Shanti Path
Chanakyapuri
New Delhi
Tel. (0091 11) 44 19 91 99

Regionalarzt an der Deutschen Botschaft
No. 6/50G, Shanti Path
Chanakyapuri
New Delhi
Tel. (0091 11) 44 19 91 99, App. 291
Handy (0091 98) 71 39 13 33

Österreichisches Honorarkonsulat
26, Maker Chambers VI, 2. Stock
Nariman Point
Mumbai (Bombay)
Tel. (0091 22) 22 85 17 34

Österreichische Botschaft
Ep-13, Chandragupta Marg, Chanakyapuri
New Delhi
Tel. (0091 11) 24 19 27 00

Zeitdifferenz (zu Mitteleuropäischer Zeit):

MEZ +4:30 Std. (MESZ +3:30 Std.)

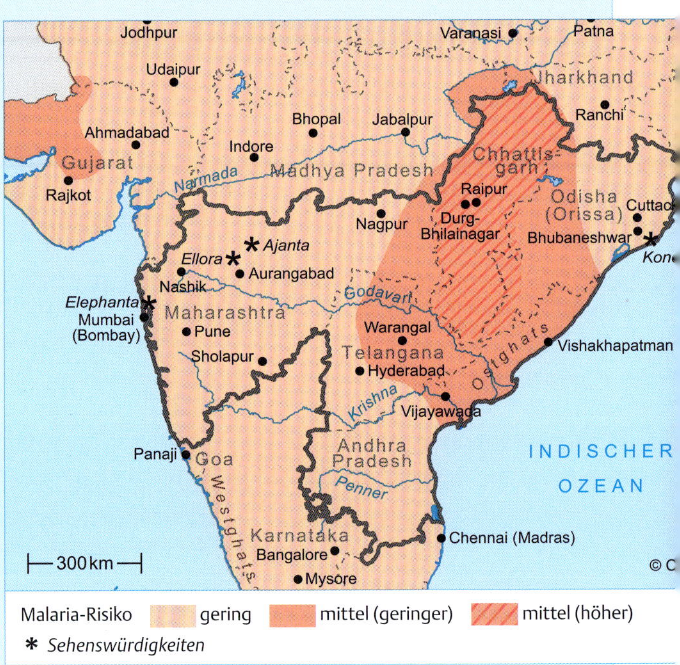

Impfvorschriften	
• direkt	**keine**
• aus Infektionsgebieten	**Gelbfieber** bei Einreise aus Endemiegebieten bzw. Ländern mit aktuellen Fällen (ausgenommen Kinder unter 9 Monaten) • Gemäß den geänderten International Health Regulations der WHO (am 11. Juli 2016 in Kraft getreten) ist die **Gelbfieber-Impfbescheinigung** nach einmaliger Impfung **lebenslang gültig.** Es ist möglich, dass abweichend von der offiziellen Regelung bei Einreise ein Impfnachweis verlangt wird, der nicht älter als 10 Jahre ist. • Ärztliche **Bescheinigungen zur Befreiung von der Gelbfieber-Impfung** („exemption certificate", „waiver") werden bei der Einreise anerkannt. **Polio** bei Einreise aus Ländern, in denen ein Infektionsrisiko besteht. Die Impfung muss spätestens 4 Wochen vor Einreise erfolgen. Transitreisende sind von der Regelung ausgenommen.
• Abweichungen	**Gelbfieber**-Impfung kann gelegentlich auch bei Einreise aus südafrikanischen Ländern (z. B. aus Sambia) verlangt werden, die laut WHO nicht zu den endemischen Gebieten gehören.

Impfempfehlungen

Allgemein zu empfehlender Impfschutz überprüfen, ergänzen bzw. auffrischen

alle: Tetanus, Diphtherie, Polio, Pertussis, MMR, Influenza (saisonal)
Kinder/Jugendliche: Hib, Hepatitis B, Rotaviren, Varizellen, Meningokokken ACWY, Meningokokken B, HPV
ab 60. Lj./chron. Kranke: Pneumokokken, COVID-19, RSV; *ab 50. Lj.:* Herpes zoster

► **siehe auch vordere und hintere Umschlagklappe**

Weitere Impfungen	alle Reisenden	bei Risiko
Hepatitis A	●	
Hepatitis B		● 2, 5, 6, 8
Polio	(v)	
Tollwut		● 2, 4, 6, 8
Typhus	●	
Cholera		● 1, 5, 6, 7, 9
Jap. Enzephalitis		● 2, 3
Meningokokken ACWY		● 1, 5
Dengue	●	
Chikungunya		● 1, 10
Gelbfieber	(v)	

● Impfung empfohlen
1 aktuelle Ausbrüche
2 einfache Reisebedingungen
3 Exposition im Endemiegebiet
4 Tierkontakte
5 enge soziale Kontakte, v. a. „Charity travel"
6 Einsätze (Katastrophen)
7 Hygienemängel
8 unzureichende medizin. Versorgung
9 Schutz gegen Reisediarrhoe (ETEC) nur inaktivierter Impfstoff, Off-Label-Use
10 Langzeitaufenthalt, wiederholte Reisen
(v) evtl. Impfpflicht beachten (s. Impfvorschriften)

• Verfügbarkeit Tollwutimpfstoffe

Moderne **Tollwutimpfstoffe** und **Immunglobulin** sind **zumindest in Mumbai und Hyderabad** erhältlich. In ländlichen Gebieten ist die Versorgung nicht gesichert. Indien hat nach Schätzungen der WHO mit 30.000 Todesfällen jährlich die höchsten Inzidenzen. Eine komplette Grundimmunisierung sollte bei vorhersehbarem Risiko vor der Einreise durchgeführt werden.

Indien – Mitte (Forts.)

Malaria	**Karte Malaria – Indischer Subkontinent** siehe Kartenanhang		
• Saison	ganzjährig mit saisonalen Schwankungen		
• Parasit	P. vivax insgesamt ca. 37 %, herdförmig Resistenzen Chloroquin; P. falciparum insgesamt ca. 63 %, Resistenzen Chloroquin, Sulfa/Pyrimethamin-Kombinationen		
• Epidemiologie / Vorbeugung	**Expositionsprophylaxe!**		
	Medikation (NST = Notfallselbsttherapie)	**regelm.**	**NST**
	Übertragungsrisiko abhängig von Ökologie und Klima, speziell betroffen sind ländliche Regionen während und kurz nach Regenperioden. Der Monsunregen zieht zwischen Mai und November von SW nach NO über das Land und dauert jeweils 3–4 Monate. Nach dem Monsun kommt es regelmäßig zu Ausbrüchen in Großstädten, da der Hauptvektor A. stephensi seit einigen Jahren auch im urbanen Umfeld brütet.		
	mittleres Risiko (**höher** in der Regenzeit, **geringer** in der Trockenzeit) in den östlichen Teilen der Region; relativ am höchsten mit hohem Anteil von P. falciparum ist das Risiko im Hügelland von Chhattisgarh	AP, D*, M oder Ø	Ø AP, DP, AL
	geringes Risiko (**höher** in der Regenzeit, **geringer** in der Trockenzeit) in den übrigen Gebieten der Region; in den Stadtgebieten ist mit einem geringen Risiko in der Regenzeit zu rechnen	Ø	AP, DP, AL
	AL = Artemether/Lumefantrin (Riamet®), AP = Atovaquon/Proguanil (Malarone® u. a.), D = Doxycyclin, DP = Dihydroartemisinin/Piperaquin (Eurartesim®), M = Mefloquin (Lariam®), Ø = keine In der Tabelle durch Komma getrennte Präparate sind als Alternativen zu verstehen. * Doxycyclin ist in Deutschland und in Österreich zur Malariaprophylaxe nicht zugelassen (s. Seite 490).		
Besondere Infektionsrisiken	(**Fettdruck** = für die **Beratung aller Reisenden** relevant)		
• oral	**Darminfektionen** **Hepatitis A, E** **Typhus** Cholera Brucellose Trichinellose		
• arthropod	**Dengue** **Chikungunya** Zika Japanische Enzephalitis endemisch in fast allen ländl. und suburbanen Gebieten; epidemische Ausbrüche, vor allem in der Regenzeit, gibt es in den Reisanbaugebieten von Andhra Pradesh. Krim-Kongo hämorrhagisches Fieber v. a. in Maharashtra Zeckenbissfieber Rückfallfieber, Zecken- Pest Naturherde in Andhra Pradesh, Beed District in Maharashtra		
• aerogen	Tuberkulose COVID-19 Influenza RSV		
• diverse	**Tollwut** Schistosomiasis nur Ratnagiri-Distrikt (Maharashtra) Venerische Infektionen **Hepatitis B**, C Leptospirose bes. in Mumbai während der Regenzeit Melioidose Milzbrand Orissa, Andra Pradesh		
Sonstige Beratungsinhalte	(siehe **Checklisten etc. im Serviceteil**)		
• allgemein	Flugreise (Langstrecke) Klima, Hygiene Reiseapotheke Auslandskrankenversicherung		
• bei Bedarf	Gesundheitszeugnis (Arbeits-/Langzeitaufenthalt)		
Bemerkungen	**Medizinische Versorgung**: Mit Ausnahme einiger Privatkliniken in Großstädten und Touristikzentren ist die ärztliche und medikamentöse Versorgung nicht mit Europa zu vergleichen. Adäquate Ausstattung der **Reiseapotheke** (Zollbestimmungen beachten, Begleitattest ratsam, Muster im Serviceteil), **Auslandskrankenversicherung** mit Abdeckung des Rettungsrückflug-Risikos für Notfälle dringend empfohlen.		

Indien – Nordwesten (Rajasthan, Gujarat)

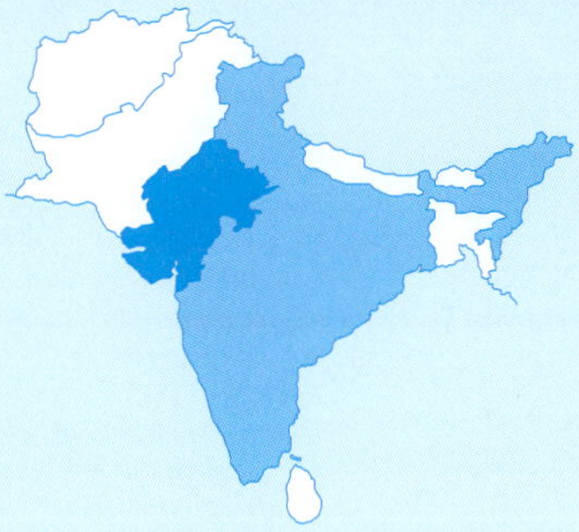

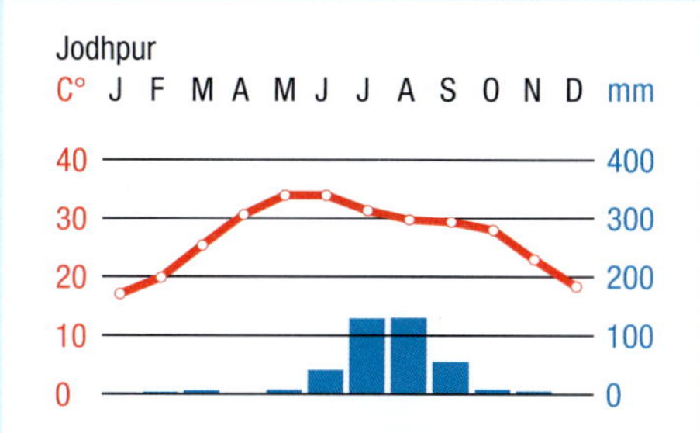

Regionalarzt an der Deutschen Botschaft
No. 6/50G, Shanti Path, Chanakyapuri
New Delhi
Tel. (0091 11) 44 19 91 99, App. 291
Handy (0091 98) 71 39 13 33

Österreichische Botschaft
Ep-13, Chandragupta Marg, Chanakyapuri
New Delhi
Tel. (0091 11) 24 19 27 00

Während Gujarat kaum bereist wird, erfreut sich der Wüstenbundesstaat Rajasthan einer sehr hohen Beliebtheit bei Touristen.

Klima

Tropisches Monsunklima mit ausgeprägter jahreszeitlicher Niederschlagsverteilung; kühle Jahreszeit von Januar bis März; heiße Jahreszeit April–Mai. Die im Juni beginnende Regenzeit schiebt sich in den folgenden Monaten allmählich über die gesamte Region. Der Nordwesten Rajasthans erhält jedoch nur sehr wenig Niederschlag und ist neben Ladakh die niederschlagsärmste Region Indiens.

Zeitdifferenz (zu Mitteleuropäischer Zeit):

MEZ +4:30 Std. (MESZ +3:30 Std.)

Hilfe in Notfällen

Deutsche Botschaft
No. 6/50G, Shanti Path, Chanakyapuri
New Delhi
Tel. (0091 11) 44 19 91 99

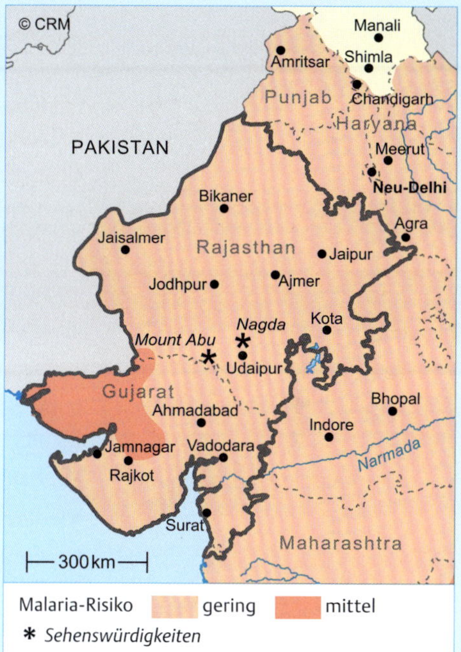

Impfvorschriften	
• direkt	**keine**
• aus Infektionsgebieten	**Gelbfieber** bei Einreise aus Endemiegebieten bzw. Ländern mit aktuellen Fällen (ausgenommen Kinder unter 9 Monaten) • Gemäß den geänderten International Health Regulations der WHO (am 11. Juli 2016 in Kraft getreten) ist die **Gelbfieber-Impfbescheinigung** nach einmaliger Impfung **lebenslang gültig.** Es ist möglich, dass abweichend von der offiziellen Regelung bei Einreise ein Impfnachweis verlangt wird, der nicht älter als 10 Jahre ist. • Ärztliche **Bescheinigungen zur Befreiung von der Gelbfieber-Impfung** („exemption certificate", „waiver") werden bei der Einreise anerkannt. **Polio** bei Einreise aus Ländern, in denen ein Infektionsrisiko besteht. Die Impfung muss spätestens 4 Wochen vor Einreise erfolgen. Transitreisende sind von der Regelung ausgenommen.
• Abweichungen	**Gelbfieber**-Impfung kann gelegentlich auch bei Einreise aus südafrikanischen Ländern (z. B. aus Sambia) verlangt werden, die laut WHO nicht zu den endemischen Gebieten gehören.

Indien – Nordwesten (Forts.)

Impfempfehlungen

Allgemein zu empfehlender Impfschutz überprüfen, ergänzen bzw. auffrischen

alle: Tetanus, Diphtherie, Polio, Pertussis, MMR, Influenza (saisonal)
Kinder/Jugendliche: Hib, Hepatitis B, Rotaviren, Varizellen, Meningokokken ACWY, Meningokokken B, HPV
ab 60. Lj./chron. Kranke: Pneumokokken, COVID-19, RSV; *ab 50. Lj.:* Herpes zoster
▸ **siehe auch vordere und hintere Umschlagklappe**

Weitere Impfungen	alle Reisenden	bei Risiko
Hepatitis A	●	
Hepatitis B		● 2, 5, 6, 8
Polio	(v)	
Tollwut		● 2, 4, 6, 8
Typhus	●	
Cholera		● 1, 5, 6, 7, 9
Jap. Enzephalitis		● 2, 3
Meningokokken ACWY		● 1, 5
Dengue	●	
Chikungunya		● 1, 10
Gelbfieber	(v)	

● Impfung empfohlen
1 aktuelle Ausbrüche
2 einfache Reisebedingungen
3 Exposition im Endemiegebiet
4 Tierkontakte
5 enge soziale Kontakte, v. a. „Charity travel"
6 Einsätze (Katastrophen)
7 Hygienemängel
8 unzureichende medizin. Versorgung
9 Schutz gegen Reisediarrhoe (ETEC) nur inaktivierter Impfstoff, Off-Label-Use
10 Langzeitaufenthalt, wiederholte Reisen
(v) evtl. Impfpflicht beachten (s. Impfvorschriften)

- Verfügbarkeit Tollwutimpfstoffe

Moderne **Tollwutimpfstoffe** und **Immunglobulin** sind **zumindest in Jaipur** erhältlich. In ländlichen Gebieten ist die Versorgung nicht gesichert. Indien hat nach Schätzungen der WHO mit 30.000 Todesfällen jährlich die höchsten Inzidenzen. Eine komplette Grundimmunisierung sollte bei vorhersehbarem Risiko vor der Einreise durchgeführt werden.

Malaria

Karte Malaria – Indischer Subkontinent siehe Kartenanhang

- Saison: ganzjährig mit saisonalen Schwankungen
- Parasit: P. vivax insgesamt ca. 37 %, herdförmig Resistenzen Chloroquin; P. falciparum insgesamt ca. 63 %, Resistenzen Chloroquin, Sulfa/Pyrimethamin-Kombinationen
- Epidemiologie / Vorbeugung: **Expositionsprophylaxe!**

Medikation (NST = Notfallselbsttherapie)	regelm.	NST
Übertragungsrisiko abhängig von Ökologie und Klima, speziell betroffen sind ländliche Regionen während und kurz nach Regenperioden. Nach dem Monsun kommt es regelmäßig zu Ausbrüchen in Großstädten, da der Hauptvektor A. stephensi seit einigen Jahren auch im urbanen Umfeld brütet.		
mittleres Risiko im W und NW des Bundesstaates Gujarat	AP, D*, M oder Ø	Ø oder AP, DP, AL
geringes Risiko (**höher** in der Regenzeit, **geringer** in der Trockenzeit) in der gesamten Region, **sehr gering** in vielen Teilen von Rajasthan; jedoch kommt es alle 3–4 Jahre zu größeren Ausbrüchen von M. tropica	Ø	AP, DP, AL

AL = Artemether/Lumefantrin (Riamet®), AP = Atovaquon/Proguanil (Malarone® u. a.), DP = Dihydroartemisinin/Piperaquin (Eurartesim®), Ø = keine
In der Tabelle durch Komma getrennte Präparate sind als Alternativen zu verstehen.
* Doxycyclin ist in Deutschland und in Österreich zur Malariaprophylaxe nicht zugelassen (s. Seite 490).

Besondere Infektionsrisiken

(**Fettdruck** = für die **Beratung aller Reisenden** relevant)

- oral

Darminfektionen
Hepatitis A, E
Typhus
Cholera
Brucellose
Trichinellose

- arthropod

Dengue
Chikungunya
Zika
Leishmaniase, kutane – sporadisch in Rajasthan
Japanische Enzephalitis – endemisch in fast allen ländl. und suburbanen Gebieten, jedoch nur selten auftretend
Krim-Kongo hämorrhagisches Fieber
Zeckenbissfieber
Rückfallfieber, Zecken-
Pest – Stadt Surat in Gujarat

- aerogen

Tuberkulose
COVID-19
Influenza
RSV

• diverse	**Tollwut** Venerische Infektionen **Hepatitis B**, C Leptospirose bes. in Gujarat Melioidose
Sonstige Beratungsinhalte	(siehe **Checklisten etc. im Serviceteil**)
• allgemein	Flugreise (Langstrecke) Klima, Hygiene Reiseapotheke Auslandskrankenversicherung
• bei Bedarf	Gesundheitszeugnis (Arbeits-/Langzeitaufenthalt)
Bemerkungen	**Medizinische Versorgung**: Mit Ausnahme einiger Privatkliniken in Großstädten und Touristikzentren ist ist die ärztliche und medikamentöse Versorgung nicht mit Europa zu vergleichen. Adäquate Ausstattung der **Reiseapotheke** (Zollbestimmungen beachten, Begleitattest ratsam, Muster im Serviceteil), **Auslandskrankenversicherung** mit Abdeckung des Rettungsrückflug-Risikos für Notfälle dringend empfohlen.

Indien – Süden (Goa, Karnataka, Kerala, Tamil Nadu)

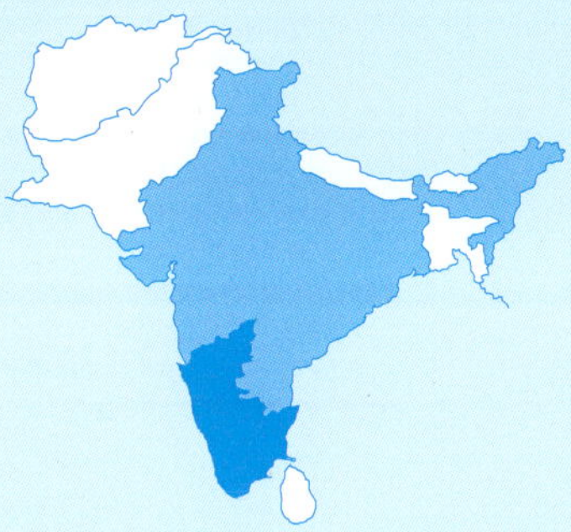

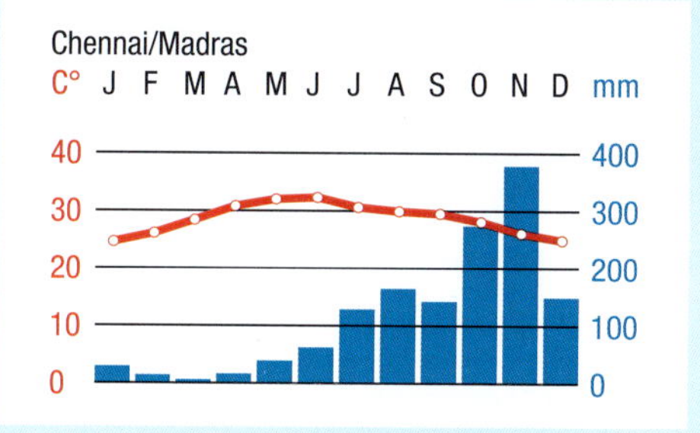

Der Süden weist einige sehr populäre Destinationen auf, die in den letzten Jahren zunehmend Zustrom gesehen haben. Neben Goa sind dies Bangalore und Hampi in Karnataka, Kovalam und die Backwaters in Kerala sowie Chennai (Madras) und die Tempelstädte Tamil Nadus.

Klima

Tropisches Monsunklima mit ausgeprägter jahreszeitlicher Niederschlagsverteilung; kühle Jahreszeit von Januar bis März; heiße Jahreszeit April–Mai; im Mai/Juni im Südwesten beginnende Regenzeit schiebt sich in den folgenden Monaten allmählich nach Norden; hierbei erhält der Westen deutlich mehr Niederschläge als der Osten; durch Unregelmäßigkeiten beim Vordringen der Monsunwellen häufige Ablösung oder gleichzeitiges Auftreten von Trockenheit und Überschwemmungskatastrophen; die Western Ghats (Westküste) gehören zu den niederschlagsreichsten Regionen Indiens. In der Übergangszeit (Oktober bis Dezember) kommt es im Süden noch einmal zu reichlichen Niederschlägen (2. Regenzeit).

Zeitdifferenz (zu Mitteleuropäischer Zeit):

MEZ +4:30 Std. (MESZ +3:30 Std.)

Hilfe in Notfällen

Deutsches Generalkonsulat
Chennai Boat Club Road 9
Chennai (Madras)
Tel. (0091 44) 24 30 16 00

Deutsche Botschaft
No. 6/50G, Shanti Path, Chanakyapuri
New Delhi
Tel. (0091 11) 44 19 91 99

Regionalarzt an der Deutschen Botschaft
No. 6/50G, Shanti Path, Chanakyapuri
New Delhi
Tel. (0091 11) 44 19 91 99, App. 291
Handy (0091 98) 71 39 13 33

Österreichisches Honorarkonsulat
Kothari Buildings, 115
Mahatma Gandhi Salai, Nungambakkam
Chennai (Madras)
Tel. (0091 44) 28 33 45 01

Österreichische Botschaft
Ep-13, Chandragupta Marg, Chanakyapuri
New Delhi
Tel. (0091 11) 24 19 27 00

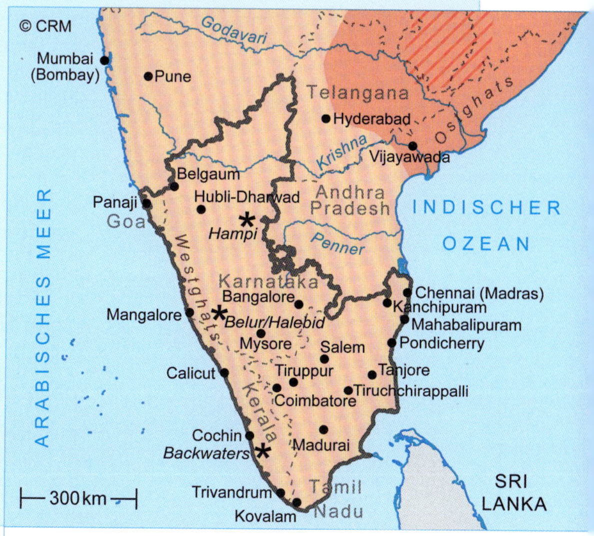

Malaria-Risiko: gering | mittel (geringer) | mittel (höher)
* Sehenswürdigkeiten

Indien – Süden (Forts.)

Impfvorschriften

- direkt

keine

- aus Infektionsgebieten

Gelbfieber bei Einreise aus Endemiegebieten bzw. Ländern mit aktuellen Fällen (ausgenommen Kinder unter 9 Monaten)
- Gemäß den geänderten International Health Regulations der WHO (am 11. Juli 2016 in Kraft getreten) ist die **Gelbfieber-Impfbescheinigung** nach einmaliger Impfung **lebenslang gültig.** Es ist möglich, dass abweichend von der offiziellen Regelung bei Einreise ein Impfnachweis verlangt wird, der nicht älter als 10 Jahre ist.
- Ärztliche **Bescheinigungen zur Befreiung von der Gelbfieber-Impfung** („exemption certificate", „waiver") werden bei der Einreise anerkannt.

Polio bei Einreise aus Ländern, in denen ein Infektionsrisiko besteht. Die Impfung muss spätestens 4 Wochen vor Einreise erfolgen. Transitreisende sind von der Regelung ausgenommen.

- Abweichungen

Gelbfieber-Impfung kann gelegentlich auch bei Einreise aus südafrikanischen Ländern (z. B. aus Sambia) verlangt werden, die laut WHO nicht zu den endemischen Gebieten gehören.

Impfempfehlungen

Allgemein zu empfehlender Impfschutz überprüfen, ergänzen bzw. auffrischen

alle: Tetanus, Diphtherie, Polio, Pertussis, MMR, Influenza (saisonal)
Kinder/Jugendliche: Hib, Hepatitis B, Rotaviren, Varizellen, Meningokokken ACWY, Meningokokken B, HPV
ab 60. Lj./chron. Kranke: Pneumokokken, COVID-19, RSV; *ab 50. Lj.:* Herpes zoster

► **siehe auch vordere und hintere Umschlagklappe**

Weitere Impfungen	alle Reisenden	bei Risiko
Hepatitis A	●	
Hepatitis B		● 2, 5, 6, 8
Polio	(v)	
Tollwut		● 2, 4, 6, 8
Typhus	●	
Cholera		● 1, 5, 6, 7, 9
Jap. Enzephalitis		● 2, 3
Meningokokken ACWY		● 1, 5
Dengue	●	
Chikungunya		● 1, 10
Gelbfieber	(v)	

● Impfung empfohlen
1 aktuelle Ausbrüche
2 einfache Reisebedingungen
3 Exposition im Endemiegebiet
4 Tierkontakte
5 enge soziale Kontakte, v. a. „Charity travel"
6 Einsätze (Katastrophen)
7 Hygienemängel
8 unzureichende medizin. Versorgung
9 Schutz gegen Reisediarrhoe (ETEC) nur inaktivierter Impfstoff, Off-Label-Use
10 Langzeitaufenthalt, wiederholte Reisen
(v) evtl. Impfpflicht beachten (s. Impfvorschriften)

- Verfügbarkeit Tollwutimpfstoffe

Moderne **Tollwutimpfstoffe** und **Immunglobulin** sind **zumindest in Bangalore und Chennai** erhältlich. In ländlichen Gebieten ist die Versorgung nicht gesichert. Indien hat nach Schätzungen der WHO mit 30.000 Todesfällen jährlich die höchsten Inzidenzen. Eine komplette Grundimmunisierung sollte bei vorhersehbarem Risiko vor der Einreise durchgeführt werden.

Malaria

Karte Malaria – Indischer Subkontinent siehe Kartenanhang

- Saison

ganzjährig mit saisonalen Schwankungen

- Parasit

P. vivax insgesamt ca. 37 %, herdförmig Resistenzen Chloroquin;
P. falciparum insgesamt ca. 63 %, Resistenzen Chloroquin, Sulfa/Pyrimethamin-Kombinationen

- Epidemiologie / Vorbeugung

Expositionsprophylaxe!

Medikation (NST = Notfallselbsttherapie)	regelm.	NST
Im Süden insgesamt niedriges Risiko. Übertragungsrisiko abhängig von Ökologie und Klima, speziell betroffen sind ländliche Regionen während und kurz nach Regenperioden. Der Monsunregen zieht zwischen Mai und November von SW nach NO über das gesamte Land und dauert jeweils 3–4 Monate; im S gibt es meist eine 2. Regenzeit zwischen Okt und Dez. Nach dem Monsun kommt es regelmäßig zu Ausbrüchen (bisher nur Goa), da der Hauptvektor A. stephensi seit einigen Jahren auch im urbanen Umfeld brütet.		
geringes Risiko (**höher** in der Regenzeit, **geringer** in der Trockenzeit) in der gesamten Region; in den Stadtgebieten ist mit einem geringen Risiko in der Regenzeit zu rechnen	Ø	AP, DP, AL
malariafrei sind Bangalore und die Höhenlagen der Westghats	Ø	Ø

AL = Artemether/Lumefantrin (Riamet®), AP = Atovaquon/Proguanil (Malarone® u. a.), DP = Dihydroartemisinin/Piperaquin (Eurartesim®), Ø = keine
In der Tabelle durch Komma getrennte Präparate sind als Alternativen zu verstehen.

Besondere Infektionsrisiken	(**Fettdruck** = für die **Beratung aller Reisenden** relevant)
• oral	**Darminfektionen** **Hepatitis A, E** **Typhus** Cholera Brucellose Trichinellose
• arthropod	**Dengue** **Chikungunya** Zika Tamil Nadu, Kerala Filariose, lymphatische Küstenregionen, bes. im SO Phlebotomus-Fieber vorw. im NO West-Nil-Fieber Karnataka, Kerala Kyasanur Forest-Disease Karnataka Japanische Enzephalitis endemisch in fast allen ländl. und suburbanen Gebieten; epidemische Ausbrüche, vor allem in der Regenzeit, gibt es in den Reisanbaugebieten einzelner Distrikte von Karnataka, Kerala und Tamil Nadu Krim-Kongo hämorrhagisches Fieber nur in der westlichen Hälfte Zeckenbissfieber Rückfallfieber, Zecken- Pest Naturherde in Karnataka, NW von Tamil Nadu
• aerogen	Tuberkulose COVID-19 Influenza RSV
• diverse	**Tollwut** Venerische Infektionen **Hepatitis B**, C Leptospirose bes. in Karnataka, Kerala, Chennai Melioidose Nipah-Krankheit
Sonstige Beratungsinhalte	(siehe **Checklisten etc. im Serviceteil**)
• allgemein	Flugreise (Langstrecke) Klima, Hygiene Reiseapotheke Auslandskrankenversicherung
• bei Bedarf	Tauchen Gesundheitszeugnis (Arbeits-/Langzeitaufenthalt)
Bemerkungen	**Medizinische Versorgung**: Mit Ausnahme einiger Privatkliniken in Großstädten und Touristikzentren ist die ärztliche und medikamentöse Versorgung nicht mit Europa zu vergleichen. Adäquate Ausstattung der **Reiseapotheke** (Zollbestimmungen beachten, Begleitattest ratsam, Muster im Serviceteil), **Auslandskrankenversicherung** mit Abdeckung des Rettungsrückflug-Risikos für Notfälle dringend empfohlen.

Indien – Nordosten

(Bihar, Jharkhand, West Bengal, Sikkim, Assam, Meghalaya, Tripura, Mizoram, Nagaland, Arunchal Pradesh, Manipur)

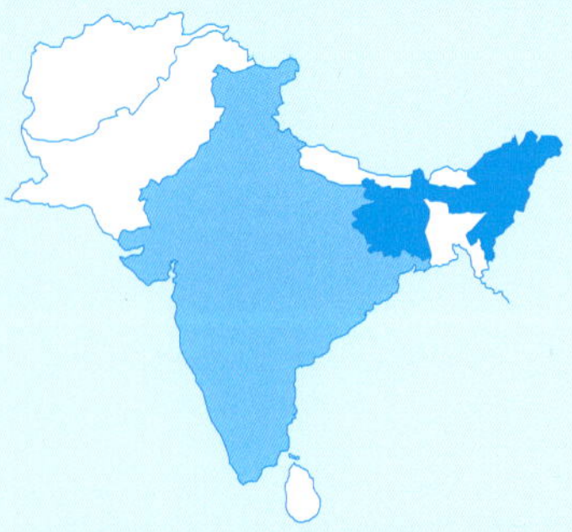

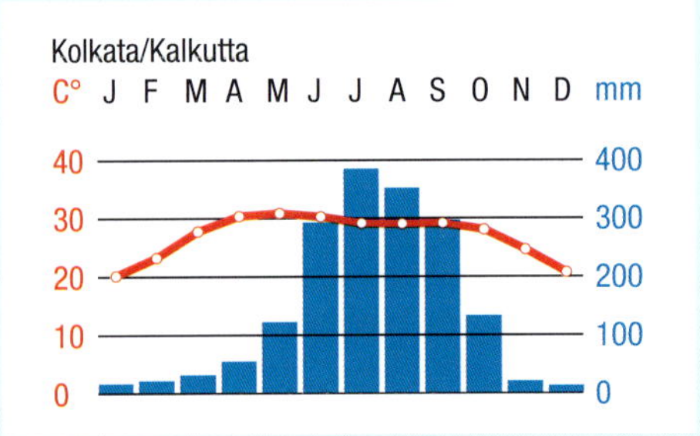

Selten von Touristen besuchte Region. Die Einreise in das Bergland Nordostindiens kann deutlich erschwert sein. Aufgrund zahlreicher lokaler Widerstandsbewegungen sind für viele Bundesstaaten spezielle Permits notwendig, die in Kalkutta, teilweise auch in Neu Delhi beantragt werden müssen.

Klima

Tropisches Monsunklima mit ausgeprägter jahreszeitlicher Niederschlagsverteilung; kühle Jahreszeit von Januar bis März; heiße Jahreszeit April–Juni. Die im Juni beginnende Regenzeit schiebt sich in den folgenden Monaten allmählich bis ans Bergland heran. Der Nordosten Indiens gehört zu den niederschlagreichsten Gebieten der Erde. In dieser Zeit ist das Reisen z.T. erheblich behindert. Beste Reisezeit: November bis Februar.

Zeitdifferenz (zu Mitteleuropäischer Zeit):

MEZ +4:30 Std. (MESZ +3:30 Std.)

Hilfe in Notfällen

Deutsches Generalkonsulat
Kalkutta 1 Hastings Park Road, Alipore
Kalkutta
Tel. (0091 33) 24 79 11 41, 24 79 11 42

Deutsche Botschaft
No. 6/50G, Shanti Path, Chanakyapuri
New Delhi
Tel. (0091 11) 44 19 91 99

Regionalarzt an der Deutschen Botschaft
No. 6/50G, Shanti Path, Chanakyapuri
New Delhi
Tel. (0091 11) 44 19 91 99, App. 291
Handy (0091 98) 71 39 13 33

Österreichische Botschaft
Ep-13, Chandragupta Marg, Chanakyapuri
New Delhi
Tel. (0091 11) 24 19 27 00

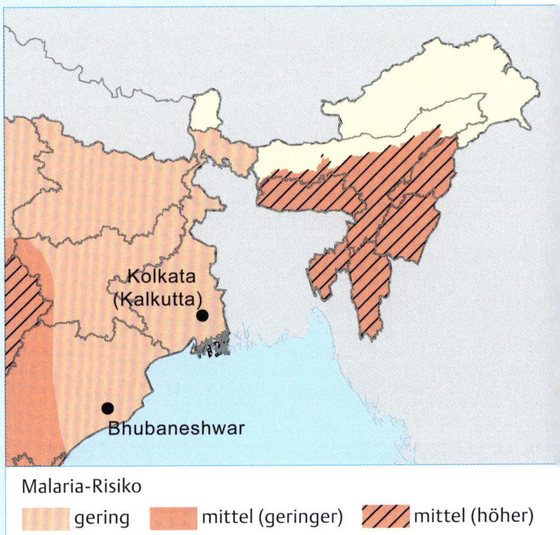

Impfvorschriften

• direkt	**keine**
• aus Infektionsgebieten	**Gelbfieber** bei Einreise aus Endemiegebieten bzw. Ländern mit aktuellen Fällen (ausgenommen Kinder unter 9 Monaten) • Gemäß den geänderten International Health Regulations der WHO (am 11. Juli 2016 in Kraft getreten) ist die **Gelbfieber-Impfbescheinigung** nach einmaliger Impfung **lebenslang gültig.** Es ist möglich, dass abweichend von der offiziellen Regelung bei Einreise ein Impfnachweis verlangt wird, der nicht älter als 10 Jahre ist. • Ärztliche **Bescheinigungen zur Befreiung von der Gelbfieber-Impfung** („exemption certificate", „waiver") werden bei der Einreise anerkannt. **Polio** bei Einreise aus Ländern, in denen ein Infektionsrisiko besteht. Die Impfung muss spätestens 4 Wochen vor Einreise erfolgen. Transitreisende sind von der Regelung ausgenommen.
• Abweichungen	**Gelbfieber**-Impfung kann gelegentlich auch bei Einreise aus südafrikanischen Ländern (z.B. aus Sambia) verlangt werden, die laut WHO nicht zu den endemischen Gebieten gehören.

Impfempfehlungen

Allgemein zu empfehlender Impfschutz überprüfen, ergänzen bzw. auffrischen

alle: Tetanus, Diphtherie, Polio, Pertussis, MMR, Influenza (saisonal)
Kinder/Jugendliche: Hib, Hepatitis B, Rotaviren, Varizellen, Meningokokken ACWY, Meningokokken B, HPV
ab 60. Lj./chron. Kranke: Pneumokokken, COVID-19, RSV; *ab 50. Lj.:* Herpes zoster
► **siehe auch vordere und hintere Umschlagklappe**

Weitere Impfungen	alle Reisenden	bei Risiko
Hepatitis A	●	
Hepatitis B		● 2, 5, 6, 8
Polio	(v)	
Tollwut		● 2, 4, 6, 8
Typhus	●	
Cholera		● 1, 5, 6, 7, 9
Jap. Enzephalitis		● 2, 3
Meningokokken ACWY		● 1, 5
Dengue	●	
Chikungunya		● 1, 10
Gelbfieber	(v)	

● Impfung empfohlen
1 aktuelle Ausbrüche
2 einfache Reisebedingungen
3 Exposition im Endemiegebiet
4 Tierkontakte
5 enge soziale Kontakte, v. a. „Charity travel"
6 Einsätze (Katastrophen)
7 Hygienemängel
8 unzureichende medizin. Versorgung
9 Schutz gegen Reisediarrhoe (ETEC) nur inaktivierter Impfstoff, Off-Label-Use
10 Langzeitaufenthalt, wiederholte Reisen
(v) evtl. Impfpflicht beachten (s. Impfvorschriften)

- Verfügbarkeit Tollwutimpfstoffe

Moderne **Tollwutimpfstoffe** und **Immunglobulin** sind **zumindest in Kolkata (Kalkutta)** erhältlich. In ländlichen Gebieten ist die Versorgung nicht gesichert. Indien hat nach Schätzungen der WHO mit 30.000 Todesfällen jährlich die höchsten Inzidenzen. Eine komplette Grundimmunisierung sollte bei vorhersehbarem Risiko vor der Einreise durchgeführt werden.

Malaria

Karte Malaria – Indischer Subkontinent siehe Kartenanhang

- Saison

ganzjährig mit saisonalen Schwankungen

- Parasit

P. vivax insgesamt ca. 37 %, herdförmig Resistenzen Chloroquin;
P. falciparum insgesamt ca. 63 %, Resistenzen Chloroquin, Sulfa/Pyrimethamin-Kombinationen
P. knowlesi vereinzelt, erstmals 2020

- Epidemiologie / Vorbeugung

Expositionsprophylaxe!

Medikation (NST = Notfallselbsttherapie)	regelm.	NST
Übertragungsrisiko abhängig von Ökologie und Klima, speziell betroffen sind ländliche Regionen während und kurz nach Regenperioden. Der Monsunregen zieht zwischen Mai und November von SW nach NO über das gesamte Land und dauert jeweils 3–4 Monate.		
mittleres Risiko (**höher** in der Regenzeit, **geringer** in der Trockenzeit) mit hohem Anteil von P. falciparum in den tiefer gelegenen Gebieten nordöstlich von Bangladesh (Bundesstaat Meghalaya, Manipur, Mizuram, Trirura, und Teile von Assam, Nagaland)	AP, D*, M oder Ø	Ø AP, DP, AL
geringes Risiko (**höher** in der Regenzeit, **geringer** in der Trockenzeit) in der übrigen Region mit Ausnahme der Höhenlagen im N; in den Stadtgebieten ist mit einem geringen Risiko in der Regenzeit zu rechnen	Ø	AP, DP, AL
malariafrei sind die Höhenlagen oberhalb 2000 m von Sikkim und Arunchal Pradesh im N	Ø	Ø

AL = Artemether/Lumefantrin (Riamet®), AP = Atovaquon/Proguanil (Malarone® u. a.), D = Doxycyclin, DP = Dihydroartemisinin/Piperaquin (Eurartesim®), M = Mefloquin (Lariam®), Ø = keine
In der Tabelle durch Komma getrennte Präparate sind als Alternativen zu verstehen.
* Doxycyclin ist in Deutschland und in Österreich zur Malariaprophylaxe nicht zugelassen (s. Seite 490).

Besondere Infektionsrisiken

(**Fettdruck** = für die **Beratung aller Reisenden** relevant)

- oral

Darminfektionen
Hepatitis A, E
Typhus
Cholera
Brucellose
Trichinellose

Indien – Nordosten (Forts.)

• arthropod	**Dengue** **Chikungunya** Zika **Leishmaniase, viszerale** bes. in West Bengal Phlebotomus-Fieber Japanische Enzephalitis endemisch in fast allen ländl. und suburbanen Gebieten Krim-Kongo hämorrhagisches Fieber nur in der westlichen Hälfte Zeckenbissfieber Rückfallfieber, Zecken- Fleckfieber, Milben- vorw. im NO
• aerogen	Meningokokken-Meningitis in den letzten Jahren gab es im NO (Meghalaya, Tripura, Mizoram) vermehrt Ausbrüche (Serogruppe A) Tuberkulose COVID-19 Influenza RSV
• diverse	**Tollwut** Venerische Infektionen **Hepatitis B**, C Leptospirose Melioidose Milzbrand bes. West Bengal Nipah-Krankheit West Bengal
Sonstige Beratungsinhalte	(siehe **Checklisten etc. im Serviceteil**)
• allgemein	Flugreise (Langstrecke) Klima, Hygiene Reiseapotheke Auslandskrankenversicherung
• bei Bedarf	Aufenthalt in großen Höhen Gesundheitszeugnis (Arbeits-/Langzeitaufenthalt)
Bemerkungen	**Medizinische Versorgung**: Mit Ausnahme einiger Privatkliniken in Großstädten und Touristikzentren ist ist die ärztliche und medikamentöse Versorgung nicht mit Europa zu vergleichen. Adäquate Ausstattung der **Reiseapotheke** (Zollbestimmungen beachten, Begleitattest ratsam, Muster im Serviceteil), **Auslandskrankenversicherung** mit Abdeckung des Rettungsrückflug-Risikos für Notfälle dringend empfohlen. **Trinkwasser**: Durch mineralische Arsenvorkommen im Boden liegt die Belastung des aus Grundwasser (Brunnen) gewonnenen Trinkwassers mit **Arsenikalien** wie im benachbarten Bangladesh (siehe dort) auch in Teilen des **Bundesstaates Bihar** z. T. erheblich über der nach WHO zulässigen Höchstgrenze von 0,01µg/l. Das Problem ist nicht flächendeckend; nach Angaben des „Bihar's Public Health and Engineering Department" sind folgende **Distrikte** betroffen: Darbhanga, Bhojpur, Vaishali, Bhagalpur, Munger, Samastipur, Buxar, Khagaria, Begusarai, Katihar und Chapra sowie die Provinzhauptstadt Patna. Durch Abkochen werden die auf Dauer toxischen Verbindungen nicht eliminiert. Für Kurzzeitreisende ist die temporäre Exposition tolerabel. Bei Langzeitaufenthalten in dieser Region sollte nach entsprechenden Informationen vor Ort eine spezielle Beratung durch einen Toxikologen oder Wasserhygieniker erfolgen.

Indien – Westlicher Himalaya (Jammu & Kashmir, Himachal Pradesh)

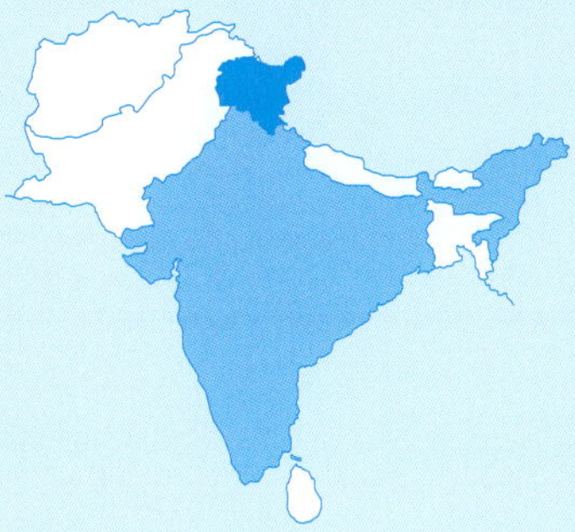

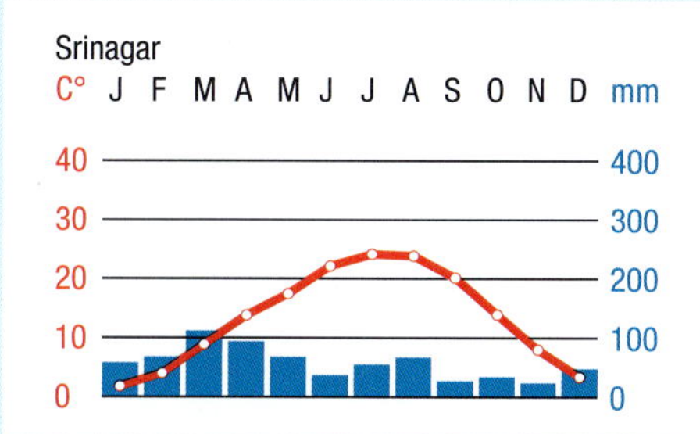

Zunehmend bei Trekkingreisenden beliebt. Kashmir leidet seit Jahren unter einem Bürgerkrieg, der Rest der Region kann problemlos bereist werden.

Klima

In den Regionen des Himalajas ist die Luft im Winter (Trockenperiode) von November bis März kristallklar, die Berge sind sichtbar, die Temperaturen jedoch eisig. In Ladakh sinken die Temperaturen im Winter bis auf −30 °C. Beste Reisezeit ist zwischen April und August. Pässe werden ab Anfang Juni passierbar. Die durchschnittlichen Temperaturen liegen in Kaschmir zwischen Juni und August um die 25 bis 35 °C, in höheren Lagen bleiben sie jedoch darunter. An den Südhängen des Himalaya kommt der Monsun ab Juli zum Tragen. Die Regengüsse sind auch hier sintflutartig, die Temperaturen fallen und der Feuchtigkeitsgehalt der Luft ist extrem hoch. Erhebliche Behinderungen können die Folge sein: Flüge werden gestrichen und Straßen sowie Eisenbahnverbindungen sind womöglich abgeschnitten. Nördlich des Himalaya-Hauptkamms finden sich kaum Niederschläge. Die kühlere Jahreszeit ab Oktober bedeutet das Ende des Monsuns, jedoch auch die baldige Schließung der Pässe aufgrund des einsetzenden Schneefalls.

Zeitdifferenz (zu Mitteleuropäischer Zeit):

MEZ + 4:30 Std. (MESZ + 3:30 Std.)

Hilfe in Notfällen

Deutsche Botschaft
No. 6/5OG, Shanti Path
Chanakyapuri
New Delhi
Tel. (0091 11) 44 19 91 99

Regionalarzt an der Deutschen Botschaft
No. 6/5OG, Shanti Path
Chanakyapuri
New Delhi
Tel. (0091 11) 44 19 91 99, App. 291
Handy (0091 98) 71 39 13 33

Österreichische Botschaft
Ep-13, Chandragupta Marg, Chanakyapuri
New Delhi
Tel. (0091 11) 24 19 27 00

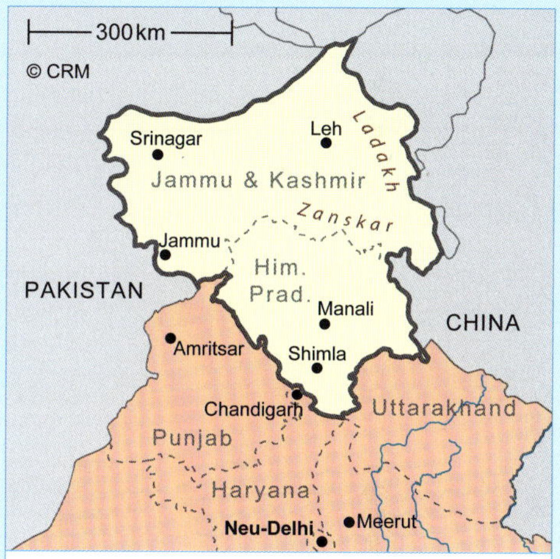

Malaria-Risiko gering

Impfvorschriften

• direkt	**keine**
• aus Infektionsgebieten	**Gelbfieber** bei Einreise aus Endemiegebieten bzw. Ländern mit aktuellen Fällen (ausgenommen Kinder unter 9 Monaten) • Gemäß den geänderten International Health Regulations der WHO (am 11. Juli 2016 in Kraft getreten) ist die **Gelbfieber-Impfbescheinigung** nach einmaliger Impfung **lebenslang gültig.** Es ist möglich, dass abweichend von der offiziellen Regelung bei Einreise ein Impfnachweis verlangt wird, der nicht älter als 10 Jahre ist. • Ärztliche **Bescheinigungen zur Befreiung von der Gelbfieber-Impfung** („exemption certificate", „waiver") werden bei der Einreise anerkannt. **Polio** bei Einreise aus Ländern, in denen ein Infektionsrisiko besteht. Die Impfung muss spätestens 4 Wochen vor Einreise erfolgen. Transitreisende sind von der Regelung ausgenommen.
• Abweichungen	**Gelbfieber**-Impfung kann gelegentlich auch bei Einreise aus südafrikanischen Ländern (z. B. aus Sambia) verlangt werden, die laut WHO nicht zu den endemischen Gebieten gehören.

Indien – Westlicher Himalaya (Forts.)

Impfempfehlungen

Allgemein zu empfehlender Impfschutz überprüfen, ergänzen bzw. auffrischen

alle: Tetanus, Diphtherie, Polio, Pertussis, MMR, Influenza (saisonal)
Kinder/Jugendliche: Hib, Hepatitis B, Rotaviren, Varizellen, Meningokokken ACWY, Meningokokken B, HPV
ab 60. Lj./chron. Kranke: Pneumokokken, COVID-19, RSV; *ab 50. Lj.:* Herpes zoster

▸ **siehe auch vordere und hintere Umschlagklappe**

Weitere Impfungen	alle Reisenden	bei Risiko
Hepatitis A	●	
Hepatitis B		● 2, 5, 6, 8
Polio	(v)	
Tollwut		● 2, 4, 6, 8
Typhus	●	
Cholera		● 1, 5, 6, 7, 9
Meningokokken ACWY		● 1, 5
Dengue		● 3
Chikungunya		● 1, 10
Gelbfieber	(v)	

- ● Impfung empfohlen
- 1 aktuelle Ausbrüche
- 2 einfache Reisebedingungen
- 3 Exposition im Endemiegebiet
- 4 Tierkontakte
- 5 enge soziale Kontakte, v. a. „Charity travel"
- 6 Einsätze (Katastrophen)
- 7 Hygienemängel
- 8 unzureichende medizin. Versorgung
- 9 Schutz gegen Reisediarrhoe (ETEC) nur inaktivierter Impfstoff, Off-Label-Use
- 10 Langzeitaufenthalt, wiederholte Reisen
- (v) evtl. Impfpflicht beachten (s. Impfvorschriften)

- Verfügbarkeit Tollwutimpfstoffe: Moderne **Tollwutimpfstoffe** und **Immunglobulin** sind im Nordwesten Indiens **nicht verfügbar**. Eine komplette Grundimmunisierung sollte bei vorhersehbarem Risiko vor der Einreise durchgeführt werden.

Malaria

keine

Besondere Infektionsrisiken

(**Fettdruck** = für die **Beratung aller Reisenden** relevant)

- oral
  - **Darminfektionen**
  - **Hepatitis A, E**
  - **Typhus**
  - Cholera
  - Brucellose
  - Trichinellose
- arthropod
  - **Dengue** in Tieflagen
  - **Chikungunya** in Tieflagen
  - Krim-Kongo hämorrhagisches Fieber
  - Pest Naturherde in Himachal Pradesh
- aerogen
  - Meningokokken-Meningitis
  - Tuberkulose
  - COVID-19
  - Influenza
  - RSV
- diverse
  - **Tollwut**
  - Venerische Infektionen
  - **Hepatitis B**, C
  - Melioidose

Sonstige Beratungsinhalte

(siehe **Checklisten etc. im Serviceteil**)

- allgemein
  - Aufenthalt in großen Höhen
  - Flugreise (Langstrecke)
  - Klima, Hygiene
  - Reiseapotheke
  - Auslandskrankenversicherung
- bei Bedarf
  - Gesundheitszeugnis (Arbeits-/Langzeitaufenthalt)

Bemerkungen

Medizinische Versorgung: Mit Ausnahme einiger Privatkliniken in Großstädten und Touristikzentren ist die ärztliche und medikamentöse Versorgung nicht mit Europa zu vergleichen. Adäquate Ausstattung der **Reiseapotheke** (Zollbestimmungen beachten, Begleitattest ratsam, Muster im Serviceteil), **Auslandskrankenversicherung** mit Abdeckung des Rettungsrückflug-Risikos für Notfälle dringend empfohlen.

Indonesien

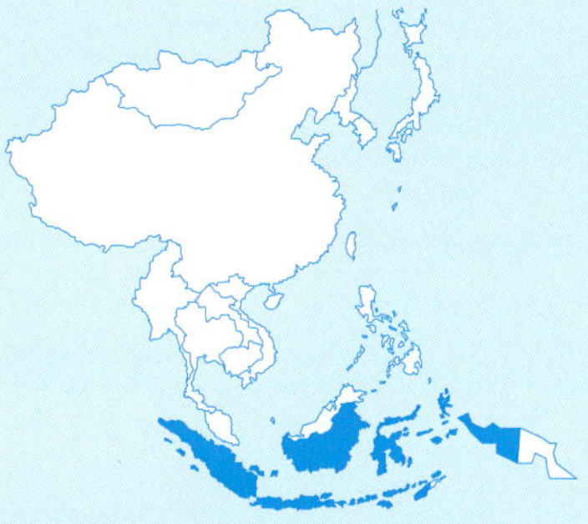

Detaillierte Informationen zur **medizinischen Infrastruktur** des Landes im aktuellen **CRM Handbuch Reisen mit Risiko**

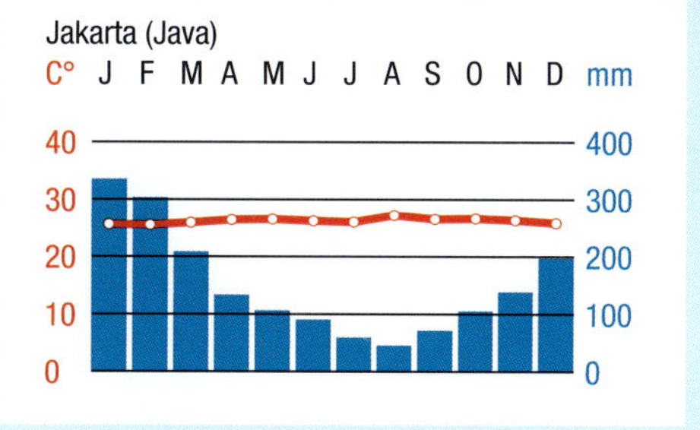

Klima

Tropisch feucht-heißes Monsunklima mit ganzjährigen Niederschlägen im Westen, nach Osten hin bis zu mehrmonatige Trockenzeiten zwischen Mai und Oktober; ausgeprägte Klimaunterschiede auf relativ kurze Entfernungen möglich (abhängig von Höhenlagen und Exposition zu regenbringenden Monsunwinden); Durchschnittstemperatur in Jakarta ganzjährig 27 °C.

Hilfe in Notfällen

Deutsche Botschaft
Jalan M.H. Thamrin Nr. 1
Jakarta
Tel. (0062 21) 39 85 50 00

Regionalarzt an der Deutschen Botschaft
Tel. (0062 21) 39 85 51 63
Handy (0062 0811) 15 24 69

Österreichische Botschaft
Jalan Diponegoro 44, Menteng
Jakarta
Tel. (0062 21) 23 55 40 05

Zeitdifferenz (zu Mitteleuropäischer Zeit):

3 Zeitzonen:

Westzone:
Sumatra, Java, West- und Zentralborneo
MEZ + 6 Std. (MESZ + 5 Std.)

Zentralzone:
Süd- und Ostborneo, Sulawesi, Bali, Nusa Tenggara, West-Timor
MEZ + 7 Std. (MESZ + 6 Std.)

Östliche Zone:
Molukken, West-Papua
MEZ + 8 Std. (MESZ + 7 Std.)

Impfvorschriften

- direkt

keine

- aus Infektionsgebieten

Gelbfieber (ausgenommen Kinder unter 9 Monaten)
- Gemäß den geänderten International Health Regulations der WHO (am 11. Juli 2016 in Kraft getreten) ist die **Gelbfieber-Impfbescheinigung** nach einmaliger Impfung **lebenslang gültig.** Es ist möglich, dass abweichend von der offiziellen Regelung bei Einreise ein Impfnachweis verlangt wird, der nicht älter als 10 Jahre ist.
- Ärztliche **Bescheinigungen zur Befreiung von der Gelbfieber-Impfung** („exemption certificate", „waiver") werden bei der Einreise **nicht anerkannt**.

- Ausreise

Polio (Ausreise in Endemiegebiete)
Meningokokken ACWY bei Ausreise nach Saudi-Arabien und in afrikanische Endemiegebiete
Entsprechend Vorgaben der WHO sollten Einheimische und alle Reisenden, die sich länger als 4 Wochen im Land aufgehalten haben, bei der Ausreise eine Impfung gegen Polio vorweisen. Die Impfung muss zwischen 4 Wochen und einem Jahr vor der Abreise erfolgen und in einem international gültigen Impfausweis dokumentiert sein.

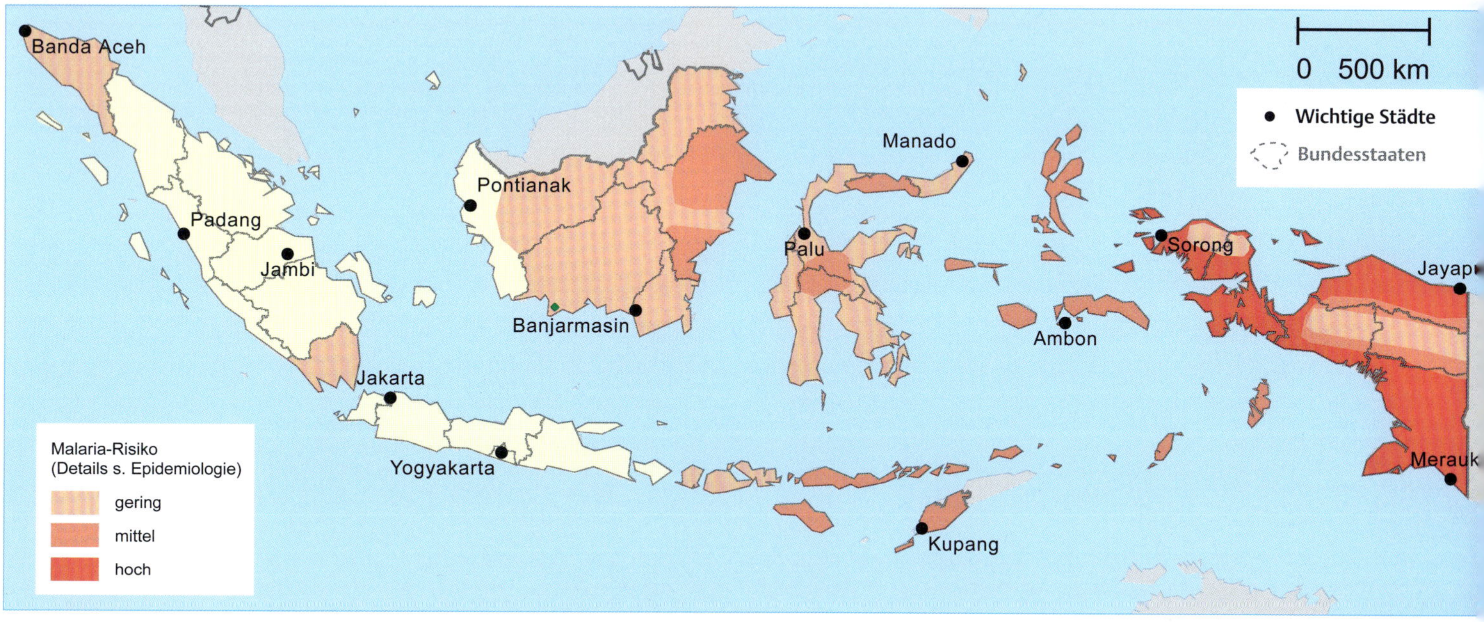

Indonesien (Forts.)

Impfempfehlungen

Allgemein zu empfehlender Impfschutz überprüfen, ergänzen bzw. auffrischen

alle: Tetanus, Diphtherie, Polio, Pertussis, MMR, Influenza (saisonal)
Kinder/Jugendliche: Hib, Hepatitis B, Rotaviren, Varizellen, Meningokokken ACWY, Meningokokken B, HPV
ab 60. Lj./chron. Kranke: Pneumokokken, COVID-19, RSV; *ab 50. Lj.:* Herpes zoster

▸ **siehe auch vordere und hintere Umschlagklappe**

Weitere Impfungen	alle Reisenden	bei Risiko
Hepatitis A	●	
Hepatitis B		● 2, 5, 6, 8
Polio	● (v)	
Tollwut		● 2, 4, 6, 8
Typhus	●	
Cholera		● 1, 5, 6, 7, 9
Jap. Enzephalitis		● 2, 3
Meningokokken ACWY		● 1, 5
Dengue	●	
Chikungunya		● 1, 10
Gelbfieber	(v)	

● Impfung empfohlen
1 aktuelle Ausbrüche
2 einfache Reisebedingungen
3 Exposition im Endemiegebiet
4 Tierkontakte
5 enge soziale Kontakte, v. a. „Charity travel"
6 Einsätze (Katastrophen)
7 Hygienemängel
8 unzureichende medizin. Versorgung
9 Schutz gegen Reisediarrhoe (ETEC) nur inaktivierter Impfstoff, Off-Label-Use
10 Langzeitaufenthalte, wiederholte Reisen
(v) evtl. Impfpflicht beachten (s. Impfvorschriften)

- Verfügbarkeit Tollwutimpfstoffe

Moderne **Tollwutimpfstoffe** sind **nur in einigen Großstädten auf Sumatra, Java und Bali (Denpasar)** verfügbar. Die Versorgung mit **Immunglobulin** ist **selbst auf Java und Bali schwierig**. Eine komplette Grundimmunisierung sollte bei vorhersehbarem Risiko vor der Einreise durchgeführt werden.

Malaria

Karte Malaria – Südostasien siehe Kartenanhang

- Saison: ganzjährig
- Parasit: P. falciparum ca. 63 %, Resistenzen Chloroquin, Proguanil, Sulfa/Pyrimethamin-Kombinationen; P. vivax insgesamt ca. 37 %, Resistenzen Chloroquin (Papua); P. knowlesi: Kalimantan (Borneo), Sumatra
- Epidemiologie / Vorbeugung: **Expositionsprophylaxe!**

Medikation (NST = Notfallselbsttherapie)	regelm.	NST
hohes Risiko in tiefer gelegenen Gebieten von West-Papua (Insel Neuguinea)	AP, D*, M	Ø
mittleres Risiko im Hochland von West-Papua (Insel Neuguinea) oberhalb von 2000 m, auf den Molukken, auf allen Inseln östlich von Sumbawa (Sumba, Flores, Timor etc.) sowie fleckenförmig in Sulawesi und Kalimantan	AP, D*, M oder Ø	Ø AP, DP, AL
geringes Risiko in westlichen Teilen des Inselstaates einschließlich des Nordens und äußersten Südens Sumatras, Lombok, Sumbawa, Sulawesi und Kalimantan auf Borneo	Ø	AP, DP, AL
Bali, das Zentrum Sumatras, der Westen Kalimantans und der westliche Teil von Java einschließlich der Hauptstadt Jakarta gelten als **malariafrei**	Ø	Ø

AL = Artemether/Lumefantrin (Riamet®), AP = Atovaquon/Proguanil (Malarone® u. a.), D = Doxycyclin, DP = Dihydroartemisin/Piperaquin (Eurartesim®), M = Mefloquin (Lariam®), Ø = keine
In der Tabelle durch Komma getrennte Präparate sind als Alternativen zu verstehen.
* Doxycyclin ist in Deutschland und in Österreich zur Malariaprophylaxe nicht zugelassen (s. Seite 490).

Besondere Infektionsrisiken	(**Fettdruck** = für die **Beratung aller Reisenden** relevant)
• oral	**Darminfektionen** **Hepatitis A** **Polio** Hepatitis E Borneo **Typhus** v. a. auf Java Cholera Brucellose
• arthropod	**Dengue** Filariose, lymphatische Japanische Enzephalitis ländliche Gebiete (geringe Fallzahlen) Ross-River-Fieber West-Papua Chikungunya Zika Fleckfieber, Floh- (murines) Tsutsugamushi-Fieber Pest Insel Java (südl. von Surakarta)
• aerogen	Tuberkulose COVID-19 Influenza RSV
• diverse	**Hepatitis B**, C Venerische Infektionen Schistosomiasis Zentral-Sulawesi, fragliche Herde in Zentral-Java Leptospirose Melioidose sporadisch Milzbrand Vogelgrippe **Tollwut** v. a. im Westen
Sonstige Beratungsinhalte	(siehe **Checklisten etc. im Serviceteil**)
• allgemein	Flugreise (Langstrecke) Klima, Hygiene Reiseapotheke Auslandskrankenversicherung
• bei Bedarf	Tauchen
Bemerkungen	Seit August 2024 müssen Reisende vor der Einreise den **elektronischen Gesundheitsfragebogen** beim Gesundheitsministerium (https://sshp.kemkes.go.id/) ausfüllen und erhalten dadurch einen QR-Code, der beim Check-in und bei der Einreise vorgezeigt werden muss. **Medizinische Versorgung**: Außerhalb der Großstädte und Touristikzentren auf Java und Bali ist mit erheblichen Engpässen bei der ärztlichen und medikamentösen Versorgung zu rechnen. Adäquate Ausstattung der **Reiseapotheke** (Zollbestimmungen beachten, Begleitattest ratsam, Muster im Serviceteil), **Auslandskrankenversicherung** mit Abdeckung des Rettungsrückflug-Risikos für Notfälle dringend empfohlen. **„Haze“**: Während der Trockenzeit auftretender, durch Waldbrände verursachter Smog, der zu Schleimhaut- und Atemwegsreizungen führen kann (Kalimantan, Zentral- und Südsumatra). Gesundheitsstörungen können besonders bei Herz- und Lungenkranken, Asthmatikern, älteren Personen und Kleinkindern auftreten.

Indonesien – Sumatra

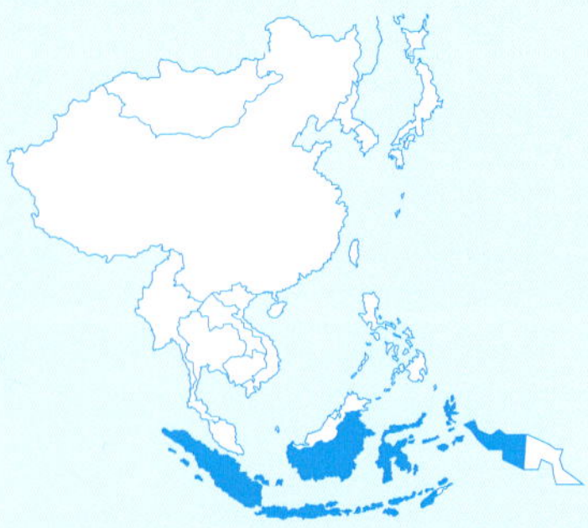

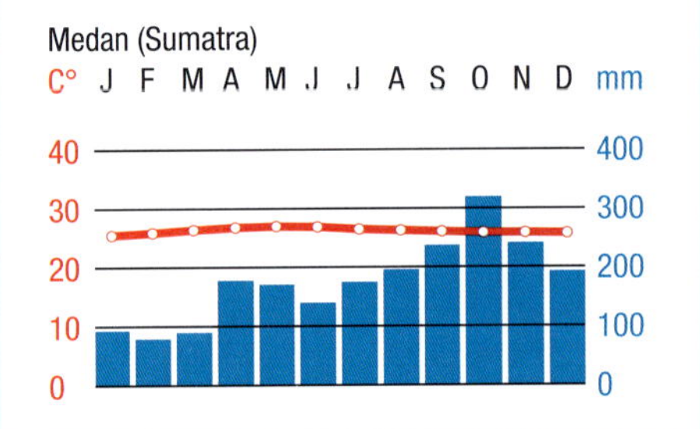

Die Insel Sumatra ist mit 473.481 km² die sechstgrößte Insel der Welt. Sie erstreckt sich 1.700 km in Nordwest-Südost-Richtung und ist bis zu 370 km breit. In der Mitte wird sie vom Äquator durchzogen. Das Barisangebirge (Gunung Barisan) begleitet die Westküste und wird südostwärts immer höher. Vulkanische Aktivitäten in diesem Gebirge statteten die Insel mit fruchtbarem Land und malerischen Landschaften (um den Tobasee) aus. Die östliche Inselhälfte ist flach; die bis 300 km breite Ebene ist beinahe zur Hälfte mit Sümpfen bedeckt. Die bevölkerungsreichsten Regionen liegen um die Städte Medan und Palembang.

Klima

Tropisches Klima mit durchschnittlichen Jahrestemperaturen um 27 °C; keine ausgeprägten Regen- und Trockenzeiten, Hauptniederschläge von Oktober bis Januar; als beste Reisezeit gelten die Monate Juni bis September.

Zeitdifferenz

(zu Mitteleuropäischer Zeit):

Sumatra
MEZ + 6 Std. (MESZ + 5 Std.)

Hilfe in Notfällen

Deutsches Honorarkonsulat
Jl. Abdullah Lubis 47 A
Medan
(0062 61) 415 23 23

Deutsche Botschaft
Jalan M.H. Thamrin Nr. 1
Jakarta
Tel. (0062 21) 39 85 50 00

Regionalarzt an der
Deutschen Botschaft
Tel. (0062 21) 39 85 51 63
Handy (0062 0811) 15 24 69

Österreichische Botschaft
Jalan Diponegoro 44, Menteng
Jakarta
Tel. (0062 21) 23 55 40 05

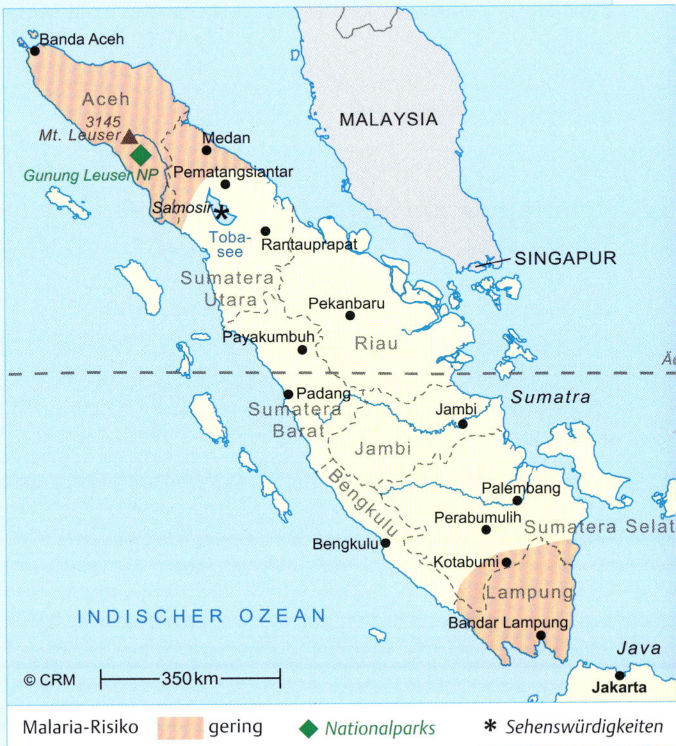

Impfvorschriften

• direkt	**keine**
• aus Infektionsgebieten	**Gelbfieber** (ausgenommen Kinder unter 9 Monaten) • Gemäß den geänderten International Health Regulations der WHO (am 11. Juli 2016 in Kraft getreten) ist die **Gelbfieber-Impfbescheinigung** nach einmaliger Impfung **lebenslang gültig.** Es ist möglich, dass abweichend von der offiziellen Regelung bei Einreise ein Impfnachweis verlangt wird, der nicht älter als 10 Jahre ist. • Ärztliche **Bescheinigungen zur Befreiung von der Gelbfieber-Impfung** („exemption certificate", „waiver") werden bei der Einreise **nicht anerkannt**.
• Ausreise	**Polio** (Ausreise in Endemiegebiete) **Meningokokken ACWY** bei Ausreise nach Saudi-Arabien und in afrikanische Endemiegebiete Entsprechend Vorgaben der WHO sollten Einheimische und alle Reisenden, die sich länger als 4 Wochen im Land aufgehalten haben, bei der Ausreise eine Impfung gegen Polio vorweisen. Die Impfung muss zwischen 4 Wochen und einem Jahr vor der Abreise erfolgen und in einem international gültigen Impfausweis dokumentiert sein.

Impfempfehlungen

Allgemein zu empfehlender Impfschutz überprüfen, ergänzen bzw. auffrischen

alle: Tetanus, Diphtherie, Polio, Pertussis, MMR, Influenza (saisonal)
Kinder/Jugendliche: Hib, Hepatitis B, Rotaviren, Varizellen, Meningokokken ACWY, Meningokokken B, HPV
ab 60. Lj./chron. Kranke: Pneumokokken, COVID-19, RSV; *ab 50. Lj.:* Herpes zoster

► **siehe auch vordere und hintere Umschlagklappe**

Weitere Impfungen	alle Reisenden	bei Risiko
Hepatitis A	●	
Hepatitis B		● 2,5,6,8
Polio	● (v)	
Tollwut		● 2,4,6,8
Typhus	●	
Cholera		● 1,5,6,7,9
Jap. Enzephalitis		● 2,3
Meningokokken ACWY		● 1,5
Dengue	●	
Chikungunya		● 1,10
Gelbfieber	(v)	

● Impfung empfohlen
1 aktuelle Ausbrüche
2 einfache Reisebedingungen
3 Exposition im Endemiegebiet
4 Tierkontakte
5 enge soziale Kontakte, v. a. „Charity travel"
6 Einsätze (Katastrophen)
7 Hygienemängel
8 unzureichende medizin. Versorgung
9 Schutz gegen Reisediarrhoe (ETEC) nur inaktivierter Impfstoff, Off-Label-Use
10 Langzeitaufenthalte, wiederholte Reisen
(v) evtl. Impfpflicht beachten (s. Impfvorschriften)

- Verfügbarkeit Tollwutimpfstoffe

Moderne **Tollwutimpfstoffe** sind **nur in einigen Großstädten** verfügbar. Die Versorgung mit **Immunglobulin** ist **schwierig**. Eine komplette Grundimmunisierung sollte bei vorhersehbarem Risiko vor der Einreise durchgeführt werden.

Malaria

Karte Malaria – Südostasien siehe Kartenanhang

- Saison: ganzjährig
- Parasit: P. falciparum ca. 57 %, Resistenzen Chloroquin, Proguanil, Sulfa/Pyrimethamin-Kombinationen; P. vivax; P. knowlesi zunehmend
- Epidemiologie / Vorbeugung: **Expositionsprophylaxe!**

Medikation (NST = Notfallselbsttherapie)	regelm.	NST
geringes Risiko im Norden und Süden der Insel	Ø	AP, DP, AL
die restlichen Gebiete der Insel gelten als **malariafrei**	Ø	Ø

AL = Artemether/Lumefantrin (Riamet®), AP = Atovaquon/Proguanil (Malarone® u. a.), DP = Dihydroartemisin/Piperaquin (Eurartesim®), Ø = keine
In der Tabelle durch Komma getrennte Präparate sind als Alternativen zu verstehen.

Besondere Infektionsrisiken

(**Fettdruck** = für die **Beratung aller Reisenden** relevant)

- oral

Darminfektionen
Hepatitis A
Polio
Hepatitis E
Typhus
Cholera
Brucellose

- arthropod

Dengue
Filariose, lymphatische
Japanische Enzephalitis ländliche Gebiete (geringe Fallzahlen)
Chikungunya
Zika
Fleckfieber, Floh- (murines)
Tsutsugamushi-Fieber

- aerogen

Tuberkulose
COVID-19
Influenza
RSV

- diverse

Hepatitis B, C
Venerische Infektionen
Leptospirose
Melioidose sporadisch
Milzbrand
Vogelgrippe
Tollwut

Indonesien – Sumatra (Forts.)

Sonstige Beratungsinhalte	(siehe **Checklisten etc. im Serviceteil**)
• allgemein	Flugreise (Langstrecke) Klima, Hygiene Reiseapotheke Auslandskrankenversicherung
• bei Bedarf	Tauchen
Bemerkungen	Seit August 2024 müssen Reisende vor der Einreise den **elektronischen Gesundheitsfragebogen** beim Gesundheitsministerium (https://sshp.kemkes.go.id/) ausfüllen und erhalten dadurch einen QR-Code, der beim Check-in und bei der Einreise vorgezeigt werden muss. **Medizinische Versorgung**: Mit erheblichen Engpässen bei der ärztlichen und medikamentösen Versorgung ist zu rechnen. Adäquate Ausstattung der **Reiseapotheke** (Zollbestimmungen beachten, Begleitattest ratsam, Muster im Serviceteil), **Auslandskrankenversicherung** mit Abdeckung des Rettungsrückflug-Risikos für Notfälle dringend empfohlen. **„Haze"**: Während der Trockenzeit auftretender, durch Waldbrände verursachter Smog, der zu Schleimhaut- und Atemwegsreizungen führen kann (Kalimantan, Zentral- und Südsumatra). Gesundheitsstörungen können besonders bei Herz- und Lungenkranken, Asthmatikern, älteren Personen und Kleinkindern auftreten.

Indonesien – Borneo (Kalimantan)

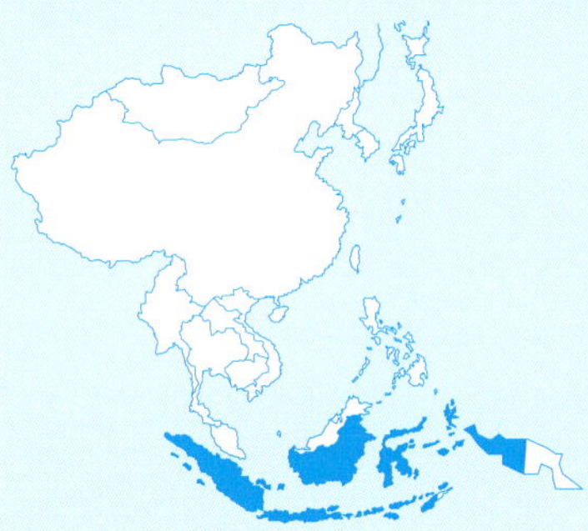

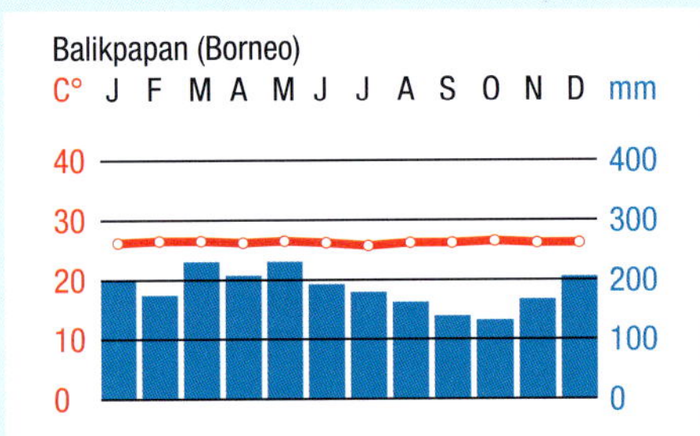

Die drittgrößte Insel der Welt ist aufgeteilt zwischen den drei Staaten Indonesien, Malaysia und Brunei. Der indonesische Teil Kalimantan entspricht der früheren Kolonie Niederländisch-Borneo. Die Küste der Insel ist durch Mangrovensümpfe relativ unzugänglich. Weite Teile sind mit dichtem Urwald bewachsen. Kalimantan ist eines der am dünnsten besiedelten Gebiete Indonesiens, dennoch ist es als Hauptproduzent von Öl und Holz in einigen Gegenden sehr weit infrastrukturell entwickelt. In Kalimantan ensteht aktuell die neue Hauptstadt Indonesiens, Nusantara.

Klima

Tropisches Klima mit hoher Luftfeuchtigkeit (über 80%); Durchschnittstemperaturen ganzjährig um 26 °C; keine ausgeprägte Regenzeit; mittlere Jahresniederschlagsmenge 3000–4000 mm.

Zeitdifferenz (zu Mitteleuropäischer Zeit):

West- und Zentralborneo
(Kalimantan Barat, Kalimantan Tengah)
MEZ +6 Std. (MESZ +5 Std.)

Süd- und Ostborneo
(Kalimantan Selatan, Kalimantan Timur)
MEZ +7 Std. (MESZ +6 Std.)

Hilfe in Notfällen

Deutsche Botschaft
Jalan M.H. Thamrin Nr. 1
Jakarta
Tel. (0062 21) 39 85 50 00

Regionalarzt an der Deutschen Botschaft
Tel. (0062 21) 39 85 51 63
Handy (0062 0811) 15 24 69

Österreichische Botschaft
Jalan Diponegoro 44, Menteng
Jakarta
Tel. (0062 21) 23 55 40 05

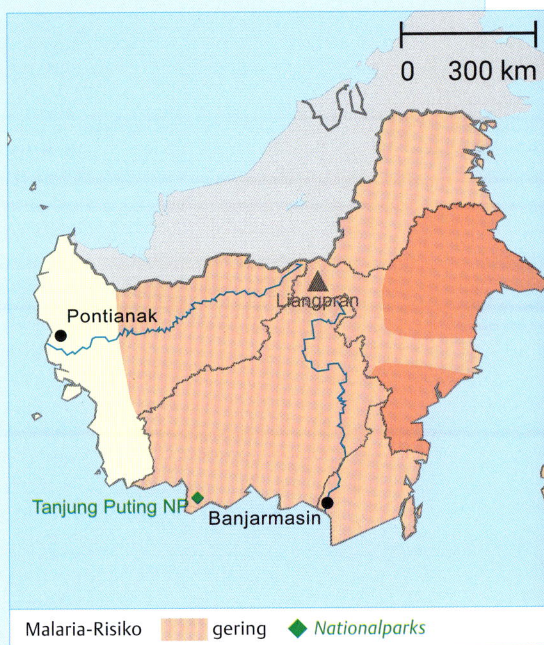

Impfvorschriften	
• direkt	**keine**
• aus Infektionsgebieten	**Gelbfieber** (ausgenommen Kinder unter 9 Monaten) • Gemäß den geänderten International Health Regulations der WHO (am 11. Juli 2016 in Kraft getreten) ist die **Gelbfieber-Impfbescheinigung** nach einmaliger Impfung **lebenslang gültig**. Es ist möglich, dass abweichend von der offiziellen Regelung bei Einreise ein Impfnachweis verlangt wird, der nicht älter als 10 Jahre ist. • Ärztliche **Bescheinigungen zur Befreiung von der Gelbfieber-Impfung** („exemption certificate", „waiver") werden bei der Einreise **nicht anerkannt**.

• Ausreise	**Polio** (Ausreise in Endemiegebiete) **Meningokokken ACWY** bei Ausreise nach Saudi-Arabien und in afrikanische Endemiegebiete Entsprechend Vorgaben der WHO sollten Einheimische und alle Reisenden, die sich länger als 4 Wochen im Land aufgehalten haben, bei der Ausreise eine Impfung gegen Polio vorweisen. Die Impfung muss zwischen 4 Wochen und einem Jahr vor der Abreise erfolgen und in einem international gültigen Impfausweis dokumentiert sein.

Impfempfehlungen

Allgemein zu empfehlender Impfschutz überprüfen, ergänzen bzw. auffrischen

alle: Tetanus, Diphtherie, Polio, Pertussis, MMR, Influenza (saisonal)
Kinder/Jugendliche: Hib, Hepatitis B, Rotaviren, Varizellen, Meningokokken ACWY, Meningokokken B, HPV
ab 60. Lj./chron. Kranke: Pneumokokken, COVID-19, RSV; *ab 50. Lj.:* Herpes zoster

► **siehe auch vordere und hintere Umschlagklappe**

Weitere Impfungen	alle Reisenden	bei Risiko
Hepatitis A	●	
Hepatitis B		● 2, 5, 6, 8
Polio	● (v)	
Tollwut		● 2, 4, 6, 8
Typhus	●	
Cholera		● 1, 5, 6, 7, 9
Jap. Enzephalitis		● 2, 3
Meningokokken ACWY		● 1, 5
Dengue	●	
Chikungunya		● 1, 10
Gelbfieber	(v)	

● Impfung empfohlen
1 aktuelle Ausbrüche
2 einfache Reisebedingungen
3 Exposition im Endemiegebiet
4 Tierkontakte
5 enge soziale Kontakte, v. a. „Charity travel"
6 Einsätze (Katastrophen)
7 Hygienemängel
8 unzureichende medizin. Versorgung
9 Schutz gegen Reisediarrhoe (ETEC) nur inaktivierter Impfstoff, Off-Label-Use
10 Langzeitaufenthalte, wiederholte Reisen
(v) evtl. Impfpflicht beachten (s. Impfvorschriften)

• Verfügbarkeit Tollwutimpfstoffe

Moderne **Tollwutimpfstoffe** und **Immunglobulin** sind **nicht verfügbar**. Eine komplette Grundimmunisierung sollte bei vorhersehbarem Risiko vor der Einreise durchgeführt werden.

Malaria

Karte Malaria – Südostasien siehe Kartenanhang

• Saison: ganzjährig

• Parasit: P. knowlesi zunehmend
P. falciparum ca. 10 %, Resistenzen Chloroquin, Sulfa/Pyrimethamin-Kombinationen;
P. vivax

• Epidemiologie / Vorbeugung: **Expositionsprophylaxe!**

Medikation (NST = Notfallselbsttherapie)	regelm.	NST
mittleres Risiko fleckenförmig im W, NO und O des indonesischen Teils der Insel (Kalimantan)	AP, D*, M oder Ø	Ø AP, DP, AL
geringes Risiko in den übrigen Gebieten Kalimantans	Ø	AP, DP, AL

AL = Artemether/Lumefantrin (Riamet®), AP = Atovaquon/Proguanil (Malarone® u. a.), DP = Dihydroartemisin/Piperaquin (Eurartesim®), Ø = keine
In der Tabelle durch Komma getrennte Präparate sind als Alternativen zu verstehen.

Besondere Infektionsrisiken

(**Fettdruck** = für die **Beratung aller Reisenden** relevant)

• oral

Darminfektionen
Hepatitis A
Polio
Hepatitis E
Typhus
Cholera
Brucellose

• arthropod

Dengue
Filariose, lymphatische
Japanische Enzephalitis ländliche Gebiete (geringe Fallzahlen)
Chikungunya
Zika
Fleckfieber, Floh- (murines)
Tsutsugamushi-Fieber

• aerogen

Tuberkulose
COVID-19
Influenza
RSV

Indonesien – Borneo (Forts.)

• diverse	**Hepatitis B**, C Venerische Infektionen Leptospirose Melioidose sporadisch Milzbrand Vogelgrippe **Tollwut**
Sonstige Beratungsinhalte • allgemein • bei Bedarf	(siehe **Checklisten etc. im Serviceteil**) Flugreise (Langstrecke) Klima, Hygiene Reiseapotheke Auslandskrankenversicherung Tauchen
Bemerkungen	Seit August 2024 müssen Reisende vor der Einreise den **elektronischen Gesundheitsfragebogen** beim Gesundheitsministerium (https://sshp.kemkes.go.id/) ausfüllen und erhalten dadurch einen QR-Code, der beim Check-in und bei der Einreise vorgezeigt werden muss. **Medizinische Versorgung**: Mit erheblichen Engpässen bei der ärztlichen und medikamentösen Versorgung ist zu rechnen. Adäquate Ausstattung der **Reiseapotheke** (Zollbestimmungen beachten, Begleitattest ratsam, Muster im Serviceteil), **Auslandskrankenversicherung** mit Abdeckung des Rettungsrückflug-Risikos für Notfälle dringend empfohlen. **„Haze"**: Während der Trockenzeit auftretender, durch Waldbrände verursachter Smog, der zu Schleimhaut- und Atemwegsreizungen führen kann (Kalimantan, Zentral- und Südsumatra). Gesundheitsstörungen können besonders bei Herz- und Lungenkranken, Asthmatikern, älteren Personen und Kleinkindern auftreten.

Indonesien – Java, Bali

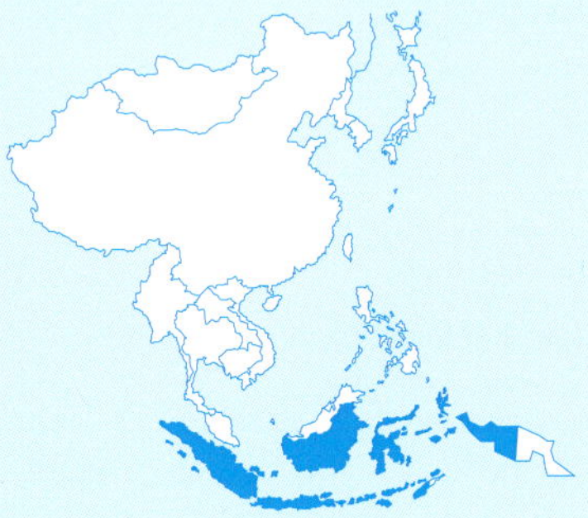

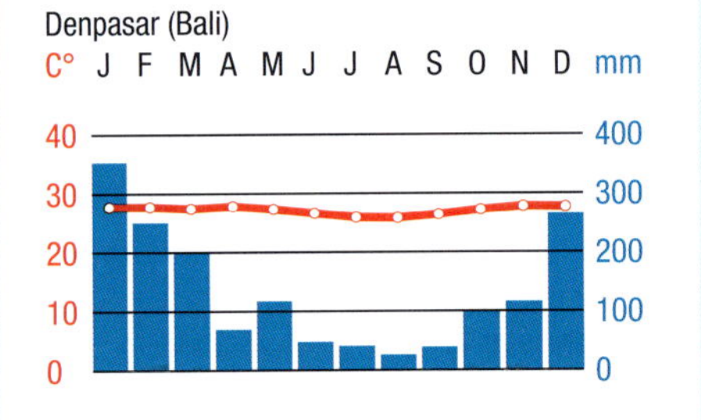

Java und Bali sind die beiden mit Abstand am meisten bereisten Inseln Indonesiens. Auf Java leben etwa 130 Millionen Einwohner. Mit über 1000 Einwohnern je Quadratkilometer ist die Bevölkerungsdichte eine der höchsten der Welt. Kulturell ist Java sehr stark vom Islam geprägt.

Bali, die westlichste der Kleinen Sunda-Inseln, besticht durch eine sehr eigenständige und selbstbewusste hinduistische Kultur, die zusammen mit den Naturschönheiten zahlreiche Touristen anzieht.

Zeitdifferenz (zu Mitteleuropäischer Zeit):

Java
MEZ + 6 Std. (MESZ + 5 Std.)

Bali
MEZ + 7 Std. (MESZ + 6 Std.)

Klima

Tropisches Klima mit hoher Luftfeuchtigkeit; Monsunzeit von November bis März.
Die zentralen Gebirgsketten der Inseln sorgen dafür, dass sich der Regen sehr ungleichmäßig verteilt. Im Süden jährliche Niederschlagsmengen von etwa 2000 mm, im Gebirge 3000 mm; dagegen erhält die im Regenschatten liegende Nordküste nur rund 1000 mm Niederschlag. Temperaturen im Jahresmittel bei 27 °C auf Meeresniveau, in den Hochlagen niedriger.
Beste Reisezeit April bis November.

Hilfe in Notfällen

Deutsches Honorarkonsulat
Jalan Pantai Karang 17
Batujimbar-Sanur/Bali
(0062 361) 28 85 35

Deutsche Botschaft
Jalan M.H. Thamrin Nr.1
Jakarta
Tel. (0062 21) 39 85 50 00

Regionalarzt an der Deutschen Botschaft
Tel. (0062 21) 39 85 51 63
Handy (0062 0811) 15 24 69

Österreichische Botschaft
Jalan Diponegoro 44, Menteng
Jakarta
Tel. (0062 21) 23 55 40 05

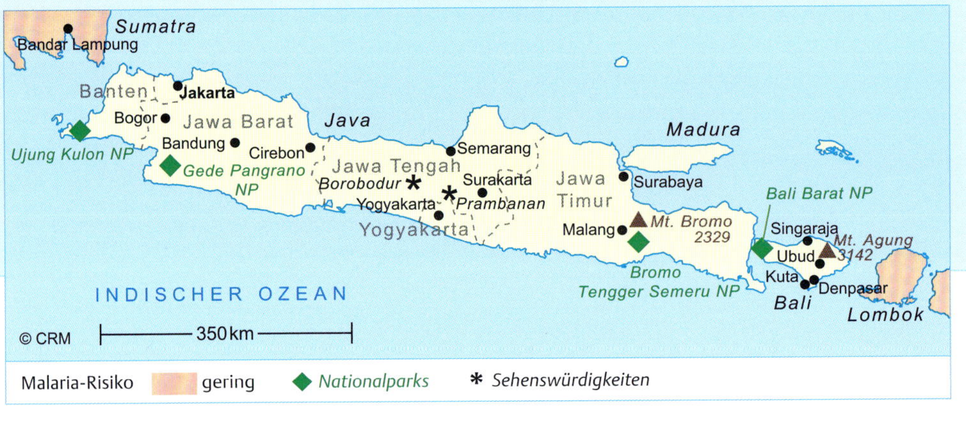

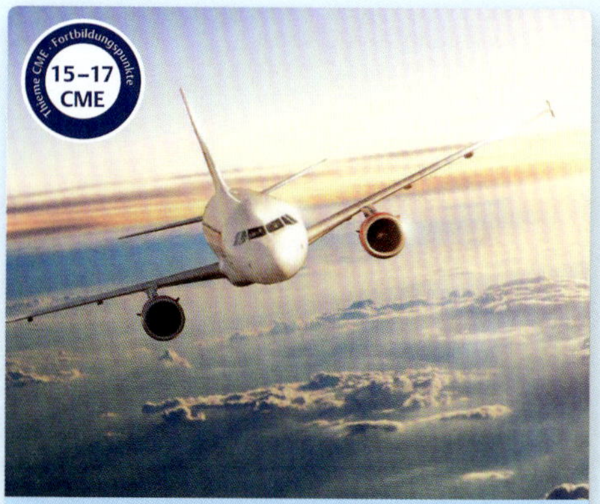
15–17
CME

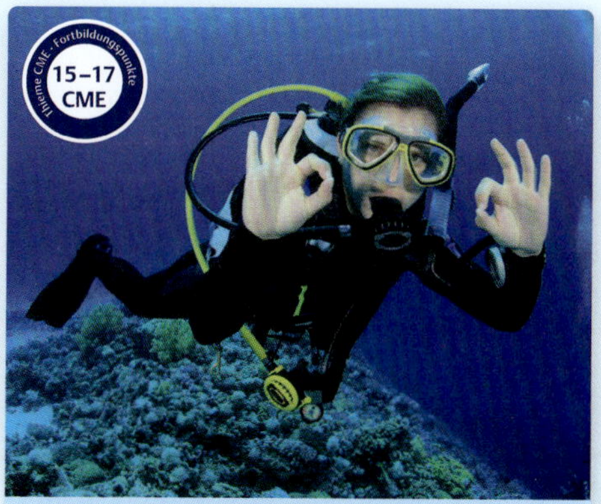
15–17
CME

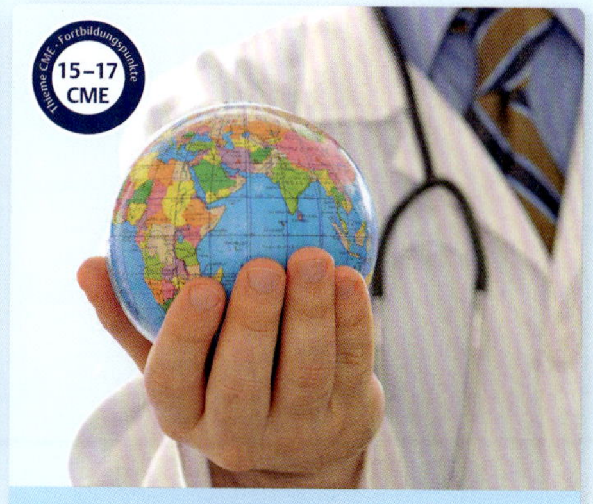
15–17
CME

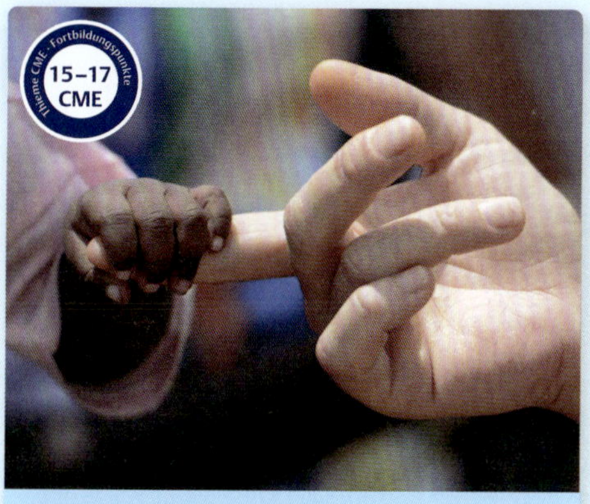
15–17
CME

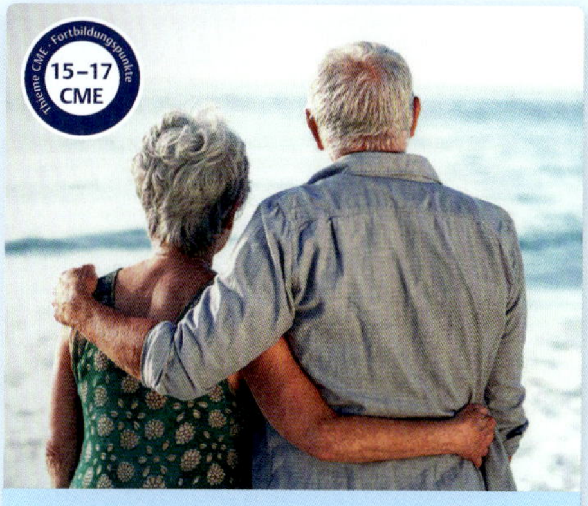
15–17
CME

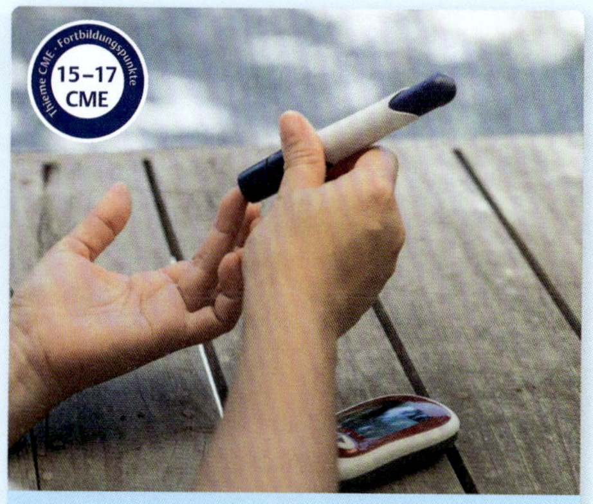
15–17
CME

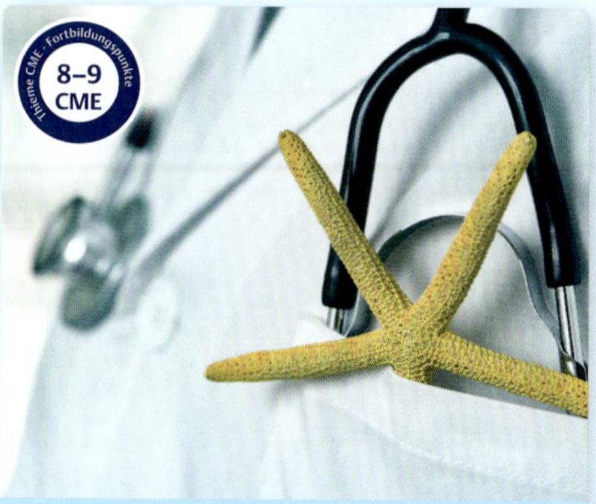
8–9
CME

Länderinformationen

Indonesien – Java, Bali (Forts.)

Impfvorschriften

- direkt: **keine**
- aus Infektionsgebieten: **Gelbfieber** (ausgenommen Kinder unter 9 Monaten)
  - Gemäß den geänderten International Health Regulations der WHO (am 11. Juli 2016 in Kraft getreten) ist die **Gelbfieber-Impfbescheinigung** nach einmaliger Impfung **lebenslang gültig.** Es ist möglich, dass abweichend von der offiziellen Regelung bei Einreise ein Impfnachweis verlangt wird, der nicht älter als 10 Jahre ist.
  - Ärztliche **Bescheinigungen zur Befreiung von der Gelbfieber-Impfung** („exemption certificate", „waiver") werden bei der Einreise **nicht anerkannt**.
- Ausreise: **Polio** (Ausreise in Endemiegebiete)
  Meningokokken ACWY bei Ausreise nach Saudi-Arabien und in afrikanische Endemiegebiete
  Entsprechend Vorgaben der WHO sollten Einheimische und alle Reisenden, die sich länger als 4 Wochen im Land aufgehalten haben, bei der Ausreise eine Impfung gegen Polio vorweisen. Die Impfung muss zwischen 4 Wochen und einem Jahr vor der Abreise erfolgen und in einem international gültigen Impfausweis dokumentiert sein.

Impfempfehlungen

Allgemein zu empfehlender Impfschutz überprüfen, ergänzen bzw. auffrischen

alle: Tetanus, Diphtherie, Polio, Pertussis, MMR, Influenza (saisonal)
Kinder/Jugendliche: Hib, Hepatitis B, Rotaviren, Varizellen, Meningokokken ACWY, Meningokokken B, HPV
ab 60. Lj./chron. Kranke: Pneumokokken, COVID-19, RSV; *ab 50. Lj.:* Herpes zoster

► **siehe auch vordere und hintere Umschlagklappe**

Weitere Impfungen	alle Reisenden	bei Risiko
Hepatitis A	●	
Hepatitis B		● 2, 5, 6, 8
Polio	● (v)	
Tollwut		● 2, 4, 6, 8
Typhus	●	
Cholera		● 1, 5, 6, 7, 9
Jap. Enzephalitis		● 2, 3
Meningokokken ACWY		● 1, 5
Dengue	●	
Chikungunya		● 1, 10
Gelbfieber	(v)	

● Impfung empfohlen
1 aktuelle Ausbrüche
2 einfache Reisebedingungen
3 Exposition im Endemiegebiet
4 Tierkontakte
5 enge soziale Kontakte, v. a. „Charity travel"
6 Einsätze (Katastrophen)
7 Hygienemängel
8 unzureichende medizin. Versorgung
9 Schutz gegen Reisediarrhoe (ETEC) nur inaktivierter Impfstoff, Off-Label-Use
10 Langzeitaufenthalte, wiederholte Reisen
(v) evtl. Impfpflicht beachten (s. Impfvorschriften)

- Verfügbarkeit Tollwutimpfstoffe: Moderne **Tollwutimpfstoffe** sind **nur in einigen Großstädten Javas und in Denpasar auf Bali** grundsätzlich verfügbar, jedoch zum Teil schwer zu organisieren.
  Die Versorgung mit **Immunglobulin** ist **schwierig**, auf Bali können die Kosten sehr hoch sein (bis ca. 3.400 $). Eine komplette Grundimmunisierung sollte bei vorhersehbarem Risiko vor der Einreise durchgeführt werden.

Malaria

keine

Besondere Infektionsrisiken

(**Fettdruck** = für die **Beratung aller Reisenden** relevant)

- oral:
  Darminfektionen
  Hepatitis A
  Polio
  Hepatitis E
  Typhus v. a. auf Java
  Cholera
  Brucellose
- arthropod:
  Dengue
  Filariose, lymphatische
  Japanische Enzephalitis ländliche Gebiete (geringe Fallzahlen)
  Chikungunya
  Zika
  Fleckfieber, Floh- (murines)
  Tsutsugamushi-Fieber
  Pest Insel Java (südl. von Surakarta)

• aerogen	Tuberkulose COVID-19 Influenza RSV
• diverse	**Hepatitis B**, C Venerische Infektionen Schistosomiasis fragliche Herde in Zentral-Java Leptospirose Melioidose sporadisch Milzbrand Vogelgrippe **Tollwut**
Sonstige Beratungsinhalte	(siehe **Checklisten etc. im Serviceteil**)
• allgemein	Flugreise (Langstrecke) Klima, Hygiene Reiseapotheke Auslandskrankenversicherung
• bei Bedarf	Tauchen
Bemerkungen	Seit August 2024 müssen Reisende vor der Einreise den **elektronischen Gesundheitsfragebogen** beim Gesundheitsministerium (https://sshp.kemkes.go.id/) ausfüllen und erhalten dadurch einen QR-Code, der beim Check-in und bei der Einreise vorgezeigt werden muss. **Medizinische Versorgung**: Außerhalb der Großstädte und Touristikzentren auf Java und Bali ist mit erheblichen Engpässen bei der ärztlichen und medikamentösen Versorgung zu rechnen. Adäquate Ausstattung der **Reiseapotheke** (Zollbestimmungen beachten, Begleitattest ratsam, Muster im Serviceteil), **Auslandskrankenversicherung** mit Abdeckung des Rettungsrückflug-Risikos für Notfälle dringend empfohlen. **„Haze“**: Während der Trockenzeit auftretender, durch Waldbrände verursachter Smog, der zu Schleimhaut- und Atemwegsreizungen führen kann (Kalimantan, Zentral- und Südsumatra). Gesundheitsstörungen können besonders bei Herz- und Lungenkranken, Asthmatikern, älteren Personen und Kleinkindern auftreten.

Indonesien – Sulawesi, Kl. Sunda-Inseln (Lombok, Sumbawa, Flores, Timor u. a.), Molukken

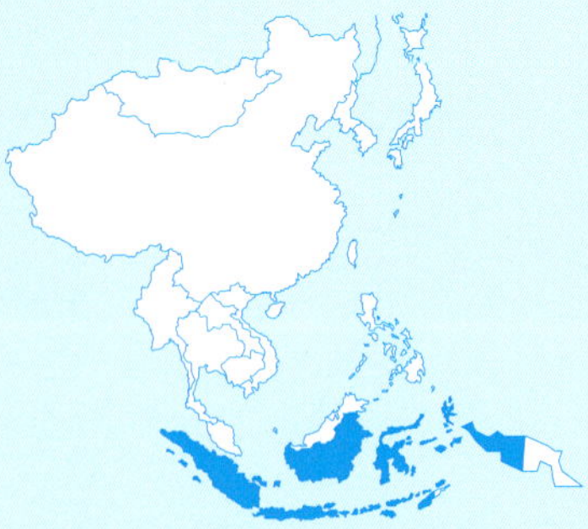

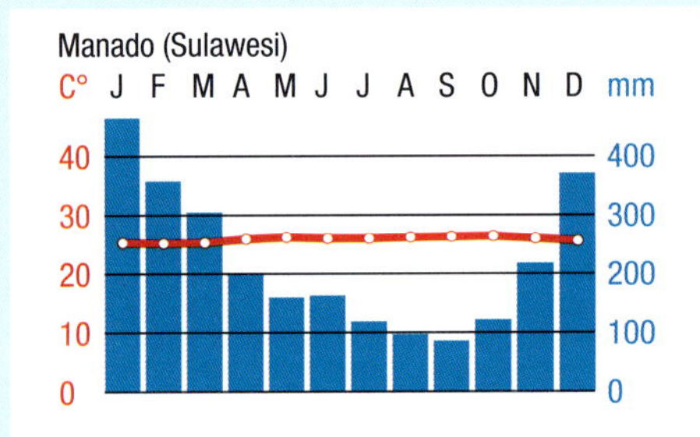

Die Insel Sulawesi (früher Celebes) ist vulkanischen Ursprungs und daher stark gegliedert und von sehr unregelmäßiger Form. Sie wird im nördlichen Teil vom Äquator geschnitten, was für das zentrale Bergland starke Niederschläge das ganze Jahr über bedeutet. Die Folge ist eine üppige Vegetation mit dichtem Regen- und Hochnebelwald.

Die Kleinen Sunda-Inseln bestehen aus sechs größeren und zahlreichen kleinen Inseln, die östlich von Java gelegen sind. Zusammen haben sie eine Fläche von etwa 87.700 km² und 12 Millionen Einwohner. Nach der Insel Komodo ist der Komodowaran benannt, die größte lebende Echse.

Die Molukken umfassen ein Gebiet von 74.505 km² mit 2,1 Millionen Einwohnern. Verwaltungsmäßig ist die Inselgruppe in die zwei Provinzen Maluku (Süd-Molukken) und Maluku Utara (Nord-Molukken) geteilt. Die Molukken sind auch als „Gewürzinseln" bekannt, da sie die Grundlage eines profitablen Gewürzhandels waren.

Klima

Tropisches Klima mit durchschnittlichen Jahrestemperaturen um 27 °C und Hauptregenzeit von Oktober bis Januar. Als beste Reisezeit gelten die Monate Juni bis September, während der Trockenzeit.

Das Klima der Molukken unterscheidet sich von dem der meisten anderen Landesteile Indonesiens und ist dazu auch nicht einheitlich: Auf den Süd-Molukken Trockenzeit von September bis Mai bei einer Durchschnittstemperatur von 30 °C, Regenzeit von Mai bis August bei Temperaturen zwischen 23 und 28 °C. Auf den Nordmolukken Hauptregenfälle von Dezember bis März, Temperaturen das ganze Jahr etwa gleichbleibend bei 30 °C.

Zeitdifferenz (zu Mitteleuropäischer Zeit):

Sulawesi, Kleine Sunda-Inseln
MEZ + 7 Std. (MESZ + 6 Std.)

Molukken
MEZ + 8 Std. (MESZ + 7 Std.)

Hilfe in Notfällen

Deutsche Botschaft
Jalan M.H. Thamrin Nr.1
Jakarta
Tel. (0062 21) 39 85 50 00

Regionalarzt an der Deutschen Botschaft
Tel. (0062 21) 39 85 51 63
Handy (0062 0811) 15 24 69

Österreichische Botschaft
Jalan Diponegoro 44, Menteng
Jakarta
Tel. (0062 21) 23 55 40 05

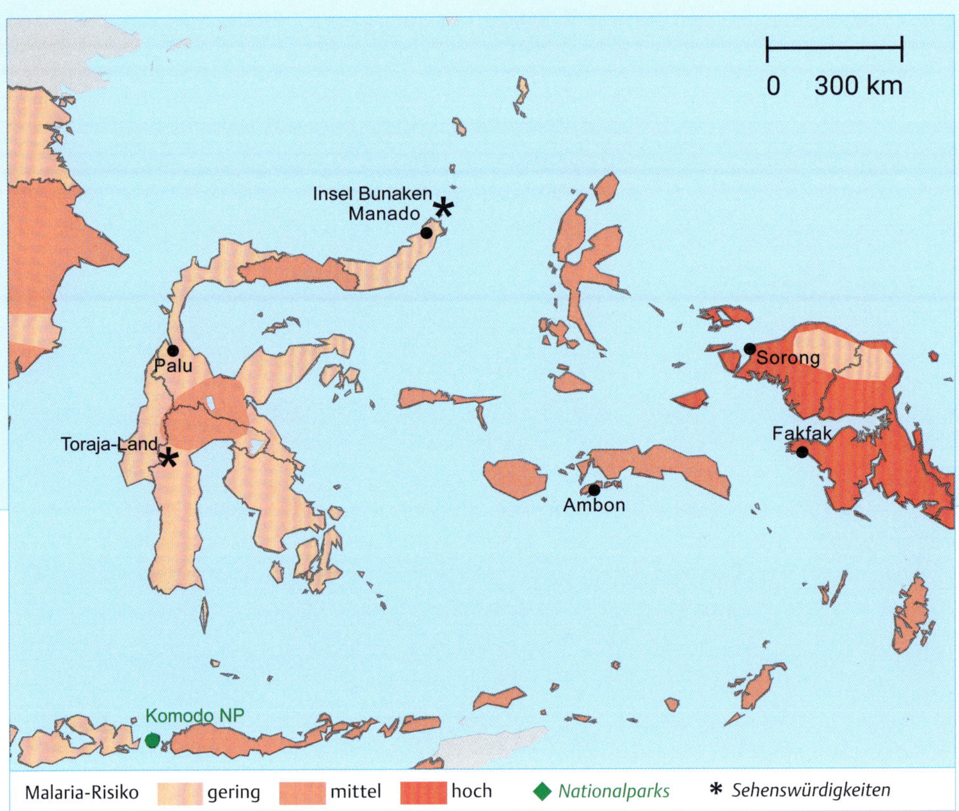

Impfvorschriften	
• direkt	**keine**
• aus Infektionsgebieten	**Gelbfieber** (ausgenommen Kinder unter 9 Monaten) • Gemäß den geänderten International Health Regulations der WHO (am 11. Juli 2016 in Kraft getreten) ist die **Gelbfieber-Impfbescheinigung** nach einmaliger Impfung **lebenslang gültig.** Es ist möglich, dass abweichend von der offiziellen Regelung bei Einreise ein Impfnachweis verlangt wird, der nicht älter als 10 Jahre ist. • Ärztliche **Bescheinigungen zur Befreiung von der Gelbfieber-Impfung** („exemption certificate", „waiver") werden bei der Einreise **nicht anerkannt**.
• Ausreise	**Polio** (Ausreise in Endemiegebiete) **Meningokokken ACWY** bei Ausreise nach Saudi-Arabien und in afrikanische Endemiegebiete Entsprechend Vorgaben der WHO sollten Einheimische und alle Reisenden, die sich länger als 4 Wochen im Land aufgehalten haben, bei der Ausreise eine Impfung gegen Polio vorweisen. Die Impfung muss zwischen 4 Wochen und einem Jahr vor der Abreise erfolgen und in einem international gültigen Impfausweis dokumentiert sein.

Impfempfehlungen

Allgemein zu empfehlender Impfschutz überprüfen, ergänzen bzw. auffrischen

alle: Tetanus, Diphtherie, Polio, Pertussis, MMR, Influenza (saisonal)
Kinder/Jugendliche: Hib, Hepatitis B, Rotaviren, Varizellen, Meningokokken ACWY, Meningokokken B, HPV
ab 60. Lj./chron. Kranke: Pneumokokken, COVID-19, RSV; *ab 50. Lj.:* Herpes zoster

▸ **siehe auch vordere und hintere Umschlagklappe**

Weitere Impfungen	alle Reisenden	bei Risiko
Hepatitis A	●	
Hepatitis B		● 2, 5, 6, 8
Polio	● (v)	
Tollwut		● 2, 4, 6, 8
Typhus	●	
Cholera		● 1, 5, 6, 7, 9
Jap. Enzephalitis		● 2, 3
Meningokokken ACWY		● 1, 5
Dengue	●	
Chikungunya		● 1, 10
Gelbfieber	(v)	

● Impfung empfohlen
1 aktuelle Ausbrüche
2 einfache Reisebedingungen
3 Exposition im Endemiegebiet
4 Tierkontakte
5 enge soziale Kontakte, v. a. „Charity travel"
6 Einsätze (Katastrophen)
7 Hygienemängel
8 unzureichende medizin. Versorgung
9 Schutz gegen Reisediarrhoe (ETEC) nur inaktivierter Impfstoff, Off-Label-Use
10 Langzeitaufenthalte, wiederholte Reisen
(v) evtl. Impfpflicht beachten (s. Impfvorschriften)

• Verfügbarkeit Tollwutimpfstoffe	Moderne **Tollwutimpfstoffe** und **Immunglobulin** sind **nicht verfügbar**. Eine komplette Grundimmunisierung sollte bei vorhersehbarem Risiko vor der Einreise durchgeführt werden.

Malaria

Karte Malaria – Südostasien siehe Kartenanhang

• Saison	ganzjährig
• Parasit	P. falciparum ca. 60 %, Resistenzen Chloroquin, Proguanil, Sulfa/Pyrimethamin-Kombinationen; P. vivax
• Epidemiologie / Vorbeugung	**Expositionsprophylaxe!**

Medikation (NST = Notfallselbsttherapie)	**regelm.**	**NST**
mittleres Risiko auf den Molukken sowie auf allen Inseln östlich von Sumbawa (Sumba, Flores, Timor u. a.) sowie fleckenförmig in Sulawesi	AP, D*, M oder Ø	Ø AP, DP, AL
geringes Risiko auf Lombok, Sumbawa und in den übrigen Gebieten Sulawesis	Ø	AP, DP, AL

AL = Artemether/Lumefantrin (Riamet®), AP = Atovaquon/Proguanil (Malarone® u. a.), D = Doxycyclin, DP = Dihydroartemisin/Piperaquin (Eurartesim®), M = Mefloquin (Lariam®), Ø = keine
In der Tabelle durch Komma getrennte Präparate sind als Alternativen zu verstehen.
* Doxycyclin ist in Deutschland und in Österreich zur Malariaprophylaxe nicht zugelassen (s. Seite 490).

Besondere Infektionsrisiken

(**Fettdruck** = für die **Beratung aller Reisenden** relevant)

• oral

Darminfektionen
Hepatitis A
Polio
Hepatitis E
Typhus
Cholera
Brucellose

Indonesien – Sulawesi, Kl. Sunda-Inseln, Molukken (Forts.)

• arthropod	**Dengue** Filariose, lymphatische Japanische Enzephalitis ländliche Gebiete (geringe Fallzahlen) Chikungunya Zika Fleckfieber, Floh- (murines) Tsutsugamushi-Fieber
• aerogen	Tuberkulose COVID-19 Influenza RSV
• diverse	**Hepatitis B**, C Venerische Infektionen Schistosomiasis Zentral-Sulawesi Leptospirose Melioidose sporadisch Milzbrand Vogelgrippe Tollwut
Sonstige Beratungsinhalte	(siehe **Checklisten etc. im Serviceteil**)
• allgemein	Flugreise (Langstrecke) Klima, Hygiene Reiseapotheke Auslandskrankenversicherung
• bei Bedarf	Tauchen
Bemerkungen	Seit August 2024 müssen Reisende vor der Einreise den **elektronischen Gesundheitsfragebogen** beim Gesundheitsministerium (https://sshp.kemkes.go.id/) ausfüllen und erhalten dadurch einen QR-Code, der beim Check-in und bei der Einreise vorgezeigt werden muss. **Medizinische Versorgung**: Mit erheblichen Engpässen bei der ärztlichen und medikamentösen Versorgung ist zu rechnen. Adäquate Ausstattung der **Reiseapotheke** (Zollbestimmungen beachten, Begleitattest ratsam, Muster im Serviceteil), **Auslandskrankenversicherung** mit Abdeckung des Rettungsrückflug-Risikos für Notfälle dringend empfohlen. **„Haze"**: Während der Trockenzeit auftretender, durch Waldbrände verursachter Smog, der zu Schleimhaut- und Atemwegsreizungen führen kann (Kalimantan, Zentral- und Südsumatra). Gesundheitsstörungen können besonders bei Herz- und Lungenkranken, Asthmatikern, älteren Personen und Kleinkindern auftreten.

Indonesien – West-Papua (West-Neuguinea)

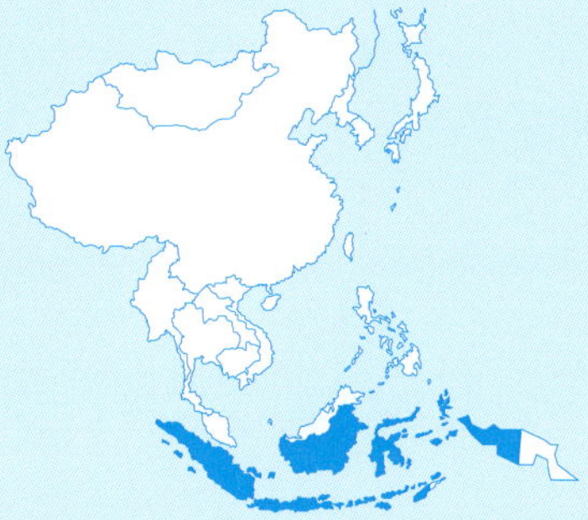

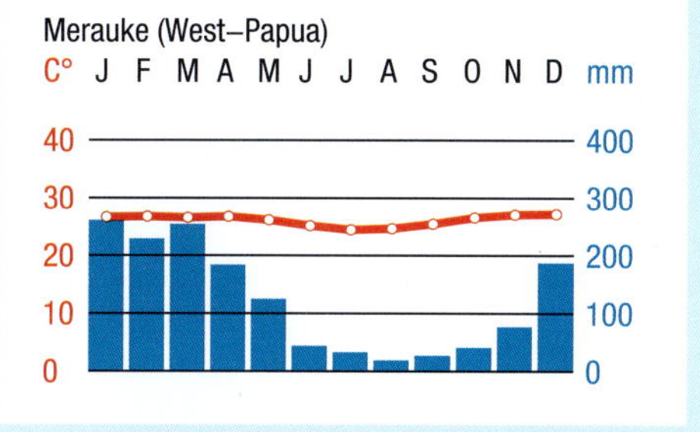

West-Papua ist die Westhälfte der Insel Neuguinea und Teil der Republik Indonesien, während die Osthälfte der Insel als Papua-Neuguinea einen eigenen Staat bildet. In Indonesien wird diese Region verwaltungstechnisch als die autonome Provinz Papua, vormals West-Irian oder indonesisch Irian Jaya, geführt. Die traditionellen, melanesischen Bewohner bezeichnen sich als Papua. Der letzte intakte tropische Regenwald Asiens beherbergt die größte Biodiversität außerhalb des Amazonas. An der Vogelkop-Halbinsel (sog. Papageienschnabel) befindet sich zudem eines der reichsten und besterhaltenen Korallenriffe der Welt. Neben mehr als 4000 m hohen, vergletscherten Bergen finden sich in West-Papua reiche Kupfervor-kommen und die größte Goldmine der Welt.
Die Mangrovensümpfe an der Südküste beherbergen große Erdgasvorkommen.

Klima

West-Papua gehört zu den regenreichsten Gebieten der Erde. Das Klima mit durchschnittlich 25 °C wird weniger von der Temperatur als von den Regenfällen bestimmt. Regen- und Trockenperioden sind wegen der zentral die Insel nord-südlich teilenden Berge regional unterschiedlich. Jährliche Niederschlagsmengen liegen typischerweise zwischen 2000 und 4000 mm. Einzelne Gegenden weisen bis zu 11 000 mm Regen jährlich auf.

Zeitdifferenz (zu Mitteleuropäischer Zeit):

West-Papua (West-Neuguinea)
MEZ + 8 Std. (MESZ + 7 Std.)

Hilfe in Notfällen

Deutsche Botschaft
Jalan M.H. Thamrin Nr. 1
Jakarta
Tel. (0062 21) 39 85 50 00

Regionalarzt an der Deutschen Botschaft
Tel. (0062 21) 39 85 51 63
Handy (0062 0811) 15 24 69

Österreichische Botschaft
Jalan Diponegoro 44, Menteng
Jakarta
Tel. (0062 21) 23 55 40 05

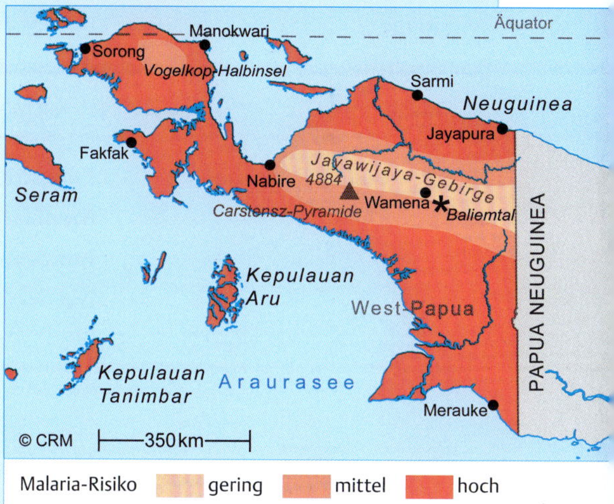

Malaria-Risiko: gering, mittel, hoch
* *Sehenswürdigkeiten*

Impfvorschriften

- direkt

keine

- aus Infektionsgebieten

Gelbfieber (ausgenommen Kinder unter 9 Monaten)
- Gemäß den geänderten International Health Regulations der WHO (am 11. Juli 2016 in Kraft getreten) ist die **Gelbfieber-Impfbescheinigung** nach einmaliger Impfung **lebenslang gültig.** Es ist möglich, dass abweichend von der offiziellen Regelung bei Einreise ein Impfnachweis verlangt wird, der nicht älter als 10 Jahre ist.
- Ärztliche **Bescheinigungen zur Befreiung von der Gelbfieber-Impfung** („exemption certificate", „waiver") werden bei der Einreise **nicht anerkannt**.

- Ausreise

Polio (Ausreise in Endemiegebiete)
Meningokokken ACWY bei Ausreise nach Saudi-Arabien und in afrikanische Endemiegebiete
Entsprechend Vorgaben der WHO sollten Einheimische und alle Reisenden, die sich länger als 4 Wochen im Land aufgehalten haben, bei der Ausreise eine Impfung gegen Polio vorweisen. Die Impfung muss zwischen 4 Wochen und einem Jahr vor der Abreise erfolgen und in einem international gültigen Impfausweis dokumentiert sein.

Indonesien – West-Papua (Forts.)

Impfempfehlungen

Allgemein zu empfehlender Impfschutz überprüfen, ergänzen bzw. auffrischen

alle: Tetanus, Diphtherie, Polio, Pertussis, MMR, Influenza (saisonal)
Kinder/Jugendliche: Hib, Hepatitis B, Rotaviren, Varizellen, Meningokokken ACWY, Meningokokken B, HPV
ab 60. Lj./chron. Kranke: Pneumokokken, COVID-19, RSV; *ab 50. Lj.:* Herpes zoster
▸ **siehe auch vordere und hintere Umschlagklappe**

Weitere Impfungen	alle Reisenden	bei Risiko
Hepatitis A	●	
Hepatitis B		● 2, 5, 6, 8
Polio	● (v)	
Tollwut		● 2, 4*, 6, 8
Typhus	●	
Cholera		● 1, 5, 6, 7, 9
Jap. Enzephalitis		● 2, 3
Meningokokken ACWY		● 1, 5
Dengue	●	
Chikungunya		● 1, 10
Gelbfieber	(v)	

● Impfung empfohlen
1 aktuelle Ausbrüche
2 einfache Reisebedingungen
3 Exposition im Endemiegebiet
4 Tierkontakte
5 enge soziale Kontakte, v. a. „Charity travel"
6 Einsätze (Katastrophen)
7 Hygienemängel
8 unzureichende medizin. Versorgung
9 Schutz gegen Reisediarrhoe (ETEC) nur inaktivierter Impfstoff, Off-Label-Use
10 Langzeitaufenthalte, wiederholte Reisen
(v) evtl. Impfpflicht beachten (s. Impfvorschriften)
* nur Fledermaus

- Verfügbarkeit Tollwutimpfstoffe

Moderne **Tollwutimpfstoffe** und **Immunglobulin** sind **nicht verfügbar**. Das Tollwutrisiko ist in West-Papua jedoch minimal (nur relevant bei Fledermauskontakten). Bei vorhersehbarem Risiko sollte eine komplette Grundimmunisierung vor der Einreise durchgeführt werden.

Malaria

Karte Malaria – Südostasien siehe Kartenanhang

- Saison: ganzjährig
- Parasit: P. falciparum ca. 80 %, Resistenzen Chloroquin, Sulfa/Pyrimethamin-Kombinationen; P. vivax, Resistenzen Chloroquin, Primaquin
- Epidemiologie / Vorbeugung: **Expositionsprophylaxe!**

Medikation (NST = Notfallselbsttherapie)	**regelm.**	**NST**
hohes Risiko in tiefer gelegenen Gebieten	AP, D*, M	Ø
mittleres bis geringes Risiko im Hochland über 2000 m	AP, D*, M oder Ø	Ø AP, DP, AL

AL = Artemether/Lumefantrin (Riamet®), AP = Atovaquon/Proguanil (Malarone® u. a.), D = Doxycyclin, DP = Dihydroartemisin/Piperaquin (Eurartesim®), M = Mefloquin (Lariam®), Ø = keine
In der Tabelle durch Komma getrennte Präparate sind als Alternativen zu verstehen.
* Doxycyclin ist in Deutschland und in Österreich zur Malariaprophylaxe nicht zugelassen (s. Seite 490).

Besondere Infektionsrisiken

(**Fettdruck** = für die **Beratung aller Reisenden** relevant)

- oral
  Darminfektionen
  Hepatitis A
  Polio
  Hepatitis E
  Typhus
  Cholera
  Brucellose
- arthropod
  Dengue
  Filariose, lymphatische
  Japanische Enzephalitis ländliche Gebiete (geringe Fallzahlen)
  Ross-River-Fieber
  Chikungunya
  Zika
  Fleckfieber, Floh- (murines)
  Tsutsugamushi-Fieber
- aerogen
  Tuberkulose
  COVID-19
  Influenza
  RSV

• diverse	**Hepatitis B**, C Venerische Infektionen Leptospirose Melioidose sporadisch Milzbrand Vogelgrippe Tollwut sehr selten, nur Fledermäuse
Sonstige Beratungsinhalte	(siehe **Checklisten etc. im Serviceteil**)
• allgemein	Flugreise (Langstrecke) Klima, Hygiene Reiseapotheke Auslandskrankenversicherung
• bei Bedarf	Tauchen
Bemerkungen	Seit August 2024 müssen Reisende vor der Einreise den **elektronischen Gesundheitsfragebogen** beim Gesundheitsministerium (https://sshp.kemkes.go.id/) ausfüllen und erhalten dadurch einen QR-Code, der beim Check-in und bei der Einreise vorgezeigt werden muss. **Medizinische Versorgung**: Mit erheblichen Engpässen bei der ärztlichen und medikamentösen Versorgung ist zu rechnen. Adäquate Ausstattung der **Reiseapotheke** (Zollbestimmungen beachten, Begleitattest ratsam, Muster im Serviceteil), **Auslandskrankenversicherung** mit Abdeckung des Rettungsrückflug-Risikos für Notfälle dringend empfohlen. **„Haze“**: Während der Trockenzeit auftretender, durch Waldbrände verursachter Smog, der zu Schleimhaut- und Atemwegsreizungen führen kann (Kalimantan, Zentral- und Südsumatra). Gesundheitsstörungen können besonders bei Herz- und Lungenkranken, Asthmatikern, älteren Personen und Kleinkindern auftreten.

Irak

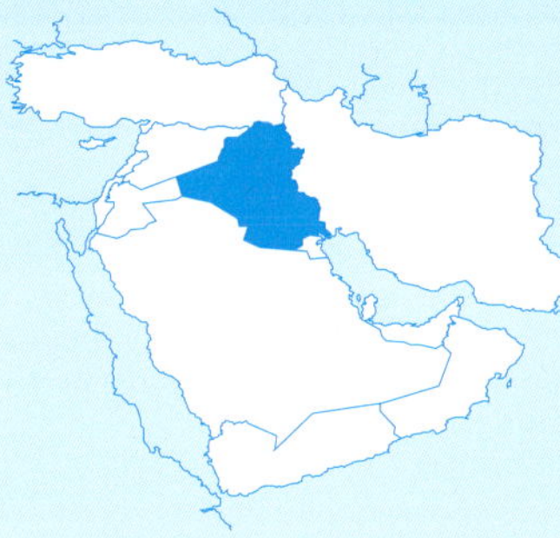

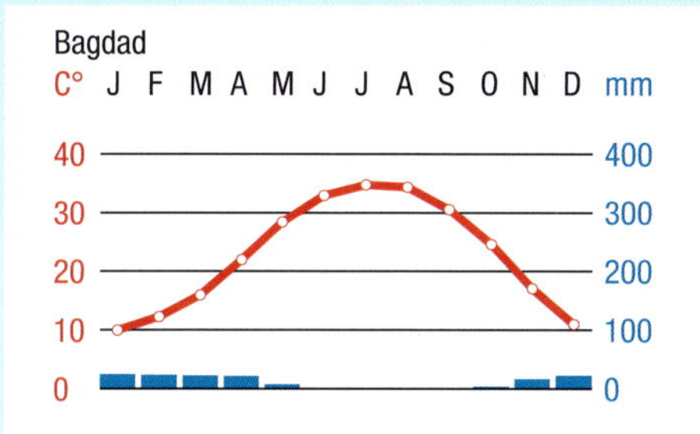

Klima

Wüsten- und Steppenklima mit heißen trockenen Sommern und kühlen Wintern (Winterniederschläge), im Norden Gebirgsklima; durchschnittliche Temperatur in Bagdad im Januar 10 °C, im Juli 34 °C.

Zeitdifferenz (zu Mitteleuropäischer Zeit):

MEZ +2 Std. (MESZ +1 Std.)

Hilfe in Notfällen

Deutsche Botschaft
Bagdad
Tel. (00964 790) 1 92 25 26
(z.Zt nur eingeschränkt operativ tätig)

Österreichische Botschaft:
Babylon Rotana, Karrada Street, Al-Jadria, Unit 727, Baghdad
Tel. (+43) 676 8999 5115

Impfvorschriften: **keine**

Impfempfehlungen

Allgemein zu empfehlender Impfschutz überprüfen, ergänzen bzw. auffrischen

alle: Tetanus, Diphtherie, Polio, Pertussis, MMR, Influenza (saisonal)
Kinder/Jugendliche: Hib, Hepatitis B, Rotaviren, Varizellen, Meningokokken ACWY, Meningokokken B, HPV
ab 60. Lj./chron. Kranke: Pneumokokken, COVID-19, RSV; *ab 50. Lj.:* Herpes zoster

► **siehe auch vordere und hintere Umschlagklappe**

Weitere Impfungen	alle Reisenden	bei Risiko
Hepatitis A	●	
Hepatitis B		● 2, 5, 6, 8
Tollwut		● 2, 4, 6, 8
Typhus	●	
Cholera		● 1, 5, 6, 7, 9
Meningokokken ACWY	(v)	● 1, 5
Gelbfieber	(v)	

● Impfung empfohlen
1 aktuelle Ausbrüche
2 einfache Reisebedingungen
3 Exposition im Endemiegebiet
4 Tierkontakte
5 enge soziale Kontakte, v. a. „Charity travel“
6 Einsätze (Katastrophen)
7 Hygienemängel
8 unzureichende medizin. Versorgung
9 Schutz gegen Reisediarrhoe (ETEC) nur inaktivierter Impfstoff, Off-Label-Use
(v) evtl. Impfpflicht beachten (s. Impfvorschriften)

• Verfügbarkeit Tollwutimpfstoffe: Moderne **Tollwutimpfstoffe** sind **nur in Baghdad** verfügbar. **Immunglobulin** ist landesweit **nicht verfügbar**. Eine komplette Grundimmunisierung sollte bei vorhersehbarem Risiko vor der Einreise durchgeführt werden.

Irak (Forts.)

Malaria	Über 75 % Abnahme der Fälle (fast ausschließlich P. vivax) seit 2000, seit 2011 keine gemeldeten Fälle. Es besteht kein relevantes Risiko.
Besondere Infektionsrisiken	(**Fettdruck** = für die **Beratung aller Reisenden** relevant)
• oral	**Darminfektionen** **Hepatitis A, E** **Typhus** Cholera Brucellose Echinokokkose (E. granulosus)
• arthropod	**Leishmaniase, kutane** landesweit Leishmaniase, viszerale zentrale und nördliche Landesteile, Mai-Oktober Phlebotomus-Fieber Rückfallfieber, Zecken- Krim-Kongo hämorrhagisches Fieber West-Nil-Fieber
• aerogen	Tuberkulose Q-Fieber COVID-19 Influenza RSV
• diverse	Schistosomiasis Ebene zwischen Euphrat u. Tigris von Samarra im N bis Basra im S, Reisanbaugebiete im N (Provinz Mosul in der Region Tal Kayft) **Hepatitis B**, C Milzbrand Vogelgrippe **Tollwut**
Sonstige Beratungsinhalte	(siehe **Checklisten etc. im Serviceteil**)
• allgemein	Flugreise (Langstrecke) Hygiene Reiseapotheke Auslandskrankenversicherung
• bei Bedarf	Gesundheitszeugnis (Arbeits-/Langzeitaufenthalt)
Bemerkungen	In weiten Landesteilen mit Ausnahme der kurdischen Autonomiegebiete im N ist mit Engpässen bei der **ärztlichen und medikamentösen Versorgung** zu rechnen. Adäquate Ausstattung der Reiseapotheke, Auslandskrankenversicherung mit Abdeckung des Rücktransport-Risikos für Notfälle dringend empfohlen.

Iran

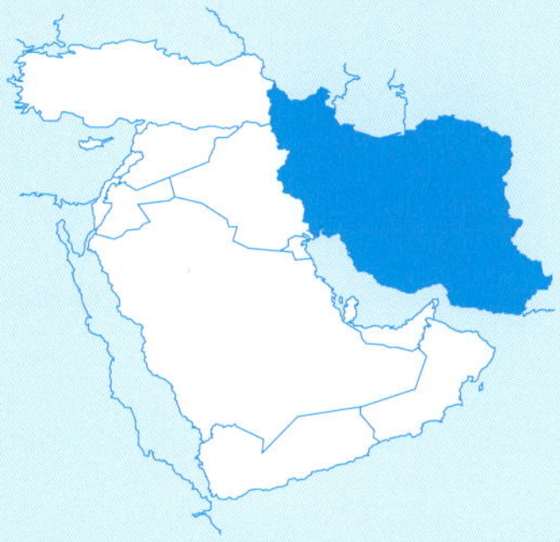

Detaillierte Informationen zur **medizinischen Infrastruktur** des Landes im aktuellen **CRM Handbuch Reisen mit Risiko**

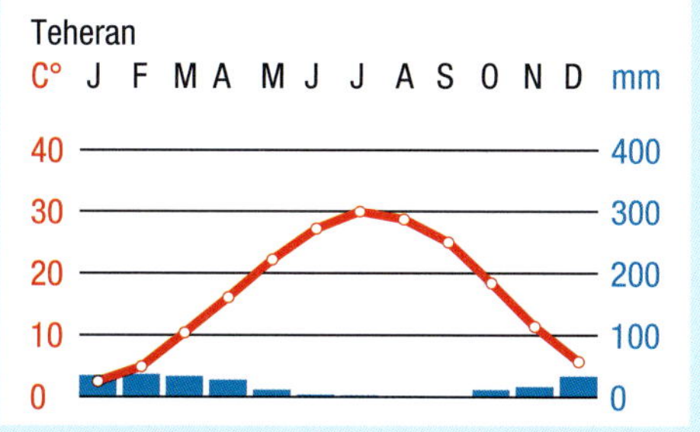

Klima

Wüsten- und Steppenklima mit abnehmenden Niederschlägen von Nordwesten nach Südosten; nur am Kaspischen Meer ganzjährig feucht; durchschnittliche Temperatur im Januar in Teheran 2 °C, im Juli 30 °C.

Zeitdifferenz (zu Mitteleuropäischer Zeit):

MEZ + 2:30 Std.
Abweichungen nur am Beginn/Ende der örtlichen Sommerzeit

Hilfe in Notfällen

Deutsche Botschaft
Ferdowsi Ave., No. 320–324
Teheran
Tel. (0098 21) 39 99 00 00

Österreichische Botschaft
Bahonarstr., Moghaddasi Str., Zamani Str.,
Mirvali, Nr. 6 und 8
Teheran
Tel. (0098 21) 22 75 00 40, 22 75 00 42

Impfvorschriften

- direkt: **keine**
- aus Infektionsgebieten: **Gelbfieber** (ausgenommen Kinder unter 9 Monaten)
  - Die Impfvorschrift gilt auch bei Einreise aus einem Land mit Gelbfieber-Risiko, das nur im **Transit** besucht wurde, wenn die **Aufenthaltszeit auf dem Flughafen mehr als 12 Stunden** betrug. Abweichend von der offiziellen Bestimmung kann der Impfnachweis auch bei kürzerem Transit-Aufenthalt verlangt werden.
  - Gemäß den geänderten International Health Regulations der WHO (am 11. Juli 2016 in Kraft getreten) ist die **Gelbfieber-Impfbescheinigung** nach einmaliger Impfung **lebenslang gültig**.
  - Über die Anerkennung ärztlicher **Bescheinigungen zur Befreiung von der Gelbfieber-Impfung** („exemption certificate", „waiver") liegen **aktuell keine zuverlässigen Informationen** vor.

  Polio (Impfung sollte nicht länger als 1 Jahr zurückliegen)

Impfempfehlungen

Allgemein zu empfehlender Impfschutz überprüfen, ergänzen bzw. auffrischen

alle: Tetanus, Diphtherie, Polio, Pertussis, MMR, Influenza (saisonal)
Kinder/Jugendliche: Hib, Hepatitis B, Rotaviren, Varizellen, Meningokokken ACWY, Meningokokken B, HPV
ab 60. Lj./chron. Kranke: Pneumokokken, COVID-19, RSV; *ab 50. Lj.:* Herpes zoster

► **siehe auch vordere und hintere Umschlagklappe**

Weitere Impfungen	alle Reisenden	bei Risiko
Hepatitis A	●	
Hepatitis B		● 2, 5, 6, 8
Polio	●	
Tollwut		● 2, 4, 6, 8
Typhus	●	
Cholera		● 1, 5, 6, 7, 9
Meningokokken ACWY		● 1, 5
Dengue	●	
Chikungunya		● 1, 10
Gelbfieber	(v)	

● Impfung empfohlen
1 aktuelle Ausbrüche
2 einfache Reisebedingungen
3 Exposition im Endemiegebiet
4 Tierkontakte
5 enge soziale Kontakte, v. a. „Charity travel"
6 Einsätze (Katastrophen)
7 Hygienemängel
8 unzureichende medizin. Versorgung
9 Schutz gegen Reisediarrhoe (ETEC) nur inaktivierter Impfstoff, Off-Label-Use
10 Langzeitaufenthalte, wiederholte Reisen
(v) evtl. Impfpflicht beachten (s. Impfvorschriften)

- Verfügbarkeit Tollwutimpfstoffe: Moderne **Tollwutimpfstoffe** sind **nur in Teheran** verfügbar. **Immunglobulin** ist landesweit **nicht verfügbar**. Eine komplette Grundimmunisierung sollte bei vorhersehbarem Risiko vor der Einreise durchgeführt werden.

Malaria

- Saison: März – November
- Parasit: P. vivax vorwiegend;
  P. falciparum 6 %, Resistenzen Chloroquin, Sulfa/Pyrimethamin-Kombinationen;
  starker Rückgang der Fallzahlen seit 2000, 2021 knapp 1.000 bestätigte Fälle
- Epidemiologie / Vorbeugung: **Expositionsprophylaxe!**

Medikation (NST = Notfallselbsttherapie)	regelm.	NST
sehr geringes Risiko im SO (südl. Teile der Provinz Sistan Baluchestan)	Ø	Ø
übrige Landesteile und Städte gelten als **malariafrei**	Ø	Ø

Ø = keine

Iran (Forts.)

Besondere Infektionsrisiken	(**Fettdruck** = für die **Beratung aller Reisenden** relevant)
• oral	**Darminfektionen** **Hepatitis A, E** **Polio** **Typhus** Cholera Brucellose Echinokokkose (E. granulosus)
• arthropod	Leishmaniase, viszerale vorw. im W Leishmaniase, kutane Phlebotomus-Fieber Rückfallfieber, Zecken- Krim-Kongo hämorrhagisches Fieber vorw. im SO Dengue vorw. im SO Chikungunya seit 2020 nachgewiesen, bisher selten West-Nil-Fieber Pest Naturherde im NW des Landes (Region Manjil)
• aerogen	COVID-19 Influenza RSV
• diverse	Schistosomiasis Provinz Khuzestan zwischen Grenze zum Irak und Zagros-Gebirge **Hepatitis B** **Tollwut** Milzbrand Tularämie Melioidose
Sonstige Beratungsinhalte	(siehe **Checklisten etc. im Serviceteil**)
• allgemein	Flugreise (Langstrecke) Hygiene Reiseapotheke Auslandskrankenversicherung
• bei Bedarf	Gesundheitszeugnis (Arbeits-/Langzeitaufenthalt)
Bemerkungen	Für die Dauer des Aufenthaltes im Iran muss seit 2008 eine **Krankenversicherung** in D oder Iran abgeschlossen werden.

Irland

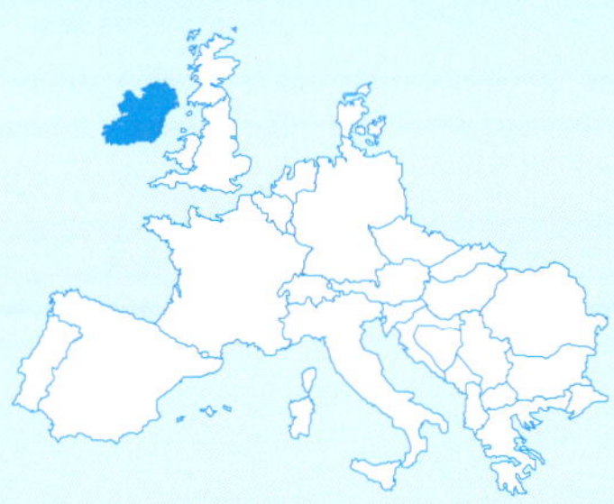

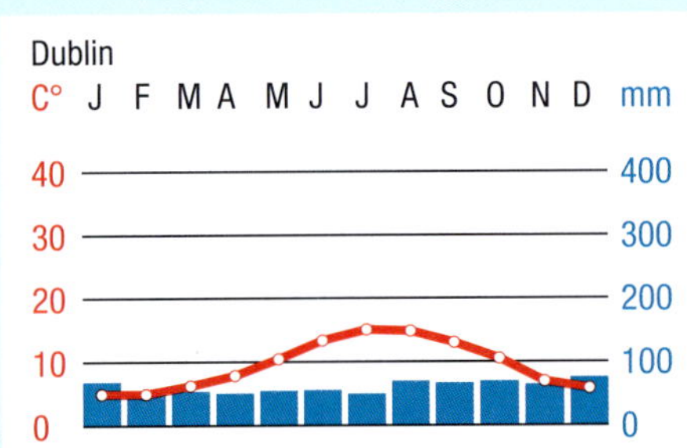

Klima

Gemäßigtes Seeklima; durchschnittliche Temperatur in Dublin im Januar 5 °C, im Juli 15 °C.

Zeitdifferenz (zu Mitteleuropäischer Zeit):

MEZ −1 Std. ganzjährig

Hilfe in Notfällen

Deutsche Botschaft
31, Trimleston Avenue
Booterstown, Blackrock/Co.
Dublin
Tel. (00353 1) 2 69 30 11, 2 69 31 23

Österreichische Botschaft
15, Ailesbury Court Apartments,
6 Ailesbury Road
Dublin
Tel. (00353 1) 2 69 45 77

Impfvorschriften: keine

Impfempfehlungen

Allgemein zu empfehlender Impfschutz überprüfen, ergänzen bzw. auffrischen

alle: Tetanus, Diphtherie, Polio, Pertussis, MMR, Influenza (saisonal)
Kinder/Jugendliche: Hib, Hepatitis B, Rotaviren, Varizellen, Meningokokken ACWY, Meningokokken B, HPV
ab 60. Lj./chron. Kranke: Pneumokokken, COVID-19, RSV; *ab 50. Lj.:* Herpes zoster

► **siehe auch vordere und hintere Umschlagklappe**

Weitere Impfungen	alle Reisenden	bei Risiko
Hepatitis B		● 2, 5, 6
Meningokokken ACWY		**(v)** s. Bemerkungen
Meningokokken B		● 1, 5 (bis 25. Lj.)

- ● Impfung empfohlen
- 1 aktuelle Ausbrüche
- 1 aktuelle Ausbrüche
- 2 einfache Reisebedingungen
- 3 Exposition im Endemiegebiet
- 4 Tierkontakte
- 5 enge soziale Kontakte, v. a. „Charity travel"
- 6 Einsätze (Katastrophen)
- **(v)** evtl. Impfpflicht beachten

- Verfügbarkeit Tollwutimpfstoffe: Moderne **Tollwutimpfstoffe** und **Immunglobulin** sind im Land **verfügbar**.

Malaria: **keine**

Besondere Infektionsrisiken

(**Fettdruck** = für die **Beratung aller Reisenden** relevant)

- aerogen: COVID-19, Influenza, RSV
- diverse: Hepatitis B; Leptospirose – Risiko auf Farmen und bei Outdoor-Wassersportarten

Sonstige Beratungsinhalte

(siehe **Checklisten etc. im Serviceteil**)

- allgemein: Auslandskrankenversicherung

Bemerkungen

Die **Meningitis-Impfungen Typ C und B** gehören in diesem Land für bestimmte Altersgruppen (in der Regel Kinder und Jugendliche) zum allgemeinen Impfprogramm. Nach den geltenden Empfehlungen der STIKO wird die Meningitis-Impfung dadurch zur Reiseimpfung für „Schüler/Studenten vor Langzeitaufenthalten in Ländern mit empfohlener allgemeiner Impfung für Jugendliche oder selektiver Impfung für Schüler/Studenten entsprechend den Empfehlungen der Zielländer". In diesem Fall sind die tetravalente Konjugatimpfung (Serotypen ACWY) und die MenB-Impfung zu empfehlen.

Island

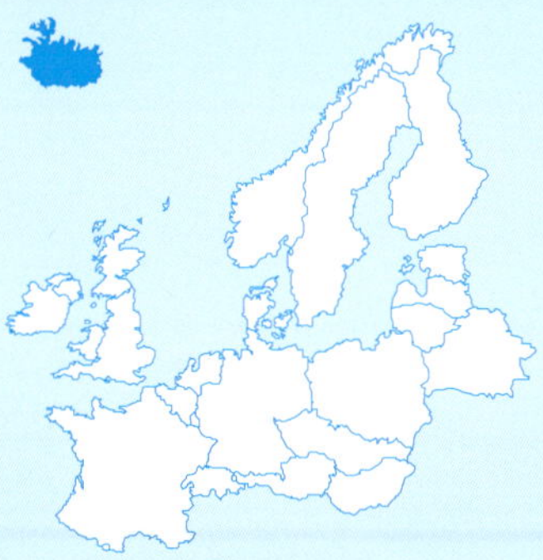

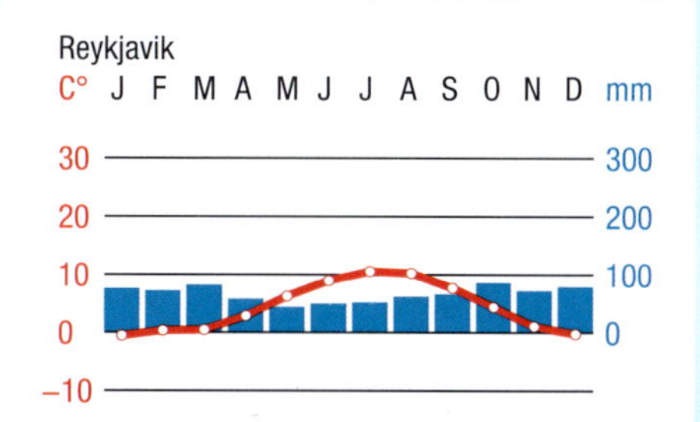

Klima

Kühlgemäßigtes Seeklima;
durchschnittliche Temperatur in Reykjavik im Januar −0,5 °C, im Juli 10,6 °C.

Zeitdifferenz (zu Mitteleuropäischer Zeit):

MEZ −1 Std. (MESZ −2 Std.)

Hilfe in Notfällen

Deutsche Botschaft
Laufásvegur 31
Reykjavik
Tel. (00354) 5 30 11 00

Zuständige Österreichische Botschaft:
Dänemark (Kopenhagen)

Impfvorschriften: keine

Impfempfehlungen

Allgemein zu empfehlender Impfschutz überprüfen, ergänzen bzw. auffrischen

alle: Tetanus, Diphtherie, Polio, Pertussis, MMR, Influenza (saisonal)
Kinder/Jugendliche: Hib, Hepatitis B, Rotaviren, Varizellen, Meningokokken ACWY, Meningokokken B, HPV
ab 60. Lj./chron. Kranke: Pneumokokken, COVID-19, RSV; *ab 50. Lj.:* Herpes zoster

► **siehe auch vordere und hintere Umschlagklappe**

Weitere Impfungen	alle Reisenden	bei Risiko
Hepatitis B		● 2, 5, 6
Meningokokken ACWY		**(v)** s. Bemerkungen
Meningokokken B		● 1, 5 (bis 25. Lj.)

- ● Impfung empfohlen
- 1 aktuelle Ausbrüche
- 2 einfache Reisebedingungen
- 3 Exposition im Endemiegebiet
- 4 Tierkontakte
- 5 enge soziale Kontakte, v. a. „Charity travel"
- 6 Einsätze (Katastrophen)
- **(v)** evtl. Impfpflicht beachten

- Verfügbarkeit Tollwutimpfstoffe: Moderne **Tollwutimpfstoffe** und **Immunglobulin** sind im Land **verfügbar**.

Island (Forts.)

Malaria	**keine**
Besondere Infektionsrisiken	(**Fettdruck** = für die **Beratung aller Reisenden** relevant)
• aerogen	COVID-19 Influenza RSV
• diverse	Hepatitis B
Sonstige Beratungsinhalte	(siehe **Checklisten etc. im Serviceteil**)
• allgemein	Auslandskrankenversicherung
Bemerkungen	Die **Meningitis-Impfung Typ C** gehört in diesem Land für bestimmte Altersgruppen (in der Regel Kinder und Jugendliche) zum allgemeinen Impfprogramm. Nach den geltenden Empfehlungen der STIKO wird die Meningitis-Impfung dadurch zur Reiseimpfung für „Schüler/Studenten vor Langzeitaufenthalten in Ländern mit empfohlener allgemeiner Impfung für Jugendliche oder selektiver Impfung für Schüler/Studenten entsprechend den Empfehlungen der Zielländer“. In diesem Fall sind die tetravalente Konjugatimpfung (Serotypen ACWY) und die MenB-Impfung zu empfehlen.

Israel

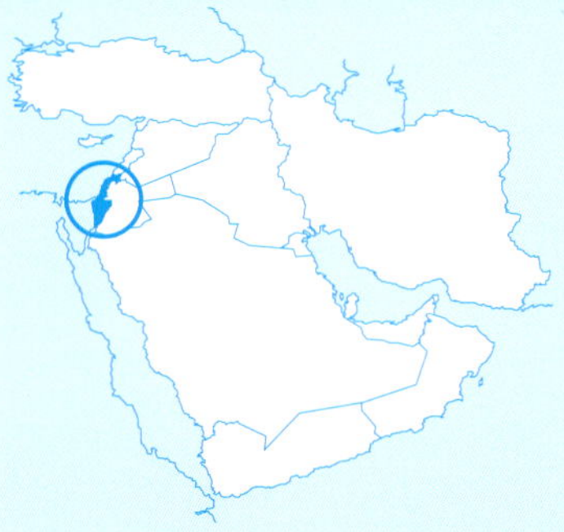

Detaillierte Informationen zur **medizinischen Infrastruktur** des Landes im aktuellen **CRM Handbuch Reisen mit Risiko**

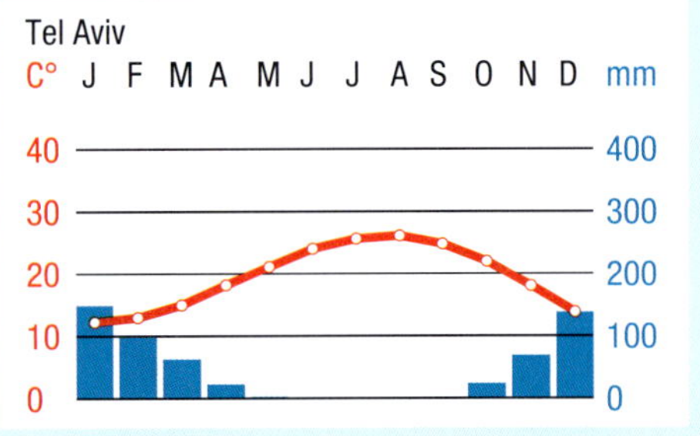

Klima

Im Norden Mittelmeerklima, im Süden und im mittleren Jordangraben Wüstenklima; durchschnittliche Temperatur in Tel Aviv im Januar 12 °C, im Juli 25,6 °C, in Jerusalem im Januar 9 °C, im Juli 24 °C.

Zeitdifferenz (zu Mitteleuropäischer Zeit):

MEZ + 1 Std. ganzjährig

Hilfe in Notfällen

Deutsche Botschaft
2, HaShlosha Street, Entrance C
Tel Aviv
Tel. (00972 3) 6 93 13-13

Österreichische Botschaft
Sason Hogi Tower, 4. Stock
Abba Hillel Silver Street 12
Tel Aviv
Tel. (00972 3) 6 12 09 24

Impfvorschriften	
• direkt	**keine**
• Ausreise	Entsprechend Vorgaben der WHO sollten Einheimische und alle Reisenden, die sich länger als 4 Wochen im Land aufgehalten haben, bei der Ausreise eine Impfung gegen Polio vorweisen. Die Impfung muss zwischen 4 Wochen und einem Jahr vor der Abreise erfolgen und in einem international gültigen Impfausweis dokumentiert sein.

Impfempfehlungen

Allgemein zu empfehlender Impfschutz überprüfen, ergänzen bzw. auffrischen

alle: Tetanus, Diphtherie, Polio, Pertussis, MMR, Influenza (saisonal)
Kinder/Jugendliche: Hib, Hepatitis B, Rotaviren, Varizellen, Meningokokken ACWY, Meningokokken B, HPV
ab 60. Lj./chron. Kranke: Pneumokokken, COVID-19, RSV; *ab 50. Lj.:* Herpes zoster

► **siehe auch vordere und hintere Umschlagklappe**

Weitere Impfungen	alle Reisenden	bei Risiko
Hepatitis A	●	
Hepatitis B		● 2, 5, 6, 8
Tollwut		● 2, 4, 6, 8
Typhus		● 1, 2, 5, 6, 7
Meningokokken ACWY		● 1, 5
Meningokokken B		● 1, 5 (bis 25. Lj.)
Polio	(v)	● 1

● Impfung empfohlen
1 aktuelle Ausbrüche
2 einfache Reisebedingungen
3 Exposition im Endemiegebiet
4 Tierkontakte
5 enge soziale Kontakte, v. a. „Charity travel“
6 Einsätze (Katastrophen)
7 Hygienemängel
8 unzureichende medizin. Versorgung

• Verfügbarkeit Tollwutimpfstoffe	Moderne **Tollwutimpfstoffe** und **Immunglobulin** sind im Land **verfügbar**.
Malaria	**keine**

Besondere Infektionsrisiken	(**Fettdruck** = für die **Beratung aller Reisenden** relevant)
• oral	**Darminfektionen** **Hepatitis A** Typhus palästinensische Gebiete Polio palästinensische Gebiete, 2022 auch Nachweis in Jerusalem
• arthropod	Leishmaniase, viszerale + kutane Phlebotomus-Fieber West-Nil-Fieber Zeckenbissfieber Rückfallfieber, Zecken-
• aerogen	COVID-19 Influenza RSV
• diverse	Venerische Infektionen **Hepatitis B** Hepatitis C palästinensische Gebiete Tollwut
Sonstige Beratungsinhalte	(siehe **Checklisten etc. im Serviceteil**)
• allgemein	Flugreise (Langstrecke) Hygiene Reiseapotheke Auslandskrankenversicherung
• bei Bedarf	Tauchen
Bemerkungen	Die vorstehenden Angaben gelten auch für die **Palästinensischen Gebiete**. In den Palästinensischen Gebieten muss mit Einschränkungen der **medizinischen Versorgung** gerechnet werden.

Italien

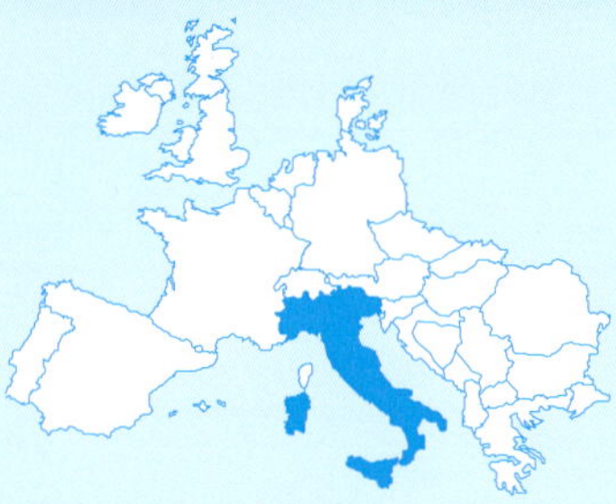

Detaillierte Informationen zur **medizinischen Infrastruktur** des Landes im aktuellen **CRM Handbuch Reisen mit Risiko**

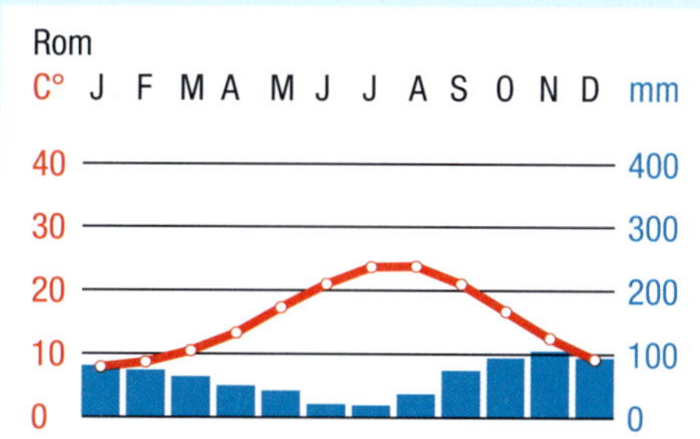

Klima

Mittelmeerklima, in der Po-Ebene feucht-gemäßigt; durchschnittliche Temperatur in Rom im Januar 7,9 °C, im Juli 23,7 °C.

Zeitdifferenz (zu Mitteleuropäischer Zeit):

ganzjährig keine

Hilfe in Notfällen

Deutsche Botschaft
Via San Martino della Battaglia 4
Rom
Tel. (0039 06) 49 21 31

Österreichische Botschaft
Via Pergolesi 3
Rom
Tel. (0039 06) 8 44 01 41

Impfvorschriften	**keine**

Italien (Forts.)

Impfempfehlungen

Allgemein zu empfehlender Impfschutz überprüfen, ergänzen bzw. auffrischen

alle: Tetanus, Diphtherie, Polio, Pertussis, MMR, Influenza (saisonal)
Kinder/Jugendliche: Hib, Hepatitis B, Rotaviren, Varizellen, Meningokokken ACWY, Meningokokken B, HPV
ab 60. Lj./chron. Kranke: Pneumokokken, COVID-19, RSV; *ab 50. Lj.:* Herpes zoster

► **siehe auch vordere und hintere Umschlagklappe**

Weitere Impfungen	alle Reisenden	bei Risiko
Hepatitis A	●	
Hepatitis B		● 2, 5, 6, 8
Meningokokken ACWY		(v) s. Bemerkungen
Meningokokken B		● 1, 5 (bis 25. Lj.)
FSME		● s. Bemerkungen
Dengue		● 1
Chikungunya		● 1
Masern		(v) s. Bemerkungen

● Impfung empfohlen
1 aktuelle Ausbrüche
2 einfache Reisebedingungen
3 Exposition im Endemiegebiet
4 Tierkontakte
5 enge soziale Kontakte, v. a. „Charity travel"
6 Einsätze (Katastrophen)
7 Hygienemängel
8 unzureichende medizin. Versorgung
(v) evtl. Impfpflicht beachten

- Verfügbarkeit Tollwutimpfstoffe: Moderne **Tollwutimpfstoffe** und **Immunglobulin** sind im Land **verfügbar**.

Malaria

keine

Besondere Infektionsrisiken

(**Fettdruck** = für die **Beratung aller Reisenden** relevant)

- oral

  Darminfektionen
  Hepatitis A v. a. Süditalien
  Brucellose vorw. im S und auf den Inseln
  Echinokokkose (E. granulosus) vorw. im S und auf den Inseln
  Opisthorchiasis

- arthropod

  Leishmaniase, viszerale + kutane Süditalien und Mittelmeerinseln
  Phlebotomus-Fieber Sommer/Herbst
  West-Nil-Fieber Sommer/Herbst, Mittel- und Norditalien
  Chikungunya sporadisches Auftreten von autochthonen Fällen (2007 Emilia Romagna, 2017 Latium und Kalabrien)
  Dengue sporadisches Auftreten von autochthonen Fällen (2023 Lombardei)
  Borreliose April – Oktober
  FSME April – Oktober, kleinere Naturherde in den Provinzen Trentino, Friaul-Julisch Venetien, Belluno, Goriza (NO), Florenz, Latium (Mittelitalien), evtl. Piemont (NW)
  Zeckenbissfieber April – Oktober, auch Sardinien und Sizilien

- aerogen

  COVID-19
  Influenza
  RSV

- diverse

  Hepatitis B
  Venerische Infektionen
  Tollwut sehr geringes Risiko

Sonstige Beratungsinhalte

(siehe **Checklisten etc. im Serviceteil**)

- allgemein

  Hygiene
  Reiseapotheke
  Auslandskrankenversicherung

- bei Bedarf

  Tauchen
  Aufenthalt in großen Höhen

Bemerkungen

Die **Meningitis-ACWY-Konjugatimpfung sowie die Impfung gegen Typ B** gehören in diesem Land für bestimmte Altersgruppen (in der Regel Kinder und Jugendliche) zum allgemeinen Impfprogramm. Nach den geltenden Empfehlungen der STIKO wird die Meningitis-Impfung dadurch zur Reiseimpfung für „Schüler/Studenten vor Langzeitaufenthalten in Ländern mit empfohlener allgemeiner Impfung für Jugendliche oder selektiver Impfung für Schüler/Studenten entsprechend den Empfehlungen der Zielländer".
In Italien besteht seit August 2017 für **Kinder** im Alter bis 16 Jahre unter anderem eine **Masern-Impfpflicht.**
Das **FSME**-Risiko ist offenbar gering und nach derzeitigem Stand auf einzelne Naturherde (s.o.) beschränkt. Eine Impfempfehlung ist nur bei hohem Expositionsrisiko in diesen Gebieten indiziert.
Die Angaben unter Italien gelten auch für die Republik **San Marino**. Bei den besonderen Infektionsrisiken sind ggf. die geographischen Hinweise zu beachten. Es besteht kein Beratungsbedarf für Tauchsport und Höhenaufenthalte.

Jamaika

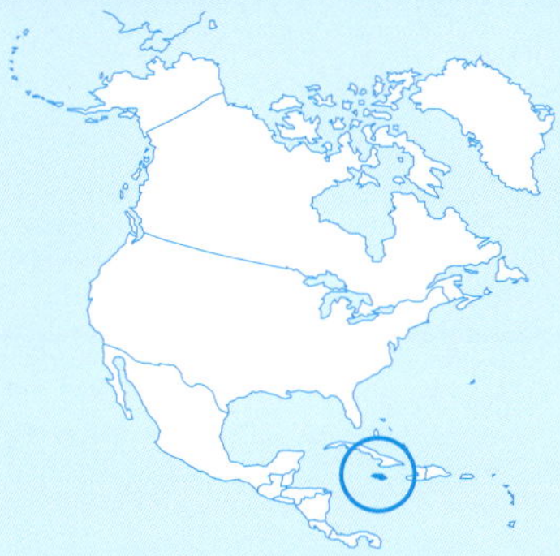

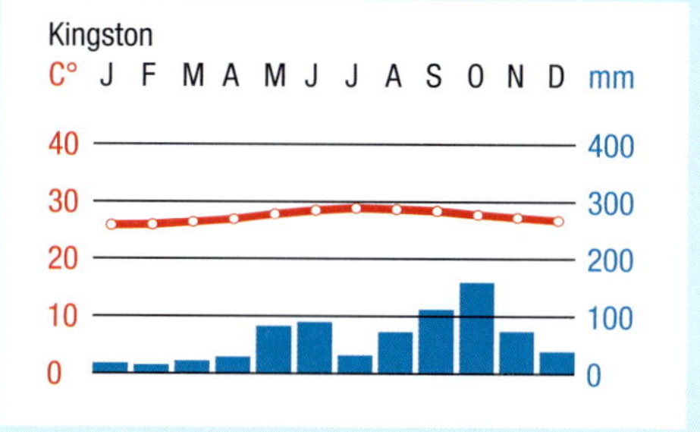

Klima

Tropisches wechselfeuchtes Klima; im Süden Trockenzeit von November bis April; durchschnittliche Temperatur in Kingston im Januar 26 °C, im August 29 °C.

Hilfe in Notfällen

Deutsche Botschaft
10 Waterloo Road
Kingston
Tel. (001 876) 9 26 67-28, -29

Österreichisches Honorarkonsulat
Round Hill Hotel, Montego Bay
Kingston
Tel. (001 876) 9 40 24 04

Zuständige Österreichische Botschaft:
Kanada (Ottawa)

Zeitdifferenz (zu Mitteleuropäischer Zeit):

MEZ −6 Std. (MESZ −7 Std.)

Impfvorschriften

- direkt: **keine**
- aus Infektionsgebieten: **Gelbfieber** (ausgenommen Kinder unter 1 Jahr)
  - Die Impfvorschrift gilt auch bei Einreise aus einem Land mit Gelbfieber-Risiko, das nur im **Transit** besucht wurde, wenn die **Aufenthaltszeit auf dem Flughafen mehr als 12 Stunden** betrug. Abweichend von der offiziellen Bestimmung kann der Impfnachweis auch bei kürzerem Transit-Aufenthalt verlangt werden.
  - Gemäß den geänderten International Health Regulations der WHO (am 11. Juli 2016 in Kraft getreten) ist die **Gelbfieber-Impfbescheinigung** nach einmaliger Impfung **lebenslang gültig**.
  - Über die Anerkennung ärztlicher **Bescheinigungen zur Befreiung von der Gelbfieber-Impfung** („exemption certificate", „waiver") liegen **aktuell keine zuverlässigen Informationen** vor.

Impfempfehlungen

Allgemein zu empfehlender Impfschutz überprüfen, ergänzen bzw. auffrischen

alle: Tetanus, Diphtherie, Polio, Pertussis, MMR, Influenza (saisonal)
Kinder/Jugendliche: Hib, Hepatitis B, Rotaviren, Varizellen, Meningokokken ACWY, Meningokokken B, HPV
ab 60. Lj./chron. Kranke: Pneumokokken, COVID-19, RSV; *ab 50. Lj.:* Herpes zoster

► **siehe auch vordere und hintere Umschlagklappe**

Weitere Impfungen	alle Reisenden	bei Risiko
Hepatitis A	●	
Hepatitis B		● 2, 5, 6, 8
Tollwut		● 2, 4, 6, 8
Typhus		● 1, 2, 5, 6, 7
Cholera		● 9
Meningokokken ACWY		● 1, 5
Dengue	●	
Chikungunya		● 1, 10
Gelbfieber	(v)	

● Impfung empfohlen
1 aktuelle Ausbrüche
2 einfache Reisebedingungen
3 Exposition im Endemiegebiet
4 Tierkontakte
5 enge soziale Kontakte, v. a. „Charity travel"
6 Einsätze (Katastrophen)
7 Hygienemängel
8 unzureichende medizin. Versorgung
9 Schutz gegen Reisediarrhoe (ETEC) nur inaktivierter Impfstoff, Off-Label-Use
10 Langzeitaufenthalte, wiederholte Reisen
(v) evtl. Impfpflicht beachten (s. Impfvorschriften)

- Verfügbarkeit Tollwutimpfstoffe: Moderne **Tollwutimpfstoffe** sind im Land **verfügbar**. **Immunglobulin** ist landesweit **nicht verfügbar**. Eine komplette Grundimmunisierung sollte bei vorhersehbarem Risiko vor der Einreise durchgeführt werden.

Malaria

Von Oktober 2006 bis April 2007 wurden aus Kingston und Umgebung 350 autochthone Erkrankungen durch P. falciparum (chloroquin-empfindlich) gemeldet. Betroffen waren fast ausschließlich Einwohner sanitär schlecht versorgter Wohngebiete in der Hauptstadt und der umgebenden St. Andrew-Parish mit den Bereichen St. Catherine, Clarendon und St.Thomas. Danach gab es nur noch Einzelfälle, zuletzt 2011.
Aktuell besteht kein relevantes Infektionsrisiko.

Länderinformationen

Jamaika (Forts.)

Besondere Infektionsrisiken	(**Fettdruck** = für die **Beratung aller Reisenden** relevant)
• oral	**Darminfektionen** **Hepatitis A, E** Typhus
• arthropod	**Dengue** **Chikungunya** Zika West-Nil-Fieber
• aerogen	COVID-19 Influenza RSV
• diverse	Hepatitis B Venerische Infektionen Leptospirose Tollwut
Sonstige Beratungsinhalte	(siehe **Checklisten etc. im Serviceteil**)
• allgemein	Flugreise (Langstrecke) Klima, Hygiene Reiseapotheke Auslandskrankenversicherung
• bei Bedarf	Tauchen
Bemerkungen	**Ciguatera-Fischvergiftung:** Saisonales Risiko bei Verzehr von größeren Raubfischen (auch gegart). Örtliche Warnhinweise beachten!

Japan

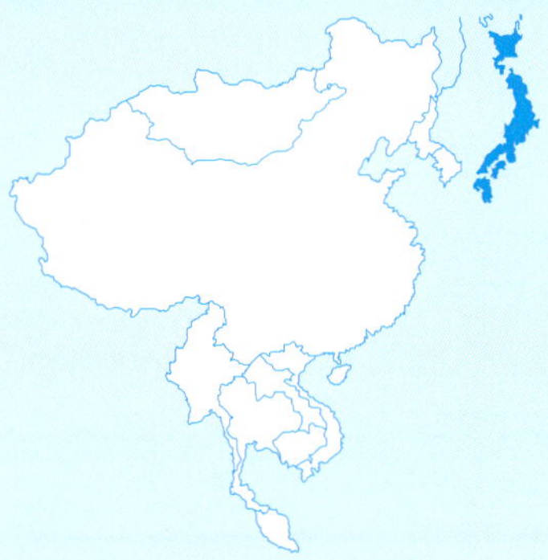

Detaillierte Informationen zur **medizinischen Infrastruktur** des Landes im aktuellen **CRM Handbuch Reisen mit Risiko**

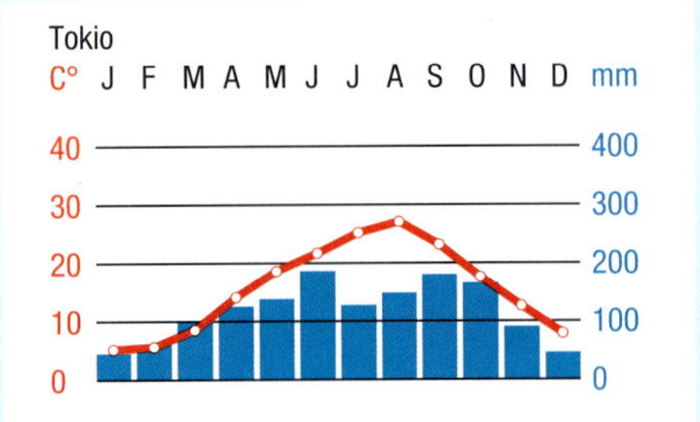

Klima

Gemäßigtes Seeklima, im Norden kalter Nordwestmonsun im Winter, im Süden subtropisch; durchschnittliche Temperatur in Tokio im Januar 5,2 °C, im August 27,1 °C.

Zeitdifferenz (zu Mitteleuropäischer Zeit):

MEZ + 8 Std. (MESZ + 7 Std.)

Hilfe in Notfällen

Deutsche Botschaft
4-5-10, Minami-Azabu, Minato-ku
Tokyo
Tel. (0081 3) 57 91 77 00

Österreichische Botschaft
1-1-20 Moto Azabu, Minato-ku
Tokyo
Tel. (0081 3) 34 51 82 81

Impfvorschriften: **keine**

Impfempfehlungen

Allgemein zu empfehlender Impfschutz überprüfen, ergänzen bzw. auffrischen

alle: Tetanus, Diphtherie, Polio, Pertussis, MMR, Influenza (saisonal)
Kinder/Jugendliche: Hib, Hepatitis B, Rotaviren, Varizellen, Meningokokken ACWY, Meningokokken B, HPV
ab 60. Lj./chron. Kranke: Pneumokokken, COVID-19, RSV; *ab 50. Lj.:* Herpes zoster

▸ **siehe auch vordere und hintere Umschlagklappe**

Weitere Impfungen	**alle Reisenden**	**bei Risiko**
Hepatitis B		● 2, 5, 6, 8
Jap. Enzephalitis		● 2, 3
Meningokokken ACWY		● 1, 5
Meningokokken B		● 1, 5 (bis 25. Lj.)
Dengue		● 3
Chikungunya		● 1
FSME		● s. Bemerkungen

● Impfung empfohlen
1 aktuelle Ausbrüche
2 einfache Reisebedingungen
3 Exposition im Endemiegebiet
4 Tierkontakte
5 enge soziale Kontakte, v. a. „Charity travel“
6 Einsätze (Katastrophen)
7 Hygienemängel
8 unzureichende medizin. Versorgung

• Verfügbarkeit Tollwutimpfstoffe	Moderne **Tollwutimpfstoffe** sind im Land **verfügbar**. **Immunglobulin** ist landesweit **nicht verfügbar**. Eine Postexpositionsprophylaxe entsprechend den Empfehlungen der WHO ist daher in Japan nicht möglich.
Malaria	**keine**
Besondere Infektionsrisiken	(**Fettdruck** = für die **Beratung aller Reisenden** relevant)
• oral	Hepatitis E sporadisch Clonorchiasis sporadisch im S Echinokokkose (E. multilocularis) Hokkaido, Kurilen
• arthropod	Dengue im S Chikungunya Okinawa Japanische Enzephalitis Juni – September, sporadische humane Erkrankungen auf allen Inseln außer Hokkaido (hier nur enzootische Aktivität) Borreliose April – Oktober FSME (fernöstlicher Subtyp) Sehr geringes Risiko auf Hokkaido. Bisher wurden nur je eine Erkrankung 1993 und 2016 bekannt. Virusnachweise bei Zecken und AK-Nachweise bei Menschen und Haustieren. Tsutsugamushi-Fieber sporadisch im Buschland der Flusstäler im S
• aerogen	COVID-19 Influenza RSV
• diverse	**Hepatitis B** Venerische Infektionen Tollwut sehr geringes Risiko
Sonstige Beratungsinhalte	(siehe **Checklisten etc. im Serviceteil**)
• allgemein	Flugreise (Langstrecke) Hygiene Reiseapotheke Auslandskrankenversicherung
Bemerkungen	Das **FSME**-Risiko ist offenbar gering und nach derzeitigem Stand auf Hokkaido beschränkt. Eine Impfempfehlung ist nur bei hohem Expositionsrisiko dort indiziert. Nach dem schweren **Seebeben** und **Tsunami** im März 2011, bei denen das Kernkraftwerk Fukushima I schwer beschädigt wurde, warnt das Auswärtige Amt weiterhin vor Aufenthalten in der Region des Kernkraftwerks im NO der Insel Honshu (Stand 10/2023).

Länderinformationen

Jemen

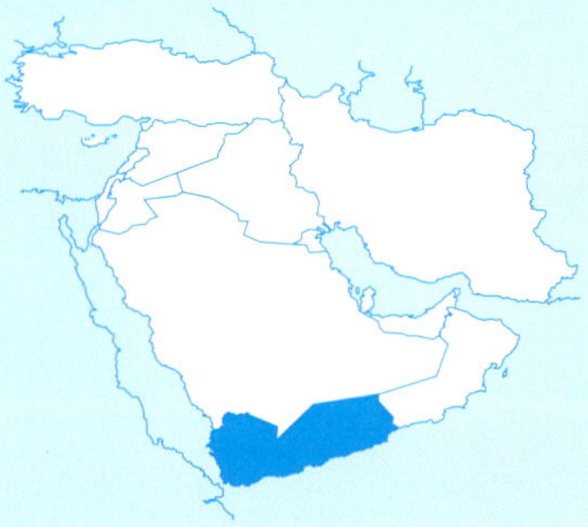

Detaillierte Informationen zur **medizinischen Infrastruktur** des Landes im aktuellen **CRM Handbuch Reisen mit Risiko**

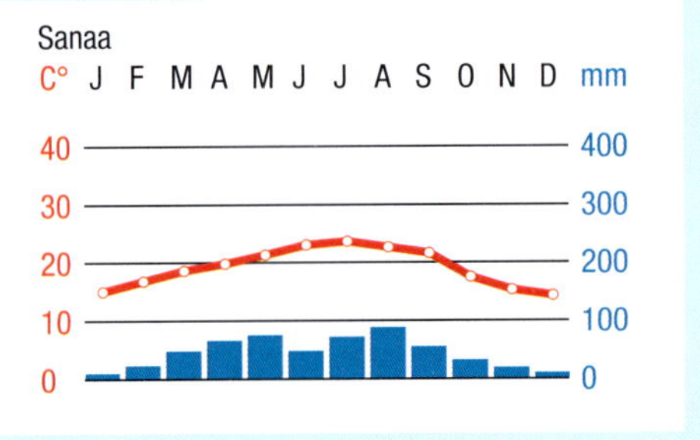

Klima

Wüstenklima mit hoher Luftfeuchtigkeit an der Küste, im Gebirge kühler; durchschnittliche Temperatur in Sana'a im Januar 14 °C, im Juli 22 °C, in Aden 25 bzw. 33 °C.

Zeitdifferenz (zu Mitteleuropäischer Zeit):

MEZ + 2 Std. (MESZ + 1 Std.)

Hilfe in Notfällen

Zuständige Deutsche Botschaft:
Saudi-Arabien (Riad)

Österreichisches Honorarkonsulat
Bagdad Str. Nr. 56
Sana'a
Tel. (00967 1) 44 54 91

Zuständige Österreichische Botschaft:
Oman (Maskat)

Impfvorschriften

- direkt
- Ausreise

keine

Entsprechend Vorgaben der WHO müssen Einheimische und alle Reisenden, die sich länger als 4 Wochen im Land aufgehalten haben, bei der Ausreise eine Impfung gegen Polio vorweisen. Die Impfung muss zwischen 4 Wochen und einem Jahr vor der Abreise erfolgen und in einem international gültigen Impfausweis dokumentiert sein.

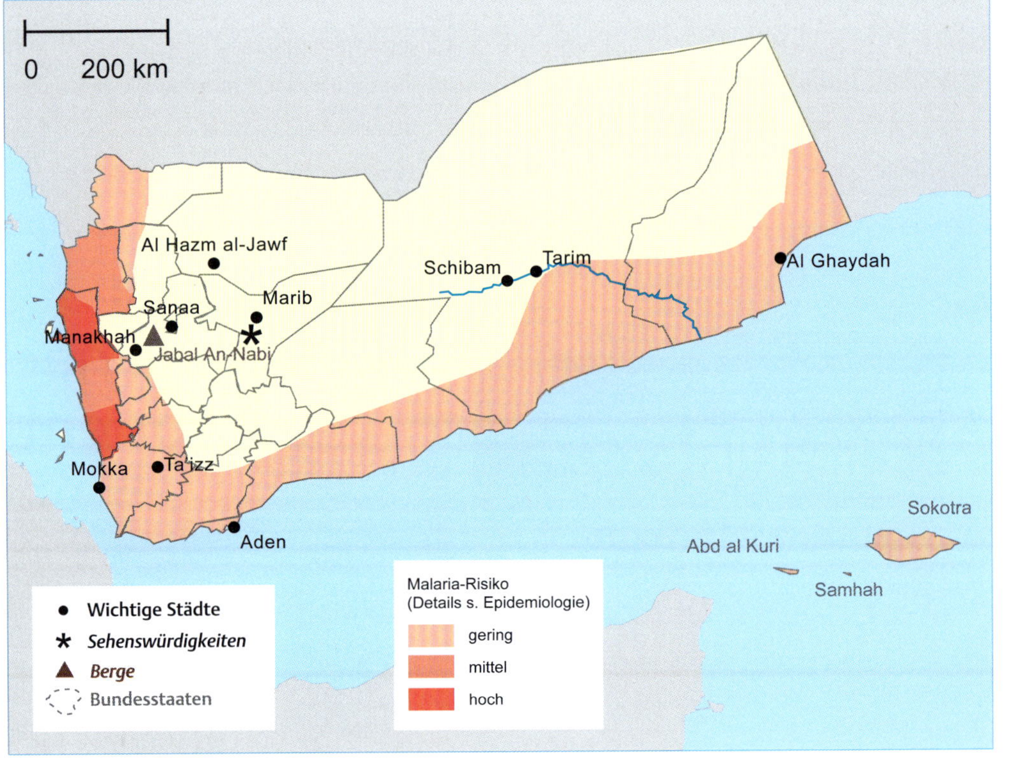

Impfempfehlungen

Allgemein zu empfehlender Impfschutz überprüfen, ergänzen bzw. auffrischen
alle: Tetanus, Diphtherie, Polio, Pertussis, MMR, Influenza (saisonal) *Kinder/Jugendliche:* Hib, Hepatitis B, Rotaviren, Varizellen, Meningokokken ACWY, Meningokokken B, HPV *ab 60. Lj./chron. Kranke:* Pneumokokken, COVID-19, RSV; *ab 50. Lj.:* Herpes zoster ► **siehe auch vordere und hintere Umschlagklappe**

Weitere Impfungen	**alle Reisenden**	**bei Risiko**
Hepatitis A	●	
Hepatitis B		● 2, 5, 6, 8
Polio	● (v)	
Tollwut		● 2, 4, 6, 8
Typhus	●	
Cholera	●	
Meningokokken ACWY	●	
Dengue		● 3
Chikungunya		● 1, 10

● Impfung empfohlen
1 aktuelle Ausbrüche
2 einfache Reisebedingungen
3 Exposition im Endemiegebiet
4 Tierkontakte
5 enge soziale Kontakte, v. a. „Charity travel"
6 Einsätze (Katastrophen)
7 Hygienemängel
8 unzureichende medizin. Versorgung
10 Langzeitaufenthalte, wiederholte Reisen

- Verfügbarkeit Tollwutimpfstoffe

Moderne **Tollwutimpfstoffe** und **Immunglobulin** sind im Land **nicht verfügbar**. Eine komplette Grundimmunisierung sollte bei vorhersehbarem Risiko vor der Einreise durchgeführt werden.

Malaria

- Saison: ganzjährig, verstärkt September – Februar
- Parasit: P. falciparum 99 %, Resistenzen Chloroquin, Sulfa/Pyrimethamin-Kombinationen
- Epidemiologie / Vorbeugung: **Expositionsprophylaxe!**

Medikation (NST = Notfallselbsttherapie)	**regelm.**	**NST**
hohes Risiko in Taschen im W	AP, D*, M	Ø
mittleres Risiko v. a. im W im Tiefland unterhalb 2000 m; September – Februar und nach Regenperioden	AP, D*, M oder Ø	Ø AP, DP, AL
geringes Risiko dort in den übrigen Monaten und in Trockenzeiten, in Tieflagen im NW und S sowie auf der Socotra-Insel in der Arabischen See	Ø	AP, DP, AL
übrige Landesteile sowie Höhenlagen (Sanaa) gelten als **malariafrei**	Ø	Ø

AL = Artemether/Lumefantrin (Riamet®), AP = Atovaquon/Proguanil (Malarone® u. a.), D = Doxycyclin, DP = Dihydroartemisinin/Piperaquin (Eurartesim®), M = Mefloquin (Lariam®), Ø = keine
In der Tabelle durch Komma getrennte Präparate sind als Alternativen zu verstehen.
* Doxycyclin ist in Deutschland und in Österreich zur Malariaprophylaxe nicht zugelassen (s. Seite 490).

Besondere Infektionsrisiken

(**Fettdruck** = für die **Beratung aller Reisenden** relevant)

- oral

Darminfektionen
Hepatitis A, E
Polio
Cholera
Typhus
Echinokokkose (E. granulosus)

- arthropod

Dengue Küstengebiete im SW
Chikungunya
Leishmaniase, kutane landesweit
Leishmaniase, viszerale westliche Landesteile
Phlebotomus-Fieber
Filariose, Onchozerkose einzelne Herde im Landesinneren
Rift Valley-Fieber

- aerogen

Meningokokken-Meningitis
Tuberkulose
COVID-19
Influenza
RSV

- diverse

Schistosomiasis landesweit
Hepatitis B, C
Tollwut

Jemen (Forts.)

Sonstige Beratungsinhalte	(siehe **Checklisten etc. im Serviceteil**)
• allgemein	Flugreise (Langstrecke) Klima, Hygiene Reiseapotheke Auslandskrankenversicherung
• bei Bedarf	Gesundheitszeugnis (Arbeits-/Langzeitaufenthalt)

Jordanien

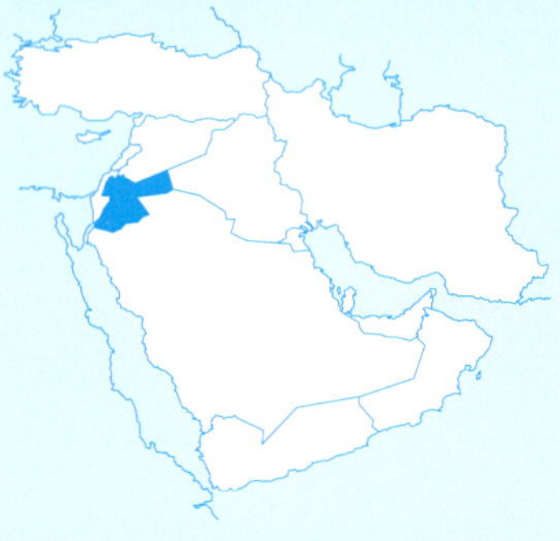

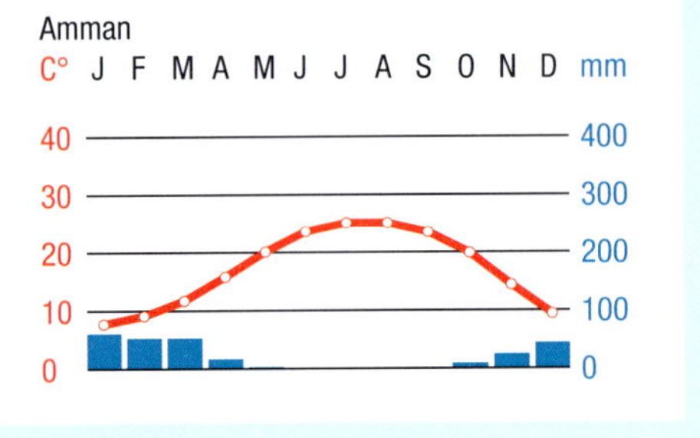

Klima

Im Nordwesten Mittelmeerklima mit heißen trockenen Sommern und kühlen feuchten Wintern; sonst kontinentales Wüstenklima; durchschnittliche Temperatur in Amman im Januar 8 °C, im Juli 25 °C.

Zeitdifferenz (zu Mitteleuropäischer Zeit):

MEZ + 1 Std. ganzjährig

Hilfe in Notfällen

Deutsche Botschaft
Benghasi Street 25
Jabal Amman
Tel. (00962 6) 5 90 11 70

Österreichische Botschaft
Mithqal Al-Fayez Street 36
Amman
Tel. (00962 6) 4 60 11 01, 460 11 03 (Amt)

Impfvorschriften — **keine**

Impfempfehlungen

Allgemein zu empfehlender Impfschutz überprüfen, ergänzen bzw. auffrischen

alle: Tetanus, Diphtherie, Polio, Pertussis, MMR, Influenza (saisonal)
Kinder/Jugendliche: Hib, Hepatitis B, Rotaviren, Varizellen, Meningokokken ACWY, Meningokokken B, HPV
ab 60. Lj./chron. Kranke: Pneumokokken, COVID-19, RSV; *ab 50. Lj.:* Herpes zoster

▸ **siehe auch vordere und hintere Umschlagklappe**

Weitere Impfungen	**alle Reisenden**	**bei Risiko**
Hepatitis A	●	
Hepatitis B		● 2, 5, 6, 8
Polio	(v)	
Tollwut		● 2, 4, 6, 8
Cholera		● 9
Typhus		● 1, 2, 5, 6, 7
Meningokokken ACWY		● 1, 5
Dengue		● 1, 3
Chikungunya		● 1
Gelbfieber	(v)	

● Impfung empfohlen
1 aktuelle Ausbrüche
2 einfache Reisebedingungen
3 Exposition im Endemiegebiet
4 Tierkontakte
5 enge soziale Kontakte, v. a. „Charity travel"
6 Einsätze (Katastrophen)
7 Hygienemängel
8 unzureichende medizin. Versorgung
9 Schutz gegen Reisediarrhoe (ETEC) nur inaktivierter Impfstoff, Off-Label-Use
(v) evtl. Impfpflicht beachten (s. Impfvorschriften)

• Verfügbarkeit Tollwutimpfstoffe: Moderne **Tollwutimpfstoffe** sind **nur in Amman und Akaba** verfügbar. **Immunglobulin** ist landesweit **nicht verfügbar**. Eine komplette Grundimmunisierung sollte bei vorhersehbarem Risiko vor der Einreise durchgeführt werden.

Malaria — **keine**

Besondere Infektionsrisiken	(**Fettdruck** = für die **Beratung aller Reisenden** relevant)
• oral	**Darminfektionen** **Hepatitis A**, E Typhus
• arthropod	Leishmaniase, kutane Leishmaniase, viszerale sporadisch Phlebotomus-Fieber West-Nil-Fieber **Dengue** (Seroprävalenz in Studien 24 %) Chikungunya
• aerogen	COVID-19 Influenza RSV
• diverse	**Hepatitis B** Tollwut
Sonstige Beratungsinhalte	(siehe **Checklisten etc. im Serviceteil**)
• allgemein	Flugreise (Langstrecke) Hygiene Reiseapotheke Auslandskrankenversicherung
• bei Bedarf	Tauchen Gesundheitszeugnis (Arbeits-/Langzeitaufenthalt)

Jungferninseln (zu GB u. USA)

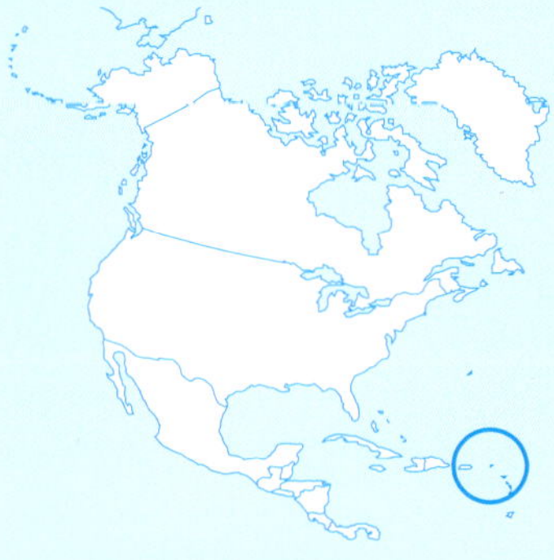

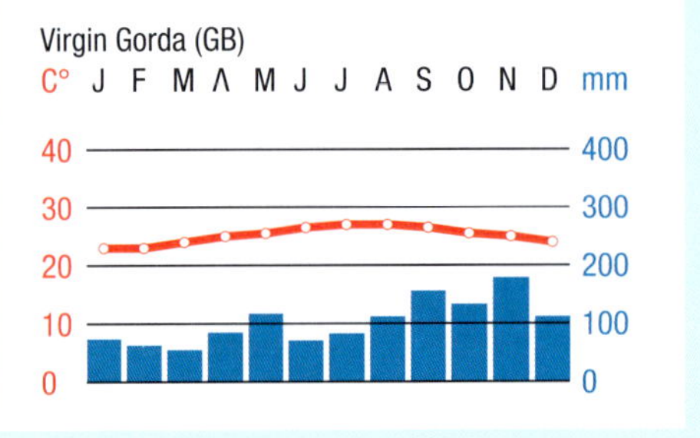

Klima

Tropisch mit Hauptniederschlägen von September bis November und geringen Temperaturschwankungen über das Jahr.

Zeitdifferenz (zu Mitteleuropäischer Zeit):

MEZ −5 Std. (MESZ −6 Std.)

Hilfe in Notfällen

Zuständige Deutsche Botschaften:
British Virgin Islands:
Trinidad und Tobago (Port-of-Spain)
US Virgin Islands:
USA (Washington D.C.)

Zuständige Österreichische Botschaften:
British Virgin Islands:
Großbritannien (London)
US Virgin Islands:
USA (Washington D.C.)

Impfvorschriften

keine

Impfempfehlungen

Allgemein zu empfehlender Impfschutz überprüfen, ergänzen bzw. auffrischen

alle: Tetanus, Diphtherie, Polio, Pertussis, MMR, Influenza (saisonal)
Kinder/Jugendliche: Hib, Hepatitis B, Rotaviren, Varizellen, Meningokokken ACWY, Meningokokken B, HPV
ab 60. Lj./chron. Kranke: Pneumokokken, COVID-19, RSV; *ab 50. Lj.:* Herpes zoster
▸ **siehe auch vordere und hintere Umschlagklappe**

Weitere Impfungen	alle Reisenden	bei Risiko
Hepatitis A	●	
Hepatitis B		● 2, 5, 6, 8
Dengue	●	
Chikungunya		● 1, 10
Typhus		● 1, 2, 5, 6, 7

- ● Impfung empfohlen
- 1 aktuelle Ausbrüche
- 2 einfache Reisebedingungen
- 3 Exposition im Endemiegebiet
- 4 Tierkontakte
- 5 enge soziale Kontakte, v. a. „Charity travel"
- 6 Einsätze (Katastrophen)
- 7 Hygienemängel
- 8 unzureichende medizin. Versorgung
- 10 Langzeitaufenthalte, wiederholte Reisen

- Verfügbarkeit Tollwutimpfstoffe

Moderne **Tollwutimpfstoffe** und **Immunglobulin** sind im Land **nicht sicher** verfügbar (widersprüchliche Informationen). Das Tollwutrisiko wird als sehr gering eingeschätzt. Eine Grundimmunisierung vor der Reise ist nur in Ausnahmefällen notwendig.

Malaria

keine

Besondere Infektionsrisiken

(**Fettdruck** = für die **Beratung aller Reisenden** relevant)

- oral

Darminfektionen
Hepatitis A
Typhus

- arthropod

Dengue
Chikungunya
Zika

- aerogen

COVID-19
Influenza
RSV

- diverse

Schistosomiasis herdförmiges Vorkommen möglich
Hepatitis B
Venerische Infektionen
Tollwut sehr geringes Risiko

Sonstige Beratungsinhalte

(siehe **Checklisten etc. im Serviceteil**)

- allgemein

Flugreise (Langstrecke)
Klima, Hygiene
Reiseapotheke
Auslandskrankenversicherung

- bei Bedarf

Tauchen

Bemerkungen

Ciguatera-Fischvergiftung: Saisonales Risiko bei Verzehr von größeren Raubfischen (auch gegart). Örtliche Warnhinweise beachten!

Kaimaninseln (zu Großbritannien)

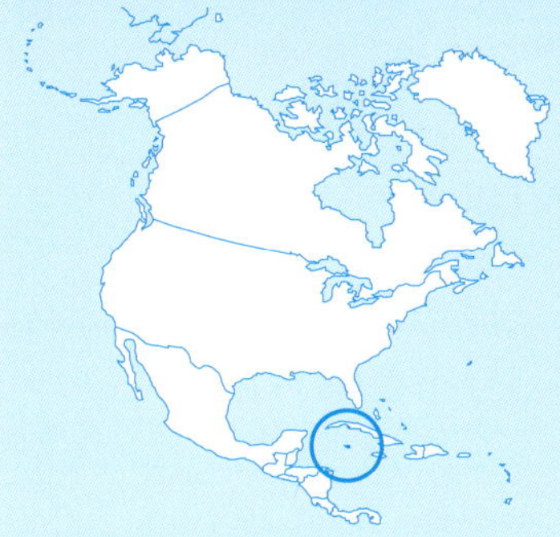

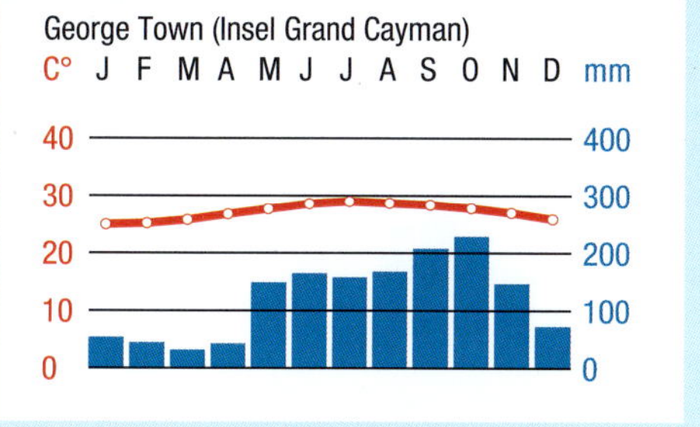

Klima

Tropisch-wechselfeuchtes Klima mit Durchschnittstemperaturen zwischen 25 °C (Januar) und 29 °C (Juli); Hauptregenfälle von Mai bis Oktober.

Zeitdifferenz (zu Mitteleuropäischer Zeit):

MEZ −6 Std. (MESZ −7 Std.)

Hilfe in Notfällen

Zuständige Deutsche Botschaft
Jamaika (Kingston)

Österreichisches Honorarkonsulat
Pasadora Place 31 Smith Road
George Town, Grand Cayman
Tel. Mobil (001345) 9 16 66 88

Zuständige Österreichische Botschaft:
Großbritannien (London)

Impfvorschriften: **keine**

Impfempfehlungen

Allgemein zu empfehlender Impfschutz überprüfen, ergänzen bzw. auffrischen

alle: Tetanus, Diphtherie, Polio, Pertussis, MMR, Influenza (saisonal)
Kinder/Jugendliche: Hib, Hepatitis B, Rotaviren, Varizellen, Meningokokken ACWY, Meningokokken B, HPV
ab 60. Lj./chron. Kranke: Pneumokokken, COVID-19, RSV; *ab 50. Lj.:* Herpes zoster

► **siehe auch vordere und hintere Umschlagklappe**

Weitere Impfungen	alle Reisenden	bei Risiko
Hepatitis A	●	
Hepatitis B		● 2, 5, 6, 8
Dengue	●	
Chikungunya		● 1, 10
Typhus		● 1, 2, 5, 6, 7

● Impfung empfohlen
1 aktuelle Ausbrüche
2 einfache Reisebedingungen
3 Exposition im Endemiegebiet
4 Tierkontakte
5 enge soziale Kontakte, v. a. „Charity travel"
6 Einsätze (Katastrophen)
7 Hygienemängel
8 unzureichende medizin. Versorgung
10 Langzeitaufenthalte, wiederholte Reisen

- Verfügbarkeit Tollwutimpfstoffe: Moderne **Tollwutimpfstoffe** und **Immunglobulin** sind im Land **nicht sicher** verfügbar (widersprüchliche Informationen). Das Tollwutrisiko wird als sehr gering eingeschätzt. Eine Grundimmunisierung vor der Reise ist nur in Ausnahmefällen notwendig.

Malaria: **keine**

Besondere Infektionsrisiken

(**Fettdruck** = für die **Beratung aller Reisenden** relevant)

- oral
  Darminfektionen
  Hepatitis A
  Typhus
- arthropod
  Dengue
  Chikungunya
  Zika
  West-Nil-Fieber
- aerogen
  COVID-19
  Influenza
  RSV
- diverse
  Hepatitis B
  Venerische Infektionen
  Tollwut sehr geringes Risiko

Sonstige Beratungsinhalte

(siehe **Checklisten etc. im Serviceteil**)

- allgemein
  Flugreise (Langstrecke)
  Klima, Hygiene
  Reiseapotheke
  Auslandskrankenversicherung
- bei Bedarf
  Tauchen
  Gesundheitszeugnis (Arbeits-/Langzeitaufenthalt)

Bemerkungen

Ciguatera-Fischvergiftung: Saisonales Risiko bei Verzehr von größeren Raubfischen (auch gegart). Örtliche Warnhinweise beachten!

Kambodscha

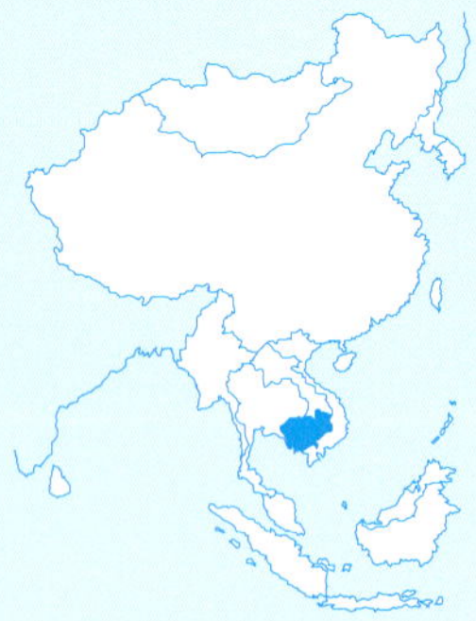

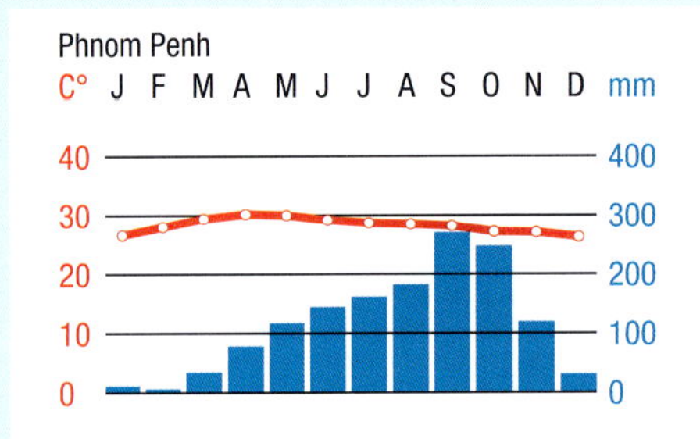

Klima

Tropisches Monsunklima, Hauptregenzeit von Mai bis November (Südwestmonsun); von Dezember bis März trockener Nordostmonsun; durchschnittliche Temperatur in Phnom Penh zwischen 26 °C und 30 °C.

Detaillierte Informationen zur **medizinischen Infrastruktur** des Landes im aktuellen **CRM Handbuch Reisen mit Risiko**

Zeitdifferenz (zu Mitteleuropäischer Zeit):

MEZ + 6 Std. (MESZ + 5 Std.)

Hilfe in Notfällen

Deutsche Botschaft
No. 76–78 Rue Yougoslavie (Street 214)
Phnom Penh
Tel. (00855 23) 21-61 93, -63 81

Österreichisches Honorarkonsulat
Legacy Business Center 7F No. 29
Mao Tse Toung Blvd.
Phnom Penh
Tel. (00855 23) 99 90 01

Zuständige Österreichische Botschaft: Thailand (Bangkok)

Impfvorschriften

- direkt: **keine**
- aus Infektionsgebieten: **Gelbfieber** (ausgenommen Kinder unter 1 Jahr)
  - Die Impfvorschrift gilt auch bei Einreise aus einem Land mit Gelbfieber-Risiko, das nur im **Transit** besucht wurde, wenn die **Aufenthaltszeit auf dem Flughafen mehr als 12 Stunden** betrug. Abweichend von der offiziellen Bestimmung kann der Impfnachweis auch bei kürzerem Transit-Aufenthalt verlangt werden.
  - Gemäß den geänderten International Health Regulations der WHO (am 11. Juli 2016 in Kraft getreten) ist die **Gelbfieber-Impfbescheinigung** nach einmaliger Impfung **lebenslang gültig.** Es ist möglich, dass abweichend von der offiziellen Regelung bei Einreise ein Impfnachweis verlangt wird, der nicht älter als 10 Jahre ist.
  - Ärztliche **Bescheinigungen zur Befreiung von der Gelbfieber-Impfung** („exemption certificate", „waiver") werden bei der Einreise anerkannt.

Impfempfehlungen

Allgemein zu empfehlender Impfschutz überprüfen, ergänzen bzw. auffrischen

alle: Tetanus, Diphtherie, Polio, Pertussis, MMR, Influenza (saisonal)
Kinder/Jugendliche: Hib, Hepatitis B, Rotaviren, Varizellen, Meningokokken ACWY, Meningokokken B, HPV
ab 60. Lj./chron. Kranke: Pneumokokken, COVID-19, RSV; *ab 50. Lj.:* Herpes zoster

► **siehe auch vordere und hintere Umschlagklappe**

Weitere Impfungen	alle Reisenden	bei Risiko
Hepatitis A	•	
Hepatitis B		• 2, 5, 6, 8
Tollwut		• 2, 4, 6, 8
Typhus	•	
Cholera		• 1, 5, 6, 7, 9
Jap. Enzephalitis		• 2, 3
Meningokokken ACWY		• 1, 5
Dengue	•	
Chikungunya		• 1, 10
Gelbfieber	(v)	

- • Impfung empfohlen
- 1 aktuelle Ausbrüche
- 2 einfache Reisebedingungen
- 3 Exposition im Endemiegebiet
- 4 Tierkontakte
- 5 enge soziale Kontakte, v. a. „Charity travel"
- 6 Einsätze (Katastrophen)
- 7 Hygienemängel
- 8 unzureichende medizin. Versorgung
- 9 Schutz gegen Reisediarrhoe (ETEC) nur inaktivierter Impfstoff, Off-Label-Use
- 10 Langzeitaufenthalte, wiederholte Reisen
- **(v)** evtl. Impfpflicht beachten (s. Impfvorschriften)

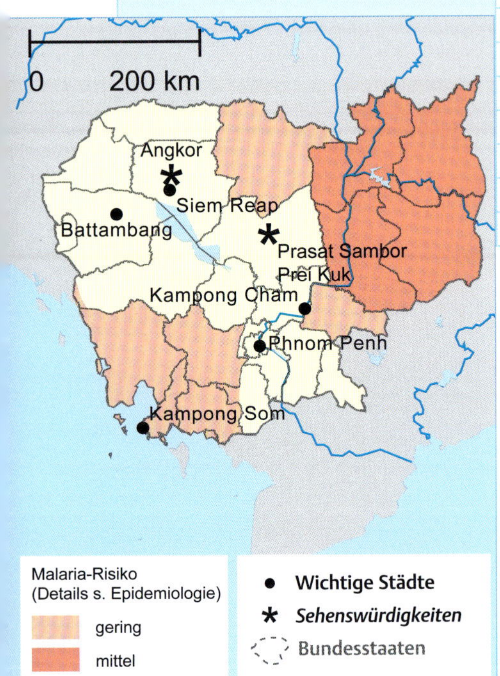

• Verfügbarkeit Tollwutimpfstoffe	Moderne **Tollwutimpfstoffe** und **Immunglobulin** sind nur in Siem Reap und Phnom Penh **verfügbar**. Eine komplette Grundimmunisierung sollte bei vorhersehbarem Risiko vor der Einreise durchgeführt werden.
Malaria	**Karte Malaria – Südostasien** siehe Kartenanhang
• Saison	ganzjährig, verstärkt während der Regenzeiten
• Parasit	P. falciparum 58 %, Resistenzen Chloroquin, Mefloquin, Sulfa/Pyrimethamin-Kombinationen, Artemisinine; P. vivax 42 %, vereinzelt P. knowlesi über 75 % Rückgang der Fallmeldungen seit 2000
• Epidemiologie / Vorbeugung	**Expositionsprophylaxe!**

Medikation (NST = Notfallselbsttherapie)	regelm.	NST
mittleres Risiko im NO (Grenzgebiete zu Vietnam und Laos)	AP, D* oder Ø	Ø AP
geringes Risiko im S und NO	Ø	AP
Gebiete im Zentrum inkl. Phnom Penh und Angkor Wat gelten als **malariafrei**	Ø	Ø

AP = Atovaquon/Proguanil (Malarone® u. a.), D = Doxycyclin, Ø = keine
In der Tabelle durch Komma getrennte Präparate sind als Alternativen zu verstehen.
* Doxycyclin ist in Deutschland und in Österreich zur Malariaprophylaxe nicht zugelassen (s. Seite 490).

Besondere Infektionsrisiken	(**Fettdruck** = für die **Beratung aller Reisenden** relevant)
• oral	**Darminfektionen** **Hepatitis A** **Typhus** Cholera Clonorchiasis, Opisthorchiasis
• arthropod	**Dengue** Filariose, lymphatische Japanische Enzephalitis vermutlich landesweit, nachgewiesen in mindestens 14 Provinzen, u. a. Phnom Penh, Takeo, Kampong, Cham, Battambang, Svay Rieng, Siem Reap Chikungunya Zika Tsutsugamushi-Fieber
• aerogen	Tuberkulose COVID-19 Influenza RSV
• diverse	**Hepatitis B**, C Venerische Infektionen Schistosomiasis im NO entlang des Mekong Leptospirose Melioidose Vogelgrippe **Tollwut**
Sonstige Beratungsinhalte	(siehe **Checklisten etc. im Serviceteil**)
• allgemein	Flugreise (Langstrecke) Klima, Hygiene Reiseapotheke Auslandskrankenversicherung
Bemerkungen	**Medizinische Versorgung**: Landesweit ist mit erheblichen Engpässen bei der ärztlichen und medikamentösen Versorgung zu rechnen. Adäquate Ausstattung der **Reiseapotheke** (Zollbestimmungen beachten, Begleitattest ratsam, Muster im Serviceteil), **Auslandskrankenversicherung** mit Abdeckung des Rettungsrückflug-Risikos für Notfälle dringend empfohlen.

Kamerun

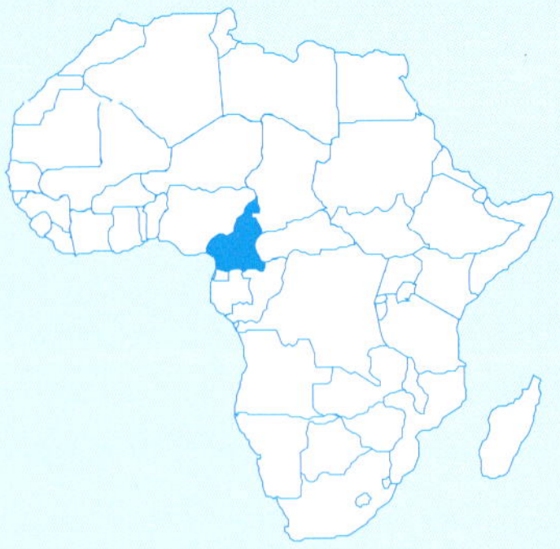

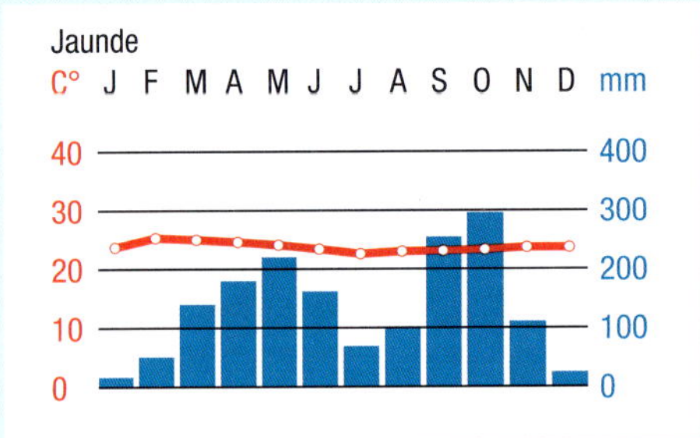

Klima

Tropisches Klima; im Süden ganzjährig feuchtheiß, nach Norden hin wechselfeucht und etwas kühler; in Nordkamerun Trockenzeit von November bis April.

Zeitdifferenz (zu Mitteleuropäischer Zeit):

MEZ ±0 Std. (MESZ −1 Std.)

Hilfe in Notfällen

Deutsche Botschaft
Nouvelle Route Bastos, Bastos-Usine
Jaunde
Tel. (00237) 22 21 00 56, 22 20 05 66

Regionalarzt an der Deutschen Botschaft
Tel. (00237) 22 20 96 08
Handy (00237) 7 70 13 82

Derzeit keine Österreichische Vertretung im Land (Österreichische Staatsbürger können im Notfall die Hilfe der diplomatischen Vertretung Deutschlands oder eines anderen EU-Mitgliedsstaates in Anspruch nehmen)

Zuständige Österreichische Botschaft: Nigeria (Abuja)

Impfvorschriften

Gelbfieber (ausgenommen Kinder unter 1 Jahr)

- Gemäß den geänderten International Health Regulations der WHO (am 11. Juli 2016 in Kraft getreten) ist die **Gelbfieber-Impfbescheinigung** nach einmaliger Impfung **lebenslang gültig**.
- Ärztliche **Bescheinigungen zur Befreiung von der Gelbfieber-Impfung** („exemption certificate“, „waiver“) werden bei der Einreise anerkannt.

- Ausreise

Entsprechend Vorgaben der WHO sollten Einheimische und alle Reisenden, die sich länger als 4 Wochen im Land aufgehalten haben, bei der Ausreise eine Impfung gegen Polio vorweisen. Die Impfung muss zwischen 4 Wochen und einem Jahr vor der Abreise erfolgen und in einem international gültigen Impfausweis dokumentiert sein.

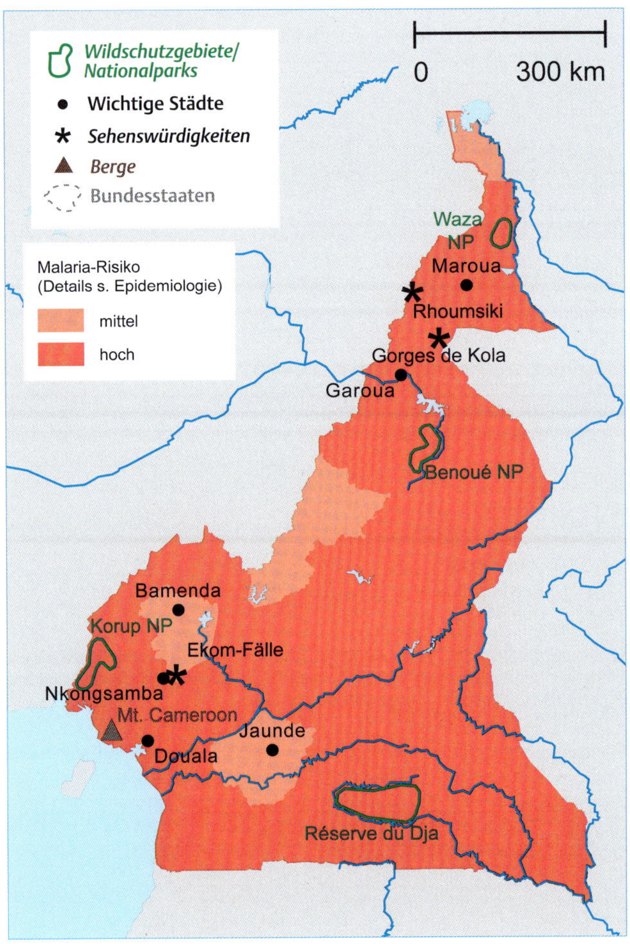

Impfempfehlungen

Allgemein zu empfehlender Impfschutz überprüfen, ergänzen bzw. auffrischen

alle: Tetanus, Diphtherie, Polio, Pertussis, MMR, Influenza (saisonal)
Kinder/Jugendliche: Hib, Hepatitis B, Rotaviren, Varizellen, Meningokokken ACWY, Meningokokken B, HPV
ab 60. Lj./chron. Kranke: Pneumokokken, COVID-19, RSV; *ab 50. Lj.:* Herpes zoster

► **siehe auch vordere und hintere Umschlagklappe**

Weitere Impfungen	alle Reisenden	bei Risiko
Hepatitis A	●	
Hepatitis B		● 2, 5, 6, 8
Polio	● (v)	
Tollwut		● 2, 4, 6, 8
Typhus	●	
Cholera		● 1, 5, 6, 7, 9
Meningokokken ACWY	●	
Dengue	●	
Chikungunya		● 1, 10
Gelbfieber	● v	
Mpox		● 1, 2, 5, 10

● Impfung empfohlen
1 aktuelle Ausbrüche
2 einfache Reisebedingungen
3 Exposition im Endemiegebiet
4 Tierkontakte
5 enge soziale Kontakte, v. a. „Charity travel"
6 Einsätze (Katastrophen)
7 Hygienemängel
8 unzureichende medizin. Versorgung
9 Schutz gegen Reisediarrhoe (ETEC) nur inaktivierter Impfstoff, Off-Label-Use
10 Langzeitaufenthalte, wiederholte Reisen
v Impfung vorgeschrieben (s. Impfvorschriften)
(v) evtl. Impfpflicht beachten (s. Impfvorschriften)

- Verfügbarkeit Tollwutimpfstoffe: Moderne **Tollwutimpfstoffe** und **Immunglobulin** sind im Land **nicht verfügbar**. Eine komplette Grundimmunisierung sollte bei vorhersehbarem Risiko vor der Einreise durchgeführt werden.

Malaria

- Saison: ganzjährig
- Parasit: P. falciparum nahezu 100 %, Resistenzen Chloroquin, Sulfa/Pyrimethamin-Kombinationen
- Epidemiologie / Vorbeugung: **Expositionsprophylaxe!**

Medikation (NST = Notfallselbsttherapie)	regelm.	NST
hohes Risiko landesweit mit folgenden Ausnahmen:	AP, D*, M	Ø
mittleres Risiko in und um Jaunde sowie in den Bergregionen im Westen und den Trockengebieten im Norden (Grenzgebiet zum Tschad)	AP, D*, M oder Ø	Ø AP, DP, AL

AL = Artemether/Lumefantrin (Riamet®), AP = Atovaquon/Proguanil (Malarone® u. a.), D = Doxycyclin, DP = Dihydroartemisinin/Piperaquin (Eurartesim®), M = Mefloquin (Lariam®), Ø = keine
In der Tabelle durch Komma getrennte Präparate sind als Alternativen zu verstehen.
* Doxycyclin ist in Deutschland und in Österreich zur Malariaprophylaxe nicht zugelassen (s. Seite 490).

Besondere Infektionsrisiken

(**Fettdruck** = für die **Beratung aller Reisenden** relevant)

- oral
  - **Darminfektionen**
  - **Hepatitis A**
  - **Polio**
  - Cholera
  - **Typhus**
  - Paragonimiasis südwestliche Landesteile
- arthropod
  - Leishmaniase, viszerale + kutane sporadisch im N
  - Filariose, Loa + Onchozerkose + lymphatische
  - Gelbfieber
  - Chikungunya
  - **Dengue**
  - Zika
  - Rückfallfieber, Zecken-
  - Krim-Kongo hämorrhagisches Fieber
  - Fleckfieber, Floh- (murines)
  - Schlafkrankheit
- aerogen
  - **Meningokokken-Meningitis**
  - Tuberkulose
  - COVID-19
  - Influenza
  - RSV

Kamerun (Forts.)

• diverse	**Schistosomiasis** **Hepatitis B, C** Venerische Infektionen HIV-Prävalenzen b. Erwachsenen 5–15 % Leptospirose vorw. im W Tollwut Mpox Vogelgrippe
Sonstige Beratungsinhalte	(siehe **Checklisten etc. im Serviceteil**)
• allgemein	Flugreise (Langstrecke) Klima, Hygiene Reiseapotheke Auslandskrankenversicherung
• bei Bedarf	Aufenthalt in großen Höhen (Besteigung Mt. Cameroon) Gesundheitszeugnis (Arbeits-/Langzeitaufenthalt)
Bemerkungen	**Medizinische Versorgung**: Landesweit ist mit erheblichen Engpässen bei der ärztlichen und medikamentösen Versorgung zu rechnen. Adäquate Ausstattung der **Reiseapotheke** (Zollbestimmungen beachten, Begleitattest ratsam, Muster im Serviceteil), **Auslandskrankenversicherung** mit Abdeckung des Rettungsrückflug-Risikos für Notfälle dringend empfohlen.

Kanada

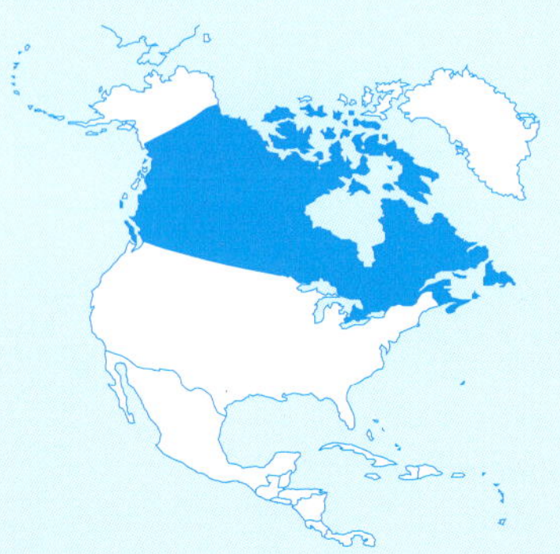

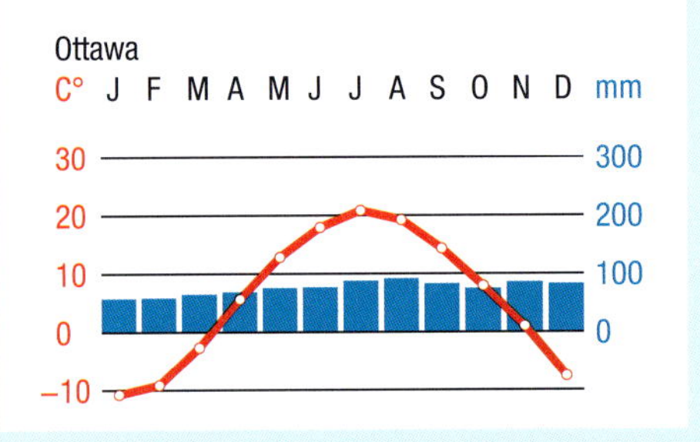

Klima

Im Norden subpolares, sonst überwiegend kontinentales Klima mit großen Temperaturschwankungen, langen Wintern und kurzen Sommern; an den Küsten (v. a. Pazifikküste) ausgeglichener; durchschnittliche Temperatur in Ottawa im Januar – 11 C, im Juli 21 C.

Zeitdifferenz (zu Mitteleuropäischer Zeit):

mehrere Zeitzonen (O → W)

MEZ –4:30 bis –9 Std. ganzjährig

Geringfügige Abweichungen der örtlichen von der Mitteleuropäischen Sommerzeit; keine Sommerzeit in Saskatchewan.

Hilfe in Notfällen

Deutsche Botschaft
1 Waverley Street
Ottawa
Tel. (001 613) 2 32 11 01

Österreichische Botschaft
445 Wilbrod Street
Ottawa
Tel. (001 613) 7 89 14 44

Impfvorschriften	**keine**
Impfempfehlungen	**Allgemein zu empfehlender Impfschutz** überprüfen, ergänzen bzw. auffrischen *alle:* Tetanus, Diphtherie, Polio, Pertussis, MMR, Influenza (saisonal) *Kinder/Jugendliche:* Hib, Hepatitis B, Rotaviren, Varizellen, Meningokokken ACWY, Meningokokken B, HPV *ab 60. Lj./chron. Kranke:* Pneumokokken, COVID-19, RSV; *ab 50. Lj.:* Herpes zoster ► **siehe auch vordere und hintere Umschlagklappe**

Weitere Impfungen	alle Reisenden	bei Risiko
Hepatitis B		● 2, 5, 6
Tollwut		● 4
Meningokokken ACWY		**(v)** s. Bemerkungen
Meningokokken B		● 1, 5 (bis 25. Lj.)

● Impfung empfohlen
1 aktuelle Ausbrüche
2 einfache Reisebedingungen
3 Exposition im Endemiegebiet
4 Tierkontakte
5 enge soziale Kontakte, v. a. „Charity travel"
6 Einsätze (Katastrophen)
(v) evtl. Impfpflicht beachten

• Verfügbarkeit Tollwutimpfstoffe	Moderne **Tollwutimpfstoffe** und **Immunglobulin** sind im Land **verfügbar**.
Malaria	**keine**
Besondere Infektionsrisiken	(**Fettdruck** = für die **Beratung aller Reisenden** relevant)
• oral	Echinokokkose (E. multilocularis) Trichinellose vorw. im N
• arthropod	**Borreliose** April – September, vorwiegend im S West-Nil-Fieber Sommer/Herbst v. a. in Saskatchewan, Manitoba und Alberta Zeckenbissfieber April – September, vorwiegend im SW Zeckenlähmung April – September, vorwiegend im W

• aerogen	Blastomykose v. a. in NW-Ontario, Region Kenora Kryptokokkose (C. gattii) British Columbia, bes. auf Vancouver Island Histoplasmose COVID-19 Influenza RSV
• diverse	**Hepatitis B** bes. nördliche Landesteile (Eskimos) Tollwut
Sonstige Beratungsinhalte	(siehe **Checklisten etc. im Serviceteil**)
• allgemein	Flugreise (Langstrecke) Auslandskrankenversicherung
• bei Bedarf	Aufenthalt in großen Höhen
Bemerkungen	Die **Meningitis-Impfung Typ C oder ACWY (Konjugatimpfstoff)** gehört in diesem Land für bestimmte Altersgruppen (in der Regel Kinder und Jugendliche) zum allgemeinen Impfprogramm. Nach den geltenden Empfehlungen der STIKO wird die Meningitis-Impfung dadurch zur Reiseimpfung für „Schüler/Studenten vor Langzeitaufenthalten in Ländern mit empfohlener allgemeiner Impfung für Jugendliche oder selektiver Impfung für Schüler/Studenten entsprechend den Empfehlungen der Zielländer". In diesem Fall sind die tetravalente Konjugatimpfung (Serotypen ACWY) und die MenB-Impfung zu empfehlen.

Kanarische Inseln s. Spanien

Kap Verde

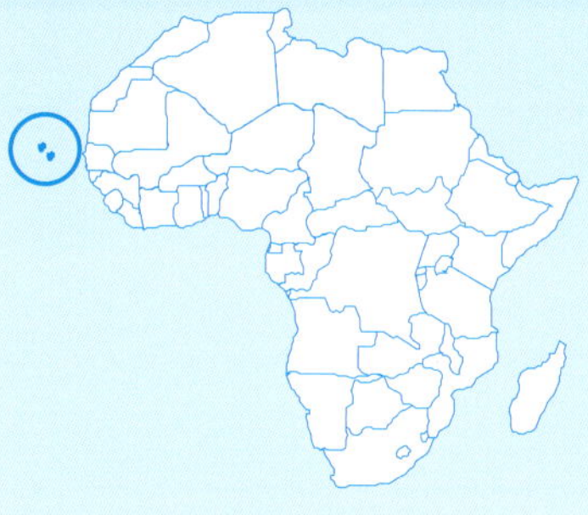

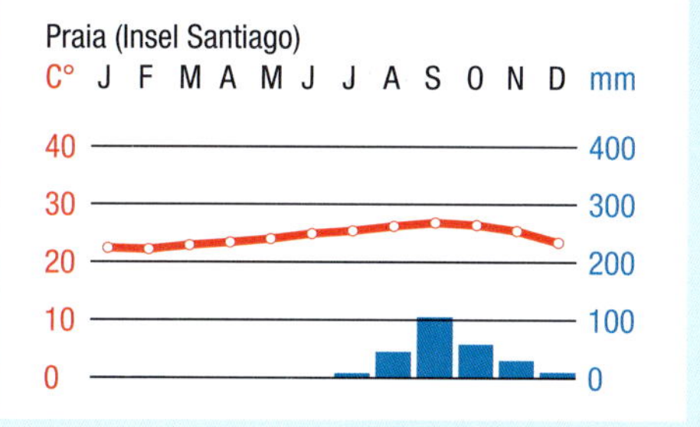

Detaillierte Informationen zur **medizinischen Infrastruktur** des Landes im aktuellen **CRM Handbuch Reisen mit Risiko**

Klima

Trockenes Tropenklima (Nordostpassat); geringe Niederschläge zwischen August und Oktober; Monatsmittel der Temperaturen zwischen 22 °C (Februar) und 27 °C (September).

Zeitdifferenz (zu Mitteleuropäischer Zeit):

MEZ −2 Std. (MESZ −3 Std.)

Hilfe in Notfällen

Deutsches Honorarkonsulat
Av. Dr. Alberto Leite, Prédio ‚Extra', 1° Andar
Mindelo
Tel. (00238) 2 31 27 25

Zuständige Deutsche Botschaft
Portugal (Lissabon)

Derzeit keine Österreichische Vertretung im Land (Österreichische Staatsbürger können im Notfall die Hilfe der diplomatischen bzw. konsularischen Vertretung Deutschlands oder eines anderen EU-Mitgliedsstaates in Anspruch nehmen)

Zuständige Österreichische Botschaft:
Portugal (Lissabon)

Impfvorschriften	
• direkt	**keine**
• aus Infektionsgebieten	**Gelbfieber** (ausgenommen Kinder unter 1 Jahr) • Gemäß den geänderten International Health Regulations der WHO (am 11. Juli 2016 in Kraft getreten) ist die **Gelbfieber-Impfbescheinigung** nach einmaliger Impfung **lebenslang gültig.** Es ist möglich, dass abweichend von der offiziellen Regelung bei Einreise ein Impfnachweis verlangt wird, der nicht älter als 10 Jahre ist. • Ärztliche **Bescheinigungen zur Befreiung von der Gelbfieber-Impfung** („exemption certificate", „waiver") werden bei der Einreise anerkannt.

Kap Verde (Forts.)

Impfempfehlungen

Allgemein zu empfehlender Impfschutz überprüfen, ergänzen bzw. auffrischen

alle: Tetanus, Diphtherie, Polio, Pertussis, MMR, Influenza (saisonal)
Kinder/Jugendliche: Hib, Hepatitis B, Rotaviren, Varizellen, Meningokokken ACWY, Meningokokken B, HPV
ab 60. Lj./chron. Kranke: Pneumokokken, COVID-19, RSV; *ab 50. Lj.:* Herpes zoster

► **siehe auch vordere und hintere Umschlagklappe**

Weitere Impfungen	alle Reisenden	bei Risiko
Hepatitis A	●	
Hepatitis B		● 2, 5, 6, 8
Typhus	●	
Cholera		● 1, 5, 6, 7, 9
Meningokokken ACWY		● 1, 5
Dengue	●	
Gelbfieber	(v)	

● Impfung empfohlen
1 aktuelle Ausbrüche
2 einfache Reisebedingungen
3 Exposition im Endemiegebiet
4 Tierkontakte
5 enge soziale Kontakte, v. a. „Charity travel"
6 Einsätze (Katastrophen)
7 Hygienemängel
8 unzureichende medizin. Versorgung
9 Schutz gegen Reisediarrhoe (ETEC) nur inaktivierter Impfstoff, Off-Label-Use
(v) evtl. Impfpflicht beachten (s. Impfvorschriften)

- Verfügbarkeit Tollwutimpfstoffe

Moderne **Tollwutimpfstoffe** und **Immunglobulin** sind im Land **nicht verfügbar**. Eine komplette Grundimmunisierung sollte bei vorhersehbarem Risiko (absehbaren Kontakten mit Fledermäusen) vor der Einreise durchgeführt werden.

Malaria

Die Kap Verden wurde im Januar 2024 von der WHO offiziell als malaria-frei erklärt.

Besondere Infektionsrisiken

(**Fettdruck** = für die **Beratung aller Reisenden** relevant)

- oral

Darminfektionen
Hepatitis A, E
Typhus
Cholera

- arthropod

Dengue
Zika

- aerogen

Meningokokken-Meningitis
Tuberkulose
COVID-19
Influenza
RSV

- diverse

Hepatitis B, C
Venerische Infektionen
Tollwut nur bei Kontakt mit Fledermäusen

Sonstige Beratungsinhalte

(siehe **Checklisten etc. im Serviceteil**)

- allgemein

Flugreise (Langstrecke)
Klima, Hygiene
Reiseapotheke
Auslandskrankenversicherung

- bei Bedarf

Tauchen

Bemerkungen

Medizinische Versorgung: Landesweit ist mit erheblichen Engpässen bei der ärztlichen und medikamentösen Versorgung zu rechnen. Adäquate Ausstattung der **Reiseapotheke** (Zollbestimmungen beachten, Begleitattest ratsam, Muster im Serviceteil), **Auslandskrankenversicherung** mit Abdeckung des Rettungsrückflug-Risikos für Notfälle dringend empfohlen.

Kasachstan

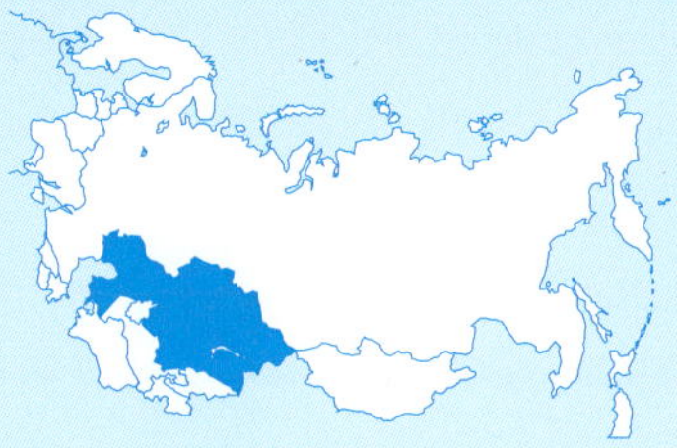

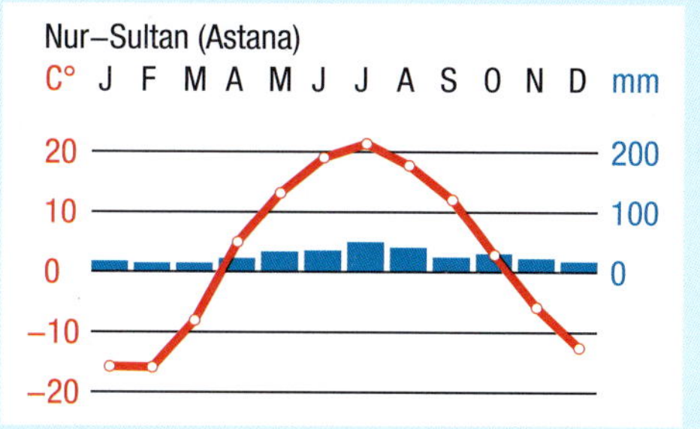

Klima

Kontinentalklima mit heißen Sommern und kalten Wintern; im westlichen Tiefland Wüstenklima, im östlichen Bergland ganzjährig feucht; durchschnittliche Temperatur in Nur-Sultan im Januar −16 °C, im Juli 21 °C.

Zeitdifferenz (zu Mitteleuropäischer Zeit):

2 Zeitzonen:

West (Aktau, Aktobe, Atirau)
MEZ +4 Std. (MESZ +3 Std.)

Ost (Almaty, Astana, Baikonur)
MEZ +5 Std. (MESZ +4 Std.)

Hilfe in Notfällen

Deutsche Botschaft
Ul. Kosmonawtow 62,
Mikrodistrikt Chubary
Astana
Tel. (007 7172) 79 12 00

Österreichische Botschaft
Kosmonavtov Strasse 62, 9. Stock
Mikrodistrikt Chubary
Astana
Tel. (007 7172) 97 78 69, 97 78 78

Impfvorschriften

- direkt: **keine**
- aus Infektionsgebieten: **Gelbfieber**
  - Die Impfvorschrift gilt auch bei Einreise aus einem Land mit Gelbfieber-Risiko, das nur im **Transit** besucht wurde, d. h. ohne Verlassen des Flughafens.
  - Gemäß den geänderten International Health Regulations der WHO (am 11. Juli 2016 in Kraft getreten) ist die **Gelbfieber-Impfbescheinigung** nach einmaliger Impfung **lebenslang gültig**. Es ist möglich, dass abweichend von der offiziellen Regelung bei Einreise ein Impfnachweis verlangt wird, der nicht älter als 10 Jahre ist.
  - Über die Anerkennung ärztlicher **Bescheinigungen zur Befreiung von der Gelbfieber-Impfung** („exemption certificate", „waiver") **liegen aktuell keine zuverlässigen Informationen** vor.

Impfempfehlungen

Allgemein zu empfehlender Impfschutz überprüfen, ergänzen bzw. auffrischen

alle: Tetanus, Diphtherie, Polio, Pertussis, MMR, Influenza (saisonal)
Kinder/Jugendliche: Hib, Hepatitis B, Rotaviren, Varizellen, Meningokokken ACWY, Meningokokken B, HPV
ab 60. Lj./chron. Kranke: Pneumokokken, COVID-19, RSV; *ab 50. Lj.:* Herpes zoster
► **siehe auch vordere und hintere Umschlagklappe**

Weitere Impfungen	alle Reisenden	bei Risiko
Hepatitis A	●	
Hepatitis B		● 2, 5, 6, 8
Tollwut		● 2, 4, 6, 8
Typhus	●	
Cholera		● 1, 5, 6, 7, 9
FSME		● 2, 3
Meningokokken ACWY		● 1, 5
Gelbfieber	(v)	

● Impfung empfohlen
1 aktuelle Ausbrüche
2 einfache Reisebedingungen
3 Exposition im Endemiegebiet
4 Tierkontakte
5 enge soziale Kontakte, v. a. „Charity travel"
6 Einsätze (Katastrophen)
7 Hygienemängel
8 unzureichende medizin. Versorgung
9 Schutz gegen Reisediarrhoe (ETEC) nur inaktivierter Impfstoff, Off-Label-Use
(v) evtl. Impfpflicht beachten (s. Impfvorschriften)

- Verfügbarkeit Tollwutimpfstoffe: Moderne **Tollwutimpfstoffe** sind **nur zeitweise in Astana** verfügbar. **Immunglobulin** ist landesweit **nicht verfügbar**. Eine komplette Grundimmunisierung sollte bei vorhersehbarem Risiko vor der Einreise durchgeführt werden.

Malaria

keine

Besondere Infektionsrisiken

(**Fettdruck** = für die **Beratung aller Reisenden** relevant)

- oral

Darminfektionen
Hepatitis A, E
Typhus
Cholera
Brucellose
Opisthorchiasis
Echinokokkose (E. granulosus) vorw. im S

Kasachstan (Forts.)

• arthropod	Leishmaniase, kutane Leishmaniase, viszerale sporadisch im S **Borreliose** April – Oktober **FSME** April – Oktober, endemische Herde im O und in der Almaty-Region gesichert, in anderen Landesteilen wahrscheinlich. Keine ausreichenden Daten. Krim-Kongo hämorrhagisches Fieber April – Oktober, vorw. im S Zeckenbissfieber April – Oktober (Küstengebiete am Kaspischen Meer) Fleckfieber, Läuse- Pest einzelne Naturherde in den Regionen Gur'Yev (Nordufer des Kaspischen Meeres) und Taldy Kurgan südl. des Balchaschsees
• aerogen	Tuberkulose COVID-19 Influenza RSV
• diverse	**Hepatitis B** Venerische Infektionen Milzbrand **Tollwut**
Sonstige Beratungsinhalte	(siehe **Checklisten etc. im Serviceteil**)
• allgemein	Flugreise (Langstrecke) Hygiene Reiseapotheke Auslandskrankenversicherung
• bei Bedarf	Aufenthalt in großen Höhen Gesundheitszeugnis (Arbeits-/Langzeitaufenthalt)
Bemerkungen	Dauermedikamente (u. a. Insulin) sollten von zuhause mitgebracht werden, da die **medikamentöse Versorgung** problematisch ist.

Katar

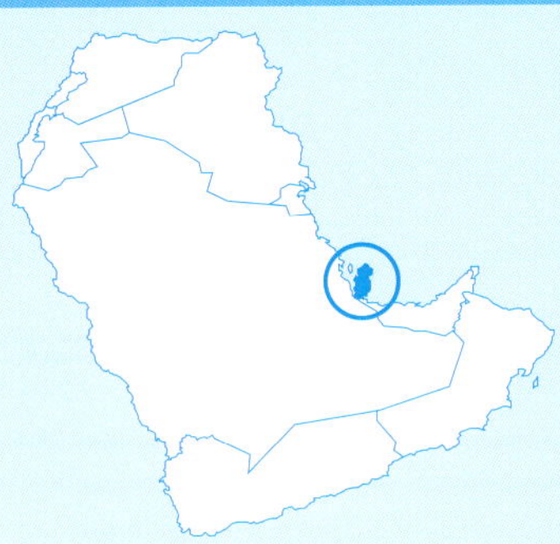

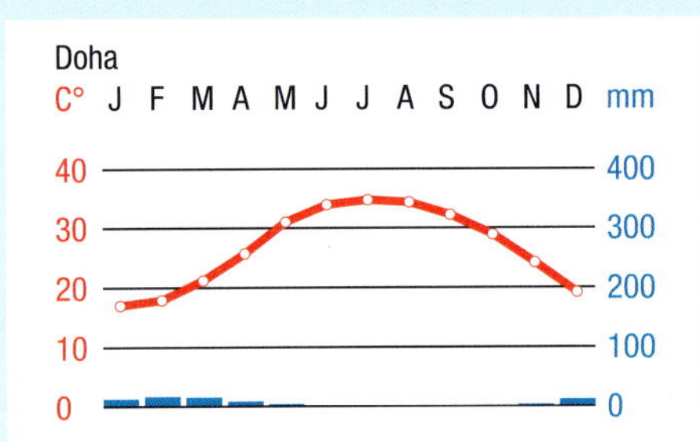

Klima
Wüstenklima mit hoher Luftfeuchtigkeit; durchschnittliche Temperatur im August 35 °C, im Januar 19 °C.

Zeitdifferenz (zu Mitteleuropäischer Zeit):
MEZ + 2 Std. (MESZ + 1 Std.)

Hilfe in Notfällen
Deutsche Botschaft
No. 6, Al-Jazira-al-Arabiya Street
Fareej Kholaib
Doha
Tel. (00974) 44 08 23 00

Österreichische Botschaft
Palm Tower B, level 33, West Bay
Doha
Tel. (00974) 40 33 73 00, 40 33 73 01

Impfvorschriften	
• direkt	**keine**
• aus Infektionsgebieten	**Gelbfieber** (ausgenommen Kinder unter 9 Monaten) **Polio**

Impfempfehlungen

Allgemein zu empfehlender Impfschutz überprüfen, ergänzen bzw. auffrischen

alle: Tetanus, Diphtherie, Polio, Pertussis, MMR, Influenza (saisonal)
Kinder/Jugendliche: Hib, Hepatitis B, Rotaviren, Varizellen, Meningokokken ACWY, Meningokokken B, HPV
ab 60. Lj./chron. Kranke: Pneumokokken, COVID-19, RSV; *ab 50. Lj.:* Herpes zoster

► **siehe auch vordere und hintere Umschlagklappe**

Weitere Impfungen	alle Reisenden	bei Risiko
Hepatitis A	●	
Hepatitis B		● 2, 5, 6, 8
Polio	(v)	
Meningokokken ACWY		● 1, 5

● Impfung empfohlen
1 aktuelle Ausbrüche
2 einfache Reisebedingungen
3 Exposition im Endemiegebiet
4 Tierkontakte
5 enge soziale Kontakte, v. a. „Charity travel"
6 Einsätze (Katastrophen)
7 Hygienemängel
8 unzureichende medizin. Versorgung
(v) evtl. Impfpflicht beachten (s. Impfvorschriften)

• Verfügbarkeit Tollwutimpfstoffe	Moderne **Tollwutimpfstoffe** und **Immunglobulin** sind im Land **verfügbar**.
Malaria	**keine**
Besondere Infektionsrisiken	(**Fettdruck** = für die **Beratung aller Reisenden** relevant)
• oral	**Darminfektionen** **Hepatitis A** Brucellose
• arthropod	**Leishmaniase, kutane**
• aerogen	COVID-19 Influenza RSV
• diverse	**Hepatitis B**, C Tollwut sehr geringes Risiko MERS-CoV
Sonstige Beratungsinhalte	(siehe **Checklisten etc. im Serviceteil**)
• allgemein	Flugreise (Langstrecke) Hygiene Reiseapotheke Auslandskrankenversicherung
• bei Bedarf	Gesundheitszeugnis (Arbeits-/Langzeitaufenthalt)

Kenia

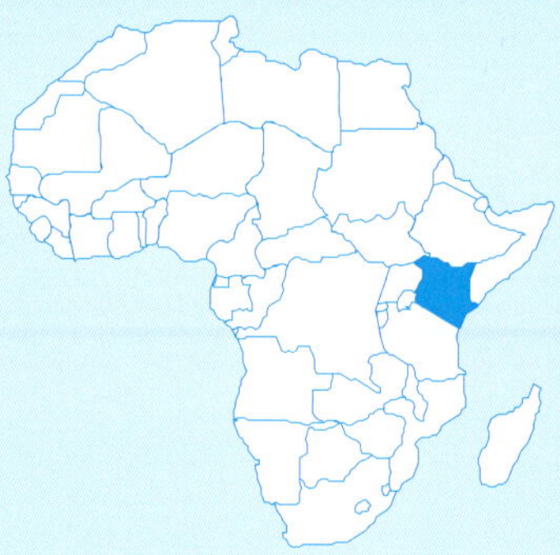

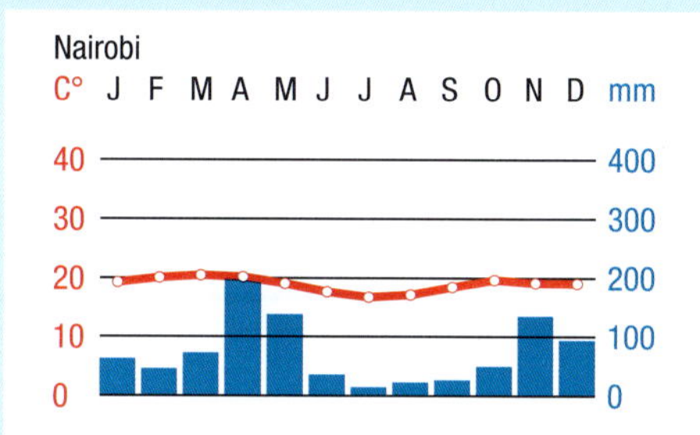

Detaillierte Informationen zur **medizinischen Infrastruktur** des Landes im aktuellen **CRM Handbuch Reisen mit Risiko**

Klima

Im Norden trocken-heiß, sonst tropisch-wechselfeuchtes Klima mit zwei Regenzeiten (März bis Juni, Oktober bis Dezember); gleichbleibend hohe Temperaturen an der Küste (Mombasa) 26–30 °C, in den Höhenlagen niedriger: Nairobi 17–20 °C.

Zeitdifferenz (zu Mitteleuropäischer Zeit):

MEZ + 2 Std. (MESZ + 1 Std.)

Hilfe in Notfällen

Deutsche Botschaft
Ludwig Krapf House, Riverside Drive 113
Nairobi
Tel. (00254 20) 4 26 21 00

Regionalarzt an der Deutschen Botschaft
Tel. (00254 20) 4 26 21 08
Handy (00254 20) 7 21 32 24 35

Österreichische Botschaft
Limuru Road 536, Muthaiga
(gegenüber Muthaiga Mini Market)
Nairobi
Tel. (00254 20) 406 00 22, 406 00 23

Kenia (Forts.)

Impfvorschriften

- direkt

keine

- aus Infektionsgebieten

Gelbfieber (ausgenommen Kinder unter 1 Jahr)
- Gemäß den geänderten International Health Regulations der WHO (am 11. Juli 2016 in Kraft getreten) ist die **Gelbfieber-Impfbescheinigung** nach einmaliger Impfung **lebenslang gültig**. Es ist möglich, dass abweichend von der offiziellen Regelung bei Einreise ein Impfnachweis verlangt wird, der nicht älter als 10 Jahre ist.
- Ärztliche **Bescheinigungen zur Befreiung von der Gelbfieber-Impfung** („exemption certificate", „waiver") werden bei der Einreise anerkannt.

- Ausreise

Entsprechend Vorgaben der WHO sollten Einheimische und alle Reisenden, die sich länger als 4 Wochen im Land aufgehalten haben, bei der Ausreise eine Impfung gegen Polio vorweisen. Die Impfung muss zwischen 4 Wochen und einem Jahr vor der Abreise erfolgen und in einem international gültigen Impfausweis dokumentiert sein.

- Abweichungen

Nach Angaben der kenianischen Botschaft kann bei Einreise aus einem Land mit aktuellen **Cholera**-Ausbrüchen ein gültiger Impfnachweis verlangt werden.

Impfempfehlungen

Allgemein zu empfehlender Impfschutz überprüfen, ergänzen bzw. auffrischen

alle: Tetanus, Diphtherie, Polio, Pertussis, MMR, Influenza (saisonal)
Kinder/Jugendliche: Hib, Hepatitis B, Rotaviren, Varizellen, Meningokokken ACWY, Meningokokken B, HPV
ab 60. Lj./chron. Kranke: Pneumokokken, COVID-19, RSV; *ab 50. Lj.:* Herpes zoster

▸ **siehe auch vordere und hintere Umschlagklappe**

Weitere Impfungen	alle Reisenden	bei Risiko
Hepatitis A	●	
Hepatitis B		● 2, 5, 6, 8
Polio	● (v)	
Tollwut		● 2, 4, 6, 8
Typhus	●	
Cholera	(v)	● 1, 5, 6, 7, 9
Meningokokken ACWY	● nur N, W	● 1, 5
Dengue	●	
Chikungunya		● 1, 10
Gelbfieber	● (v)	
Mpox		● 1, 2, 5, 10

● Impfung empfohlen
1 aktuelle Ausbrüche
2 einfache Reisebedingungen
3 Exposition im Endemiegebiet
4 Tierkontakte
5 enge soziale Kontakte, v. a. „Charity travel"
6 Einsätze (Katastrophen)
7 Hygienemängel
8 unzureichende medizin. Versorgung
9 Schutz gegen Reisediarrhoe (ETEC) nur inaktivierter Impfstoff, Off-Label-Use
10 Langzeitaufenthalte, wiederholte Reisen
(v) evtl. Impfpflicht beachten (s. Impfvorschriften)

- Verfügbarkeit Tollwutimpfstoffe

Moderne **Tollwutimpfstoffe** und **Immunglobulin** sind **nur in Nairobi und Mombasa (unregelmäßig)** verfügbar. Eine komplette Grundimmunisierung sollte bei vorhersehbarem Risiko vor der Einreise durchgeführt werden.

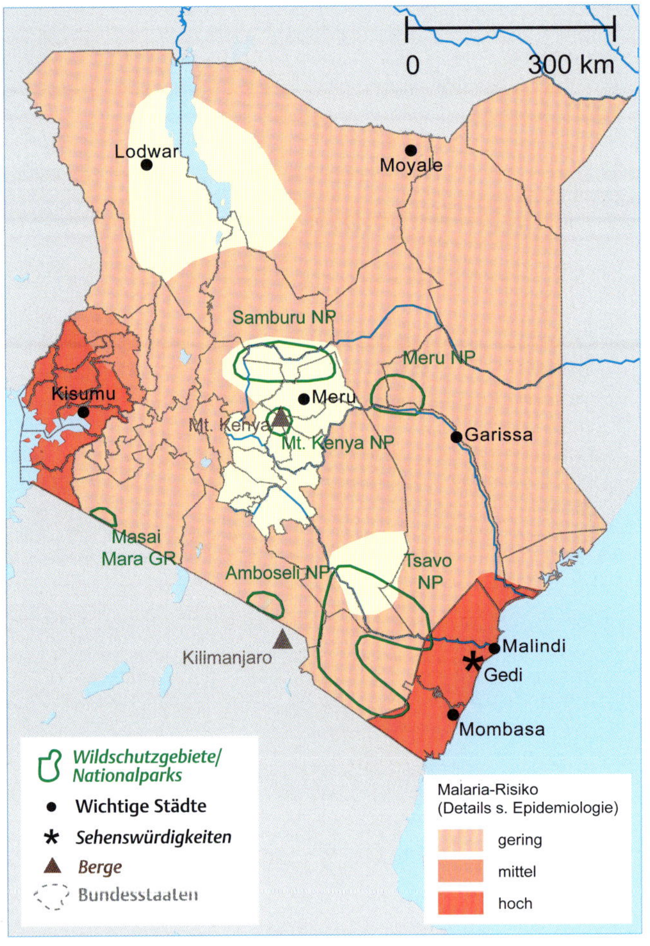

Malaria

• Saison	ganzjährig, verstärkt während der Regenzeit
• Parasit	P. falciparum nahezu 100 %, Resistenzen Chloroquin, Sulfa/Pyrimethamin-Kombinationen
• Epidemiologie / Vorbeugung	**Expositionsprophylaxe!**

Medikation (NST = Notfallselbsttherapie)	**regelm.**	**NST**
hohes Risiko in den Regenwaldgebieten einschl. der Touristen-ressorts an der Küste sowie im W (Viktoriasee und Grenzgebiete zu Uganda)	AP, D*, M	Ø
mittleres Risiko im W (Grenzgebiete zu Uganda)	AP, D*, M oder Ø	Ø AP, DP, AL
geringes Risiko in den übrigen Landesteilen unterhalb von 2000 m	Ø	AP, DP, AL
kein Risiko in Nairobi und Höhenlagen sowie Wüstengebieten	Ø	Ø

AL = Artemether/Lumefantrin (Riamet®), AP = Atovaquon/Proguanil (Malarone® u. a.), D = Doxycyclin, DP = Dihydroartemisinin/Piperaquin (Eurartesim®), M = Mefloquin (Lariam®), Ø = keine
In der Tabelle durch Komma getrennte Präparate sind als Alternativen zu verstehen.
* Doxycyclin ist in Deutschland und in Österreich zur Malariaprophylaxe nicht zugelassen (s. Seite 490).

Besondere Infektionsrisiken

(**Fettdruck** = für die **Beratung aller Reisenden** relevant)

• oral

Darminfektionen
Hepatitis A, E
Polio
Typhus
Cholera
Brucellose
Echinokokkose (E. granulosus) vorw. im NW

• arthropod

Leishmaniase, viszerale + kutane sporadisch, bes. semiaride Gebiete im N
Filariose, lymphatische
Gelbfieber 2022 Ausbruch im Bezirk Isiolo
Dengue
Chikungunya sporadisch
Zika Küste und W
Rift Valley-Fieber
O'nyong-nyong-Fieber
Zeckenbissfieber
Borreliose
Rückfallfieber, Zecken-
Krim-Kongo hämorrhagisches Fieber
West-Nil-Fieber
Fleckfieber, Floh-
Pest sporadisch im S
Schlafkrankheit Grenzgebiet zu Uganda (W), vorw. Distrikte Bungoma, Busia und Teso, Grenzgebiet zu Tansania (SW) mit Nationalpark Masai Mara, Übertragung sporadisch möglich

• aerogen

Meningokokken-Meningitis
Tuberkulose
COVID-19
Influenza
RSV

• diverse

Schistosomiasis
Hepatitis B, C
Venerische Infektionen HIV-Prävalenzen b. Erwachsenen 5–15 %, bei Prostituierten in Mombasa bis 80 %
Leptospirose
Tollwut
Milzbrand
Mpox

Sonstige Beratungsinhalte

(siehe **Checklisten etc. im Serviceteil**)

• allgemein

Flugreise (Langstrecke)
Klima, Hygiene
Gifttiere
Reiseapotheke
Auslandskrankenversicherung

• bei Bedarf

Tauchen
Aufenthalt in großen Höhen (Besteigung Mt. Kenya)

Kirgisistan (Kirgistan, Kirgisien)

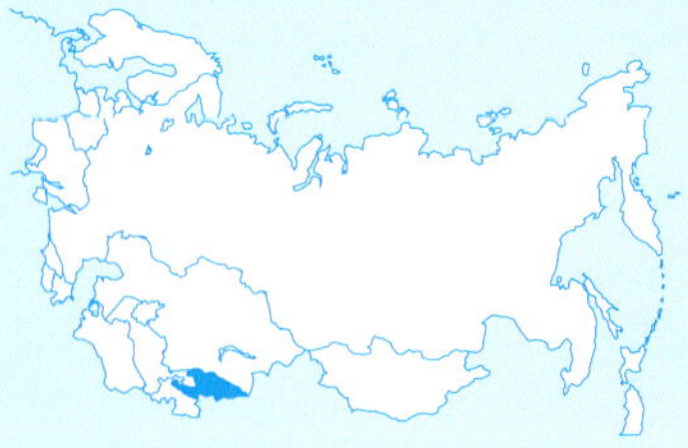

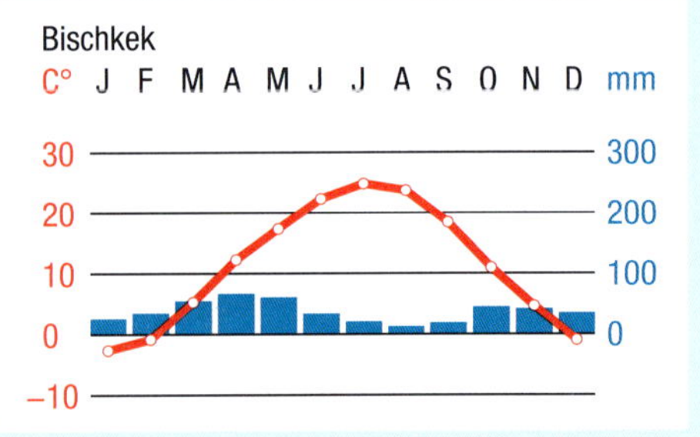

Klima

Kontinentales Gebirgsklima mit kalten Wintern und heißen Sommern, meist nur wenig Niederschlag; durchschnittliche Temperatur in Bischkek im Januar −2,5 °C, im Juli um 25 °C.

Zeitdifferenz (zu Mitteleuropäischer Zeit):

MEZ +5 Std. (MESZ +4 Std.)

Hilfe in Notfällen

Deutsche Botschaft
Blvd. Erkendik 21
Bischkek
Tel. (00996 312) 62 71 00

Österreichisches Honorarkonsulat
Moskowskaja str. 187/4, 720010 Bischkek
Tel.: (+996 / 312) 90 04 90

Zuständige Österreichische Botschaft: Kasachstan (Astana)

Impfvorschriften

keine

Impfempfehlungen

Allgemein zu empfehlender Impfschutz überprüfen, ergänzen bzw. auffrischen

alle: Tetanus, Diphtherie, Polio, Pertussis, MMR, Influenza (saisonal)
Kinder/Jugendliche: Hib, Hepatitis B, Rotaviren, Varizellen, Meningokokken ACWY, Meningokokken B, HPV
ab 60. Lj./chron. Kranke: Pneumokokken, COVID-19, RSV; *ab 50. Lj.:* Herpes zoster

► **siehe auch vordere und hintere Umschlagklappe**

Weitere Impfungen	alle Reisenden	bei Risiko
Hepatitis A	●	
Hepatitis B		● 2, 5, 6, 8
Tollwut		● 2, 4, 6, 8
Typhus	●	
Cholera		● 9
Meningokokken ACWY		● 1, 5
FSME		● s. Bemerkungen

● Impfung empfohlen
1 aktuelle Ausbrüche
2 einfache Reisebedingungen
3 Exposition im Endemiegebiet
4 Tierkontakte
5 enge soziale Kontakte, v. a. „Charity travel"
6 Einsätze (Katastrophen)
7 Hygienemängel
8 unzureichende medizin. Versorgung
9 Schutz gegen Reisediarrhoe (ETEC) nur inaktivierter Impfstoff, Off-Label-Use
(v) evtl. Impfpflicht beachten (s. Impfvorschriften)

- Verfügbarkeit Tollwutimpfstoffe

Moderne **Tollwutimpfstoffe** und **Immunglobulin** sind im Land **nicht verfügbar**. Eine komplette Grundimmunisierung sollte bei vorhersehbarem Risiko vor der Einreise durchgeführt werden.

Malaria

Kirgisistan wurde im November 2016 von der WHO offiziell als malariafrei erklärt.

Besondere Infektionsrisiken

(**Fettdruck** = für die **Beratung aller Reisenden** relevant)

- oral

Darminfektionen
Hepatitis A, E
Typhus
Echinokokkose (E. granulosus)
Botulismus sporadisch
Brucellose

- arthropod

Borreliose April – Oktober
FSME April – Oktober, Vorkommen aus tiefer gelegenen Gebieten berichtet, genauere Daten fehlen
Krim-Kongo hämorrhagisches Fieber April – Oktober

- aerogen

Tuberkulose
COVID-19
Influenza
RSV

- diverse

Hepatitis B
Venerische Infektionen
Milzbrand
Tollwut

Sonstige Beratungsinhalte	(siehe **Checklisten etc. im Serviceteil**)
• allgemein	Flugreise (Langstrecke) Hygiene Reiseapotheke Auslandskrankenversicherung
• bei Bedarf	Aufenthalt in großen Höhen
Bemerkungen	Das **FSME**-Risiko ist offenbar gering, die Datenlage spärlich. Eine Impfempfehlung ist nur bei sehr hohem Expositionsrisiko indiziert. Die bei uns zugelassenen Impfstoffe sind auch gegen den fernöstlichen Subtyp wirksam. **Medizinische Versorgung**: Wichtige Medikamente, Verband- und Injektionsmaterialien sollten aus Deutschland mitgebracht werden. Notfall- und Intensivbehandlungsmaßnahmen sind nur unzureichend verfügbar.

Kiribati

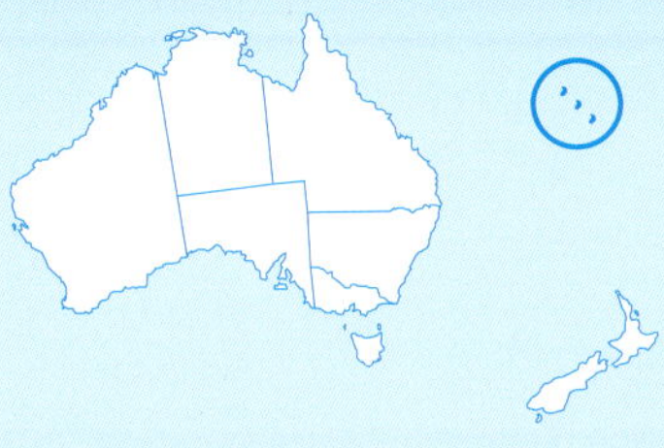

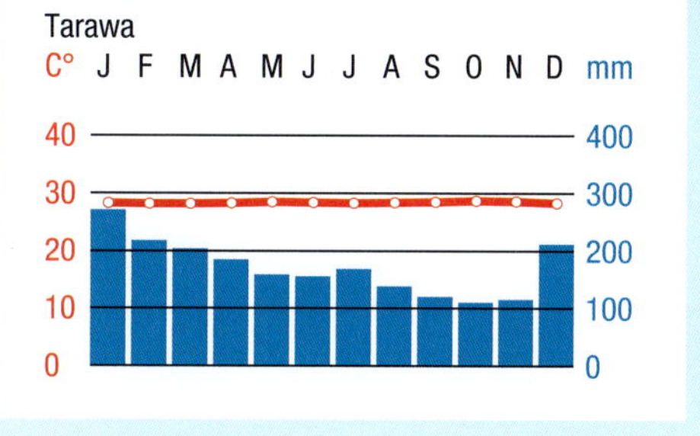

Zeitdifferenz (zu Mitteleuropäischer Zeit):

MEZ + 11 Std. (MESZ + 10 Std.)

Hilfe in Notfällen

Zuständige Deutsche Botschaft
Neuseeland (Wellington)

Zuständige Österreichische Botschaft
Australien (Canberra)

Klima

Immerfeuchtes tropisches Klima; im Winter etwas trockener;
durchschnittliche Temperatur ganzjährig um 28 °C.

Impfvorschriften: keine

Impfempfehlungen

Allgemein zu empfehlender Impfschutz überprüfen, ergänzen bzw. auffrischen

alle: Tetanus, Diphtherie, Polio, Pertussis, MMR, Influenza (saisonal)
Kinder/Jugendliche: Hib, Hepatitis B, Rotaviren, Varizellen, Meningokokken ACWY, Meningokokken B, HPV
ab 60. Lj./chron. Kranke: Pneumokokken, COVID-19, RSV; *ab 50. Lj.:* Herpes zoster

▸ **siehe auch vordere und hintere Umschlagklappe**

Weitere Impfungen	alle Reisenden	bei Risiko
Hepatitis A	●	
Hepatitis B		● 2, 5, 6, 8
Cholera		● 9
Dengue	●	
Chikungunya		● 1, 10
Typhus		● 1, 2, 5, 6, 7

● Impfung empfohlen
1 aktuelle Ausbrüche
2 einfache Reisebedingungen
3 Exposition im Endemiegebiet
4 Tierkontakte
5 enge soziale Kontakte, v. a. „Charity travel"
6 Einsätze (Katastrophen)
7 Hygienemängel
8 unzureichende medizin. Versorgung
9 Schutz gegen Reisediarrhoe (ETEC) nur inaktivierter Impfstoff, Off-Label-Use
10 Langzeitaufenthalte, wiederholte Reisen

• **Verfügbarkeit Tollwutimpfstoffe**: Moderne **Tollwutimpfstoffe** und **Immunglobulin** sind im Land **nicht verfügbar**. Das Tollwutrisiko wird als sehr gering eingeschätzt. Eine Grundimmunisierung vor der Reise ist nur in Ausnahmefällen notwendig.

Kiribati (Forts.)

Malaria	**keine**
Besondere Infektionsrisiken	(**Fettdruck** = für die **Beratung aller Reisenden** relevant)
• oral	**Darminfektionen** **Hepatitis A** Typhus
• arthropod	**Dengue** Chikungunya Filariose, lymphatische
• aerogen	COVID-19 Influenza RSV
• diverse	Hepatitis B, C Venerische Infektionen Tollwut sehr geringes Risiko
Sonstige Beratungsinhalte	(siehe **Checklisten etc. im Serviceteil**)
• allgemein	Flugreise (Langstrecke) Klima, Hygiene Reiseapotheke Auslandskrankenversicherung
• bei Bedarf	Tauchen
Bemerkungen	**Ciguatera-Fischvergiftung:** Saisonales Risiko bei Verzehr von größeren Raubfischen (auch gegart). Örtliche Warnhinweise beachten!

Kolumbien

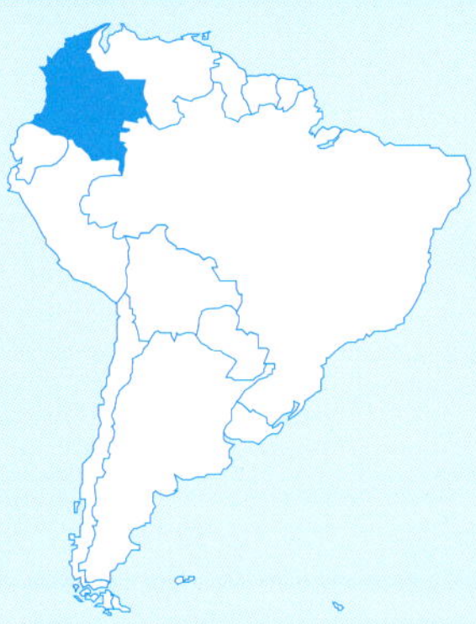

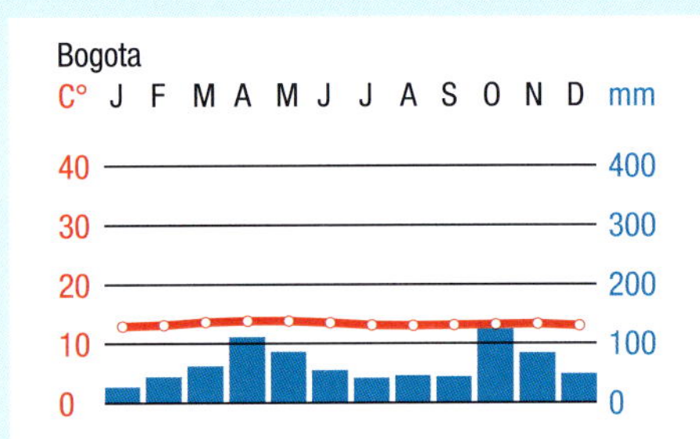

Klima

Tropisches, wechselfeuchtes Klima mit geringen jahreszeitlichen Schwankungen; Jahresmitteltemperatur nimmt mit der Höhe ab (unterhalb 1000 m 25–30 °C, Bogotá, 2550 ü.M.: 14 °C); im Norden und Westen Regenzeit von April bis November mit ausgiebigen Niederschlägen, sonst von März bis Juli und von September bis Dezember.

Detaillierte Informationen zur **medizinischen Infrastruktur** des Landes im aktuellen **CRM Handbuch Reisen mit Risiko**

Zeitdifferenz (zu Mitteleuropäischer Zeit):

MEZ −6 Std. (MESZ −7 Std.)

Hilfe in Notfällen

Deutsche Botschaft
Calle 110 No. 9-25, piso 11
Torre Empresarial Edificio Pacific P.H.
Bogotá
Tel. (0057 1) 4 23 26 00

Österreichische Botschaft
Cra. 9 No. 73-44, Oficina 402
Bogotá
Tel. (0057 1) 7 45 20 86, 7 45 81 89

Impfvorschriften	
• direkt	**keine**
• aus Infektionsgebieten	**Gelbfieber** (ausgenommen Kinder unter 1 Jahr) bei Einreise aus Angola, Brasilien, Dem. Rep. Kongo und Uganda • Die Impfvorschrift gilt auch bei Einreise aus einem Land mit Gelbfieber-Risiko, das nur im **Transit** besucht wurde, wenn die **Aufenthaltszeit auf dem Flughafen mehr als 12 Stunden** betrug. Abweichend von der offiziellen Bestimmung kann der Impfnachweis auch bei kürzerem Transit-Aufenthalt verlangt werden. • Gemäß den geänderten International Health Regulations der WHO (am 11. Juli 2016 in Kraft getreten) ist die **Gelbfieber-Impfbescheinigung** nach einmaliger Impfung **lebenslang gültig.** Es ist möglich, dass abweichend von der offiziellen Regelung bei Einreise ein Impfnachweis verlangt wird, der nicht älter als 10 Jahre ist. • Ärztliche **Bescheinigungen zur Befreiung von der Gelbfieber-Impfung** („exemption certificate", „waiver") werden bei der Einreise **nicht** anerkannt.
• Abweichungen	Bei Reisen in den Süden des Landes kann es an den Straßen zu Kontrollen eines **Gelbfieber**-Impfnachweises kommen. In den letzten Jahren wurde wiederholt der Nachweis einer **Masern**-Impfung bei Einreise aus Europa verlangt.

Impfempfehlungen

Allgemein zu empfehlender Impfschutz überprüfen, ergänzen bzw. auffrischen

alle: Tetanus, Diphtherie, Polio, Pertussis, MMR, Influenza (saisonal)
Kinder/Jugendliche: Hib, Hepatitis B, Rotaviren, Varizellen, Meningokokken ACWY, Meningokokken B, HPV
ab 60. Lj./chron. Kranke: Pneumokokken, COVID-19, RSV; *ab 50. Lj.:* Herpes zoster
► **siehe auch vordere und hintere Umschlagklappe**

Weitere Impfungen	alle Reisenden	bei Risiko
Hepatitis A	●	
Hepatitis B		● 2, 5, 6, 8
Tollwut		● 2, 4, 6, 8
Typhus		● 1, 2, 5, 6, 7
Cholera		● 9
Meningokokken ACWY		● 1, 5
Meningokokken B		● 1, 5
Dengue	●	
Chikungunya	●	
Gelbfieber	●* (v)	

* für Reisen in alle Regionen unterhalb von 2.300 m Höhe, mit Ausnahme des Departements San Andrés und Providencia und der Hauptstadt Bogota sowie der Städte Barranquilla, Cali, Cartagena und Medellin

- ● Impfung empfohlen
- 1 aktuelle Ausbrüche
- 2 einfache Reisebedingungen
- 3 Exposition im Endemiegebiet
- 4 Tierkontakte
- 5 enge soziale Kontakte, v. a. „Charity travel"
- 6 Einsätze (Katastrophen)
- 7 Hygienemängel
- 8 unzureichende medizin. Versorgung
- 9 Schutz gegen Reisediarrhoe (ETEC) nur inaktivierter Impfstoff, Off-Label-Use
- **(v)** evtl. Impfpflicht beachten (s. Impfvorschriften)

- Verfügbarkeit Tollwutimpfstoffe

Moderne **Tollwutimpfstoffe** sind **nur in Großstädten** verfügbar. **Immunglobulin** ist landesweit **nicht verfügbar**. Eine komplette Grundimmunisierung sollte bei vorhersehbarem Risiko vor der Einreise durchgeführt werden.

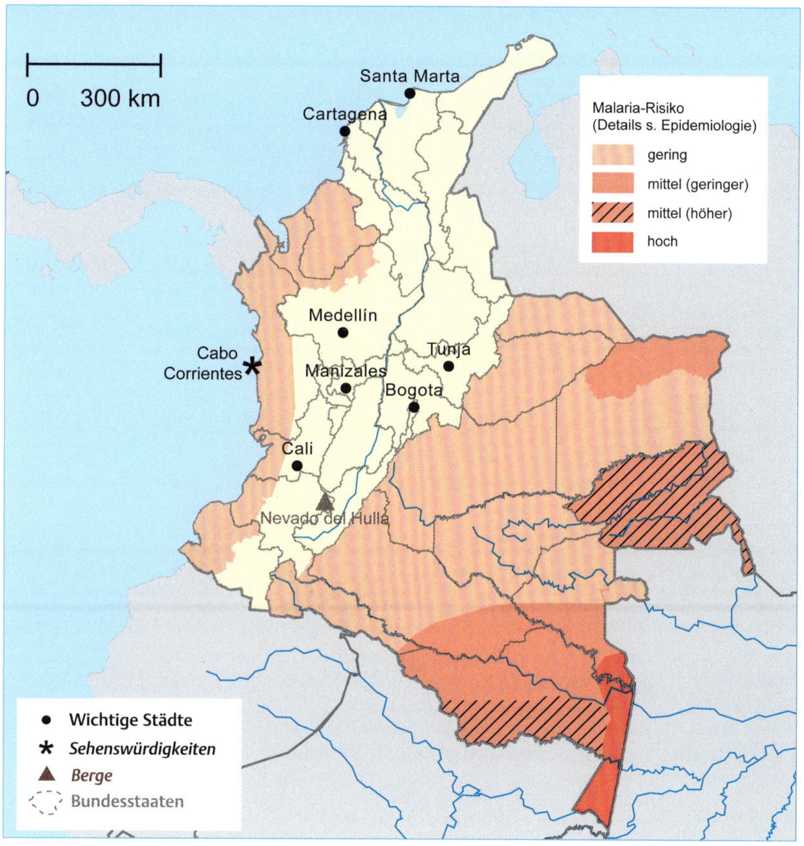

Kolumbien (Forts.)

Malaria	**Karte Malaria – Südamerika** siehe Kartenanhang		
• Saison	ganzjährig		
• Parasit	P. vivax insgesamt 40 %, herdförmig Resistenzen Chloroquin; P. falciparum insgesamt 60 %, Resistenzen Chloroquin, Sulfa/Pyrimethamin-Kombinationen über 75 % Rückgang der Fälle 2000–2016, seit 2017 Anstieg durch Flüchtlinge aus Venezuela		
• Epidemiologie / Vorbeugung	**Expositionsprophylaxe!**		
	Medikation (NST = Notfallselbsttherapie)	**regelm.**	**NST**
	hohes Risiko mit höherem Anteil von P. falciparum in tiefer gelegenen Regenwaldgebieten im S und Osten von Amazonas	AP, D, M	Ø
	mittleres Risiko im N Vichadas, sowie mit höherem Anteil von P. falciparum in tiefer gelegenen Regenwaldgebieten von Amazonas und Guyainia, höher im W und S	Ø	AP, DP, AL
	geringes bzw. **kein Risiko** in allen anderen Landesteilen	Ø	AP, DP, AL
	malariafrei sind Städte, Höhenlagen und die Inseln San Andrés und Providencia	Ø	Ø
	AL = Artemether/Lumefantrin (Riamet®), AP = Atovaquon/Proguanil (Malarone® u. a.), DP = Dihydroartemisinin/Piperaquin (Eurartesim®), Ø = keine In der Tabelle durch Komma getrennte Präparate sind als Alternativen zu verstehen.		
Besondere Infektionsrisiken	(**Fettdruck** = für die **Beratung aller Reisenden** relevant)		
• oral	**Darminfektionen** **Hepatitis A** Typhus		
• arthropod	**Dengue** **Chikungunya** Zika Oropouche Leishmaniase, kutane + mukokutane Leishmaniase, viszerale vorw. Magdalena-Becken und Tiefland im N Filariose, Onchozerkose 1 Herd im Cauca Dptm. Bartonellose südwestl. Andentäler unterhalb 3.000 m Gelbfieber mittleres Tal des Rio Magdalena, westl. und östl. Ausläufer der Cordillera Oriental von der Grenze mit Ecuador bis zur Grenze mit Venezuela, Ausläufer der Sierra Nevada, Urabá, Tiefland im Osten (Orioquia) und Amazonien West-Nil-Fieber Zeckenbissfieber Antiochia, Santander, Cundinamarca, Cauca Fleckfieber, Läuse- kaltes Hochland mit niedriger sozio-ökonomischer Struktur Chagas-Krankheit ländliche Gebiete im Tiefland		
• aerogen	Histoplasmose Parakokzidioidomykose COVID-19 Influenza RSV		
• diverse	**Hepatitis B** Venerische Infektionen Milzbrand La Guajira im NW Leptospirose **Tollwut**		
Sonstige Beratungsinhalte	(siehe **Checklisten etc. im Serviceteil**)		
• allgemein	Flugreise (Langstrecke) Klima, Hygiene Reiseapotheke Auslandskrankenversicherung		
• bei Bedarf	Tauchen Aufenthalt in großen Höhen Gesundheitszeugnis (Arbeits-/Langzeitaufenthalt)		
Bemerkungen	**Medizinische Versorgung**: Außerhalb der Großstädte und Touristikzentren ist mit erheblichen Engpässen bei der ärztlichen und medikamentösen Versorgung zu rechnen. Adäquate Ausstattung der **Reiseapotheke** (Zollbestimmungen beachten, Begleitattest ratsam, Muster im Serviceteil), **Auslandskrankenversicherung** mit Abdeckung des Rettungsrückflug-Risikos für Notfälle dringend empfohlen. An der Grenze zu Venezuela besteht ein erhöhtes Risiko für **Diphtherie**, **Masern** und **Malaria.**		

Komoren

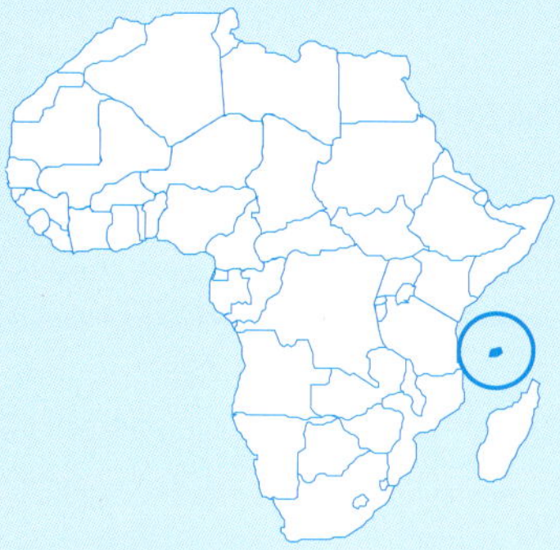

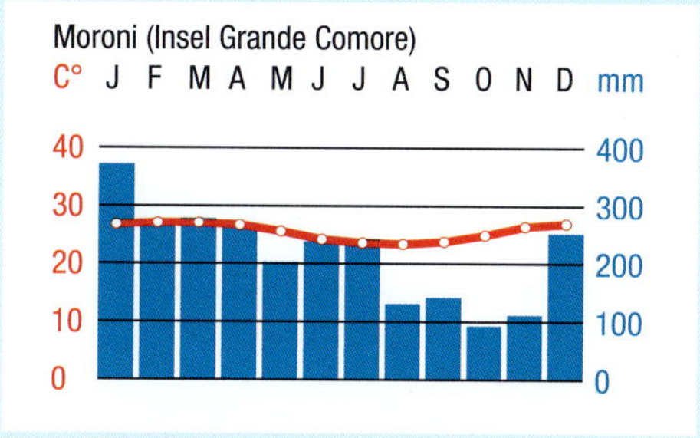

Zeitdifferenz (zu Mitteleuropäischer Zeit):
MEZ + 2 Std. (MESZ + 1 Std.)

Klima

Tropisches Klima; Trockenzeit von Mai bis Oktober, Regenzeit von November bis April; durchschnittliche Temperaturen um 23 °C im Juli/August und 27 °C im Februar/März.

Hilfe in Notfällen

Zuständige Deutsche Botschaft
Tansania (Daressalam)

Zuständige Österreichische Botschaft
Kenia (Nairobi)

Impfvorschriften

keine

- Abweichungen

Laut Berichten verschiedener Quellen müssen seit Mitte September 2019 bei der Einreise gültige Impfungen gegen **Gelbfieber** und **Meningokokken ACWY** nachgewiesen werden. Nach Angaben des Auswärtigen Amtes soll diese Regelung ab dem 1. Januar 2020 gelten. Eine offizielle Bestätigung durch die zuständigen Behörden des Landes gibt es bisher nicht.

Impfempfehlungen

Allgemein zu empfehlender Impfschutz überprüfen, ergänzen bzw. auffrischen

alle: Tetanus, Diphtherie, Polio, Pertussis, MMR, Influenza (saisonal)
Kinder/Jugendliche: Hib, Hepatitis B, Rotaviren, Varizellen, Meningokokken ACWY, Meningokokken B, HPV
ab 60. Lj./chron. Kranke: Pneumokokken, COVID-19, RSV; *ab 50. Lj.:* Herpes zoster

► **siehe auch vordere und hintere Umschlagklappe**

Weitere Impfungen	alle Reisenden	bei Risiko
Hepatitis A	●	
Hepatitis B		● 2, 5, 6, 8
Tollwut		● 2, 4, 6, 8
Typhus	●	
Cholera		● 1, 5, 6, 7, 9
Meningokokken ACWY	(v)	
Dengue	●	
Chikungunya		● 1, 10
Gelbfieber	(v)	

● Impfung empfohlen
1 aktuelle Ausbrüche
2 einfache Reisebedingungen
3 Exposition im Endemiegebiet
4 Tierkontakte
5 enge soziale Kontakte, v. a. „Charity travel"
6 Einsätze (Katastrophen)
7 Hygienemängel
8 unzureichende medizin. Versorgung
9 Schutz gegen Reisediarrhoe (ETEC) nur inaktivierter Impfstoff, Off-Label-Use
10 Langzeitaufenthalte, wiederholte Reisen
(v) evtl. Impfpflicht beachten (s. Impfvorschriften)

- Verfügbarkeit Tollwutimpfstoffe

Moderne **Tollwutimpfstoffe** und **Immunglobulin** sind im Land **nicht verfügbar**. Eine komplette Grundimmunisierung sollte bei vorhersehbarem Risiko vor der Einreise durchgeführt werden.

Malaria

- Saison: ganzjährig
- Parasit: P. falciparum praktisch 100 %, Resistenzen Chloroquin
- Epidemiologie / Vorbeugung: **Expositionsprophylaxe!**

Medikation (NST = Notfallselbsttherapie)	regelm.	NST
mittleres Risiko auf der Hauptinsel Grande Comore (Njazidja) außer in Höhenlagen	AP, D*, M oder Ø	Ø AP, DP, AL

AL = Artemether/Lumefantrin (Riamet®), AP = Atovaquon/Proguanil (Malarone® u. a.), D = Doxycyclin, DP = Dihydroartemisinin/Piperaquin (Eurartesim®), M = Mefloquin (Lariam®), Ø = keine
In der Tabelle durch Komma getrennte Präparate sind als Alternativen zu verstehen.
* Doxycyclin ist in Deutschland und in Österreich zur Malariaprophylaxe nicht zugelassen (s. Seite 490).

Besondere Infektionsrisiken

(**Fettdruck** = für die **Beratung aller Reisenden** relevant)

- oral

Darminfektionen
Hepatitis A, E
Typhus
Cholera

Komoren (Forts.)

• arthropod	**Dengue** Chikungunya Filariose, lymphatische Rift Valley-Fieber
• aerogen	COVID 19 Influenza RSV
• diverse	**Hepatitis B** Venerische Infektionen Tollwut
Sonstige Beratungsinhalte	(siehe **Checklisten etc. im Serviceteil**)
• allgemein	Flugreise (Langstrecke) Klima, Hygiene Gifttiere Reiseapotheke Auslandskrankenversicherung
• bei Bedarf	Tauchen

Kongo, Dem. Republik

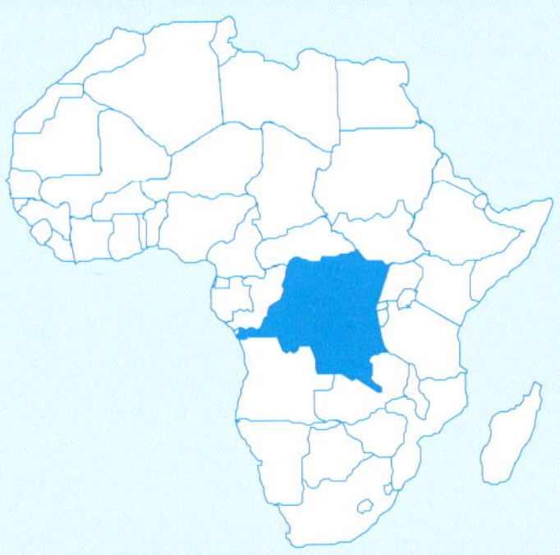

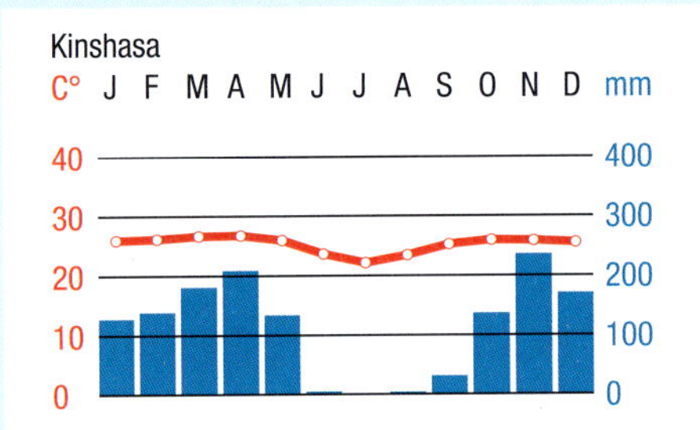

Klima

Tropisch-immerfeucht in der nördlichen Landeshälfte mit Temperaturen ganzjährig um 25 °C und hoher Luftfeuchtigkeit; im Süden Trockenzeit von Mai bis September.

Zeitdifferenz (zu Mitteleuropäischer Zeit):

Westliche Landesteile
MEZ ±0 Std. (MESZ −1 Std.)
Östliche Landesteile
MEZ +1 Std. (MESZ ±0 Std.)

Hilfe in Notfällen

Deutsche Botschaft
82, Avenue Roi-Baudouin
Kinshasa-Gombe
Tel. (00243) 8 15 56 13-80 bis -82

Derzeit keine Österreichische Vertretung im Land (Österreichische Staatsbürger können im Notfall die Hilfe der diplomatischen Vertretung Deutschlands oder eines anderen EU-Mitgliedsstaates in Anspruch nehmen)
Zuständige Österreichische Botschaft: Kenia (Nairobi)

Impfvorschriften	**Gelbfieber** (ausgenommen Kinder unter 9 Monaten) • Gemäß den geänderten International Health Regulations der WHO (am 11. Juli 2016 in Kraft getreten) ist die **Gelbfieber-Impfbescheinigung** nach einmaliger Impfung **lebenslang gültig**. • Ärztliche **Bescheinigungen zur Befreiung von der Gelbfieber-Impfung** („exemption certificate“, „waiver“) werden bei der Einreise **nicht anerkannt**.
• Ausreise	Entsprechend Vorgaben der WHO müssen Einheimische und alle Reisenden, die sich länger als 4 Wochen im Land aufgehalten haben, bei der Ausreise eine Impfung gegen Polio vorweisen können. Die Impfung sollte zwischen 4 Wochen und einem Jahr vor der Abreise erfolgen und in einem international gültigen Impfausweis dokumentiert sein.

Impfempfehlungen

Allgemein zu empfehlender Impfschutz überprüfen, ergänzen bzw. auffrischen

alle: Tetanus, Diphtherie, Polio, Pertussis, MMR, Influenza (saisonal)
Kinder/Jugendliche: Hib, Hepatitis B, Rotaviren, Varizellen, Meningokokken ACWY, Meningokokken B, HPV
ab 60. Lj./chron. Kranke: Pneumokokken, COVID-19, RSV; *ab 50. Lj.:* Herpes zoster

► **siehe auch vordere und hintere Umschlagklappe**

Weitere Impfungen	alle Reisenden	bei Risiko
Hepatitis A	●	
Hepatitis B		● 2, 5, 6, 8
Polio	● (v)	
Tollwut		● 2, 4, 6, 8
Typhus	●	
Cholera		● 1, 5, 6, 7, 9
Meningokokken ACWY	●	
Ebola		● 6
Dengue	●	
Chikungunya		● 1, 10
Gelbfieber	● v	
Mpox		● 1, 2, 5, 10

● Impfung empfohlen
1 aktuelle Ausbrüche
2 einfache Reisebedingungen
3 Exposition im Endemiegebiet
4 Tierkontakte
5 enge soziale Kontakte, v. a. „Charity travel"
6 Einsätze (Katastrophen)
7 Hygienemängel
8 unzureichende medizin. Versorgung
9 Schutz gegen Reisediarrhoe (ETEC) nur inaktivierter Impfstoff, Off-Label-Use
10 Langzeitaufenthalte, wiederholte Reisen
v Impfung vorgeschrieben (s. Impfvorschriften)
(v) evtl. Impfpflicht beachten (s. Impfvorschriften)

- Verfügbarkeit Tollwutimpfstoffe: Moderne **Tollwutimpfstoffe** und **Immunglobulin** sind im Land **nicht verfügbar**. Eine komplette Grundimmunisierung sollte bei vorhersehbarem Risiko vor der Einreise durchgeführt werden.

Malaria

- Saison: ganzjährig
- Parasit: P. falciparum nahezu 100 %, Resistenzen Chloroquin, Sulfa/Pyrimethamin-Kombinationen
- Epidemiologie / Vorbeugung: **Expositionsprophylaxe!**

Medikation (NST = Notfallselbsttherapie)	regelm.	NST
hohes Risiko landesweit, geringe Ausnahmen im Bergland im Osten	AP, D*, M	Ø

AP = Atovaquon/Proguanil (Malarone® u. a.), D = Doxycyclin, M = Mefloquin (Lariam®), Ø = keine
In der Tabelle durch Komma getrennte Präparate sind als Alternativen zu verstehen.
* Doxycyclin ist in Deutschland und in Österreich zur Malariaprophylaxe nicht zugelassen (s. Seite 490).

Besondere Infektionsrisiken

(**Fettdruck** = für die **Beratung aller Reisenden** relevant)

- oral

Darminfektionen
Hepatitis A, E
Polio
Typhus
Cholera

- arthropod

Filariose, lymphatische + Loa + Onchozerkose
Gelbfieber
Dengue
Chikungunya
Rückfallfieber, Zecken-
Krim-Kongo hämorrhagisches Fieber
West-Nil-Fieber
Schlafkrankheit Risiko landesweit, bes. in den Provinzen Bandundu, Bas-Kongo, Equateur Nord, Equateur Sud, Kasai Occidental, Kasai Oriental, Kinshasa, Maniema, Nord-Katanga und Orientale
Pest Naturherde in der Provinz Orientale

- aerogen

Meningokokken-Meningitis
Tuberkulose
COVID-19
Influenza
RSV

- diverse

Schistosomiasis
Hepatitis B, C
Venerische Infektionen
Tollwut
Lassa-Fieber
Ebola-Fieber bei wahrscheinlichem Kontakt Impfung empfohlen
Marburgvirus-Krankheit NO der Provinz Orientale
Mpox

Kongo, Dem. Republik (Forts.)

Sonstige Beratungsinhalte	(siehe **Checklisten etc. im Serviceteil**)
• allgemein	Flugreise (Langstrecke) Klima, Hygiene Reiseapotheke Auslandskrankenversicherung
• bei Bedarf	Gesundheitszeugnis (Arbeits-/Langzeitaufenthalt)
Bemerkungen	**Medizinische Versorgung**: Landesweit ist mit erheblichen Engpässen bei der ärztlichen und medikamentösen Versorgung zu rechnen. Adäquate Ausstattung der **Reiseapotheke** (Zollbestimmungen beachten, Begleitattest ratsam, Muster im Serviceteil), **Auslandskrankenversicherung** mit Abdeckung des Rettungsrückflug-Risikos für Notfälle dringend empfohlen.

Kongo, Republik

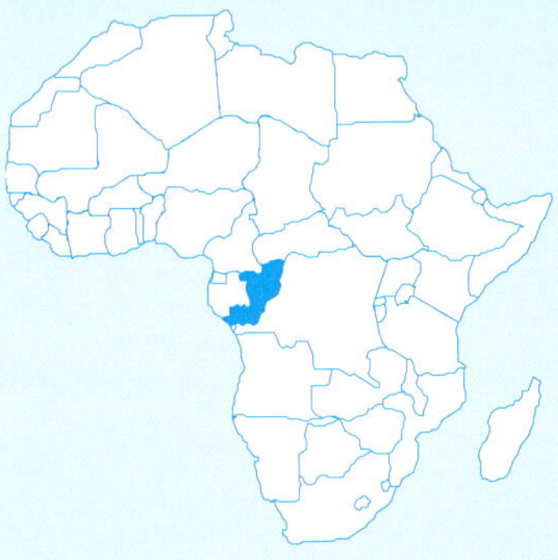

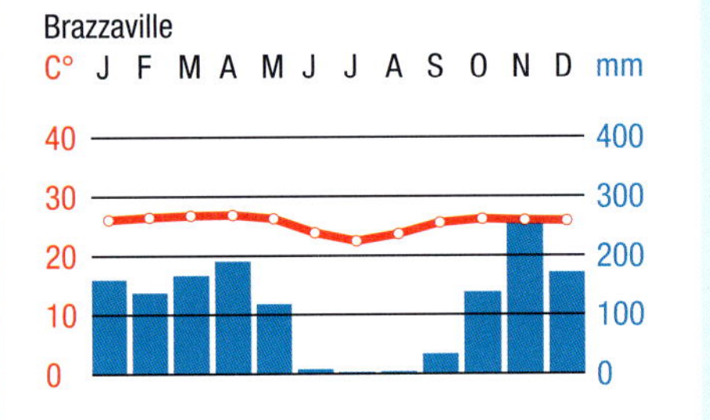

Klima

Im Norden äquatoriales Tropenklima mit geringen Temperaturschwankungen im Jahresverlauf (Monatsmittel um 25 °C), hoher Luftfeuchtigkeit und ganzjährig reichlichen Niederschlägen; im Süden tropisch-wechselfeuchtes Klima (zwei Niederschlagsmaxima im März/April und November) mit größeren Temperaturunterschieden (22 bis 27 °C).

Zeitdifferenz (zu Mitteleuropäischer Zeit):

MEZ ±0 Std. (MESZ −1 Std.)

Hilfe in Notfällen

Deutsche Botschaft
Rue Alfassa
Brazzaville
Tel. (00242) 065 10 01 48

Zuständige Österreichische Botschaft:
Äthiopien (Addis Abeba)

Impfvorschriften	**Gelbfieber** (ausgenommen Kinder unter 9 Monaten) • Gemäß den geänderten International Health Regulations der WHO (am 11. Juli 2016 in Kraft getreten) ist die **Gelbfieber-Impfbescheinigung** nach einmaliger Impfung **lebenslang gültig**. • Ärztliche **Bescheinigungen zur Befreiung von der Gelbfieber-Impfung** („exemption certificate“, „waiver“) werden bei der Einreise **nicht anerkannt**.
• Abweichungen	**Cholera**-Impfung kann – abweichend von den offiziellen Bestimmungen – gelegentlich verlangt werden. Besonders zu beachten bei – Ankunft aus einem Land mit Cholera; – Einreise außerhalb des internationalen Flughafens der Hauptstadt.

Impfempfehlungen

Allgemein zu empfehlender Impfschutz überprüfen, ergänzen bzw. auffrischen

alle: Tetanus, Diphtherie, Polio, Pertussis, MMR, Influenza (saisonal)
Kinder/Jugendliche: Hib, Hepatitis B, Rotaviren, Varizellen, Meningokokken ACWY, Meningokokken B, HPV
ab 60. Lj./chron. Kranke: Pneumokokken, COVID-19, RSV; *ab 50. Lj.:* Herpes zoster

► **siehe auch vordere und hintere Umschlagklappe**

Weitere Impfungen	alle Reisenden	bei Risiko
Hepatitis A	●	
Hepatitis B		● 2, 5, 6, 8
Polio	●	
Tollwut		● 2, 4, 6, 8
Typhus	●	
Cholera	(v)	● 1, 5, 6, 7, 9
Meningokokken ACWY	●	
Dengue	●	
Chikungunya		● 1, 10
Gelbfieber	● v	
Mpox		● 1, 2, 5, 10

● Impfung empfohlen
1 aktuelle Ausbrüche
2 einfache Reisebedingungen
3 Exposition im Endemiegebiet
4 Tierkontakte
5 enge soziale Kontakte, v. a. „Charity travel“
6 Einsätze (Katastrophen)
7 Hygienemängel
8 unzureichende medizin. Versorgung
9 Schutz gegen Reisediarrhoe (ETEC) nur inaktivierter Impfstoff, Off-Label-Use
10 Langzeitaufenthalte, wiederholte Reisen
v Impfung vorgeschrieben (s. Impfvorschriften)
(v) evtl. Impfpflicht beachten (s. Impfvorschriften)

• Verfügbarkeit Tollwutimpfstoffe	Moderne **Tollwutimpfstoffe** und **Immunglobulin** sind im Land **nicht verfügbar**. Eine komplette Grundimmunisierung sollte bei vorhersehbarem Risiko vor der Einreise durchgeführt werden.		
Malaria			
• Saison	ganzjährig		
• Parasit	P. falciparum nahezu 100 %, Resistenzen Chloroquin, Sulfa/Pyrimethamin-Kombinationen		
• Epidemiologie / Vorbeugung	**Expositionsprophylaxe!**		
	Medikation (NST = Notfallselbsttherapie)	**regelm.**	**NST**
	hohes Risiko landesweit (bis auf Küste im W)	AP, D*, M	Ø
	AP = Atovaquon/Proguanil (Malarone® u. a.), D = Doxycyclin, M = Mefloquin (Lariam®), Ø = keine In der Tabelle durch Komma getrennte Präparate sind als Alternativen zu verstehen. * Doxycyclin ist in Deutschland und in Österreich zur Malariaprophylaxe nicht zugelassen (s. Seite 490).		
Besondere Infektionsrisiken	(**Fettdruck** = für die **Beratung aller Reisenden** relevant)		
• oral	**Darminfektionen** **Hepatitis A**, E **Polio** **Typhus** Cholera		
• arthropod	Filariose, lymphatische + Loa + Onchozerkose Gelbfieber **Dengue** Chikungunya Rückfallfieber, Zecken- Krim-Kongo hämorrhagisches Fieber **Schlafkrankheit** bes. entlang des Kongos in den Regionen Bouenza, Cuvette, Plateaux und Pool		
• aerogen	**Meningokokken-Meningitis** Tuberkulose COVID-19 Influenza RSV		
• diverse	**Schistosomiasis** **Hepatitis B**, C Venerische Infektionen Tollwut Lassa-Fieber Ebola-Fieber Mpox		
Sonstige Beratungsinhalte	(siehe **Checklisten etc. im Serviceteil**)		
• allgemein	Flugreise (Langstrecke) Klima, Hygiene Reiseapotheke Auslandskrankenversicherung		
Bemerkungen	**Medizinische Versorgung:** Landesweit ist mit erheblichen Engpässen bei der ärztlichen und medikamentösen Versorgung zu rechnen. Adäquate Ausstattung der **Reiseapotheke** (Zollbestimmungen beachten, Begleitattest ratsam, Muster im Serviceteil), **Auslandskrankenversicherung** mit Abdeckung des Rettungsrückflug-Risikos für Notfälle dringend empfohlen.		

Korea, Nord-

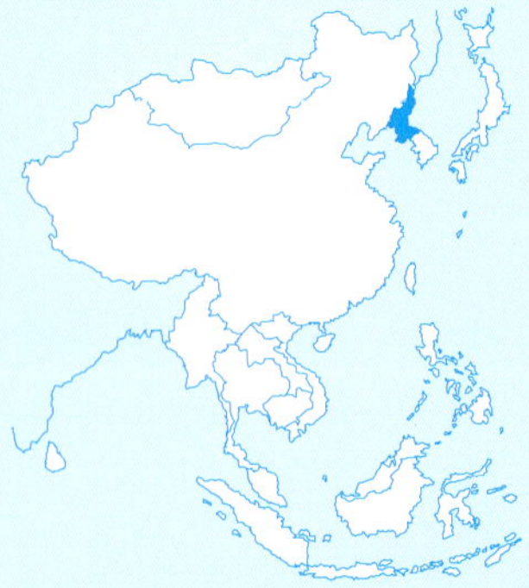

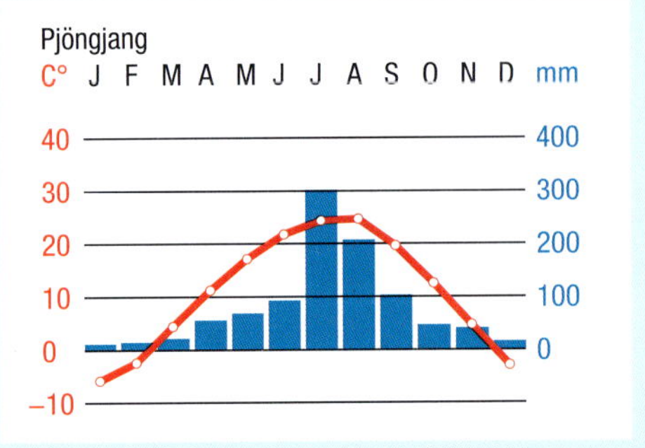

Klima

Kühlgemäßigtes Klima mit kalten Wintern und schwülwarmen Sommern; durchschnittliche Temperatur in Pjöngjang im Juli 24,3 °C, im Januar – 5,8 °C.

Zeitdifferenz (zu Mitteleuropäischer Zeit):

MEZ + 8 Std. (MESZ + 7 Std.)

Hilfe in Notfällen

Deutsche Botschaft
Munsudong District
Pjöngjang
Tel. (00850 2) 3 81 73 85

Derzeit keine Österreichische Vertretung im Land (Österreichische Staatsbürger können im Notfall die Hilfe der diplomatischen Vertretung Deutschlands oder eines anderen EU-Mitgliedsstaates in Anspruch nehmen)

Zuständige Österreichische Botschaft: Südkorea (Seoul)

Impfvorschriften

- direkt: **keine**
- aus Infektionsgebieten: **Gelbfieber** (ausgenommen Kinder unter 1 Jahr)
  - Gemäß den geänderten International Health Regulations der WHO (am 11. Juli 2016 in Kraft getreten) ist die **Gelbfieber-Impfbescheinigung** nach einmaliger Impfung **lebenslang gültig.** Es ist möglich, dass abweichend von der offiziellen Regelung bei Einreise ein Impfnachweis verlangt wird, der nicht älter als 10 Jahre ist.
  - Ärztliche **Bescheinigungen zur Befreiung von der Gelbfieber-Impfung** („exemption certificate", „waiver") werden bei der Einreise **nicht anerkannt**.

Impfempfehlungen

Allgemein zu empfehlender Impfschutz überprüfen, ergänzen bzw. auffrischen

alle: Tetanus, Diphtherie, Polio, Pertussis, MMR, Influenza (saisonal)
Kinder/Jugendliche: Hib, Hepatitis B, Rotaviren, Varizellen, Meningokokken ACWY, Meningokokken B, HPV
ab 60. Lj./chron. Kranke: Pneumokokken, COVID-19, RSV; *ab 50. Lj.:* Herpes zoster

► **siehe auch vordere und hintere Umschlagklappe**

Weitere Impfungen	alle Reisenden	bei Risiko
Hepatitis A	●	
Hepatitis B		● 2, 5, 6, 8
Tollwut		● 2, 4, 6, 8
Typhus	●	
Cholera		● 9
Jap. Enzephalitis		● 2, 3
Meningokokken ACWY		● 1, 5
FSME		● s. Bemerkungen
Gelbfieber	(v)	

● Impfung empfohlen
1 aktuelle Ausbrüche
2 einfache Reisebedingungen
3 Exposition im Endemiegebiet
4 Tierkontakte
5 enge soziale Kontakte, v. a. „Charity travel"
6 Einsätze (Katastrophen)
7 Hygienemängel
8 unzureichende medizin. Versorgung
9 Schutz gegen Reisediarrhoe (ETEC) nur inaktivierter Impfstoff, Off-Label-Use
(v) evtl. Impfpflicht beachten (s. Impfvorschriften)

- Verfügbarkeit Tollwutimpfstoffe: Moderne **Tollwutimpfstoffe** und **Immunglobulin** sind im Land **nicht verfügbar**. Eine komplette Grundimmunisierung sollte bei vorhersehbarem Risiko vor der Einreise durchgeführt werden.

Malaria

- Saison: Sommer / Herbst
- Parasit: P. vivax ausschließlich
- Epidemiologie / Vorbeugung: **Expositionsprophylaxe!**

Medikation (NST = Notfallselbsttherapie)	**regelm.**	**NST**
geringes bis **mittleres Risiko** im Westen, Osten und Süden	Ø	AP, AL, DP

AL = Artemether/Lumefantrin (Riamet®), AP = Atovaquon/Proguanil (Malarone® u. a.), DP = Dihydroartemisinin/Piperaquin (Eurartesim®), Ø = keine
In der Tabelle durch Komma getrennte Präparate sind als Alternativen zu verstehen.

Besondere Infektionsrisiken	(**Fettdruck** = für die **Beratung aller Reisenden** relevant)
• oral	**Darminfektionen** **Hepatitis A**, E **Typhus** Paratyphus
• arthropod	Japanische Enzephalitis keine näheren Daten FSME keine näheren Daten
• aerogen	Tuberkulose COVID-19 Influenza RSV
• diverse	**Hepatitis B** Venerische Infektionen Tollwut
Sonstige Beratungsinhalte	(siehe **Checklisten etc. im Serviceteil**)
• allgemein	Flugreise (Langstrecke) Hygiene Reiseapotheke Auslandskrankenversicherung
• bei Bedarf	Gesundheitszeugnis (Arbeits-/Langzeitaufenthalt)
Bemerkungen	**Medizinische Versorgung**: Landesweit ist mit erheblichen Engpässen bei der ärztlichen und medikamentösen Versorgung zu rechnen. Adäquate Ausstattung der **Reiseapotheke** (Zollbestimmungen beachten, Begleitattest ratsam, Muster im Serviceteil), **Auslandskrankenversicherung** mit Abdeckung des Rettungsrückflug-Risikos für Notfälle dringend empfohlen.

Korea, Süd-

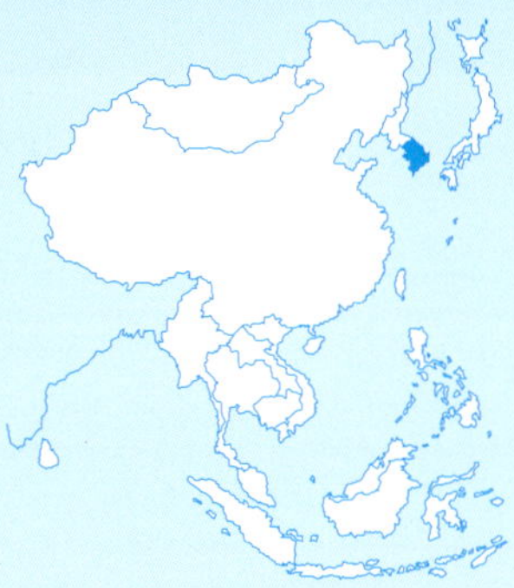

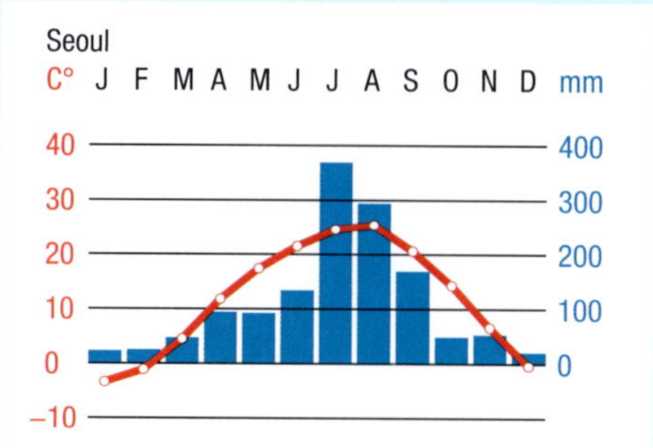

Klima

Kühlgemäßigtes kontinentales Klima, nur im äußersten Süden subtropisch; durchschnittliche Temperatur in Seoul im Januar −3,4 °C, im August 25,4 °C.

Zeitdifferenz (zu Mitteleuropäischer Zeit):

MEZ +8 Std. (MESZ +7 Std.)

Hilfe in Notfällen

Deutsche Botschaft
Seoul Square 416, 8. Etage
Hangang-daero, Jung-gu
Seoul
Tel. (0082 2) 7 48-41 14

Österreichische Botschaft
Kyobo Bldg., 21 Floor
Jongno-gu
Seoul
Tel. (0082 2) 721 1700

Impfvorschriften	**keine**

Korea, Süd- (Forts.)

Impfempfehlungen

Allgemein zu empfehlender Impfschutz überprüfen, ergänzen bzw. auffrischen

alle: Tetanus, Diphtherie, Polio, Pertussis, MMR, Influenza (saisonal)
Kinder/Jugendliche: Hib, Hepatitis B, Rotaviren, Varizellen, Meningokokken ACWY, Meningokokken B, HPV
ab 60. Lj./chron. Kranke: Pneumokokken, COVID-19, RSV; *ab 50. Lj.:* Herpes zoster
▸ **siehe auch vordere und hintere Umschlagklappe**

Weitere Impfungen	alle Reisenden	bei Risiko
Hepatitis A	●	
Hepatitis B		● 2, 5, 6, 8
Tollwut		● 2, 4, 6, 8
Typhus		● 1, 2, 5, 6, 7
Jap. Enzephalitis		● 2, 3
Meningokokken ACWY		● 1, 5
FSME		● s. Bemerkungen

● Impfung empfohlen
1 aktuelle Ausbrüche
2 einfache Reisebedingungen
3 Exposition im Endemiegebiet
4 Tierkontakte
5 enge soziale Kontakte, v. a. „Charity travel"
6 Einsätze (Katastrophen)
7 Hygienemängel
8 unzureichende medizin. Versorgung

- Verfügbarkeit Tollwutimpfstoffe: Moderne **Tollwutimpfstoffe** und **Immunglobulin** sind im Land **nicht verfügbar**. Eine komplette Grundimmunisierung sollte bei vorhersehbarem Risiko vor der Einreise durchgeführt werden.

Malaria

Ein sehr geringes Malariarisiko besteht allenfalls im Sommer/Herbst im nördlichen Tiefland der Provinzen Gangwon Do und Kyunggi Do mit der Insel Kangwha entlang der innerkoreanischen Grenze. 2023 Anstieg der Fallzahlen um mehr als das Dreifache, vor allem in Gyeonggi, Incheon und Seoul. Reisende sollten Mückenschutz beachten, in besonders exponierten Einzelfällen kann auch eine Chemoprophylaxe erwogen werden.

Besondere Infektionsrisiken

(**Fettdruck** = für die **Beratung aller Reisenden** relevant)

- oral
  - **Darminfektionen**
  - **Hepatitis A**, E
  - Typhus
  - Paragonimiasis
  - Clonorchiasis
- arthropod
  - Japanische Enzephalitis Mai – Oktober, ländliche Gebiete v. a. im S (sporadisch, deutlicher Anstieg 2023)
  - Borreliose
  - FSME Herdförmige Virusnachweise (westlicher Subtyp) bei Zecken aus diversen Landesteilen; bisher keine gesicherten Krankheitsfälle bei Menschen
  - Tsutsugamushi-Fieber
- aerogen
  - Tuberkulose
  - COVID-19
  - Influenza
  - RSV
- diverse
  - **Hepatitis B**
  - Venerische Infektionen
  - Tollwut

Sonstige Beratungsinhalte

(siehe **Checklisten etc. im Serviceteil**)

- allgemein
  - Flugreise (Langstrecke)
  - Reiseapotheke
  - Auslandskrankenversicherung
- bei Bedarf
  - Gesundheitszeugnis (Arbeits-/Langzeitaufenthalt)

Bemerkungen

Das **FSME**-Risiko ist offenbar gering, die Datenlage spärlich. Eine Impfempfehlung ist derzeit nur bei sehr hohem Expositionsrisiko indiziert.

Korsika s. Frankreich

Kosovo

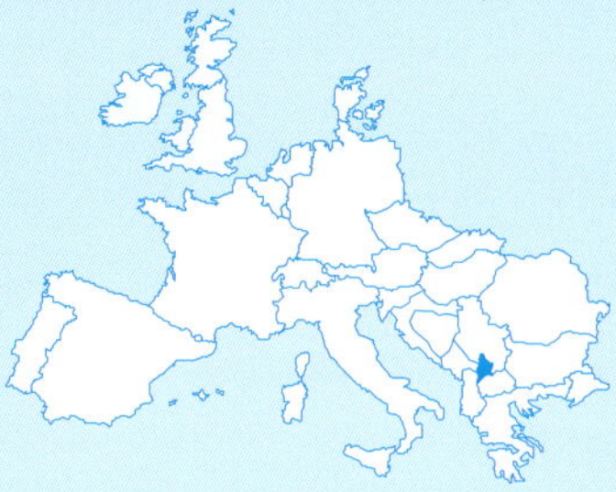

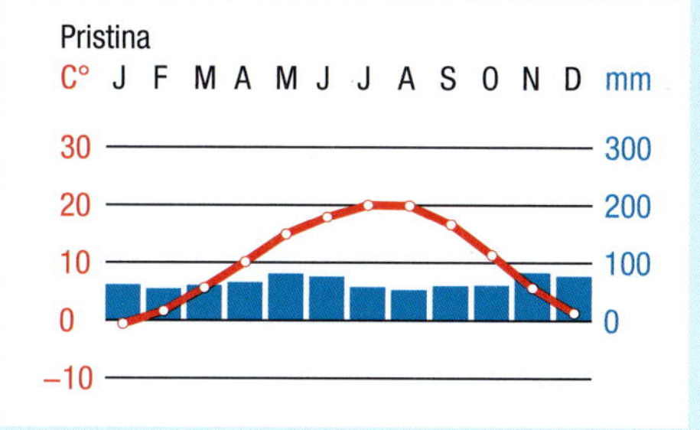

Klima

Gemäßigt-kontinentales Klima mit ausgeprägten jahreszeitlichen Temperaturschwankungen; Sommer bis 40 °C, Winter bis unter – 20 °C.

Zeitdifferenz (zu Mitteleuropäischer Zeit):

ganzjährig keine

Hilfe in Notfällen

Deutsche Botschaft
Rr. Azem Jashanica 66, Arberia
Pristina
Tel. (00381 38) 25 45 00

Österreichische Botschaft
Ahmet Krasniqi 94
Pristina
Tel. (00381 38) 24 92 84

Impfvorschriften

keine

Impfempfehlungen

Allgemein zu empfehlender Impfschutz überprüfen, ergänzen bzw. auffrischen

alle: Tetanus, Diphtherie, Polio, Pertussis, MMR, Influenza (saisonal)
Kinder/Jugendliche: Hib, Hepatitis B, Rotaviren, Varizellen, Meningokokken ACWY, Meningokokken B, HPV
ab 60. Lj./chron. Kranke: Pneumokokken, COVID-19, RSV; *ab 50. Lj.:* Herpes zoster
► **siehe auch vordere und hintere Umschlagklappe**

Weitere Impfungen	alle Reisenden	bei Risiko
Hepatitis A	●	
Hepatitis B		● 2, 5, 6, 8
Tollwut		● 4, 6
FSME		● 2, 3
Meningokokken ACWY		● 1, 5
Meningokokken B		● 1, 5 (bis 25. Lj.)

● Impfung empfohlen
1 aktuelle Ausbrüche
2 einfache Reisebedingungen
3 Exposition im Endemiegebiet
4 Tierkontakte
5 enge soziale Kontakte, v. a. „Charity travel"
6 Einsätze (Katastrophen)
7 Hygienemängel
8 unzureichende medizin. Versorgung

- Verfügbarkeit Tollwutimpfstoffe

Moderne **Tollwutimpfstoffe** und **Immunglobulin** sind **nur eingeschränkt** verfügbar. Eine komplette Grundimmunisierung sollte bei vorhersehbarem Risiko vor der Einreise durchgeführt werden.

Malaria

keine

Besondere Infektionsrisiken

(**Fettdruck** = für die **Beratung aller Reisenden** relevant)

- oral

Darminfektionen
Hepatitis A
Brucellose
Echinokokkose (E. granulosus)
Trichinellose

- arthropod

Phlebotomus-Fieber Sommer/Herbst
FSME April – Oktober, Vorkommen wahrscheinlich, keine ausreichenden Daten
Borreliose April – Oktober
Krim-Kongo hämorrhagisches Fieber April – Oktober
West-Nil-Fieber Sommer/Herbst

- aerogen

COVID-19
Influenza
RSV

- diverse

Hepatitis B
Venerische Infektionen
Tollwut
Tularämie

Sonstige Beratungsinhalte

(siehe **Checklisten etc. im Serviceteil**)

- allgemein

Hygiene
Reiseapotheke
Auslandskrankenversicherung

Kreta s. Griechenland

Kroatien

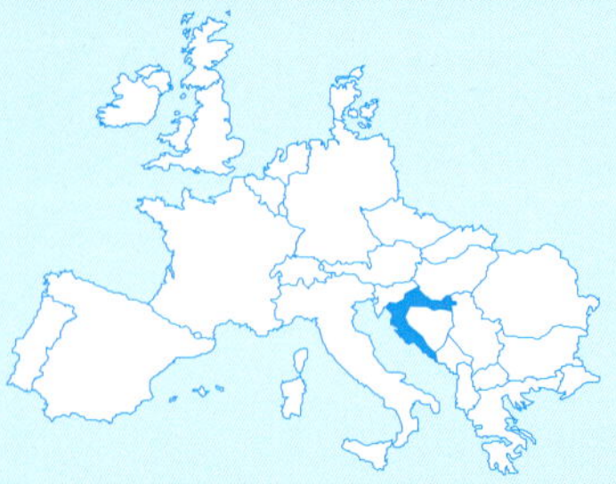

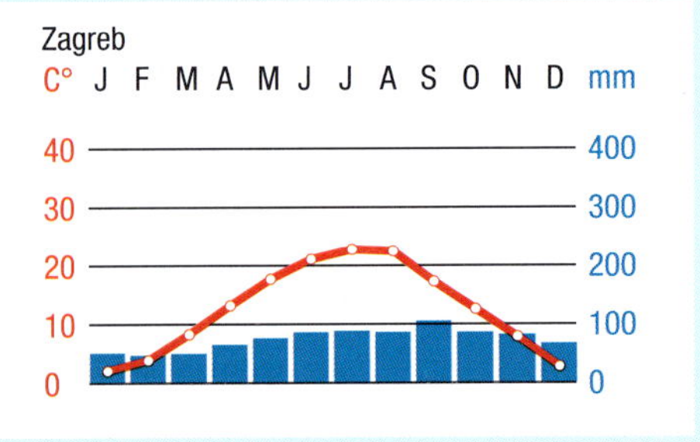

Detaillierte Informationen zur **medizinischen Infrastruktur** des Landes im aktuellen **CRM Handbuch Reisen mit Risiko**

Klima
Im Norden gemäßigt-kontinentales Klima mit Niederschlag in allen Monaten, im Süden Mittelmeerklima mit trockenen Sommern; durchschnittliche Temperatur in Zagreb im Januar 2 °C, im Juli 23 °C.

Zeitdifferenz (zu Mitteleuropäischer Zeit):
ganzjährig keine

Hilfe in Notfällen
Deutsche Botschaft
Ulica grada Vukovara 64
Zagreb
Tel. (00385 1) 6 30 01-00 bis -02

Österreichische Botschaft
Radnicka cesta 80, 9. Stock, (Zagreb-Tower)
Zagreb
Tel. (00385 1) 4 88 10 50

Impfvorschriften: **keine**

Impfempfehlungen

Allgemein zu empfehlender Impfschutz überprüfen, ergänzen bzw. auffrischen

alle: Tetanus, Diphtherie, Polio, Pertussis, MMR, Influenza (saisonal)
Kinder/Jugendliche: Hib, Hepatitis B, Rotaviren, Varizellen, Meningokokken ACWY, Meningokokken B, HPV
ab 60. Lj./chron. Kranke: Pneumokokken, COVID-19, RSV; *ab 50. Lj.:* Herpes zoster

► **siehe auch vordere und hintere Umschlagklappe**

Weitere Impfungen	alle Reisenden	bei Risiko
Hepatitis A		● 1, 2, 6, 7
Hepatitis B		● 2, 5, 6, 8
Tollwut		● 4, 6
FSME		● 2, 3
Dengue		● 1
Chikungunya		● 1

● Impfung empfohlen
1 aktuelle Ausbrüche
2 einfache Reisebedingungen
3 Exposition im Endemiegebiet
4 Tierkontakte
5 enge soziale Kontakte, v. a. „Charity travel“
6 Einsätze (Katastrophen)
7 Hygienemängel
8 unzureichende medizin. Versorgung

• Verfügbarkeit Tollwutimpfstoffe: Moderne **Tollwutimpfstoffe** und **Immunglobulin** sind im Land **verfügbar**.

Malaria: **keine**

Besondere Infektionsrisiken

(**Fettdruck** = für die **Beratung aller Reisenden** relevant)

• oral

Darminfektionen
Hepatitis A
Brucellose
Echinokokkose (E. granulosus)

• arthropod

Leishmaniase, viszerale + kutane Sommer/Herbst, Küstenregionen im S, Inseln
Phlebotomus-Fieber Sommer/Herbst
Dengue Sommer/Herbst, sporadisch, Überträgermücken in den Küstenregionen etabliert
Chikungunya Sommer/Herbst, sporadisch, Überträgermücken in den Küstenregionen etabliert
FSME April – Oktober, ländliche Gebiete vorw. im NO zwischen Save und Drau, ein Vorkommen auf der Insel Brac wird vermutet (nicht gesichert)
Borreliose April – Oktober, ländliche Gebiete
Zeckenbissfieber April – Oktober, ländliche Gebiete
West-Nil-Fieber Sommer/Herbst, vereinzelte Fälle

• aerogen

COVID-19
Influenza
RSV

• diverse

Hepatitis B
Venerische Infektionen
Tollwut

Sonstige Beratungsinhalte	(siehe **Checklisten etc. im Serviceteil**)
• allgemein	Hygiene Reiseapotheke Auslandskrankenversicherung
• bei Bedarf	Tauchen

Kuba

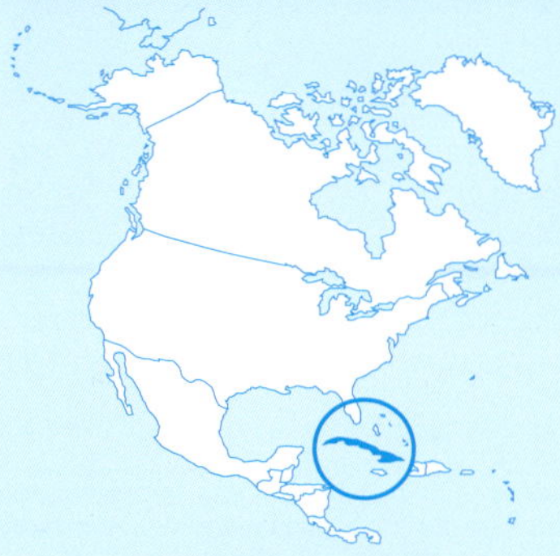

Detaillierte Informationen zur **medizinischen Infrastruktur** des Landes im aktuellen **CRM Handbuch Reisen mit Risiko**

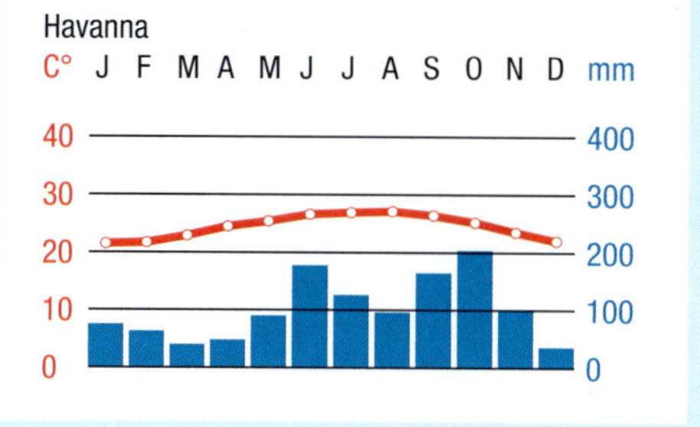

Klima

Tropisches, wechselfeuchtes Klima mit Trockenzeit im Winter; Hauptniederschläge von Mai bis Oktober; durchschnittliche Temperatur in Havanna im Januar 21,5 °C, im August 27 °C.

Zeitdifferenz (zu Mitteleuropäischer Zeit):

MEZ −6 Std. ganzjährig

Geringfügige Abweichungen der örtlichen von der Mitteleuropäischen Sommerzeit

Hilfe in Notfällen

Deutsche Botschaft
Calle 13, No. 652
Esquina á B, Vedado
Havanna
Tel. (0053 7) 8 33 24 60, 8 33 25 39

Österreichische Botschaft
Av. 5ta A No. 6617, esq. a calle 70, Miramar
Havanna
Tel. (0053 7) 2 04 28 25

Impfvorschriften

- direkt: **keine**
- aus Infektionsgebieten: **Gelbfieber** (ausgenommen Kinder unter 9 Monaten)
  - Die Impfvorschrift gilt auch bei Einreise aus einem Land mit Gelbfieber-Risiko, das nur im **Transit** besucht wurde, wenn die **Aufenthaltszeit auf dem Flughafen mehr als 12 Stunden** betrug. Abweichend von der offiziellen Bestimmung kann der Impfnachweis auch bei kürzerem Transit-Aufenthalt verlangt werden.
  - Gemäß den geänderten International Health Regulations der WHO (am 11. Juli 2016 in Kraft getreten) ist die **Gelbfieber-Impfbescheinigung** nach einmaliger Impfung **lebenslang gültig.** Es ist möglich, dass abweichend von der offiziellen Regelung bei Einreise ein Impfnachweis verlangt wird, der nicht älter als 10 Jahre ist.
  - Über die Anerkennung **ärztlicher Bescheinigungen zur Befreiung von der Gelbfieber-Impfung** („exemption certificate", „waiver") liegen **aktuell keine zuverlässigen Informationen** vor.

Impfempfehlungen

Allgemein zu empfehlender Impfschutz überprüfen, ergänzen bzw. auffrischen

alle: Tetanus, Diphtherie, Polio, Pertussis, MMR, Influenza (saisonal)
Kinder/Jugendliche: Hib, Hepatitis B, Rotaviren, Varizellen, Meningokokken ACWY, Meningokokken B, HPV
ab 60. Lj./chron. Kranke: Pneumokokken, COVID-19, RSV; *ab 50. Lj.:* Herpes zoster
▸ **siehe auch vordere und hintere Umschlagklappe**

Weitere Impfungen	alle Reisenden	bei Risiko
Hepatitis A	●	
Hepatitis B		● 2, 5, 6, 8
Tollwut		● 2, 4, 6, 8
Typhus		● 1, 2, 5, 6, 7
Cholera		● 1, 5, 6, 7, 9
Dengue	●	
Chikungunya		● 1, 10
Gelbfieber	(v)	

● Impfung empfohlen
1 aktuelle Ausbrüche
2 einfache Reisebedingungen
3 Exposition im Endemiegebiet
4 Tierkontakte
5 enge soziale Kontakte, v. a. „Charity travel"
6 Einsätze (Katastrophen)
7 Hygienemängel
8 unzureichende medizin. Versorgung
9 Schutz gegen Reisediarrhoe (ETEC) nur inaktivierter Impfstoff, Off-Label-Use
10 Langzeitaufenthalte, wiederholte Reisen
(v) evtl. Impfpflicht beachten (s. Impfvorschriften)

- Verfügbarkeit Tollwutimpfstoffe: Moderne **Tollwutimpfstoffe** und **Immunglobulin** sind **nur in großen Zentren** verfügbar. Eine komplette Grundimmunisierung sollte bei vorhersehbarem Risiko vor der Einreise durchgeführt werden.

Malaria

Kuba wurde bereits 1973 von der WHO als malariafrei erklärt. Der Vektor ist weiterhin im Land verbreitet, sodass es durch importierte Fälle schon zu kleineren Ausbrüchen kam. Im März 2017 wurden 2 autochthone Fälle von Malaria tertiana offiziell bestätigt. Der Erreger wurde mit einem Patienten aus Guayana importiert. Maßnahmen zur Mückenbekämpfung wurden verstärkt.

Kuba (Forts.)

Besondere Infektionsrisiken	(**Fettdruck** = für die **Beratung aller Reisenden** relevant)
• oral	**Darminfektionen** **Hepatitis A, E** Cholera mehrere Ausbrüche seit 2010, aus Haiti eingeschleppt Typhus Fasciolose (F. hepatica)
• arthropod	**Dengue** **Chikungunya** Zika Oropouche West-Nil-Fieber
• aerogen	COVID-19 Influenza RSV
• diverse	Schistosomiasis herdförmiges Vorkommen möglich Hepatitis B Venerische Infektionen Leptospirose Tollwut
Sonstige Beratungsinhalte	(siehe **Checklisten etc. im Serviceteil**)
• allgemein	Flugreise (Langstrecke) Klima, Hygiene Reiseapotheke Auslandskrankenversicherung
• bei Bedarf	Tauchen Gesundheitszeugnis (Arbeits-/Langzeitaufenthalt)
Bemerkungen	**EInreisebestimmungen**: Seit dem 1. Mai 2010 müssen Ausländer und Kubaner mit Wohnsitz im Ausland bei der Einreise eine **Krankenversicherung** nachweisen. Nach bisher vorliegenden Informationen werden Reise-Krankenversicherungen, die Kuba mit abdecken, anerkannt. An den kubanischen Flughäfen und Häfen kann bei der Einreise auch eine Versicherung für die Dauer des Aufenthaltes abgeschlossen werden. Weitere Auskünfte sind bei der kubanischen Botschaft erhältlich: Botschaft der Republik Kuba, Stavangerstr. 20, 10439 Berlin, Tel. 030-44717319, Email: consulberlin@t-online.de **Ciguatera-Fischvergiftung**: Saisonales Risiko bei Verzehr von größeren Raubfischen (auch gegart). Örtliche Warnhinweise beachten!

Kuwait

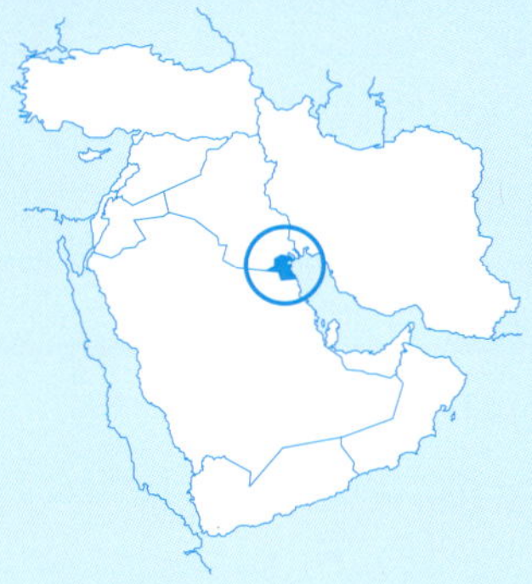

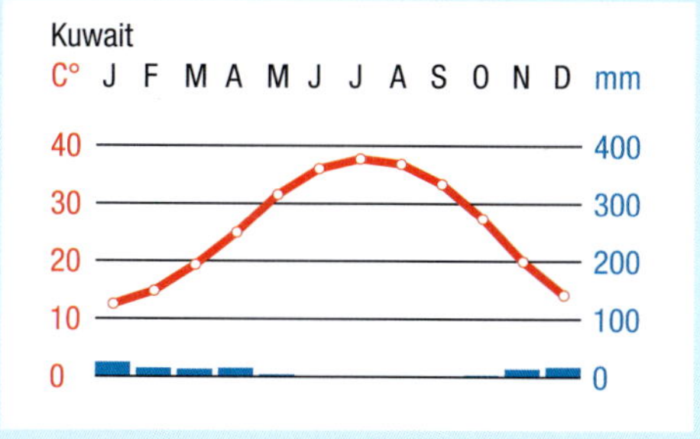

Klima

Wüstenklima mit heißen Sommern und milden Wintern.

Zeitdifferenz (zu Mitteleuropäischer Zeit):

MEZ + 2 Std. (MESZ + 1 Std.)

Hilfe in Notfällen

Deutsche Botschaft
Al Hamra Tower, 40th floor
Al Shuhada Street, Sharq
Kuwait
Tel. (00965) 22 05 89 55

Österreichische Botschaft
Daiya Block 3, Ahmed Shawki Street / Corner of 32nd Street, House 10, Kuwait
Tel. (00965) 22 55 25 32, 22 53 27 61

Impfvorschriften: **keine**

Impfempfehlungen

Allgemein zu empfehlender Impfschutz überprüfen, ergänzen bzw. auffrischen

alle: Tetanus, Diphtherie, Polio, Pertussis, MMR, Influenza (saisonal)
Kinder/Jugendliche: Hib, Hepatitis B, Rotaviren, Varizellen, Meningokokken ACWY, Meningokokken B, HPV
ab 60. Lj./chron. Kranke: Pneumokokken, COVID-19, RSV; *ab 50. Lj.:* Herpes zoster
▸ **siehe auch vordere und hintere Umschlagklappe**

Weitere Impfungen	alle Reisenden	bei Risiko
Hepatitis A	●	
Hepatitis B		● 2, 5, 6, 8
Typhus		● 1, 2, 5, 6, 7
Meningokokken ACWY		● 1, 5

● Impfung empfohlen
1 aktuelle Ausbrüche
2 einfache Reisebedingungen
3 Exposition im Endemiegebiet
4 Tierkontakte
5 enge soziale Kontakte, v. a. „Charity travel“
6 Einsätze (Katastrophen)
7 Hygienemängel
8 unzureichende medizin. Versorgung

- Verfügbarkeit Tollwutimpfstoffe: Moderne **Tollwutimpfstoffe** und **Immunglobulin** sind im Land **verfügbar**.

Malaria: **keine**

Besondere Infektionsrisiken

(**Fettdruck** = für die **Beratung aller Reisenden** relevant)

- oral
  Darminfektionen
  Hepatitis A, E
  Typhus
  Brucellose
- arthropod
  Leishmaniase, kutane
  Phlebotomus-Fieber
  Krim-Kongo hämorrhagisches Fieber
- aerogen
  COVID-19
  Influenza
  RSV
- diverse
  Hepatitis B, C
  Tollwut sehr geringes Risiko
  MERS-CoV

Sonstige Beratungsinhalte

(siehe **Checklisten etc. im Serviceteil**)

- allgemein
  Flugreise (Langstrecke)
  Hygiene
  Reiseapotheke
  Auslandskrankenversicherung
- bei Bedarf
  Gesundheitszeugnis (Arbeits-/Langzeitaufenthalt)

Laos

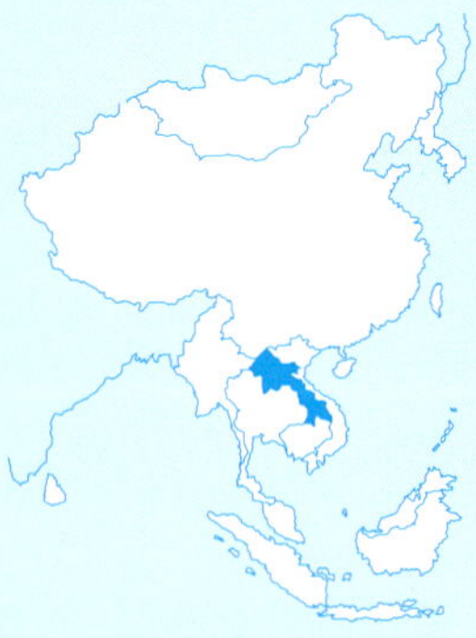

Detaillierte Informationen zur **medizinischen Infrastruktur** des Landes im aktuellen **CRM Handbuch Reisen mit Risiko**

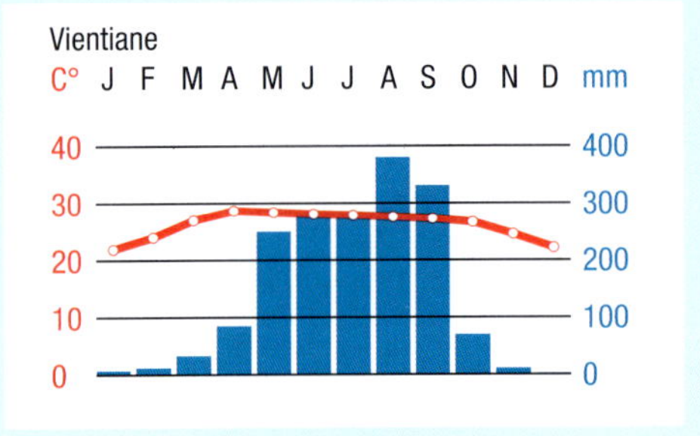

Klima

Tropisches Monsunklima mit Regenzeit von Mai bis Oktober (Südwestmonsun); Vormonsunzeit (März bis Mai) heiß, Wintermonate (Oktober bis Februar) trocken und kühler; durchschnittliche Temperatur in Vientiane im Januar 22 °C, im Mai 28,4 °C.

Zeitdifferenz (zu Mitteleuropäischer Zeit):

MEZ + 6 Std. (MESZ + 5 Std.)

Hilfe in Notfällen

Deutsche Botschaft
Rue Sokpalouang 26 (Sisattanak)
Vientiane
Tel. (00856 21) 31 21-10, -11

Österreichisches Honorarkonsulat
249 Lao-Thai Road, Ban Vatnak
Muang Sisattanak
Vientiane
Tel. (00856 21) 48 09 06

Zuständige Österreichische Botschaft:
Thailand (Bangkok)

Impfvorschriften

- direkt: **keine**
- Ausreise: Entsprechend Vorgaben der WHO sollten Einheimische und alle Reisenden, die sich länger als 4 Wochen im Land aufgehalten haben, bei der Ausreise eine Impfung gegen Polio vorweisen. Die Impfung muss zwischen 4 Wochen und einem Jahr vor der Abreise erfolgen und in einem international gültigen Impfausweis dokumentiert sein.

Impfempfehlungen

Allgemein zu empfehlender Impfschutz überprüfen, ergänzen bzw. auffrischen

alle: Tetanus, Diphtherie, Polio, Pertussis, MMR, Influenza (saisonal)
Kinder/Jugendliche: Hib, Hepatitis B, Rotaviren, Varizellen, Meningokokken ACWY, Meningokokken B, HPV
ab 60. Lj./chron. Kranke: Pneumokokken, COVID-19, RSV; *ab 50. Lj.:* Herpes zoster

▸ **siehe auch vordere und hintere Umschlagklappe**

Weitere Impfungen	alle Reisenden	bei Risiko
Hepatitis A	●	
Hepatitis B		● 2, 5, 6, 8
Polio	(v)	● 1
Tollwut		● 2, 4, 6, 8
Typhus	●	
Cholera		● 1, 5, 6, 7, 9
Jap. Enzephalitis		● 2, 3
Meningokokken ACWY		● 1, 5
Dengue	●	
Chikungunya		● 1, 10

● Impfung empfohlen
1 aktuelle Ausbrüche
2 einfache Reisebedingungen
3 Exposition im Endemiegebiet
4 Tierkontakte
5 enge soziale Kontakte, v. a. „Charity travel"
6 Einsätze (Katastrophen)
7 Hygienemängel
8 unzureichende medizin. Versorgung
9 Schutz gegen Reisediarrhoe (ETEC) nur inaktivierter Impfstoff, Off-Label-Use
10 Langzeitaufenthalte, wiederholte Reisen
(v) evtl. Impfpflicht beachten (s. Impfvorschriften)

- Verfügbarkeit Tollwutimpfstoffe: Moderne **Tollwutimpfstoffe** und **Immunglobulin** sind **nur schwer erhältlich**. Eine komplette Grundimmunisierung sollte bei vorhersehbarem Risiko vor der Einreise durchgeführt werden.

Malaria

Karte Malaria – Südostasien siehe Kartenanhang

- Saison: ganzjährig
- Parasit: P. falciparum 50 %, Multiresistenzen inkl. Artemisinine; P. vivax 50 %, vereinzelt P. knowlesi; über 75 % Rückgang der Fallmeldungen seit 2000
- Epidemiologie / Vorbeugung: **Expositionsprophylaxe!**

Medikation (NST = Notfallselbsttherapie)	regelm.	NST
geringes Risiko im SO, höher während der Regenzeiten	Ø	AP
minimales bzw. kein Risiko in den übrigen Landesteilen einschließlich der Städte Vientiane, Luang Prabang und Vang Vieng	Ø	AP

AP = Atovaquon/Proguanil (Malarone® u. a.), D = Doxycyclin, Ø = keine
In der Tabelle durch Komma getrennte Präparate sind als Alternativen zu verstehen.
* Doxycyclin ist in Deutschland und in Österreich zur Malariaprophylaxe nicht zugelassen (s. Seite 490).

Besondere Infektionsrisiken	(**Fettdruck** = für die **Beratung aller Reisenden** relevant)
• oral	**Darminfektionen** **Hepatitis A**, E **Typhus** Cholera Clonorchiasis, Opisthorchiasis Paragonimiasis vorw. entlang der Nebenflüsse des Mekong
• arthropod	**Dengue** Chikungunya Zika Filariose, lymphatische sporadisch im NO Japanische Enzephalitis ländliche Gebiete Tsutsugamushi-Fieber Pest
• aerogen	Tuberkulose COVID-19 Influenza RSV
• diverse	Schistosomiasis Mekong-Ebene, Insel Khong, Ngum-Gebiet Melioidose **Hepatitis B** Venerische Infektionen Vogelgrippe **Tollwut**
Sonstige Beratungsinhalte	(siehe **Checklisten etc. im Serviceteil**)
• allgemein	Flugreise (Langstrecke) Klima, Hygiene Reiseapotheke Auslandskrankenversicherung
Bemerkungen	**Medizinische Versorgung:** Landesweit ist mit erheblichen Engpässen bei der ärztlichen und medikamentösen Versorgung zu rechnen. Adäquate Ausstattung der **Reiseapotheke** (Zollbestimmungen beachten, Begleitattest ratsam, Muster im Serviceteil), **Auslandskrankenversicherung** mit Abdeckung des Rettungsrückflug-Risikos für Notfälle dringend empfohlen.

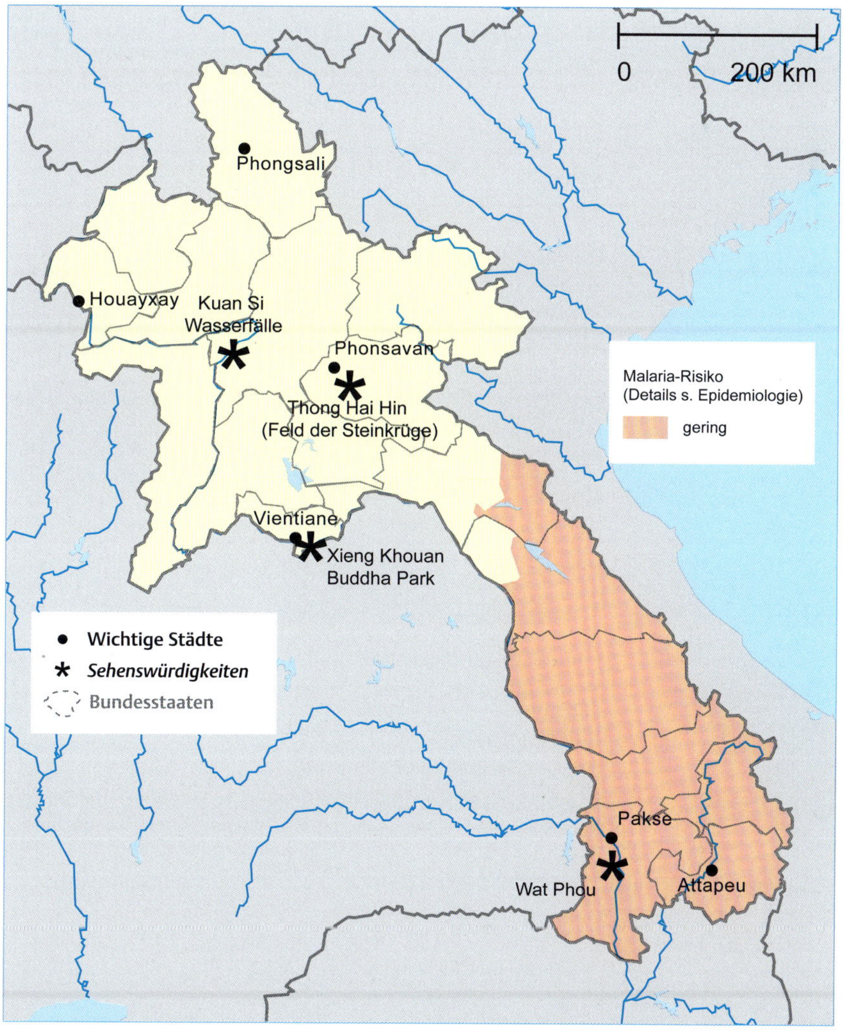

Lesotho

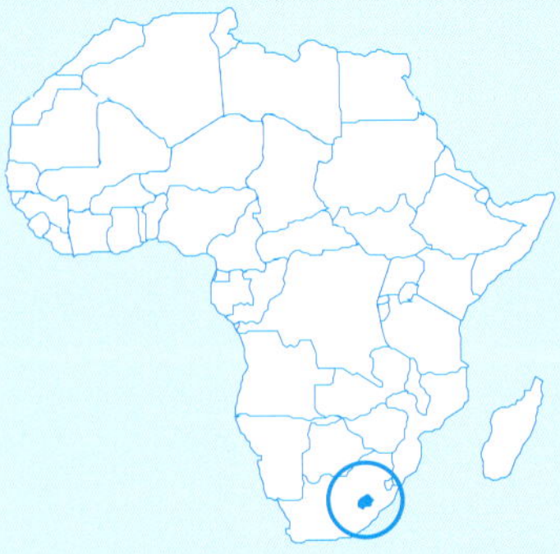

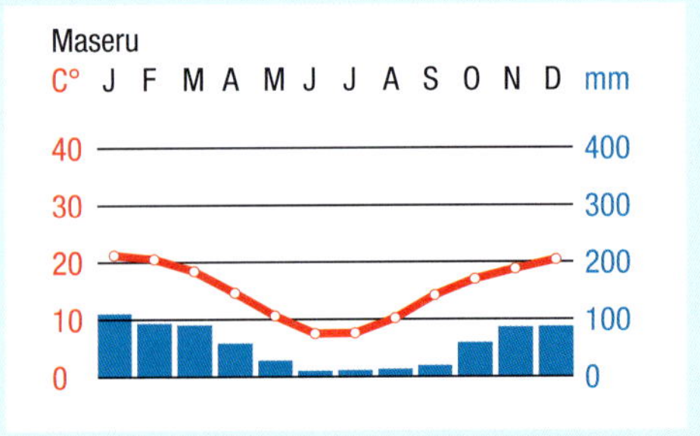

Klima

Subtropisches warmgemäßigtes Höhenklima mit erheblichen Tagestemperaturschwankungen; durchschnittliche Temperatur in Maseru im Juli 7,6 °C, im Januar 21,2 °C; Hauptniederschläge von November bis März.

Zeitdifferenz (zu Mitteleuropäischer Zeit):

MEZ + 1 Std. (MESZ ± 0 Std.)

Hilfe in Notfällen

Deutsches Honorarkonsulat
c/o Alliance Française, Corner Kingsway & Pioneer Roads, Maseru, Königreich Lesotho
Tel. (00266) 6200 0063

Zuständige Deutsche Botschaft:
Südafrika (Pretoria)

Zuständige Österreichische Botschaft:
Südafrika (Pretoria)

Impfvorschriften

keine

Impfempfehlungen

Allgemein zu empfehlender Impfschutz überprüfen, ergänzen bzw. auffrischen

alle: Tetanus, Diphtherie, Polio, Pertussis, MMR, Influenza (saisonal)
Kinder/Jugendliche: Hib, Hepatitis B, Rotaviren, Varizellen, Meningokokken ACWY, Meningokokken B, HPV
ab 60. Lj./chron. Kranke: Pneumokokken, COVID-19, RSV; *ab 50. Lj.:* Herpes zoster
▸ **siehe auch vordere und hintere Umschlagklappe**

Weitere Impfungen	alle Reisenden	bei Risiko
Hepatitis A	●	
Hepatitis B		● 2, 5, 6, 8
Tollwut		● 2, 4, 6, 8
Typhus	●	
Cholera		● 1, 5, 6, 7, 9
Meningokokken ACWY		● 1, 5

● Impfung empfohlen
1 aktuelle Ausbrüche
2 einfache Reisebedingungen
3 Exposition im Endemiegebiet
4 Tierkontakte
5 enge soziale Kontakte, v. a. „Charity travel"
6 Einsätze (Katastrophen)
7 Hygienemängel
8 unzureichende medizin. Versorgung
9 Schutz gegen Reisediarrhoe (ETEC) nur inaktivierter Impfstoff, Off-Label-Use
(v) evtl. Impfpflicht beachten (s. Impfvorschriften)

- Verfügbarkeit Tollwutimpfstoffe

Moderne **Tollwutimpfstoffe** und **Immunglobulin** sind im Land **nicht verfügbar**. Eine komplette Grundimmunisierung sollte bei vorhersehbarem Risiko vor der Einreise durchgeführt werden.

Malaria

keine

Besondere Infektionsrisiken

(**Fettdruck** = für die **Beratung aller Reisenden** relevant)

- oral

Darminfektionen
Hepatitis A
Typhus
Cholera

- aerogen

Tuberkulose
COVID-19
Influenza
RSV

- diverse

Hepatitis B, C
Venerische Infektionen HIV-Prävalenzen b. Erwachsenen > 15 %
Tollwut
Milzbrand

Sonstige Beratungsinhalte

(siehe **Checklisten etc. im Serviceteil**)

- allgemein

Flugreise (Langstrecke)
Hygiene
Gifttiere
Reiseapotheke
Auslandskrankenversicherung

Bemerkungen

Medizinische Versorgung: Landesweit ist mit erheblichen Engpässen bei der ärztlichen und medikamentösen Versorgung zu rechnen. Adäquate Ausstattung der **Reiseapotheke** (Zollbestimmungen beachten, Begleitattest ratsam, Muster im Serviceteil), **Auslandskrankenversicherung** mit Abdeckung des Rettungsrückflug-Risikos für Notfälle dringend empfohlen.

Lettland

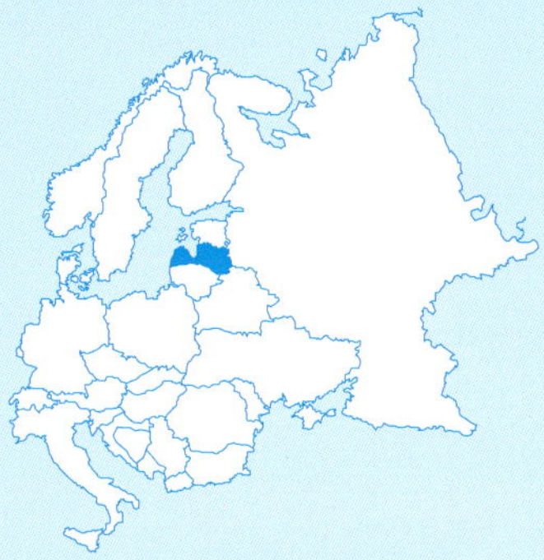

Detaillierte Informationen zur **medizinischen Infrastruktur** des Landes im aktuellen **CRM Handbuch Reisen mit Risiko**

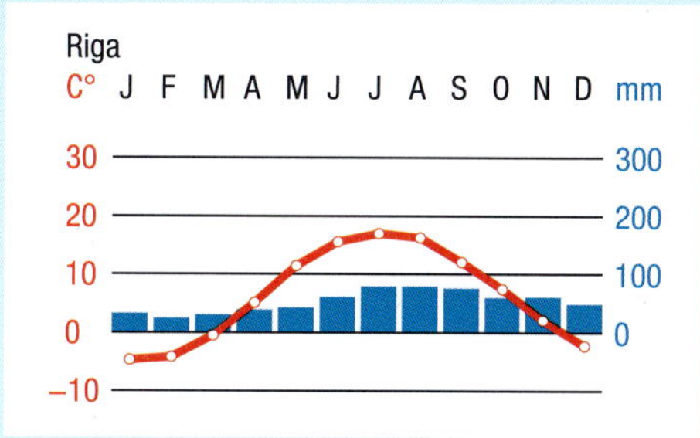

Klima

Gemäßigtes Klima, im Osten zunehmend kontinentaler; durchschnittliche Temperatur in Riga im Januar −5 °C, im Juli 17 °C.

Zeitdifferenz (zu Mitteleuropäischer Zeit):

MEZ + 1 Std. ganzjährig

Hilfe in Notfällen

Deutsche Botschaft
Raina Bulv. 13
Riga
Tel. (00371) 67 08 51 00

Österreichische Botschaft
Alberta iela 13, 7th floor
Riga
Tel. (00371) 67 21 61 25

Impfvorschriften

keine

Impfempfehlungen

Allgemein zu empfehlender Impfschutz überprüfen, ergänzen bzw. auffrischen

alle: Tetanus, Diphtherie, Polio, Pertussis, MMR, Influenza (saisonal)
Kinder/Jugendliche: Hib, Hepatitis B, Rotaviren, Varizellen, Meningokokken ACWY, Meningokokken B, HPV
ab 60. Lj./chron. Kranke: Pneumokokken, COVID-19, RSV; *ab 50. Lj.:* Herpes zoster
▸ **siehe auch vordere und hintere Umschlagklappe**

Weitere Impfungen	alle Reisenden	bei Risiko
Hepatitis A	●	
Hepatitis B		● 2, 5, 6, 8
Tollwut		● 4, 6
FSME	●	

● Impfung empfohlen
1 aktuelle Ausbrüche
2 einfache Reisebedingungen
3 Exposition im Endemiegebiet
4 Tierkontakte
5 enge soziale Kontakte, v. a. „Charity travel"
6 Einsätze (Katastrophen)
7 Hygienemängel
8 unzureichende medizin. Versorgung

- Verfügbarkeit Tollwutimpfstoffe: Moderne **Tollwutimpfstoffe** und **Immunglobulin** sind **verfügbar**.

Malaria

keine

Besondere Infektionsrisiken

(**Fettdruck** = für die **Beratung aller Reisenden** relevant)

- oral
  - **Darminfektionen**
  - **Hepatitis A**
  - Trichinellose
- arthropod
  - **FSME** April – Oktober, sehr hohes Risiko landesweit, oral über unpasteurisierte Milchprodukte
  - Borreliose April – Oktober
- aerogen
  - Tuberkulose zunehmender Anteil der Multiresistenzen
  - COVID-19
  - Influenza
  - RSV
- diverse
  - Hepatitis B
  - Venerische Infektionen
  - **Tollwut**

Sonstige Beratungsinhalte

(siehe **Checklisten etc. im Serviceteil**)

- allgemein
  - Hygiene
  - Reiseapotheke
  - Auslandskrankenversicherung

Libanon

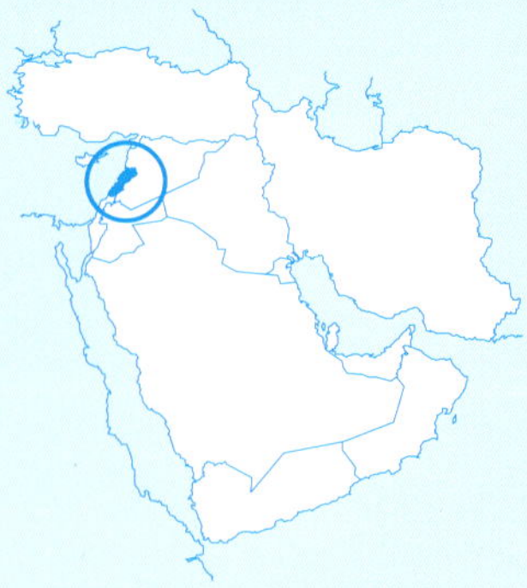

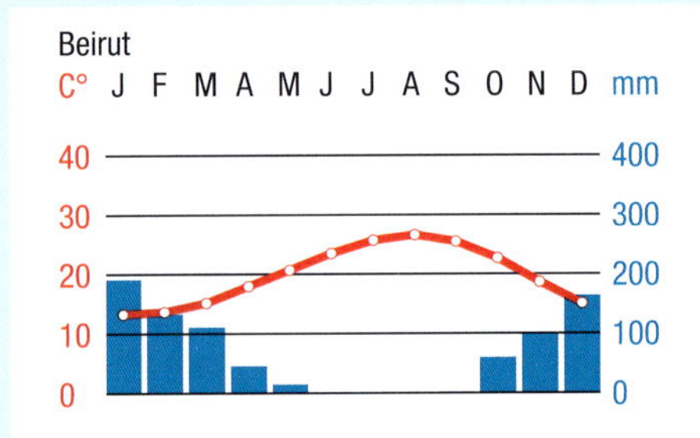

Klima

Subtropisches Winterregenklima; Küste mediterran beeinflusst, Hochebene (Bekaa) kontinental, im Norden Wüstenrandklima; durchschnittliche Temperatur in Beirut im Januar 13,3 °C, im August 26,6 °C.

Zeitdifferenz (zu Mitteleuropäischer Zeit):

MEZ + 1 Std. ganzjährig

Hilfe in Notfällen

Deutsche Botschaft
Regent Park Tower
Barbar Abou Jaoude Street, Dekwaneh
Beirut
Tel. (00961 1) 50 46 00

Österreichische Botschaft
Tabaris 812 Bldg., 8 th floor, Avenue Charles Malek, Tabaris - Achrafieh
Beirut
Tel. (00961 1) 21 30 17

Impfvorschriften

keine

Impfempfehlungen

Allgemein zu empfehlender Impfschutz überprüfen, ergänzen bzw. auffrischen

alle: Tetanus, Diphtherie, Polio, Pertussis, MMR, Influenza (saisonal)
Kinder/Jugendliche: Hib, Hepatitis B, Rotaviren, Varizellen, Meningokokken ACWY, Meningokokken B, HPV
ab 60. Lj./chron. Kranke: Pneumokokken, COVID-19, RSV; *ab 50. Lj.:* Herpes zoster

▸ **siehe auch vordere und hintere Umschlagklappe**

Weitere Impfungen	alle Reisenden	bei Risiko
Hepatitis A	●	
Hepatitis B		● 2, 5, 6, 8
Tollwut		● 2, 4, 6, 8
Typhus		● 1, 2, 5, 6, 7
Cholera		● 1, 9
Meningokokken ACWY	(v)	● 1, 5

● Impfung empfohlen
1 aktuelle Ausbrüche
2 einfache Reisebedingungen
3 Exposition im Endemiegebiet
4 Tierkontakte
5 enge soziale Kontakte, v. a. „Charity travel“
6 Einsätze (Katastrophen)
7 Hygienemängel
8 unzureichende medizin. Versorgung
9 Schutz gegen Reisediarrhoe (ETEC) nur inaktivierter Impfstoff, Off-Label-Use
(v) evtl. Impfpflicht beachten (s. Impfvorschriften)

- Verfügbarkeit Tollwutimpfstoffe

Moderne **Tollwutimpfstoffe** und **Immunglobulin** sind im Land **nicht verfügbar**. Eine komplette Grundimmunisierung sollte bei vorhersehbarem Risiko vor der Einreise durchgeführt werden.

Malaria

keine

Besondere Infektionsrisiken

(**Fettdruck** = für die **Beratung aller Reisenden** relevant)

- oral

Darminfektionen
Hepatitis A
Cholera Ausbrüche 2022 und 2023
Typhus
Brucellose
Echinokokkose (E. granulosus)

- arthropod

Leishmaniase, viszerale + kutane sporadisch
Phlebotomus-Fieber
West-Nil-Fieber

- aerogen

COVID-19
Influenza
RSV

- diverse

Hepatitis B
Venerische Infektionen
Tollwut

Sonstige Beratungsinhalte

(siehe **Checklisten etc. im Serviceteil**)

- allgemein

Flugreise (Langstrecke)
Hygiene
Reiseapotheke
Auslandskrankenversicherung

- bei Bedarf

Gesundheitszeugnis (Arbeits-/Langzeitaufenthalt)

Liberia

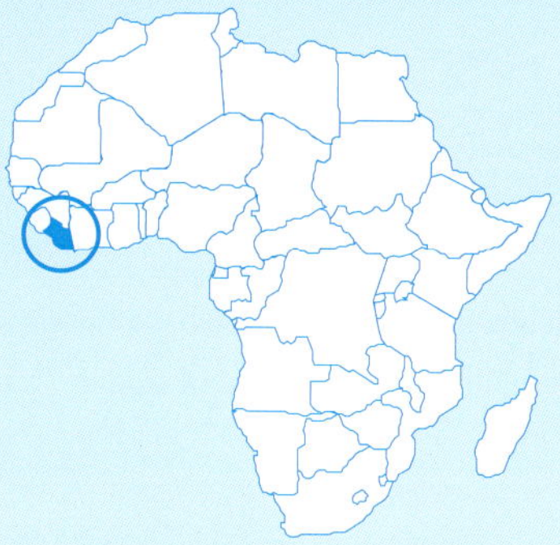

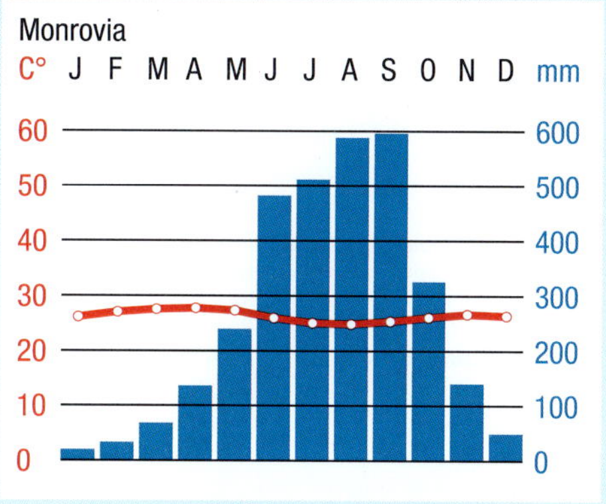

Klima

Tropisches Klima mit ganzjährigen Niederschlägen, im Norden und im Zentrum des Landes besonders ergiebig in der Zeit von Mai bis November; im Südosten zwei Regenzeiten (Mai/Juni, September/Oktober); durchschnittliche Temperatur in Monrovia ganzjährig um 26 °C.

Zeitdifferenz (zu Mitteleuropäischer Zeit):

MEZ −1 Std. (MESZ −2 Std.)

Hilfe in Notfällen

Deutsche Botschaft
Tubman Boulevard
Monrovia
Tel. (00231) 6 43 83 65

Derzeit keine Österreichische Vertretung im Land (Österreichische Staatsbürger können im Notfall die Hilfe der diplomatischen Vertretung Deutschlands oder eines anderen EU-Mitgliedsstaates in Anspruch nehmen)

Zuständige Österreichische Botschaft: Senegal (Dakar)

Impfvorschriften

- direkt: **keine**
- aus Infektionsgebieten: **Gelbfieber** (ausgenommen Kinder unter 9 Monaten)
  - Gemäß den geänderten International Health Regulations der WHO (am 11. Juli 2016 in Kraft getreten) ist die **Gelbfieber-Impfbescheinigung** nach einmaliger Impfung **lebenslang gültig.** Es ist möglich, dass abweichend von der offiziellen Regelung bei Einreise ein Impfnachweis verlangt wird, der nicht älter als 10 Jahre ist.
  - Ärztliche **Bescheinigungen zur Befreiung von der Gelbfieber-Impfung** („exemption certificate", „waiver") werden bei der Einreise **nicht anerkannt**.
- Ausreise: Entsprechend Vorgaben der WHO sollten Einheimische und alle Reisenden, die sich länger als 4 Wochen im Land aufgehalten haben, bei der Ausreise eine Impfung gegen Polio vorweisen. Die Impfung muss zwischen 4 Wochen und einem Jahr vor der Abreise erfolgen und in einem international gültigen Impfausweis dokumentiert sein.
- Abweichungen: Ein gültiger Impfnachweis gegen **Cholera** kann – abweichend von den offiziellen Bestimmungen – verlangt werden, auch bei Ankunft aus einem cholerafreien Gebiet und bei Einreise über den internationalen Flughafen.

Impfempfehlungen

Allgemein zu empfehlender Impfschutz überprüfen, ergänzen bzw. auffrischen

alle: Tetanus, Diphtherie, Polio, Pertussis, MMR, Influenza (saisonal)
Kinder/Jugendliche: Hib, Hepatitis B, Rotaviren, Varizellen, Meningokokken ACWY, Meningokokken B, HPV
ab 60. Lj./chron. Kranke: Pneumokokken, COVID-19, RSV; *ab 50. Lj.:* Herpes zoster

► **siehe auch vordere und hintere Umschlagklappe**

Weitere Impfungen	alle Reisenden	bei Risiko
Hepatitis A	●	
Hepatitis B		● 2, 5, 6, 8
Polio	● (v)	
Tollwut		● 2, 4, 6, 8
Typhus	●	
Cholera	(v)	● 1, 5, 6, 7, 9
Meningokokken ACWY	●	
Dengue	●	
Chikungunya		● 1, 10
Gelbfieber	● (v)	
Mpox		● 1, 2, 5, 10

● Impfung empfohlen
1 aktuelle Ausbrüche
2 einfache Reisebedingungen
3 Exposition im Endemiegebiet
4 Tierkontakte
5 enge soziale Kontakte, v. a. „Charity travel"
6 Einsätze (Katastrophen)
7 Hygienemängel
8 unzureichende medizin. Versorgung
9 Schutz gegen Reisediarrhoe (ETEC) nur inaktivierter Impfstoff, Off-Label-Use
10 Langzeitaufenthalte, wiederholte Reisen
(v) evtl. Impfpflicht beachten (s. Impfvorschriften)

- Verfügbarkeit Tollwutimpfstoffe: Moderne **Tollwutimpfstoffe** und **Immunglobulin** sind im Land **nicht verfügbar**. Eine komplette Grundimmunisierung sollte bei vorhersehbarem Risiko vor der Einreise durchgeführt werden.

Liberia (Forts.)

Malaria			
• Saison	ganzjährig		
• Parasit	P. falciparum nahezu 100 %, Resistenzen Chloroquin, Sulfa/Pyrimethamin-Kombinationen		
• Epidemiologie / Vorbeugung	**Expositionsprophylaxe!**		
	Medikation (NST = Notfallselbsttherapie)	**regelm.**	**NST**
	hohes Risiko landesweit	AP, D*, M	Ø
	AP = Atovaquon/Proguanil (Malarone® u. a.), D = Doxycyclin, M = Mefloquin (Lariam®), Ø = keine In der Tabelle durch Komma getrennte Präparate sind als Alternativen zu verstehen. * Doxycyclin ist in Deutschland und in Österreich zur Malariaprophylaxe nicht zugelassen (s. Seite 490).		
Besondere Infektionsrisiken	(**Fettdruck** = für die **Beratung aller Reisenden** relevant)		
• oral	**Darminfektionen** **Hepatitis A** **Polio** **Typhus** Cholera		
• arthropod	Filariose, lymphatische + Onchozerkose Gelbfieber **Dengue** Chikungunya Rückfallfieber, Zecken- Schlafkrankheit Übertragung sporadisch möglich		
• aerogen	Tuberkulose **Meningokokken-Meningitis** COVID-19 Influenza RSV		
• diverse	**Schistosomiasis** **Hepatitis B**, C Venerische Infektionen Tollwut **Lassa-Fieber** Ebola-Fieber Mpox		
Sonstige Beratungsinhalte	(siehe **Checklisten etc. im Serviceteil**)		
• allgemein	Flugreise (Langstrecke) Klima, Hygiene Medizinische Versorgung, Reiseapotheke Auslandskrankenversicherung		
Bemerkungen	**Medizinische Versorgung:** Landesweit ist mit erheblichen Engpässen bei der ärztlichen und medikamentösen Versorgung zu rechnen. Adäquate Ausstattung der **Reiseapotheke** (Zollbestimmungen beachten, Begleitattest ratsam, Muster im Serviceteil), **Auslandskrankenversicherung** mit Abdeckung des Rettungsrückflug-Risikos für Notfälle dringend empfohlen.		

Libyen

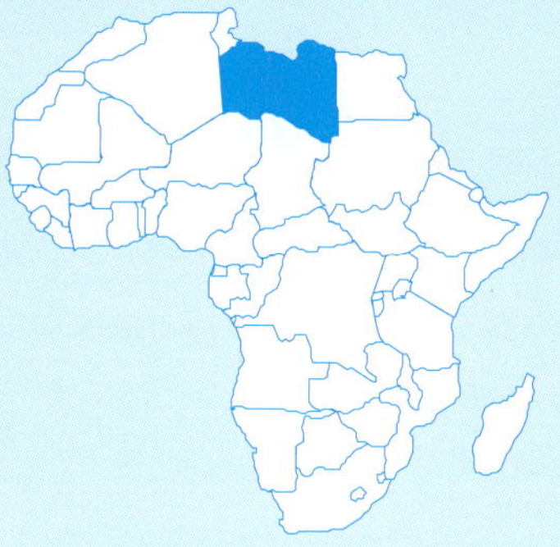

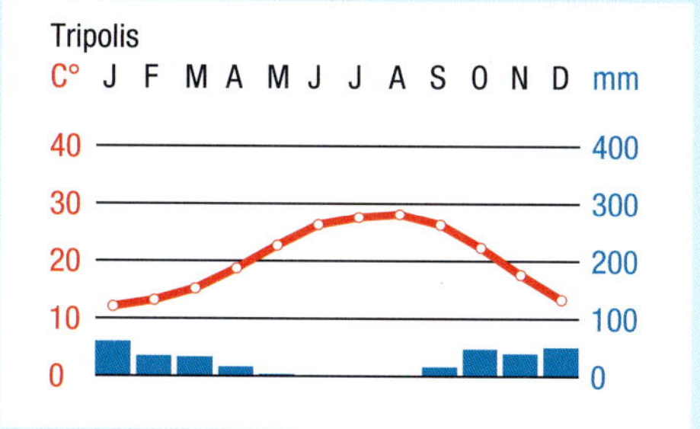

Klima

Überwiegend Wüstenklima; nur in der nördlichen Cyrenaika Mittelmeerklima (winterfeucht); durchschnittliche Temperatur in Tripolis im Januar 12 °C, im August 28 °C.

Zeitdifferenz (zu Mitteleuropäischer Zeit):

MEZ + 1 Std. (MESZ ± 0 Std.)

Hilfe in Notfällen

Deutsche Botschaft
UN Common Compound
Coastal Road km 12, Janzur
Tripolis

Österreichische Botschaft
16 rue Ibn Hamndiss, El Menzah I,
1004 Tunis
Tel. (00216) 71 239 038, 71 239 067

Impfvorschriften — **keine**

Impfempfehlungen

Allgemein zu empfehlender Impfschutz überprüfen, ergänzen bzw. auffrischen

alle: Tetanus, Diphtherie, Polio, Pertussis, MMR, Influenza (saisonal)
Kinder/Jugendliche: Hib, Hepatitis B, Rotaviren, Varizellen, Meningokokken ACWY, Meningokokken B, HPV
ab 60. Lj./chron. Kranke: Pneumokokken, COVID-19, RSV; *ab 50. Lj.:* Herpes zoster
▶ **siehe auch vordere und hintere Umschlagklappe**

Weitere Impfungen	**alle Reisenden**	**bei Risiko**
Hepatitis A	●	
Hepatitis B		● 2, 5, 6, 8
Tollwut		● 2, 4, 6, 8
Typhus		● 1, 2, 5, 6, 7
Cholera		● 9
Meningokokken ACWY		● 1, 5

● Impfung empfohlen
1 aktuelle Ausbrüche
2 einfache Reisebedingungen
3 Exposition im Endemiegebiet
4 Tierkontakte
5 enge soziale Kontakte, v. a. „Charity travel"
6 Einsätze (Katastrophen)
7 Hygienemängel
8 unzureichende medizin. Versorgung
9 Schutz gegen Reisediarrhoe (ETEC)
nur inaktivierter Impfstoff, Off-Label-Use
(v) evtl. Impfpflicht beachten (s. Impfvorschriften)

- Verfügbarkeit Tollwutimpfstoffe — Moderne **Tollwutimpfstoffe** und **Immunglobulin** sind im Land **nicht verfügbar**. Eine komplette Grundimmunisierung sollte bei vorhersehbarem Risiko vor der Einreise durchgeführt werden.

Malaria — **keine**

Besondere Infektionsrisiken — (**Fettdruck** = für die **Beratung aller Reisenden** relevant)

- oral
  - **Darminfektionen**
  - **Hepatitis A, E**
  - Typhus
  - Echinokokkose (E. granulosus)
- arthropod
  - Leishmaniase, viszerale + kutane
  - Phlebotomus-Fieber vorw. im N
  - Pest Tubruq, NO (Mittelmeerküste)
- aerogen
  - Meningokokken-Meningitis
  - COVID-19
  - Influenza
  - RSV
- diverse
  - Schistosomiasis Herde im Gebiet von Derna, Fessan und Tauorga sowie einige Oasen im SW an der Grenze zu Algerien
  - **Hepatitis B**, C
  - Tollwut

Sonstige Beratungsinhalte — (siehe **Checklisten etc. im Serviceteil**)

- allgemein
  - Flugreise (Langstrecke)
  - Klima, Hygiene
  - Gifttiere (Schlangen, Skorpione)
  - Reiseapotheke
  - Auslandskrankenversicherung
- bei Bedarf
  - Gesundheitszeugnis (Arbeits-/Langzeitaufenthalt)

Liechtenstein s. Schweiz

Litauen

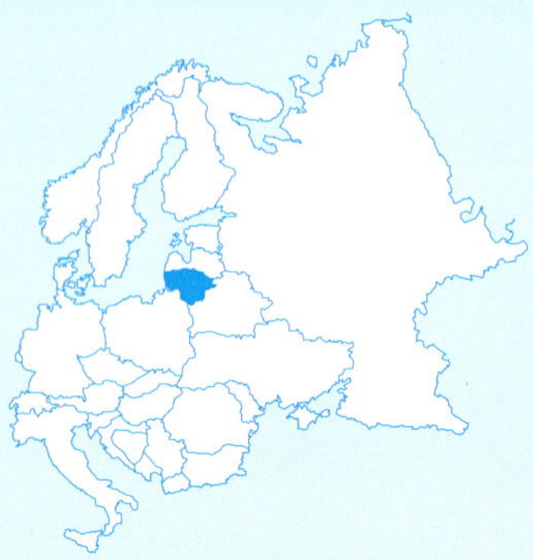

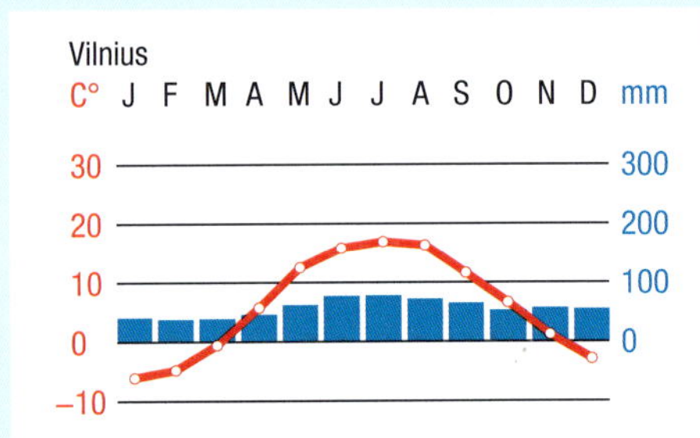

Klima

Im Westen gemäßigtes Klima, im Osten zunehmend kontinentaler Einfluss; durchschnittliche Temperatur in Vilnius im Januar −6 °C, im Juli 17 °C.

Zeitdifferenz (zu Mitteleuropäischer Zeit):

MEZ + 1 Std. ganzjährig

Hilfe in Notfällen

Deutsche Botschaft
Z. Sierakausko g. 24
Vilnius
Tel. (00370 5) 2 10 64 00

Österreichisches Honorarkonsulat
Senasis Ukmerges kelias 4
Uzubaliai
Vilnius
Tel. (00370 5) 69 82 71 79

Detaillierte Informationen zur **medizinischen Infrastruktur** des Landes im aktuellen **CRM Handbuch Reisen mit Risiko**

Impfvorschriften: **keine**

Impfempfehlungen

Allgemein zu empfehlender Impfschutz überprüfen, ergänzen bzw. auffrischen

alle: Tetanus, Diphtherie, Polio, Pertussis, MMR, Influenza (saisonal)
Kinder/Jugendliche: Hib, Hepatitis B, Rotaviren, Varizellen, Meningokokken ACWY, Meningokokken B, HPV
ab 60. Lj./chron. Kranke: Pneumokokken, COVID-19, RSV; *ab 50. Lj.:* Herpes zoster
▶ **siehe auch vordere und hintere Umschlagklappe**

Weitere Impfungen	alle Reisenden	bei Risiko
Hepatitis A	●	
Hepatitis B		● 2, 5, 6, 8
Tollwut		● 4, 6
FSME	●	

● Impfung empfohlen
1 aktuelle Ausbrüche
2 einfache Reisebedingungen
3 Exposition im Endemiegebiet
4 Tierkontakte
5 enge soziale Kontakte, v. a. „Charity travel“
6 Einsätze (Katastrophen)
7 Hygienemängel
8 unzureichende medizin. Versorgung

- Verfügbarkeit Tollwutimpfstoffe: Moderne **Tollwutimpfstoffe** und **Immunglobulin** sind **nur schwer erhältlich**. Eine komplette Grundimmunisierung sollte bei vorhersehbarem Risiko vor der Einreise durchgeführt werden.

Malaria: **keine**

Besondere Infektionsrisiken

(**Fettdruck** = für die **Beratung aller Reisenden** relevant)

- oral
  - **Darminfektionen**
  - **Hepatitis A**
  - Trichinellose
- arthropod
  - **FSME** April – Oktober, sehr hohes Risiko landesweit, oral über unpasteurisierte Milchprodukte
  - Borreliose April – Oktober
- aerogen
  - COVID-19
  - Influenza
  - RSV
- diverse
  - Hepatitis B
  - Venerische Infektionen
  - Leptospirose
  - **Tollwut**

Sonstige Beratungsinhalte

(siehe **Checklisten etc. im Serviceteil**)

- allgemein
  - Hygiene
  - Reiseapotheke
  - Auslandskrankenversicherung
- bei Bedarf
  - Gesundheitszeugnis (Arbeits-/Langzeitaufenthalt)

Luxemburg

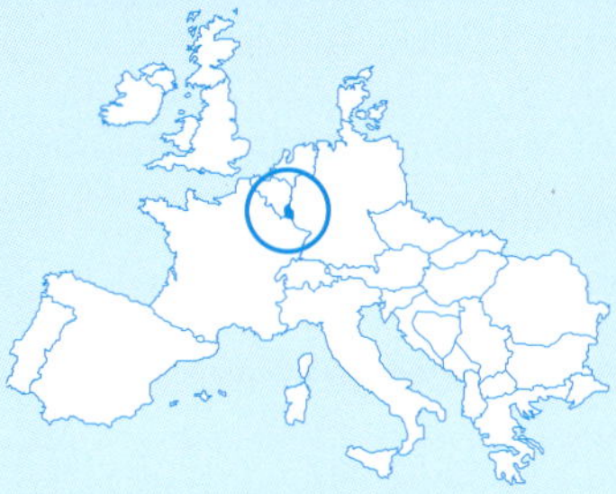

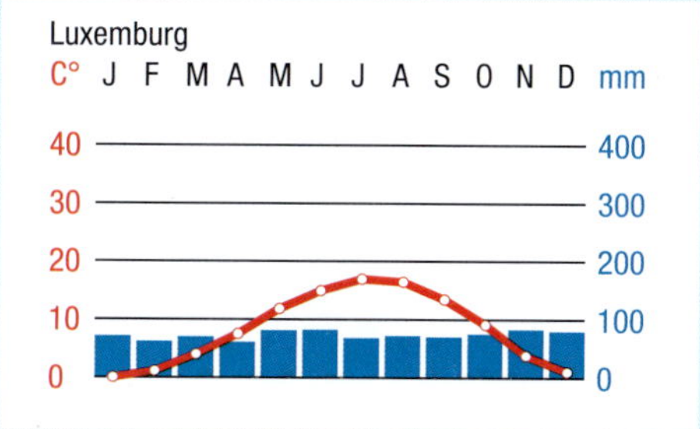

Klima

Gemäßigt-ozeanisch; durchschnittliche Temperatur im Januar 0 °C, im Juli 17 °C.

Zeitdifferenz (zu Mitteleuropäischer Zeit):

ganzjährig keine

Hilfe in Notfällen

Deutsche Botschaft
20–22, Ave. Emile Reuter
Luxemburg
Tel. (00352) 45 34 45-1

Österreichische Botschaft
3, rue des bains
Luxemburg
Tel. (00352) 47 11 88

Impfvorschriften	**keine**

Impfempfehlungen

Allgemein zu empfehlender Impfschutz überprüfen, ergänzen bzw. auffrischen

alle: Tetanus, Diphtherie, Polio, Pertussis, MMR, Influenza (saisonal)
Kinder/Jugendliche: Hib, Hepatitis B, Rotaviren, Varizellen, Meningokokken ACWY, Meningokokken B, HPV
ab 60. Lj./chron. Kranke: Pneumokokken, COVID-19, RSV; *ab 50. Lj.:* Herpes zoster
▸ **siehe auch vordere und hintere Umschlagklappe**

Weitere Impfungen	alle Reisenden	bei Risiko
Hepatitis B		● 2, 5, 6
Meningokokken ACWY		**(v)** s. Bemerkungen
Meningokokken B		● 1, 5 (bis 25. Lj.)

● Impfung empfohlen
1 aktuelle Ausbrüche
2 einfache Reisebedingungen
3 Exposition im Endemiegebiet
4 Tierkontakte
5 enge soziale Kontakte, v. a. „Charity travel“
6 Einsätze (Katastrophen)
(v) evtl. Impfpflicht beachten

• Verfügbarkeit Tollwutimpfstoffe	Moderne **Tollwutimpfstoffe** und **Immunglobulin** sind im Land **verfügbar**.
Malaria	**keine**
Besondere Infektionsrisiken	(**Fettdruck** = für die **Beratung aller Reisenden** relevant)
• arthropod	Borreliose April – Oktober
• aerogen	COVID-19 Influenza RSV
• diverse	Hepatitis B Tollwut sehr geringes Risiko
Sonstige Beratungsinhalte	(siehe **Checklisten etc. im Serviceteil**)
• allgemein	Auslandskrankenversicherung
Bemerkungen	Die **Meningitis-Impfung Typ C** gehört in diesem Land für bestimmte Altersgruppen (in der Regel Kinder und Jugendliche) zum allgemeinen Impfprogramm. Nach den geltenden Empfehlungen der STIKO wird die Meningitis-Impfung dadurch zur Reiseimpfung für „Schüler/Studenten vor Langzeitaufenthalten in Ländern mit empfohlener allgemeiner Impfung für Jugendliche oder selektiver Impfung für Schüler/Studenten entsprechend den Empfehlungen der Zielländer“. In diesem Fall sind die tetravalente Konjugatimpfung (Serotypen ACWY) und die MenB-Impfung zu empfehlen.

Madagaskar

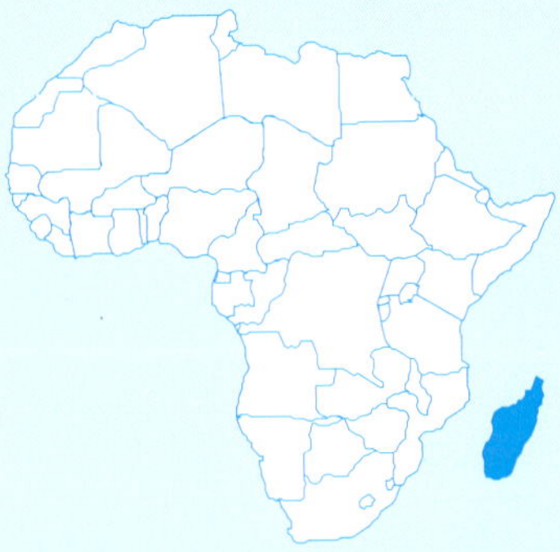

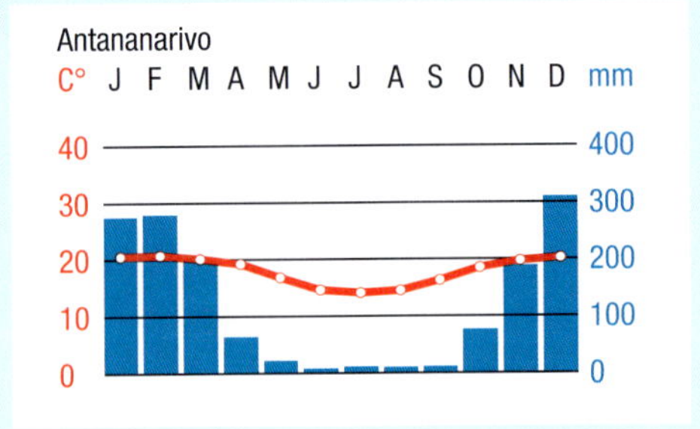

Detaillierte Informationen zur **medizinischen Infrastruktur** des Landes im aktuellen **CRM Handbuch Reisen mit Risiko**

Klima

Tropisches Klima mit ganzjährig hohen Niederschlägen östlich der Gebirge und einer Trockenzeit von April bis Oktober im Hochland und auf der Westseite; Jahresmitteltemperatur an den Küsten 22–27 °C, im Hochland 15–19 °C; durchschnittliche Temperatur in Antananarivo im Juli 14,1 °C, im Februar 20,7 °C.

Zeitdifferenz (zu Mitteleuropäischer Zeit):

MEZ + 2 Std. (MESZ + 1 Std.)

Hilfe in Notfällen

Deutsche Botschaft
101, Rue du Pasteur
Rabeony Hans (Ambodirotra)
Antananarivo
Tel. (+261 20) 2 22 38-02, -03

Österreichisches Honorarkonsulat
LOT III E 132 Fort Voyron
Antananarivo
Tel. (+216) 32 05 215 22
Zuständige Österreichische Botschaft:
Südafrika (Pretoria)

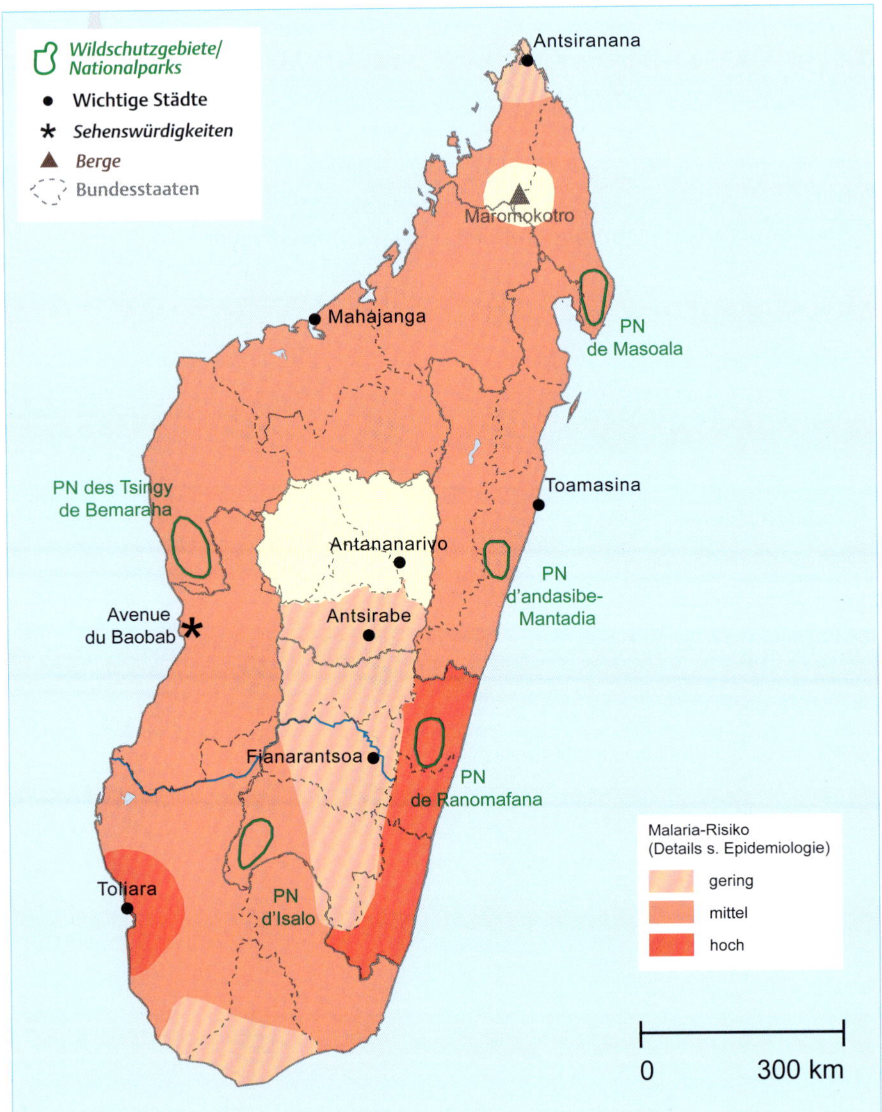

Impfvorschriften

- direkt: **keine**
- aus Infektionsgebieten: **Gelbfieber** (ausgenommen Kinder unter 9 Monaten)
  - Die Impfvorschrift gilt auch bei Einreise aus einem Land mit Gelbfieber-Risiko, das nur im **Transit** besucht wurde, wenn die **Aufenthaltszeit auf dem Flughafen mehr als 12 Stunden** betrug. Abweichend von der offiziellen Bestimmung kann der Impfnachweis auch bei kürzerem Transit-Aufenthalt verlangt werden.
  - Gemäß den geänderten International Health Regulations der WHO (am 11. Juli 2016 in Kraft getreten) ist die **Gelbfieber-Impfbescheinigung** nach einmaliger Impfung **lebenslang gültig**.
  - Ärztliche **Bescheinigungen zur Befreiung von der Gelbfieber-Impfung** („exemption certificate", „waiver") werden bei der Einreise **nicht anerkannt**.

Impfempfehlungen

Allgemein zu empfehlender Impfschutz überprüfen, ergänzen bzw. auffrischen

alle: Tetanus, Diphtherie, Polio, Pertussis, MMR, Influenza (saisonal)
Kinder/Jugendliche: Hib, Hepatitis B, Rotaviren, Varizellen, Meningokokken ACWY, Meningokokken B, HPV
ab 60. Lj./chron. Kranke: Pneumokokken, COVID-19, RSV; *ab 50. Lj.:* Herpes zoster

► **siehe auch vordere und hintere Umschlagklappe**

Weitere Impfungen	alle Reisenden	bei Risiko
Hepatitis A	●	
Hepatitis B		● 2, 5, 6, 8
Polio	● (v)	
Tollwut		● 2, 4, 6, 8
Typhus	●	
Cholera		● 1, 5, 6, 7, 9
Meningokokken ACWY		● 1, 5
Dengue	●	
Chikungunya		● 1, 10
Gelbfieber	(v)	

● Impfung empfohlen
1 aktuelle Ausbrüche
2 einfache Reisebedingungen
3 Exposition im Endemiegebiet
4 Tierkontakte
5 enge soziale Kontakte, v. a. „Charity travel"
6 Einsätze (Katastrophen)
7 Hygienemängel
8 unzureichende medizin. Versorgung
9 Schutz gegen Reisediarrhoe (ETEC) nur inaktivierter Impfstoff, Off-Label-Use
10 Langzeitaufenthalte, wiederholte Reisen
(v) evtl. Impfpflicht beachten (s. Impfvorschriften)

- Verfügbarkeit Tollwutimpfstoffe: Moderne **Tollwutimpfstoffe** und **Immunglobulin** sind im Land **nicht verfügbar**. Eine komplette Grundimmunisierung sollte bei vorhersehbarem Risiko vor der Einreise durchgeführt werden.

Malaria

- Saison: ganzjährig
- Parasit: P. falciparum 96 %, P. vivax 4 %, Resistenzen Chloroquin
  über 75 % Rückgang der Fallmeldungen seit 2000
- Epidemiologie / Vorbeugung: **Expositionsprophylaxe!**

Medikation (NST = Notfallselbsttherapie)	**regelm.**	**NST**
hohes Risiko in Küstenregionen und Regenwaldgebieten im SO	AP, D*, M	Ø
mittleres Risiko im N und Küstenregionen im W und O, sowie in weiten Teilen im Landesinneren	AP, D*, M oder Ø	Ø AP, DP, AL
geringes Risiko im äußersten N und S sowie in zentralen Gebieten	Ø	AP, DP, AL
Regionen im nördlichen Gebiet des zentralen Hochlands gelten als **malariafrei**	Ø	Ø

AL = Artemether/Lumefantrin (Riamet®), AP = Atovaquon/Proguanil (Malarone® u. a.), D = Doxycyclin, DP = Dihydroartemisinin/Piperaquin (Eurartesim®), M = Mefloquin (Lariam®), Ø = keine
In der Tabelle durch Komma getrennte Präparate sind als Alternativen zu verstehen.
* Doxycyclin ist in Deutschland und in Österreich zur Malariaprophylaxe nicht zugelassen (s. Seite 490).

Madagaskar (Forts.)

Besondere Infektionsrisiken	(**Fettdruck** = für die **Beratung aller Reisenden** relevant)
• oral	**Darminfektionen** **Hepatitis A** **Polio** **Typhus** Cholera
• arthropod	Filariose, lymphatische Küstenregionen Rift Valley-Fieber Chikungunya Küstenregionen **Dengue** Krim-Kongo hämorrhagisches Fieber West-Nil-Fieber Pest vorw. Oktober – März, zentrales Hochland, Provinzen Antananarivo, Antsiranana, Fianarantsoa, Mahajanga, Toamasina
• aerogen	Meningokokken-Meningitis Tuberkulose COVID-19 Influenza RSV
• diverse	**Schistosomiasis** **Hepatitis B**, C Melioidose Venerische Infektionen Tollwut
Sonstige Beratungsinhalte	(siehe **Checklisten etc. im Serviceteil**)
• allgemein	Flugreise (Langstrecke) Klima, Hygiene Gifttiere (Skorpione, Spinnen, andere Tiere, jedoch keine Giftschlangen) Reiseapotheke Auslandskrankenversicherung
• bei Bedarf	Tauchen
Bemerkungen	**Medizinische Versorgung:** Landesweit ist mit erheblichen Engpässen bei der ärztlichen und medikamentösen Versorgung zu rechnen. Adäquate Ausstattung der **Reiseapotheke** (Zollbestimmungen beachten, Begleitattest ratsam, Muster im Serviceteil), **Auslandskrankenversicherung** mit Abdeckung des Rettungsrückflug-Risikos für Notfälle dringend empfohlen.

Malawi

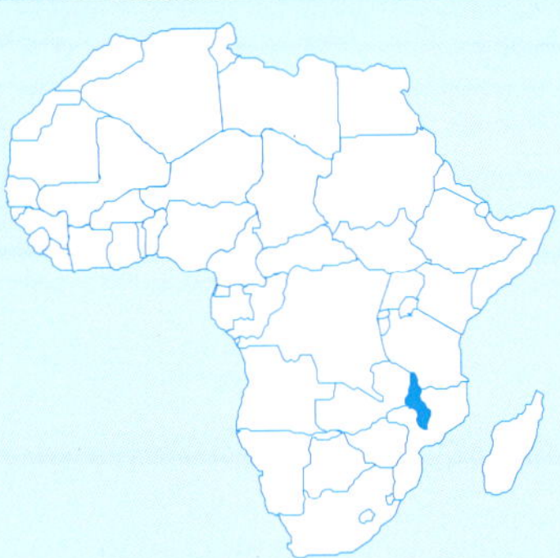

Detaillierte Informationen zur **medizinischen Infrastruktur** des Landes im aktuellen **CRM Handbuch Reisen mit Risiko**

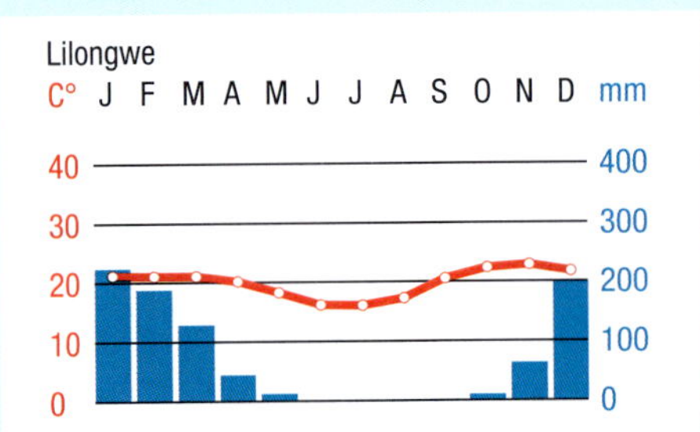

Klima

Tropisch-wechselfeuchtes Klima mit ausgeprägter sommerlicher Regenzeit (November bis März); durchschnittliche Temperatur in Lilongwe im Juli 16 °C, im Januar 21 °C.

Zeitdifferenz (zu Mitteleuropäischer Zeit):

MEZ + 1 Std. (MESZ ± 0 Std.)

Hilfe in Notfällen

Deutsche Botschaft
Convention Drive (Capital City)
Lilongwe
Tel. (00265 1) 77 25 55

Österreichisches Honorarkonsulat
off Chikwawa Road (near Moneyman Club)
Plot BC 1033
Blantyre
Tel. (00265) 9 99 78 87 77

Zuständige Österreichische Botschaft:
Kenia (Nairobi)

Impfvorschriften

- direkt
- aus Infektionsgebieten

keine

Gelbfieber (ausgenommen Kinder unter 1 Jahr)

- Die Impfvorschrift gilt auch bei Einreise aus einem Land mit Gelbfieber-Risiko, das nur im **Transit** besucht wurde, wenn die **Aufenthaltszeit auf dem Flughafen mehr als 12 Stunden** betrug. Abweichend von der offiziellen Bestimmung kann der Impfnachweis auch bei kürzerem Transit-Aufenthalt verlangt werden.
- Gemäß den geänderten International Health Regulations der WHO (am 11. Juli 2016 in Kraft getreten) ist die **Gelbfieber-Impfbescheinigung** nach einmaliger Impfung **lebenslang gültig.** Es ist möglich, dass abweichend von der offiziellen Regelung bei Einreise ein Impfnachweis verlangt wird, der nicht älter als 10 Jahre ist.
- Ärztliche **Bescheinigungen zur Befreiung von der Gelbfieber-Impfung** („exemption certificate", „waiver") werden bei der Einreise anerkannt.

Impfempfehlungen

Allgemein zu empfehlender Impfschutz überprüfen, ergänzen bzw. auffrischen

alle: Tetanus, Diphtherie, Polio, Pertussis, MMR, Influenza (saisonal)
Kinder/Jugendliche: Hib, Hepatitis B, Rotaviren, Varizellen, Meningokokken ACWY, Meningokokken B, HPV
ab 60. Lj./chron. Kranke: Pneumokokken, COVID-19, RSV; *ab 50. Lj.:* Herpes zoster

► **siehe auch vordere und hintere Umschlagklappe**

Weitere Impfungen	alle Reisenden	bei Risiko
Hepatitis A	●	
Hepatitis B		● 2, 5, 6, 8
Polio	●	
Tollwut		● 2, 4, 6, 8
Typhus	●	
Cholera	●	
Meningokokken ACWY		● 1, 5
Dengue	●	
Chikungunya		● 1, 10
Gelbfieber	(v)	
Mpox		● 1, 2, 5, 10

● Impfung empfohlen
1 aktuelle Ausbrüche
2 einfache Reisebedingungen
3 Exposition im Endemiegebiet
4 Tierkontakte
5 enge soziale Kontakte, v. a. „Charity travel"
6 Einsätze (Katastrophen)
7 Hygienemängel
8 unzureichende medizin. Versorgung
10 Langzeitaufenthalte, wiederholte Reisen
(v) evtl. Impfpflicht beachten (s. Impfvorschriften)

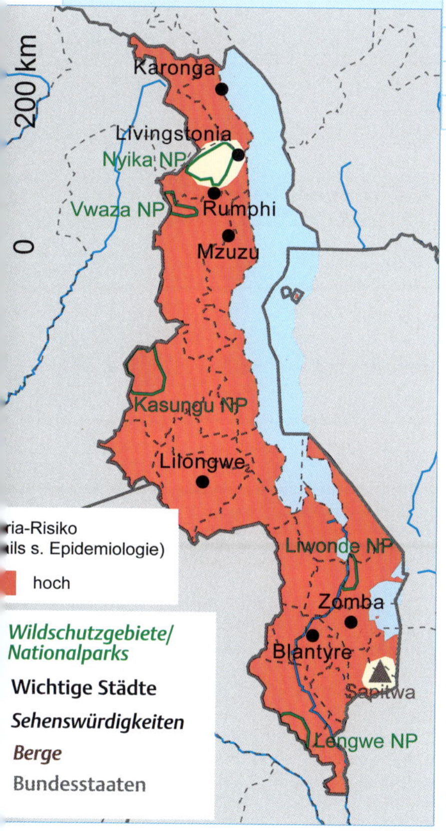

Malawi (Forts.)

• Verfügbarkeit Tollwutimpfstoffe	Moderne **Tollwutimpfstoffe** sind **allenfalls in Blantyre und Lilongwe (unregelmäßig)** verfügbar. **Immunglobulin** ist landesweit **nicht verfügbar**. Eine komplette Grundimmunisierung sollte bei vorhersehbarem Risiko vor der Einreise durchgeführt werden.
Malaria	
• Saison	ganzjährig
• Parasit	P. falciparum nahezu 100 %, Resistenzen Chloroquin, Sulfa/Pyrimethamin-Kombinationen
• Epidemiologie / Vorbeugung	**Expositionsprophylaxe!**

Medikation (NST = Notfallselbsttherapie)	**regelm.**	**NST**
hohes Risiko landesweit	AP, D*, M	Ø
die Bergregionen der Mulanje Mountains (SO) und westlich von Livingstonia sind **malariafrei**	Ø	Ø

AP = Atovaquon/Proguanil (Malarone® u. a.), D = Doxycyclin, M = Mefloquin (Lariam®), Ø = keine
In der Tabelle durch Komma getrennte Präparate sind als Alternativen zu verstehen.
* Doxycyclin ist in Deutschland und in Österreich zur Malariaprophylaxe nicht zugelassen (s. Seite 490).

Besondere Infektionsrisiken	(**Fettdruck** = für die **Beratung aller Reisenden** relevant)
• oral	**Darminfektionen** **Hepatitis A** **Typhus** Polio 2022 Übertragung von Wildtyp **Cholera** 2023 massiver Ausbruch Fasciolose (F. hepatica)
• arthropod	Leishmaniase, viszerale sporadisch im N Filariose, lymphatische + Onchozerkose **Dengue** Chikungunya West-Nil-Fieber Schlafkrankheit vorw. Distrikte Rumphi (N) und Nkhotakota (zentral) Pest Naturherde in den Distrikten Nsanje, Chikwawa (S) und Ntchisi (zentral)
• aerogen	Meningokokken-Meningitis Tuberkulose COVID-19 Influenza RSV
• diverse	**Schistosomiasis** **Hepatitis B**, C Venerische Infektionen HIV-Prävalenzen b. Erwachsenen 5–15 % Tollwut Mpox
Sonstige Beratungsinhalte	(siehe **Checklisten etc. im Serviceteil**)
• allgemein	Flugreise (Langstrecke) Klima, Hygiene Reiseapotheke Auslandskrankenversicherung
Bemerkungen	**Medizinische Versorgung:** Landesweit ist mit erheblichen Engpässen bei der ärztlichen und medikamentösen Versorgung zu rechnen. Adäquate Ausstattung der **Reiseapotheke** (Zollbestimmungen beachten, Begleitattest ratsam, Muster im Serviceteil), **Auslandskrankenversicherung** mit Abdeckung des Rettungsrückflug-Risikos für Notfälle dringend empfohlen.

Malaysia

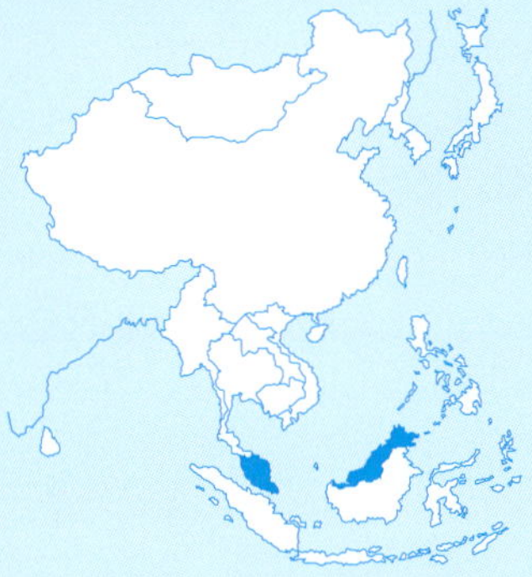

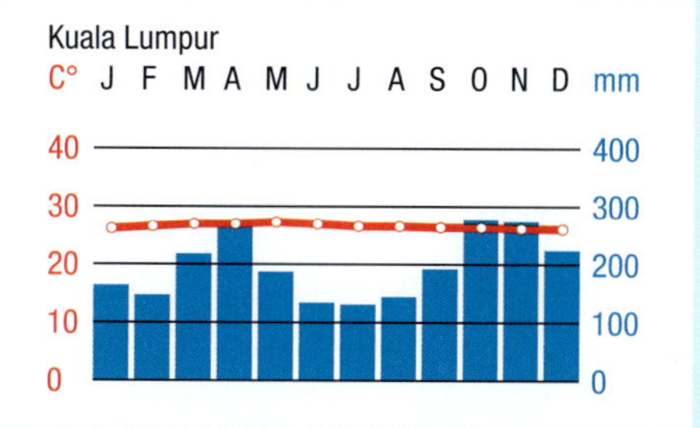

Klima

Tropisches immerfeuchtes Klima mit Südwestmonsun von Juni bis Oktober und Nordostmonsun von November bis März; Hauptniederschläge von Oktober bis Januar; durchschnittliche Temperatur in Kuala Lumpur ganzjährig um 27 °C.

Zeitdifferenz (zu Mitteleuropäischer Zeit):

MEZ +7 Std. (MESZ +6 Std.)

Hilfe in Notfällen

Deutsche Botschaft
26th Floor, Menara Tan & Tan
207 Jalan Tun Razak
Kuala Lumpur
Tel. (0060 3) 21 70 96 66

Österreichische Botschaft
Suite 10.1-2, Level 10, Wisma Goldhill
67 Jalan Raja Chulan
Kuala Lumpur
Tel. (0060 3) 20 30 04 00

Detaillierte Informationen zur **medizinischen Infrastruktur** des Landes im aktuellen **CRM Handbuch Reisen mit Risiko**

Impfvorschriften

- direkt: **keine**
- aus Infektionsgebieten: **Gelbfieber** (ausgenommen Kinder unter 1 Jahr)
  - Die Impfvorschrift gilt auch bei Einreise aus einem Land mit Gelbfieber-Risiko, das nur im **Transit** besucht wurde, wenn die **Aufenthaltszeit auf dem Flughafen mehr als 12 Stunden** betrug. Abweichend von der offiziellen Bestimmung kann der Impfnachweis auch bei kürzerem Transit-Aufenthalt verlangt werden.
  - Gemäß den geänderten International Health Regulations der WHO (am 11. Juli 2016 in Kraft getreten) ist die **Gelbfieber-Impfbescheinigung** nach einmaliger Impfung **lebenslang gültig**.
  - Ärztliche **Bescheinigungen zur Befreiung von der Gelbfieber-Impfung** („exemption certificate", „waiver") werden bei der Einreise anerkannt.

Impfempfehlungen

Allgemein zu empfehlender Impfschutz überprüfen, ergänzen bzw. auffrischen

alle: Tetanus, Diphtherie, Polio, Pertussis, MMR, Influenza (saisonal)
Kinder/Jugendliche: Hib, Hepatitis B, Rotaviren, Varizellen, Meningokokken ACWY, Meningokokken B, HPV
ab 60. Lj./chron. Kranke: Pneumokokken, COVID-19, RSV; *ab 50. Lj.:* Herpes zoster

► **siehe auch vordere und hintere Umschlagklappe**

Weitere Impfungen	alle Reisenden	bei Risiko
Hepatitis A	●	
Hepatitis B		● 2, 5, 6, 8
Polio	●	
Tollwut		● 2, 4, 6, 8
Typhus	●	
Cholera		● 1, 5, 6, 7, 9
Jap. Enzephalitis		● 2, 3
Meningokokken ACWY		● 1, 5
Dengue	●	
Chikungunya		● 1, 10
Gelbfieber	(v)	

● Impfung empfohlen
1 aktuelle Ausbrüche
2 einfache Reisebedingungen
3 Exposition im Endemiegebiet
4 Tierkontakte
5 enge soziale Kontakte, v. a. „Charity travel"
6 Einsätze (Katastrophen)
7 Hygienemängel
8 unzureichende medizin. Versorgung
9 Schutz gegen Reisediarrhoe (ETEC) nur inaktivierter Impfstoff, Off-Label-Use
10 Langzeitaufenthalte, wiederholte Reisen
(v) evtl. Impfpflicht beachten (s. Impfvorschriften)

- Verfügbarkeit Tollwutimpfstoffe: Moderne **Tollwutimpfstoffe** und **Immunglobulin** sind im Land **verfügbar**.

Malaysia (Forts.)

Malaria	**Karte Malaria – Südostasien** siehe Kartenanhang		
• Saison	ganzjährig		
• Parasit	P. falciparum insgesamt 22 %, Resistenzen Chloroquin, Sulfa/Pyrimethamin-Kombinationen, P. vivax insgesamt ca. 69 %; Anteile regional sehr unterschiedlich, P. knowlesi, v. a. auf Borneo (Sabah und Sarawak), ca. 4 % der Fälle; 2016 landesweit 266 Fälle, v. a. auf Borneo; 2017 nur noch 145, 2022 wieder 2806 Fälle		
• Epidemiologie / Vorbeugung	**Expositionsprophylaxe!**		
	Medikation (NST = Notfallselbsttherapie)	**regelm.**	**NST**
	geringes Risiko in entlegenen Gebieten im Norden der Insel Borneo (malayische Bundesstaaten Sabah und Sarawak)	Ø	AP, DP, AL
	malariafrei ist die malayische Halbinsel	Ø	Ø
	AL = Artemether/Lumefantrin (Riamet®), AP = Atovaquon/Proguanil (Malarone® u. a.), DP = Dihydroartemisinin/Piperaquin (Eurartesim®), Ø = keine In der Tabelle durch Komma getrennte Präparate sind als Alternativen zu verstehen.		
Besondere Infektionsrisiken	(**Fettdruck** = für die **Beratung aller Reisenden** relevant)		
• oral	**Darminfektionen** **Hepatitis A**, E Cholera **Polio** **Typhus** Brucellose Sarkozystose jeweils etwa 30 Fälle bei internationalen Reiserückkehrern 2011 und 2012 Hand-Fuß-Mund-Krankheit auch aerogene Übertragung		
• arthropod	Filariose, lymphatische sporadisch in ländlichen Gebieten **Dengue** Chikungunya Zika Japanische Enzephalitis ländliche Gebiete, v. a. in Sarawak Kunjin-Enzephalitis Sarawak Borreliose Tsutsugamushi-Fieber		
• aerogen	COVID-19 Influenza RSV		
• diverse	Schistosomiasis Perak, Selangor, Pahang entlang des Kapor-Flusses **Hepatitis B**, C Venerische Infektionen Leptospirose Melioidose Tollwut Nipah-Krankheit nur auf der malayischen Halbinsel Vogelgrippe		

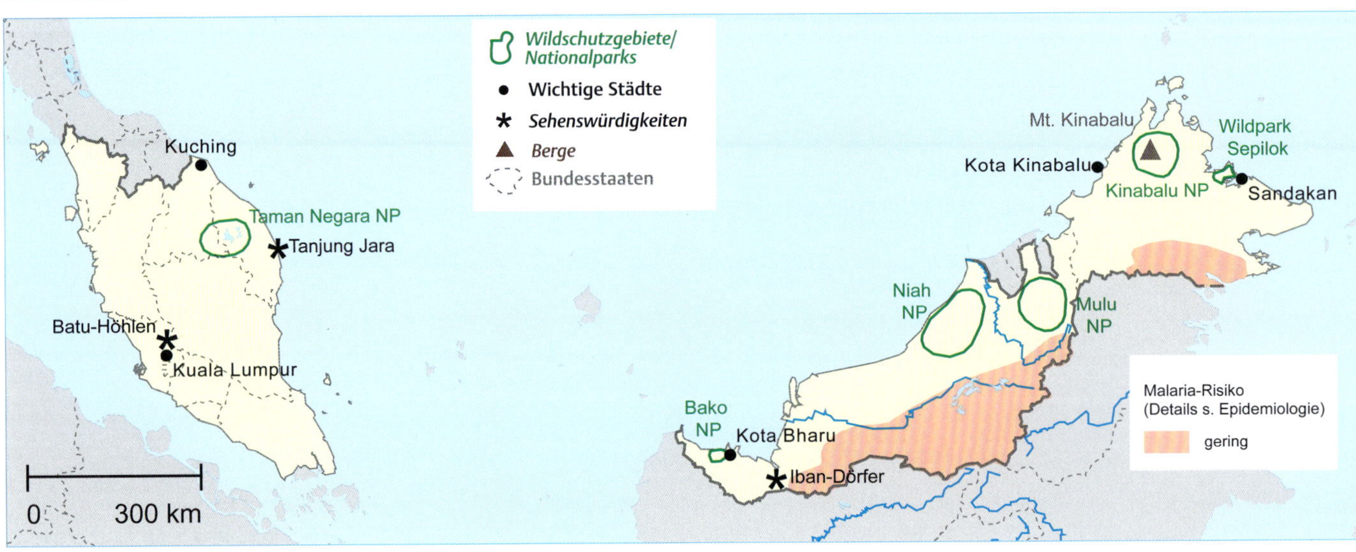

Sonstige Beratungsinhalte	(siehe **Checklisten etc. im Serviceteil**)
• allgemein	Flugreise (Langstrecke) Klima, Hygiene Reiseapotheke Auslandskrankenversicherung
• bei Bedarf	Tauchen Gesundheitszeugnis (Arbeits-/Langzeitaufenthalt)
Bemerkungen	**„Haze“:** Während der Trockenzeit auftretender, durch Waldbrände verursachter Smog, der zu Schleimhaut- und Atemwegsreizungen führen kann. Gesundheitsstörungen können besonders bei Herz- und Lungenkranken, Asthmatikern, älteren Personen und Kleinkindern auftreten.

Malediven

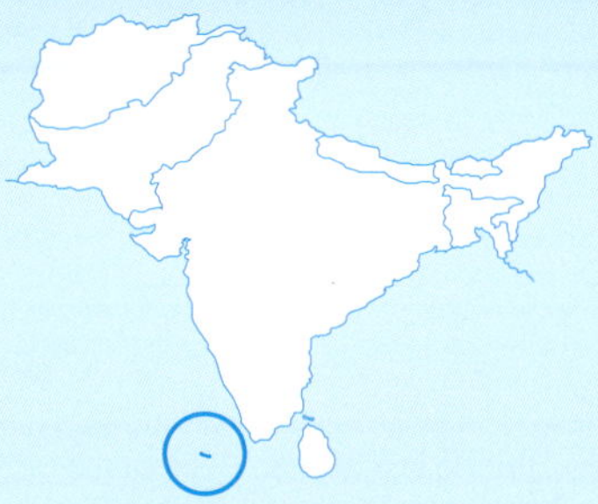

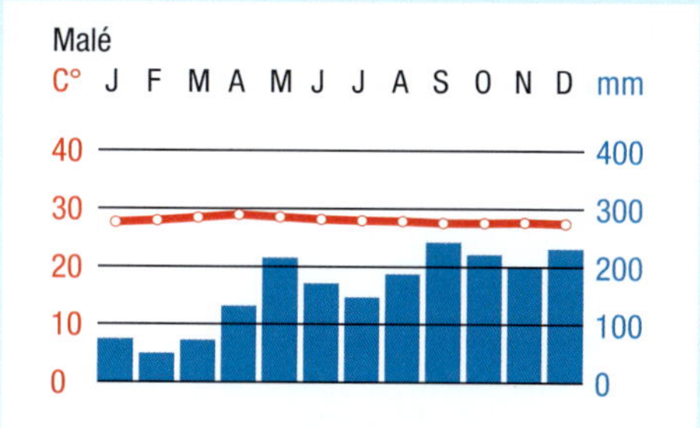

Detaillierte Informationen zur **medizinischen Infrastruktur** des Landes im aktuellen **CRM Handbuch Reisen mit Risiko**

Klima

Tropisches Klima mit Regenzeit von Mai bis September (Südwestmonsun) und trockenerer Zeit von Ende Oktober bis Ende März (Nordostmonsun); geringe jährliche Temperaturschwankungen (28–31 °C).

Zeitdifferenz (zu Mitteleuropäischer Zeit):

MEZ +4 Std. (MESZ +3 Std.)

Hilfe in Notfällen

Deutsches Honorarkonsulat
Universal Enterprises Pvt.Ltd, Orchid Magu 39
Malé
Tel. (00960) 3 32 30 80

Zuständige Deutsche Botschaft:
Sri Lanka (Colombo)

Österreichisches Honorarkonsulat
Universal Enterprises Pvt Ltd., 39, Orchid Magu
Malé
Tel. (00960) 3 32 30 80

Zuständige Österreichische Botschaft:
Indien (New Delhi)

Impfvorschriften

- direkt: **keine**
- aus Infektionsgebieten: **Gelbfieber** (ausgenommen Kinder unter 9 Monaten)
  - Die Impfvorschrift gilt auch bei Einreise aus einem Land mit Gelbfieber-Risiko, das nur im **Transit** besucht wurde, wenn die **Aufenthaltszeit auf dem Flughafen mehr als 12 Stunden** betrug. Abweichend von der offiziellen Bestimmung kann der Impfnachweis auch bei kürzerem Transit-Aufenthalt verlangt werden.
  - Gemäß den geänderten International Health Regulations der WHO (am 11. Juli 2016 in Kraft getreten) ist die **Gelbfieber-Impfbescheinigung** nach einmaliger Impfung **lebenslang gültig**.
  - Ärztliche **Bescheinigungen zur Befreiung von der Gelbfieber-Impfung** („exemption certificate“, „waiver“) werden bei der Einreise anerkannt.

  Polio (gilt auch für Ausreise in endemische Gebiete und für Hajj- und Umra-Pilger)

Impfempfehlungen

Allgemein zu empfehlender Impfschutz überprüfen, ergänzen bzw. auffrischen

alle: Tetanus, Diphtherie, Polio, Pertussis, MMR, Influenza (saisonal)
Kinder/Jugendliche: Hib, Hepatitis B, Rotaviren, Varizellen, Meningokokken ACWY, Meningokokken B, HPV
ab 60. Lj./chron. Kranke: Pneumokokken, COVID-19, RSV; *ab 50. Lj.:* Herpes zoster

► **siehe auch vordere und hintere Umschlagklappe**

Weitere Impfungen	alle Reisenden	bei Risiko
Hepatitis A	●	
Hepatitis B		● 2, 5, 6, 8
Polio	(v)	
Typhus		● 1, 2, 5, 6, 7
Meningokokken ACWY		● 1, 5
Dengue	●	
Chikungunya		● 1, 10
Gelbfieber	(v)	

● Impfung empfohlen
1 aktuelle Ausbrüche
2 einfache Reisebedingungen
3 Exposition im Endemiegebiet
4 Tierkontakte
5 enge soziale Kontakte, v. a. „Charity travel“
6 Einsätze (Katastrophen)
7 Hygienemängel
8 unzureichende medizin. Versorgung
10 Langzeitaufenthalte, wiederholte Reisen
(v) evtl. Impfpflicht beachten (s. Impfvorschriften)

- Verfügbarkeit Tollwutimpfstoffe: Moderne **Tollwutimpfstoffe** und **Immunglobulin** sind im Land **nicht verfügbar**. Das Tollwutrisiko wird als sehr gering eingeschätzt. Eine Grundimmunisierung vor der Reise ist nur in Ausnahmefällen notwendig.

Malediven (Forts.)

Malaria	**keine**
Besondere Infektionsrisiken	(**Fettdruck** = für die **Beratung aller Reisenden** relevant)
• oral	**Darminfektionen** **Hepatitis A** Typhus
• arthropod	**Dengue** Chikungunya Zika
• aerogen	COVID-19 Influenza RSV
• diverse	**Hepatitis B** Venerische Infektionen Tollwut sehr geringes Risiko
Sonstige Beratungsinhalte	(siehe **Checklisten etc. im Serviceteil**)
• allgemein	Flugreise (Langstrecke) Klima. Hygiene Reiseapotheke Auslandskrankenversicherung
• bei Bedarf	Tauchen Gesundheitszeugnis (Arbeits-/Langzeitaufenthalt)
Bemerkungen	Für die **Einfuhr von Medikamenten** (auch nicht veschreibungspflichtigen!) zum persönlichen Gebrauch ist bei der Einreise ein ärztliches **Attest in englischer Sprache bzw. englischer Übersetzung** mit dem Namen des Patienten, Namen des Medikaments bzw. der Medikamente und therapeutischer Tagesdosis vorzulegen. Ein Attest-Muster findet sich unter „Reiseapotheke" im Serviceteil des Buches.

Mali

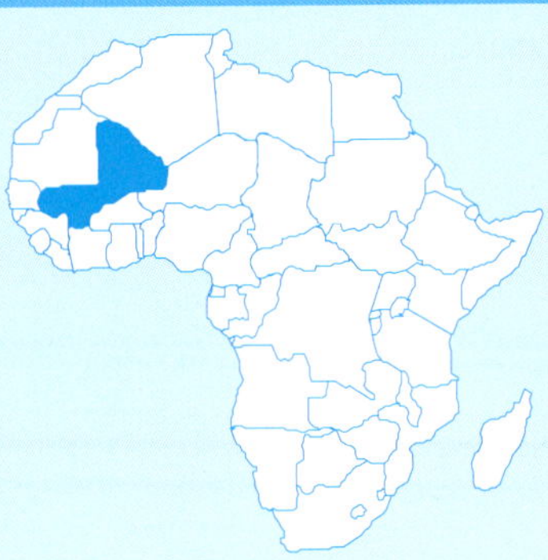

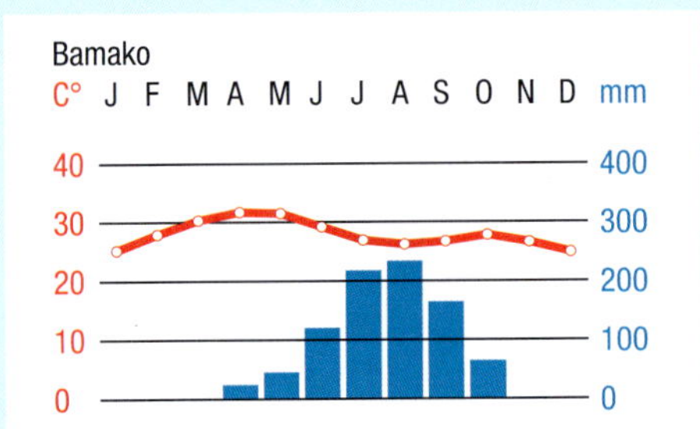

Klima

Im Norden Wüstenklima, im Süden tropisch-wechselfeucht mit Sommerregenzeit (Juni bis September); durchschnittliche Temperatur in Bamako im Dezember 24,8 °C, im April 31,6 °C.

Zeitdifferenz (zu Mitteleuropäischer Zeit):

MEZ −1 Std. (MESZ −2 Std.)

Hilfe in Notfällen

Deutsche Botschaft
Badalabougou Est
rue 14, porte 334
Bamako
Tel. (00223) 20 70 07 70

Österreichisches Honorarkonsulat
Zone Industrielle, Route de l'abattoir, Rue 839
G.I.E. AMI
Bamako
Tel. (00223) 20 21 36 64
Zuständige Österreichische Botschaft:
Senegal (Dakar)

Impfvorschriften	**Gelbfieber** (ausgenommen Kinder unter 9 Monaten) • Gemäß den geänderten International Health Regulations der WHO (am 11. Juli 2016 in Kraft getreten) ist die **Gelbfieber-Impfbescheinigung** nach einmaliger Impfung **lebenslang gültig.** Es ist möglich, dass abweichend von der offiziellen Regelung bei Einreise ein Impfnachweis verlangt wird, der nicht älter als 10 Jahre ist. • Ärztliche **Bescheinigungen zur Befreiung von der Gelbfieber-Impfung** („exemption certificate", „waiver") werden bei der Einreise **nicht anerkannt**.
• Ausreise	Entsprechend Vorgaben der WHO sollten Einheimische und alle Reisenden, die sich länger als 4 Wochen im Land aufgehalten haben, bei der Ausreise eine Impfung gegen Polio vorweisen. Die Impfung muss zwischen 4 Wochen und einem Jahr vor der Abreise erfolgen und in einem international gültigen Impfausweis dokumentiert sein.

Impfempfehlungen

Allgemein zu empfehlender Impfschutz überprüfen, ergänzen bzw. auffrischen
alle: Tetanus, Diphtherie, Polio, Pertussis, MMR, Influenza (saisonal)
Kinder/Jugendliche: Hib, Hepatitis B, Rotaviren, Varizellen, Meningokokken ACWY, Meningokokken B, HPV
ab 60. Lj./chron. Kranke: Pneumokokken, COVID-19, RSV; *ab 50. Lj.:* Herpes zoster
▸ **siehe auch vordere und hintere Umschlagklappe**

Weitere Impfungen	alle Reisenden	bei Risiko
Hepatitis A	●	
Hepatitis B		● 2, 5, 6, 8
Polio	● (v)	
Tollwut		● 2, 4, 6, 8
Typhus	●	
Cholera		● 1, 5, 6, 7, 9
Meningokokken ACWY	●	
Dengue	●	
Chikungunya		● 1, 10
Gelbfieber	●* v	
Mpox		● 1, 2, 5, 10

● Impfung empfohlen
1 aktuelle Ausbrüche
2 einfache Reisebedingungen
3 Exposition im Endemiegebiet
4 Tierkontakte
5 enge soziale Kontakte, v. a. „Charity travel"
6 Einsätze (Katastrophen)
7 Hygienemängel
8 unzureichende medizin. Versorgung
9 Schutz gegen Reisediarrhoe (ETEC) nur inaktivierter Impfstoff, Off-Label-Use
10 Langzeitaufenthalte, wiederholte Reisen
v Impfung vorgeschrieben (s. Impfvorschriften)

* Landesteile südlich der Sahara

- Verfügbarkeit Tollwutimpfstoffe: Moderne **Tollwutimpfstoffe** und **Immunglobulin** sind im Land **nicht verfügbar**. Eine komplette Grundimmunisierung sollte bei vorhersehbarem Risiko vor der Einreise durchgeführt werden.

Malaria

- Saison: ganzjährig
- Parasit: P. falciparum nahezu 100 %, Resistenzen Chloroquin, Sulfa/Pyrimethamin-Kombinationen
- Epidemiologie / Vorbeugung: **Expositionsprophylaxe!**

Medikation (NST = Notfallselbsttherapie)	regelm.	NST
hohes Risiko im gesamten W und S	AP, D*, M	Ø
geringes bis kein Risiko in den Wüstengebieten im N und O	Ø	AP, DP, AL

AL = Artemether/Lumefantrin (Riamet®), AP = Atovaquon/Proguanil (Malarone® u. a.), D = Doxycyclin, DP = Dihydroartemisinin/Piperaquin (Eurartesim®), M = Mefloquin (Lariam®), Ø = keine
In der Tabelle durch Komma getrennte Präparate sind als Alternativen zu verstehen.
* Doxycyclin ist in Deutschland und in Österreich zur Malariaprophylaxe nicht zugelassen (s. Seite 490).

Besondere Infektionsrisiken

(**Fettdruck** = für die **Beratung aller Reisenden** relevant)

- oral
  - **Darminfektionen**
  - **Hepatitis A**
  - **Polio**
  - **Typhus**
  - Cholera
  - Brucellose
- arthropod
  - Leishmaniase, viszerale + kutane
  - Filariose, lymphatische + Onchozerkose vorw. im S
  - Gelbfieber südlich 15° N
  - Chikungunya vorw. im S
  - **Dengue**
  - Rückfallfieber, Zecken- vorw. im S
  - Krim-Kongo hämorrhagisches Fieber
  - Schlafkrankheit herdförmig im S und SW, Übertragung sporadisch möglich
- aerogen
  - **Meningokokken-Meningitis**
  - Tuberkulose
  - COVID-19
  - Influenza
  - RSV
- diverse
  - **Schistosomiasis**
  - **Hepatitis B**, C
  - Venerische Infektionen
  - Tollwut
  - Lassa-Fieber nur im SW
  - Mpox

Mali (Forts.)

Sonstige Beratungsinhalte • allgemein	(siehe **Checklisten etc. im Serviceteil**) Flugreise (Langstrecke) Klima, Hygiene Reiseapotheke Auslandskrankenversicherung
Bemerkungen	**Medizinische Versorgung:** Landesweit ist mit erheblichen Engpässen bei der ärztlichen und medikamentösen Versorgung zu rechnen. Adäquate Ausstattung der **Reiseapotheke** (Zollbestimmungen beachten, Begleitattest ratsam, Muster im Serviceteil), **Auslandskrankenversicherung** mit Abdeckung des Rettungsrückflug-Risikos für Notfälle dringend empfohlen.

Malta

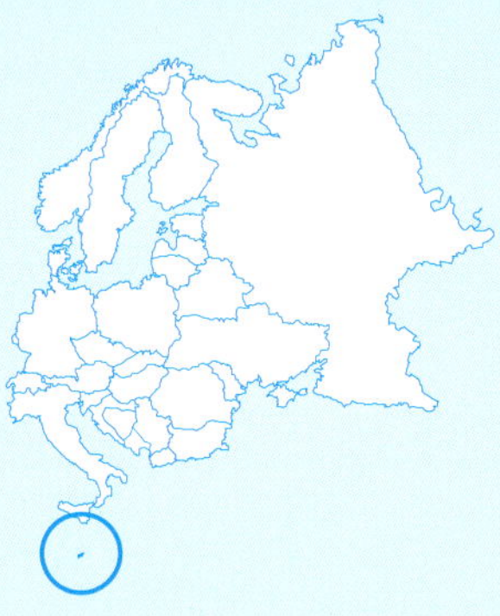

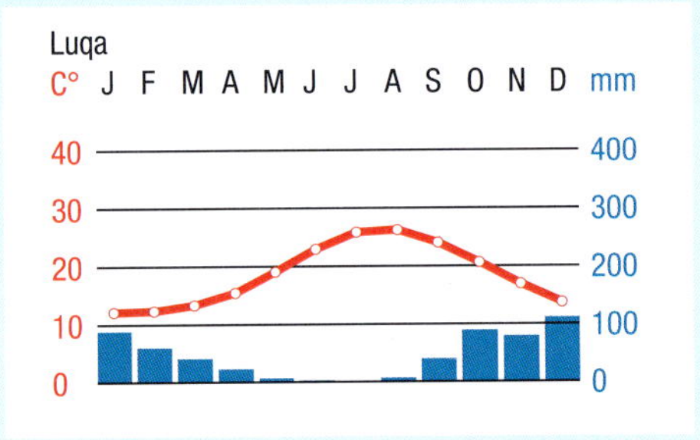

Klima

Mittelmeerklima mit trockenen Sommern und milden Wintern; durchschnittliche Temperatur im Januar 12,2 °C, im August 26,3 °C.

Zeitdifferenz (zu Mitteleuropäischer Zeit):

ganzjährig keine

Hilfe in Notfällen

Deutsche Botschaft
Whitehall Mansions, 3rd floor
Ta' Xbiex Seafront, Ta' Xbiex XBX 1026
Valletta
Tel. (00356) 22 60 40 00

Österreichisches Honorargeneralkosulat
Villa Seminia, 8, Sir Temi Zammit Avenue
Ta Xbiex, Valletta
Telefon: (00356) 21 22 15 97
Zuständige Österreichische Botschaft:
Wien

Impfvorschriften • direkt • aus Infektionsgebieten	**keine** **Gelbfieber** (ausgenommen Kinder unter 9 Monaten) • Die Impfvorschrift gilt auch bei Einreise aus einem Land mit Gelbfieber-Risiko, das nur im **Transit** besucht wurde, wenn die **Aufenthaltszeit auf dem Flughafen mehr als 12 Stunden** betrug. Abweichend von der offiziellen Bestimmung kann der Impfnachweis auch bei kürzerem Transit-Aufenthalt verlangt werden. • Gemäß den geänderten International Health Regulations der WHO (am 11. Juli 2016 in Kraft getreten) ist die **Gelbfieber-Impfbescheinigung** nach einmaliger Impfung **lebenslang gültig**. • Ärztliche **Bescheinigungen zur Befreiung von der Gelbfieber-Impfung** („exemption certificate", „waiver") werden bei der Einreise **nicht anerkannt**.

Impfempfehlungen

Allgemein zu empfehlender Impfschutz überprüfen, ergänzen bzw. auffrischen

alle: Tetanus, Diphtherie, Polio, Pertussis, MMR, Influenza (saisonal)
Kinder/Jugendliche: Hib, Hepatitis B, Rotaviren, Varizellen, Meningokokken ACWY, Meningokokken B, HPV
ab 60. Lj./chron. Kranke: Pneumokokken, COVID-19, RSV; *ab 50. Lj.:* Herpes zoster
► **siehe auch vordere und hintere Umschlagklappe**

Weitere Impfungen	alle Reisenden	bei Risiko
Hepatitis A	●	
Hepatitis B		● 2, 5, 6, 8
Gelbfieber	(v)	

● Impfung empfohlen
1 aktuelle Ausbrüche
2 einfache Reisebedingungen
3 Exposition im Endemiegebiet
4 Tierkontakte
5 enge soziale Kontakte, v. a. „Charity travel"
6 Einsätze (Katastrophen)
7 Hygienemängel
8 unzureichende medizin. Versorgung
(v) evtl. Impfpflicht beachten (s. Impfvorschriften)

• Verfügbarkeit Tollwutimpfstoffe	Moderne **Tollwutimpfstoffe** und **Immunglobulin** sind im Land **verfügbar**.
Malaria	**keine**
Besondere Infektionsrisiken • oral	(**Fettdruck** = für die **Beratung aller Reisenden** relevant) **Darminfektionen** **Hepatitis A** Brucellose Echinokokkose (E. granulosus)

• arthropod	Leishmaniase, viszerale + kutane Phlebotomus-Fieber Zeckenbissfieber April – Oktober
• aerogen	COVID-19 Influenza RSV
• diverse	Hepatitis B Venerische Infektionen Tollwut sehr geringes Risiko
Sonstige Beratungsinhalte	(siehe **Checklisten etc. im Serviceteil**)
• allgemein	Flugreise (Langstrecke) Hygiene Reiseapotheke Auslandskrankenversicherung
• bei Bedarf	Tauchen

Marokko

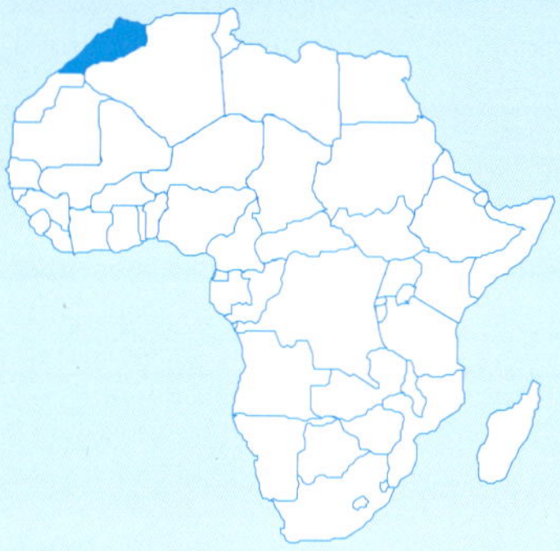

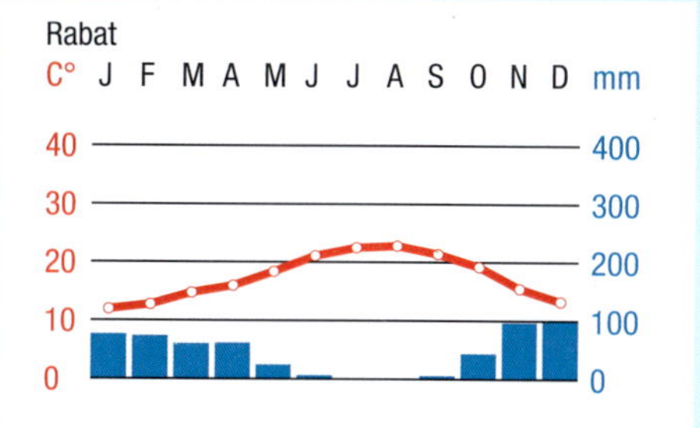

Klima

Nordwesten mediterran beeinflusst mit trockenheißen Sommern und milden, niederschlagsreichen Wintern; landeinwärts zunehmend kontinentales Klima mit abnehmenden Niederschlägen; in den Sahararandgebieten trockenheißes Wüstenklima; durchschnittliche Temperatur in Rabat im Januar 12 °C, im August 22,8 °C.

Zeitdifferenz (zu Mitteleuropäischer Zeit):

MEZ ±0 Std. (MESZ −1 Std.)

Abweichung während der örtlichen Sommerzeit (Ende März bis Mitte Mai)

Hilfe in Notfällen

Deutsche Botschaft
7, Zankat Madnine
Rabat
Tel. (00212 537) 21 86 00

Österreichische Botschaft
2, rue Tiddas
Rabat
Tel. (00212 537) 76 40 03, 76 16 98

Detaillierte Informationen zur **medizinischen Infrastruktur** des Landes im aktuellen **CRM Handbuch Reisen mit Risiko**

Impfvorschriften	
• direkt	**keine**
• aus Infektionsgebieten	**Polio** (Impfung sollte nicht länger als 1 Jahr zurückliegen)

Impfempfehlungen

Allgemein zu empfehlender Impfschutz überprüfen, ergänzen bzw. auffrischen

alle: Tetanus, Diphtherie, Polio, Pertussis, MMR, Influenza (saisonal)
Kinder/Jugendliche: Hib, Hepatitis B, Rotaviren, Varizellen, Meningokokken ACWY, Meningokokken B, HPV
ab 60. Lj./chron. Kranke: Pneumokokken, COVID-19, RSV; *ab 50. Lj.:* Herpes zoster

▸ **siehe auch vordere und hintere Umschlagklappe**

Weitere Impfungen	**alle Reisenden**	**bei Risiko**
Hepatitis A	●	
Hepatitis B		● 2, 5, 6, 8
Polio	(v)	
Tollwut		● 2, 4, 6, 8
Typhus		● 1, 2, 5, 6, 7
Cholera		● 9
Meningokokken ACWY		● 1, 5
Dengue		● 1
Mox		● 1, 2, 5

● Impfung empfohlen
1 aktuelle Ausbrüche
2 einfache Reisebedingungen
3 Exposition im Endemiegebiet
4 Tierkontakte
5 enge soziale Kontakte, v. a. „Charity travel"
6 Einsätze (Katastrophen)
7 Hygienemängel
8 unzureichende medizin. Versorgung
9 Schutz gegen Reisediarrhoe (ETEC) nur inaktivierter Impfstoff, Off-Label-Use
(v) evtl. Impfpflicht beachten (s. Impfvorschriften)

• Verfügbarkeit Tollwutimpfstoffe	Moderne **Tollwutimpfstoffe** und **Immunglobulin** sind im Land **verfügbar**.

Marokko (Forts.)

Malaria	Marokko wurde im Mai 2010 von der WHO als malariafrei erklärt, nachdem seit 2005 keine autochthonen Fälle (P. vivax) mehr aufgetreten waren. Im Herbst 2010 wurden insgesamt 3 autochthone Malaria-Erkrankungen aus Casablanca gemeldet. Es handelte sich um die ersten 3 Fälle von M. tropica (P. falciparum) in Marokko seit 1963. Kein relevantes Risiko für Reisende.
Besondere Infektionsrisiken	(**Fettdruck** = für die **Beratung aller Reisenden** relevant)
• oral	**Darminfektionen** **Hepatitis A, E** **Typhus** Echinokokkose (E. granulosus)
• arthropod	Leishmaniase, viszerale + kutane Phlebotomus-Fieber nördliche Landesteile Dengue West-Nil-Fieber Borreliose Fleckfieber, Floh- (murines)
• aerogen	Tuberkulose COVID-19 Influenza RSV
• diverse	**Schistosomiasis** herdförmig in diversen Landesteilen **Hepatitis B**, C **Tollwut** Mpox
Sonstige Beratungsinhalte	(siehe **Checklisten etc. im Serviceteil**)
• allgemein	Flugreise (Langstrecke) Klima, Hygiene Reiseapotheke Gifttiere (Skorpione) Auslandskrankenversicherung
• bei Bedarf	Tauchen

Marianen s. Nord Marianen

Marshallinseln

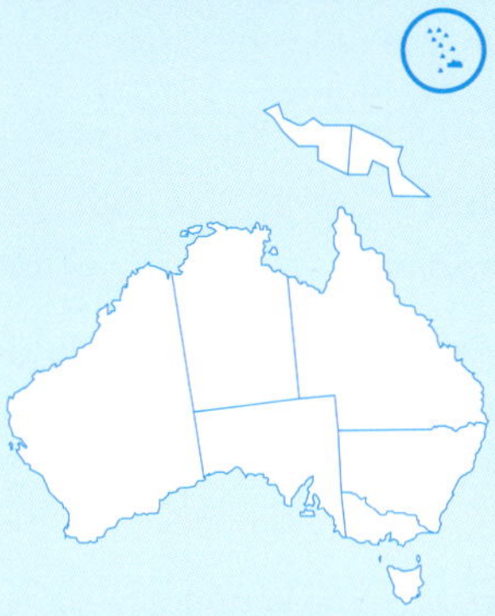

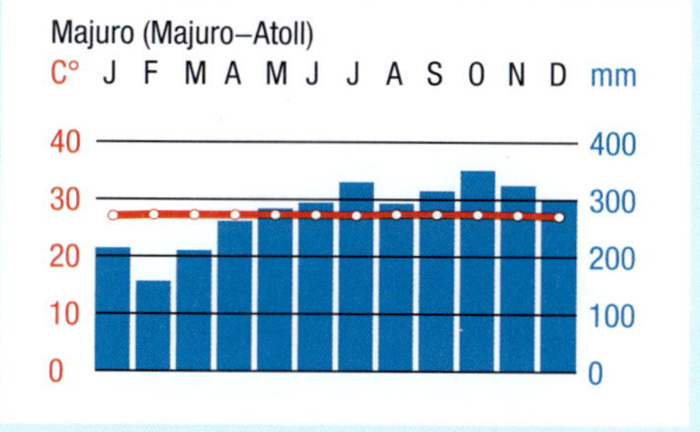

Klima

Tropisch-immerfeuchtes Klima;
Temperatur ganzjährig um 27 °C.

Zeitdifferenz (zu Mitteleuropäischer Zeit):

MEZ + 11 Std. (MESZ + 10 Std.)

Hilfe in Notfällen

Deutsches Honorarkonsulat:
1613 Amata Kabua Blvd, Majuro, MH 96960
Tel.: +692 455 1514

Zuständige Deutsche Botschaft:
Philippinen (Manila)

Zuständige Österreichische Botschaft:
Australien (Canberra)

Impfvorschriften

keine

Impfempfehlungen

Allgemein zu empfehlender Impfschutz überprüfen, ergänzen bzw. auffrischen

alle: Tetanus, Diphtherie, Polio, Pertussis, MMR, Influenza (saisonal)
Kinder/Jugendliche: Hib, Hepatitis B, Rotaviren, Varizellen, Meningokokken ACWY, Meningokokken B, HPV
ab 60. Lj./chron. Kranke: Pneumokokken, COVID-19, RSV; *ab 50. Lj.:* Herpes zoster
► **siehe auch vordere und hintere Umschlagklappe**

Weitere Impfungen	alle Reisenden	bei Risiko
Hepatitis A	●	
Hepatitis B		● 2, 5, 6, 8
Typhus		● 1, 2, 5, 6, 7
Cholera		● 9
Dengue	●	
Chikungunya		● 1, 10

● Impfung empfohlen
1 aktuelle Ausbrüche
2 einfache Reisebedingungen
3 Exposition im Endemiegebiet
4 Tierkontakte
5 enge soziale Kontakte, v. a. „Charity travel"
6 Einsätze (Katastrophen)
7 Hygienemängel
8 unzureichende medizin. Versorgung
9 Schutz gegen Reisediarrhoe (ETEC) nur inaktivierter Impfstoff, Off-Label-Use
10 Langzeitaufenthalte, wiederholte Reisen

- Verfügbarkeit Tollwutimpfstoffe

Moderne **Tollwutimpfstoffe** und **Immunglobulin** sind im Land **nicht sicher** verfügbar (widersprüchliche Informationen). Das Tollwutrisiko wird als sehr gering eingeschätzt. Eine Grundimmunisierung vor der Reise ist nur in Ausnahmefällen notwendig.

Malaria

keine

Besondere Infektionsrisiken

(**Fettdruck** = für die **Beratung aller Reisenden** relevant)

- oral

Darminfektionen
Hepatitis A
Typhus

- arthropod

Dengue
Chikungunya
Zika
Filariose, lymphatische

- aerogen

Tuberkulose
COVID-19
Influenza
RSV

- diverse

Hepatitis B
Venerische Infektionen
Tollwut sehr geringes Risiko

Sonstige Beratungsinhalte

(siehe **Checklisten etc. im Serviceteil**)

- allgemein

Flugreise (Langstrecke)
Klima, Hygiene
Reiseapotheke
Auslandskrankenversicherung

- bei Bedarf

Tauchen

Bemerkungen

Ciguatera-Fischvergiftung: Saisonales Risiko bei Verzehr von größeren Raubfischen (auch gegart). Örtliche Warnhinweise beachten!

Martinique (zu Frankreich)

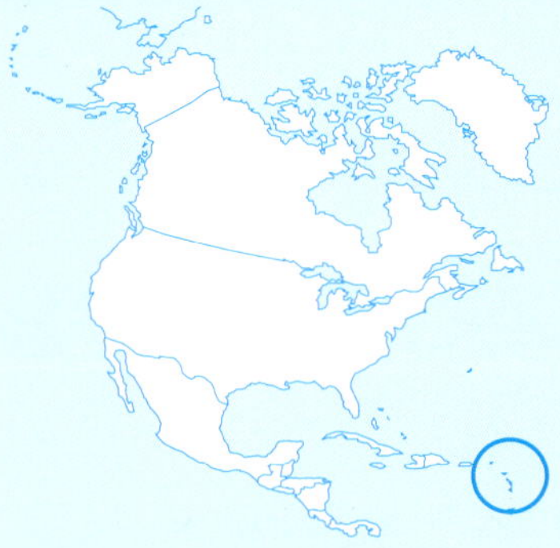

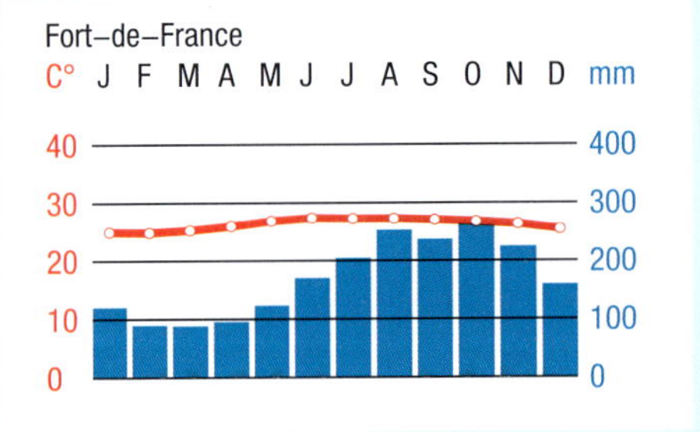

Klima

Tropisches Klima; Regenzeit Anfang Juni bis Ende November, Trockenzeit Dezember bis Mai; Hurrikan-Saison Juli bis September; Monatsmitteltemperatur zwischen 24,9 °C im Januar und und 27,3 °C im Juni.

Zeitdifferenz (zu Mitteleuropäischer Zeit):

MEZ −5 Std. (MESZ −6 Std.)

Hilfe in Notfällen

Deutsches Honorarkonsulat
Rue des Myrtacées, Fond Bernier,
97233 Schoelcher, Martinique
Tel. +596 596 10 68 110

Zuständige Deutsche Botschaft:
Frankreich (Paris)

Derzeit keine Österreichische Vertretung (Österreichische Staatsbürger können im Notfall die Hilfe der diplomatischen bzw. konsularischen Vertretung Deutschlands oder eines anderen EU-Mitgliedsstaates in Anspruch nehmen)

Impfvorschriften

- direkt: **keine**
- aus Infektionsgebieten: **Gelbfieber** (ausgenommen Kinder unter 1 Jahr)
  - Die Impfvorschrift gilt auch bei Einreise aus einem Land mit Gelbfieber-Risiko, das nur im **Transit** besucht wurde, wenn die **Aufenthaltszeit auf dem Flughafen mehr als 12 Stunden** betrug. Abweichend von der offiziellen Bestimmung kann der Impfnachweis auch bei kürzerem Transit-Aufenthalt verlangt werden.
  - Gemäß den geänderten International Health Regulations der WHO (am 11. Juli 2016 in Kraft getreten) ist die **Gelbfieber-Impfbescheinigung** nach einmaliger Impfung **lebenslang gültig**.
  - Über die Anerkennung ärztlicher **Bescheinigungen zur Befreiung von der Gelbfieber-Impfung** („exemption certificate", „waiver") liegen **aktuell keine zuverlässigen Informationen** vor.

Impfempfehlungen

Allgemein zu empfehlender Impfschutz überprüfen, ergänzen bzw. auffrischen

alle: Tetanus, Diphtherie, Polio, Pertussis, MMR, Influenza (saisonal)
Kinder/Jugendliche: Hib, Hepatitis B, Rotaviren, Varizellen, Meningokokken ACWY, Meningokokken B, HPV
ab 60. Lj./chron. Kranke: Pneumokokken, COVID-19, RSV; *ab 50. Lj.:* Herpes zoster

▶ **siehe auch vordere und hintere Umschlagklappe**

Weitere Impfungen	alle Reisenden	bei Risiko
Hepatitis A	●	
Hepatitis B		● 2, 5, 6, 8
Typhus		● 1, 2, 5, 6, 7
Cholera		● 9
Dengue	●	
Chikungunya		● 1, 10
Gelbfieber	(v)	

● Impfung empfohlen
1 aktuelle Ausbrüche
2 einfache Reisebedingungen
3 Exposition im Endemiegebiet
4 Tierkontakte
5 enge soziale Kontakte, v. a. „Charity travel"
6 Einsätze (Katastrophen)
7 Hygienemängel
8 unzureichende medizin. Versorgung
9 Schutz gegen Reisediarrhoe (ETEC) nur inaktivierter Impfstoff, Off-Label-Use
10 Langzeitaufenthalte, wiederholte Reisen
(v) evtl. Impfpflicht beachten (s. Impfvorschriften)

- Verfügbarkeit Tollwutimpfstoffe: Moderne **Tollwutimpfstoffe** und **Immunglobulin** sind im Land **nicht sicher** verfügbar (widersprüchliche Informationen). Das Tollwutrisiko wird als sehr gering eingeschätzt. Eine Grundimmunisierung vor der Reise ist nur in Ausnahmefällen notwendig.

Malaria

keine

Besondere Infektionsrisiken

(**Fettdruck** = für die **Beratung aller Reisenden** relevant)

- generell: **Darminfektionen**, **Hepatitis A**, Typhus
- arthropod: **Dengue**, **Chikungunya**, Zika
- aerogen: COVID-19, Influenza, RSV

• diverse	Schistosomiasis Melioidose Hepatitis B Venerische Infektionen Tollwut sehr geringes Risiko
Sonstige Beratungsinhalte	(siehe **Checklisten etc. im Serviceteil**)
• allgemein	Flugreise (Langstrecke) Klima, Hygiene Reiseapotheke Auslandskrankenversicherung
• bei Bedarf	Tauchen
Bemerkungen	**Ciguatera-Fischvergiftung:** Saisonales Risiko bei Verzehr von größeren Raubfischen (auch gegart). Örtliche Warnhinweise beachten!

Mauretanien

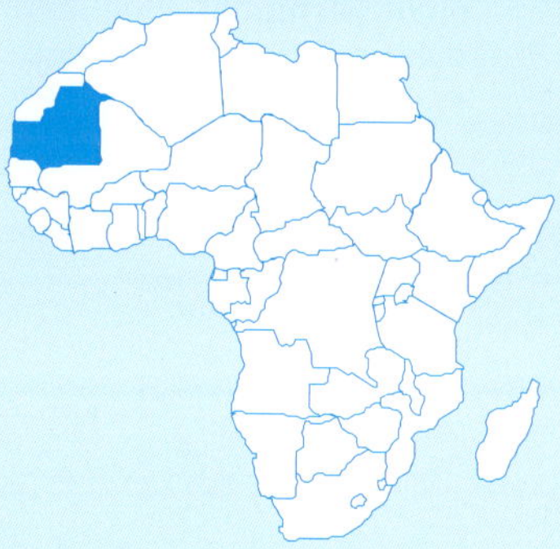

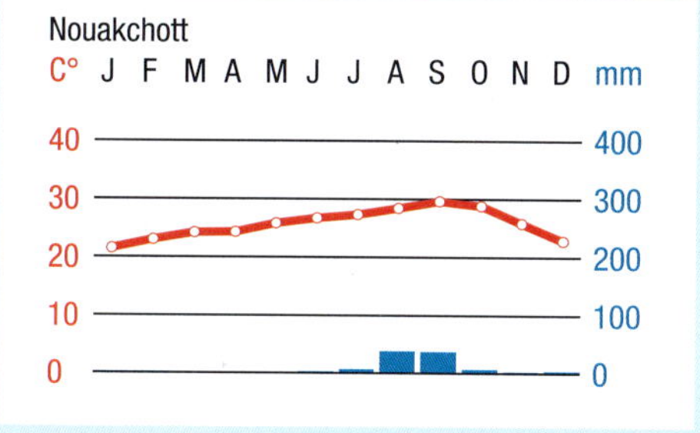

Klima

Trockenheißes Wüstenklima; im Norden geringe Niederschläge, im Süden etwas höher, hauptsächlich von Juli bis Oktober.

Zeitdifferenz (zu Mitteleuropäischer Zeit):

MEZ −1 Std. (MESZ −2 Std.)

Hilfe in Notfällen

Deutsche Botschaft
B. P. 372
Nouakchott
Tel. (0022 2) 45 25 17 29, 45 25 10 32

Österreichisches Honorarkonsulat
10, Rue Mamadou Konaté
Immeuble Al Khaima City Center, 5éme Etage
Nouakchott
Tel. (0022 2) 45 25 11 11

Zuständige Österreichische Botschaft
Marokko (Rabat)

Impfvorschriften	
• direkt	**keine**
• aus Infektionsgebieten	**Gelbfieber** (ausgenommen Kinder unter 1 Jahr) • Gemäß den geänderten International Health Regulations der WHO (am 11. Juli 2016 in Kraft getreten) ist die **Gelbfieber-Impfbescheinigung** nach einmaliger Impfung **lebenslang gültig.** Es ist möglich, dass abweichend von der offiziellen Regelung bei Einreise ein Impfnachweis verlangt wird, der nicht älter als 10 Jahre ist. • Ärztliche **Bescheinigungen zur Befreiung von der Gelbfieber-Impfung** („exemption certificate“, „waiver“) werden bei der Einreise **nicht anerkannt.**

Mauretanien (Forts.)

Impfempfehlungen

Allgemein zu empfehlender Impfschutz überprüfen, ergänzen bzw. auffrischen

alle: Tetanus, Diphtherie, Polio, Pertussis, MMR, Influenza (saisonal)
Kinder/Jugendliche: Hib, Hepatitis B, Rotaviren, Varizellen, Meningokokken ACWY, Meningokokken B, HPV
ab 60. Lj./chron. Kranke: Pneumokokken, COVID-19, RSV; *ab 50. Lj.:* Herpes zoster

▸ **siehe auch vordere und hintere Umschlagklappe**

Weitere Impfungen	alle Reisenden	bei Risiko
Hepatitis A	●	
Hepatitis B		● 2, 5, 6, 8
Polio	(v)	● 2
Tollwut		● 2, 4, 6, 8
Typhus	●	
Cholera		● 1, 5, 6, 7, 9
Meningokokken ACWY	●	
Gelbfieber	●* (v)	

- ● Impfung empfohlen
- 1 aktuelle Ausbrüche
- 2 einfache Reisebedingungen
- 3 Exposition im Endemiegebiet
- 4 Tierkontakte
- 5 enge soziale Kontakte, v. a. „Charity travel"
- 6 Einsätze (Katastrophen)
- 7 Hygienemängel
- 8 unzureichende medizin. Versorgung
- 9 Schutz gegen Reisediarrhoe (ETEC) nur inaktivierter Impfstoff, Off-Label-Use
- (v) evtl. Impfpflicht beachten (s. Impfvorschriften)
- * Landesteile südlich der Sahara

- Verfügbarkeit Tollwutimpfstoffe: Moderne **Tollwutimpfstoffe** und **Immunglobulin** sind im Land **nicht verfügbar**. Eine komplette Grundimmunisierung sollte bei vorhersehbarem Risiko vor der Einreise durchgeführt werden.

Malaria

- Saison: ganzjährig im S (Grenzgebiet zu Senegal und Mali)
- Parasit: P. falciparum nahezu 100 %, Resistenzen Chloroquin
- Epidemiologie / Vorbeugung: **Expositionsprophylaxe!**

Medikation (NST = Notfallselbsttherapie)	regelm.	NST
mittleres im S während der Regenzeit (Juli – Oktober)	AP, D*, M	Ø
geringes Risiko dort in der Trockenzeit (November – Juni)	Ø	AP, DP, AL
als **malariafrei** gilt der Rest des Landes	Ø	Ø

AL = Artemether/Lumefantrin (Riamet®), AP = Atovaquon/Proguanil (Malarone® u. a.), D = Doxycyclin, DP = Dihydroartemisinin/Piperaquin (Eurartesim®), M = Mefloquin (Lariam®), Ø = keine
In der Tabelle durch Komma getrennte Präparate sind als Alternativen zu verstehen.
* Doxycyclin ist in Deutschland und in Österreich zur Malariaprophylaxe nicht zugelassen (s. Seite 490).

Besondere Infektionsrisiken

(**Fettdruck** = für die **Beratung aller Reisenden** relevant)

- oral
  - **Darminfektionen**
  - **Hepatitis A**
  - Polio
  - **Typhus**
  - Cholera
- arthropod
  - Leishmaniase, kutane vorw. im S
  - Gelbfieber südliche Landesteile
  - Rift Valley-Fieber
  - Rückfallfieber, Zecken-
  - Krim-Kongo hämorrhagisches Fieber
- aerogen
  - **Meningokokken-Meningitis**
  - Tuberkulose
  - COVID-19
  - Influenza
  - RSV
- diverse
  - **Schistosomiasis** bes. Senegal-Fluss und Trarza-Region (S) sowie Adrar-Bergregion (zentral)
  - **Hepatitis B**, C
  - Tollwut

Sonstige Beratungsinhalte

(siehe **Checklisten etc. im Serviceteil**)

- allgemein
  - Flugreise (Langstrecke)
  - Klima, Hygiene
  - Reiseapotheke
  - Auslandskrankenversicherung

Bemerkungen

Medizinische Versorgung: Landesweit ist mit erheblichen Engpässen bei der ärztlichen und medikamentösen Versorgung zu rechnen. Adäquate Ausstattung der **Reiseapotheke** (Zollbestimmungen beachten, Begleitattest ratsam, Muster im Serviceteil), **Auslandskrankenversicherung** mit Abdeckung des Rettungsrückflug-Risikos für Notfälle dringend empfohlen.

Mauritius

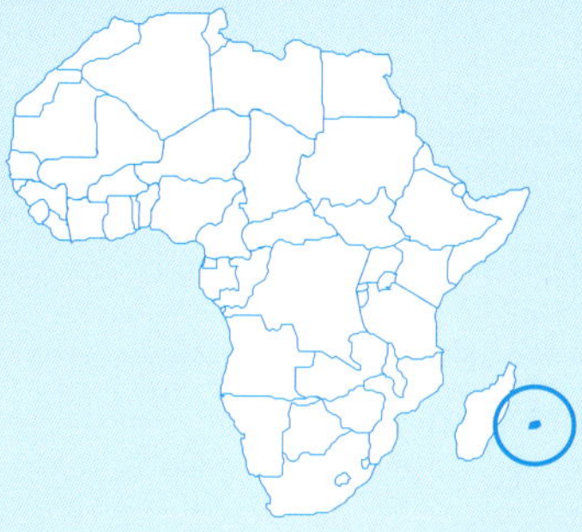

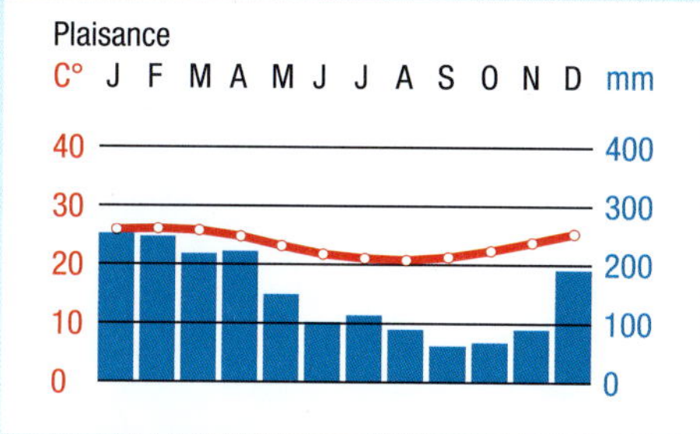

Klima

Tropisch-maritimes Klima mit feuchten Sommern (Dezember bis März/April) und etwas weniger niederschlagsreichen Wintermonaten (Mai bis Oktober); mittlere Temperatur an der Küste zwischen 21 und 27 °C und im Hochland zwischen 18 und 24° C.

Zeitdifferenz (zu Mitteleuropäischer Zeit):

MEZ + 3 Std. (MESZ + 2 Std.)

Hilfe in Notfällen

Deutsches Honorarkonsulat
Royal Road, St. Antoine
Goodlands
Tel. (00230) 283 75 00

Zuständige Deutsche Botschaft
Madagaskar (Antananarivo)

Österreichisches Honorarkonsulat
MSC House, 5 Old Quay ‚D‘ Road
Port Louis
Tel. (00230) 2 02 68 68

Zuständige Österreichische Botschaft
Südafrika (Protoria)

Impfvorschriften

keine

Impfempfehlungen

Allgemein zu empfehlender Impfschutz überprüfen, ergänzen bzw. auffrischen

alle: Tetanus, Diphtherie, Polio, Pertussis, MMR, Influenza (saisonal)
Kinder/Jugendliche: Hib, Hepatitis B, Rotaviren, Varizellen, Meningokokken ACWY, Meningokokken B, HPV
ab 60. Lj./chron. Kranke: Pneumokokken, COVID-19, RSV; *ab 50. Lj.:* Herpes zoster

► **siehe auch vordere und hintere Umschlagklappe**

Weitere Impfungen	alle Reisenden	bei Risiko
Hepatitis A	●	
Hepatitis B		● 2, 5, 6, 8
Typhus		● 1, 2, 5, 6, 7
Cholera		● 9
Meningokokken ACWY		● 1, 5
Dengue	●	
Chikungunya		● 1, 10

● Impfung empfohlen
1 aktuelle Ausbrüche
2 einfache Reisebedingungen
3 Exposition im Endemiegebiet
4 Tierkontakte
5 enge soziale Kontakte, v. a. „Charity travel“
6 Einsätze (Katastrophen)
7 Hygienemängel
8 unzureichende medizin. Versorgung
9 Schutz gegen Reisediarrhoe (ETEC) nur inaktivierter Impfstoff, Off-Label-Use
10 Langzeitaufenthalte, wiederholte Reisen

- Verfügbarkeit Tollwutimpfstoffe: Moderne **Tollwutimpfstoffe** und **Immunglobulin** sind im Land **verfügbar**.

Malaria

keine

Besondere Infektionsrisiken

(**Fettdruck** = für die **Beratung aller Reisenden** relevant)

- oral
  Darminfektionen
  Hepatitis A
  Typhus
- arthropod
  Dengue
  Chikungunya
- aerogen
  COVID-19
  Influenza
  RSV
- diverse
  Schistosomiasis
  Hepatitis B
  Venerische Infektionen
  Melioidose
  Tollwut sehr geringes Risiko

Sonstige Beratungsinhalte

(siehe **Checklisten etc. im Serviceteil**)

- allgemein
  Flugreise (Langstrecke)
  Klima, Hygiene
  Gifttiere
  Reiseapotheke
  Auslandskrankenversicherung
- bei Bedarf
  Tauchen
  Gesundheitszeugnis (Arbeits-/Langzeitaufenthalt)

Mauritius (Forts.)

Bemerkungen	**Ciguatera-Fischvergiftung:** Saisonales Risiko bei Verzehr von größeren Raubfischen (auch gegart). Örtliche Warnhinweise beachten!

Mayotte (zu Frankreich)

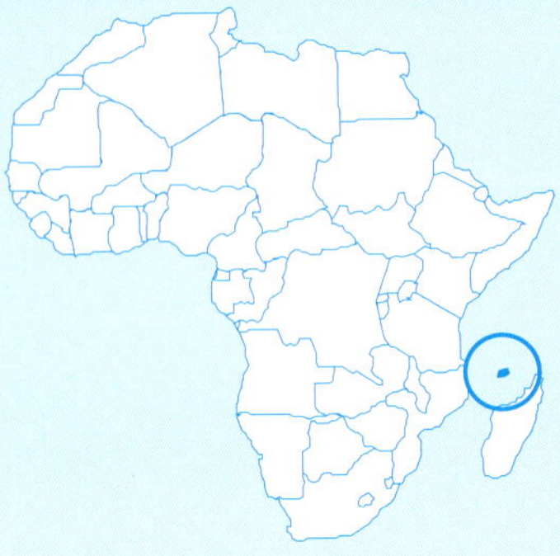

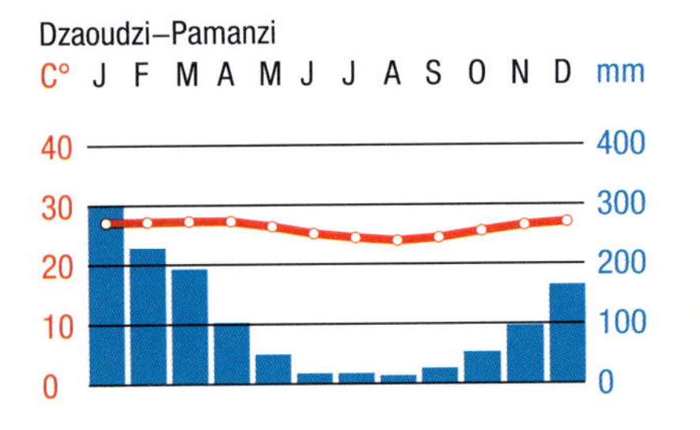

Klima

Tropisches Klima mit Regenzeit von November bis April und trockener Zeit (SO-Passat) von Mai bis Oktober; geringe Temperaturschwankungen über das Jahr.

Zeitdifferenz (zu Mitteleuropäischer Zeit):

MEZ + 2 Std. (MESZ + 1 Std.)

Hilfe in Notfällen

Zuständige Deutsche Botschaft:
Frankreich (Paris)

Zuständige Österreichische Botschaft:
Frankreich (Paris)

Impfvorschriften

- direkt: **keine**
- aus Infektionsgebieten: **Gelbfieber** (ausgenommen Kinder unter 1 Jahr)
  - Die Impfvorschrift gilt auch bei Einreise aus einem Land mit Gelbfieber-Risiko, das nur im **Transit** besucht wurde, wenn die **Aufenthaltszeit auf dem Flughafen mehr als 12 Stunden** betrug. Abweichend von der offiziellen Bestimmung kann der Impfnachweis auch bei kürzerem Transit-Aufenthalt verlangt werden.
  - Gemäß den geänderten International Health Regulations der WHO (am 11. Juli 2016 in Kraft getreten) ist die **Gelbfieber-Impfbescheinigung** nach einmaliger Impfung **lebenslang gültig**.
  - Ärztliche **Bescheinigungen zur Befreiung von der Gelbfieber-Impfung** („exemption certificate", „waiver") werden bei der Einreise anerkannt.

Impfempfehlungen

Allgemein zu empfehlender Impfschutz überprüfen, ergänzen bzw. auffrischen

alle: Tetanus, Diphtherie, Polio, Pertussis, MMR, Influenza (saisonal)
Kinder/Jugendliche: Hib, Hepatitis B, Rotaviren, Varizellen, Meningokokken ACWY, Meningokokken B, HPV
ab 60. Lj./chron. Kranke: Pneumokokken, COVID-19, RSV; *ab 50. Lj.:* Herpes zoster

▸ **siehe auch vordere und hintere Umschlagklappe**

Weitere Impfungen	alle Reisenden	bei Risiko
Hepatitis A	●	
Hepatitis B		● 2, 5, 6, 8
Tollwut		● 2, 4, 6, 8
Typhus		● 1, 2, 5, 6, 7
Cholera		● 9
Meningokokken ACWY		● 1, 5
Dengue	●	
Chikungunya		● 1, 10
Gelbfieber	(v)	

● Impfung empfohlen
1 aktuelle Ausbrüche
2 einfache Reisebedingungen
3 Exposition im Endemiegebiet
4 Tierkontakte
5 enge soziale Kontakte, v. a. „Charity travel"
6 Einsätze (Katastrophen)
7 Hygienemängel
8 unzureichende medizin. Versorgung
9 Schutz gegen Reisediarrhoe (ETEC) nur inaktivierter Impfstoff, Off-Label-Use
10 Langzeitaufenthalte, wiederholte Reisen
(v) evtl. Impfpflicht beachten (s. Impfvorschriften)

- Verfügbarkeit Tollwutimpfstoffe: Moderne **Tollwutimpfstoffe** und **Immunglobulin** sind im Land **nicht sicher** verfügbar (widersprüchliche Informationen). Eine komplette Grundimmunisierung sollte bei vorhersehbarem Risiko vor der Einreise durchgeführt werden.

Malaria

2014 wurden nur noch 14 Fälle gemeldet, seitdem keine Fallmeldungen mehr. Es besteht kein relevantes Risiko.

Besondere Infektionsrisiken

(**Fettdruck** = für die **Beratung aller Reisenden** relevant)

- oral:
  Darminfektionen
  Hepatitis A
  Typhus
- arthropod:
  Dengue
  Chikungunya
  Rift Valley-Fieber

• aerogen	COVID-19 Influenza RSV
• diverse	Schistosomiasis **Hepatitis B** Venerische Infektionen Tollwut
Sonstige Beratungsinhalte	(siehe **Checklisten etc. im Serviceteil**)
• allgemein	Flugreise (Langstrecke) Klima, Hygiene Reiseapotheke Auslandskrankenversicherung
• bei Bedarf	Tauchen

Mazedonien s. Nordmazedonien

Mexiko

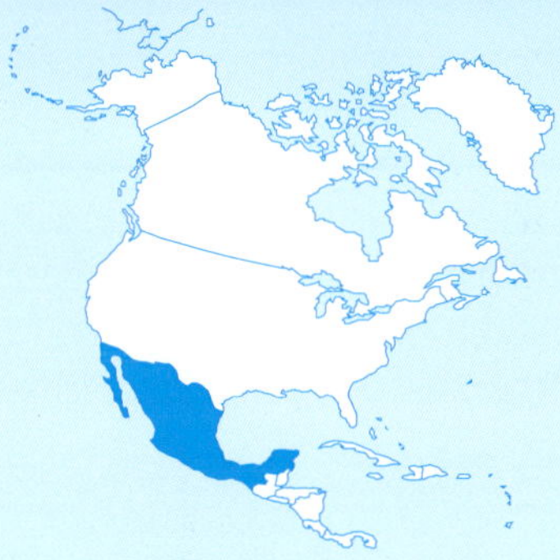

Detaillierte Informationen zur **medizinischen Infrastruktur** des Landes im aktuellen **CRM Handbuch Reisen mit Risiko**

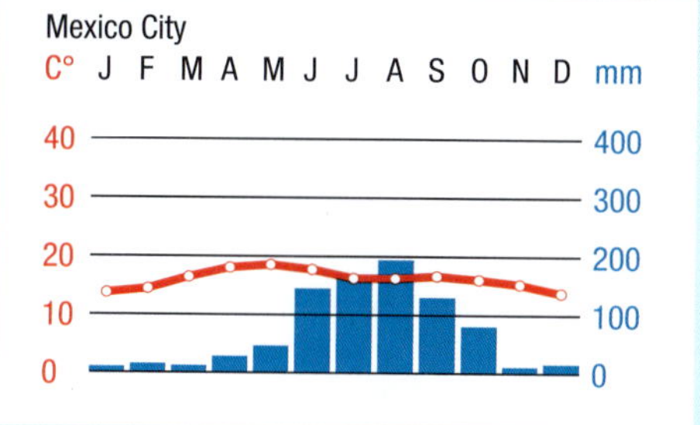

Zeitdifferenz (zu Mitteleuropäischer Zeit):

4 Zeitzonen:

Pacific Standard Time (Nordwest-Küste):
MEZ −9 Std. ganzjährig

Mountain Standard Time (Nordwesten):
MEZ −8 Std. ganzjährig: Chihuahua, Culiacán, La Paz
MEZ −8 Std. (MESZ −9 Std.): Ciudad Obregon, Hermosillo, Heroica Nogales

Central Standard Time (Ostküste, Süden, einschließl. Mexiko Stadt und Acapulco):
MEZ −7 Std. ganzjährig

Eastern Standard Time (Südosten):
MEZ −6 Std. (MESZ −7 Std.)

Klima

Im Norden subtropisch trockenes Klima, sonst tropisch-wechselfeucht; im Westen (Pazifikseite) Hauptniederschläge von Juni bis September, auf der Ostseite (Golf von Mexico) gleichmäßige Verteilung über das ganze Jahr; Yucatán ganzjährig feuchtheiß; durchschnittliche Temperatur in Mexico City (2300 m ü.M. im Januar 13,8 °C, im Juni 17,8 °C.

Hilfe in Notfällen

Deutsche Botschaft
A. Horacio 1506, Col. Los Morales
Sección Alameda
Mexiko City
Tel. (0052 55) 52 83 22-00

Regionalarzt an der Deutschen Botschaft
Tel. (0052 55) 52 83 22-80
Handy (0052 55) 14 51 90 10

Österreichische Botschaft
Sierra Tarahumara 420
Colonia Lomas de Chapultepec
Mexico City
Tel. (0052 55) 52 51 08 06

Mexiko (Forts.)

Impfvorschriften	**keine**
Impfempfehlungen	**Allgemein zu empfehlender Impfschutz** überprüfen, ergänzen bzw. auffrischen *alle:* Tetanus, Diphtherie, Polio, Pertussis, MMR, Influenza (saisonal) *Kinder/Jugendliche:* Hib, Hepatitis B, Rotaviren, Varizellen, Meningokokken ACWY, Meningokokken B, HPV *ab 60. Lj./chron. Kranke:* Pneumokokken, COVID-19, RSV; *ab 50. Lj.:* Herpes zoster ▸ **siehe auch vordere und hintere Umschlagklappe**

Weitere Impfungen	alle Reisenden	bei Risiko
Hepatitis A	●	
Hepatitis B		● 2, 5, 6, 8
Tollwut		● 2, 4, 6, 8
Typhus		● 1, 2, 5, 6, 7
Cholera		● 9
Dengue	●	
Chikungunya		● 1, 10
Meningokokken ACWY		● 1, 5

● Impfung empfohlen
1 aktuelle Ausbrüche
2 einfache Reisebedingungen
3 Exposition im Endemiegebiet
4 Tierkontakte
5 enge soziale Kontakte, v. a. „Charity travel"
6 Einsätze (Katastrophen)
7 Hygienemängel
8 unzureichende medizin. Versorgung
9 Schutz gegen Reisediarrhoe (ETEC) nur inaktivierter Impfstoff, Off-Label-Use
10 Langzeitaufenthalte, wiederholte Reisen

- Verfügbarkeit Tollwutimpfstoffe: Moderne **Tollwutimpfstoffe** und **Immunglobulin** sind im Land **verfügbar**.

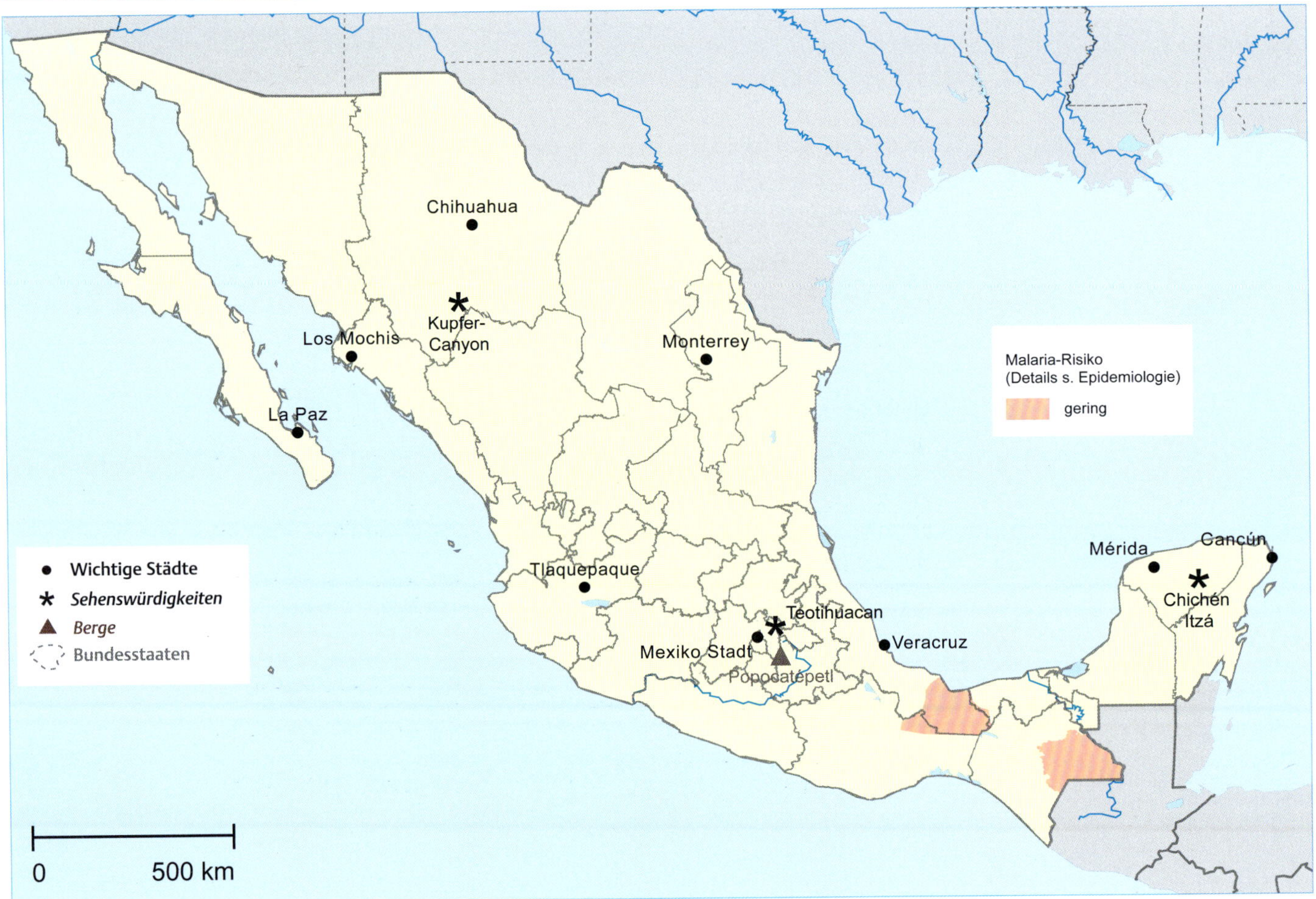

Malaria			
• Saison	ganzjährig		
• Parasit	P. vivax fast ausschließlich; P. falciparum vereinzelt im S, insgesamt < 1 % über 94 % Rückgang der Fallzahlen seit 2000, 2021 wurden nur noch 275 Fälle gemeldet		
• Epidemiologie / Vorbeugung	**Expositionsprophylaxe!**		
	Medikation (NST = Notfallselbsttherapie)	**regelm.**	**NST**
	geringes Risiko herdförmig in tiefer gelegenen Regenwaldgebieten im S der Bundesstaaten Chiapas und Campeche; in anderen Tieflandgebieten (z. B. Yucatan, Veracruz) ist das **Risiko sehr gering**	Ø	AP, DP, AL
	Baja California, Höhenlagen, Städte, Touristenressorts an den Küsten sowie die meisten touristisch frequentierten Orte im Landesinneren gelten als **malariafrei**	Ø	Ø
	AL = Artemether/Lumefantrin (Riamet®), AP = Atovaquon/Proguanil (Malarone® u. a.), DP = Dihydroartemisinin/Piperaquin (Eurartesim®), Ø = keine In der Tabelle durch Komma getrennte Präparate sind als Alternativen zu verstehen.		
Besondere Infektionsrisiken	(**Fettdruck** = für die **Beratung aller Reisenden** relevant)		
• oral	**Darminfektionen** **Hepatitis A**, E Typhus Amöbiasis Brucellose Trichinellose		
• arthropod	Leishmaniase, kutane, mukokutane + viszerale sporadisch im S Filariose, Onchozerkose 2 kleine Herde im S **Dengue** **Chikungunya** Zika West-Nil-Fieber Tiefland nördlich von Veracruz Zeckenbissfieber Küstennahe Gebiete im zentralen W und O, Baja California; Hochland: Durango, Coahuila, San Luis Potosi Chagas-Krankheit in ländlichen Regionen, v. a. in den mittleren und südlichen Landesteilen		
• aerogen	Histoplasmose COVID-19 Influenza RSV		
• diverse	**Hepatitis B** Venerische Infektionen Leptospirose **Tollwut**		
Sonstige Beratungsinhalte	(siehe **Checklisten etc. im Serviceteil**)		
• allgemein	Flugreise (Langstrecke) Klima, Hygiene Reiseapotheke Auslandskrankenversicherung		
• bei Bedarf	Tauchen Aufenthalt in großen Höhen Gesundheitszeugnis (Arbeits-/Langzeitaufenthalt)		

Mikronesien

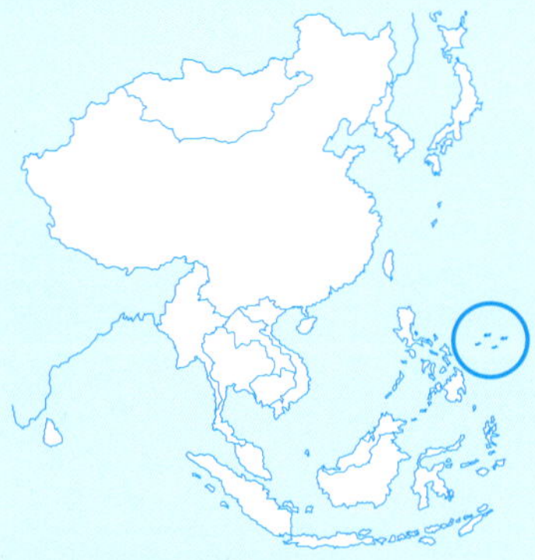

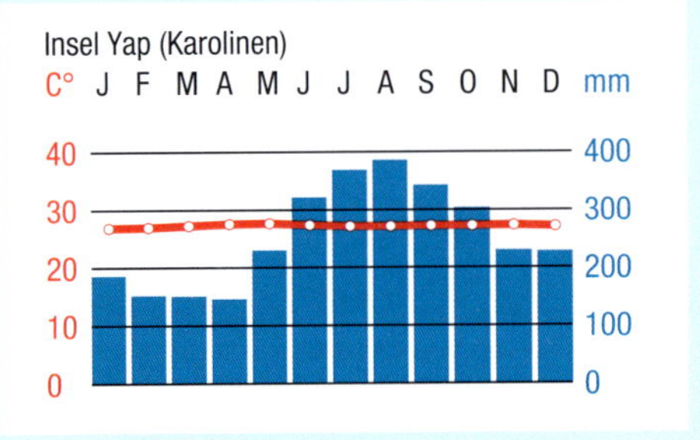

Klima

Tropisch-immerfeuchtes Klima;
Temperatur ganzjährig um 27 °C.

Zeitdifferenz (zu Mitteleuropäischer Zeit):

MEZ +9 Std. (MESZ +8 Std.)
Abweichung während der örtlichen Sommerzeit (Anfang Oktober–Anfang April)

Hilfe in Notfällen

Zuständige Deutsche Botschaft:
Philippinen (Manila)

Zuständige Österreichische Botschaft:
Australien (Canberra)

Impfvorschriften: **keine**

Impfempfehlungen

Allgemein zu empfehlender Impfschutz überprüfen, ergänzen bzw. auffrischen

alle: Tetanus, Diphtherie, Polio, Pertussis, MMR, Influenza (saisonal)
Kinder/Jugendliche: Hib, Hepatitis B, Rotaviren, Varizellen, Meningokokken ACWY, Meningokokken B, HPV
ab 60. Lj./chron. Kranke: Pneumokokken, COVID-19, RSV; *ab 50. Lj.:* Herpes zoster

► **siehe auch vordere und hintere Umschlagklappe**

Weitere Impfungen	alle Reisenden	bei Risiko
Hepatitis A	●	
Hepatitis B		● 2, 5, 6, 8
Tollwut		● 2, 4, 6, 8
Cholera		● 9
Dengue	●	
Chikungunya		● 1, 10

● Impfung empfohlen
1 aktuelle Ausbrüche
2 einfache Reisebedingungen
3 Exposition im Endemiegebiet
4 Tierkontakte
5 enge soziale Kontakte, v. a. „Charity travel"
6 Einsätze (Katastrophen)
7 Hygienemängel
8 unzureichende medizin. Versorgung
9 Schutz gegen Reisediarrhoe (ETEC) nur inaktivierter Impfstoff, Off-Label-Use
10 Langzeitaufenthalte, wiederholte Reisen

- Verfügbarkeit Tollwutimpfstoffe

Moderne **Tollwutimpfstoffe** und **Immunglobulin** sind im Land **nicht sicher** verfügbar (widersprüchliche Informationen). Eine komplette Grundimmunisierung sollte bei vorhersehbarem Risiko vor der Einreise durchgeführt werden.

Malaria: **keine**

Besondere Infektionsrisiken

(**Fettdruck** = für die **Beratung aller Reisenden** relevant)

- oral

Darminfektionen
Hepatitis A

- arthropod

Dengue
Chikungunya
Zika auf Kosrae und Yap
Filariose, lymphatische

- aerogen

COVID-19
Influenza
RSV

- diverse

Hepatitis B
Venerische Infektionen
Tollwut

Sonstige Beratungsinhalte

(siehe **Checklisten etc. im Serviceteil**)

- allgemein

Flugreise (Langstrecke)
Klima, Hygiene
Reiseapotheke
Auslandskrankenversicherung

- bei Bedarf

Tauchen

Bemerkungen

Ciguatera-Fischvergiftung: Saisonales Risiko bei Verzehr von größeren Raubfischen (auch gegart). Örtliche Warnhinweise beachten!

Moldau (Moldawien)

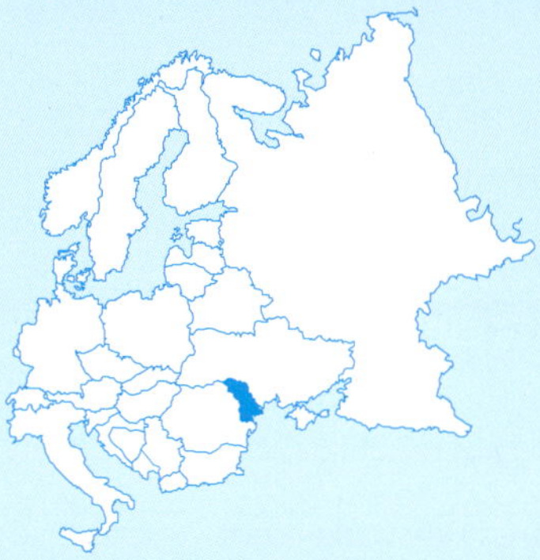

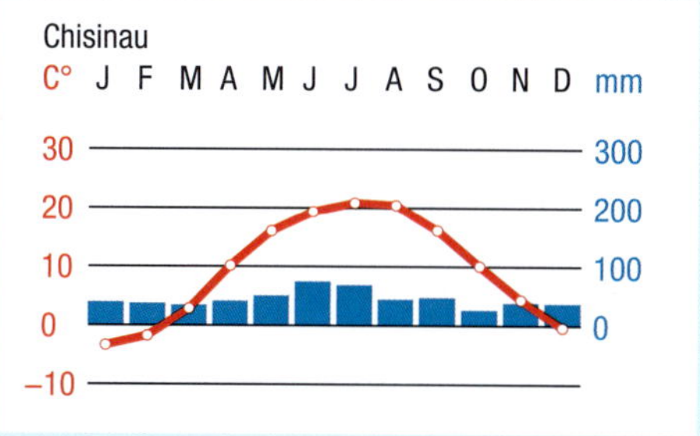

Klima

Gemäßigtes kontinentales Klima mit langen, warmen Sommern und mäßig kalten Wintern; wenig Niederschlag (meist im Sommer); durchschnittliche Temperatur in Chisinau im Januar um −3,3 °C, im Juli 21 °C.

Zeitdifferenz (zu Mitteleuropäischer Zeit):

MEZ + 1 Std. ganzjährig

Hilfe in Notfällen

Deutsche Botschaft
Strada Alexei Mateevici 82
Chisinau
Tel. (00373 22) 20 06-00 bis -02

Österreichische Botschaft
Strada Alexei Mateevici 23A
Chisinau
Tel. (00373 22) 20 83 33

Impfvorschriften: **keine**

Impfempfehlungen

Allgemein zu empfehlender Impfschutz überprüfen, ergänzen bzw. auffrischen

alle: Tetanus, Diphtherie, Polio, Pertussis, MMR, Influenza (saisonal)
Kinder/Jugendliche: Hib, Hepatitis B, Rotaviren, Varizellen, Meningokokken ACWY, Meningokokken B, HPV
ab 60. Lj./chron. Kranke: Pneumokokken, COVID-19, RSV; *ab 50. Lj.:* Herpes zoster

► **siehe auch vordere und hintere Umschlagklappe**

Weitere Impfungen	alle Reisenden	bei Risiko
Hepatitis A	●	
Hepatitis B		● 2, 5, 6, 8
Tollwut		● 2, 4, 6, 8
FSME		● 2, 3
Meningokokken ACWY		● 1, 5

● Impfung empfohlen
1 aktuelle Ausbrüche
2 einfache Reisebedingungen
3 Exposition im Endemiegebiet
4 Tierkontakte
5 enge soziale Kontakte, v. a. „Charity travel"
6 Einsätze (Katastrophen)
7 Hygienemängel
8 unzureichende medizin. Versorgung

- Verfügbarkeit Tollwutimpfstoffe: Moderne **Tollwutimpfstoffe** und **Immunglobulin** sind im Land **nicht verfügbar**. Eine komplette Grundimmunisierung sollte bei vorhersehbarem Risiko vor der Einreise durchgeführt werden.

Malaria: **keine**

Besondere Infektionsrisiken

(**Fettdruck** = für die **Beratung aller Reisenden** relevant)

- oral
  Darminfektionen
  Hepatitis A
  Echinokokkose (E. granulosus)
- arthropod
  FSME April – Oktober, Vorkommen berichtet, keine ausreichenden Daten
  Borreliose April – Oktober
  Krim-Kongo hämorrhagisches Fieber
  West-Nil-Fieber Sommer
- aerogen
  Tuberkulose
  COVID-19
  Influenza
  RSV
- diverse
  Hepatitis B, C
  Venerische Infektionen
  Tollwut

Sonstige Beratungsinhalte

(siehe **Checklisten etc. im Serviceteil**)

- allgemein
  Hygiene
  Reiseapotheke
  Auslandskrankenversicherung

Mongolei

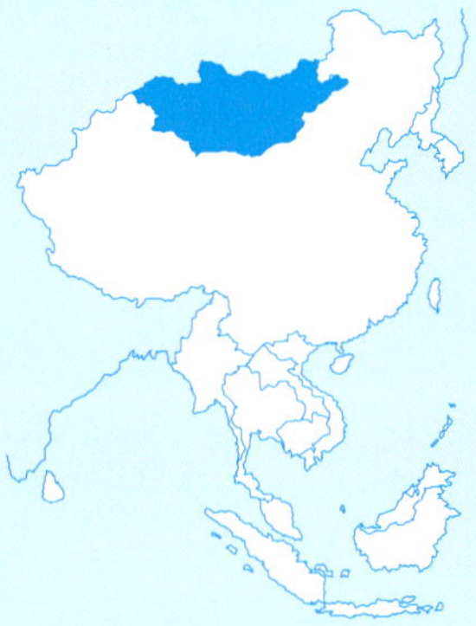

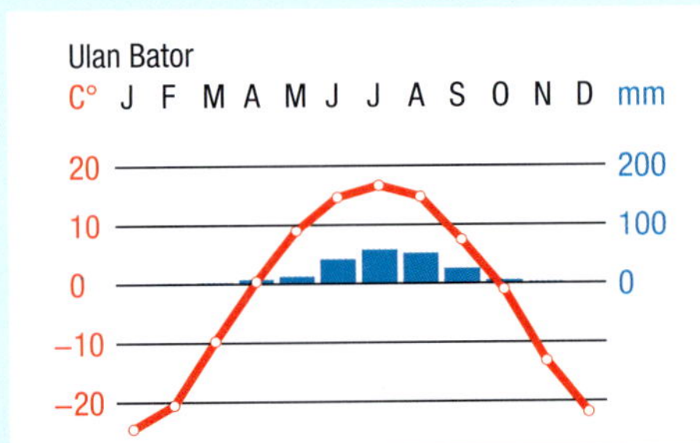

Zeitdifferenz (zu Mitteleuropäischer Zeit):

2 Zeitzonen:

Ost (Ulanbator):
MEZ +7 Std. (MESZ +6 Std.)

West (Chowd):
MEZ +6 Std. (MESZ +5 Std.)

Klima

Kontinentales Steppenklima; durchschnittliche Temperatur in Ulan-Bator im Januar −24,6 °C, im Juli 16,6 °C.

Hilfe in Notfällen

Deutsche Botschaft
Baga Toiruu - 2, Straße der Vereinten Nationen
Ulan Bator
Tel. (00976 11) 32 33 25, 32 39 15

Österreichisches Honorarkonsulat
Choijin Suites Building, 2.Floor, Jamiyan Gun-Str.22, Sukhbaatar District 1-khor, Ulan Bator
Tel. (00976 11) 32 48 04

Zuständige Österreichische Botschaft:
China (Peking)

Impfvorschriften: **keine**

Impfempfehlungen

Allgemein zu empfehlender Impfschutz überprüfen, ergänzen bzw. auffrischen

alle: Tetanus, Diphtherie, Polio, Pertussis, MMR, Influenza (saisonal)
Kinder/Jugendliche: Hib, Hepatitis B, Rotaviren, Varizellen, Meningokokken ACWY, Meningokokken B, HPV
ab 60. Lj./chron. Kranke: Pneumokokken, COVID-19, RSV; *ab 50. Lj.:* Herpes zoster

► **siehe auch vordere und hintere Umschlagklappe**

Weitere Impfungen	alle Reisenden	bei Risiko
Hepatitis A	●	
Hepatitis B		● 2, 5, 6, 8
Tollwut		● 2, 4, 6, 8
Typhus		● 1, 2, 5, 6, 7
Cholera		● 1, 5, 6, 7, 9
Meningokokken ACWY		● 1, 5
FSME		● s. Bemerkungen

● Impfung empfohlen
1 aktuelle Ausbrüche
2 einfache Reisebedingungen
3 Exposition im Endemiegebiet
4 Tierkontakte
5 enge soziale Kontakte, v. a. „Charity travel"
6 Einsätze (Katastrophen)
7 Hygienemängel
8 unzureichende medizin. Versorgung
9 Schutz gegen Reisediarrhoe (ETEC) nur inaktivierter Impfstoff, Off-Label-Use

- Verfügbarkeit Tollwutimpfstoffe: Moderne **Tollwutimpfstoffe** und **Immunglobulin** sind im Land **nicht verfügbar**. Eine komplette Grundimmunisierung sollte bei vorhersehbarem Risiko vor der Einreise durchgeführt werden.

Malaria: **keine**

Besondere Infektionsrisiken

(**Fettdruck** = für die **Beratung aller Reisenden** relevant)

- oral
  Darminfektionen
  Hepatitis A, E
  Brucellose
  Typhus
  Cholera
- arthropod
  FSME Vorkommen im N entlang der Grenze zu Sibirien sowie in der Umgebung von Ulan Bator; AK-Nachweise in den Provinzen Selenge und Bulgan. Mit einem Übertragungsrisiko ist im Sommer zu rechnen.
  Pest
- aerogen
  Tuberkulose
  COVID-19
  Influenza
  RSV
- diverse
  Hepatitis B, C
  Tollwut
  Milzbrand

Sonstige Beratungsinhalte	(siehe **Checklisten etc. im Serviceteil**)
• allgemein	Flugreise (Langstrecke) Hygiene Reiseapotheke Auslandskrankenversicherung
• bei Bedarf	Gesundheitszeugnis (Arbeits-/Langzeitaufenthalt)
Bemerkungen	**Medizinische Versorgung:** Außerhalb der Hauptstadt ist mit erheblichen Engpässen bei der ärztlichen und medikamentösen Versorgung zu rechnen. Adäquate Ausstattung der **Reiseapotheke** (Zollbestimmungen beachten, Begleitattest ratsam, Muster im Serviceteil), **Auslandskrankenversicherung** mit Abdeckung des Rettungsrückflug-Risikos für Notfälle dringend empfohlen. Mit einem **FSME**-Risiko muss im Norden des Landes während der Sommermonate gerechnet werden (aus den Republiken Altai und Tyva im benachbarten Sibirien werden hohe Fallzahlen gemeldet). Bei entsprechender Exposition ist eine Impfung indiziert. Die bei uns zugelassenen Impfstoffe sind auch gegen den fernöstlichen Subtyp wirksam.

Montenegro

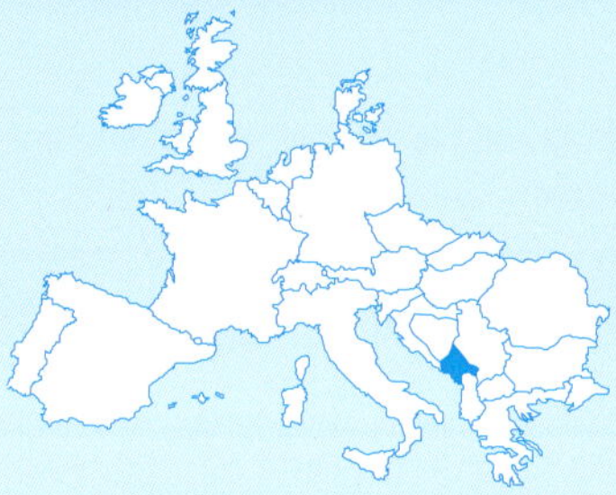

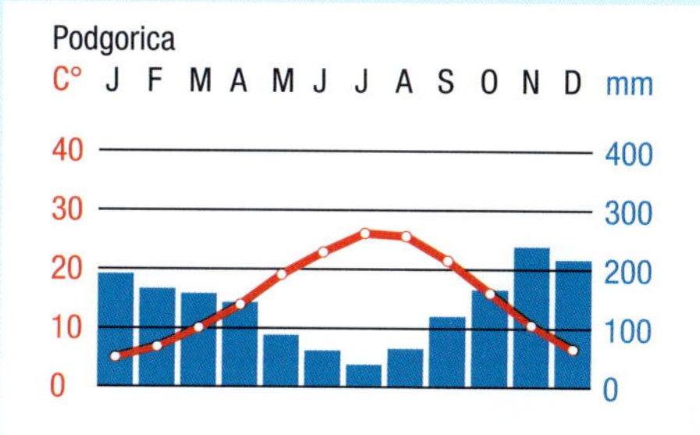

Klima

An der Küste Mittelmeerklima,
sonst gemäßigt-kontinentales Klima.

Zeitdifferenz (zu Mitteleuropäischer Zeit):

ganzjährig keine

Hilfe in Notfällen

Deutsche Botschaft
Herzegovacka 10
Podgorica
Tel. (00382 20) 44 10 18

Österreichische Botschaft
Ulica Svetlane Kane Radevic br 3
Podgorica
Tel. (00382 20) 20 11 35, 20 11 36

Impfvorschriften	**keine**
Impfempfehlungen	**Allgemein zu empfehlender Impfschutz** überprüfen, ergänzen bzw. auffrischen *alle:* Tetanus, Diphtherie, Polio, Pertussis, MMR, Influenza (saisonal) *Kinder/Jugendliche:* Hib, Hepatitis B, Rotaviren, Varizellen, Meningokokken ACWY, Meningokokken B, HPV *ab 60. Lj./chron. Kranke:* Pneumokokken, COVID-19, RSV; *ab 50. Lj.:* Herpes zoster ► **siehe auch vordere und hintere Umschlagklappe**

Weitere Impfungen	**alle Reisenden**	**bei Risiko**
Hepatitis A	●	
Hepatitis B		● 2, 5, 6, 8
Tollwut		● 4, 6
Meningokokken ACWY		● 1, 5
FSME		● s. Bemerkungen

● Impfung empfohlen
1 aktuelle Ausbrüche
2 einfache Reisebedingungen
3 Exposition im Endemiegebiet
4 Tierkontakte
5 enge soziale Kontakte, v. a. „Charity travel"
6 Einsätze (Katastrophen)
7 Hygienemängel
8 unzureichende medizin. Versorgung

• Verfügbarkeit Tollwutimpfstoffe	Moderne **Tollwutimpfstoffe** und **Immunglobulin** sind im Land **nicht verfügbar**. Eine komplette Grundimmunisierung sollte bei vorhersehbarem Risiko vor der Einreise durchgeführt werden.
Malaria	**keine**
Besondere Infektionsrisiken	(**Fettdruck** = für die **Beratung aller Reisenden** relevant)
• oral	**Darminfektionen** **Hepatitis A** Brucellose Echinokokkose (E. granulosus) Trichinellose
• arthropod	Leishmaniase, viszerale + kutane sporadisch Phlebotomus-Fieber Sommer/Herbst FSME April–Oktober, herdförmiges Vorkommen möglich, keine ausreichenden Daten Borreliose April–Oktober Zeckenbissfieber April–Oktober West-Nil-Fieber Sommer/Herbst

Montenegro (Forts.)

• aerogen	COVID-19 Influenza RSV
• diverse	Hepatitis B Venerische Infektionen **Tollwut**
Sonstige Beratungsinhalte	(siehe **Checklisten etc. im Serviceteil**)
• allgemein	Hygiene Reiseapotheke Auslandskrankenversicherung
• bei Bedarf	Tauchen
Bemerkungen	Das **FSME**-Risiko ist offenbar gering, die Datenlage bisher spärlich. Eine Impfempfehlung ist derzeit nur bei hohem Expositionsrisiko indiziert.

Montserrat (zu Großbritannien)

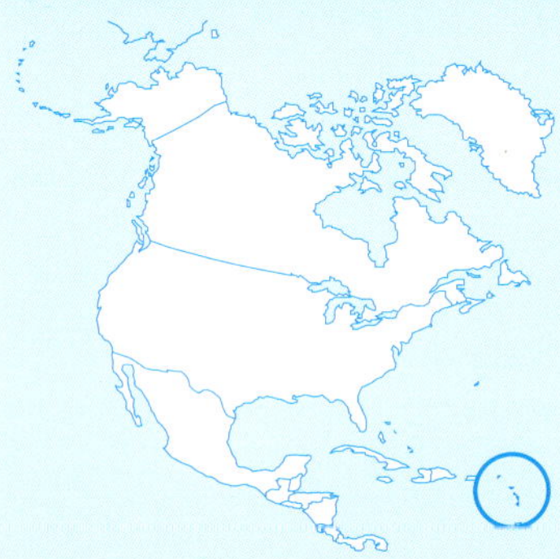

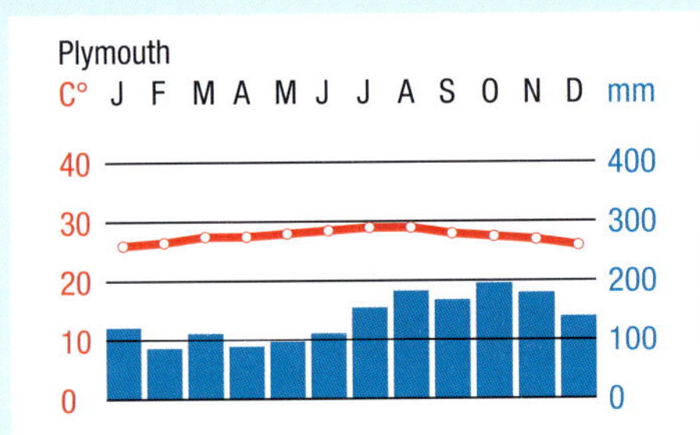

Klima

Tropisches Klima mit Hauptniederschlägen von Mai bis November; durchschnittliche Jahrestemperatur 27 °C bei geringen Schwankungen über das Jahr.

Hilfe in Notfällen

Zuständige Deutsche Botschaft:
Trinidad und Tobago

Zeitdifferenz (zu Mitteleuropäischer Zeit):
MEZ −5 Std. (MESZ −6 Std.)

Impfvorschriften

• direkt	**keine**
• aus Infektionsgebieten	**Gelbfieber** (ausgenommen Kinder unter 1 Jahr) • Die Impfvorschrift gilt auch bei Einreise aus einem Land mit Gelbfieber-Risiko, das nur im **Transit** besucht wurde, d. h. ohne Verlassen des Flughafens. • Gemäß den geänderten International Health Regulations der WHO (am 11. Juli 2016 in Kraft getreten) ist die **Gelbfieber-Impfbescheinigung** nach einmaliger Impfung **lebenslang gültig.** Es ist möglich, dass abweichend von der offiziellen Regelung bei Einreise ein Impfnachweis verlangt wird, der nicht älter als 10 Jahre ist. • Über die Anerkennung ärztlicher **Bescheinigungen zur Befreiung von der Gelbfieber-Impfung** („exemption certificate", „waiver") liegen **aktuell keine zuverlässigen Informationen** vor.

Impfempfehlungen

Allgemein zu empfehlender Impfschutz überprüfen, ergänzen bzw. auffrischen

alle: Tetanus, Diphtherie, Polio, Pertussis, MMR, Influenza (saisonal)
Kinder/Jugendliche: Hib, Hepatitis B, Rotaviren, Varizellen, Meningokokken ACWY, Meningokokken B, HPV
ab 60. Lj./chron. Kranke: Pneumokokken, COVID-19, RSV; *ab 50. Lj.:* Herpes zoster
► **siehe auch vordere und hintere Umschlagklappe**

Weitere Impfungen	alle Reisenden	bei Risiko
Hepatitis A	●	
Hepatitis B		● 2, 5, 6, 8
Typhus		● 1, 2, 5, 6, 7
Dengue	●	
Chikungunya		● 1, 10
Gelbfieber	(v)	

● Impfung empfohlen
1 aktuelle Ausbrüche
2 einfache Reisebedingungen
3 Exposition im Endemiegebiet
4 Tierkontakte
5 enge soziale Kontakte, v. a. „Charity travel"
6 Einsätze (Katastrophen)
7 Hygienemängel
8 unzureichende medizin. Versorgung
10 Langzeitaufenthalte, wiederholte Reisen
(v) evtl. Impfpflicht beachten (s. Impfvorschriften)

• Verfügbarkeit Tollwutimpfstoffe	Moderne **Tollwutimpfstoffe** und **Immunglobulin** sind im Land **nicht sicher** verfügbar (widersprüchliche Informationen). Das Tollwutrisiko wird als sehr gering eingeschätzt. Eine Grundimmunisierung vor der Reise ist nur in Ausnahmefällen notwendig.

Malaria	**keine**
Besondere Infektionsrisiken	(**Fettdruck** = für die **Beratung aller Reisenden** relevant)
• oral	**Darminfektionen** **Hepatitis A** Typhus
• arthropod	**Dengue** **Chikungunya** Zika
• aerogen	COVID-19 Influenza RSV
• diverse	Schistosomiasis herdförmiges Vorkommen möglich Hepatitis B Venerische Infektionen Tollwut sehr geringes Risiko
Sonstige Beratungsinhalte	(siehe **Checklisten etc. im Serviceteil**)
• allgemein	Flugreise (Langstrecke) Klima, Hygiene Reiseapotheke Auslandskrankenversicherung
• bei Bedarf	Tauchen
Bemerkungen	**Ciguatera-Fischvergiftung:** Saisonales Risiko bei Verzehr von größeren Raubfischen (auch gegart). Örtliche Warnhinweise beachten!

Mosambik

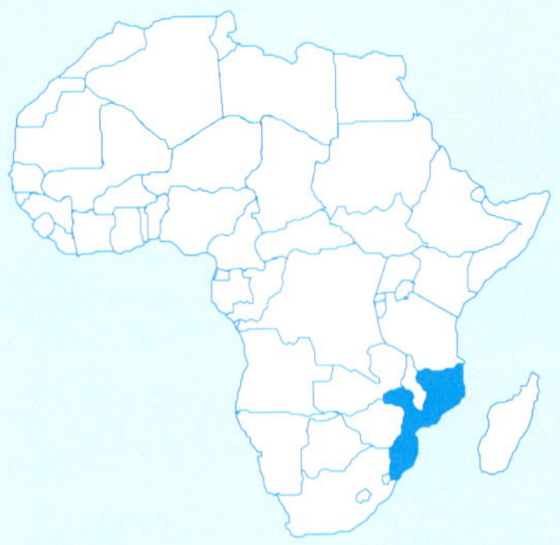

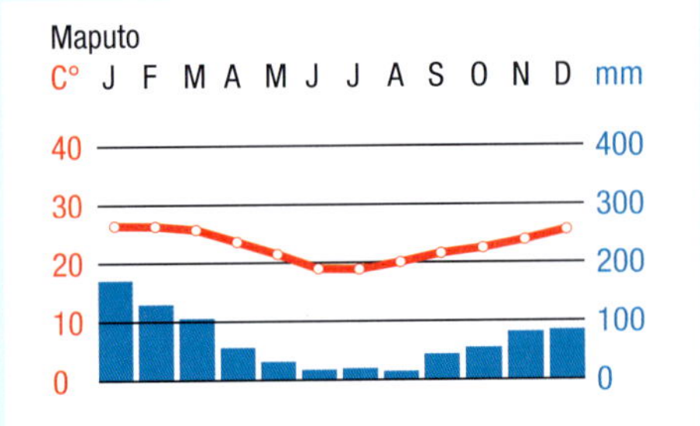

Klima

Tropisch-wechselfeuchtes Klima mit Regenzeit von November bis April; durchschnittliche Temperatur in Maputo im Juli 18,8 °C, im Januar 26,3 °C.

Zeitdifferenz (zu Mitteleuropäischer Zeit):

MEZ + 1 Std. (MESZ ± 0 Std.)

Hilfe in Notfällen

Deutsche Botschaft
Rua Damião de Góis 506
Maputo
Tel. (00258 21) 48 27 00

Österreichisches Honorarkonsulat
Rua Mateus Sansão Mutemba 316, 202 R/C
Maputo
Tel. (00258 21) 49 27 17

Zuständige Österreichische Botschaft:
Südafrika (Pretoria)

Impfvorschriften

- **direkt**: **keine**
- **aus Infektionsgebieten**: **Gelbfieber** (ausgenommen Kinder unter 9 Monaten)
  - Die Impfvorschrift gilt auch bei Einreise aus einem Land mit Gelbfieber-Risiko, das nur im **Transit** besucht wurde, wenn die **Aufenthaltszeit auf dem Flughafen mehr als 12 Stunden** betrug. Abweichend von der offiziellen Bestimmung kann der Impfnachweis auch bei kürzerem Transit-Aufenthalt verlangt werden.
  - Gemäß den geänderten International Health Regulations der WHO (am 11. Juli 2016 in Kraft getreten) ist die **Gelbfieber-Impfbescheinigung** nach einmaliger Impfung **lebenslang gültig**.
  - Ärztliche **Bescheinigungen zur Befreiung von der Gelbfieber-Impfung** („exemption certificate", „waiver") werden bei der Einreise anerkannt.
- **Ausreise**: Entsprechend Vorgaben der WHO müssen Einheimische und alle Reisenden, die sich länger als 4 Wochen im Land aufgehalten haben, bei der Ausreise eine Impfung gegen Polio vorweisen. Die Impfung muss zwischen 4 Wochen und einem Jahr vor der Abreise erfolgen und in einem international gültigen Impfausweis dokumentiert sein.
- **Abweichungen**: In Einzelfällen kann es auch bei der Einreise aus nachweislich gelbfieberfreien Ländern (z. B. Südafrika) vorkommen, dass ein **Gelbfieber**-Impfnachweis verlangt wird. Kann der Reisende den Impfschutz nicht nachweisen, wird eine kostenpflichtige Zwangsimpfung vor Ort durchgeführt.

Impfempfehlungen

Allgemein zu empfehlender Impfschutz überprüfen, ergänzen bzw. auffrischen

alle: Tetanus, Diphtherie, Polio, Pertussis, MMR, Influenza (saisonal)
Kinder/Jugendliche: Hib, Hepatitis B, Rotaviren, Varizellen, Meningokokken ACWY, Meningokokken B, HPV
ab 60. Lj./chron. Kranke: Pneumokokken, COVID-19, RSV; *ab 50. Lj.:* Herpes zoster

▸ **siehe auch vordere und hintere Umschlagklappe**

Weitere Impfungen	alle Reisenden	bei Risiko
Hepatitis A	●	
Hepatitis B		● 2, 5, 6, 8
Polio	● (v)	
Tollwut		● 2, 4, 6, 8
Typhus	●	
Cholera	●	
Meningokokken ACWY		● 1, 5
Dengue	●	
Chikungunya		● 1, 10
Gelbfieber	(v)	
Mpox		● 1, 2, 5

● Impfung empfohlen
1 aktuelle Ausbrüche
2 einfache Reisebedingungen
3 Exposition im Endemiegebiet
4 Tierkontakte
5 enge soziale Kontakte, v. a. „Charity travel"
6 Einsätze (Katastrophen)
7 Hygienemängel
8 unzureichende medizin. Versorgung
10 Langzeitaufenthalte, wiederholte Reisen
(v) evtl. Impfpflicht beachten (s. Impfvorschriften)

- **Verfügbarkeit Tollwutimpfstoffe**: Moderne **Tollwutimpfstoffe** und **Immunglobulin** sind im Land **nicht verfügbar**. Eine komplette Grundimmunisierung sollte bei vorhersehbarem Risiko vor der Einreise durchgeführt werden.

Malaria			
• Saison	ganzjährig		
• Parasit	P. falciparum nahezu 100 %, Resistenzen Chloroquin, Sulfa/Pyrimethamin-Kombinationen		
• Epidemiologie / Vorbeugung	**Expositionsprophylaxe!**		
	Medikation (NST = Notfallselbsttherapie)	**regelm.**	**NST**
	hohes Risiko landesweit, auch in der Hauptstadt Maputo	AP, D*, M	Ø
	AP = Atovaquon/Proguanil (Malarone® u. a.), D = Doxycyclin, M = Mefloquin (Lariam®), Ø = keine In der Tabelle durch Komma getrennte Präparate sind als Alternativen zu verstehen. * Doxycyclin ist in Deutschland und in Österreich zur Malariaprophylaxe nicht zugelassen (s. Seite 490).		
Besondere Infektionsrisiken	(**Fettdruck** = für die **Beratung aller Reisenden** relevant)		
• oral	**Darminfektionen** **Hepatitis A** **Polio** **Typhus** **Cholera** 2023 massiver Ausbruch		
• arthropod	Filariose, lymphatische Küstenregion **Dengue** West-Nil-Fieber Chikungunya Zika Schlafkrankheit Provinzen Tete (W) und Niassa (NW) Pest Provinzen Niassa, Tete und Zambezia		
• aerogen	Meningokokken-Meningitis Tuberkulose COVID-19 Influenza RSV		
• diverse	**Schistosomiasis** **Hepatitis B, C** Venerische Infektionen HIV-Prävalenzen b. Erwachsenen 5–15 % Tollwut Mpox		
Sonstige Beratungsinhalte	(siehe **Checklisten etc. im Serviceteil**)		
• allgemein	Flugreise (Langstrecke) Klima, Hygiene Reiseapotheke Auslandskrankenversicherung		
Bemerkungen	**Medizinische Versorgung**: Landesweit ist mit erheblichen Engpässen bei der ärztlichen und medikamentösen Versorgung zu rechnen. Adäquate Ausstattung der **Reiseapotheke** (Zollbestimmungen beachten, Begleitattest ratsam, Muster im Serviceteil), **Auslandskrankenversicherung** mit Abdeckung des Rettungsrückflug-Risikos für Notfälle dringend empfohlen.		

Myanmar (Burma)

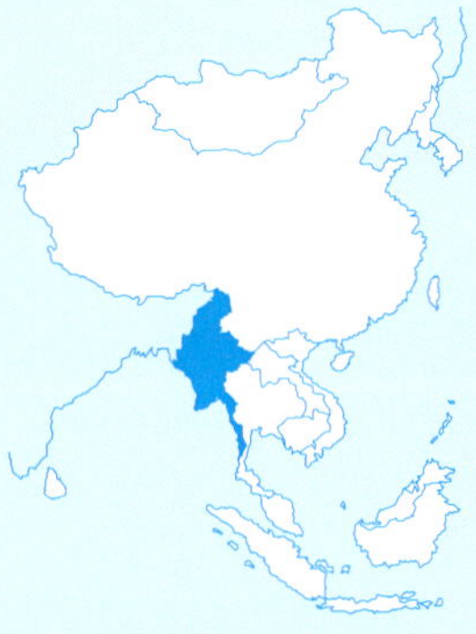

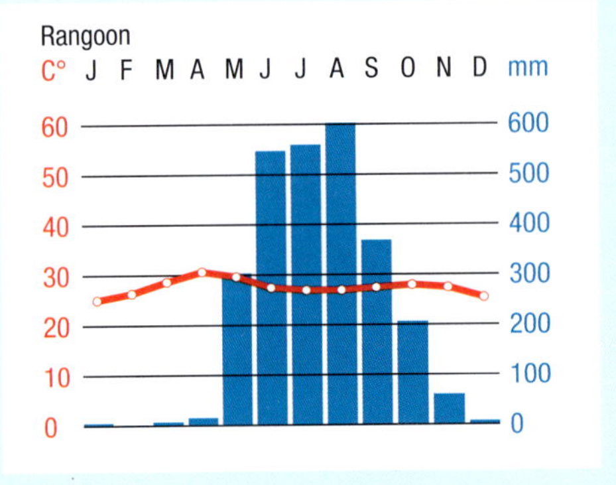

Detaillierte Informationen zur **medizinischen Infrastruktur** des Landes im aktuellen **CRM Handbuch Reisen mit Risiko**

Klima

Tropisches Monsunklima mit sommerlicher Regenzeit von Mitte Mai bis Mitte Oktober und kühlerer Trockenperiode von Dezember bis März; kurze heiße Zwischenzeiten; durchschnittliche Jahrestemperatur in Rangoon 27,5 °C, durchschnittliche April-Temperatur 30,5 °C, Januar-Temperatur 25 °C.

Zeitdifferenz (zu Mitteleuropäischer Zeit):

MEZ + 5:30 Std. (MESZ + 4:30 Std.)

Hilfe in Notfällen

Deutsche Botschaft
9 Bogyoke Aung San Museum Road
Bahan Township
Rangoon (Yangon)
Tel. (0095 1) 54 89-51bis -53

Österreichisches Honorarkonsulat
No. 99/D-1A, U Aung Kane Lane, Than Lwin Road, Bahan Townshipg
Rangoon (Yangon)

Zuständige Österreichische Botschaft: Thailand (Bangkok)

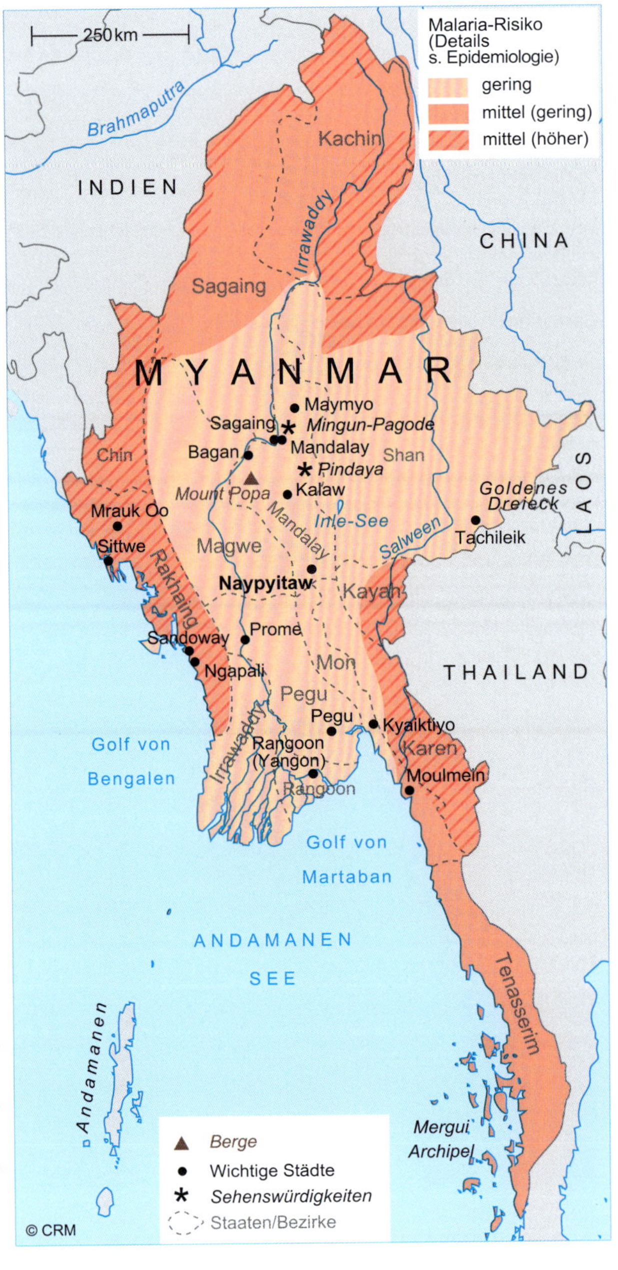

Impfvorschriften

- direkt: **keine**
- aus Infektionsgebieten: **Gelbfieber** (ausgenommen Kinder unter 1 Jahr)
  - Die Impfvorschrift gilt auch bei Einreise aus einem Land mit Gelbfieber-Risiko, das nur im **Transit** besucht wurde, wenn die **Aufenthaltszeit auf dem Flughafen mehr als 12 Stunden** betrug. Abweichend von der offiziellen Bestimmung kann der Impfnachweis auch bei kürzerem Transit-Aufenthalt verlangt werden.
  - Gemäß den geänderten International Health Regulations der WHO (am 11. Juli 2016 in Kraft getreten) ist die **Gelbfieber-Impfbescheinigung** nach einmaliger Impfung **lebenslang gültig**.
  - Ärztliche **Bescheinigungen zur Befreiung von der Gelbfieber-Impfung** („exemption certificate“, „waiver“) werden bei der Einreise **nicht anerkannt**.

Impfempfehlungen

Allgemein zu empfehlender Impfschutz überprüfen, ergänzen bzw. auffrischen

alle: Tetanus, Diphtherie, Polio, Pertussis, MMR, Influenza (saisonal)
Kinder/Jugendliche: Hib, Hepatitis B, Rotaviren, Varizellen, Meningokokken ACWY, Meningokokken B, HPV
ab 60. Lj./chron. Kranke: Pneumokokken, COVID-19, RSV; *ab 50. Lj.:* Herpes zoster

► **siehe auch vordere und hintere Umschlagklappe**

Weitere Impfungen	alle Reisenden	bei Risiko
Hepatitis A	●	
Hepatitis B		● 2, 5, 6, 8
Polio	●	
Tollwut		● 2, 4, 6, 8
Typhus	●	
Cholera		● 1, 5, 6, 7, 9
Jap. Enzephalitis		● 2, 3
Meningokokken ACWY		● 1, 5
Dengue	●	
Chikungunya		● 1, 10
Gelbfieber	(v)	

- ● Impfung empfohlen
- 1 aktuelle Ausbrüche
- 2 einfache Reisebedingungen
- 3 Exposition im Endemiegebiet
- 4 Tierkontakte
- 5 enge soziale Kontakte, v. a. „Charity travel“
- 6 Einsätze (Katastrophen)
- 7 Hygienemängel
- 8 unzureichende medizin. Versorgung
- 9 Schutz gegen Reisediarrhoe (ETEC) nur inaktivierter Impfstoff, Off-Label-Use
- 10 Langzeitaufenhtalte, wiederholte Reisen
- **(v)** evtl. Impfpflicht beachten (s. Impfvorschriften)

- Verfügbarkeit Tollwutimpfstoffe: Moderne **Tollwutimpfstoffe** und **Immunglobulin** sind im Land **nicht verfügbar**. Eine komplette Grundimmunisierung sollte bei vorhersehbarem Risiko vor der Einreise durchgeführt werden.

Malaria

Karte Malaria – Südostasien siehe Kartenanhang

- Saison: ganzjährig, verstärkt März – Dezember (Regenperioden)
- Parasit: P. falciparum 66 %,
  Resistenzen Chloroquin, Sulfa/Pyrimethamin-Kombinationen, Mefloquin (Osten), Artemisinine;
  P. vivax insgesamt etwa 34 %, herdförmig Resistenzen Chloroquin;
  P. knowlesi vereinzelt (Grenze zu China)
- Epidemiologie / Vorbeugung: **Expositionsprophylaxe!**

Medikation (NST = Notfallselbsttherapie)	regelm.	NST
Risiko in Gebieten unterhalb 1000 m		
mittleres Risiko (**höher** in der Regenzeit, **geringer** in der Trockenzeit) vor allem im SO (Karen, Kayah, Tenasserim), besonders im Grenzgebiet zu Thailand sowie im W (Grenzgebiete zu Bangladesh und Indien)	AP, D* oder Ø	Ø AP
geringes Risiko in den übrigen Landesteilen	Ø	AP
Höhenlagen > 1800 m sowie die Stadtgebiete von Yangon und Mandalay gelten als **malariafrei**	Ø	Ø

AP = Atovaquon/Proguanil (Malarone® u. a.), D = Doxycyclin, Ø = keine
In der Tabelle durch Komma getrennte Präparate sind als Alternativen zu verstehen.
* Doxycyclin ist in Deutschland und in Österreich zur Malariaprophylaxe nicht zugelassen (s. Seite 490).

Myanmar (Burma) (Forts.)

Besondere Infektionsrisiken	(**Fettdruck** = für die **Beratung aller Reisenden** relevant)
• oral	**Darminfektionen** **Hepatitis A, E** **Polio** **Typhus** Cholera
• arthropod	**Dengue** Chikungunya Zika Filariose, lymphatische Japanische Enzephalitis ländliche Gebiete Tsutsugamushi-Fieber Pest Distrikte Magway, Mandalay und Sagaing
• aerogen	Tuberkulose COVID-19 Influenza RSV
• diverse	**Hepatitis B** Venerische Infektionen **Tollwut** Milzbrand Melioidose Schistosomiasis
Sonstige Beratungsinhalte	(siehe **Checklisten etc. im Serviceteil**)
• allgemein	Flugreise (Langstrecke) Klima, Hygiene Gifttiere Reiseapotheke Auslandskrankenversicherung
Bemerkungen	**Medizinische Versorgung:** Außerhalb von Rangoon ist mit erheblichen Engpässen bei der ärztlichen und medikamentösen Versorgung zu rechnen. Adäquate Ausstattung der **Reiseapotheke** (Zollbestimmungen beachten, Begleitattest ratsam, Muster im Serviceteil), **Auslandskrankenversicherung** mit Abdeckung des Rettungsrückflug-Risikos für Notfälle dringend empfohlen.

Namibia

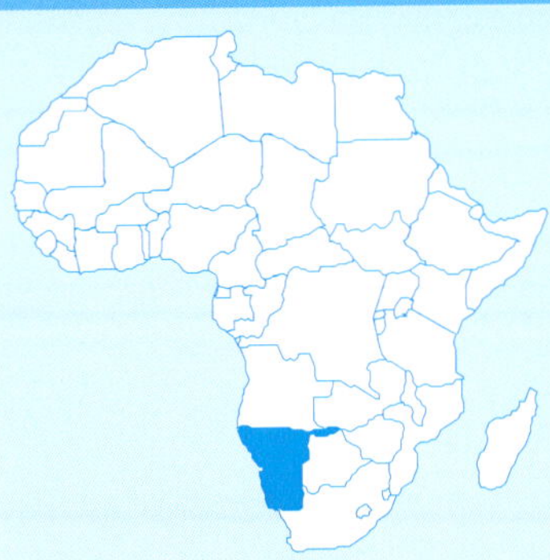

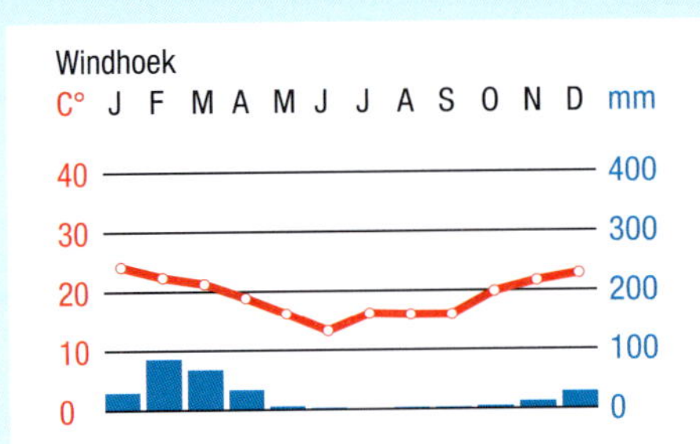

Klima

Subtropisch trockenes Klima; Küstenbereiche extrem niederschlagsarm, sonst tropischer Sommerregen (November bis April), von N nach S abnehmend; durchschnittliche Temperatur in Windhoek im Juni 13 °C, im Januar 24 °C.

Zeitdifferenz (zu Mitteleuropäischer Zeit):

MEZ +1 Std. Nov. bis März
MEZ −1 Std. April bis Aug.
MEZ ±0 Std. Sep./Okt.

Hilfe in Notfällen

Deutsche Botschaft
Sanlam Centre, 6th floor
Independance Avenue
Windhoek
Tel. (00264 61) 27 31-00, -33

Österreichisches Honorarkonsulat
Nr. 27 Hella Kuppe Street, Olympia;
P.O. Box 1050
Windhoek
Tel. (00264 61) 145 00 95

Zuständige Österreichische Botschaft:
Südafrika (Pretoria)

Detaillierte Informationen zur **medizinischen Infrastruktur** des Landes im aktuellen **CRM Handbuch Reisen mit Risiko**

Impfvorschriften	
• direkt	**keine**
• aus Infektionsgebieten	**Gelbfieber** (ausgenommen Kinder unter 9 Monaten) • Die Impfvorschrift gilt auch bei Einreise aus einem Land mit Gelbfieber-Risiko, das nur im **Transit** besucht wurde, wenn die **Aufenthaltszeit auf dem Flughafen mehr als 12 Stunden** betrug. Abweichend von der offiziellen Bestimmung kann der Impfnachweis auch bei kürzerem Transit-Aufenthalt verlangt werden. • Gemäß den geänderten International Health Regulations der WHO (am 11. Juli 2016 in Kraft getreten) ist die **Gelbfieber-Impfbescheinigung** nach einmaliger Impfung **lebenslang gültig.** Es ist möglich, dass abweichend von der offiziellen Regelung bei Einreise ein Impfnachweis verlangt wird, der nicht älter als 10 Jahre ist. • Ärztliche **Bescheinigungen zur Befreiung von der Gelbfieber-Impfung** („exemption certificate", „waiver") werden bei der Einreise anerkannt.
• Abweichungen	Ein gültiger **Gelbfieber**-Impfnachweis kann auch bei Einreise aus Sambia verlangt werden.
Impfempfehlungen	**Allgemein zu empfehlender Impfschutz** überprüfen, ergänzen bzw. auffrischen *alle:* Tetanus, Diphtherie, Polio, Pertussis, MMR, Influenza (saisonal) *Kinder/Jugendliche:* Hib, Hepatitis B, Rotaviren, Varizellen, Meningokokken ACWY, Meningokokken B, HPV *ab 60. Lj./chron. Kranke:* Pneumokokken, COVID-19, RSV; *ab 50. Lj.:* Herpes zoster ▸ **siehe auch vordere und hintere Umschlagklappe**

Weitere Impfungen	alle Reisenden	bei Risiko
Hepatitis A	●	
Hepatitis B		● 2, 5, 6, 8
Tollwut		● 2, 4, 6, 8
Typhus	●	
Cholera		● 1, 5, 6, 7, 9
Meningokokken ACWY		● 1, 5
Gelbfieber	(v)	

● Impfung empfohlen
1 aktuelle Ausbrüche
2 einfache Reisebedingungen
3 Exposition im Endemiegebiet
4 Tierkontakte
5 enge soziale Kontakte, v. a. „Charity travel"
6 Einsätze (Katastrophen)
7 Hygienemängel
8 unzureichende medizin. Versorgung
9 Schutz gegen Reisediarrhoe (ETEC) nur inaktivierter Impfstoff, Off-Label-Use
(v) evtl. Impfpflicht beachten (s. Impfvorschriften)

• Verfügbarkeit Tollwutimpfstoffe	Moderne **Tollwutimpfstoffe** und **Immunglobulin** sind **zuverlässig nur in Windhoek, Lüderitz und Walfishbay** verfügbar. Eine komplette Grundimmunisierung sollte bei vorhersehbarem Risiko vor der Einreise durchgeführt werden.
Malaria	**Karte Malaria – Südliches Afrika** siehe Kartenanhang
• Saison	ganzjährig entlang des Okawango und Kunene, November – Juni im übrigen N und NO des Landes
• Parasit	P. falciparum nahezu 100 %, Resistenzen Chloroquin, Sulfa/Pyrimethamin-Kombinationen

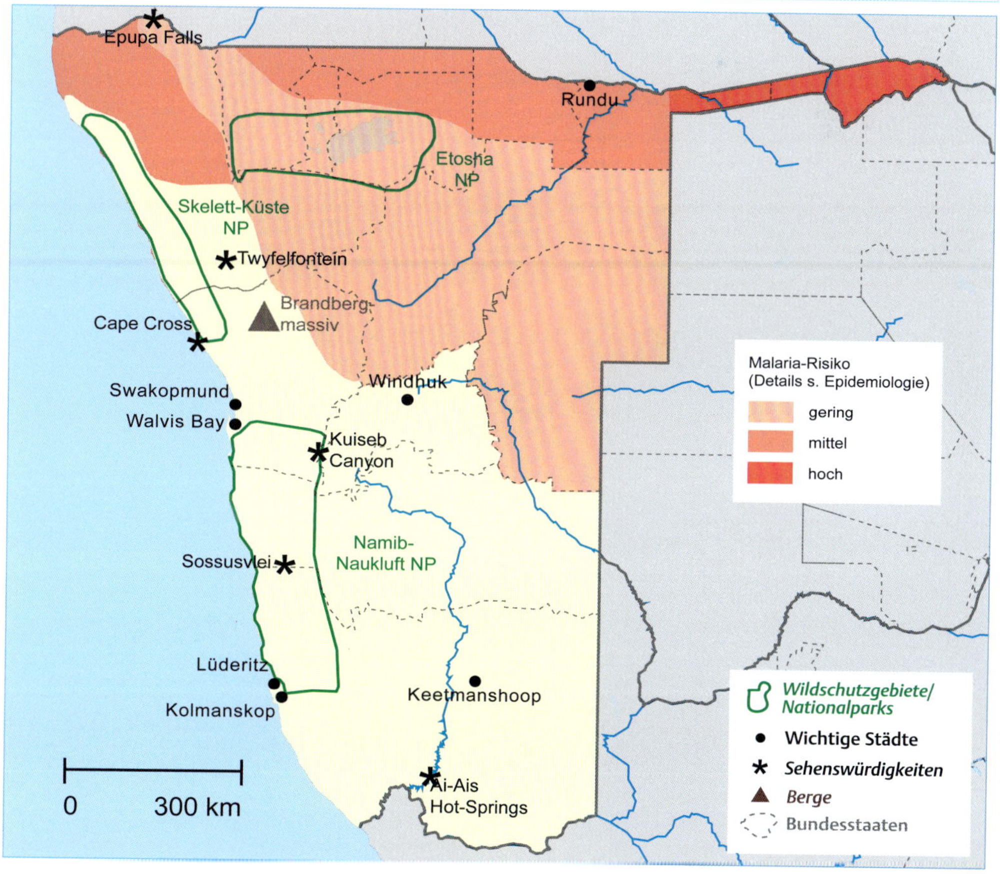

Namibia (Forts.)

• Epidemiologie / Vorbeugung	**Expositionsprophylaxe!**		
	Medikation (NST = Notfallselbsttherapie)	**regelm.**	**NST**
	hohes Risiko ganzjährig im äußersten NO, vor allem im Caprivi-Streifen (Sambesi Region)	AP, D*, M	Ø
	mittleres Risiko (**höher** in der Regenzeit, **geringer** in der Trockenzeit) im N, NW und NO	AP, D*, M oder Ø	Ø AP, DP, AL
	geringes Risiko in den westlich und südlich anschließenden Landesteilen, nach S auslaufend	Ø	AP, DP, AL
	kein Risiko in den übrigen Landesteilen	Ø	Ø
	AL = Artemether/Lumefantrin (Riamet®), AP = Atovaquon/Proguanil (Malarone® u. a.), D = Doxycyclin, DP = Dihydroartemisinin/Piperaquin (Eurartesim®), M = Mefloquin (Lariam®), Ø = keine In der Tabelle durch Komma getrennte Präparate sind als Alternativen zu verstehen. * Doxycyclin ist in Deutschland und in Österreich zur Malariaprophylaxe nicht zugelassen (s. Seite 490).		
Besondere Infektionsrisiken	(**Fettdruck** = für die **Beratung aller Reisenden** relevant)		
• oral	**Darminfektionen** **Hepatitis A, E** **Typhus** Cholera lokale Ausbrüche während der Regenzeit bes. im N Brucellose		
• arthropod	Leishmaniase, kutane mittlere Küstenregion Krim-Kongo hämorrhagisches Fieber Rift Valley-Fieber Schlafkrankheit Übetragung im N (Caprivi-Streifen bzw. Sambesi Region) sporadisch möglich Pest Naturherd in der Ohangwena-Region (N) Zeckenbissfieber		
• aerogen	Meningokokken-Meningitis regelmäßige Ausbrüche in Windhoek Tuberkulose COVID-19 Influenza RSV		
• diverse	**Schistosomiasis** vorw. Okavango und Caprivi-Streifen (Sambesi Region) **Hepatitis B, C** Venerische Infektionen HIV-Prävalenzen b. Erwachsenen > 15 % **Tollwut** Milzbrand		
Sonstige Beratungsinhalte	(siehe **Checklisten etc. im Serviceteil**)		
• allgemein	Flugreise (Langstrecke) Klima, Hygiene Reiseapotheke Auslandskrankenversicherung		

Nauru

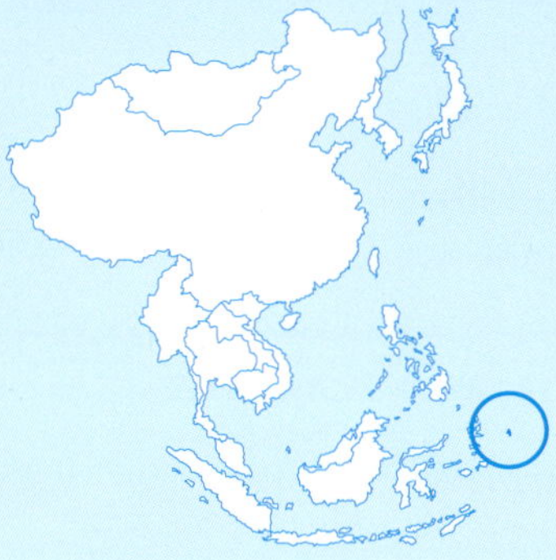

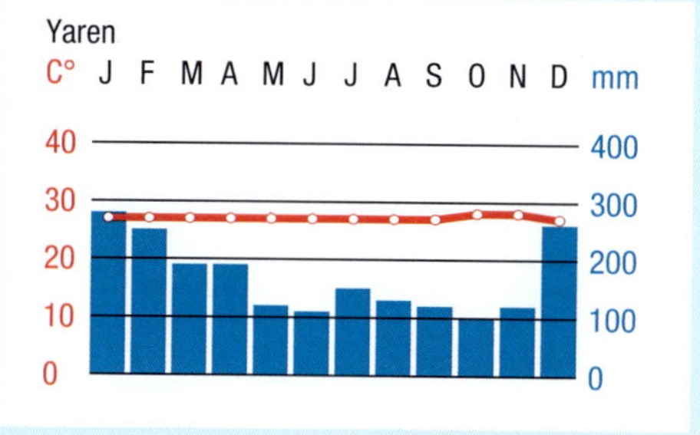

Klima

Tropisches Klima mit schwankenden Niederschlagsmengen, Hauptniederschläge von November bis Februar; Temperaturen ganzjährig um 28 °C bei hoher Luftfeuchtigkeit.

Zeitdifferenz (zu Mitteleuropäischer Zeit):

MEZ +11 Std. (MESZ +10 Std.)

Hilfe in Notfällen

Deutsches Honorarkonsulat
Ijaeow Lodge, Meneng District
Tel. (00674) 557 7464

Zuständige Deutsche Botschaft:
Australien (Canberra)

Zuständige Österreichische Botschaft:
Australien (Canberra)

Impfvorschriften: **keine**

Impfempfehlungen

Allgemein zu empfehlender Impfschutz überprüfen, ergänzen bzw. auffrischen

alle: Tetanus, Diphtherie, Polio, Pertussis, MMR, Influenza (saisonal)
Kinder/Jugendliche: Hib, Hepatitis B, Rotaviren, Varizellen, Meningokokken ACWY, Meningokokken B, HPV
ab 60. Lj./chron. Kranke: Pneumokokken, COVID-19, RSV; *ab 50. Lj.:* Herpes zoster
► **siehe auch vordere und hintere Umschlagklappe**

Weitere Impfungen	alle Reisenden	bei Risiko
Hepatitis A	●	
Hepatitis B		● 2, 5, 6, 8
Cholera		● 9
Dengue	●	
Chikungunya		● 1, 10

● Impfung empfohlen
1 aktuelle Ausbrüche
2 einfache Reisebedingungen
3 Exposition im Endemiegebiet
4 Tierkontakte
5 enge soziale Kontakte, v. a. „Charity travel"
6 Einsätze (Katastrophen)
7 Hygienemängel
8 unzureichende medizin. Versorgung
9 Schutz gegen Reisediarrhoe (ETEC) nur inaktivierter Impfstoff, Off-Label-Use
10 Langzeitaufenhtalte, wiederholte Reisen

- Verfügbarkeit Tollwutimpfstoffe: Moderne **Tollwutimpfstoffe** und **Immunglobulin** sind im Land **nicht verfügbar**. Das Tollwutrisiko wird als sehr gering eingeschätzt. Eine Grundimmunisierung vor der Reise ist nur in Ausnahmefällen notwendig.

Malaria: **keine**

Besondere Infektionsrisiken

(**Fettdruck** = für die **Beratung aller Reisenden** relevant)

- oral: **Darminfektionen**, **Hepatitis A**
- arthropod: **Dengue**, Chikungunya
- aerogen: COVID-19, Influenza, RSV
- diverse: Hepatitis B, Venerische Infektionen, Tollwut sehr geringes Risiko

Sonstige Beratungsinhalte

(siehe **Checklisten etc. im Serviceteil**)

- allgemein: Flugreise (Langstrecke), Klima, Hygiene, Reiseapotheke, Auslandskrankenversicherung
- bei Bedarf: Tauchen

Nepal

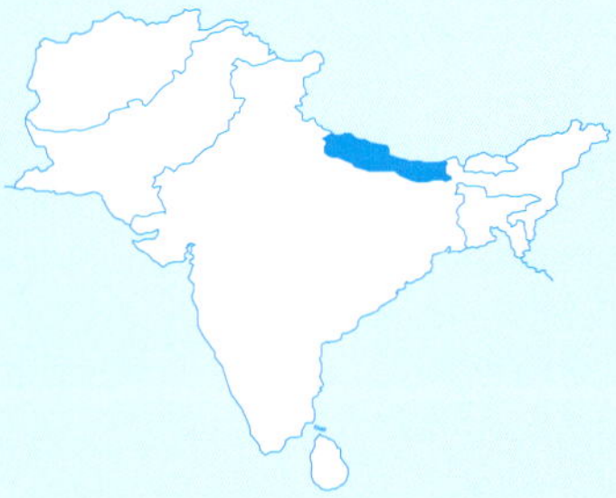

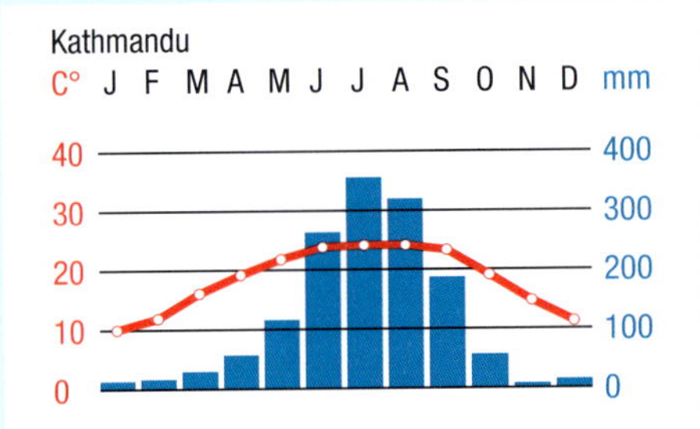

Detaillierte Informationen zur **medizinischen Infrastruktur** des Landes im aktuellen **CRM Handbuch Reisen mit Risiko**

Klima

Im südlichen Tiefland tropisches Monsunklima mit ausgeprägten Sommerregen (Mai bis Oktober), im Norden trockener; durchschnittliche Temperatur in Kathmandu im Januar 10 °C, im Juli 24 °C.

Zeitdifferenz (zu Mitteleuropäischer Zeit):

MEZ + 4:45 Std. (MESZ + 3:45 Std.)

Hilfe in Notfällen

Deutsche Botschaft
Gyaneshwar
Kathmandu
Tel. (00977 1) 4 41 27 86, 4 41 65 27

Österreichisches Honorarkonsulat
22, Manakamana Marg, Nagpokhari, Naxal
Kathmandu
Tel. (00977 1) 45 34 69 02 16

Zuständige Österreichische Botschaft:
Indien (New Delhi)

Impfvorschriften

- direkt: **keine**
- aus Infektionsgebieten:

Gelbfieber (ausgenommen Kinder unter 9 Monaten)

- Die Impfvorschrift gilt auch bei Einreise aus einem Land mit Gelbfieber-Risiko, das nur im **Transit** besucht wurde, wenn die **Aufenthaltszeit auf dem Flughafen mehr als 12 Stunden** betrug. Abweichend von der offiziellen Bestimmung kann der Impfnachweis auch bei kürzerem Transit-Aufenthalt verlangt werden.
- Gemäß den geänderten International Health Regulations der WHO (am 11. Juli 2016 in Kraft getreten) ist die **Gelbfieber-Impfbescheinigung** nach einmaliger Impfung **lebenslang gültig.** Es ist möglich, dass abweichend von der offiziellen Regelung bei Einreise ein Impfnachweis verlangt wird, der nicht älter als 10 Jahre ist.
- Ärztliche **Bescheinigungen zur Befreiung von der Gelbfieber-Impfung** („exemption certificate", „waiver") werden bei der Einreise anerkannt.

Polio bei Einreise aus Afghanistan, Ägypten, Äthiopien, Benin, Burkina Faso, Côte d'Ivoire, Gambia, Guinea, Guinea-Bissau, Iran, Jemen, Kamerun, Kenia, Republik Kongo, Dem. Republik Kongo, Liberia, Madagaskar, Mali, Mauretanien, Niger, Nigeria, Pakistan, Senegal, Sierra Leone, Somalia, Südsudan, Sudan, Tadschikistan, Tschad Uganda, Ukraine, Zentralafrikanische Republik. .

Impfempfehlungen

Allgemein zu empfehlender Impfschutz überprüfen, ergänzen bzw. auffrischen

alle: Tetanus, Diphtherie, Polio, Pertussis, MMR, Influenza (saisonal)
Kinder/Jugendliche: Hib, Hepatitis B, Rotaviren, Varizellen, Meningokokken ACWY, Meningokokken B, HPV
ab 60. Lj./chron. Kranke: Pneumokokken, COVID-19, RSV; *ab 50. Lj.:* Herpes zoster

► **siehe auch vordere und hintere Umschlagklappe**

Weitere Impfungen	alle Reisenden	bei Risiko
Hepatitis A	●	
Hepatitis B		● 2, 5, 6, 8
Polio	(v)	
Tollwut		● 2, 4, 6, 8
Typhus	●	
Cholera		● 1, 5, 6, 7, 9
Jap. Enzephalitis		● 2, 3
Meningokokken ACWY		● 1, 5
Dengue		● 3
Chikungunya		● 1, 3, 10
Gelbfieber	(v)	

● Impfung empfohlen
1 aktuelle Ausbrüche
2 einfache Reisebedingungen
3 Exposition im Endemiegebiet
4 Tierkontakte
5 enge soziale Kontakte, v. a. „Charity travel"
6 Einsätze (Katastrophen)
7 Hygienemängel
8 unzureichende medizin. Versorgung
9 Schutz gegen Reisediarrhoe (ETEC) nur inaktivierter Impfstoff, Off-Label-Use
10 Langzeitaufenhtalte, wiederholte Reisen
(v) evtl. Impfpflicht beachten (s. Impfvorschriften)

- Verfügbarkeit Tollwutimpfstoffe: Moderne **Tollwutimpfstoffe** und **Immunglobulin** sind **in Kathmandu** und **Pokara verfügbar**. Eine komplette Grundimmunisierung sollte bei vorhersehbarem Risiko vor der Einreise durchgeführt werden.

Malaria

Karte Malaria – Indischer Subkontinent siehe Kartenanhang

- Saison: ganzjährig
Hauptübertragungszeit Mai – Oktober, Gipfel Juni – August

• Parasit	P. falciparum 22 %, Resistenzen Chloroquin, Sulfa/Pyrimethamin-Kombinationen; P. vivax 78 % über 75 % Rückgang der Fallzahlen seit 2000, 2015 noch 647 Fälle		
• Epidemiologie / Vorbeugung	**Expositionsprophylaxe!**		
	Medikation (NST = Notfallselbsttherapie)	**regelm.**	**NST**
	geringes Risiko (höher in der Regenzeit, geringer in der Trockenzeit) im südlichen Tiefland (Terai Distrikte), besonders im Regenwaldgürtel entlang der indischen Grenze mit den Nationalparks Chitwan und Bardia sowie im Kathmandu-Tal **minimales Risiko** in den nach N ansteigenden Tälern des Himalaya auslaufend	Ø	AP, DP, AL
	als **malariafrei** gelten Höhenlagen über 1800 m	Ø	Ø
	AL = Artemether/Lumefantrin (Riamet®), AP = Atovaquon/Proguanil (Malarone® u. a.), DP = Dihydroartemisinin/Piperaquin (Eurartesim®), Ø = keine In der Tabelle durch Komma getrennte Präparate sind als Alternativen zu verstehen.		
Besondere Infektionsrisiken	(**Fettdruck** = für die **Beratung aller Reisenden** relevant)		
• oral	**Darminfektionen** **Hepatitis A, E** **Typhus** Cholera		
• arthropod	**Dengue** Tiefland im Süden (Terai), mittlere Landesteile bis 1.500 m Höhe einschließlich Kathmandutal Chikungunya Tiefland im Süden (Terai) und mittlere Landesteile bis 1.500 m Höhe Leishmaniase, viszerale Tiefland Filariose, lymphatische Japanische Enzephalitis vorw. Reisanbaugebiete im Süden (Terai), auch höher gelegene Gebiete einschließlich Kathmandu-Tal Tsutsugamushi-Fieber		
• aerogen	Tuberkulose COVID-19 Influenza RSV		
• diverse	**Tollwut** **Hepatitis B** Venerische Infektionen		
Sonstige Beratungsinhalte	(siehe **Checklisten etc. im Serviceteil**)		
• allgemein	Flugreise (Langstrecke) Hygiene Reiseapotheke Auslandskrankenversicherung		
• bei Bedarf	Aufenthalt in großen Höhen		

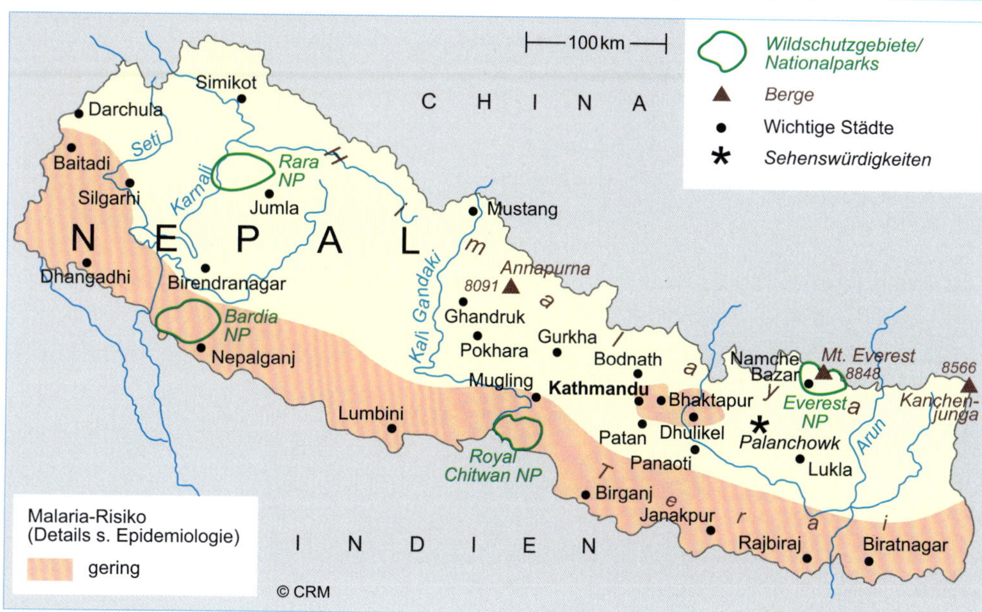

Neukaledonien (zu Frankreich)

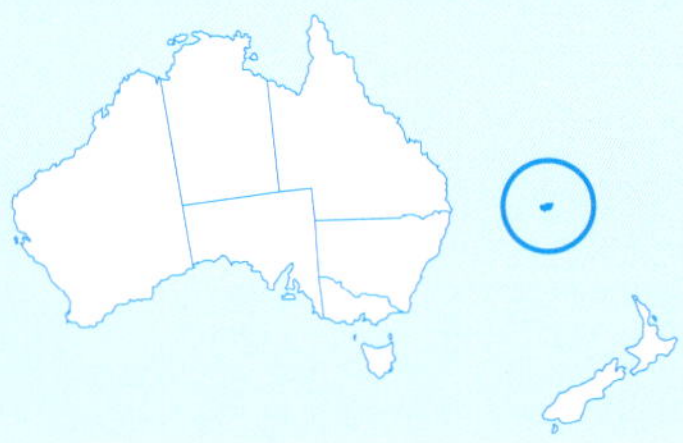

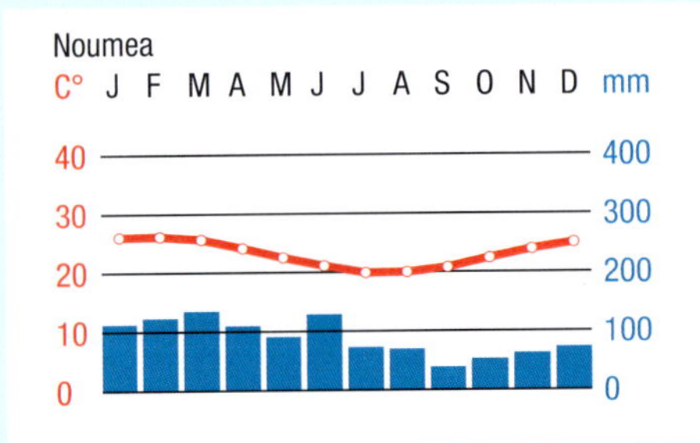

Klima

Subtropisches Klima; warme Jahreszeit von November bis März, kühle Jahreszeit April bis Oktober; Hauptniederschläge Dezember bis Mai.

Zeitdifferenz (zu Mitteleuropäischer Zeit):

MEZ +10 Std. (MESZ +9 Std.)

Wallis und Futuna
MEZ +11 Std. (MESZ +10 Std.)

Hilfe in Notfällen

Deutsches Honorarkonsulat
344 rue Ohlen, PK 4
Nouméa
Tel. (00687) 41 00 20

Zuständige Deutsche Botschaft:
Frankreich (Paris)

Derzeit keine Österreichische Vertretung (Österreichische Staatsbürger können im Notfall die Hilfe der diplomatischen bzw. konsularischen Vertretung Deutschlands oder eines anderen EU-Mitgliedsstaates in Anspruch nehmen)

Zuständige Österreichische Botschaft:
Frankreich (Paris)

Impfvorschriften

- direkt: **keine**
- aus Infektionsgebieten: **Gelbfieber** (ausgenommen Kinder unter 1 Jahr)
  - Die Impfvorschrift gilt auch bei Einreise aus einem Land mit Gelbfieber-Risiko, das nur im **Transit** besucht wurde, wenn die **Aufenthaltszeit auf dem Flughafen mehr als 12 Stunden** betrug. Abweichend von der offiziellen Bestimmung kann der Impfnachweis auch bei kürzerem Transit-Aufenthalt verlangt werden.
  - Gemäß den geänderten International Health Regulations der WHO (am 11. Juli 2016 in Kraft getreten) ist die **Gelbfieber-Impfbescheinigung** nach einmaliger Impfung **lebenslang gültig.** Es ist möglich, dass abweichend von der offiziellen Regelung bei Einreise ein Impfnachweis verlangt wird, der nicht älter als 10 Jahre ist.
  - Über die Anerkennung ärztlicher **Bescheinigungen zur Befreiung von der Gelbfieber-Impfung** („exemption certificate", „waiver") liegen **aktuell keine zuverlässigen Informationen** vor.

Impfempfehlungen

Allgemein zu empfehlender Impfschutz überprüfen, ergänzen bzw. auffrischen

alle: Tetanus, Diphtherie, Polio, Pertussis, MMR, Influenza (saisonal)
Kinder/Jugendliche: Hib, Hepatitis B, Rotaviren, Varizellen, Meningokokken ACWY, Meningokokken B, HPV
ab 60. Lj./chron. Kranke: Pneumokokken, COVID-19, RSV; *ab 50. Lj.:* Herpes zoster

► **siehe auch vordere und hintere Umschlagklappe**

Weitere Impfungen	alle Reisenden	bei Risiko
Hepatitis A	●	
Hepatitis B		● 2, 5, 6, 8
Cholera		● 9
Gelbfieber	(v)	
Dengue	●	
Chikungunya		● 1, 10

● Impfung empfohlen
1 aktuelle Ausbrüche
2 einfache Reisebedingungen
3 Exposition im Endemiegebiet
4 Tierkontakte
5 enge soziale Kontakte, v. a. „Charity travel"
6 Einsätze (Katastrophen)
7 Hygienemängel
8 unzureichende medizin. Versorgung
9 Schutz gegen Reisediarrhoe (ETEC) nur inaktivierter Impfstoff, Off-Label-Use
10 Langzeitaufenthalte, wiederholte Reisen
(v) evtl. Impfpflicht beachten (s. Impfvorschriften)

- Verfügbarkeit Tollwutimpfstoffe: Moderne **Tollwutimpfstoffe** und **Immunglobulin** sind im Land **nicht verfügbar**. Das Tollwutrisiko ist minimal. Eine Grundimmunisierung vor der Reise ist nur in Ausnahmefällen notwendig.

Malaria

keine

Besondere Infektionsrisiken

(**Fettdruck** = für die **Beratung aller Reisenden** relevant)

- oral:
  Darminfektionen
  Hepatitis A
- arthropod:
  Filariose, lymphatische
  Dengue
  Chikungunya
  Zika
  Ross-River-Fieber

• aerogen	COVID-19 Influenza RSV
• diverse	Hepatitis B Venerische Infektionen Leptospirose Melioidose Tollwut sehr geringes Risiko
Sonstige Beratungsinhalte	(siehe **Checklisten etc. im Serviceteil**)
• allgemein	Flugreise (Langstrecke) Klima, Hygiene Reiseapotheke Auslandskrankenversicherung
• bei Bedarf	Tauchen
Bemerkungen	**UV-Strahlung:** Auf der südlichen Halbkugel muss wegen des „Ozonlochs“ vor allem während der dortigen Sommermonate mit einer verstärkten Sonneneinstrahlung gerechnet werden. Gefährdet sind insbesondere helle Hauttypen. Schutzmaßnahmen beachten. **Ciguatera-Fischvergiftung:** Saisonales Risiko bei Verzehr von größeren Raubfischen (auch gegart). Örtliche Warnhinweise beachten!

Neuseeland

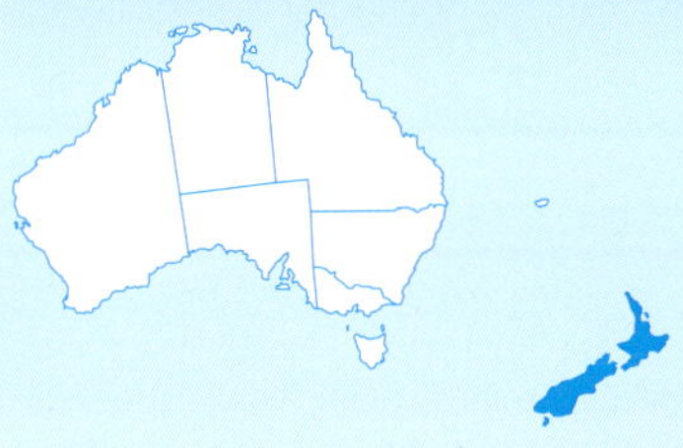

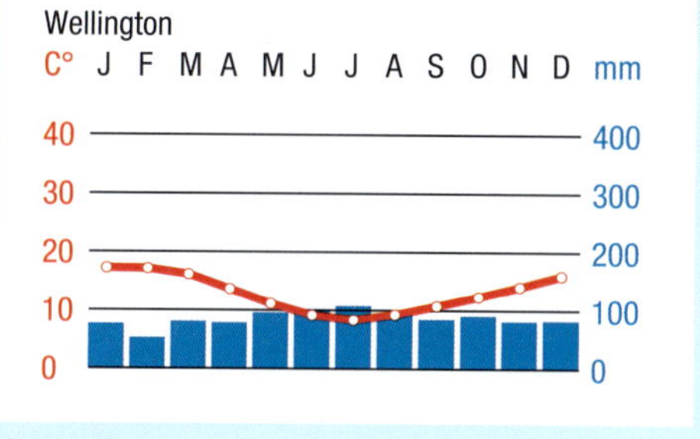

Klima

Norden der Nordinsel subtropisch mit sehr milden Wintern und relativ warmen Sommern; im Südteil der Nordinsel sowie auf der gesamten Südinsel gemäßigtes Klima mit nach Süden hin immer weiter abnehmenden Temperaturen; relativ gleichmäßige Niederschlagsverteilung über das Jahr, Hauptregenfälle von Juni bis August; durchschnittliche Temperatur in Wellington (Südspitze der Nordinsel) im Juli 8,4 °C, im Januar 17,3 °C.

Zeitdifferenz (zu Mitteleuropäischer Zeit):

MEZ + 12 Std. Anfang Nov. bis Ende März
MEZ + 10 Std. Ende März bis Ende Sept.
MEZ + 11 Std. Oktober

Hilfe in Notfällen

Deutsche Botschaft
90–92, Hobson Street
Wellington
Tel. (0064 4) 4 73 60 63

Österreichisches Honorarkonsulat
Level 4, 75 Ghuznee Street
Wellington
Tel. (0064 4) 5 40 30 00
Zuständige Österreichische Botschaft:
Australien (Canberra)

Detaillierte Informationen zur **medizinischen Infrastruktur** des Landes im aktuellen **CRM Handbuch Reisen mit Risiko**

Impfvorschriften	**keine**

Impfempfehlungen

Allgemein zu empfehlender Impfschutz überprüfen, ergänzen bzw. auffrischen

alle: Tetanus, Diphtherie, Polio, Pertussis, MMR, Influenza (saisonal)
Kinder/Jugendliche: Hib, Hepatitis B, Rotaviren, Varizellen, Meningokokken ACWY, Meningokokken B, HPV
ab 60. Lj./chron. Kranke: Pneumokokken, COVID-19, RSV; *ab 50. Lj.:* Herpes zoster
► **siehe auch vordere und hintere Umschlagklappe**

Weitere Impfungen	alle Reisenden	bei Risiko
Hepatitis A		● 1, 2, 6, 7
Hepatitis B		● 2, 5, 6, 8
Meningokokken ACWY		(v) s. Bemerkungen
Meningokokken B		● 1, 5 (bis. 25. Lj.)

● Impfung empfohlen
1 aktuelle Ausbrüche
2 einfache Reisebedingungen
3 Exposition im Endemiegebiet
4 Tierkontakte
5 enge soziale Kontakte, v. a. „Charity travel“
6 Einsätze (Katastrophen)
7 Hygienemängel
8 unzureichende medizin. Versorgung
(v) evtl. Impfpflicht beachten

• Verfügbarkeit Tollwutimpfstoffe	Moderne **Tollwutimpfstoffe** und **Immunglobulin** sind im Land **verfügbar**. Neuseeland ist frei von Tollwut, eine Infektion ist im Land nicht möglich.
Malaria	**keine**

Neuseeland (Forts.)

Besondere Infektionsrisiken	(**Fettdruck** = für die **Beratung aller Reisenden** relevant)
• oral	Hepatitis A
• arthropod	Fleckfieber, Floh- (murines) — Nordinsel, ländliche Gebiete
• aerogen	COVID-19 Influenza RSV
• diverse	Hepatitis B
Sonstige Beratungsinhalte	(siehe **Checklisten etc. im Serviceteil**)
• allgemein	Flugreise (Langstrecke) Hygiene Reiseapotheke Auslandskrankenversicherung
• bei Bedarf	Tauchen Gesundheitszeugnis (Arbeits-/Langzeitaufenthalt)
Bemerkungen	**UV-Strahlung:** Auf der südlichen Halbkugel muss wegen des „Ozonlochs" vor allem während der dortigen Sommermonate mit einer verstärkten Sonneneinstrahlung gerechnet werden. Gefährdet sind insbesondere helle Hauttypen. Schutzmaßnahmen beachten. Die **Meningitis-Impfung Typ C und/oder Typ B** kann von einigen Schulen/Universitäten für Schüler/Studenten verlangt werden. In diesem Fall sind die tetravalente Konjugatimpfung (Serotypen ACWY) und die MenB-Impfung zu empfehlen. **Medikamente**, die Ephedrin oder Pseudoephedrin (schleimhautabschwellende Präparate zum Einsatz bei Rhinitis) enthalten, fallen wegen der Missbrauchsmöglichkeit in Neuseeland unter eine spezielle Verordnungspflicht. Reisenden, die diese Medikamente benötigen, wird empfohlen, nur die tatsächlich für den Aufenthalt benötigte Menge dieser Mittel und ein ärztliches Attest über den persönlichen Bedarf bei der Einreise mitzuführen (Muster siehe Anhang).

Nicaragua

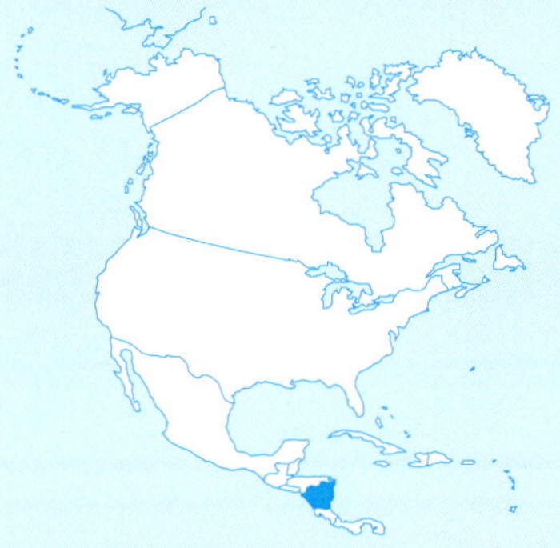

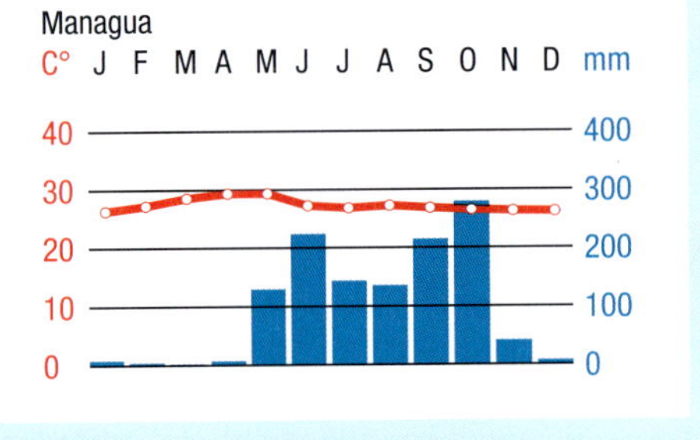

Klima

Tropisch-feuchtheißes Klima, im Osten immerfeucht, im Westen (Pazifikseite) wechselfeucht mit Regenzeit von Mai bis Oktober; durchschnittliche Temperature in Managua zwischen 26 und 29 °C, im Gebirge deutlich kühler.

Zeitdifferenz (zu Mitteleuropäischer Zeit):

MEZ −7 Std. (MESZ −8 Std.)

Hilfe in Notfällen

Deutsche Botschaft
Apartado Postal 29
Managua
Tel. (00505) 22 55 69-20, -21, -22

Zuständige Österreichische Botschaft:
Mexiko (Mexico City)

Impfvorschriften	
• direkt	**keine**
• aus Infektionsgebieten	**Gelbfieber** (ausgenommen Kinder unter 1 Jahr) • Gemäß den geänderten International Health Regulations der WHO (am 11. Juli 2016 in Kraft getreten) ist die **Gelbfieber-Impfbescheinigung** nach einmaliger Impfung **lebenslang gültig.** Es ist möglich, dass abweichend von der offiziellen Regelung bei Einreise ein Impfnachweis verlangt wird, der nicht älter als 10 Jahre ist. • Über die Anerkennung ärztlicher **Bescheinigungen zur Befreiung von der Gelbfieber-Impfung** („exemption certificate", „waiver") liegen **aktuell keine zuverlässigen Informationen** vor.
• Abweichung	Abweichend von den offiziellen Bestimmungen sind nur Kinder unter 9 Monaten von der Impfvorschrift ausgenommen.

Impfempfehlungen

Allgemein zu empfehlender Impfschutz überprüfen, ergänzen bzw. auffrischen

alle: Tetanus, Diphtherie, Polio, Pertussis, MMR, Influenza (saisonal)
Kinder/Jugendliche: Hib, Hepatitis B, Rotaviren, Varizellen, Meningokokken ACWY, Meningokokken B, HPV
ab 60. Lj./chron. Kranke: Pneumokokken, COVID-19, RSV; *ab 50. Lj.:* Herpes zoster

► **siehe auch vordere und hintere Umschlagklappe**

Weitere Impfungen	alle Reisenden	bei Risiko
Hepatitis A	●	
Hepatitis B		● 2, 5, 6, 8
Tollwut		● 2, 4, 6, 8
Typhus		● 1, 2, 5, 6, 7
Cholera		● 9
Meningokokken ACWY		● 1, 5
Dengue	●	
Chikungunya	●	
Gelbfieber	(v)	

● Impfung empfohlen
1 aktuelle Ausbrüche
2 einfache Reisebedingungen
3 Exposition im Endemiegebiet
4 Tierkontakte
5 enge soziale Kontakte, v. a. „Charity travel"
6 Einsätze (Katastrophen)
7 Hygienemängel
8 unzureichende medizin. Versorgung
9 Schutz gegen Reisediarrhoe (ETEC) nur inaktivierter Impfstoff, Off-Label-Use
(v) evtl. Impfpflicht beachten (s. Impfvorschriften)

- Verfügbarkeit Tollwutimpfstoffe

Moderne **Tollwutimpfstoffe** und **Immunglobulin** sind im Land **nicht verfügbar**. Eine komplette Grundimmunisierung sollte bei vorhersehbarem Risiko vor der Einreise durchgeführt werden.

Malaria

- Saison: ganzjährig, vorwiegend Juni – November (Regenzeit)
- Parasit: P. vivax 83 %; P. falciparum 17 %, Resistenzen keine
- Epidemiologie / Vorbeugung: Seit 2016 Anstieg der Fallzahlen, 2021 23.323 Fälle

Expositionsprophylaxe!

Medikation (NST = Notfallselbsttherapie)	regelm.	NST
mittleres Risiko im nordöstlichen Tiefland auf der Atlantikseite (am höchsten an der Grenze zu Honduras)	Ø	AP, DP, AL
geringes Risiko in einigen Gebieten im NW, NO, O und SO	Ø	AP, DP, AL
malariafrei sind die übrigen Landesteile, Managua und die Zentren der großen Städte	Ø	Ø

AL = Artemether/Lumefantrin (Riamet®), AP = Atovaquon/Proguanil (Malarone® u. a.), DP = Dihydroartemisinin/Piperaquin (Eurartesim®), Ø = keine
In der Tabelle durch Komma getrennte Präparate sind als Alternativen zu verstehen.

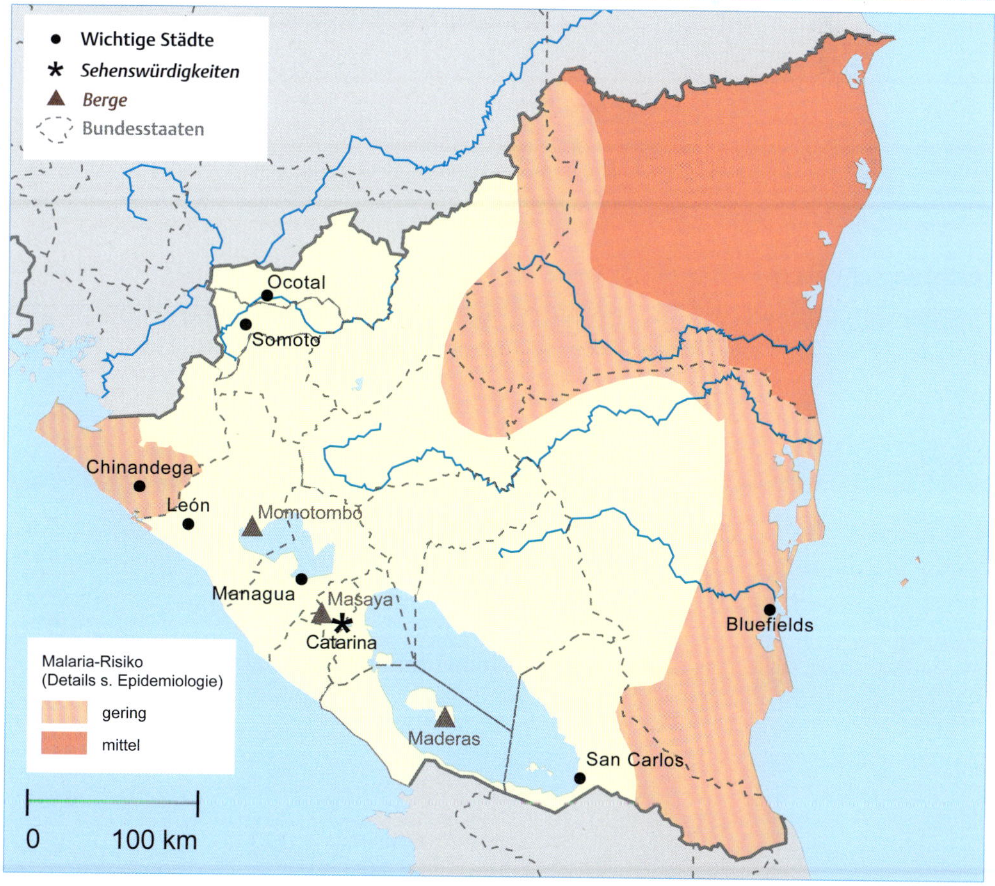

Nicaragua (Forts.)

Besondere Infektionsrisiken	(**Fettdruck** = für die **Beratung aller Reisenden** relevant)
• oral	**Darminfektionen** **Hepatitis A**, E Typhus
• arthropod	**Dengue** **Chikungunya** Zika Leishmaniase, kutane + mukokutane + viszerale Chagas-Krankheit ländliche Gebiete in der Pazifikregion
• aerogen	Histoplasmose Tuberkulose COVID-19 Influenza RSV
• diverse	**Hepatitis B** Venerische Infektionen Leptospirose Tollwut
Sonstige Beratungsinhalte	(siehe **Checklisten etc. im Serviceteil**)
• allgemein	Flugreise (Langstrecke) Klima, Hygiene Reiseapotheke Auslandskrankenversicherung
• bei Bedarf	Tauchen

Niederlande

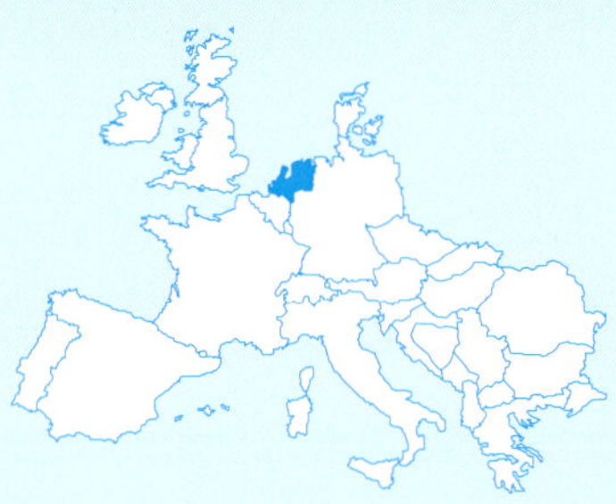

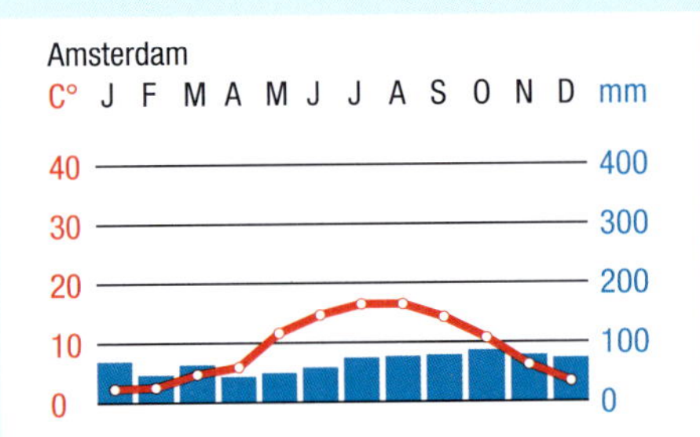

Klima

Gemäßigtes Seeklima mit kühlen Sommern und milden Wintern; duchschnittliche Temperatur in Amsterdam im Januar 2,4 °C, im Juli 16,5 °C.

Zeitdifferenz (zu Mitteleuropäischer Zeit):
ganzjährig keine

Hilfe in Notfällen

Deutsche Botschaft
Groot Hertoginnelaan 18–20,
Den Haag
Tel. (0031 70) 3 42 06 00

Österreichische Botschaft
van Alkemadelaan 342
Den Haag
Tel. (0031 70) 3 24 54 70

Impfvorschriften: **keine**

Impfempfehlungen

Allgemein zu empfehlender Impfschutz überprüfen, ergänzen bzw. auffrischen

alle: Tetanus, Diphtherie, Polio, Pertussis, MMR, Influenza (saisonal)
Kinder/Jugendliche: Hib, Hepatitis B, Rotaviren, Varizellen, Meningokokken ACWY, Meningokokken B, HPV
ab 60. Lj./chron. Kranke: Pneumokokken, COVID-19, RSV; *ab 50. Lj.:* Herpes zoster
▸ **siehe auch vordere und hintere Umschlagklappe**

Weitere Impfungen	**alle Reisenden**	**bei Risiko**
Hepatitis B		● 2, 5, 6
FSME		● 2, 3
Meningokokken ACWY		**(v)** s. Bemerkungen
Meningokokken B		● 1, 5 (bis 25. Lj.)

● Impfung empfohlen
1 aktuelle Ausbrüche
2 einfache Reisebedingungen
3 Exposition im Endemiegebiet
4 Tierkontakte
5 enge soziale Kontakte, v. a. „Charity travel"
6 Einsätze (Katastrophen)
(v) evtl. Impfpflicht beachten

• Verfügbarkeit Tollwutimpfstoffe	Moderne **Tollwutimpfstoffe** und **Immunglobulin** sind im Land **verfügbar**.
Malaria	**keine**

Besondere Infektionsrisiken	(**Fettdruck** = für die **Beratung aller Reisenden** relevant)
• arthropod	Borreliose April – Oktober FSME April – Oktober, vereinzelte autochthone Infektionen seit 2016 West-Nil-Fieber erste autochthone Infektion im Raum Utrecht (2020)
• aerogen	Q-Fieber COVID-19 Influenza RSV
• diverse	Hepatitis B Tollwut z. Zt. geringes Risiko nur durch Fledermäuse
Sonstige Beratungsinhalte	(siehe **Checklisten etc. im Serviceteil**)
• allgemein	Auslandskrankenversicherung
Bemerkungen	Die **Meningitis-Impfung Typ C** gehört in diesem Land für bestimmte Altersgruppen (in der Regel Kinder und Jugendliche) zum allgemeinen Impfprogramm. Nach den geltenden Empfehlungen der STIKO wird die Meningitis-Impfung dadurch zur Reiseimpfung für „Schüler/Studenten vor Langzeitaufenthalten in Ländern mit empfohlener allgemeiner Impfung für Jugendliche oder selektiver Impfung für Schüler/Studenten entsprechend den Empfehlungen der Zielländer". In diesem Fall sind die tetravalente Konjugatimpfung (Serotypen ACWY) und die MenB-Impfung zu empfehlen.

Niederländische Karibikinseln s. ABC-Inseln, Saba, Sint Eustatius oder Sint Maarten

Niger

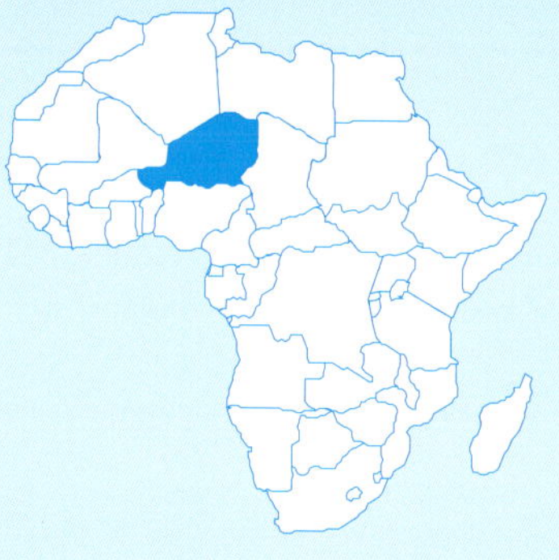

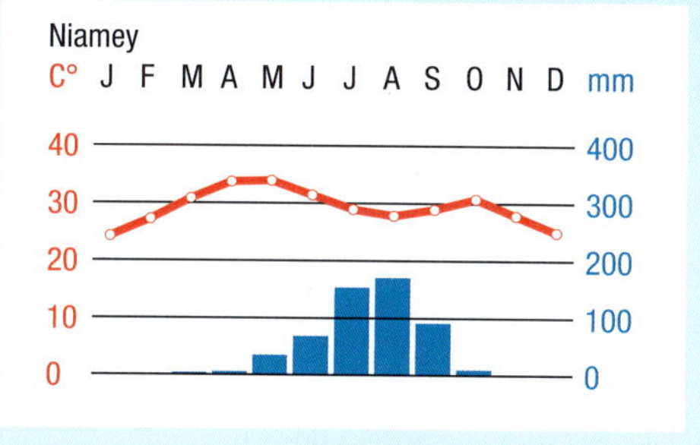

Klima

Im Norden (Saharabereich) Wüstenklima, im Süden wechselfeuchtes Tropenklima mit Sommerregen (hauptsächlich August); durchschnittliche Temperatur in Niamey im Januar 24,3 °C, im Mai 34 °C.

Zeitdifferenz (zu Mitteleuropäischer Zeit):

MEZ ±0 Std. (MESZ – 1 Std.)

Hilfe in Notfällen

Deutsche Botschaft
Avenue du Général de Gaulle
Niamey
Tel. (002 27) 20 72 35 10

Österreichisches Honorarkonsulat
468, Avenue des Zarmakoy
Niamey
Tel. (002 27) 20 75 55 83, 20 75 50 91

Zuständige Österreichische Botschaft:
Algerien (Algier)

Impfvorschriften	**Gelbfieber** (ausgenommen Kinder unter 9 Monaten) • Gemäß den geänderten International Health Regulations der WHO (am 11. Juli 2016 in Kraft getreten) ist die **Gelbfieber-Impfbescheinigung** nach einmaliger Impfung **lebenslang gültig.** Es ist möglich, dass abweichend von der offiziellen Regelung bei Einreise ein Impfnachweis verlangt wird, der nicht älter als 10 Jahre ist. • Ärztliche **Bescheinigungen zur Befreiung von der Gelbfieber-Impfung** („exemption certificate", „waiver") werden bei der Einreise **nicht anerkannt**.
• Ausreise	Entsprechend Vorgaben der WHO sollten Einheimische und alle Reisenden, die sich länger als 4 Wochen im Land aufgehalten haben, bei der Ausreise eine Impfung gegen **Polio** vorweisen können. Die Impfung sollte zwischen 4 Wochen und einem Jahr vor der Abreise erfolgen und in einem international gültigen Impfausweis dokumentiert sein. Ausreise: **Meningokokken ACWY** für Hajj- und Umra-Pilger.

Niger (Forts.)

Impfempfehlungen

Allgemein zu empfehlender Impfschutz überprüfen, ergänzen bzw. auffrischen

alle: Tetanus, Diphtherie, Polio, Pertussis, MMR, Influenza (saisonal)
Kinder/Jugendliche: Hib, Hepatitis B, Rotaviren, Varizellen, Meningokokken ACWY, Meningokokken B, HPV
ab 60. Lj./chron. Kranke: Pneumokokken, COVID-19, RSV; *ab 50. Lj.:* Herpes zoster

► **siehe auch vordere und hintere Umschlagklappe**

Weitere Impfungen	alle Reisenden	bei Risiko
Hepatitis A	●	
Hepatitis B		● 2, 5, 6, 8
Polio	● (v)	
Tollwut		● 2, 4, 6, 8
Typhus	●	
Cholera		● 1, 5, 6, 7, 9
Meningokokken ACWY	●	
Dengue	●	
Chikungunya		● 1, 10
Gelbfieber	●* v	
Mpox		● 1, 2, 5, 10

- ● Impfung empfohlen
- 1 aktuelle Ausbrüche
- 2 einfache Reisebedingungen
- 3 Exposition im Endemiegebiet
- 4 Tierkontakte
- 5 enge soziale Kontakte, v. a. „Charity travel"
- 6 Einsätze (Katastrophen)
- 7 Hygienemängel
- 8 unzureichende medizin. Versorgung
- 9 Schutz gegen Reisediarrhoe (ETEC) nur inaktivierter Impfstoff, Off-Label-Use
- 10 Langzeitaufenhtalte, wiederholte Reisen
- **v** Impfung vorgeschrieben (s. Impfvorschriften)
- **(v)** evtl. Impfpflicht beachten (s. Impfvorschriften)

* Landesteile südlich der Sahara

- Verfügbarkeit Tollwutimpfstoffe: Moderne **Tollwutimpfstoffe** und **Immunglobulin** sind im Land **nicht verfügbar**. Eine komplette Grundimmunisierung sollte bei vorhersehbarem Risiko vor der Einreise durchgeführt werden.

Malaria

- Saison: ganzjährig
- Parasit: P. falciparum nahezu 100 %, Resistenzen Chloroquin
- Epidemiologie / Vorbeugung: **Expositionsprophylaxe!**

Medikation (NST = Notfallselbsttherapie)	regelm.	NST
hohes Risiko im gesamten S und entlang des Niger	AP, D*, M	Ø
geringes bis kein Risiko im N	Ø	AP, DP, AL

AL = Artemether/Lumefantrin (Riamet®), AP = Atovaquon/Proguanil (Malarone® u. a.), D = Doxycyclin, DP = Dihydroartemisinin/Piperaquin (Eurartesim®), M = Mefloquin (Lariam®), Ø = keine
In der Tabelle durch Komma getrennte Präparate sind als Alternativen zu verstehen.
* Doxycyclin ist in Deutschland und in Österreich zur Malariaprophylaxe nicht zugelassen (s. Seite 490).

Besondere Infektionsrisiken

(**Fettdruck** = für die **Beratung aller Reisenden** relevant)

- oral
  - **Darminfektionen**
  - **Hepatitis A**
  - **Polio**
  - **Typhus**
  - Cholera
  - Brucellose
- arthropod
  - Leishmaniase, viszerale sporadisch im N
  - Leishmaniase, kutane sporadisch im S
  - Filariose, lymphatische vorw. im S
  - Gelbfieber südlich 15° N
  - **Dengue**
  - Chikungunya
  - Krim-Kongo hämorrhagisches Fieber
  - Schlafkrankheit Übertragung im S sporadisch möglich
- aerogen
  - **Meningokokken-Meningitis**
  - Tuberkulose
  - COVID-19
  - Influenza
  - RSV
- diverse
  - **Schistosomiasis** vorwiegend in den südlichen Landesteilen
  - **Hepatitis B**, C
  - Venerische Infektionen
  - Tollwut
  - Mpox

Sonstige Beratungsinhalte	(siehe **Checklisten etc. im Serviceteil**)
• allgemein	Flugreise (Langstrecke) Klima, Hygiene Reiseapotheke Auslandskrankenversicherung
Bemerkungen	**Medizinische Versorgung:** Landesweit ist mit erheblichen Engpässen bei der ärztlichen und medikamentösen Versorgung zu rechnen. Adäquate Ausstattung der **Reiseapotheke** (Zollbestimmungen beachten, Begleitattest ratsam, Muster im Serviceteil), **Auslandskrankenversicherung** mit Abdeckung des Rettungsrückflug-Risikos für Notfälle dringend empfohlen.

Nigeria

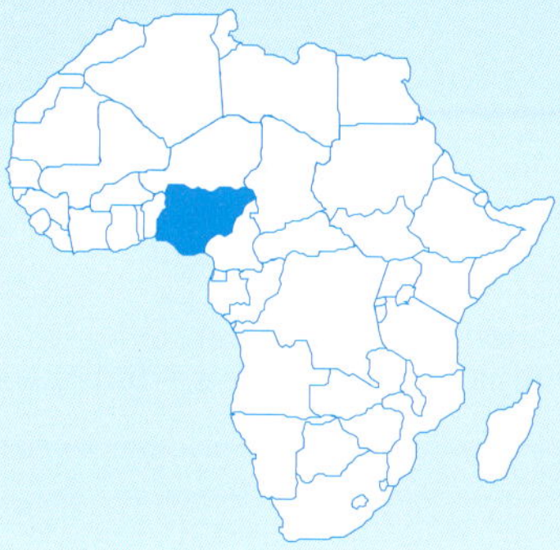

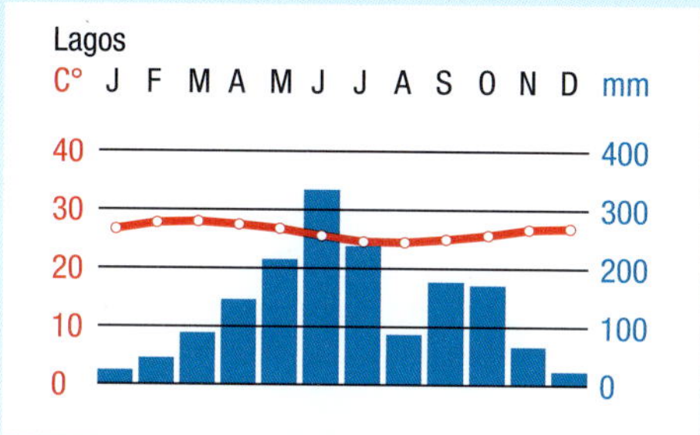

Detaillierte Informationen zur **medizinischen Infrastruktur** des Landes im aktuellen **CRM Handbuch Reisen mit Risiko**

Klima

Tropisch-wechselfeuchtes Klima mit nach Norden hin abnehmenden Niederschlägen; Regenzeit im feuchtheißen Süden von April bis November, im Norden von Mai bis Oktober; an der Küste (Lagos) ganzjährig mittlere Temperatur um 27 °C bei sehr hoher Luftfeuchtigkeit, im Norden größere Temperaturunterschiede.

Zeitdifferenz (zu Mitteleuropäischer Zeit):

MEZ ±0 Std. (MESZ −1 Std.)

Hilfe in Notfällen

Deutsche Botschaft
9 Lake Maracaibo Close, Maitama
Abuja
Tel. (00234 9) 2 20 80-10, -11

Österreichische Botschaft
Plot 9, Usuma Street, Maitama
Abuja
Tel. (00234 9) 2 91 54 65

Impfvorschriften	
• direkt	**keine**
• aus Infektionsgebieten	**Gelbfieber** (ausgenommen Kinder unter 9 Monaten) • Die Impfvorschrift gilt auch bei Einreise aus einem Land mit Gelbfieber-Risiko, das nur im **Transit** besucht wurde, d. h. ohne Verlassen des Flughafens. • Gemäß den geänderten International Health Regulations der WHO (am 11. Juli 2016 in Kraft getreten) ist die **Gelbfieber-Impfbescheinigung** nach einmaliger Impfung **lebenslang gültig.** Es ist möglich, dass abweichend von der offiziellen Regelung bei Einreise ein Impfnachweis verlangt wird, der nicht älter als 10 Jahre ist. • Ärztliche **Bescheinigungen zur Befreiung von der Gelbfieber-Impfung** („exemption certificate", „waiver") werden bei der Einreise **nicht anerkannt.**
• Ausreise	Entsprechend Vorgaben der WHO sollten Einheimische und alle Reisenden, die sich länger als 4 Wochen im Land aufgehalten haben, bei der Ausreise eine Impfung gegen Polio vorweisen. Die Impfung muss zwischen 4 Wochen und einem Jahr vor der Abreise erfolgen und in einem international gültigen Impfausweis dokumentiert sein.
• Abweichungen	Bei Einreise aus Europa kann es vorkommen, dass auch der Nachweis einer Impfung gegen **Gelbfieber**, **Meningokokken**, **Cholera** und **Polio** verlangt wird. Für beruflich Reisende wird bereits bei der Beantragung des Business-Visums der Nachweis einer gültigen **Gelbfieber**-Impfung verlangt.

Nigeria (Forts.)

Impfempfehlungen

Allgemein zu empfehlender Impfschutz überprüfen, ergänzen bzw. auffrischen

alle: Tetanus, Diphtherie, Polio, Pertussis, MMR, Influenza (saisonal)
Kinder/Jugendliche: Hib, Hepatitis B, Rotaviren, Varizellen, Meningokokken ACWY, Meningokokken B, HPV
ab 60. Lj./chron. Kranke: Pneumokokken, COVID-19, RSV; *ab 50. Lj.:* Herpes zoster

▸ **siehe auch vordere und hintere Umschlagklappe**

Weitere Impfungen	alle Reisenden	bei Risiko
Hepatitis A	●	
Hepatitis B		● 2, 5, 6, 8
Polio	● (v)	
Tollwut		● 2, 4, 6, 8
Typhus	●	
Cholera	(v)	● 1, 5, 6, 7, 9
Meningokokken ACWY	● (v)	
Dengue	●	
Chikungunya		● 1, 10
Gelbfieber	● (v)	
Mpox		● 1, 2, 5, 10

- ● Impfung empfohlen
- 1 aktuelle Ausbrüche
- 2 einfache Reisebedingungen
- 3 Exposition im Endemiegebiet
- 4 Tierkontakte
- 5 enge soziale Kontakte, v. a. „Charity travel"
- 6 Einsätze (Katastrophen)
- 7 Hygienemängel
- 8 unzureichende medizin. Versorgung
- 9 Schutz gegen Reisediarrhoe (ETEC) nur inaktivierter Impfstoff, Off-Label-Use
- 10 Langzeitaufenhtalte, wiederholte Reisen
- **v** Impfung vorgeschrieben (s. Impfvorschriften)
- **(v)** evtl. Impfpflicht beachten (s. Impfvorschriften)

- Verfügbarkeit Tollwutimpfstoffe: Moderne **Tollwutimpfstoffe** und **Immunglobulin** sind im Land **nicht verfügbar**. Eine komplette Grundimmunisierung sollte bei vorhersehbarem Risiko vor der Einreise durchgeführt werden.

Malaria

- Saison: ganzjährig
- Parasit: P. falciparum nahezu 100 %, Resistenzen Chloroquin, Sulfa/Pyrimethamin-Kombinationen
- Epidemiologie / Vorbeugung: **Expositionsprophylaxe!**

Medikation (NST = Notfallselbsttherapie)	**regelm.**	**NST**
hohes Risiko landesweit	AP, D*, M	Ø

AP = Atovaquon/Proguanil (Malarone® u. a.), D = Doxycyclin, M = Mefloquin (Lariam®), Ø = keine
In der Tabelle durch Komma getrennte Präparate sind als Alternativen zu verstehen.
* Doxycyclin ist in Deutschland und in Österreich zur Malariaprophylaxe nicht zugelassen (s. Seite 490).

Besondere Infektionsrisiken

(**Fettdruck** = für die **Beratung aller Reisenden** relevant)

- oral
  - **Darminfektionen**
  - **Hepatitis A**, E
  - **Polio**
  - **Typhus**
  - Cholera
  - Paragonimiasis vorw. im SO
- arthropod
  - Leishmaniase, viszerale + kutane sporadisch im N
  - Filariose, lymphatische + Loa + Onchozerkose
  - Gelbfieber
  - **Dengue**
  - Chikungunya
  - Zika
  - Rückfallfieber, Zecken-
  - Borreliose
  - Krim-Kongo hämorrhagisches Fieber
  - West-Nil-Fieber
  - Fleckfieber, Floh- (murines)
  - Schlafkrankheit Übertragung landesweit möglich, vorw. im Delta-Staat (S)
- aerogen
  - **Meningokokken-Meningitis**
  - Tuberkulose
  - COVID-19
  - Influenza
  - RSV
- diverse
  - **Schistosomiasis**
  - **Hepatitis B, C**
  - Venerische Infektionen HIV-Prävalenzen b. Erwachsenen 5–15 %
  - Tollwut
  - **Lassa-Fieber**
  - Mpox
  - Vogelgrippe

Sonstige Beratungsinhalte	(siehe **Checklisten etc. im Serviceteil**)
• allgemein	Flugreise (Langstrecke) Klima, Hygiene Reiseapotheke Auslandskrankenversicherung
• bei Bedarf	Gesundheitszeugnis (Arbeits-/Langzeitaufenthalt)
Bemerkungen	Seit dem 11. August 2024 muss bei der Einreise eine **Gesundheitsbestätigung (Health Declaration Form)** vorgelegt werden, diese kann online ausgefüllt und abgeschickt werden (https://healthapp.ncdc.gov.ng/). Dies sollte nach Möglichkeit bereits vor dem Abflug erfolgen, um eine zügige Einreise nach Nigeria zu ermöglichen. **Medizinische Versorgung:** Landesweit ist mit erheblichen Engpässen bei der Versorgung mit Medikamenten, Verbandsstoffen sowie medizinischen Instrumenten und Hilfsmitteln zu rechnen. Adäquate Ausstattung der **Reiseapotheke** (Zollbestimmungen beachten, Begleitattest ratsam, Muster im Serviceteil), **Auslandskrankenversicherung** mit Abdeckung des Rettungsrückflug-Risikos für Notfälle dringend empfohlen.

Niue (zu Neuseeland)

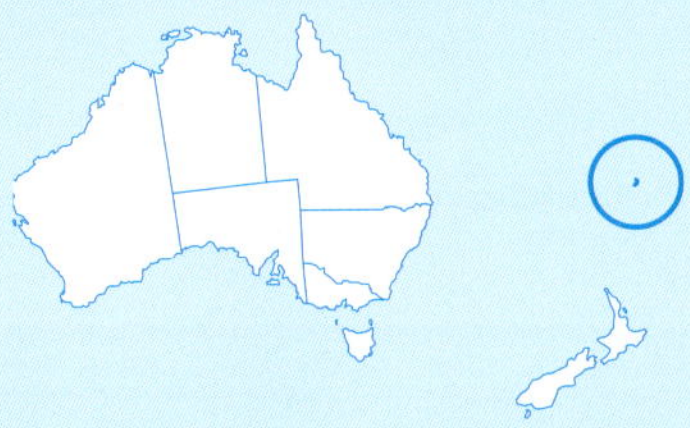

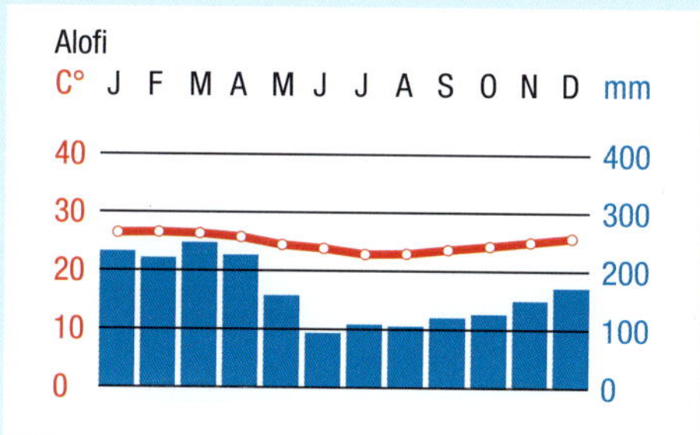

Klima

Tropisch-feuchtes Klima mit Hauptniederschlägen von Dezember bis April und einer trockeneren, kühleren Zeit zwischen Mai und November; mittlere Jahrestemperatur um 24 °C.

Zeitdifferenz (zu Mitteleuropäischer Zeit):

MEZ −12 Std. (MESZ −13 Std.)

Hilfe in Notfällen

Zuständige Deutsche Botschaft:
Neuseeland (Wellington)

Österreichisches Honorarkonsulat
19, Joyce Crescent, Ilam
Christchurch/Neuseeland
Tel. (0064 3) 3 51 53 79

Zuständige Österreichische Botschaft:
Australien (Canberra)

Impfvorschriften	
• direkt	**keine**
• aus Infektionsgebieten	**Gelbfieber** (ausgenommen Kinder unter 9 Monaten) • Gemäß den geänderten International Health Regulations der WHO (am 11. Juli 2016 in Kraft getreten) ist die **Gelbfieber-Impfbescheinigung** nach einmaliger Impfung **lebenslang gültig.** Es ist möglich, dass abweichend von der offiziellen Regelung bei Einreise ein Impfnachweis verlangt wird, der nicht älter als 10 Jahre ist. • Über die Anerkennung ärztlicher **Bescheinigungen zur Befreiung von der Gelbfieber-Impfung** („exemption certificate", „waiver") liegen **aktuell keine zuverlässigen Informationen** vor.

Impfempfehlungen

Allgemein zu empfehlender Impfschutz überprüfen, ergänzen bzw. auffrischen

alle: Tetanus, Diphtherie, Polio, Pertussis, MMR, Influenza (saisonal)
Kinder/Jugendliche: Hib, Hepatitis B, Rotaviren, Varizellen, Meningokokken ACWY, Meningokokken B, HPV
ab 60. Lj./chron. Kranke: Pneumokokken, COVID-19, RSV; *ab 50. Lj.:* Herpes zoster
▸ **siehe auch vordere und hintere Umschlagklappe**

Weitere Impfungen	**alle Reisenden**	**bei Risiko**
Hepatitis A	●	
Hepatitis B		● 2, 5, 6, 8
Cholera		● 9
Dengue	●	
Chikungunya		● 1, 10
Gelbfieber	(v)	

● Impfung empfohlen
1 aktuelle Ausbrüche
2 einfache Reisebedingungen
3 Exposition im Endemiegebiet
4 Tierkontakte
5 enge soziale Kontakte, v. a. „Charity travel"
6 Einsätze (Katastrophen)
7 Hygienemängel
8 unzureichende medizin. Versorgung
9 Schutz gegen Reisediarrhoe (ETEC) nur inaktivierter Impfstoff, Off-Label-Use
10 Langzeitaufenhtalte, wiederholte Reisen
(v) evtl. Impfpflicht beachten (s. Impfvorschriften)

• Verfügbarkeit Tollwutimpfstoffe	Moderne **Tollwutimpfstoffe** und **Immunglobulin** sind im Land **nicht sicher** verfügbar (widersprüchliche Informationen). Das Tollwutrisiko wird als sehr gering eingeschätzt. Eine Grundimmunisierung vor der Reise ist nur in Ausnahmefällen notwendig.
Malaria	**keine**

Niue (Forts.)

Besondere Infektionsrisiken	(**Fettdruck** = für die **Beratung aller Reisenden** relevant)
• oral	**Darminfektionen** **Hepatitis A**
• arthropod	**Dengue** November – April Chikungunya selten Filariose, lymphatische
• aerogen	COVID-19 Influenza RSV
• diverse	Hepatitis B Venerische Infektionen Tollwut sehr geringes Risiko
Sonstige Beratungsinhalte	(siehe **Checklisten etc. im Serviceteil**)
• allgemein	Flugreise (Langstrecke) Klima, Hygiene Reiseapotheke Auslandskrankenversicherung
• bei Bedarf	Tauchen
Bemerkungen	**Ciguatera-Fischvergiftung:** Saisonales Risiko bei Verzehr von größeren Raubfischen (auch gegart). Örtliche Warnhinweise beachten!

Nord Marianen (zu USA)

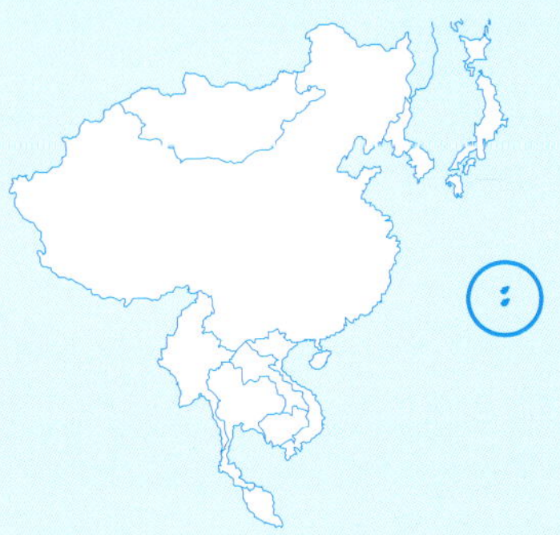

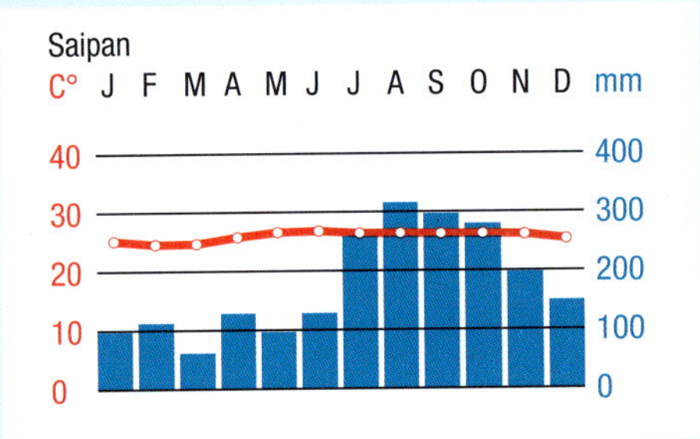

Zeitdifferenz (zu Mitteleuropäischer Zeit):

MEZ + 9 Std. (MESZ + 8 Std.)

Hilfe in Notfällen

Zuständige Deutsche Botschaft:
Philippinen (Manila)

Zuständige Österreichische Botschaft:
USA (Washington D.C.)

Klima

Tropisches Klima mit trockenerer Periode von Dezember bis Juni und feuchterer Zeit zwischen Juli und November; geringe Schwankungen der Durchschnittstemperaturen im Tages- und Jahresverlauf.

Impfvorschriften	**keine**
Impfempfehlungen	**Allgemein zu empfehlender Impfschutz** überprüfen, ergänzen bzw. auffrischen *alle:* Tetanus, Diphtherie, Polio, Pertussis, MMR, Influenza (saisonal) *Kinder/Jugendliche:* Hib, Hepatitis B, Rotaviren, Varizellen, Meningokokken ACWY, Meningokokken B, HPV *ab 60. Lj./chron. Kranke:* Pneumokokken, COVID-19, RSV; *ab 50. Lj.:* Herpes zoster ► **siehe auch vordere und hintere Umschlagklappe**

Weitere Impfungen	alle Reisenden	bei Risiko
Hepatitis A	●	
Hepatitis B		● 2, 5, 6, 8
Cholera		● 9
Dengue	●	
Chikungunya		● 1, 10

● Impfung empfohlen
1 aktuelle Ausbrüche
2 einfache Reisebedingungen
3 Exposition im Endemiegebiet
4 Tierkontakte
5 enge soziale Kontakte, v. a. „Charity travel"
6 Einsätze (Katastrophen)
7 Hygienemängel
8 unzureichende medizin. Versorgung
9 Schutz gegen Reisediarrhoe (ETEC) nur inaktivierter Impfstoff, Off-Label-Use
10 Langzeitaufenthalte, wiederholte Reisen

• Verfügbarkeit Tollwutimpfstoffe	Moderne **Tollwutimpfstoffe** und **Immunglobulin** sind im Land **nicht sicher** verfügbar (widersprüchliche Informationen). Das Tollwutrisiko wird als sehr gering eingeschätzt. Eine Grundimmunisierung vor der Reise ist nur in Ausnahmefällen notwendig.

Malaria	**keine**
Besondere Infektionsrisiken	(**Fettdruck** = für die **Beratung aller Reisenden** relevant)
• oral	**Darminfektionen** **Hepatitis A**
• arthropod	**Dengue** Chikungunya selten
• aerogen	COVID-19 Influenza RSV
• diverse	Hepatitis B Venerische Infektionen Tollwut sehr geringes Risiko
Sonstige Beratungsinhalte	(siehe **Checklisten etc. im Serviceteil**)
• allgemein	Flugreise (Langstrecke) Klima, Hygiene Reiseapotheke Auslandskrankenversicherung
• bei Bedarf	Tauchen

Nordmazedonien

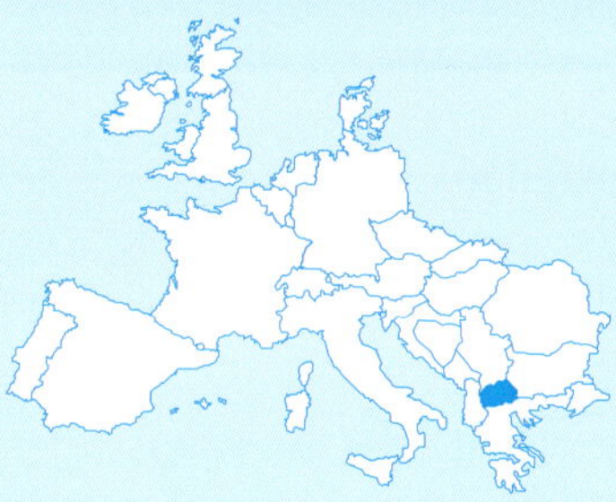

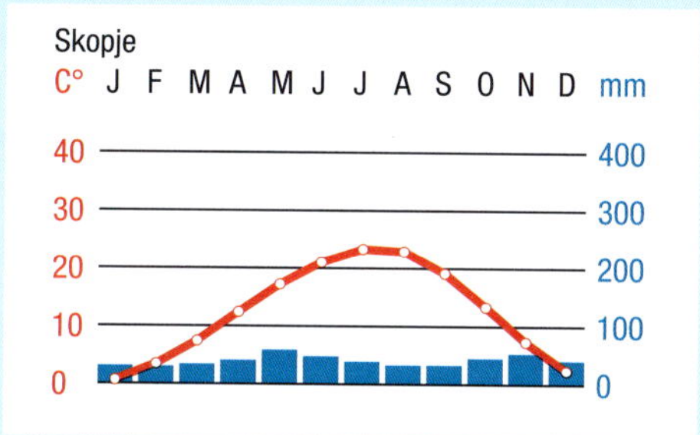

Klima

Gemäßigt-kontinentales Klima; durchschnittliche Temperatur in Skopje im Januar 0 °C, im Juli 23,4 °C.

Zeitdifferenz (zu Mitteleuropäischer Zeit):

ganzjährig keine

Hilfe in Notfällen

Deutsche Botschaft
59, Ul. Lerinska
Skopje
Tel. (00389 2) 3 09 39 00

Österreichische Botschaft
Mile Popjordanov 8
Skopje
Tel. (00389 2) 3 08 34 00, 3 08 37 00

Impfvorschriften	**keine**
Impfempfehlungen	

Allgemein zu empfehlender Impfschutz überprüfen, ergänzen bzw. auffrischen

alle: Tetanus, Diphtherie, Polio, Pertussis, MMR, Influenza (saisonal)
Kinder/Jugendliche: Hib, Hepatitis B, Rotaviren, Varizellen, Meningokokken ACWY, Meningokokken B, HPV
ab 60. Lj./chron. Kranke: Pneumokokken, COVID-19, RSV; *ab 50. Lj.:* Herpes zoster

► **siehe auch vordere und hintere Umschlagklappe**

Weitere Impfungen	alle Reisenden	bei Risiko
Hepatitis A	●	
Hepatitis B		● 2, 5, 6, 8
Tollwut		● 4, 6
FSME		● s. Bemerkungen

● Impfung empfohlen
1 aktuelle Ausbrüche
2 einfache Reisebedingungen
3 Exposition im Endemiegebiet
4 Tierkontakte
5 enge soziale Kontakte, v. a. „Charity travel"
6 Einsätze (Katastrophen)
7 Hygienemängel
8 unzureichende medizin. Versorgung

• Verfügbarkeit Tollwutimpfstoffe	Moderne **Tollwutimpfstoffe** sind im Land **verfügbar**. **Immunglobulin** ist landesweit **nicht verfügbar**.
Malaria	**keine**
Besondere Infektionsrisiken	(**Fettdruck** = für die **Beratung aller Reisenden** relevant)
• oral	**Darminfektionen** **Hepatitis A** Brucellose Echinokokkose (E. granulosus)

Nordmazedonien (Forts.)

• arthropod	Leishmaniase, viszerale und kutane sporadisch Phlebotomus-Fieber Sommer/Herbst FSME April – Oktober, Vorkommen möglich, keine ausreichenden Daten Borreliose April – Oktober Zeckenbissfieber April – Oktober Krim-Kongo hämorrhagisches Fieber April – Oktober West-Nil-Fieber
• aerogen	COVID-19 Influenza RSV
• diverse	Hepatitis B Venerische Infektionen Tollwut
Sonstige Beratungsinhalte	(siehe **Checklisten etc. im Serviceteil**)
• allgemein	Hygiene Reiseapotheke Auslandskrankenversicherung
Bemerkungen	**FSME**-Vorkommen möglich, keine ausreichenden Daten. Das Risiko ist offenbar so gering, dass eine Impfung nur bei sehr hohem Expositionsrisiko indiziert ist.

Nordzypern

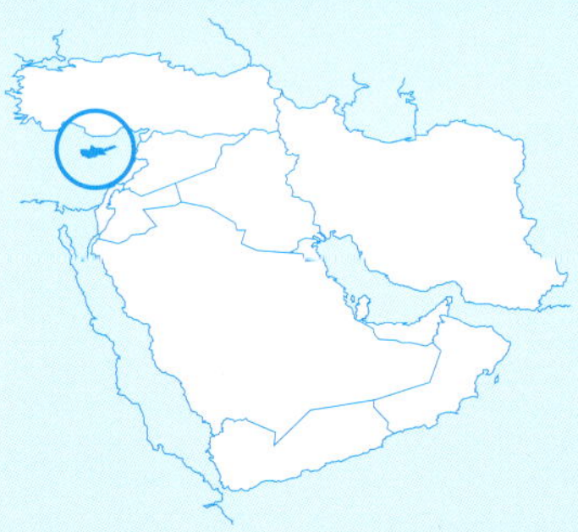

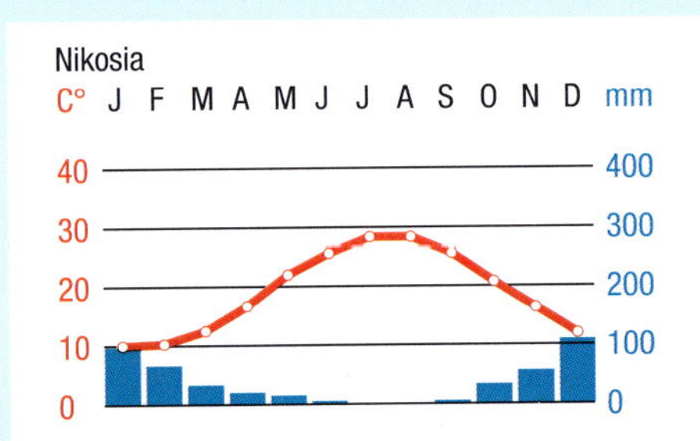

Die Türkische Republik Nordzypern ist de facto unabhängig, wird aber von der internationalen Staatengemeinschaft mit Ausnahme der Türkei nicht als Staat anerkannt.

Klima

Mittelmeerklima mit langen, heißen Sommern und kühlen, feuchten Wintern; durchschnittliche Temperatur in Nikosia im Januar 10 °C, im August 28 °C.

Zeitdifferenz (zu Mitteleuropäischer Zeit):

MEZ + 1 Std. ganzjährig

Hilfe in Notfällen

Keine deutsche oder österreichische Vertretung. Zuständig in Notfällen:

Deutsche Botschaft
10 Nikitaras Street
Nikosia
Tel. (00357) 22 45 11 45

Österreichische Botschaft
34, Dimosthenous Severi Avenue
1st Floor, Office 101
Nikosia
Tel. (00357) 22 41 01 51

Impfvorschriften	**keine**
Impfempfehlungen	**Allgemein zu empfehlender Impfschutz** überprüfen, ergänzen bzw. auffrischen *alle:* Tetanus, Diphtherie, Polio, Pertussis, MMR, Influenza (saisonal) *Kinder/Jugendliche:* Hib, Hepatitis B, Rotaviren, Varizellen, Meningokokken ACWY, Meningokokken B, HPV *ab 60. Lj./chron. Kranke:* Pneumokokken, COVID-19, RSV; *ab 50. Lj.:* Herpes zoster ▸ **siehe auch vordere und hintere Umschlagklappe**

Weitere Impfungen	**alle Reisenden**	**bei Risiko**
Hepatitis A	●	
Meningokokken ACWY		(v) s. Bemerkungen
Meningokokken B		● 1, 5 (bis 25. Lj.)
Hepatitis B		● 2, 5, 6, 8

● Impfung empfohlen
1 aktuelle Ausbrüche
2 einfache Reisebedingungen
3 Exposition im Endemiegebiet
4 Tierkontakte
5 enge soziale Kontakte, v. a. „Charity travel"
6 Einsätze (Katastrophen)
7 Hygienemängel
8 unzureichende medizin. Versorgung
(v) evtl. Impfpflicht beachten

• Verfügbarkeit Tollwutimpfstoffe	Moderne **Tollwutimpfstoffe** und **Immunglobulin** sind im Land **nicht verfügbar**. Eine komplette Grundimmunisierung sollte bei vorhersehbarem Risiko vor der Einreise durchgeführt werden.
Malaria	**keine**

Besondere Infektionsrisiken	(**Fettdruck** = für die **Beratung aller Reisenden** relevant)
• oral	**Darminfektionen** **Hepatitis A** Brucellose Echinokokkose (E. granulosus)
• arthropod	**Leishmaniase, kutane** Phlebotomus-Fieber Zeckenbissfieber April–Oktober West-Nil-Fieber Sommer/Herbst
• aerogen	COVID-19 Influenza RSV
• diverse	Hepatitis B Venerische Infektionen Tollwut sehr geringes Risiko
Sonstige Beratungsinhalte	(siehe **Checklisten etc. im Serviceteil**)
• allgemein	Flugreise (Langstrecke) Hygiene Reiseapotheke Auslandskrankenversicherung
• bei Bedarf	Tauchen Gesundheitszeugnis (Arbeits-/Langzeitaufenthalt)
Bemerkungen	Die **Meningitis-Impfung Typ ACWY (Polysaccharidimpfung)** gehört in diesem Land für bestimmte Altersgruppen (in der Regel Kinder und Jugendliche) zum allgemeinen Impfprogramm. Nach den geltenden Empfehlungen der STIKO wird die Meningitis-Impfung dadurch zur Reiseimpfung für „Schüler/Studenten vor Langzeitaufenthalten in Ländern mit empfohlener allgemeiner Impfung für Jugendliche oder selektiver Impfung für Schüler/Studenten entsprechend den Empfehlungen der Zielländer". In diesem Fall sind die tetravalente Konjugatimpfung (Serotypen ACWY) und die MenB-Impfung zu empfehlen.

Norwegen

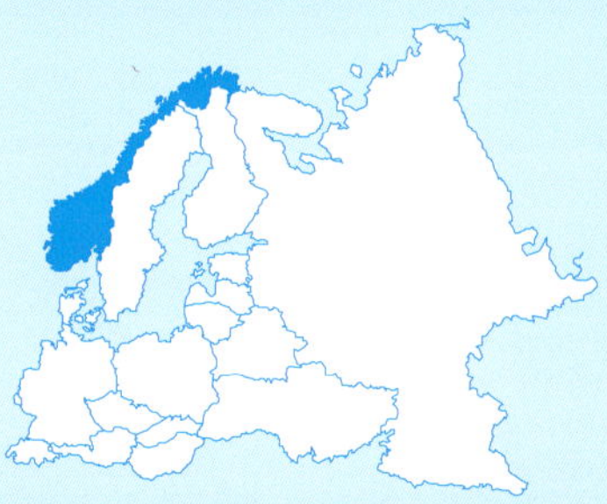

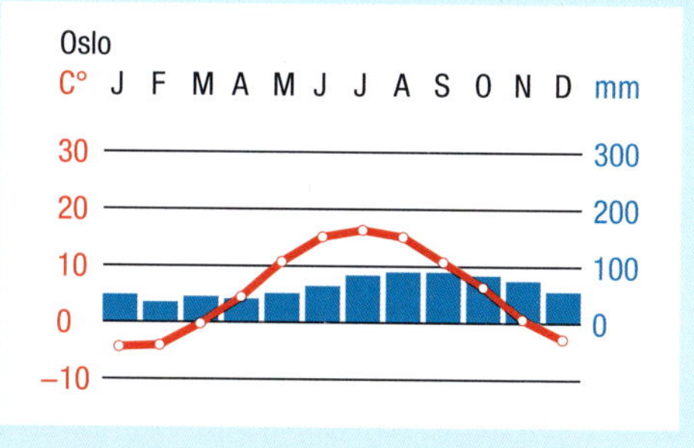

Klima

Im Küstenbereich gemäßigt-ozeanisch, im Osten kühles Gebirgsklima; durchschnittliche Temperatur in Oslo im Januar −4,3 °C, im Juli 16,4° C.

Zeitdifferenz (zu Mitteleuropäischer Zeit):

ganzjährig keine

Hilfe in Notfällen

Deutsche Botschaft
Oscarsgate 45
Oslo
Tel. (0047) 23 27 54 00

Österreichische Botschaft
Thomas Heftyes Gate 19–21
Oslo
Tel. (0047) 22 54 02 00

Impfvorschriften	**keine**
Impfempfehlungen	**Allgemein zu empfehlender Impfschutz** überprüfen, ergänzen bzw. auffrischen *alle:* Tetanus, Diphtherie, Polio, Pertussis, MMR, Influenza (saisonal) *Kinder/Jugendliche:* Hib, Hepatitis B, Rotaviren, Varizellen, Meningokokken ACWY, Meningokokken B, HPV *ab 60. Lj./chron. Kranke:* Pneumokokken, COVID-19, RSV; *ab 50. Lj.:* Herpes zoster ▸ **siehe auch vordere und hintere Umschlagklappe**

Weitere Impfungen	alle Reisenden	bei Risiko
Hepatitis B		● 2, 5, 6
FSME		● 2, 3

● Impfung empfohlen
1 aktuelle Ausbrüche
2 einfache Reisebedingungen
3 Exposition im Endemiegebiet
4 Tierkontakte
5 enge soziale Kontakte, v. a. „Charity travel"
6 Einsätze (Katastrophen)

• Verfügbarkeit Tollwutimpfstoffe	Moderne **Tollwutimpfstoffe** und **Immunglobulin** sind im Land **verfügbar**.
Malaria	**keine**

Norwegen (Forts.)

Besondere Infektionsrisiken	(**Fettdruck** = für die **Beratung aller Reisenden** relevant)
• arthropod	FSME April – Oktober, geringes Risiko in den Küstengebieten der Agder-Provinzen an der Südspitze Borreliose April – Oktober
• aerogen	COVID-19 Influenza RSV
• diverse	Hepatitis B Tollwut nur auf Svalbard (Spitzbergen) bei Füchsen, sonst nur bei Fledermäusen Tularämie
Sonstige Beratungsinhalte	(siehe **Checklisten etc. im Serviceteil**)
• allgemein	Auslandskrankenversicherung

Oman

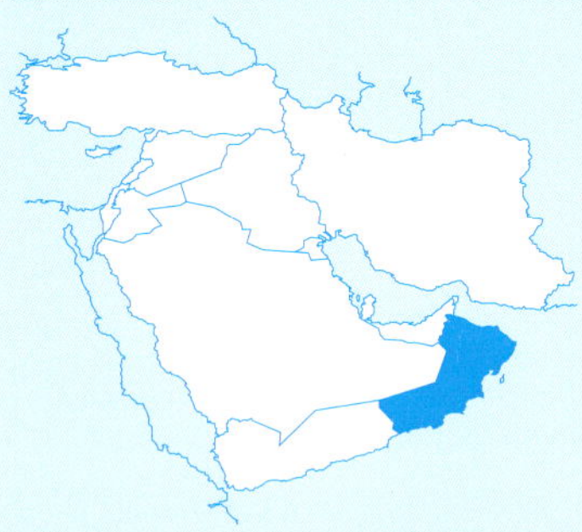

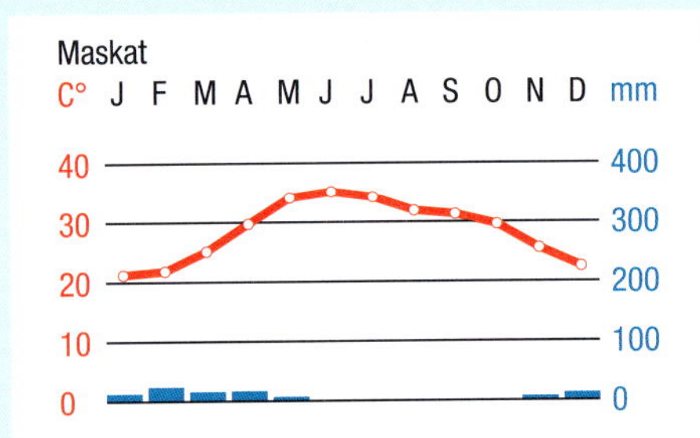

Klima

Wüstenklima im Landesinneren; in den Küstenebenen im Norden und in Dhofar (SW) feuchtheiß; durchschnittliche Temperatur in Maskat im Januar 22 °C, im Juni 34 °C.

Detaillierte Informationen zur **medizinischen Infrastruktur** des Landes im aktuellen **CRM Handbuch Reisen mit Risiko**

Zeitdifferenz (zu Mitteleuropäischer Zeit):

MEZ + 3 Std. (MESZ + 2 Std.)

Hilfe in Notfällen

Deutsche Botschaft
Diplomatic Area, Al-Khuwair, Jami'at Al-Duwal
Al-Arabiah Street
Maskat
Tel. (00968) 24 69 12 18, 24 69 12 44

Österreichische Botschaft
Shati Al Qurum, Way 3019, Villa 1605
Maskat
E-Mail: maskat-ob@bmeia.gv.at

Impfvorschriften	
• direkt	**keine**
• aus Infektionsgebieten	**Gelbfieber** (ausgenommen Kinder unter 9 Monaten) gilt auch bei der Einreise aus Ruanda und Tansania • Die Impfvorschrift gilt auch bei Einreise aus einem Land mit Gelbfieber-Risiko, das nur im **Transit** besucht wurde, wenn die **Aufenthaltszeit auf dem Flughafen mehr als 12 Stunden** betrug. Abweichend von der offiziellen Bestimmung kann der Impfnachweis auch bei kürzerem Transit-Aufenthalt verlangt werden. • Gemäß den geänderten International Health Regulations der WHO (am 11. Juli 2016 in Kraft getreten) ist die **Gelbfieber-Impfbescheinigung** nach einmaliger Impfung **lebenslang gültig**. • Über die Anerkennung ärztlicher **Bescheinigungen zur Befreiung von der Gelbfieber-Impfung** („exemption certificate", „waiver") liegen **aktuell keine zuverlässigen Informationen** vor.

Impfempfehlungen

Allgemein zu empfehlender Impfschutz überprüfen, ergänzen bzw. auffrischen

alle: Tetanus, Diphtherie, Polio, Pertussis, MMR, Influenza (saisonal)
Kinder/Jugendliche: Hib, Hepatitis B, Rotaviren, Varizellen, Meningokokken ACWY, Meningokokken B, HPV
ab 60. Lj./chron. Kranke: Pneumokokken, COVID-19, RSV; *ab 50. Lj.:* Herpes zoster

► **siehe auch vordere und hintere Umschlagklappe**

Weitere Impfungen	alle Reisenden	bei Risiko
Hepatitis A	●	
Hepatitis B		● 2, 5, 6, 8
Polio	(v)	
Tollwut		● 2, 4, 6, 8
Cholera		● 9
Meningokokken ACWY		● 1, 5
Dengue	●	
Chikungunya		● 1, 10
Gelbfieber	(v)	

● Impfung empfohlen
1 aktuelle Ausbrüche
2 einfache Reisebedingungen
3 Exposition im Endemiegebiet
4 Tierkontakte
5 enge soziale Kontakte, v. a. „Charity travel"
6 Einsätze (Katastrophen)
7 Hygienemängel
8 unzureichende medizin. Versorgung
9 Schutz gegen Reisediarrhoe (ETEC) nur inaktivierter Impfstoff, Off-Label-Use
10 Langzeitaufenthalte, wiederholte Reisen
(v) evtl. Impfpflicht beachten (s. Impfvorschriften)

• Verfügbarkeit Tollwutimpfstoffe	Moderne **Tollwutimpfstoffe** sind im Land **verfügbar**. **Immunglobulin** ist landesweit **nicht verfügbar**.

Malaria	Seit 2001 keine autochthonen Fälle mehr, nur noch ganzjährig importierte Fälle. Für Reisende besteht kein relevantes Risiko.
Besondere Infektionsrisiken	(**Fettdruck** = für die **Beratung aller Reisenden** relevant)
• oral	**Darminfektionen** **Hepatitis A** Echinokokkose (E. granulosus)
• arthropod	**Leishmaniase, kutane** Leishmaniase, viszerale sporadisch Phlebotomus-Fieber **Dengue** Chikungunya West-Nil-Fieber Krim-Kongo hämorrhagisches Fieber
• aerogen	COVID-19 Influenza RSV
• diverse	**Hepatitis B** Tollwut Mers-CoV
Sonstige Beratungsinhalte	(siehe **Checklisten etc. im Serviceteil**)
• allgemein	Flugreise (Langstrecke) Klima, Hygiene Gifttiere (Skorpione) Reiseapotheke Auslandskrankenversicherung
• bei Bedarf	Gesundheitszeugnis (Arbeits-/Langzeitaufenthalt)

Österreich

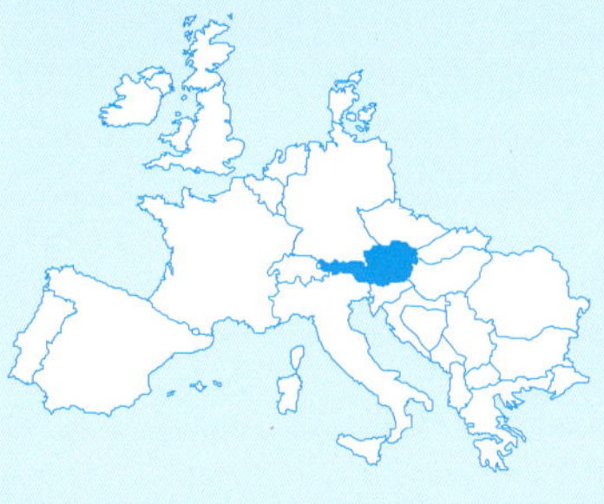

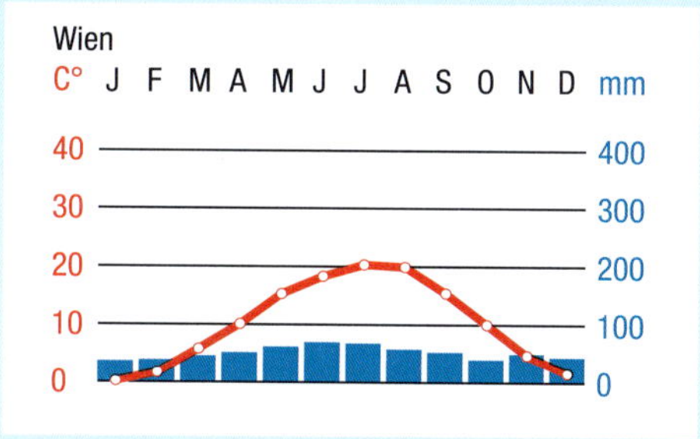

Zeitdifferenz (zu Mitteleuropäischer Zeit):

ganzjährig keine

Hilfe in Notfällen

Deutsche Botschaft
Gauermanngasse 2–4
Wien
Tel. (0043 1) 71 15 40

Klima

Feucht-gemäßigtes Klima, in den Alpen Gebirgsklima; durchschnittliche Temperatur in Wien im Januar 0 °C, im Juli 20 °C.

Impfvorschriften	**keine**

Impfempfehlungen

Allgemein zu empfehlender Impfschutz überprüfen, ergänzen bzw. auffrischen

alle: Tetanus, Diphtherie, Polio, Pertussis, MMR, Influenza (saisonal)
Kinder/Jugendliche: Hib, Hepatitis B, Rotaviren, Varizellen, Meningokokken ACWY, Meningokokken B, HPV
ab 60. Lj./chron. Kranke: Pneumokokken, COVID-19, RSV; *ab 50. Lj.:* Herpes zoster

► **siehe auch vordere und hintere Umschlagklappe**

Weitere Impfungen	alle Reisenden	bei Risiko
Hepatitis B		● 2, 5, 6
Meningokokken ACWY		**(v)** s. Bemerkungen
Meningokokken B		● 1, 5 (bis 25. Lj.)
FSME		● 2, 3

● Impfung empfohlen
1 aktuelle Ausbrüche
2 einfache Reisebedingungen
3 Exposition im Endemiegebiet
4 Tierkontakte
5 enge soziale Kontakte, v. a. „Charity travel"
6 Einsätze (Katastrophen)
(v) evtl. Impfpflicht beachten

• Verfügbarkeit Tollwutimpfstoffe	Moderne **Tollwutimpfstoffe** und **Immunglobulin** sind im Land **verfügbar**.

Österreich (Forts.)

Malaria	**keine**
Besondere Infektionsrisiken	(**Fettdruck** = für die **Beratung aller Reisenden** relevant)
• oral	Echinokokkose (E. multilocularis) sporadisch
• arthropod	**FSME** April–Oktober, hohes Risiko im Tiefland entlang der Donau sowie der meisten Flusstäler in Niederösterreich, Kärnten und der Steiermark, im Burgenland vor allem im Grenzgebiet zu Ungarn und Slowenien; herdförmig auch in Gebieten anderer Bundesländer, in Vorarlberg, Tirol, Oberösterreich, in den größeren Alpentälern, in der Region Salzburg sowie in Höhenlagen bis zu 1600 m. **Borreliose** April–Oktober West-Nil-Fieber Sommer/Herbst
• aerogen	COVID-19 Influenza RSV
• diverse	Hepatitis B
Sonstige Beratungsinhalte	(siehe **Checklisten etc. im Serviceteil**)
• allgemein	Auslandskrankenversicherung
• bei Bedarf	Aufenthalt in großen Höhen
Bemerkungen	Die **Meningitis-ACWY-Konjugatimpfung sowie die Impfung gegen Typ B** gehören in diesem Land für bestimmte Altersgruppen (in der Regel Kinder und Jugendliche) zum allgemeinen Impfprogramm. Nach den geltenden Empfehlungen der STIKO wird die Meningitis-Impfung dadurch zur Reiseimpfung für „Schüler/Studenten vor Langzeitaufenthalten in Ländern mit empfohlener allgemeiner Impfung für Jugendliche oder selektiver Impfung für Schüler/Studenten entsprechend den Empfehlungen der Zielländer“.

Pakistan

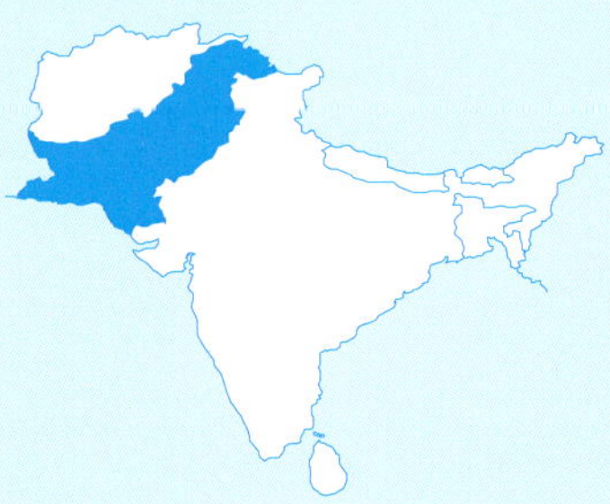

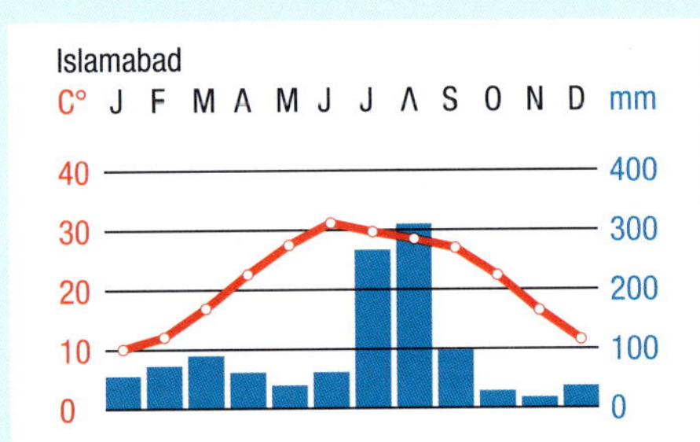

Klima

Subtropisches trockenes Kontinentalklima; im Norden Gebirgsklima mit Monsunregen im Sommer, im Westen und Südosten Wüstenklima; durchschnittliche Temperatur in Islamabad im Januar 10 °C, im Juni 30 °C, in Karachi im Januar 19 °C, im Juni 31 °C.

Zeitdifferenz (zu Mitteleuropäischer Zeit):

MEZ +4 Std. (MESZ +3 Std.)

Hilfe in Notfällen

Deutsche Botschaft
Ramna 5, Diplomatic Enclave
Islamabad
Tel. (0092 51) 2 27 94-30 bis -35

Österreichische Botschaft
Haus 7A, Straße 21
Islamabad
Tel. (0092 51) 8 77 07 00

Impfvorschriften	
• direkt	**Polio**
• aus Infektionsgebieten	**Gelbfieber** (ausgenommen Kinder unter 1 Jahr) • Die Impfvorschrift gilt auch bei Einreise aus einem Land mit Gelbfieber-Risiko, das nur im **Transit** besucht wurde, wenn die **Aufenthaltszeit auf dem Flughafen mehr als 12 Stunden** betrug. Abweichend von der offiziellen Bestimmung kann der Impfnachweis auch bei kürzerem Transit-Aufenthalt verlangt werden. • Gemäß den geänderten International Health Regulations der WHO (am 11. Juli 2016 in Kraft getreten) ist die **Gelbfieber-Impfbescheinigung** nach einmaliger Impfung **lebenslang gültig.** Es ist möglich, dass abweichend von der offiziellen Regelung bei Einreise ein Impfnachweis verlangt wird, der nicht älter als 10 Jahre ist. • Ärztliche **Bescheinigungen zur Befreiung von der Gelbfieber-Impfung** („exemption certificate“, „waiver“) werden bei der Einreise **nicht anerkannt**.
• Ausreise	Entsprechend Vorgaben der WHO müssen Einheimische und alle Reisenden, die sich länger als 4 Wochen im Land aufgehalten haben, bei der Ausreise eine Impfung gegen Polio vorweisen. Die Impfung muss zwischen 4 Wochen und einem Jahr vor der Abreise erfolgen und in einem international gültigen Impfausweis dokumentiert sein.

Impfempfehlungen

Allgemein zu empfehlender Impfschutz überprüfen, ergänzen bzw. auffrischen

alle: Tetanus, Diphtherie, Polio, Pertussis, MMR, Influenza (saisonal)
Kinder/Jugendliche: Hib, Hepatitis B, Rotaviren, Varizellen, Meningokokken ACWY, Meningokokken B, HPV
ab 60. Lj./chron. Kranke: Pneumokokken, COVID-19, RSV; *ab 50. Lj.:* Herpes zoster

► **siehe auch vordere und hintere Umschlagklappe**

Weitere Impfungen	alle Reisenden	bei Risiko
Hepatitis A	●	
Hepatitis B		● 2, 5, 6, 8
Polio	● (v)	
Tollwut		● 2, 4, 6, 8
Typhus	●	
Cholera		● 1, 5, 6, 7, 9
Jap. Enzephalitis		● 2, 3
Meningokokken ACWY		● 1, 5
Dengue	●	
Chikungunya		● 1, 10
Gelbfieber	(v)	

● Impfung empfohlen
1 aktuelle Ausbrüche
2 einfache Reisebedingungen
3 Exposition im Endemiegebiet
4 Tierkontakte
5 enge soziale Kontakte, v. a. „Charity travel"
6 Einsätze (Katastrophen)
7 Hygienemängel
8 unzureichende medizin. Versorgung
9 Schutz gegen Reisediarrhoe (ETEC) nur inaktivierter Impfstoff, Off-Label-Use
10 Langzeitaufenthalte, wiederholte Reisen
(v) evtl. Impfpflicht beachten (s. Impfvorschriften)

- Verfügbarkeit Tollwutimpfstoffe

Moderne **Tollwutimpfstoffe** und **Immunglobulin** sind **allenfalls in Islamabad** verfügbar. Eine komplette Grundimmunisierung sollte bei vorhersehbarem Risiko vor der Einreise durchgeführt werden.

Malaria

- Saison: ganzjährig
- Parasit: P. falciparum insgesamt 21 %, Anteil von NW nach SO ansteigend, Resistenzen Chloroquin, Sulfa/Pyrimethamin-Kombinationen; P. vivax 79 %
- Epidemiologie / Vorbeugung: **Expositionsprophylaxe!**

Medikation (NST = Notfallselbsttherapie)	regelm.	NST
mittleres Risiko Gebiete unterhalb 2000 m im Grenzgebiet zum Iran und zu Afghanistan und im S	AP, D*, M oder Ø	Ø AP, DP, AL
geringes Risiko in den anderen Landesteilen, auch in den Städten	Ø	AP, DP, AL

AL = Artemether/Lumefantrin (Riamet®), AP = Atovaquon/Proguanil (Malarone® u. a.), D = Doxycyclin, DP = Dihydroartemisinin/Piperaquin (Eurartesim®), M = Mefloquin (Lariam®), Ø = keine
In der Tabelle durch Komma getrennte Präparate sind als Alternativen zu verstehen.
* Doxycyclin ist in Deutschland und in Österreich zur Malariaprophylaxe nicht zugelassen (s. Seite 490).

Besondere Infektionsrisiken

(**Fettdruck** = für die **Beratung aller Reisenden** relevant)

- oral

Darminfektionen
Hepatitis A, E
Polio
Typhus **(multiresistente Stämme)**
Cholera

- arthropod

Leishmaniase, viszerale vorw. im N
Leishmaniase, kutane
Dengue
Chikungunya
Phlebotomus-Fieber
Japanische Enzephalitis sporadisch in ländlichen Gebieten entlang der indischen Grenze und in den Deltas, auch Nähe Karachi
Krim-Kongo hämorrhagisches Fieber
West-Nil-Fieber
Tsutsugamushi-Fieber sporadisch im N und W

- aerogen

Tuberkulose
COVID-19
Influenza
RSV

- diverse

Tollwut
Milzbrand Küstenprovinzen
Hepatitis B
Venerische Infektionen
Vogelgrippe

Pakistan (Forts.)

Sonstige Beratungsinhalte	(siehe **Checklisten etc. im Serviceteil**)
• allgemein	Flugreise (Langstrecke) Klima, Hygiene Reiseapotheke Auslandskrankenversicherung
• bei Bedarf	Aufenthalt in großen Höhen Gesundheitszeugnis (Arbeits-/Langzeitaufenthalt)
Bemerkungen	Landesweit ist mit erheblichen Engpässen bei der **medizinischen Versorgung** zu rechnen. Adäquate Ausstattung der Reiseapotheke, Auslandskrankenversicherung mit Abdeckung des Rücktransport-Risikos für Notfälle ist dringend zu empfehlen.

Palästinensische Gebiete

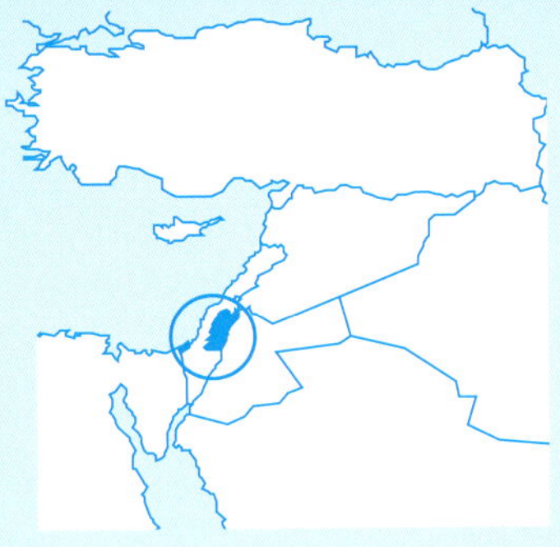

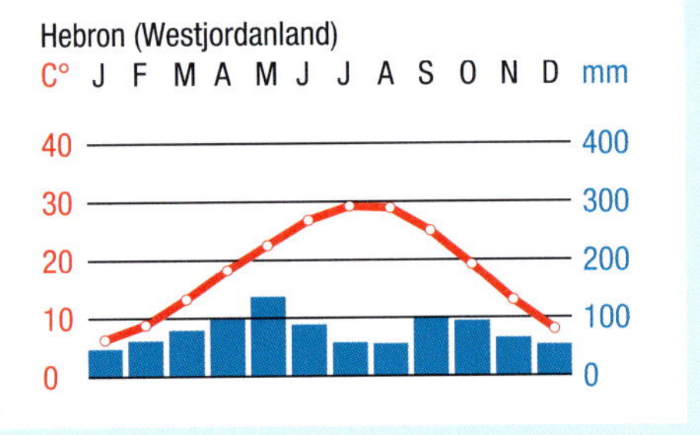

Klima

Mediterranes Klima; Temperaturen im Gazastreifen aufgrund der Lage direkt am Mittelmeer im Allgemeinen höher als im bergigen Westjordanland; an der Küste lange, heiße und trockene Sommer mit Tagestemperaturen um die 30 °C sowie milde, feuchte Winter mit durchschnittlich 17–18 °C; im Gaza-Streifen im Hochsommer hohe Luftfeuchtigkeit; auch im bergigen Westjordanland lange und heiße Sommer, Winter kälter als an der Küste (Nachtfröste möglich).

Zeitdifferenz (zu Mitteleuropäischer Zeit):

MEZ + 1 Std. ganzjährig

Hilfe in Notfällen

Vertretungsbüro der Bundesrepublik Deutschland
Berlin Street
Ramallah
Tel. (00972 2) 2 97 76 30

Österreichisches Vertretungsbüro
VIP Centre
100 Al-Kawthar Street, El-Bireh
Ramallah
Tel. (00972 2) 2 40 14 77

Impfvorschriften	
• direkt	**keine**
• Ausreise	Entsprechend Vorgaben der WHO sollten Einheimische und alle Reisenden, die sich länger als 4 Wochen im Land aufgehalten haben, bei der Ausreise eine Impfung gegen Polio vorweisen. Die Impfung muss zwischen 4 Wochen und einem Jahr vor der Abreise erfolgen und in einem international gültigen Impfausweis dokumentiert sein.

Impfempfehlungen

Allgemein zu empfehlender Impfschutz überprüfen, ergänzen bzw. auffrischen

alle: Tetanus, Diphtherie, Polio, Pertussis, MMR, Influenza (saisonal)
Kinder/Jugendliche: Hib, Hepatitis B, Rotaviren, Varizellen, Meningokokken ACWY, Meningokokken B, HPV
ab 60. Lj./chron. Kranke: Pneumokokken, COVID-19, RSV; *ab 50. Lj.:* Herpes zoster

▸ **siehe auch vordere und hintere Umschlagklappe**

Weitere Impfungen	alle Reisenden	bei Risiko
Hepatitis A	•	
Hepatitis B		• 2, 5, 6, 8
Tollwut		• 2, 4, 6, 8
Typhus		• 1, 2, 5, 6, 7
Cholera		• 9
Meningokokken ACWY		• 1, 5
Meningokokken B		• 1, 5 (bis 25. Lj.)
Polio	(v)	• 1

● Impfung empfohlen
1 aktuelle Ausbrüche
2 einfache Reisebedingungen
3 Exposition im Endemiegebiet
4 Tierkontakte
5 enge soziale Kontakte, v. a. „Charity travel"
6 Einsätze (Katastrophen)
7 Hygienemängel
8 unzureichende medizin. Versorgung
9 Schutz gegen Reisediarrhoe (ETEC) nur inaktivierter Impfstoff, Off-Label-Use

• Verfügbarkeit Tollwutimpfstoffe	Moderne **Tollwutimpfstoffe** und **Immunglobulin** sind im Land **nicht verfügbar**. Eine komplette Grundimmunisierung sollte bei vorhersehbarem Risiko vor der Einreise durchgeführt werden.

Malaria	**keine**
Besondere Infektionsrisiken	(**Fettdruck** = für die **Beratung aller Reisenden** relevant)
• oral	**Darminfektionen** **Hepatitis A** Typhus
• arthropod	Leishmaniase, viszerale + kutane Phlebotomus-Fieber West-Nil-Fieber Zeckenbissfieber Rückfallfieber, Zecken-
• aerogen	COVID-19 Influenza RSV
• diverse	**Hepatitis B**, C Venerische Infektionen Tollwut
Sonstige Beratungsinhalte	(siehe **Checklisten etc. im Serviceteil**)
• allgemein	Flugreise (Langstrecke) Hygiene Reiseapotheke Auslandskrankenversicherung
• bei Bedarf	Tauchen
Bemerkungen	Es muss mit zum Teil erheblichen Einschränkungen der **medizinischen Versorgung** gerechnet werden.

Palau

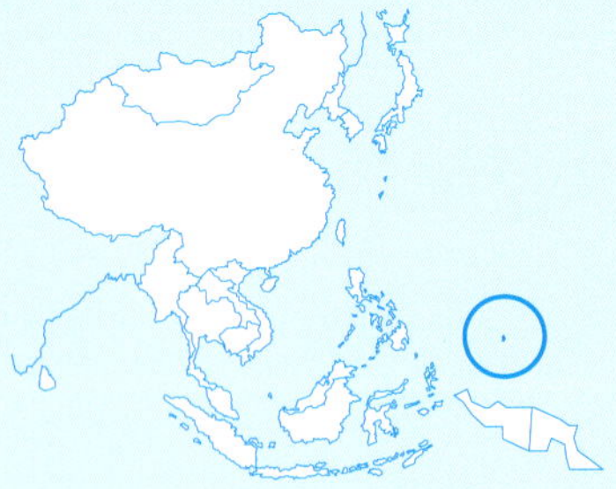

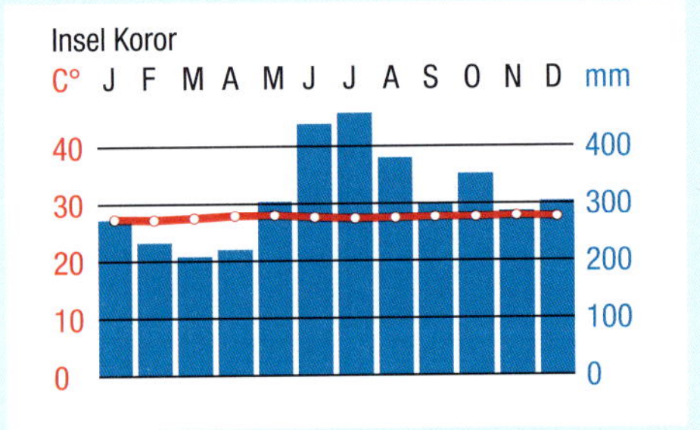

Klima

Tropisch-immerfeucht; Temperatur ganzjährig um 27,5 °C.

Zeitdifferenz (zu Mitteleuropäischer Zeit):

MEZ + 8 Std. (MESZ + 7 Std.)

Hilfe in Notfällen

Deutsches Honorarkonsulat
Madalaii St. (Palau Shop)
Koror
Tel. (00680) 4 88 66 22
Zuständige Deutsche Botschaft:
Philippinen (Manila)

Österreichisches Honorarkonsulat
Madalaii Loop, Kikai Bldg. Apartment Nr. 1
PO BOX 83
Koror
Tel. (00680) 4 88 66 22
Zuständige Österreichische Botschaft:
Philippinen (Manila)

Impfvorschriften

keine

- Abweichungen: Ein Impfnachweis gegen **Gelbfieber** oder **Cholera** kann bei Einreise aus einem Infektionsgebiet verlangt werden.

Impfempfehlungen

Allgemein zu empfehlender Impfschutz überprüfen, ergänzen bzw. auffrischen

alle: Tetanus, Diphtherie, Polio, Pertussis, MMR, Influenza (saisonal)
Kinder/Jugendliche: Hib, Hepatitis B, Rotaviren, Varizellen, Meningokokken ACWY, Meningokokken B, HPV
ab 60. Lj./chron. Kranke: Pneumokokken, COVID-19, RSV; *ab 50. Lj.:* Herpes zoster

▸ **siehe auch vordere und hintere Umschlagklappe**

Weitere Impfungen	alle Reisenden	bei Risiko
Hepatitis A	●	
Hepatitis B		● 2, 5, 6, 8
Cholera	(v)	● 9
Dengue	●	
Gelbfieber	(v)	

● Impfung empfohlen
1 aktuelle Ausbrüche
2 einfache Reisebedingungen
3 Exposition im Endemiegebiet
4 Tierkontakte
5 enge soziale Kontakte, v. a. „Charity travel"
6 Einsätze (Katastrophen)
7 Hygienemängel
8 unzureichende medizin. Versorgung
9 Schutz gegen Reisediarrhoe (ETEC) nur inaktivierter Impfstoff, Off-Label-Use
(v) evtl. Impfpflicht beachten (s. Impfvorschriften)

- Verfügbarkeit Tollwutimpfstoffe: Moderne **Tollwutimpfstoffe** und **Immunglobulin** sind im Land **nicht sicher** verfügbar (widersprüchliche Informationen). Das Tollwutrisiko wird als sehr gering eingeschätzt. Eine Grundimmunisierung vor der Reise ist nur in Ausnahmefällen notwendig.

Malaria

keine

Besondere Infektionsrisiken

(**Fettdruck** = für die **Beratung aller Reisenden** relevant)

- oral: **Darminfektionen**, **Hepatitis A**
- arthropod: **Dengue**, Zika, Filariose, lymphatische
- aerogen: COVID-19, Influenza, RSV
- diverse: Hepatitis B, Venerische Infektionen, Tollwut sehr geringes Risiko

Sonstige Beratungsinhalte

(siehe **Checklisten etc. im Serviceteil**)

- allgemein: Flugreise (Langstrecke), Klima, Hygiene, Reiseapotheke, Auslandskrankenversicherung
- bei Bedarf: Tauchen

Bemerkungen

Ciguatera-Fischvergiftung: Saisonales Risiko bei Verzehr von größeren Raubfischen (auch gegart). Örtliche Warnhinweise beachten!

Panama

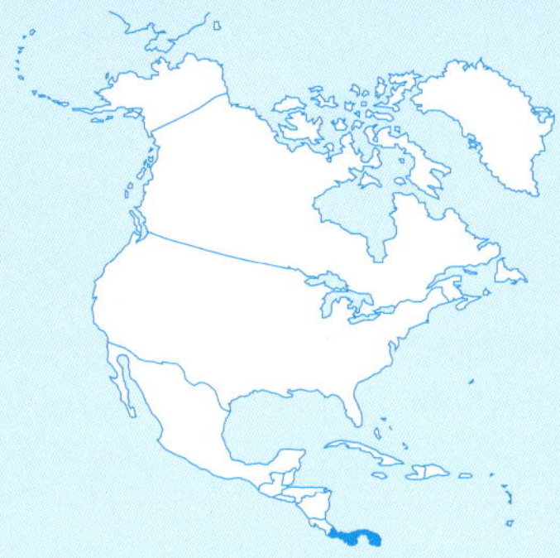

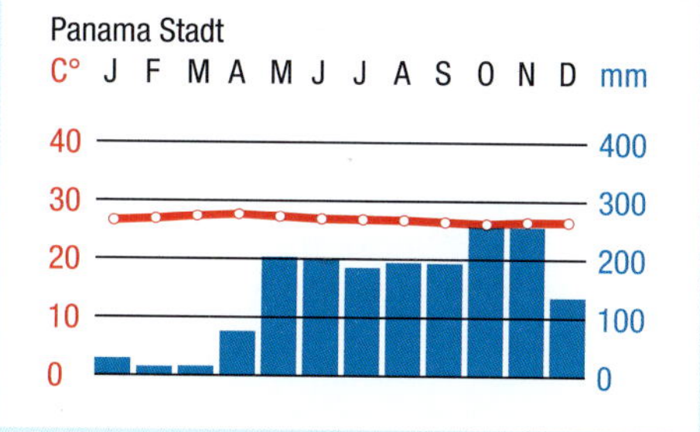

Klima

Tropisches Klima mit gleichbleibend hohen Temperaturen und hoher Luftfeuchtigkeit; Westhälfte immerfeucht, Pazifikseite wechselfeucht mit Trockenzeit von Januar bis April (mit Ausnahme von Darién); durchschnittliche Temperatur ganzjährig um 27 °C, im Bergland um 20 °C.

Detaillierte Informationen zur **medizinischen Infrastruktur** des Landes im aktuellen **CRM Handbuch Reisen mit Risiko**

Zeitdifferenz (zu Mitteleuropäischer Zeit):

MEZ −6 Std. (MESZ −7 Std.)

Hilfe in Notfällen

Deutsche Botschaft
Calle 53E, Urbanizacion Marbella
Edificio World Trade Center No. 20
Panama City
Tel. (00507) 2 6377 33

Österreichisches Honorargeneralkonsulat
Calle Alberto Boyd, Paitilla Edif. Peninsula 25 B,
Panama City
Tel. (00507) 215 13 61, 667 045 45

Zuständige Österreichische Botschaft:
Koumbien (Bogotá)

Impfvorschriften

- direkt: **keine**
- aus Infektionsgebieten: **Gelbfieber** (ausgenommen Kinder unter 1 Jahr)
  - Gemäß den geänderten International Health Regulations der WHO (am 11. Juli 2016 in Kraft getreten) ist die **Gelbfieber-Impfbescheinigung** nach einmaliger Impfung **lebenslang gültig.** Es ist möglich, dass abweichend von der offiziellen Regelung bei Einreise ein Impfnachweis verlangt wird, der nicht älter als 10 Jahre ist.
  - Ärztliche **Bescheinigungen zur Befreiung von der Gelbfieber-Impfung** („exemption certificate“, „waiver“) werden bei der Einreise anerkannt.

Impfempfehlungen

Allgemein zu empfehlender Impfschutz überprüfen, ergänzen bzw. auffrischen

alle: Tetanus, Diphtherie, Polio, Pertussis, MMR, Influenza (saisonal)
Kinder/Jugendliche: Hib, Hepatitis B, Rotaviren, Varizellen, Meningokokken ACWY, Meningokokken B, HPV
ab 60. Lj./chron. Kranke: Pneumokokken, COVID-19, RSV; *ab 50. Lj.:* Herpes zoster

► **siehe auch vordere und hintere Umschlagklappe**

Weitere Impfungen	alle Reisenden	bei Risiko
Hepatitis A	●	
Hepatitis B		● 2, 5, 6, 8
Tollwut		● 2, 4, 6, 8
Typhus		● 1, 2, 5, 6, 7
Cholera		● 9
Meningokokken ACWY		● 1, 5
Dengue	●	
Chikungunya		● 1, 10
Gelbfieber	●* (v)	

* speziell für die Gebiete östlich der Kanalzone (Regionen Emberá and Kuna Yala, Provinz Darién, Teile der Provinz Colón und Osten der Provinz Panama); nicht für die Gebiete westlich der Kanalzone, die Stadt Panama, die Kanalzone selbst und die Balboa- und San Blas-Inseln

● Impfung empfohlen
1 aktuelle Ausbrüche
2 einfache Reisebedingungen
3 Exposition im Endemiegebiet
4 Tierkontakte
5 enge soziale Kontakte, v. a. „Charity travel“
6 Einsätze (Katastrophen)
7 Hygienemängel
8 unzureichende medizin. Versorgung
9 Schutz gegen Reisediarrhoe (ETEC) nur inaktivierter Impfstoff, Off-Label-Use
10 Langzeitaufenhtalte, wiederholte Reisen
(v) evtl. Impfpflicht beachten (s. Impfvorschriften)

- Verfügbarkeit Tollwutimpfstoffe: Moderne **Tollwutimpfstoffe** und **Immunglobulin** sind im Land **verfügbar**.

Panama (Forts.)

Malaria			
• Saison	ganzjährig		
• Parasit	P. vivax 99 % 2000 bis 2017 über 75 % Rückgang der Fallmeldungen, seitdem wieder Zunahme: 2021 wieder 4364		
• Epidemiologie / Vorbeugung	**Expositionsprophylaxe!**		
	Medikation (NST = Notfallselbsttherapie)	**regelm.**	**NST**
	mittleres bis geringes Risiko höherer Anteil P. falciparum vor allem im Grenzgebiet zu Kolumbien, z. T. chloroquinresistent, sowie an der Karibikküste des indigenen Territoiums Ngöbe-Buglé im NW	Ø	AP, DP, AL
	sehr geringes oder **kein Risiko** im Rest des Landes, insbesondere Stadtgebiete und Kanalzone	Ø	Ø
	AL = Artemether/Lumefantrin (Riamet®), AP = Atovaquon/Proguanil (Malarone® u. a.), DP = Dihydroartemisinin/Piperaquin (Eurartesim®), Ø = keine In der Tabelle durch Komma getrennte Präparate sind als Alternativen zu verstehen.		

Besondere Infektionsrisiken	(**Fettdruck** = für die **Beratung aller Reisenden** relevant)
• oral	**Darminfektionen** **Hepatitis A** Typhus
• arthropod	**Dengue** **Chikungunya** Zika Leishmaniase, kutane + mukokutane Gelbfieber Chagas-Krankheit
• aerogen	Histoplasmose COVID-19 Influenza RSV
• diverse	**Hepatitis B** Venerische Infektionen Leptospirose Melioidose Tollwut

Sonstige Beratungsinhalte	(siehe **Checklisten etc. im Serviceteil**)
• allgemein	Flugreise (Langstrecke) Klima, Hygiene Reiseapotheke Auslandskrankenversicherung
• bei Bedarf	Tauchen

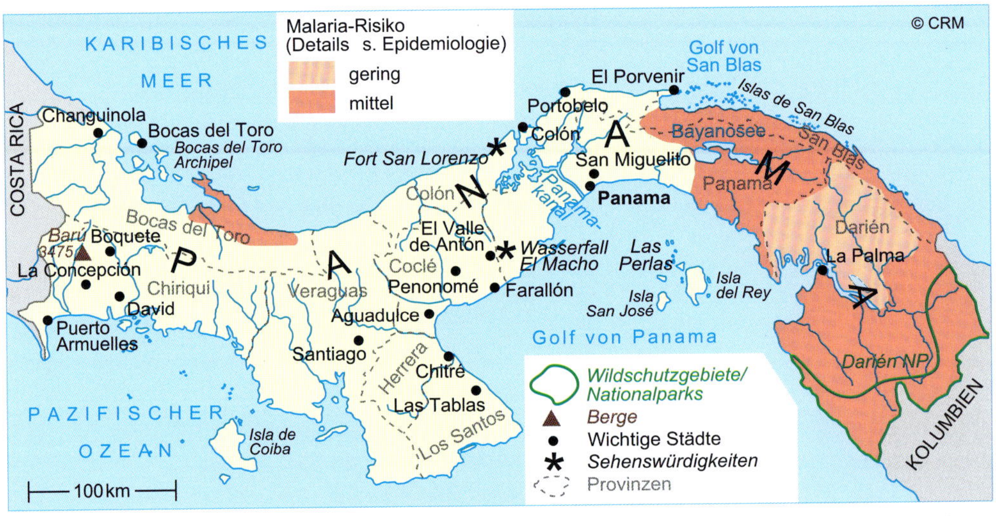

Papua-Neuguinea

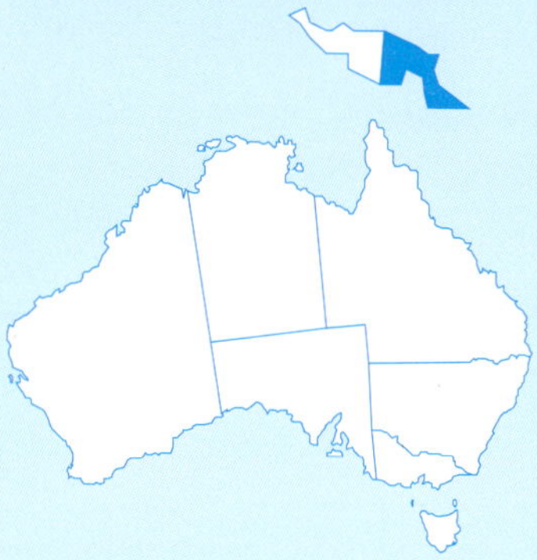

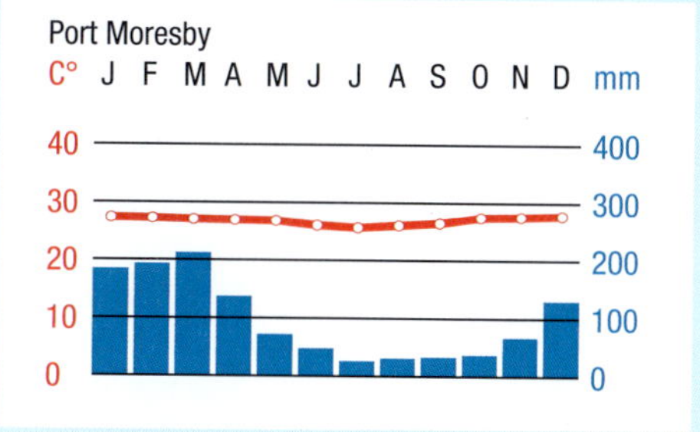

Klima

An den Küsten feuchtheißes tropisches Klima; mit zunehmende Höhe abnehmende Temperaturen; Durchschnittstemperatur zwischen 26 und 28 °C im Tiefland, 15 und 20 °C im Gebirge; feuchte Zeit mit hohen Niederschlägen von Dezember bis April, trockenere Zeit zwischen Mai und November.

Zeitdifferenz (zu Mitteleuropäischer Zeit):

MEZ +9 Std. (MESZ +8 Std.)

Hilfe in Notfällen

Deutsches Honorarkonsulat
Level 1, ITI Compound, Section 140
Lots 2 & 3 Scratchley Rd Badili NCD
Port Moresby
Tel.: (00675) 3 21 54 00

Zuständige Deutsche Botschaft:
Australien (Canberra)

Österreichisches Honorarkonsulat
Avara Annex Building, Level 5, Brampton St, NCD, 0121 Port Moresby
Tel.:(+675) 320 1988

Zuständige Österreichische Botschaft:
Australien (Canberra)

Impfvorschriften

- direkt

keine

- aus Infektionsgebieten

Gelbfieber (ausgenommen Kinder unter 1 Jahr)
- Die Impfvorschrift gilt auch bei Einreise aus einem Land mit Gelbfieber-Risiko, das nur im **Transit** besucht wurde, d. h. ohne Verlassen des Flughafens.
- Gemäß den geänderten International Health Regulations der WHO (am 11. Juli 2016 in Kraft getreten) ist die **Gelbfieber-Impfbescheinigung** nach einmaliger Impfung **lebenslang gültig.** Es ist möglich, dass abweichend von der offiziellen Regelung bei Einreise ein Impfnachweis verlangt wird, der nicht älter als 10 Jahre ist.
- Über die Anerkennung ärztlicher **Bescheinigungen zur Befreiung von der Gelbfieber-Impfung** („exemption certificate", „waiver") liegen **aktuell keine zuverlässigen Informationen** vor.

- Ausreise

Entsprechend Vorgaben der WHO sollten Einheimische und alle Reisenden, die sich länger als 4 Wochen im Land aufgehalten haben, bei der Ausreise eine Impfung gegen Polio vorweisen. Die Impfung muss zwischen 4 Wochen und einem Jahr vor der Abreise erfolgen und in einem international gültigen Impfausweis dokumentiert sein.

Impfempfehlungen

Allgemein zu empfehlender Impfschutz überprüfen, ergänzen bzw. auffrischen

alle: Tetanus, Diphtherie, Polio, Pertussis, MMR, Influenza (saisonal)
Kinder/Jugendliche: Hib, Hepatitis B, Rotaviren, Varizellen, Meningokokken ACWY, Meningokokken B, HPV
ab 60. Lj./chron. Kranke: Pneumokokken, COVID-19, RSV; *ab 50. Lj.:* Herpes zoster

▸ **siehe auch vordere und hintere Umschlagklappe**

Weitere Impfungen	alle Reisenden	bei Risiko
Hepatitis A	●	
Hepatitis B		● 2, 5, 6, 8
Polio	● (v)	
Typhus	●	
Cholera		● 1, 5, 6, 7, 9
Jap. Enzephalitis		● 2, 3
Meningokokken ACWY		● 1, 5
Dengue	●	
Chikungunya		● 1, 10
Gelbfieber	(v)	

● Impfung empfohlen
1 aktuelle Ausbrüche
2 einfache Reisebedingungen
3 Exposition im Endemiegebiet
4 Tierkontakte
5 enge soziale Kontakte, v. a. „Charity travel"
6 Einsätze (Katastrophen)
7 Hygienemängel
8 unzureichende medizin. Versorgung
9 Schutz gegen Reisediarrhoe (ETEC) nur inaktivierter Impfstoff, Off-Label-Use
10 Langzeitaufenhtalte, wiederholte Reisen
(v) evtl. Impfpflicht beachten (s. Impfvorschriften)

- Verfügbarkeit Tollwutimpfstoffe

Moderne **Tollwutimpfstoffe** und **Immunglobulin** sind im Land **nicht verfügbar**. Das Tollwutrisiko ist minimal (allenfalls Fledermauskontakte). Eine Grundimmunisierung vor der Reise ist nur in Ausnahmefällen notwendig.

Malaria

- Saison

ganzjährig, verstärkt in den Regenperioden, gewöhnlich Februar/März und Oktober/November

- Parasit

P. falciparum 80 %, Resistenzen Chloroquin, Sulfa/Pyrimethamin-Kombinationen;
P. vivax insgesamt ca. 20 %, Resistenzen Chloroquin und Primaquin

Papua-Neuguinea (Forts.)

• Epidemiologie / Vorbeugung	**Expositionsprophylaxe!**		
	Medikation (NST = Notfallselbsttherapie)	**regelm.**	**NST**
	hohes Risiko in allen Gebieten unterhalb 1800 m, am höchsten in Ost-Sepik im N; in den 5 Hochlandprovinzen unregelmäßige Übertragung mit saisonaler Häufung (Regenzeiten) und zunehmender Tendenz	AP, D*, M	Ø
	geringeres Risiko im Bergland oberhalb 1800 m	Ø	AP, AL, DP
	AL = Artemether/Lumefantrin (Riamet®), AP = Atovaquon/Proguanil (Malarone® u. a.), D = Doxycyclin, DP = Dihydroartemisinin/Piperaquin (Eurartesim®), M = Mefloquin (Lariam®), Ø = keine In der Tabelle durch Komma getrennte Präparate sind als Alternativen zu verstehen. * Doxycyclin ist in Deutschland und in Österreich zur Malariaprophylaxe nicht zugelassen (s. Seite 490).		
Besondere Infektionsrisiken	(**Fettdruck** = für die **Beratung aller Reisenden** relevant)		
• oral	**Darminfektionen** **Hepatitis A** **Polio** **Typhus** Cholera		
• arthropod	**Dengue** Chikungunya Provinz Sandaun (NW) Zika Filariose, lymphatische Ross-River-Fieber Japanische Enzephalitis Western-, South-Highland-, Gulf-Province, Milne Bay-Province (O) Murray Valley-Enzephalitis Tsutsugamushi-Fieber		
• aerogen	Tuberkulose COVID-19 Influenza RSV		
• diverse	**Hepatitis B**, C Venerische Infektionen Frambösie Inseln New Britain und New Ireland Melioidose Tollwut sehr geringes Risiko		
Sonstige Beratungsinhalte	(siehe **Checklisten etc. im Serviceteil**)		
• allgemein	Flugreise (Langstrecke) Klima, Hygiene **Gifttiere** (insbes. Schlangen) Reiseapotheke Auslandskrankenversicherung		
• bei Bedarf	Tauchen Gesundheitszeugnis (Arbeits-/Langzeitaufenthalt)		
Bemerkungen	**Medizinische Versorgung:** Landesweit ist mit erheblichen Engpässen bei der ärztlichen und medikamentösen Versorgung zu rechnen. Adäquate Ausstattung der **Reiseapotheke** (Zollbestimmungen beachten, Begleitattest ratsam, Muster im Serviceteil), **Auslandskrankenversicherung** mit Abdeckung des Rettungsrückflug-Risikos für Notfälle dringend empfohlen. **Sicherheitslage**: Vor allem im Hochland kommt es regelmäßig zu Stammesfehden mit Todesopfern. Reisende sollten lokale Hinweise beachten. **Ciguatera-Fischvergiftung:** Saisonales Risiko bei Verzehr von größeren Raubfischen (auch gegart). Örtliche Warnhinweise beachten!		

Paraguay

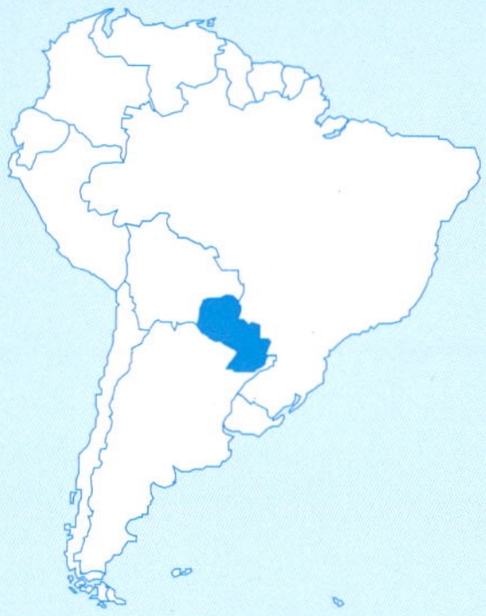

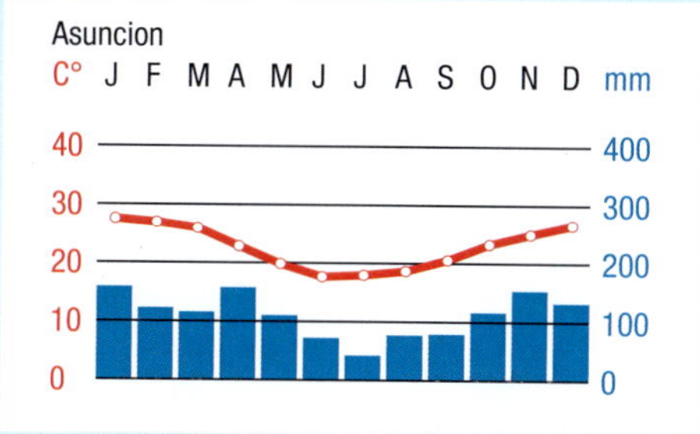

Klima

Im Norden tropisches Klima, sonst subtropisch mit Sommerregen; durchschnittliche Temperatur in Asunción im Juli 17 °C, im Januar 26,9 °C.

Zeitdifferenz (zu Mitteleuropäischer Zeit):

MEZ −4 Std. November bis März
MEZ −6 Std. April bis September
MEZ −5 Std. Oktober

Hilfe in Notfällen

Deutsche Botschaft
Paseo La Galeria, Torre 2, Piso 21/22
Avda. Santa Teresa e/Aviadores del Chaco y Herminio Maldonado
Asunción
Tel. (00595 21) 69 57 10

Österreichisches Honorargeneralkonsulat
Av. Espana 1522 c/Gral. Santos
Asunción
Tel. (+595) 974 200 164

Zuständige Österreichische Botschaft:
Argentinien (Buenos Aires)

Impfvorschriften

- direkt

keine

- aus Infektionsgebieten

Gelbfieber (ausgenommen Kinder unter 1 Jahr)
gilt bei Einreise aus: Bolivien, Brasilien, Peru und Venezuela

- Die Impfvorschrift gilt auch bei Einreise aus einem Land mit Gelbfieber-Risiko, das nur im **Transit** besucht wurde, wenn die **Aufenthaltszeit auf dem Flughafen mehr als 24 Stunden** betrug. Abweichend von der offiziellen Bestimmung kann der Impfnachweis auch bei kürzerem Transit-Aufenthalt verlangt werden.
- Gemäß den geänderten International Health Regulations der WHO (am 11. Juli 2016 in Kraft getreten) ist die **Gelbfieber-Impfbescheinigung** nach einmaliger Impfung **lebenslang gültig**.
- Ärztliche **Bescheinigungen zur Befreiung von der Gelbfieber-Impfung** („exemption certificate", „waiver") werden bei der Einreise **nicht anerkannt**.

- Abweichungen

Auch bei **Ausreise** nach Bolivien, Brasilien, Peru und Venezuela kann ein Nachweis über eine gültige Gelbfieber-Impfung verlangt werden.

Impfempfehlungen

Allgemein zu empfehlender Impfschutz überprüfen, ergänzen bzw. auffrischen

alle: Tetanus, Diphtherie, Polio, Pertussis, MMR, Influenza (saisonal)
Kinder/Jugendliche: Hib, Hepatitis B, Rotaviren, Varizellen, Meningokokken ACWY, Meningokokken B, HPV
ab 60. Lj./chron. Kranke: Pneumokokken, COVID-19, RSV; *ab 50. Lj.:* Herpes zoster

▸ **siehe auch vordere und hintere Umschlagklappe**

Weitere Impfungen	alle Reisenden	bei Risiko
Hepatitis A	●	
Hepatitis B		● 2, 5, 6, 8
Tollwut		● 2, 4, 6, 8
Typhus		● 1, 2, 5, 6, 7
Cholera		● 9
Meningokokken ACWY		● 1, 5
Dengue	●	
Chikungunya	●	
Gelbfieber	●* (v)	

* besonders für die südlichen Landesteile einschließlich des Iguazú Nationalparks, nicht für Asunción

● Impfung empfohlen
1 aktuelle Ausbrüche
2 einfache Reisebedingungen
3 Exposition im Endemiegebiet
4 Tierkontakte
5 enge soziale Kontakte, v. a. „Charity travel"
6 Einsätze (Katastrophen)
7 Hygienemängel
8 unzureichende medizin. Versorgung
9 Schutz gegen Reisediarrhoe (ETEC) nur inaktivierter Impfstoff, Off-Label-Use
10 Langzeitaufenhtalte, wiederholte Reisen
(v) evtl. Impfpflicht beachten (s. Impfvorschriften)

- Verfügbarkeit Tollwutimpfstoffe

Moderne **Tollwutimpfstoffe** und **Immunglobulin** sind im Land **nicht verfügbar**. Eine komplette Grundimmunisierung sollte bei vorhersehbarem Risiko vor der Einreise durchgeführt werden.

Paraguay (Forts.)

Malaria	Die WHO hat Paraguay im Juni 2018 als malariafrei erklärt.
Besondere Infektionsrisiken	(**Fettdruck** = für die **Beratung aller Reisenden** relevant)
• oral	**Darminfektionen** Hepatitis A Typhus
• arthropod	Leishmaniase, kutane vorw. im SO Leishmaniase, viszerale sporadisch im NO Chagas-Krankheit **Dengue** **Chikungunya** Zika Gelbfieber südöstliche Landesteile
• aerogen	Tuberkulose COVID-19 Influenza RSV
• diverse	Hepatitis B Venerische Infektionen Tollwut Hantavirus pulmonales Syndrom
Sonstige Beratungsinhalte	(siehe **Checklisten etc. im Serviceteil**)
• allgemein	Flugreise (Langstrecke) Klima, Hygiene Reiseapotheke Auslandskrankenversicherung

Peru

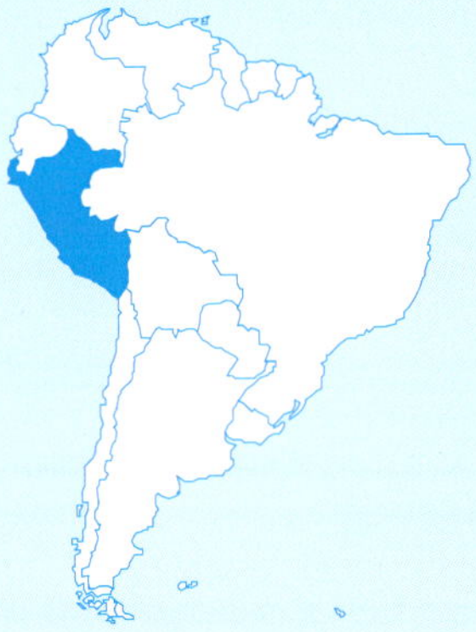

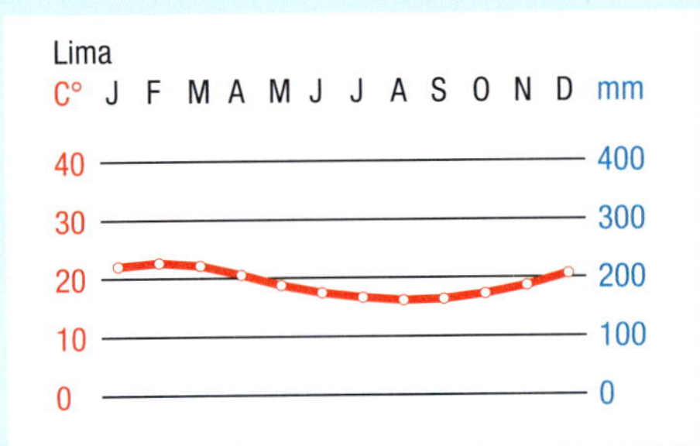

Klima

Tropisches Klima mit nicht unbeträchtlichen Tagestemperaturschwankungen je nach Höhenlage; Küstensaum und Andenwesthänge extrem trocken (kalter Humboldtstrom); Regenfälle fast ausschließlich auf den Hochflächen der Anden, an Osthängen und im feuchtheißen Amazonastiefland, vorwiegend in den Sommermonaten; durchschnittliche Temperatur in Lima im August 16,2 °C, im Februar 22,7 °C, mittlere Jahrestemperatur in Iquitos 26,5 °C.

Detaillierte Informationen zur **medizinischen Infrastruktur** des Landes im aktuellen **CRM Handbuch Reisen mit Risiko**

Zeitdifferenz (zu Mitteleuropäischer Zeit):

MEZ −6 Std. (MESZ −7 Std.)

Hilfe in Notfällen

Deutsche Botschaft
Av. Dionisio Derteano 144
Edificio Alto Caral, pisos 7 y 8
San Isidro
Lima
Tel. (0051 1) 2 03 59

Österreichische Botschaft
Edificio „De las Naciones“
Edificio „Torre II“, Plaza República,
Avenida República de Colombia 717, piso 13,
San Isidro, Lima
Tel. (0051 1) 4 42 05 03

Impfvorschriften	**keine**
• Abweichungen	Bei Reisen in das **Amazonasgebiet** wird die **Gelbfieber-Impfung von allen Reisenden verlangt**, der Impfnachweis wird kontrolliert. Bei Weiterreise in ein Drittland kann zudem die Impfung aus Peru kommend verlangt werden. • Gemäß den geänderten International Health Regulations der WHO (am 11. Juli 2016 in Kraft getreten) ist die **Gelbfieber-Impfbescheinigung** nach einmaliger Impfung **lebenslang gültig.** Es ist möglich, dass abweichend von der offiziellen Regelung bei Einreise ein Impfnachweis verlangt wird, der nicht älter als 10 Jahre ist. • Die Anerkennung ärztlicher **Bescheinigungen zur Befreiung von der Gelbfieber-Impfung** („exemption certificate“, „waiver“) wird **uneinheitlich gehandhabt** (Impfbefreiungszeugnisse werden mal anerkannt, mal nicht anerkannt).

Impfempfehlungen

Allgemein zu empfehlender Impfschutz überprüfen, ergänzen bzw. auffrischen
alle: Tetanus, Diphtherie, Polio, Pertussis, MMR, Influenza (saisonal) *Kinder/Jugendliche:* Hib, Hepatitis B, Rotaviren, Varizellen, Meningokokken ACWY, Meningokokken B, HPV *ab 60. Lj./chron. Kranke:* Pneumokokken, COVID-19, RSV; *ab 50. Lj.:* Herpes zoster ► **siehe auch vordere und hintere Umschlagklappe**

Weitere Impfungen	alle Reisenden	bei Risiko
Hepatitis A	●	
Hepatitis B		● 2, 5, 6, 8
Tollwut		● 2, 4, 6, 8
Typhus		● 1, 2, 5, 6, 7
Cholera		● 9
Meningokokken ACWY		● 1, 5
Dengue	●	
Chikungunya	●	
Gelbfieber	●* (v)	

● Impfung empfohlen
1 aktuelle Ausbrüche
2 einfache Reisebedingungen
3 Exposition im Endemiegebiet
4 Tierkontakte
5 enge soziale Kontakte, v. a. „Charity travel"
6 Einsätze (Katastrophen)
7 Hygienemängel
8 unzureichende medizin. Versorgung
9 Schutz gegen Reisediarrhoe (ETEC) nur inaktivierter Impfstoff, Off-Label-Use
10 Langzeitaufenthalte, wiederholte Reisen
(v) evtl. Impfpflicht beachten (s. Impfvorschriften)

* bei Reisen in folgende Departements: Amazonas, Loreto, Madre de Dios, San Martin, Ucayali, Puno, Cusco, Junín, Pasco und Huánuco sowie in die ausgewiesenen Gebiete folgender Departements: N von Apurímac, äußerster N von Huancavelica, äußerster NO von Ancash, O von La Libertad, N und O von Cajamarca, N und NO von Ayacucho, O von Piura

- Verfügbarkeit Tollwutimpfstoffe

Moderne **Tollwutimpfstoffe** sind **nicht regelmäßig** verfügbar (hoher Bedarf in der Amazonasregion). **Immunglobulin** ist landesweit **nicht verfügbar**. Eine komplette Grundimmunisierung sollte bei vorhersehbarem Risiko vor der Einreise durchgeführt werden.

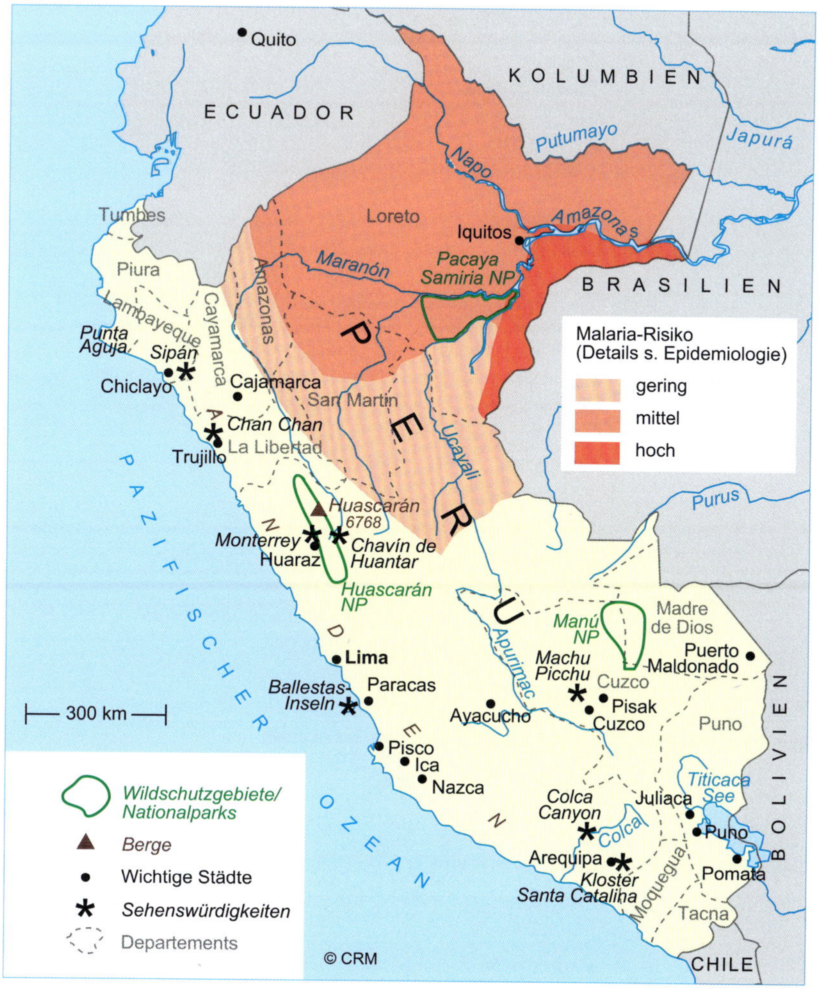

Peru (Forts.)

Malaria

Karte Malaria – Südamerika siehe Kartenanhang

- Saison: ganzjährig
- Parasit: P. vivax insgesamt 76 %, herdförmig Resistenzen Chloroquin; P. falciparum insgesamt 24 %, Resistenzen Chloroquin, Sulfa/Pyrimethamin-Kombinationen
- Epidemiologie / Vorbeugung: **Expositionsprophylaxe!**

Medikation (NST = Notfallselbsttherapie)	**regelm.**	**NST**
hohes Risiko in den östlichen Teilen des Departments Loreto	AP, D*, M	Ø
mittleres Risiko im übrigen Tiefland im N, besonders entlang der Flussläufe	Ø	AP, DP, AL
geringes Risiko im O in ländlichen Gebieten unter 2000 m	Ø	AP, DP, AL
sehr geringes bzw. kein Risiko in den westlichen Landesteilen, im SO sowie in den Touristikgebieten im Hochland	Ø	Ø

AL = Artemether/Lumefantrin (Riamet®), AP = Atovaquon/Proguanil (Malarone® u. a.), D = Doxycyclin, DP = Dihydroartemisinin/Piperaquin (Eurartesim®), M = Mefloquin (Lariam®), Ø = keine
In der Tabelle durch Komma getrennte Präparate sind als Alternativen zu verstehen.
* Doxycyclin ist in Deutschland und in Österreich zur Malariaprophylaxe nicht zugelassen (s. Seite 490).

Besondere Infektionsrisiken

(**Fettdruck** = für die **Beratung aller Reisenden** relevant)

- oral
  - **Darminfektionen**
  - **Hepatitis A**, E
  - Typhus
  - Brucellose vorw. im Hochland
  - Echinokokkose (E. granulosus)
  - Fasciolose (F. hepatica)
- arthropod
  - **Dengue**
  - **Chikungunya**
  - Zika
  - Oropouche
  - Leishmaniase, kutane + mukokutane
  - Filariose, Onchozerkose
  - Bartonellose (Oroya-Fieber) westl. Andentäler unterhalb 3.000 m
  - Gelbfieber Gebiete unter 2300 m östlich der Anden
  - Oropouche-Fieber vor allem im Amazonas-Tiefland
  - Fleckfieber, Läuse- Höhenlagen mit schwacher sozioökonomischer Struktur
  - Chagas-Krankheit Endemiegebiete im NW (Grenzregion zu Ecuador), NO (Grenzregion zu Brasilien) und in der Südhälfte des Landes in Höhenlagen < 3000 m
  - Pest Naturherde in den Departements Cajamarca, La Libertad, Lambayeque, Piura und Ancash
- aerogen
  - Tuberkulose
  - Histoplasmose
  - COVID-19
  - Influenza
  - RSV
- diverse
  - **Hepatitis B**
  - Venerische Infektionen
  - Leptospirose vorw. im Departement San Martin
  - Hantavirus pulmonales Syndrom
  - Milzbrand
  - **Tollwut**

Sonstige Beratungsinhalte

(siehe **Checklisten etc. im Serviceteil**)

- allgemein
  - Flugreise (Langstrecke)
  - Klima, Hygiene
  - Reiseapotheke
  - Auslandskrankenversicherung
- bei Bedarf
  - Aufenthalt in großen Höhen
  - Tauchen

Bemerkungen

Medizinische Versorgung: Außerhalb der Großstädte und Touristikzentren ist mit erheblichen Engpässen bei der ärztlichen und medikamentösen Versorgung zu rechnen. Adäquate Ausstattung der **Reiseapotheke** (Zollbestimmungen beachten, Begleitattest ratsam, Muster im Serviceteil), **Auslandskrankenversicherung** mit Abdeckung des Rettungsrückflug-Risikos für Notfälle dringend empfohlen.

Philippinen

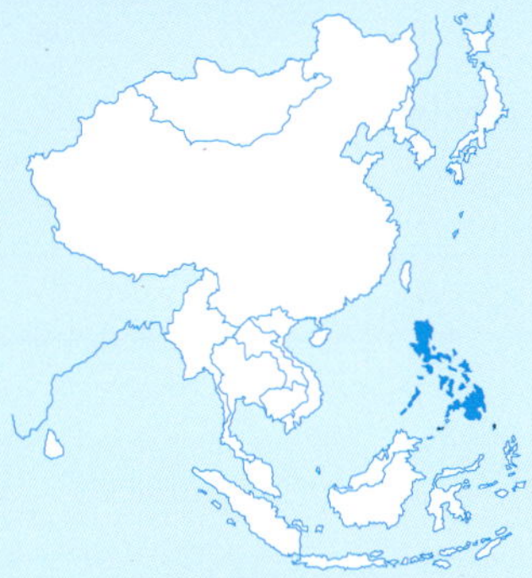

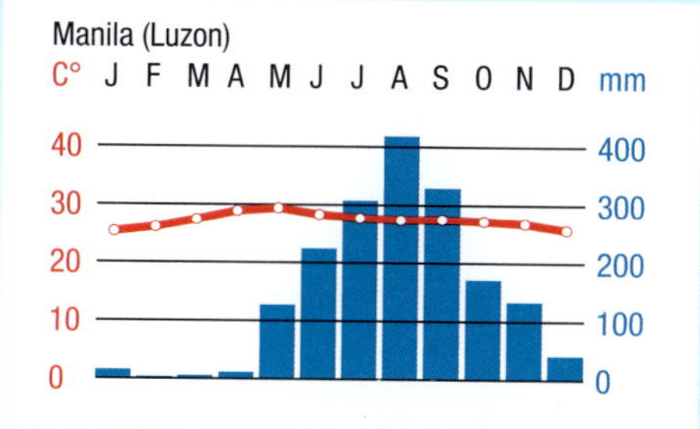

Detaillierte Informationen zur **medizinischen Infrastruktur** des Landes im aktuellen **CRM Handbuch Reisen mit Risiko**

Klima

Tropisches Klima; Ostküsten immerfeucht, sonst Regenzeit von Juni bis November (Südwestmonsun), Trockenzeit von Dezember bis Mai; durchschnittliche Temperatur in Manila im Januar 25 °C, im Mai 29 °C.

Zeitdifferenz (zu Mitteleuropäischer Zeit):

MEZ +7 Std. (MESZ +6 Std.)

Hilfe in Notfällen

Deutsche Botschaft
25/F Tower II, RCBC Plaza
6819 Ayala Ave. 1200 Makati City
Manila
Tel. (0063 2) 7 02 30 00

Österreichische Botschaft
8th floor, One Orion building
11th Avenue corner 38th Street
Bonifacio Global City, Taguig
Manila
Tel. (0063 2) 88 17 91 91, 88 17 49 92

Impfvorschriften

- direkt: **keine**
- aus Infektionsgebieten: **Gelbfieber** (ausgenommen Kinder unter 9 Monaten)
  - Die Impfvorschrift gilt auch bei Einreise aus einem Land mit Gelbfieber-Risiko, das nur im **Transit** besucht wurde, wenn die **Aufenthaltszeit auf dem Flughafen mehr als 12 Stunden** betrug. Abweichend von der offiziellen Bestimmung kann der Impfnachweis auch bei kürzerem Transit-Aufenthalt verlangt werden.
  - Gemäß den geänderten International Health Regulations der WHO (am 11. Juli 2016 in Kraft getreten) ist die **Gelbfieber-Impfbescheinigung** nach einmaliger Impfung **lebenslang gültig**.
  - Über die Anerkennung ärztlicher **Bescheinigungen zur Befreiung von der Gelbfieber-Impfung** („exemption certificate", „waiver") liegen **aktuell keine zuverlässigen Informationen** vor.
- Ausreise: **Polio**

  Entsprechend Vorgaben der WHO müssen Einheimische und alle Reisenden, die sich länger als 4 Wochen im Land aufgehalten haben, bei der Ausreise eine Impfung gegen Polio vorweisen. Die Impfung muss zwischen 4 Wochen und einem Jahr vor der Abreise erfolgen und in einem international gültigen Impfausweis dokumentiert sein.

Impfempfehlungen

Allgemein zu empfehlender Impfschutz überprüfen, ergänzen bzw. auffrischen

alle: Tetanus, Diphtherie, Polio, Pertussis, MMR, Influenza (saisonal)
Kinder/Jugendliche: Hib, Hepatitis B, Rotaviren, Varizellen, Meningokokken ACWY, Meningokokken B, HPV
ab 60. Lj./chron. Kranke: Pneumokokken, COVID-19, RSV; *ab 50. Lj.:* Herpes zoster

► **siehe auch vordere und hintere Umschlagklappe**

Weitere Impfungen	alle Reisenden	bei Risiko
Hepatitis A	●	
Hepatitis B		● 2, 5, 6, 8
Polio	● (v)	
Tollwut		● 2, 4, 6, 8
Typhus	●	
Cholera		● 1, 5, 6, 7, 9
Jap. Enzephalitis		● 2, 3
Dengue	●	
Chikungunya		● 1, 10

● Impfung empfohlen
1 aktuelle Ausbrüche
2 einfache Reisebedingungen
3 Exposition im Endemiegebiet
4 Tierkontakte
5 enge soziale Kontakte, v. a. „Charity travel"
6 Einsätze (Katastrophen)
7 Hygienemängel
8 unzureichende medizin. Versorgung
9 Schutz gegen Reisediarrhoe (ETEC) nur inaktivierter Impfstoff, Off-Label-Use
10 Langzeitaufenhtalte, wiederholte Reisen
(v) evtl. Impfpflicht beachten (s. Impfvorschriften)

- Verfügbarkeit Tollwutimpfstoffe: Moderne **Tollwutimpfstoffe** und **Immunglobulin** sind **nicht auf allen Inseln** verfügbar. Eine komplette Grundimmunisierung sollte bei vorhersehbarem Risiko vor der Einreise durchgeführt werden.

Malaria

Karte Malaria – Südostasien siehe Kartenanhang

- Saison: ganzjährig, verstärkt in den Regenperioden
- Parasit: P. falciparum insgesamt 85 %, Resistenzen Chloroquin, Sulfa/Pyrimethamin-Kombinationen
  P. vivax insgesamt ca. 14 %; P. knowlesi vereinzelt auf Palawan
  über 75 % Rückgang der Fallmeldungen seit 2000

Länderinformationen

Philippinen (Forts.)

• Epidemiologie / Vorbeugung	**Expositionsprophylaxe!**		
	Medikation (NST = Notfallselbsttherapie)	**regelm.**	**NST**
	geringes Risiko auf Palawan	Ø	AP, DP, AL
	alle übrigen Inseln, Stadtgebiete und Höhenlagen über 600 m gelten als **malariafrei**	Ø	Ø
	AL = Artemether/Lumefantrin (Riamet®), AP = Atovaquon/Proguanil (Malarone® u. a.), DP = Dihydroartemisinin/Piperaquin (Eurartesim®), Ø = keine In der Tabelle durch Komma getrennte Präparate sind als Alternativen zu verstehen.		
Besondere Infektionsrisiken	(**Fettdruck** = für die **Beratung aller Reisenden** relevant)		
• oral	**Darminfektionen** **Hepatitis A, E** **Polio** **Typhus** Cholera Paragonimiasis Leyte, Panay		
• arthropod	**Dengue** Chikungunya Zika Filariose, lymphatische ländliche Gebiete in Mindanao, Palawan, Samar und Sorsogon Japanische Enzephalitis ländliche Gebiete auf allen Inseln, Ausbrüche in Nueva Ecija und Manila (Luzon) Tsutsugamushi-Fieber ländliche Gegenden unterhalb 3000 m Höhe auf Leyte, Samar, Mindoro, Luzon, Negros, Panay, Palawan, Cebu und Mindanao		
• aerogen	Tuberkulose COVID-19 Influenza RSV		
• diverse	Schistosomiasis Luzon (S), Mindoro (O), Mindanao (S), Samar, Bohol, Leyte Leptospirose **Hepatitis B**, C Venerische Infektionen **Tollwut** Milzbrand Melioidose		
Sonstige Beratungsinhalte	(siehe **Checklisten etc. im Serviceteil**)		
• allgemein	Flugreise (Langstrecke) Klima, Hygiene Reiseapotheke Auslandskrankenversicherung		
• bei Bedarf	Tauchen Gesundheitszeugnis (Arbeits-/Langzeitaufenthalt)		
Bemerkungen	**Ciguatera-Fischvergiftung:** Saisonales Risiko bei Verzehr von größeren Raubfischen (auch gegart). Örtliche Warnhinweise beachten!		

Pitcairn Inseln (zu Großbritannien)

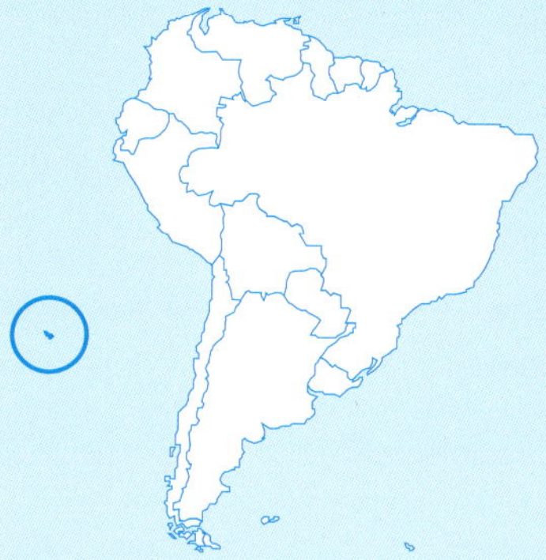

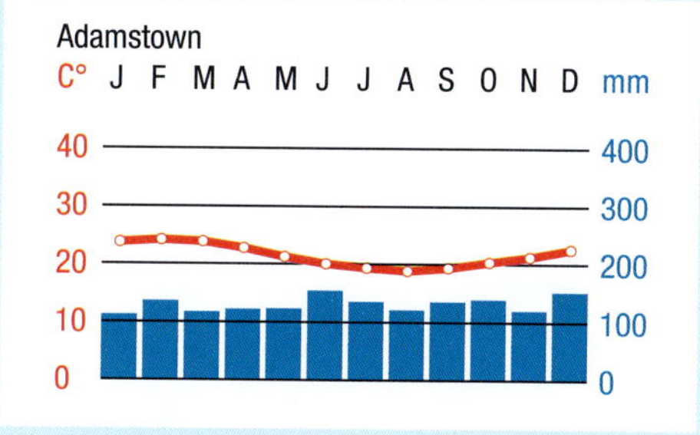

Zeitdifferenz (zu Mitteleuropäischer Zeit):

MEZ −9 Std. (MESZ −10 Std.)

Hilfe in Notfällen

Zuständige Deutsche Botschaft:
Neuseeland (Wellington)

Klima

Tropisches Klima; mittlere Temperatur ganzjährig um 20 °C.

Impfvorschriften

- direkt: **keine**
- aus Infektionsgebieten: **Gelbfieber** (ausgenommen Kinder unter 1 Jahr)
  - Gemäß den geänderten International Health Regulations der WHO (am 11. Juli 2016 in Kraft getreten) ist die **Gelbfieber-Impfbescheinigung** nach einmaliger Impfung **lebenslang gültig**. Es ist möglich, dass abweichend von der offiziellen Regelung bei Einreise ein Impfnachweis verlangt wird, der nicht älter als 10 Jahre ist.
  - Über die Anerkennung ärztlicher **Bescheinigungen zur Befreiung von der Gelbfieber-Impfung** („exemption certificate", „waiver") liegen **aktuell keine zuverlässigen Informationen** vor.

Impfempfehlungen

Allgemein zu empfehlender Impfschutz überprüfen, ergänzen bzw. auffrischen

alle: Tetanus, Diphtherie, Polio, Pertussis, MMR, Influenza (saisonal)
Kinder/Jugendliche: Hib, Hepatitis B, Rotaviren, Varizellen, Meningokokken ACWY, Meningokokken B, HPV
ab 60. Lj./chron. Kranke: Pneumokokken, COVID-19, RSV; *ab 50. Lj.:* Herpes zoster

► **siehe auch vordere und hintere Umschlagklappe**

Weitere Impfungen	alle Reisenden	bei Risiko
Hepatitis A	●	
Hepatitis B		● 2, 5, 6, 8
Dengue	●	
Gelbfieber	(v)	

● Impfung empfohlen
1 aktuelle Ausbrüche
2 einfache Reisebedingungen
3 Exposition im Endemiegebiet
4 Tierkontakte
5 enge soziale Kontakte, v. a. „Charity travel"
6 Einsätze (Katastrophen)
7 Hygienemängel
8 unzureichende medizin. Versorgung
(v) evtl. Impfpflicht beachten (s. Impfvorschriften)

- Verfügbarkeit Tollwutimpfstoffe: Moderne **Tollwutimpfstoffe** und **Immunglobulin** sind im Land **nicht sicher** verfügbar (widersprüchliche Informationen). Das Tollwutrisiko ist minimal. Eine Grundimmunisierung vor der Reise ist nur in Ausnahmefällen notwendig.

Malaria

keine

Besondere Infektionsrisiken

(**Fettdruck** = für die **Beratung aller Reisenden** relevant)

- oral: **Darminfektionen**, Hepatitis A
- arthropod: **Dengue**
- aerogen: COVID-19, Influenza, RSV
- diverse: Hepatitis B, Venerische Infektionen, Tollwut sehr geringes Risiko

Sonstige Beratungsinhalte

(siehe **Checklisten etc. im Serviceteil**)

- allgemein: Flugreise (Langstrecke), Klima, Hygiene, Reiseapotheke, Auslandskrankenversicherung
- bei Bedarf: Tauchen

Bemerkungen

Ciguatera-Fischvergiftung: Saisonales Risiko bei Verzehr von größeren Raubfischen (auch gegart). Örtliche Warnhinweise beachten!

Die **medizinischen Versorgungsmöglichkeiten** auf Pitcairn sind sehr begrenzt. Die nächstgelegenen Krankenhäuser befinden sich in Neuseeland und Französisch Polynesien.

Polen

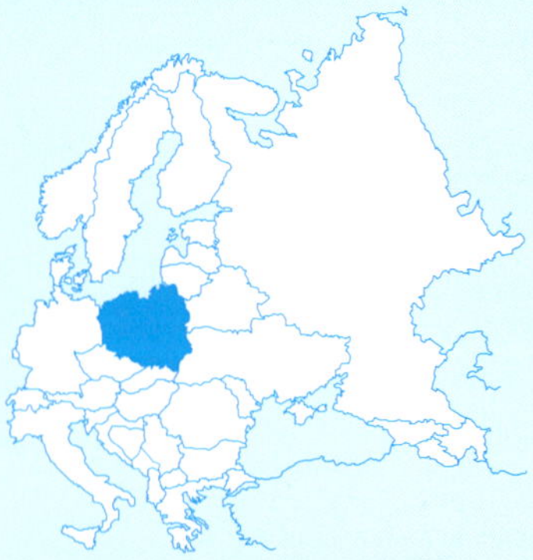

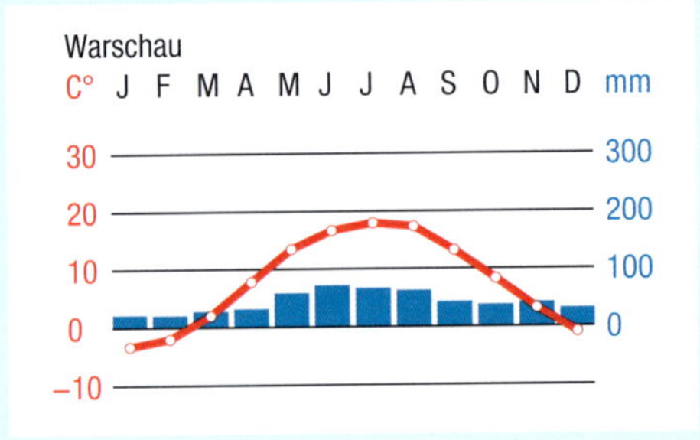

Detaillierte Informationen zur **medizinischen Infrastruktur** des Landes im aktuellen **CRM Handbuch Reisen mit Risiko**

Klima

Feuchtgemäßigtes Klima mit langen kalten Wintern; Durchschnittstemperatur in Warschau im Juli 17,9 °C, im Januar −3,3 °C.

Zeitdifferenz (zu Mitteleuropäischer Zeit):

ganzjährig keine

Hilfe in Notfällen

Deutsche Botschaft
Ul. Jazdow 12
Warschau
Tel. (0048 22) 5 84 17 00

Österreichische Botschaft
Ul. Gagarina 34
Warschau
Tel. (0048 22) 8 41 00 81, 8 41 00 82

Impfvorschriften

keine

Impfempfehlungen

Allgemein zu empfehlender Impfschutz überprüfen, ergänzen bzw. auffrischen

alle: Tetanus, Diphtherie, Polio, Pertussis, MMR, Influenza (saisonal)
Kinder/Jugendliche: Hib, Hepatitis B, Rotaviren, Varizellen, Meningokokken ACWY, Meningokokken B, HPV
ab 60. Lj./chron. Kranke: Pneumokokken, COVID-19, RSV; *ab 50. Lj.:* Herpes zoster

► **siehe auch vordere und hintere Umschlagklappe**

Weitere Impfungen	alle Reisenden	bei Risiko
Hepatitis A	●	
Hepatitis B		● 2, 5, 6, 8
Tollwut		● 4, 6
Meningokokken ACWY		**(v)** s. Bemerkungen
Meningokokken B		● 1, 5 (bis 25. Lj.)
FSME		● 2, 3

● Impfung empfohlen
1 aktuelle Ausbrüche
2 einfache Reisebedingungen
3 Exposition im Endemiegebiet
4 Tierkontakte
5 enge soziale Kontakte, v. a. „Charity travel"
6 Einsätze (Katastrophen)
7 Hygienemängel
8 unzureichende medizin. Versorgung
(v) evtl. Impfpflicht beachten

- Verfügbarkeit Tollwutimpfstoffe: Moderne **Tollwutimpfstoffe** und **Immunglobulin** sind im Land **verfügbar**.

Malaria

keine

Besondere Infektionsrisiken

(**Fettdruck** = für die **Beratung aller Reisenden** relevant)

- oral
  - **Darminfektionen**
  - **Hepatitis A**
  - Echinokokkose (E.granulosus)
  - Trichinellose
- arthropod
  - **FSME** April – Oktober, Risiko landesweit, besonders hoch im NO (Gdansk, Elblag, Olsztyn), O (Provinzen Suwalki und Bialystock) sowie im S (Provinz Opole)
  - Borreliose April – Oktober
  - West-Nil-Fieber Sommer
- aerogen
  - COVID-19
  - Influenza
  - RSV
- diverse
  - Hepatitis B
  - Venerische Infektionen
  - **Tollwut**

Sonstige Beratungsinhalte

(siehe **Checklisten etc. im Serviceteil**)

- allgemein
  - Hygiene
  - Reiseapotheke
  - Auslandskrankenversicherung

Bemerkungen

Die **Meningitis-Impfung Typ C** gehört in diesem Land für bestimmte Altersgruppen (in der Regel Kinder und Jugendliche) zum allgemeinen Impfprogramm. Nach den geltenden Empfehlungen der STIKO wird die Meningitis-Impfung dadurch zur Reiseimpfung für „Schüler/Studenten vor Langzeitaufenthalten in Ländern mit empfohlener allgemeiner Impfung für Jugendliche oder selektiver Impfung für Schüler/Studenten entsprechend den Empfehlungen der Zielländer". In diesem Fall sind die tetravalente Konjugatimpfung (Serotypen ACWY) und die MenB-Impfung zu empfehlen.

Portugal

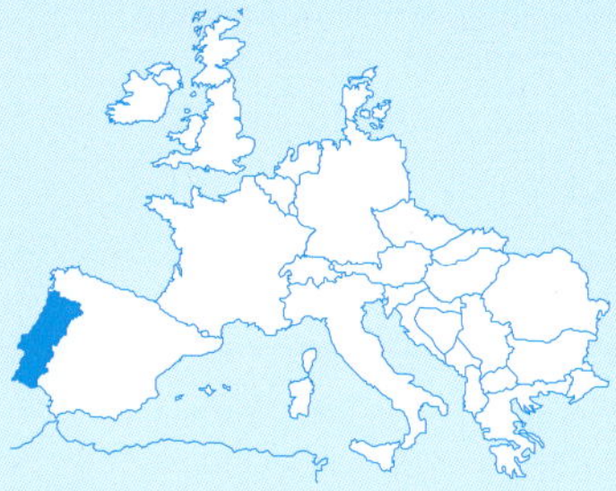

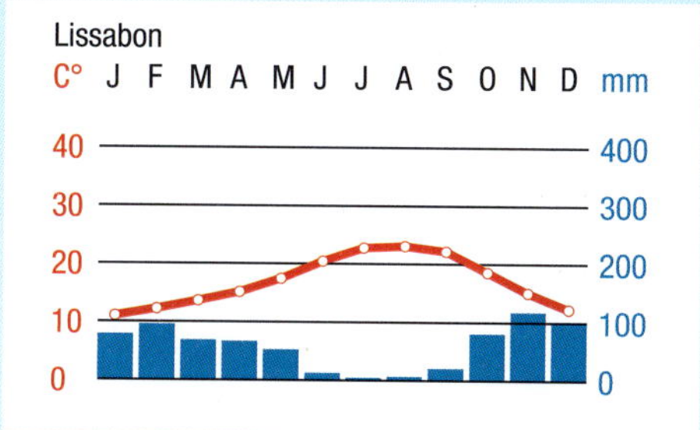

Klima

Im Norden mehr atlantisch, im Süden zunehmend mediterran geprägtes Klima; heiße, trockene Sommer; milde feuchte Winter; durchschnittliche Temperatur in Lissabon im Januar 11 °C, im August 23 °C.

Detaillierte Informationen zur **medizinischen Infrastruktur** des Landes im aktuellen **CRM Handbuch Reisen mit Risiko**

Zeitdifferenz (zu Mitteleuropäischer Zeit):

MEZ –1 Std. ganzjährig

Azoren
MEZ –2 Std. ganzjährig

Madeira
MEZ –1 Std. ganzjährig

Hilfe in Notfällen

Deutsche Botschaft
Campo dos Mártires da Pátria, 38
Lissabon
Tel. (00351 21) 8 81 02 10

Österreichische Botschaft
Avenida Infante Santo, Nr. 43/4.Stock
Lissabon
Tel. (00351 21) 3 94 39 00

Impfvorschriften

keine

Impfempfehlungen

Allgemein zu empfehlender Impfschutz überprüfen, ergänzen bzw. auffrischen

alle: Tetanus, Diphtherie, Polio, Pertussis, MMR, Influenza (saisonal)
Kinder/Jugendliche: Hib, Hepatitis B, Rotaviren, Varizellen, Meningokokken ACWY, Meningokokken B, HPV
ab 60. Lj./chron. Kranke: Pneumokokken, COVID-19, RSV; *ab 50. Lj.:* Herpes zoster

▸ **siehe auch vordere und hintere Umschlagklappe**

Weitere Impfungen	alle Reisenden	bei Risiko
Hepatitis A	●	
Hepatitis B		● 2, 5, 6, 8
Meningokokken ACWY		(v) s. Bemerkungen
Meningokokken B		● 1, 5 (bis 25. Lj.)
Dengue		● 1
Chikungunya		● 1

● Impfung empfohlen
1 aktuelle Ausbrüche
2 einfache Reisebedingungen
3 Exposition im Endemiegebiet
4 Tierkontakte
5 enge soziale Kontakte, v. a. „Charity travel"
6 Einsätze (Katastrophen)
7 Hygienemängel
8 unzureichende medizin. Versorgung
(v) evtl. Impfpflicht beachten

- Verfügbarkeit Tollwutimpfstoffe: Moderne **Tollwutimpfstoffe** und **Immunglobulin** sind im Land **verfügbar**.

Malaria

keine

Besondere Infektionsrisiken

(**Fettdruck** = für die **Beratung aller Reisenden** relevant)

- oral

Darminfektionen
Hepatitis A
Brucellose
Echinokokkose (E. granulosus)

- arthropod

Dengue Madeira
Chikungunya
Leishmaniase, viszerale + kutane
Zeckenbissfieber April – Oktober
Borreliose April – Oktober
West-Nil-Fieber sporadisch
Krim-Kongo hämorrhagisches Fieber erster Nachweis 2024

- aerogen

COVID-19
Influenza

- diverse

Hepatitis B
Venerische Infektionen
Tollwut sehr geringes Risiko

Sonstige Beratungsinhalte

(siehe **Checklisten etc. im Serviceteil**)

- allgemein

Hygiene
Reiseapotheke
Auslandskrankenversicherung

- bei Bedarf

Tauchen
Gesundheitszeugnis (Arbeits-/Langzeitaufenthalt)

Portugal (Forts.)

Bemerkungen	Die **Meningitis-Impfung Typ C** gehört in diesem Land für bestimmte Altersgruppen (in der Regel Kinder und Jugendliche) zum allgemeinen Impfprogramm. Nach den geltenden Empfehlungen der STIKO wird die Meningitis-Impfung dadurch zur Reiseimpfung für „Schüler/Studenten vor Langzeitaufenthalten in Ländern mit empfohlener allgemeiner Impfung für Jugendliche oder selektiver Impfung für Schüler/Studenten entsprechend den Empfehlungen der Zielländer". In diesem Fall sind die tetravalente Konjugatimpfung (Serotypen ACWY) und die MenB-Impfung zu empfehlen.

Puerto Rico (zu USA)

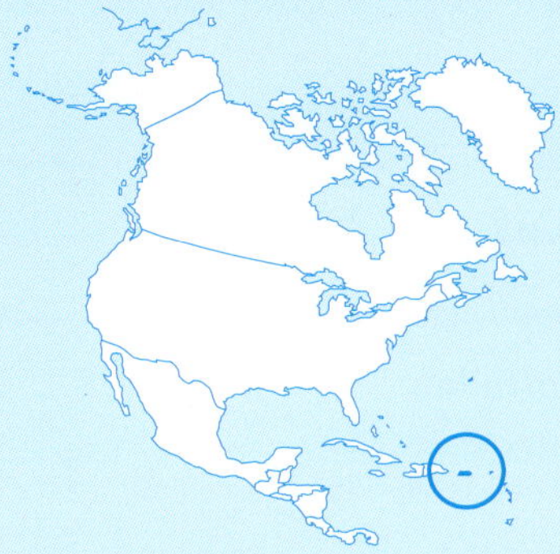

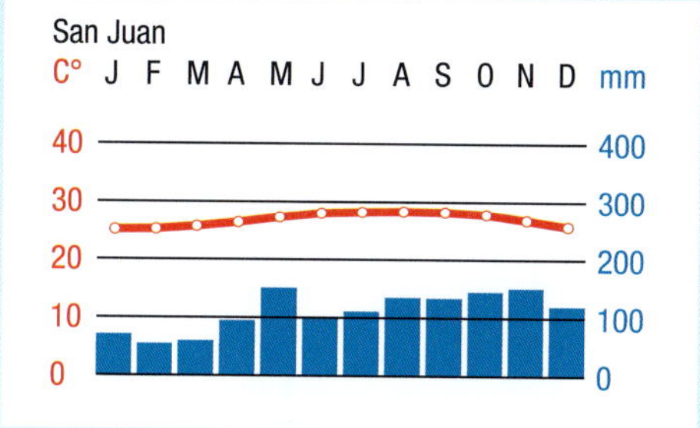

Klima

Tropisches wechselfeuchtes Klima mit Hauptniederschlägen von April bis November; Nordküste und Bergregionen besonders regenreich; durchschnittliche Temperatur an der Küste ganzjährig um 25 °C.

Zeitdifferenz (zu Mitteleuropäischer Zeit):

MEZ −5 Std. (MESZ −6 Std.)

Hilfe in Notfällen

Zuständige Deutsche Botschaft:
USA (Washington D.C.)

Österreichisches Honorarkonsulat
210 Chardon Ave., Suite 102
San Juan
Tel.: (001 787) 3 16 60 10

Zuständige Österreichische Botschaft:
USA (Washington D.C.)

Impfvorschriften: **keine**

Impfempfehlungen

Allgemein zu empfehlender Impfschutz überprüfen, ergänzen bzw. auffrischen

alle: Tetanus, Diphtherie, Polio, Pertussis, MMR, Influenza (saisonal)
Kinder/Jugendliche: Hib, Hepatitis B, Rotaviren, Varizellen, Meningokokken ACWY, Meningokokken B, HPV
ab 60. Lj./chron. Kranke: Pneumokokken, COVID-19, RSV; *ab 50. Lj.:* Herpes zoster
► **siehe auch vordere und hintere Umschlagklappe**

Weitere Impfungen	alle Reisenden	bei Risiko
Hepatitis A	●	
Hepatitis B		● 2, 5, 6, 8
Tollwut		● 2, 4, 6, 8
Typhus		● 1, 2, 5, 6, 7
Cholera		● 9
Dengue	●	
Chikungunya		● 1, 10

- ● Impfung empfohlen
- 1 aktuelle Ausbrüche
- 2 einfache Reisebedingungen
- 3 Exposition im Endemiegebiet
- 4 Tierkontakte
- 5 enge soziale Kontakte, v. a. „Charity travel"
- 6 Einsätze (Katastrophen)
- 7 Hygienemängel
- 8 unzureichende medizin. Versorgung
- 9 Schutz gegen Reisediarrhoe (ETEC) nur inaktivierter Impfstoff, Off-Label-Use
- 10 Langzeitaufenthalte, wiederholte Reisen

- Verfügbarkeit Tollwutimpfstoffe: Moderne **Tollwutimpfstoffe** und **Immunglobulin** sind im Land **verfügbar**.

Malaria: **keine**

Besondere Infektionsrisiken

(**Fettdruck** = für die **Beratung aller Reisenden** relevant)

- oral
  Darminfektionen
  Hepatitis A
  Typhus
  Fasciolose (F. hepatica)
- arthropod
  Dengue
  Chikungunya
  Zika
  West-Nil-Fieber
- aerogen
  COVID-19
  Influenza
  RSV
- diverse
  Schistosomiasis
  Hepatitis B
  Tollwut

Sonstige Beratungsinhalte

(siehe **Checklisten etc. im Serviceteil**)

- allgemein
  Flugreise (Langstrecke)
  Klima, Hygiene
  Reiseapotheke
  Auslandskrankenversicherung
- bei Bedarf
  Tauchen

Bemerkungen

Ciguatera-Fischvergiftung: Saisonales Risiko bei Verzehr von größeren Raubfischen (auch gegart). Örtliche Warnhinweise beachten!

Quatar s. Katar

Réunion (zu Frankreich)

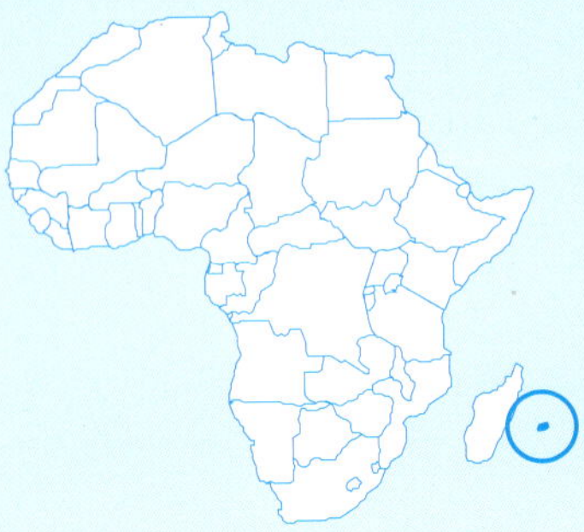

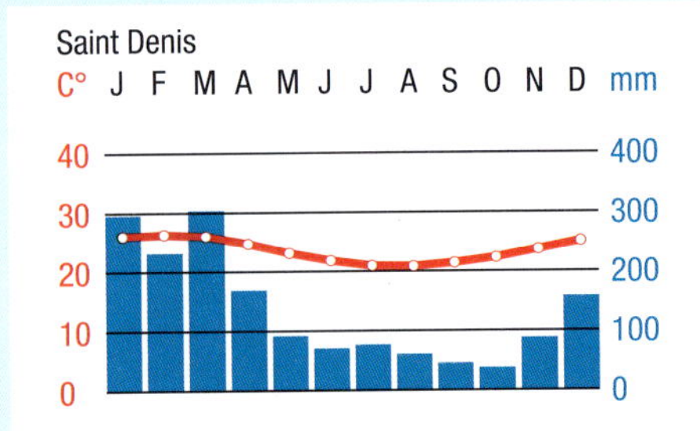

Klima

Tropisch-heißes Klima; Regenzeit von Dezember bis April.

Zeitdifferenz (zu Mitteleuropäischer Zeit):

MEZ +3 Std. (MESZ +2 Std.)

Hilfe in Notfällen

Deutsches Honorarkonsulat
64, Avenue Eudoxie Nonge
Sainte-Clotilde
Tel. (00262) 6 92 73 68 98

Zuständige Deutsche Botschaft:
Frankreich (Paris)

Derzeit keine Österreichische Vertretung (Österreichische Staatsbürger können im Notfall die Hilfe der diplomatischen bzw. konsularischen Vertretung Deutschlands oder eines anderen EU-Mitgliedsstaates in Anspruch nehmen)

Impfvorschriften: keine

Impfempfehlungen

Allgemein zu empfehlender Impfschutz überprüfen, ergänzen bzw. auffrischen

alle: Tetanus, Diphtherie, Polio, Pertussis, MMR, Influenza (saisonal)
Kinder/Jugendliche: Hib, Hepatitis B, Rotaviren, Varizellen, Meningokokken ACWY, Meningokokken B, HPV
ab 60. Lj./chron. Kranke: Pneumokokken, COVID-19, RSV; *ab 50. Lj.:* Herpes zoster

► **siehe auch vordere und hintere Umschlagklappe**

Weitere Impfungen	alle Reisenden	bei Risiko
Hepatitis A	●	
Hepatitis B		● 2, 5, 6, 8
Typhus		● 1, 2, 5, 6, 7
Dengue	●	
Chikungunya		● 1, 10

● Impfung empfohlen
1 aktuelle Ausbrüche
2 einfache Reisebedingungen
3 Exposition im Endemiegebiet
4 Tierkontakte
5 enge soziale Kontakte, v. a. „Charity travel“
6 Einsätze (Katastrophen)
7 Hygienemängel
8 unzureichende medizin. Versorgung
9 Schutz gegen Reisediarrhoe (ETEC) nur inaktivierter Impfstoff, Off-Label-Use
10 Langzeitaufenthalte, wiederholte Reisen

- Verfügbarkeit Tollwutimpfstoffe: Moderne **Tollwutimpfstoffe** und **Immunglobulin** sind im Land **verfügbar**.

Malaria: keine

Besondere Infektionsrisiken

(**Fettdruck** = für die **Beratung aller Reisenden** relevant)

- oral: **Darminfektionen**, **Hepatitis A**, Typhus
- arthropod: **Dengue**, Chikungunya
- aerogen: COVID-19, Influenza, RSV
- diverse: **Hepatitis B**, Venerische Infektionen, Leptospirose, Tollwut sehr geringes Risiko

Sonstige Beratungsinhalte

(siehe **Checklisten etc. im Serviceteil**)

- allgemein: Flugreise (Langstrecke), Klima, Hygiene, Reiseapotheke, Auslandskrankenversicherung
- bei Bedarf: Tauchen

Ruanda

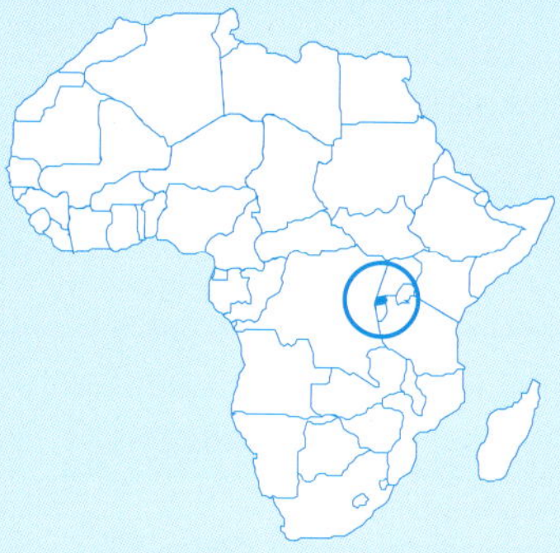

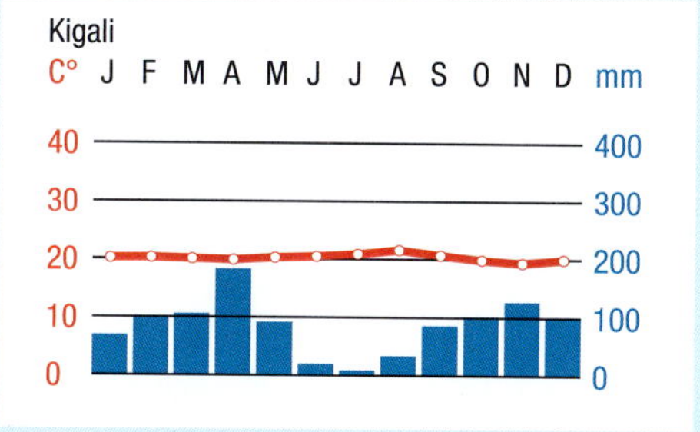

Klima

Wechselfeuchtes tropisches Höhenklima mit zwei Regenzeiten (März/April und Oktober/November); ausgeprägte Trockenzeit von Mai bis September; mittlere Temperaturen in den niedrigeren Regionen ganzjährig um 20 °C, in den höheren Lagen deutlich darunter (Frost möglich).

Zeitdifferenz (zu Mitteleuropäischer Zeit):

MEZ + 1 Std. (MESZ ±0 Std.)

Hilfe in Notfällen

Deutsche Botschaft
5, KN 27 St., Kiyovu
Kigali
Tel. (00250) 2 80 57 52 22, 2 80 57 51 41

Derzeit keine Österreichische Vertretung im Land (Österreichische Staatsbürger können im Notfall die Hilfe der diplomatischen Vertretung Deutschlands oder eines anderen EU-Mitgliedsstaates in Anspruch nehmen)

Zuständige Österreichische Botschaft: Kenia (Nairobi)

Impfvorschriften

- direkt: **keine**
- aus Infektionsgebieten: **Gelbfieber** (ausgenommen Kinder unter 1 Jahr)
  - Gemäß den geänderten International Health Regulations der WHO (am 11. Juli 2016 in Kraft getreten) ist die **Gelbfieber-Impfbescheinigung** nach einmaliger Impfung **lebenslang gültig**. Abweichend von der offiziellen Regelung fordert Ruanda bei Einreise noch einen Impfnachweis, der nicht älter als 10 Jahre ist.
  - Ärztliche **Bescheinigungen zur Befreiung von der Gelbfieber-Impfung** („exemption certificate", „waiver") werden bei der Einreise **nicht anerkannt**.

Impfempfehlungen

Allgemein zu empfehlender Impfschutz überprüfen, ergänzen bzw. auffrischen

alle: Tetanus, Diphtherie, Polio, Pertussis, MMR, Influenza (saisonal)
Kinder/Jugendliche: Hib, Hepatitis B, Rotaviren, Varizellen, Meningokokken ACWY, Meningokokken B, HPV
ab 60. Lj./chron. Kranke: Pneumokokken, COVID-19, RSV; *ab 50. Lj.:* Herpes zoster

► **siehe auch vordere und hintere Umschlagklappe**

Weitere Impfungen	alle Reisenden	bei Risiko
Hepatitis A	●	
Hepatitis B		● 2, 5, 6, 8
Tollwut		● 2, 4, 6, 8
Typhus	●	
Cholera		● 1, 5, 6, 7, 9
Meningokokken ACWY	●	
Dengue	●	
Chikungunya		● 1, 10
Gelbfieber	(v)	
Mpox		● 1, 2, 5, 10

● Impfung empfohlen
1 aktuelle Ausbrüche
2 einfache Reisebedingungen
3 Exposition im Endemiegebiet
4 Tierkontakte
5 enge soziale Kontakte, v. a. „Charity travel"
6 Einsätze (Katastrophen)
7 Hygienemängel
8 unzureichende medizin. Versorgung
9 Schutz gegen Reisediarrhoe (ETEC) nur inaktivierter Impfstoff, Off-Label-Use
10 Langzeitaufenthalte, wiederholte Reisen
(v) evtl. Impfpflicht beachten (s. Impfvorschriften)

- Verfügbarkeit Tollwutimpfstoffe: Moderne **Tollwutimpfstoffe** und **Immunglobulin** sind im Land **nicht verfügbar**. Eine komplette Grundimmunisierung sollte bei vorhersehbarem Risiko vor der Einreise durchgeführt werden.

Ruanda (Forts.)

Malaria			
• Saison	ganzjährig		
• Parasit	P. falciparum nahezu 100 %, Resistenzen Chloroquin, Sulfa/Pyrimethamin-Kombinationen		
	Verdreifachung der Fälle im Vergleich zu 2010, 2020 wurden knapp 3 Mio. gemeldet		
• Epidemiologie / Vorbeugung	**Expositionsprophylaxe!**		
	Medikation (NST = Notfallselbsttherapie)	**regelm.**	**NST**
	hohes Risiko in Tieflagen	AP, D*, M	Ø
	geringes Risiko in Höhenlagen (v. a. Bergland im W)	Ø	AP, DP, AL
	AL = Artemether/Lumefantrin (Riamet®), AP = Atovaquon/Proguanil (Malarone® u. a.), D = Doxycyclin, DP = Dihydroartemisinin/Piperaquin (Eurartesim®), M = Mefloquin (Lariam®), Ø = keine In der Tabelle durch Komma getrennte Präparate sind als Alternativen zu verstehen. * Doxycyclin ist in Deutschland und in Österreich zur Malariaprophylaxe nicht zugelassen (s. Seite 490).		
Besondere Infektionsrisiken	(**Fettdruck** = für die **Beratung aller Reisenden** relevant)		
• oral	**Darminfektionen** **Hepatitis A** **Typhus** Cholera		
• arthropod	Onchozerkose Gelbfieber **Dengue** Chikungunya West-Nil-Fieber Fleckfieber, Läuse- Höhenlagen m. schwacher sozio-ökonomischer Struktur Schlafkrankheit Übertragungsrisiko landesweit, bes. im Westen, sporadische Fälle in der Region Mutara und im Akagera Nationalpark		
• aerogen	**Meningokokken-Meningitis** Tuberkulose COVID-19 Influenza RSV		
• diverse	**Schistosomiasis** **Hepatitis B, C** Venerische Infektionen Tollwut Marburgvirus-Krankheit Mpox		
Sonstige Beratungsinhalte	(siehe **Checklisten etc. im Serviceteil**)		
• allgemein	Flugreise (Langstrecke) Klima, Hygiene Gifttiere (Schlangen, Spinnen, Skorpione u. a.) Reiseapotheke Auslandskrankenversicherung		
• bei Bedarf	Aufenthalt in großen Höhen		
Bemerkungen	**Medizinische Versorgung:** Landesweit ist mit erheblichen Engpässen bei der ärztlichen und medikamentösen Versorgung zu rechnen. Adäquate Ausstattung der **Reiseapotheke** (Zollbestimmungen beachten, Begleitattest ratsam, Muster im Serviceteil), **Auslandskrankenversicherung** mit Abdeckung des Rettungsrückflug-Risikos für Notfälle dringend empfohlen.		

Rumänien

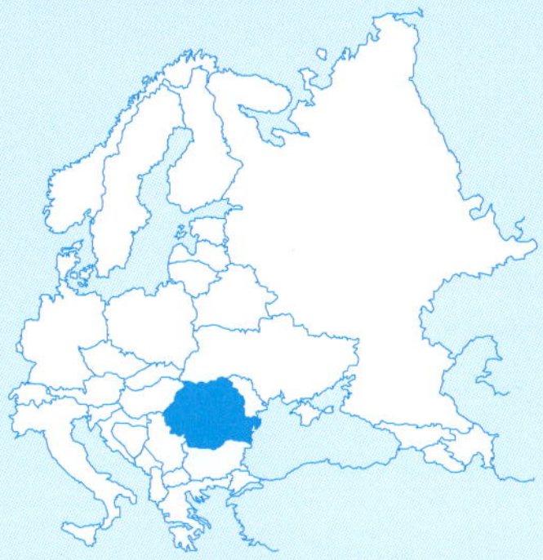

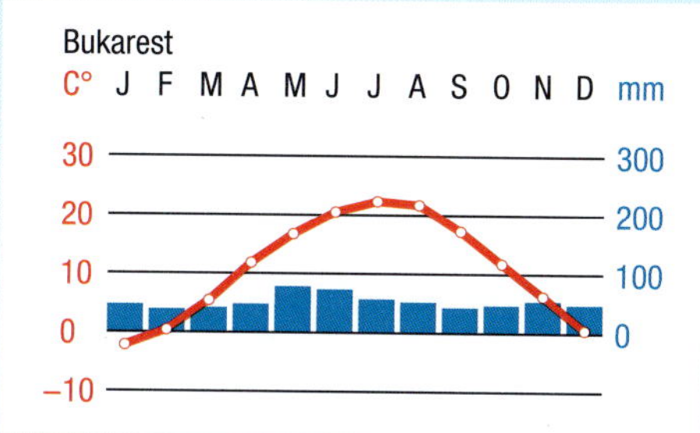

Detaillierte Informationen zur **medizinischen Infrastruktur** des Landes im aktuellen **CRM Handbuch Reisen mit Risiko**

Klima

Gemäßigt-kontinentales Klima, durchschnittliche Temperatur in Bukarest im Januar −2 °C, im Juli 22,4 °C.

Zeitdifferenz (zu Mitteleuropäischer Zeit):

MEZ + 1 Std. ganzjährig

Hilfe in Notfällen

Deutsche Botschaft
Strada Av. Cpt. Gheorghe
Demetriade 6–8
Bukarest
Tel. (0040 21) 2 02 98 30

Österreichische Botschaft
Dumbrava Rosie 7
Bukarest
Tel. (0040 21) 2 01 56 12, 2 01 56 15

Impfvorschriften

keine

Impfempfehlungen

Allgemein zu empfehlender Impfschutz überprüfen, ergänzen bzw. auffrischen

alle: Tetanus, Diphtherie, Polio, Pertussis, MMR, Influenza (saisonal)
Kinder/Jugendliche: Hib, Hepatitis B, Rotaviren, Varizellen, Meningokokken ACWY, Meningokokken B, HPV
ab 60. Lj./chron. Kranke: Pneumokokken, COVID-19, RSV; *ab 50. Lj.:* Herpes zoster
► **siehe auch vordere und hintere Umschlagklappe**

Weitere Impfungen	alle Reisenden	bei Risiko
Hepatitis A	●	
Hepatitis B		● 2, 5, 6, 8
Tollwut		● 4, 6
FSME		● 2, 3
Meningokokken ACWY		● 1, 5

● Impfung empfohlen
1 aktuelle Ausbrüche
2 einfache Reisebedingungen
3 Exposition im Endemiegebiet
4 Tierkontakte
5 enge soziale Kontakte, v. a. „Charity travel"
6 Einsätze (Katastrophen)
7 Hygienemängel
8 unzureichende medizin. Versorgung

- Verfügbarkeit Tollwutimpfstoffe

Moderne **Tollwutimpfstoffe** und **Immunglobulin** sind **nur zeitweise in Bukarest** verfügbar. Eine komplette Grundimmunisierung sollte bei vorhersehbarem Risiko vor der Einreise durchgeführt werden.

Malaria

keine

Besondere Infektionsrisiken

(**Fettdruck** = für die **Beratung aller Reisenden** relevant)

- oral

Darminfektionen
Hepatitis A
Echinokokkose (E. granulosus)
Trichinellose

- arthropod

West-Nil-Fieber Sommer/Herbst
FSME April – Oktober, Vorkommen im Tulcea-Distrikt im O, am Fuß der transsilvanischen Alpen zentral und der Karpaten im N gesichert, in anderen Landesteilen möglich. Insgesamt geringes Risiko. Keine ausreichenden Daten.
Borreliose April – Oktober
Krim-Kongo hämorrhagisches Fieber April – Oktober

- aerogen

Tuberkulose
COVID-19
Influenza
RSV

- diverse

Hepatitis B, C
Venerische Infektionen
Milzbrand sporadisch im SO und NO
Tollwut

Sonstige Beratungsinhalte

(siehe **Checklisten etc. im Serviceteil**)

- allgemein

Hygiene
Reiseapotheke
Auslandskrankenversicherung

Länderinformationen

Russland (Russische Föderation)

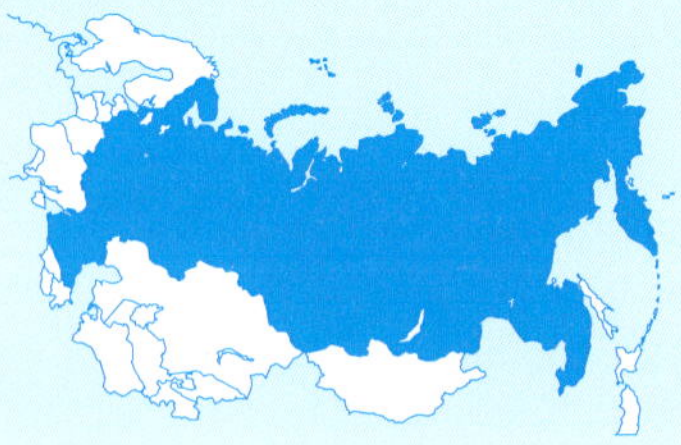

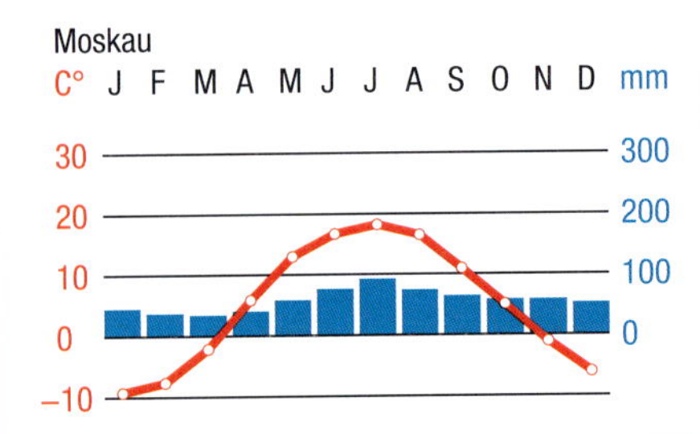

Zeitdifferenz (zu Mitteleuropäischer Zeit):

11 Zeitzonen (W → O)
MEZ + 1 bis + 11 Std.
(MESZ ± 0 Std. bis + 10 Std.)

Hilfe in Notfällen

Deutsche Botschaft
Mosfilmowskaja 56,
Moskau
Tel. (007 495) 9 37 95 00

Regionalarzt an der Deutschen Botschaft
Tel. (007 495) 7 83 42 69
Handy (007 495) 7 62 87 63

Österreichische Botschaft
Starokonjuschennyi Per 1
Moskau
Tel. (007 495) 7 80 60 66

Detaillierte Informationen zur **medizinischen Infrastruktur** des Landes im aktuellen **CRM Handbuch Reisen mit Risiko**

Klima

Kontinentales Klima mit wenig Niederschlag und großen Temperaturgegensätzen; extrem kalte Winter, v. a. im nordöstlichen Sibirien; überwiegend warme, im Süden heiße Sommer; durchschnittliche Temperatur in Moskau im Januar −9,3 °C, im Juli 18° C.

Impfvorschriften

keine

Impfempfehlungen

Allgemein zu empfehlender Impfschutz überprüfen, ergänzen bzw. auffrischen

alle: Tetanus, Diphtherie, Polio, Pertussis, MMR, Influenza (saisonal)
Kinder/Jugendliche: Hib, Hepatitis B, Rotaviren, Varizellen, Meningokokken ACWY, Meningokokken B, HPV
ab 60. Lj./chron. Kranke: Pneumokokken, COVID-19, RSV; *ab 50. Lj.:* Herpes zoster

▸ **siehe auch vordere und hintere Umschlagklappe**

Weitere Impfungen	alle Reisenden	bei Risiko
Hepatitis A	●	
Hepatitis B		● 2, 5, 6, 8
Tollwut		● 2, 4, 6, 8
Typhus		● 1, 2, 5, 6, 7
Cholera		● 9
Jap. Enzephalitis		● 2, 3
Meningokokken ACWY		● 1, 5
FSME	●	

- ● Impfung empfohlen
- 1 aktuelle Ausbrüche
- 2 einfache Reisebedingungen
- 3 Exposition im Endemiegebiet
- 4 Tierkontakte
- 5 enge soziale Kontakte, v. a. „Charity travel"
- 6 Einsätze (Katastrophen)
- 7 Hygienemängel
- 8 unzureichende medizin. Versorgung
- 9 Schutz gegen Reisediarrhoe (ETEC) nur inaktivierter Impfstoff, Off-Label-Use

- Verfügbarkeit Tollwutimpfstoffe

Tollwutimpfstoff und **Immunglobulin (lokale Produkte)** sind im Land **verfügbar**. Eine komplette Grundimmunisierung sollte bei vorhersehbarem Risiko vor der Einreise durchgeführt werden.

Malaria

Die russische Föderation gehört nicht zu den endemischen Malariagebieten. Trotzdem kam es im letzten Jahrzehnt in den Sommermonaten durch Migrationsbewegungen zur Introduktion mit örtlicher Übertragung vor allem im Süden; 143 autochthone Erkrankungen wurden 2006 landesweit registriert, darunter ein zunehmender Anteil durch P. falciparum. In Moskau wurden von 2005 – 2007 jährlich während der warmen Jahreszeit zwischen 40 und 60 Erkrankungen an Malaria tertiana gemeldet. Seit 2010 wurden jedoch keine autochthonen Fälle mehr festgestellt. Eine Expositionsprophylaxe sollte ggf. beachtet werden. Darüber hinausgehende Vorbeugungsmaßnahmen sind nicht indiziert. Bei unklarem Fieber während oder nach einem Aufenthalt während der Sommermonate ist ggf. an eine Malaria zu denken.

Besondere Infektionsrisiken	(**Fettdruck** = für die **Beratung aller Reisenden** relevant)
• oral	**Darminfektionen** **Hepatitis A** Typhus Echinokokkose (E. granulosus + multilocularis) sporadisch Opisthorchiasis vorw. südl. Sibirien Giardiasis Trichinellose Brucellose Botulismus besonders durch hauseingemachte Konserven
• arthropod	West-Nil-Fieber Spätsommer, Wolga-Region, südl. West-Sibirien Karelisches Fieber (Sindbis-F.) Spätsommer/Herbst, vorw. im NW Japanische Enzephalitis vorw. Juli – September, nur in SO-Sibirien (Küstengebiete südl. von Chabarovsk) **FSME** (sibirischer Subtyp) April – Oktober, hohes Risiko im gesamten eurasischen Waldgürtel von Kaliningrad / St. Petersburg im W bis zum Primorskiy-Kray mit Wladiwostock und Khabarovsk im O, besonders hoch in Karelien nördlich des Ladogasees, in West-, Süd- und Ost-Sibirien (Ural, Baikalsee, Amur). Vorkommen auch in anderen Landesteilen. Risiko in der Umgebung von Moskau angeblich gering. **Borreliose** April – Oktober Zeckenbissfieber April – Oktober im S (Küstenregionen am Schwarzen und Kaspischen Meer) Krim-Kongo hämorrhagisches Fieber April – Oktober, südwestliche Landesteile Fleckfieber, Läuse- kältere Klimazonen
• aerogen	Tuberkulose COVID-19 Influenza RSV
• diverse	**Hepatitis B** Venerische Infektionen Milzbrand südliche Landesteile Hantavirus-Infektionen Spätsommer/Herbst, südliche Landesteile **Tollwut**
Sonstige Beratungsinhalte	(siehe **Checklisten etc. im Serviceteil**)
• allgemein	Hygiene Reiseapotheke Auslandskrankenversicherung
• bei Bedarf	Gesundheitszeugnis (Arbeits-/Langzeitaufenthalt)

Saba (zu Niederlande)

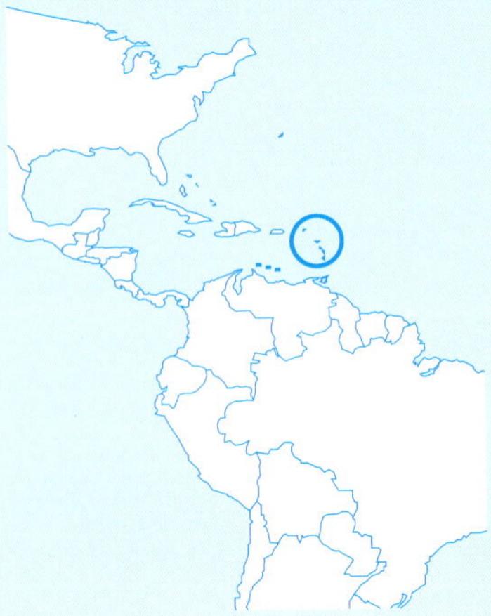

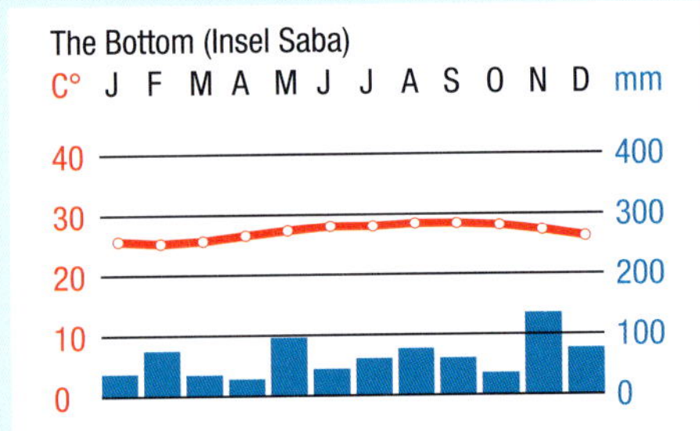

Klima

Unter Einfluss des Nordost-Passats feuchtes, tropisches Klima mit Tageshöchsttemperaturen um 30 °C ganzjährig.

Zeitdifferenz (zu Mitteleuropäischer Zeit):

MEZ −5 Std. (MESZ −6 Std.)

Hilfe in Notfällen

Deutsches Honorarkonsulat
BZSE Attorneys at Law/Tax Lawyers
Mahaaiweg 7 A
Willemstad, Curaçao
Tel.: 00599 9 - 737 29 73

Zuständige Deutsche Botschaft:
Niederlande (Den Haag)

Österreichisches Honorarkonsulat
Residence Pietermaai, Pietermaaiweg 20A
Willemstad, Curaçao
Tel.: 00599 9 - 695 80 80

Zuständige Österreichische Botschaft:
Niederlande (Den Haag)

Impfvorschriften: **keine**

Impfempfehlungen

Allgemein zu empfehlender Impfschutz überprüfen, ergänzen bzw. auffrischen

alle: Tetanus, Diphtherie, Polio, Pertussis, MMR, Influenza (saisonal)
Kinder/Jugendliche: Hib, Hepatitis B, Rotaviren, Varizellen, Meningokokken ACWY, Meningokokken B, HPV
ab 60. Lj./chron. Kranke: Pneumokokken, COVID-19, RSV; *ab 50. Lj.:* Herpes zoster

► **siehe auch vordere und hintere Umschlagklappe**

Weitere Impfungen	alle Reisenden	bei Risiko
Hepatitis A	●	
Hepatitis B		● 2, 5, 6, 8
Typhus		● 1, 2, 5, 6, 7
Dengue	●	
Chikungunya		● 1, 10

● Impfung empfohlen
1 aktuelle Ausbrüche
2 einfache Reisebedingungen
3 Exposition im Endemiegebiet
4 Tierkontakte
5 enge soziale Kontakte, v. a. „Charity travel“
6 Einsätze (Katastrophen)
7 Hygienemängel
8 unzureichende medizin. Versorgung
10 Langzeitaufenthalte, wiederholte Reisen

- Verfügbarkeit Tollwutimpfstoffe: Moderne **Tollwutimpfstoffe** und **Immunglobulin** sind im Land **verfügbar**.

Malaria: **keine**

Besondere Infektionsrisiken

(**Fettdruck** = für die **Beratung aller Reisenden** relevant)

- oral: **Darminfektionen**, **Hepatitis A**, Typhus
- arthropod: **Dengue**, **Chikungunya**, Zika
- aerogen: COVID-19, Influenza, RSV
- diverse: Hepatitis B, Venerische Infektionen, Tollwut sehr geringes Risiko

Sonstige Beratungsinhalte

(siehe **Checklisten etc. im Serviceteil**)

- allgemein: Flugreise (Langstrecke), Klima, Hygiene, Reiseapotheke, Auslandskrankenversicherung
- bei Bedarf: Tauchen

Bemerkungen

Ciguatera-Fischvergiftung: Saisonales Risiko bei Verzehr von größeren Raubfischen (auch gegart). Örtliche Warnhinweise beachten!

Saint-Barthélemy (zu Frankreich)

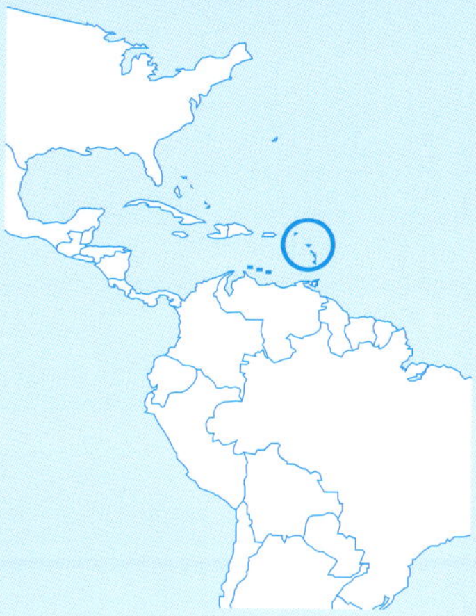

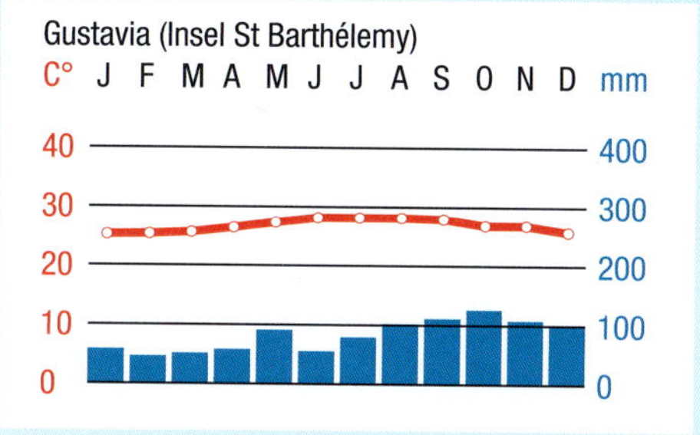

Klima

Unter Einfluss des Nordost-Passats feuchtes, tropisches Klima mit Tageshöchsttemperaturen um 30 °C ganzjährig.

Zeitdifferenz (zu Mitteleuropäischer Zeit):

MEZ −5 Std. (MESZ −6 Std.)

Hilfe in Notfällen

Deutsches Honorarkonsulat
AAAM, BMW MINI, 106 Impasse Lareinty,
ZAC Lareinty, 97232 Le Lamentin, Martinique
Tel.: 00596 696 43 16 79

Zuständige Deutsche Botschaft:
Frankreich (Paris)

Derzeit keine Österreichische Vertretung (Österreichische Staatsbürger können im Notfall die Hilfe der diplomatischen bzw. konsularischen Vertretung Deutschlands oder eines anderen EU-Mitgliedsstaates in Anspruch nehmen)

Zuständige Österreichische Botschaft:
Frankreich (Paris)

Impfvorschriften

- direkt: **keine**
- aus Infektionsgebieten: **Gelbfieber** (ausgenommen Kinder unter 1 Jahr)
  - Die Impfvorschrift gilt auch bei Einreise aus einem Land mit Gelbfieber-Risiko, das nur im **Transit** besucht wurde, wenn die **Aufenthaltszeit auf dem Flughafen mehr als 12 Stunden** betrug. Abweichend von der offiziellen Bestimmung kann der Impfnachweis auch bei kürzerem Transit-Aufenthalt verlangt werden.
  - Gemäß den geänderten International Health Regulations der WHO (am 11. Juli 2016 in Kraft getreten) ist die **Gelbfieber-Impfbescheinigung** nach einmaliger Impfung **lebenslang gültig.** Es ist möglich, dass abweichend von der offiziellen Regelung bei Einreise ein Impfnachweis verlangt wird, der nicht älter als 10 Jahre ist.
  - Über die Anerkennung ärztlicher **Bescheinigungen zur Befreiung von der Gelbfieber-Impfung** („exemption certificate", „waiver") liegen **aktuell keine zuverlässigen Informationen** vor.

Impfempfehlungen

Allgemein zu empfehlender Impfschutz überprüfen, ergänzen bzw. auffrischen

alle: Tetanus, Diphtherie, Polio, Pertussis, MMR, Influenza (saisonal)
Kinder/Jugendliche: Hib, Hepatitis B, Rotaviren, Varizellen, Meningokokken ACWY, Meningokokken B, HPV
ab 60. Lj./chron. Kranke: Pneumokokken, COVID-19, RSV; *ab 50. Lj.:* Herpes zoster

► **siehe auch vordere und hintere Umschlagklappe**

Weitere Impfungen	alle Reisenden	bei Risiko
Hepatitis A	●	
Hepatitis B		● 2, 5, 6, 8
Typhus		● 1, 2, 5, 6, 7
Dengue	●	
Chikungunya		● 1, 10
Gelbfieber	(v)	

● Impfung empfohlen
1 aktuelle Ausbrüche
2 einfache Reisebedingungen
3 Exposition im Endemiegebiet
4 Tierkontakte
5 enge soziale Kontakte, v. a. „Charity travel"
6 Einsätze (Katastrophen)
7 Hygienemängel
8 unzureichende medizin. Versorgung
10 Langzeitaufenthalte, wiederholte Reisen
(v) evtl. Impfpflicht beachten (s. Impfvorschriften)

- Verfügbarkeit Tollwutimpfstoffe: Moderne **Tollwutimpfstoffe** und **Immunglobulin** sind im Land **verfügbar**.

Malaria

keine

Saint-Barthélemy (Forts.)

Besondere Infektionsrisiken	(**Fettdruck** = für die **Beratung aller Reisenden** relevant)
• oral	**Darminfektionen** **Hepatitis A** Typhus
• arthropod	**Dengue** **Chikungunya** Zika
• aerogen	COVID-19 Influenza RSV
• diverse	Hepatitis B Venerische Infektionen Tollwut sehr geringes Risiko
Sonstige Beratungsinhalte	(siehe **Checklisten etc. im Serviceteil**)
• allgemein	Flugreise (Langstrecke) Klima, Hygiene Reiseapotheke Auslandskrankenversicherung
• bei Bedarf	Tauchen
Bemerkungen	**Ciguatera-Fischvergiftung:** Saisonales Risiko bei Verzehr von größeren Raubfischen (auch gegart). Örtliche Warnhinweise beachten!

Saint-Martin (zu Frankreich)

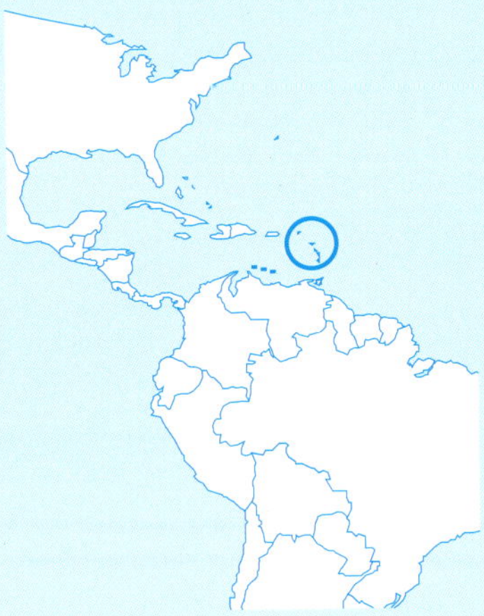

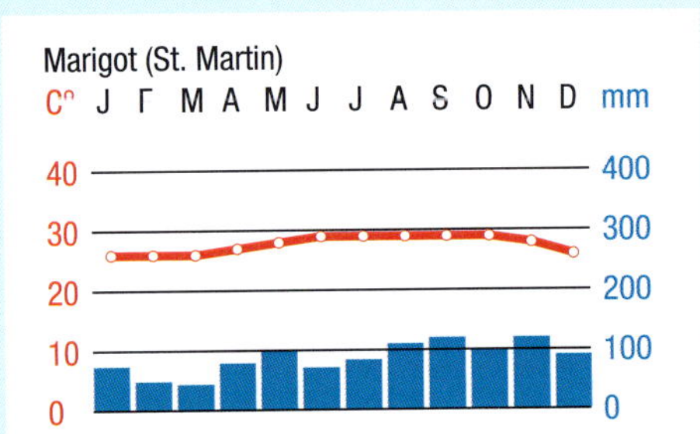

Klima

Unter Einfluss des Nordost-Passats feuchtes, tropisches Klima mit Tageshöchsttemperaturen um 30 °C ganzjährig.

Zeitdifferenz (zu Mitteleuropäischer Zeit):

MEZ −5 Std. (MESZ −6 Std.)

Hilfe in Notfällen

Deutsches Honorarkonsulat
AAAM, BMW MINI, 106 Impasse Lareinty,
ZAC Lareinty, 97232 Le Lamentin, Martinique
Tel.: 00596 696 43 16 79

Zuständige Deutsche Botschaft:
Frankreich (Paris)

Derzeit keine Österreichische Vertretung (Österreichische Staatsbürger können im Notfall die Hilfe der diplomatischen bzw. konsularischen Vertretung Deutschlands oder eines anderen EU-Mitgliedsstaates in Anspruch nehmen)

Zuständige Österreichische Botschaft:
Frankreich (Paris)

Impfvorschriften	
• direkt	**keine**
• aus Infektionsgebieten	**Gelbfieber** (ausgenommen Kinder unter 1 Jahr) • Die Impfvorschrift gilt auch bei Einreise aus einem Land mit Gelbfieber-Risiko, das nur im **Transit** besucht wurde, wenn die **Aufenthaltszeit auf dem Flughafen mehr als 12 Stunden** betrug. Abweichend von der offiziellen Bestimmung kann der Impfnachweis auch bei kürzerem Transit-Aufenthalt verlangt werden. • Gemäß den geänderten International Health Regulations der WHO (am 11. Juli 2016 in Kraft getreten) ist die **Gelbfieber-Impfbescheinigung** nach einmaliger Impfung **lebenslang gültig.** Es ist möglich, dass abweichend von der offiziellen Regelung bei Einreise ein Impfnachweis verlangt wird, der nicht älter als 10 Jahre ist. • Über die Anerkennung ärztlicher **Bescheinigungen zur Befreiung von der Gelbfieber-Impfung** („exemption certificate", „waiver") liegen **aktuell keine zuverlässigen Informationen** vor.

Impfempfehlungen

Allgemein zu empfehlender Impfschutz überprüfen, ergänzen bzw. auffrischen

alle: Tetanus, Diphtherie, Polio, Pertussis, MMR, Influenza (saisonal)
Kinder/Jugendliche: Hib, Hepatitis B, Rotaviren, Varizellen, Meningokokken ACWY, Meningokokken B, HPV
ab 60. Lj./chron. Kranke: Pneumokokken, COVID-19, RSV; *ab 50. Lj.:* Herpes zoster
► **siehe auch vordere und hintere Umschlagklappe**

Weitere Impfungen	alle Reisenden	bei Risiko
Hepatitis A	●	
Hepatitis B		● 2, 5, 6, 8
Typhus		● 1, 2, 5, 6, 7
Dengue	●	
Chikungunya		● 1, 10
Gelbfieber	(v)	

● Impfung empfohlen
1 aktuelle Ausbrüche
2 einfache Reisebedingungen
3 Exposition im Endemiegebiet
4 Tierkontakte
5 enge soziale Kontakte, v. a. „Charity travel“
6 Einsätze (Katastrophen)
7 Hygienemängel
8 unzureichende medizin. Versorgung
10 Langzeitaufenthalte, wiederholte Reisen
(v) evtl. Impfpflicht beachten (s. Impfvorschriften)

- Verfügbarkeit Tollwutimpfstoffe: Moderne **Tollwutimpfstoffe** und **Immunglobulin** sind im Land **verfügbar**.

Malaria

keine

Besondere Infektionsrisiken

(**Fettdruck** = für die **Beratung aller Reisenden** relevant)

- oral: **Darminfektionen**, **Hepatitis A**, Typhus
- arthropod: **Dengue**, **Chikungunya**, Zika
- aerogen: COVID-19, Influenza, RSV
- diverse: Hepatitis B, Venerische Infektionen, Tollwut sehr geringes Risiko

Sonstige Beratungsinhalte

(siehe **Checklisten etc. im Serviceteil**)

- allgemein: Flugreise (Langstrecke), Klima, Hygiene, Reiseapotheke, Auslandskrankenversicherung
- bei Bedarf: Tauchen

Bemerkungen

Ciguatera-Fischvergiftung: Saisonales Risiko bei Verzehr von größeren Raubfischen (auch gegart). Örtliche Warnhinweise beachten!

Salomonen

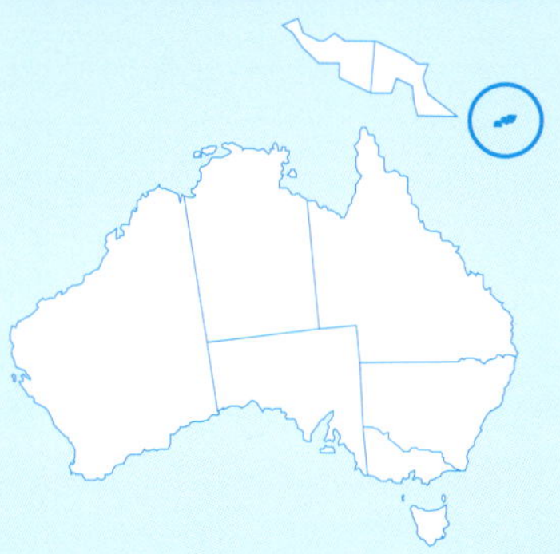

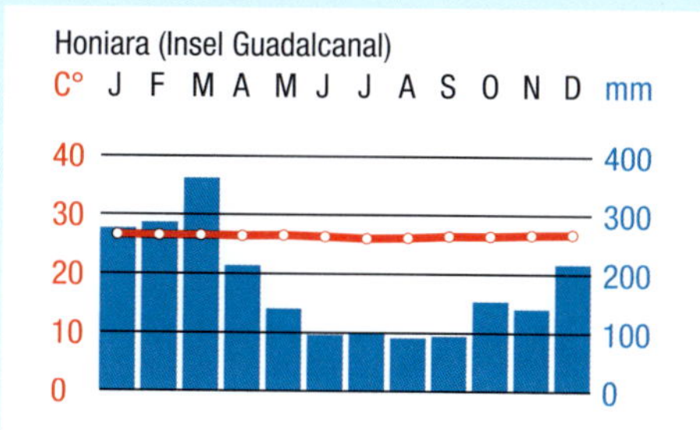

Klima

Tropisches Klima mit hoher Luftfeuchtigkeit; Hauptregenfälle von November bis April; Temperatur ganzjährig um 26,5 °C.

Zeitdifferenz (zu Mitteleuropäischer Zeit):

MEZ + 10 Std. (MESZ + 9 Std.)

Hilfe in Notfällen

Deutsches Honorarkonsulat
Island Enterprises Limited, Main Road
Ranadi Industrial Estate, Building 4, Ranadi
Honiara
Tel. (00677) 7 68 72 57

Zuständige Deutsche Botschaft:
Australien (Canberra)

Derzeit keine Österreichische Vertretung (Österreichische Staatsbürger können im Notfall die Hilfe der diplomatischen bzw. konsularischen Vertretung Deutschlands oder eines anderen EU-Mitgliedsstaates in Anspruch nehmen)

Zuständige Österreichische Botschaft:
Australien (Canberra)

Länderinformationen

Salomonen (Forts.)

Impfvorschriften: **keine**

Impfempfehlungen

Allgemein zu empfehlender Impfschutz überprüfen, ergänzen bzw. auffrischen

alle: Tetanus, Diphtherie, Polio, Pertussis, MMR, Influenza (saisonal)
Kinder/Jugendliche: Hib, Hepatitis B, Rotaviren, Varizellen, Meningokokken ACWY, Meningokokken B, HPV
ab 60. Lj./chron. Kranke: Pneumokokken, COVID-19, RSV; *ab 50. Lj.:* Herpes zoster

► **siehe auch vordere und hintere Umschlagklappe**

Weitere Impfungen	alle Reisenden	bei Risiko
Hepatitis A	●	
Hepatitis B		● 2, 5, 6, 8
Typhus		● 1, 2, 5, 6, 7
Cholera		● 9
Meningokokken ACWY		● 1, 5
Dengue	●	
Jap. Enzephalitis		● 2, 3
Chikungunya		● 1, 10
Gelbfieber	(v)	

● Impfung empfohlen
1 aktuelle Ausbrüche
2 einfache Reisebedingungen
3 Exposition im Endemiegebiet
4 Tierkontakte
5 enge soziale Kontakte, v. a. „Charity travel“
6 Einsätze (Katastrophen)
7 Hygienemängel
8 unzureichende medizin. Versorgung
9 Schutz gegen Reisediarrhoe (ETEC) nur inaktivierter Impfstoff, Off-Label-Use
10 Langzeitaufenthalte, wiederholte Reisen
(v) evtl. Impfpflicht beachten (s. Impfvorschriften)

- Verfügbarkeit Tollwutimpfstoffe: Moderne **Tollwutimpfstoffe** und **Immunglobulin** sind im Land **nicht verfügbar**. Das Tollwutrisiko ist minimal (allenfalls Fledermäuse). Eine Grundimmunisierung vor der Reise ist nur in Ausnahmefällen notwendig.

Malaria

- Saison: ganzjährig
- Parasit: P. falciparum 42 %, Resistenzen Chloroquin, Sulfa/Pyrimethamin-Kombinationen
  P. vivax insgesamt ca. 58 %, herdförmig Resistenzen Chloroquin
- Epidemiologie / Vorbeugung: **Expositionsprophylaxe!**

Medikation (NST = Notfallselbsttherapie)	regelm.	NST
hohes Risiko landesweit, besonders auf Guadalcanal und Honiara	AP, D*, M	Ø
geringes Risiko auf einigen abgelegenen Inseln im O und S	Ø	AP, DP, AL

AL = Artemether/Lumefantrin (Riamet®), AP = Atovaquon/Proguanil (Malarone® u. a.), D = Doxycyclin, DP = Dihydroartemisinin/Piperaquin (Eurartesim®), M = Mefloquin (Lariam®), Ø = keine
In der Tabelle durch Komma getrennte Präparate sind als Alternativen zu verstehen.
* Doxycyclin ist in Deutschland und in Österreich zur Malariaprophylaxe nicht zugelassen (s. Seite 490).

Besondere Infektionsrisiken (**Fettdruck** = für die **Beratung aller Reisenden** relevant)

- oral: **Darminfektionen**, **Hepatitis A**, Typhus
- arthropod: **Dengue**, Chikungunya, Zika, Ross-River-Fieber, Japanische Enzephalitis
- aerogen: Tuberkulose, COVID-19, Influenza, RSV
- diverse: **Hepatitis B**, Venerische Infektionen, Melioidose, Tollwut sehr geringes Risiko

Sonstige Beratungsinhalte (siehe **Checklisten etc. im Serviceteil**)

- allgemein: Flugreise (Langstrecke), Klima, Hygiene, Reiseapotheke, Auslandskrankenversicherung
- bei Bedarf: Tauchen

Bemerkungen

Landesweit ist mit erheblichen Engpässen bei der **medizinischen Versorgung** zu rechnen. Adäquate Ausstattung der Reiseapotheke, Auslandskrankenversicherung mit Abdeckung des Rücktransport-Risikos für Notfälle ist dringend zu empfehlen.
Ciguatera-Fischvergiftung: Saisonales Risiko bei Verzehr von größeren Raubfischen (auch gegart).

Sambia

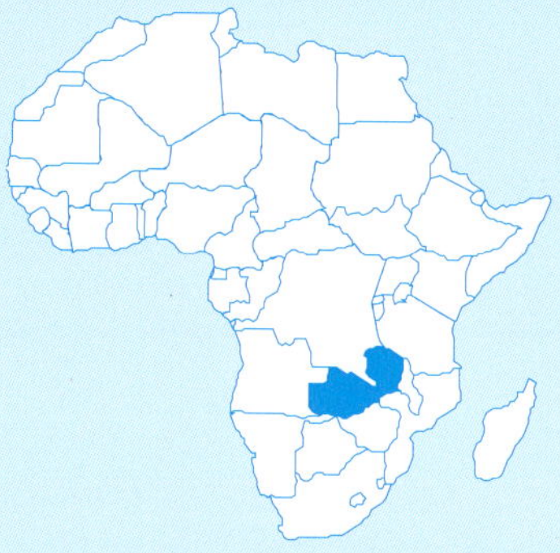

Detaillierte Informationen zur **medizinischen Infrastruktur** des Landes im aktuellen **CRM Handbuch Reisen mit Risiko**

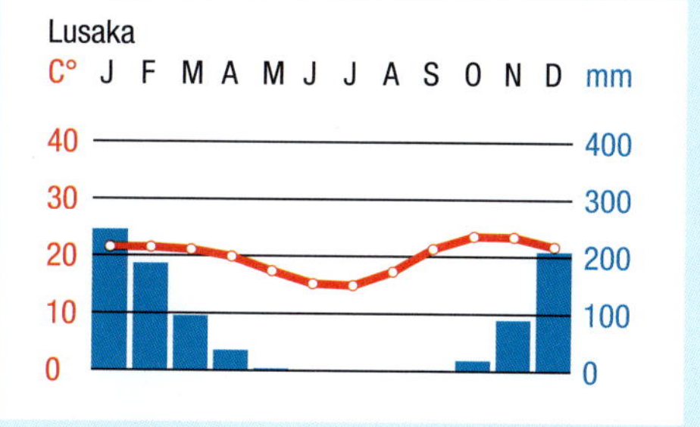

Klima

Tropisch-wechselfeuchtes Klima mit Regenzeit von November bis März; Niederschläge von Norden nach Süden abnehmend; durchschnittliche Temperatur in Lusaka im Juli 14,9 °C, im Oktober 23,5 °C.

Zeitdifferenz (zu Mitteleuropäischer Zeit):

MEZ + 1 Std. (MESZ ± 0 Std.)

Hilfe in Notfällen

Deutsche Botschaft
5219 Haile Selassie Avenue
Lusaka
Tel. (00260 211) 25 06 44, 25 12 59

Österreichisches Honorarkonsulat
Plot No. 2432, Chibombo
Lusaka
Tel. mobil (00260) 9 66 76 16 65

Zuständige Österreichische Botschaft:
Kenia (Nairobi)

Impfvorschriften

- direkt: **keine**
- aus Infektionsgebieten: **Gelbfieber** (ausgenommen Kinder unter 1 Jahr)
  - Die Impfvorschrift gilt auch bei Einreise aus einem Land mit Gelbfieber-Risiko, das nur im **Transit** besucht wurde, wenn die **Aufenthaltszeit auf dem Flughafen mehr als 12 Stunden** betrug. Abweichend von der offiziellen Bestimmung kann der Impfnachweis auch bei kürzerem Transit-Aufenthalt verlangt werden.
  - Gemäß den geänderten International Health Regulations der WHO (am 11. Juli 2016 in Kraft getreten) ist die **Gelbfieber-Impfbescheinigung** nach einmaliger Impfung **lebenslang gültig**.
  - Ärztliche **Bescheinigungen zur Befreiung von der Gelbfieber-Impfung** („exemption certificate", „waiver") werden bei der Einreise **nicht anerkannt**.

Impfempfehlungen

Allgemein zu empfehlender Impfschutz überprüfen, ergänzen bzw. auffrischen

alle: Tetanus, Diphtherie, Polio, Pertussis, MMR, Influenza (saisonal)
Kinder/Jugendliche: Hib, Hepatitis B, Rotaviren, Varizellen, Meningokokken ACWY, Meningokokken B, HPV
ab 60. Lj./chron. Kranke: Pneumokokken, COVID-19, RSV; *ab 50. Lj.:* Herpes zoster

► **siehe auch vordere und hintere Umschlagklappe**

Weitere Impfungen	alle Reisenden	bei Risiko
Hepatitis A	●	
Hepatitis B		● 2, 5, 6, 8
Polio	●	
Tollwut		● 2, 4, 6, 8
Typhus	●	
Cholera		● 1, 5, 6, 7, 9
Meningokokken ACWY		● 1, 5
Dengue	●	
Chikungunya		● 1, 10
Gelbfieber	(v)	● 1, 3 *
Mpox		● 1, 2, 5, 10

● Impfung empfohlen
1 aktuelle Ausbrüche
2 einfache Reisebedingungen
3 Exposition im Endemiegebiet
4 Tierkontakte
5 enge soziale Kontakte, v. a. „Charity travel"
6 Einsätze (Katastrophen)
7 Hygienemängel
8 unzureichende medizin. Versorgung
9 Schutz gegen Reisediarrhoe (ETEC) nur inaktivierter Impfstoff, Off-Label-Use
10 Langzeitaufenthalte, wiederholte Reisen
(v) evtl. Impfpflicht beachten (s. Impfvorschriften)

* Die WHO und das amerikanische CDC haben Sambia aus der Liste der gelbfieberendemischen Gebiete gestrichen. Es ist nicht auszuschließen, dass sich das Virus im tierischen Reservoir dort trotzdem findet. Zahlreiche Experten und Institutionen empfehlen nach wie vor die Gelbfieberimpfung, zumindest bei Reisen in die westlichen Landesteile.

- Verfügbarkeit Tollwutimpfstoffe: Moderne **Tollwutimpfstoffe** und **Immunglobulin** sind im Land **nicht verfügbar**. Eine komplette Grundimmunisierung sollte bei vorhersehbarem Risiko vor der Einreise durchgeführt werden.

Sambia (Forts.)

Malaria

- Saison: ganzjährig
- Parasit: P. falciparum nahezu 100 %, Resistenzen Chloroquin, Sulfa/Pyrimethamin-Kombinationen
- Epidemiologie / Vorbeugung: etwa 50 % Zunahme der gemeldeten Fälle seit 2010

Expositionsprophylaxe!

Medikation (NST = Notfallselbsttherapie)	**regelm.**	**NST**
hohes Risiko landesweit, besonders im O (Luangwa-Tal) und SW (Sambesi-Tal)	AP, D*, M	Ø
mittleres Risiko im S (Victoria-Fälle, Kariba-Becken)	AP, D*, M oder Ø	Ø AP, DP, AL
geringes Risiko in einigen höher gelegenen Gebieten und Bergregionen	Ø	AP, DP, AL

AL = Artemether/Lumefantrin (Riamet®), AP = Atovaquon/Proguanil (Malarone® u. a.), D = Doxycyclin, DP = Dihydroartemisinin/Piperaquin (Eurartesim®), M = Mefloquin (Lariam®), Ø = keine
In der Tabelle durch Komma getrennte Präparate sind als Alternativen zu verstehen.
* Doxycyclin ist in Deutschland und in Österreich zur Malariaprophylaxe nicht zugelassen (s. Seite 490).

Besondere Infektionsrisiken

(**Fettdruck** = für die **Beratung aller Reisenden** relevant)

- oral
  - **Darminfektionen**
  - **Hepatitis A**
  - **Polio**
  - **Typhus**
  - Cholera
- arthropod
  - Gelbfieber – N und NW bis 1998 Endemiegebiet, seit 1998 keine Fälle mehr
  - Leishmaniase, viszerale – sporadisch im NO
  - Filariose, lymphatische
  - Chikungunya
  - Dengue – v. a. Westen und Süden
  - Rift Valley-Fieber
  - West-Nil-Fieber
  - Borreliose
  - Schlafkrankheit – vorw. im O entlang des Luangwa
  - Pest – Naturherde im Namwala-Distrikt (Südprovinz) und Petauke-Distrikt (Ostprovinz)
- aerogen
  - Meningokokken-Meningitis
  - Tuberkulose
  - COVID-19
  - Influenza
  - RSV
- diverse
  - **Schistosomiasis**
  - **Hepatitis B**
  - Venerische Infektionen – HIV-Prävalenzen b. Erwachsenen 5–15 %
  - Tollwut
  - Milzbrand
  - Mpox

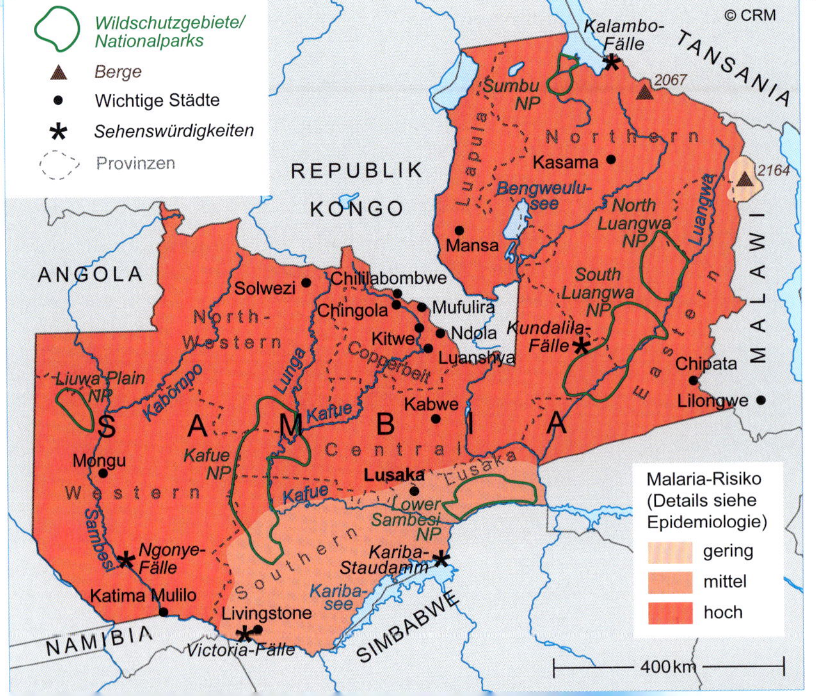

Sonstige Beratungsinhalte	(siehe **Checklisten etc. im Serviceteil**)
• allgemein	Flugreise (Langstrecke) Klima, Hygiene Gifttiere (Schlangen, Spinnen, Skorpione u. a.) Reiseapotheke Auslandskrankenversicherung
• bei Bedarf	Gesundheitszeugnis (Arbeits-/Langzeitaufenthalt)
Bemerkungen	**Medizinische Versorgung:** Landesweit ist mit erheblichen Engpässen bei der ärztlichen und medikamentösen Versorgung zu rechnen. Adäquate Ausstattung der Reiseapotheke (Zollbestimmungen beachten, Begleitattest ratsam, Muster im Serviceteil), **Auslandskrankenversicherung** mit Abdeckung des Rettungsrückflug-Risikos für Notfälle dringend empfohlen.

Samoa (Samoa und American Samoa)

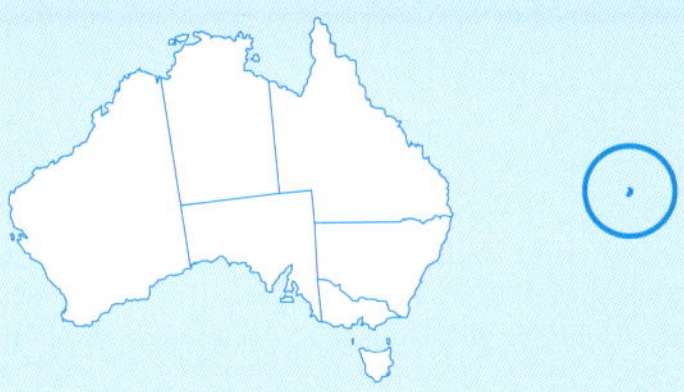

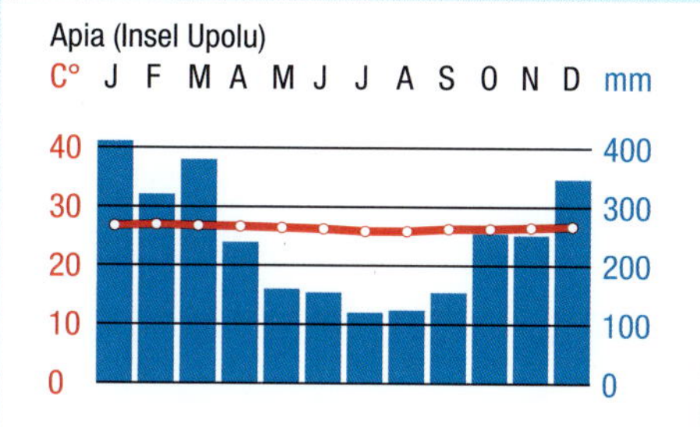

Klima

Tropisches Klima mit Regenzeit von November bis April; Temperaturen ganzjährig um 26 °C.

Hilfe in Notfällen

Deutsches Honorarkonsulat
Gold Star Building, Pearls and Rings, Convent Street, Apia, Samoa
Tel.: (00 685) 2 40 70

Zuständige Deutsche Botschaft:
Neuseeland (Wellington)

Zuständige Österreichische Botschaft:
Australien (Canberra)

Zeitdifferenz (zu Mitteleuropäischer Zeit):

MEZ + 11 Std. April bis September
MEZ + 12 Std. Oktober
MEZ + 13 Std. November bis März

Impfvorschriften	
Samoa	
• direkt	**keine**
• aus Infektionsgebieten	**Gelbfieber** (ausgenommen Kinder unter 1 Jahr) • Die Impfvorschrift gilt auch bei Einreise aus einem Land mit Gelbfieber-Risiko, das nur im **Transit** besucht wurde, wenn die **Aufenthaltszeit auf dem Flughafen mehr als 12 Stunden** betrug. Abweichend von der offiziellen Bestimmung kann der Impfnachweis auch bei kürzerem Transit-Aufenthalt verlangt werden. • Gemäß den geänderten International Health Regulations der WHO (am 11. Juli 2016 in Kraft getreten) ist die **Gelbfieber-Impfbescheinigung** nach einmaliger Impfung **lebenslang gültig.** Es ist möglich, dass abweichend von der offiziellen Regelung bei Einreise ein Impfnachweis verlangt wird, der nicht älter als 10 Jahre ist. • Ärztliche **Bescheinigungen zur Befreiung von der Gelbfieber-Impfung** („exemption certificate", „waiver") werden bei der Einreise anerkannt.
American Samoa	**keine**

Impfempfehlungen

Allgemein zu empfehlender Impfschutz überprüfen, ergänzen bzw. auffrischen

alle: Tetanus, Diphtherie, Polio, Pertussis, MMR, Influenza (saisonal)
Kinder/Jugendliche: Hib, Hepatitis B, Rotaviren, Varizellen, Meningokokken ACWY, Meningokokken B, HPV
ab 60. Lj./chron. Kranke: Pneumokokken, COVID-19, RSV; *ab 50. Lj.:* Herpes zoster
▸ **siehe auch vordere und hintere Umschlagklappe**

Weitere Impfungen	alle Reisenden	bei Risiko
Hepatitis A	●	
Hepatitis B		● 2, 5, 6, 8
Typhus		● 1, 2, 5, 6, 7
Cholera		● 9
Meningokokken ACWY		● 1, 5
Dengue	●	
Chikungunya		● 1, 10
Gelbfieber	(v)	

● Impfung empfohlen
1 aktuelle Ausbrüche
2 einfache Reisebedingungen
3 Exposition im Endemiegebiet
4 Tierkontakte
5 enge soziale Kontakte, v. a. „Charity travel"
6 Einsätze (Katastrophen)
7 Hygienemängel
8 unzureichende medizin. Versorgung
9 Schutz gegen Reisediarrhoe (ETEC) nur inaktivierter Impfstoff, Off-Label-Use
10 Langzeitaufenthalte, wiederholte Reisen
(v) evtl. Impfpflicht beachten (s. Impfvorschriften)

• Verfügbarkeit Tollwutimpfstoffe	Moderne **Tollwutimpfstoffe** und **Immunglobulin** sind im Land **nicht verfügbar**.
Malaria	**keine**

Samoa (Forts.)

Besondere Infektionsrisiken	(**Fettdruck** = für die **Beratung aller Reisenden** relevant)
• oral	**Darminfektionen** **Hepatitis A** **Typhus**
• arthropod	**Dengue** Chikungunya Zika Filariose, lymphatische Ross-River-Fieber
• aerogen	COVID-19 Influenza RSV
• diverse	Hepatitis B Venerische Infektionen Tollwut in den letzten Jahren wurden keine Fälle berichtet; allenfalls relevant bei Kontakt mit Fledermäusen
Sonstige Beratungsinhalte	(siehe **Checklisten etc. im Serviceteil**)
• allgemein	Flugreise (Langstrecke) Klima, Hygiene Reiseapotheke Auslandskrankenversicherung
• bei Bedarf	Tauchen
Bemerkungen	**Ciguatera-Fischvergiftung:** Saisonales Risiko bei Verzehr von größeren Raubfischen (auch gegart). Örtliche Warnhinweise beachten!

San Marino s. Italien

Sao Tomé und Principe

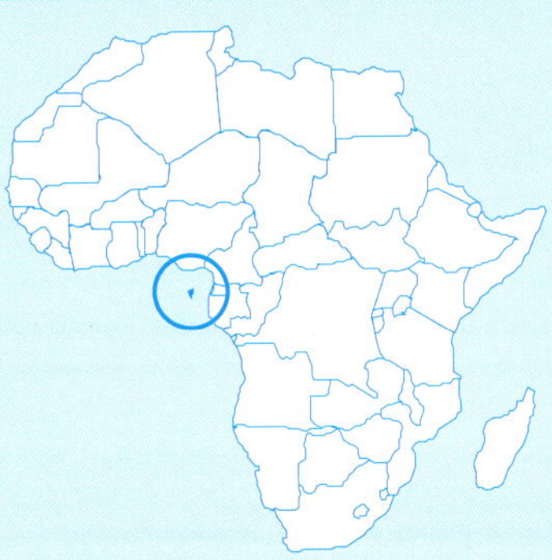

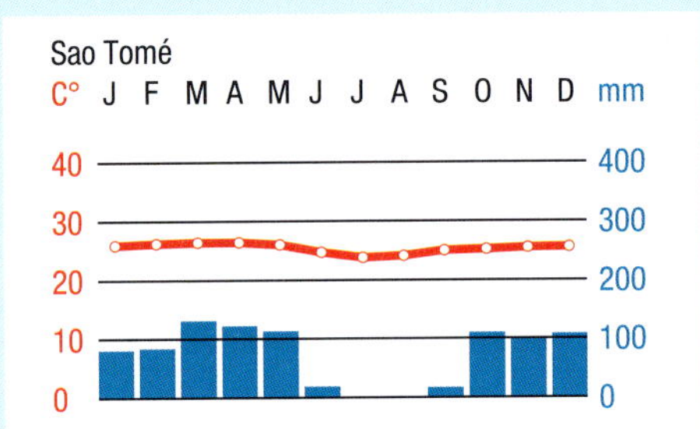

Klima
Tropisch-heißes immerfeuchtes Klima mit Regenzeit von Oktober bis Mai; durchschnittliche Temperaturen auf Meereshöhe ganzjährig bei 26 °C, in höheren Lagen etwas niedriger.

Zeitdifferenz (zu Mitteleuropäischer Zeit):
MEZ – 1 Std. (MESZ – 2 Std.)

Hilfe in Notfällen
Deutsches Honorarkonsulat
Campo do Milho, C.P. 749, Cidade Sao Tomé
Tel.: (00 239) 98 53 182

Zuständige Deutsche Botschaft:
Gabun (Libreville)

Österreichisches Honorarkonsulat
Bairro Campo de Milho, N°28E, Água Grande, São Tomé
Tel. mobil (00 239) 9 81 90 00

Zuständige Österreichische Botschaft:
Nigeria (Abuja)

Impfvorschriften	
• direkt	**keine**
• aus Infektionsgebieten	Gelbfieber (ausgenommen Kinder unter 1 Jahr) • Die Impfvorschrift gilt auch bei Einreise aus einem Land mit Gelbfieber-Risiko, das nur im **Transit** besucht wurde, d. h. ohne Verlassen des Flughafens. • Gemäß den geänderten International Health Regulations der WHO (am 11. Juli 2016 in Kraft getreten) ist die **Gelbfieber-Impfbescheinigung** nach einmaliger Impfung **lebenslang gültig**. • Ärztliche **Bescheinigungen zur Befreiung von der Gelbfieber-Impfung** („exemption certificate", „waiver") werden bei der Einreise anerkannt.
• Abweichungen	Ein Impfnachweis gegen **Gelbfieber** kann abweichend von den offiziellen Bestimmungen auch bei direkter Einreise aus Europa verlangt werden.

Impfempfehlungen

Allgemein zu empfehlender Impfschutz überprüfen, ergänzen bzw. auffrischen

alle: Tetanus, Diphtherie, Polio, Pertussis, MMR, Influenza (saisonal)
Kinder/Jugendliche: Hib, Hepatitis B, Rotaviren, Varizellen, Meningokokken ACWY, Meningokokken B, HPV
ab 60. Lj./chron. Kranke: Pneumokokken, COVID-19, RSV; *ab 50. Lj.:* Herpes zoster

► **siehe auch vordere und hintere Umschlagklappe**

Weitere Impfungen	alle Reisenden	bei Risiko
Hepatitis A	●	
Hepatitis B		● 2, 5, 6, 8
Tollwut		● 2, 4, 6, 8
Typhus	●	
Cholera		● 1, 5, 6, 7, 9
Meningokokken ACWY	●	
Dengue	●	
Chikungunya		● 1, 10
Gelbfieber	(v)	

- ● Impfung empfohlen
- 1 aktuelle Ausbrüche
- 2 einfache Reisebedingungen
- 3 Exposition im Endemiegebiet
- 4 Tierkontakte
- 5 enge soziale Kontakte, v. a. „Charity travel"
- 6 Einsätze (Katastrophen)
- 7 Hygienemängel
- 8 unzureichende medizin. Versorgung
- 9 Schutz gegen Reisediarrhoe (ETEC) nur inaktivierter Impfstoff, Off-Label-Use
- 10 Langzeitaufenthalte, wiederholte Reisen
- (v) evtl. Impfpflicht beachten (s. Impfvorschriften)

- Verfügbarkeit Tollwutimpfstoffe: Moderne **Tollwutimpfstoffe** und **Immunglobulin** sind im Land **nicht verfügbar**. Eine komplette Grundimmunisierung sollte bei vorhersehbarem Risiko vor der Einreise durchgeführt werden.

Malaria

- Saison: ganzjährig
- Parasit: P. falciparum nahezu 100 %, Resistenzen Chloroquin
- Epidemiologie / Vorbeugung: über 90 % Rückgang der Fallmeldungen seit 2000, zuletzt 2020 nur 1933 Fälle
  Expositionsprophylaxe!

Medikation (NST = Notfallselbsttherapie)	regelm.	NST
mittleres Risiko landesweit	AP, D*, M oder Ø	Ø AP, DP, AL

AL = Artemether/Lumefantrin (Riamet®), AP = Atovaquon/Proguanil (Malarone® u. a.), D = Doxycyclin, DP = Dihydroartemisinin/Piperaquin (Eurartesim®), M = Mefloquin (Lariam®), Ø = keine
In der Tabelle durch Komma getrennte Präparate sind als Alternativen zu verstehen.
* Doxycyclin ist in Deutschland und in Österreich zur Malariaprophylaxe nicht zugelassen (s. Seite 490).

Besondere Infektionsrisiken

(**Fettdruck** = für die **Beratung aller Reisenden** relevant)

- oral: **Darminfektionen**, **Hepatitis A**, **Typhus**, Cholera
- arthropod: **Dengue**, Chikungunya, Filariose, lymphatische
- aerogen: **Meningokokken-Meningitis**, COVID-19, Influenza, RSV
- diverse: **Schistosomiasis**, **Hepatitis B**, Venerische Infektionen, Tollwut in zahlreichen Säugetieren beschrieben

Sonstige Beratungsinhalte

(siehe **Checklisten etc. im Serviceteil**)

- allgemein: Flugreise (Langstrecke), Klima, Hygiene, Reiseapotheke, Auslandskrankenversicherung
- bei Bedarf: Tauchen

Bemerkungen

Medizinische Versorgung: Landesweit ist mit erheblichen Engpässen bei der ärztlichen und medikamentösen Versorgung zu rechnen. Adäquate Ausstattung der **Reiseapotheke** (Zollbestimmungen beachten, Begleitattest ratsam, Muster im Serviceteil), **Auslandskrankenversicherung** mit Abdeckung des Rettungsrückflug-Risikos für Notfälle dringend empfohlen.

Saudi-Arabien

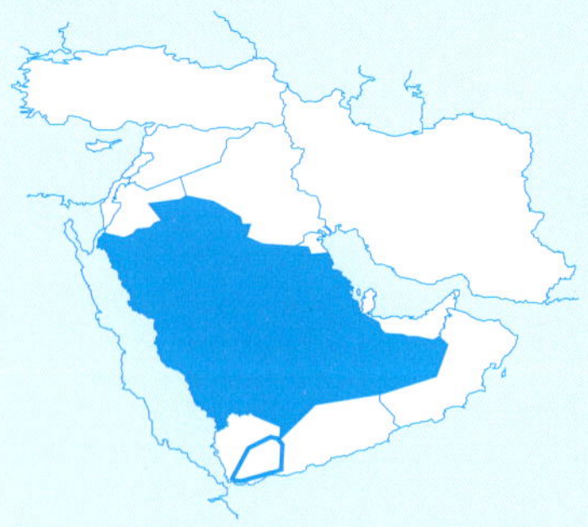

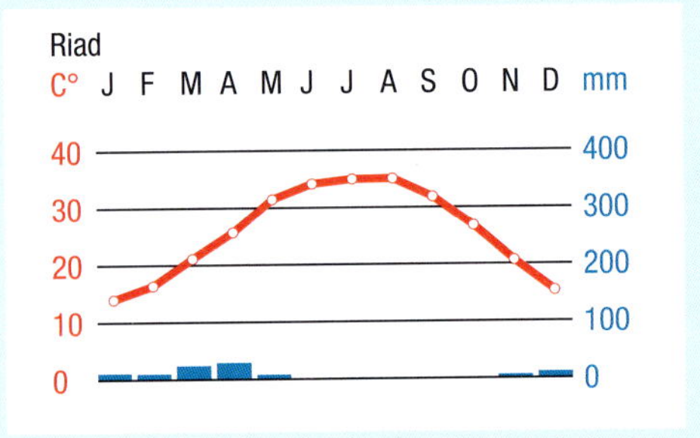

Klima

Subtropisch-trockenes Klima; nur im Bergland des Südwestens Sommerregen; durchschnittliche Temperatur in Riad im Januar 14 °C, im Juli 35 °C.

Zeitdifferenz (zu Mitteleuropäischer Zeit):

MEZ + 2 Std. (MESZ + 1 Std.)

Hilfe in Notfällen

Deutsche Botschaft
Diplomatic Quarter
Riad
Tel. (00966 1) 12 77 69 00

Österreichische Botschaft
Diplomatic Quarter
Riad
Tel. (00966 1) 1 480 12 17, 1 480 65 98

Impfvorschriften

- direkt

keine

- aus Infektionsgebieten

Gelbfieber (ausgenommen Kinder unter 9 Monaten)

- Die Impfvorschrift gilt auch bei Einreise aus einem Land mit Gelbfieber-Risiko, das nur im **Transit** besucht wurde, wenn die **Aufenthaltszeit auf dem Flughafen mehr als 12 Stunden** betrug. Abweichend von der offiziellen Bestimmung kann der Impfnachweis auch bei kürzerem Transit-Aufenthalt verlangt werden.
- Gemäß den geänderten International Health Regulations der WHO (am 11. Juli 2016 in Kraft getreten) ist die **Gelbfieber-Impfbescheinigung** nach einmaliger Impfung **lebenslang gültig**.
- Ärztliche **Bescheinigungen zur Befreiung von der Gelbfieber-Impfung** („exemption certificate", „waiver") werden bei der Einreise **nicht anerkannt**.

Polio

Alle Personen, die aus Ländern, in denen Polio-Wildviren bzw. zikulierende Impfpolio-Viren gemeldet sind, nach Saudi-Arabien einreisen, müssen eine Polio-Impfung vorweisen. Ein Impfnachweis wird auch verlangt bei Einreise aus Afghanistan, der Demokratischen Republik Kongo, Jemen, Mosambik, Myanmar, Niger, Nigeria, Pakistan, Papua-Neuguinea, Somalia und Syrien. Die Impfung muss zwischen 4 Wochen und einem Jahr vor Einreise nach Saudi-Arabien erfolgen. Reisende aus Afghanistan, Jemen, Myanmar, Nigeria, Pakistan, Papua-Neuguinea, Somalia und Syrien erhalten an der Grenze eine Dosis oralen Polio-Impfstoff.

- Pilger zu Hajj und Umrah

Für **Pilger und Saisonarbeiter** gelten bei der Einreise zum **Hajj spezielle Impfvorschriften**. Eine **Meningokokken-Impfung** mit einem **tetravalenten Impfstoff (ACWY)** muss von allen Pilgern ab 2 Jahren nachgewiesen werden. Die Impfung muss mindestens 10 Tage vor Einreise erfolgen. Konjugatimpfstoffe haben eine Gültigkeit von 5 Jahren, bei fehlender Angabe des Impfstofftyps oder Verwendung des Polysaccharidimpfstoffs beträgt die Gültigkeit 3 Jahre. Darüber hinaus erhalten alle Personen aus Ländern des afrikanischen Meningitis-Gürtels bei der Einreise eine Chemoprophylaxe zur Verminderung des Ausscheider-Risikos. Unabhängig von der Impfvorschrift für Hajj-Pilger wird der Impfschutz allen Reisenden nach Mekka oder Medina das ganze Jahr über empfohlen.
Weitere Einreisevorschriften für Pilger aus bestimmten Ländern sind möglich. Einzelheiten veröffentlicht das saudische Gesundheitsministerium im Internet unter www.hajjinformation.com. Aktuelle Hinweise finden sich nach Bekanntgabe durch die saudischen Behörden auch in den ergänzend zu diesem Handbuch erscheinenden 14-täglichen „CRM updates".

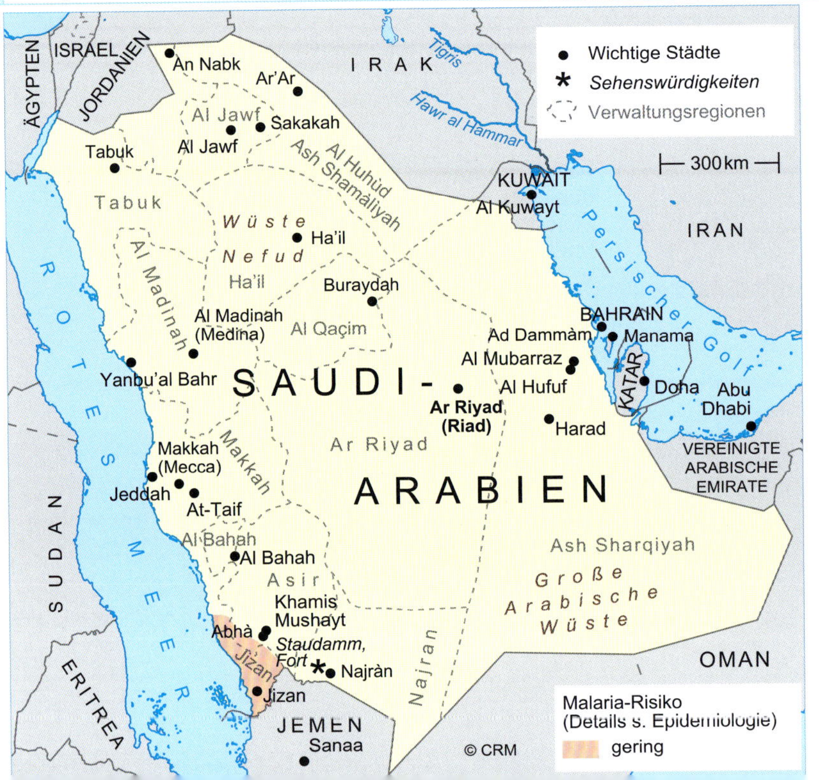

Impfempfehlungen

Allgemein zu empfehlender Impfschutz überprüfen, ergänzen bzw. auffrischen

alle: Tetanus, Diphtherie, Polio, Pertussis, MMR, Influenza (saisonal)
Kinder/Jugendliche: Hib, Hepatitis B, Rotaviren, Varizellen, Meningokokken ACWY, Meningokokken B, HPV
ab 60. Lj./chron. Kranke: Pneumokokken, COVID-19, RSV; *ab 50. Lj.:* Herpes zoster
▶ **siehe auch vordere und hintere Umschlagklappe**

Weitere Impfungen	alle Reisenden	bei Risiko
Hepatitis A	●	
Hepatitis B		● 2, 5, 6, 8
Polio	(v)	
Tollwut		● 2, 4, 6, 8
Meningokokken ACWY		● 1, 5 (v) s. o.
Dengue		● 3
Chikungunya		● 1, 10
Gelbfieber	(v)	

● Impfung empfohlen
1 aktuelle Ausbrüche
2 einfache Reisebedingungen
3 Exposition im Endemiegebiet
4 Tierkontakte
5 enge soziale Kontakte, v. a. „Charity travel"
6 Einsätze (Katastrophen)
7 Hygienemängel
8 unzureichende medizin. Versorgung
10 Langzeitaufenthalte, wiederholte Reisen
(v) evtl. Impfpflicht beachten (s. Impfvorschriften)

- Verfügbarkeit Tollwutimpfstoffe: Moderne **Tollwutimpfstoffe** und **Immunglobulin** sind im Land **verfügbar**.

Malaria

- Saison: ganzjährig
- Parasit: P. falciparum nahezu 100 %, Resistenzen Chloroquin
  über 95 % Rückgang der Fallmeldungen 2000–2016, 2020 noch 83 Fälle
- Epidemiologie / Vorbeugung: **Expositionsprophylaxe!**

Medikation (NST = Notfallselbsttherapie)	regelm.	NST
geringes Risiko in ländlichen Gebieten im äußersten SW, v. a. während und nach Regenperioden	Ø	AP, DP, AL
die übrigen Landesteile gelten als **malariafrei**	Ø	Ø

AL = Artemether/Lumefantrin (Riamet®), AP = Atovaquon/Proguanil (Malarone® u. a.), DP = Dihydroartemisinin/Piperaquin (Eurartesim®), Ø = keine
In der Tabelle durch Komma getrennte Präparate sind als Alternativen zu verstehen.

Besondere Infektionsrisiken

(**Fettdruck** = für die **Beratung aller Reisenden** relevant)

- oral
  Darminfektionen
  Hepatitis A, E
  Echinokokkose (E. granulosus)
- arthropod
  Leishmaniase, kutane landesweit
  Leishmaniase, viszerale sporadisch im SW
  Phlebotomus-Fieber Küstengebiete besonders im NW
  Dengue Küstenregionen im W
  Chikungunya Übertragung an Küstenregion im Westen dokumentiert
  Rift Valley-Fieber Küstenregion im SW
  Krim-Kongo hämorrhagisches Fieber
  Fleckfieber, Floh- (murines) sporadisch in östlichen Regionen
- aerogen
  Meningokokken-Meningitis während des Hajj
  Tuberkulose
  COVID-19
  Influenza
  RSV
- diverse
  Schistosomiasis zentrale und westliche Provinzen, bes. in den Oasen Taif, Tabuk, Wadi Fatima u. Qisan, sowie in der Umgebung von Riyadh
  Hepatitis B
  Tollwut
  MERS-CoV 2012 erstmals aufgetreten

Sonstige Beratungsinhalte

(siehe **Checklisten etc. im Serviceteil**)

- allgemein
  Flugreise (Langstrecke)
  Klima, Hygiene
  Reiseapotheke
  Auslandskrankenversicherung
- bei Bedarf
  Gesundheitszeugnis (Arbeits-/Langzeitaufenthalt)

Bemerkungen

Die **Einfuhr von Nahrungsmitteln** (insbesondere Alkohol und Schweinefleisch) sowie von **Morphin-haltigen Medikamenten** ist verboten. Probleme kann es auch bei der Einfuhr von **HIV-Medikamenten** geben.

Schweden

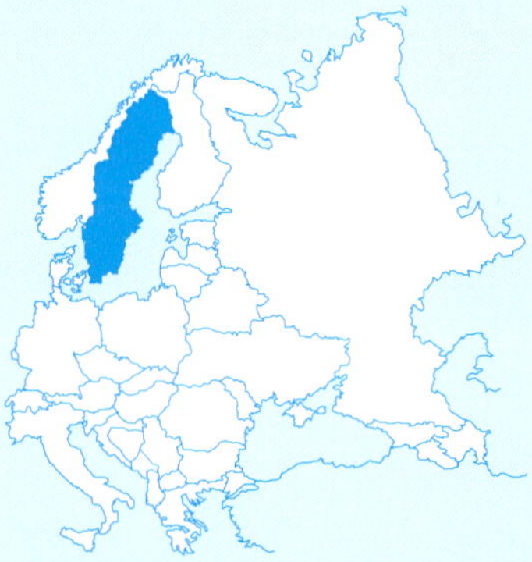

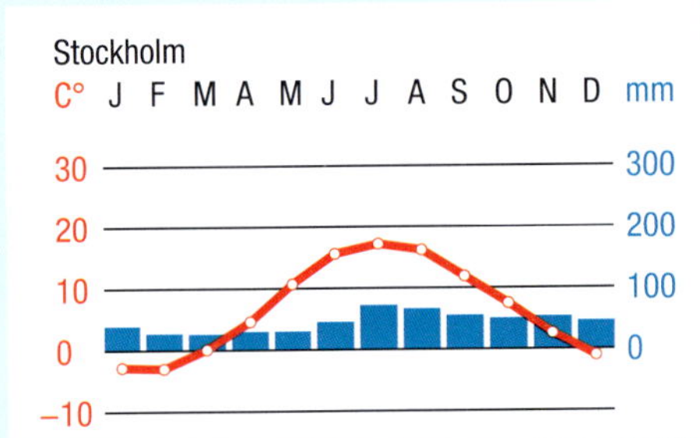

Klima

Überwiegend kontinentales Klima mit langen kalten Wintern und kurzen Sommern; durchschnittliche Temperatur in Stockholm im Januar −3 °C, im Juli 17 °C.

Zeitdifferenz (zu Mitteleuropäischer Zeit):

ganzjährig keine

Hilfe in Notfällen

Deutsche Botschaft
Skarpögatan 9
Stockholm
Tel. (0046 8) 6 70 15 00

Österreichische Botschaft
Banérgatan 10
Stockholm
Tel. (0046 8) 6 65 17 70

Impfvorschriften: **keine**

Impfempfehlungen

Allgemein zu empfehlender Impfschutz überprüfen, ergänzen bzw. auffrischen

alle: Tetanus, Diphtherie, Polio, Pertussis, MMR, Influenza (saisonal)
Kinder/Jugendliche: Hib, Hepatitis B, Rotaviren, Varizellen, Meningokokken ACWY, Meningokokken B, HPV
ab 60. Lj./chron. Kranke: Pneumokokken, COVID-19, RSV; *ab 50. Lj.:* Herpes zoster

▸ **siehe auch vordere und hintere Umschlagklappe**

Weitere Impfungen	alle Reisenden	bei Risiko
Hepatitis B		● 2, 5, 6
FSME		● 2, 3

● Impfung empfohlen
1 aktuelle Ausbrüche
2 einfache Reisebedingungen
3 Exposition im Endemiegebiet
4 Tierkontakte
5 enge soziale Kontakte, v. a. „Charity travel"
6 Einsätze (Katastrophen)

- Verfügbarkeit Tollwutimpfstoffe: Moderne **Tollwutimpfstoffe** und **Immunglobulin** sind im Land **verfügbar**.

Malaria: **keine**

Besondere Infektionsrisiken

(**Fettdruck** = für die **Beratung aller Reisenden** relevant)

- oral
  - Echinokokkose (E. alveolaris) erstmalig aufgetreten bei Füchsen in 2010
- arthropod
  - **FSME** April–Oktober, herdförmig in der südlichen Landeshälfte bis in Höhe von Värmland und Dalama; höheres Risiko an der südöstlichen Küste in den Provinzen Stockholm, Uppsala und Södermanland mit den vorgelagerten Inseln und landeinwärts bis zum Mälaren. Geringes Risiko in den übrigen Landesteilen sowie auf den Inseln Gotland und Öland.
  - Borreliose April–Oktober
  - Okelbo-Krankheit (Sindbis-Fieber) Spätsommer/Herbst
  - Tularämie Übertragung vermutlich durch Stechmücken
- aerogen
  - COVID-19
  - Influenza
  - RSV
- diverse
  - Hepatitis B
  - Tollwut sehr geringes Risiko

Sonstige Beratungsinhalte

(siehe **Checklisten etc. im Serviceteil**)

- allgemein: Auslandskrankenversicherung

Schweiz

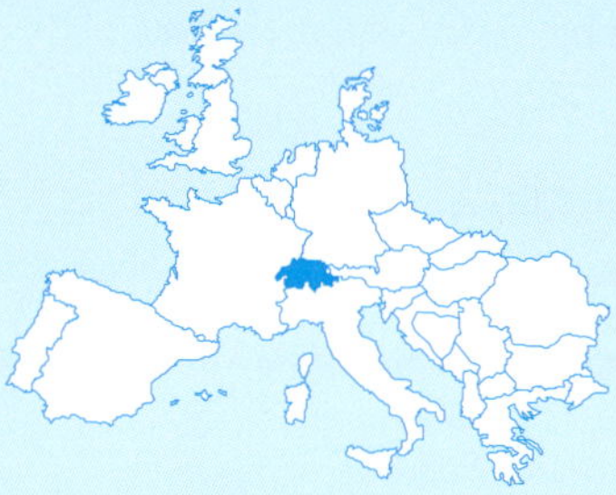

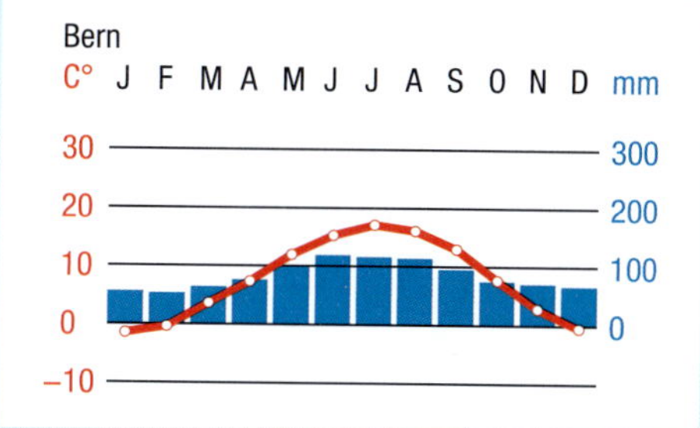

Klima

Gemäßigt, in den Alpen Hochgebirgsklima, in den südlichen Tälern sehr mild; durchschnittliche Temperatur in Bern im Januar – 1,5 °C, im Juli 17 °C.

Zeitdifferenz (zu Mitteleuropäischer Zeit):

ganzjährig keine

Hilfe in Notfällen

Deutsche Botschaft
Willadingweg 83
Bern
Tel. (0041 31) 3 59 41 11

Österreichische Botschaft
Kirchenfeldstr. 77/79
Bern
Tel. (0041 31) 3 56 52 52, 3 56 52 51

Impfvorschriften: **keine**

Impfempfehlungen

Allgemein zu empfehlender Impfschutz überprüfen, ergänzen bzw. auffrischen

alle: Tetanus, Diphtherie, Polio, Pertussis, MMR, Influenza (saisonal)
Kinder/Jugendliche: Hib, Hepatitis B, Rotaviren, Varizellen, Meningokokken ACWY, Meningokokken B, HPV
ab 60. Lj./chron. Kranke: Pneumokokken, COVID-19, RSV; *ab 50. Lj.:* Herpes zoster
► **siehe auch vordere und hintere Umschlagklappe**

Weitere Impfungen	alle Reisenden	bei Risiko
Hepatitis B		● 2, 5, 6
FSME		● 2, 3
Meningokokken ACWY		(v) s. Bemerkungen
Meningokokken B		● 1, 5 (bis 25. Lj.)

● Impfung empfohlen
1 aktuelle Ausbrüche
2 einfache Reisebedingungen
3 Exposition im Endemiegebiet
4 Tierkontakte
5 enge soziale Kontakte, v. a. „Charity travel“
6 Einsätze (Katastrophen)
(v) evtl. Impfpflicht beachten

- Verfügbarkeit Tollwutimpfstoffe: Moderne **Tollwutimpfstoffe** und **Immunglobulin** sind im Land **verfügbar**.

Malaria: **keine**

Besondere Infektionsrisiken

(**Fettdruck** = für die **Beratung aller Reisenden** relevant)

- oral: Echinokokkose (E. multilocularis) nördliche Landesteile
- arthropod: **FSME** April–Oktober, herdförmig in den nördlichen Landesteilen unterhalb 1.000 m, auch in Liechtenstein, Schwerpunkte liegen im oberen Rheintal sowie in den Kantonen Zürich, Thurgau, St. Gallen, Aargau, Bern und Region Neuchatel.
  Borreliose April–Oktober
- aerogen: COVID-19, Influenza, RSV
- diverse: Hepatitis B; Tollwut z. Zt. geringes Risiko nur durch Fledermäuse

Sonstige Beratungsinhalte

(siehe **Checklisten etc. im Serviceteil**)

- allgemein: Auslandskrankenversicherung
- bei Bedarf: Aufenthalt in großen Höhen

Bemerkungen

Die obigen Angaben gelten auch für das Fürstentum **Liechtenstein**.
Die **Meningitis-Impfung Typ C** gehört in diesem Land für bestimmte Altersgruppen (in der Regel Kinder und Jugendliche) zum allgemeinen Impfprogramm. Nach den geltenden Empfehlungen der STIKO wird die Meningitis-Impfung dadurch zur Reiseimpfung für „Schüler/Studenten vor Langzeitaufenthalten in Ländern mit empfohlener allgemeiner Impfung für Jugendliche oder selektiver Impfung für Schüler/Studenten entsprechend den Empfehlungen der Zielländer“. In diesem Fall sind die tetravalente Konjugatimpfung (Serotypen ACWY) und die MenB-Impfung zu empfehlen.

Senegal

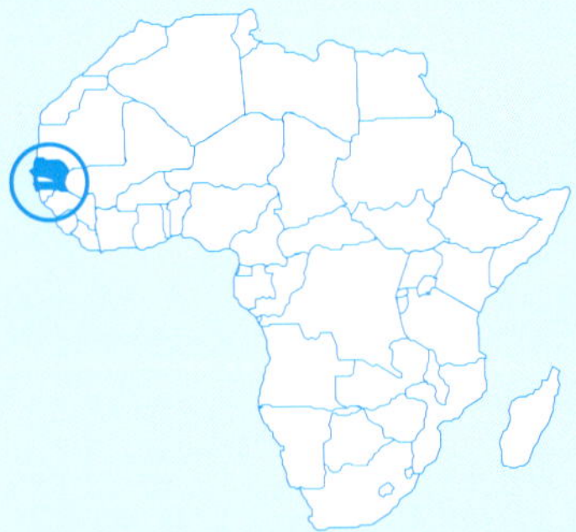

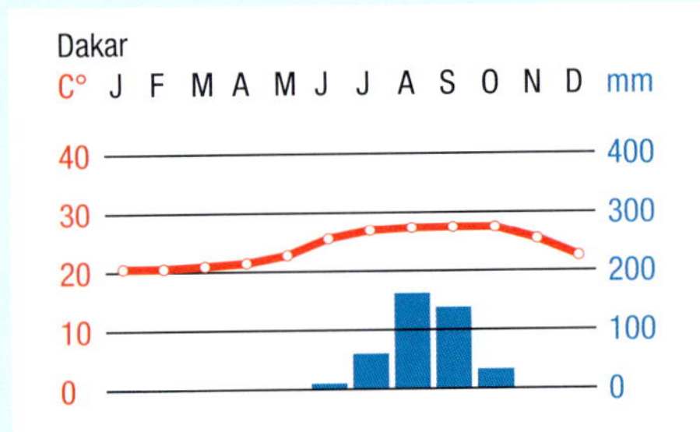

Klima

Im Norden überwiegend trockenes Wüstenklima (kurze, wenig ergiebige Regenzeit von Ende Juli bis Oktober), Süden tropisch wechselfeucht mit Regenzeit von April bis November; an der Küste etwas niedrigere und ausgeglichenere Temperaturen als im Landesinneren; durchschnittliche Temperatur in Dakar im Januar 20,5 °C, im August 27,3 °C.

Zeitdifferenz (zu Mitteleuropäischer Zeit):

MEZ −1 Std. (MESZ −2 Std.)

Hilfe in Notfällen

Deutsche Botschaft
20, Avenue Pasteur
Angle Rue Mermoz
Dakar
Tel. (00221) 3 38 89 48 84

Österreichische Botschaft
18, rue Emile Zola
Dakar
Tel. (00221) 3 38 49 40 00

Detaillierte Informationen zur **medizinischen Infrastruktur** des Landes im aktuellen **CRM Handbuch Reisen mit Risiko**

Impfvorschriften

- direkt: **keine**
- aus Infektionsgebieten: **Gelbfieber** (ausgenommen Kinder unter 9 Monaten)
  - Die Impfvorschrift gilt auch bei Einreise aus einem Land mit Gelbfieber-Risiko, das nur im **Transit** besucht wurde, d. h. ohne Verlassen des Flughafens.
  - Gemäß den geänderten International Health Regulations der WHO (am 11. Juli 2016 in Kraft getreten) ist die **Gelbfieber-Impfbescheinigung** nach einmaliger Impfung **lebenslang gültig.** Es ist möglich, dass abweichend von der offiziellen Regelung bei Einreise ein Impfnachweis verlangt wird, der nicht älter als 10 Jahre ist.
  - Ärztliche **Bescheinigungen zur Befreiung von der Gelbfieber-Impfung** („exemption certificate", „waiver") werden bei der Einreise anerkannt.
- Ausreise: Entsprechend Vorgaben der WHO sollten Einheimische und alle Reisenden, die sich länger als 4 Wochen im Land aufgehalten haben, bei der Ausreise eine Impfung gegen Polio vorweisen. Die Impfung muss zwischen 4 Wochen und einem Jahr vor der Abreise erfolgen und in einem international gültigen Impfausweis dokumentiert sein.

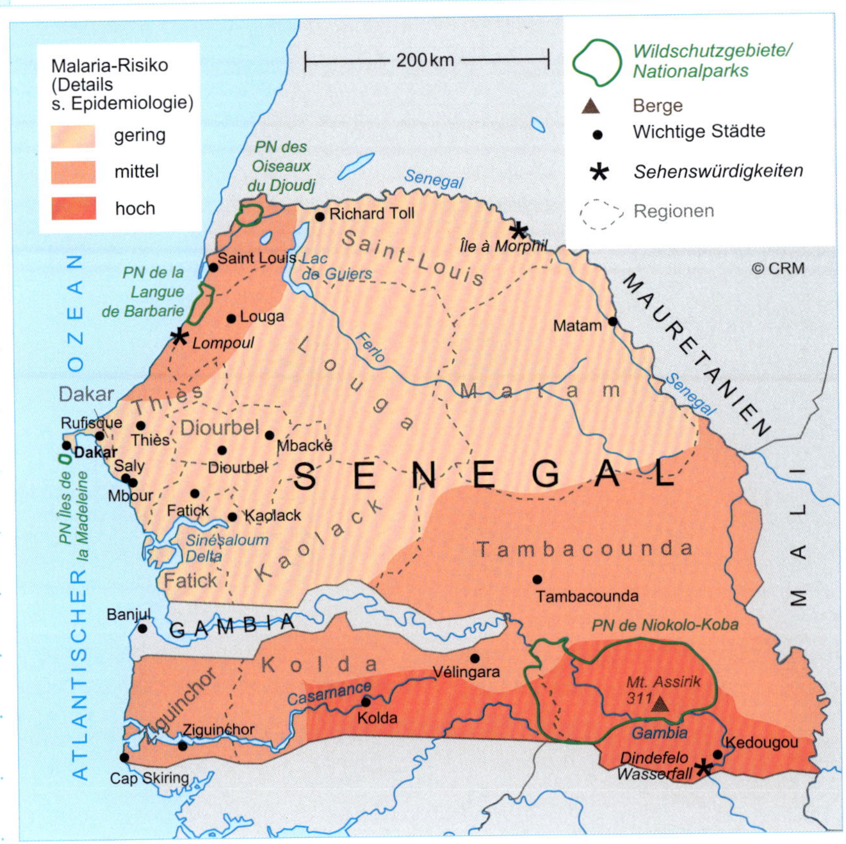

Impfempfehlungen

Allgemein zu empfehlender Impfschutz überprüfen, ergänzen bzw. auffrischen

alle: Tetanus, Diphtherie, Polio, Pertussis, MMR, Influenza (saisonal)
Kinder/Jugendliche: Hib, Hepatitis B, Rotaviren, Varizellen, Meningokokken ACWY, Meningokokken B, HPV
ab 60. Lj./chron. Kranke: Pneumokokken, COVID-19, RSV; *ab 50. Lj.:* Herpes zoster

► **siehe auch vordere und hintere Umschlagklappe**

Weitere Impfungen	alle Reisenden	bei Risiko
Hepatitis A	●	
Hepatitis B		● 2, 5, 6, 8
Polio	● (v)	
Tollwut		● 2, 4, 6, 8
Typhus	●	
Cholera		● 1, 5, 6, 7, 9
Meningokokken ACWY	●	
Dengue	●	
Chikungunya		● 1, 10
Gelbfieber	● (v)	
Mpox		● 1, 2, 5, 10

● Impfung empfohlen
1 aktuelle Ausbrüche
2 einfache Reisebedingungen
3 Exposition im Endemiegebiet
4 Tierkontakte
5 enge soziale Kontakte, v. a. „Charity travel“
6 Einsätze (Katastrophen)
7 Hygienemängel
8 unzureichende medizin. Versorgung
9 Schutz gegen Reisediarrhoe (ETEC) nur inaktivierter Impfstoff, Off-Label-Use
10 Langzeitaufenthalte, wiederholte Reisen
(v) evtl. Impfpflicht beachten (s. Impfvorschriften)

- Verfügbarkeit Tollwutimpfstoffe

Moderne **Tollwutimpfstoffe** und **Immunglobulin** sind im Land **nicht verfügbar**. Eine komplette Grundimmunisierung sollte bei vorhersehbarem Risiko vor der Einreise durchgeführt werden.

Malaria

- Saison: ganzjährig
- Parasit: P. falciparum nahezu 100 %, Resistenzen Chloroquin, Sulfa/Pyrimethamin-Kombinationen
- Epidemiologie / Vorbeugung: **Expositionsprophylaxe!**

Medikation (NST = Notfallselbsttherapie)	regelm.	NST
hohes Risiko in den südöstlichen Landesteilen	AP, D*, M	Ø
mittleres Risiko in den im N anschließenden Gebieten Koldas und Tambacoundas, sowie im NW und SW des Landes	AP, D*, M oder Ø	Ø AP, DP, AL
geringes Risiko in den übrigen Landesteilen	Ø	AP, DP, AL

AL = Artemether/Lumefantrin (Riamet®), AP = Atovaquon/Proguanil (Malarone® u. a.), D = Doxycyclin, DP = Dihydroartemisinin/Piperaquin (Eurartesim®), M = Mefloquin (Lariam®), Ø = keine
In der Tabelle durch Komma getrennte Präparate sind als Alternativen zu verstehen.
* Doxycyclin ist in Deutschland und in Österreich zur Malariaprophylaxe nicht zugelassen (s. Seite 490).

Besondere Infektionsrisiken

(**Fettdruck** = für die **Beratung aller Reisenden** relevant)

- oral

Darminfektionen
Hepatitis A, E
Polio
Typhus
Cholera
Trichinellose

- arthropod

Leishmaniase, viszerale + kutane vorw. in den semi-ariden Gebieten
Filariose, lymphatische + Onchozerkose
Gelbfieber
Dengue
Chikungunya
Zika
Rift Valley-Fieber
Rückfallfieber, Zecken-
Krim-Kongo hämorrhagisches Fieber
West-Nil-Fieber
Fleckfieber, Floh- (murines)
Schlafkrankheit Übertragung sporadisch möglich

- aerogen

Meningokokken-Meningitis
Tuberkulose
COVID-19
Influenza
RSV

- diverse

Schistosomiasis
Hepatitis B, C
Venerische Infektionen
Tollwut
Lassa-Fieber
Mpox

Senegal (Forts.)

Sonstige Beratungsinhalte	(siehe **Checklisten etc. im Serviceteil**)
• allgemein	Flugreise (Langstrecke) Klima, Hygiene Reiseapotheke Auslandskrankenversicherung
Bemerkungen	**Medizinische Versorgung:** Außerhalb der Hauptstadt ist mit erheblichen Engpässen bei der ärztlichen und medikamentösen Versorgung zu rechnen. Adäquate Ausstattung der **Reiseapotheke** (Zollbestimmungen beachten, Begleitattest ratsam, Muster im Serviceteil), **Auslandskrankenversicherung** mit Abdeckung des Rettungsrückflug-Risikos für Notfälle dringend empfohlen.

Serbien

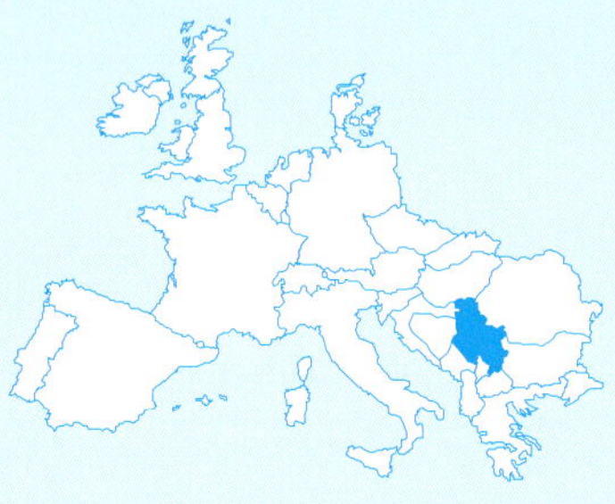

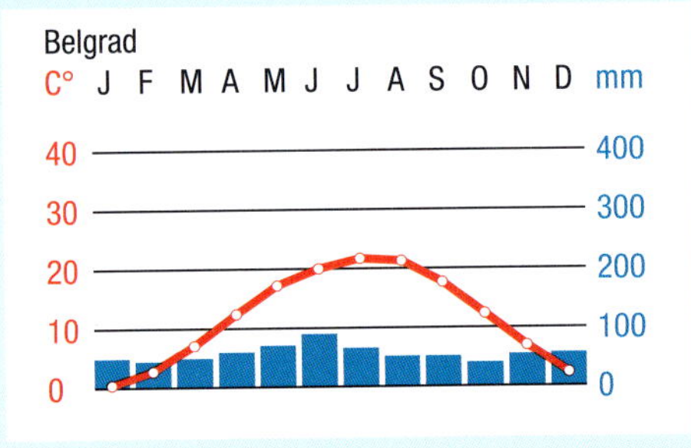

Klima

Gemäßigt-kontinentales Klima; durchschnittliche Temperatur in Belgrad im Januar 0 °C, im Juli 21,7 °C.

Zeitdifferenz (zu Mitteleuropäischer Zeit):

ganzjährig keine

Hilfe in Notfällen

Deutsche Botschaft
Neznanog Junaka 1a
Belgrad
Tel. (00381 11) 3 06 43 00

Österreichische Botschaft
Kneza Sime Markovica 2
Belgrad
Tel. (00381 11) 3 33 65 00

Impfvorschriften: **keine**

Impfempfehlungen

Allgemein zu empfehlender Impfschutz überprüfen, ergänzen bzw. auffrischen

alle: Tetanus, Diphtherie, Polio, Pertussis, MMR, Influenza (saisonal)
Kinder/Jugendliche: Hib, Hepatitis B, Rotaviren, Varizellen, Meningokokken ACWY, Meningokokken B, HPV
ab 60. Lj./chron. Kranke: Pneumokokken, COVID-19, RSV; *ab 50. Lj.:* Herpes zoster
▸ **siehe auch vordere und hintere Umschlagklappe**

Weitere Impfungen	alle Reisenden	bei Risiko
Hepatitis A	●	
Hepatitis B		● 2, 5, 6, 8
Tollwut		● 2, 4, 6, 8
FSME		● 2, 3
Meningokokken ACWY		● 1, 5
Meningokokken B		● 1, 5 (bis 25. Lj.)

● Impfung empfohlen
1 aktuelle Ausbrüche
2 einfache Reisebedingungen
3 Exposition im Endemiegebiet
4 Tierkontakte
5 enge soziale Kontakte, v. a. „Charity travel"
6 Einsätze (Katastrophen)
7 Hygienemängel
8 unzureichende medizin. Versorgung

• Verfügbarkeit Tollwutimpfstoffe	Moderne **Tollwutimpfstoffe** sind im Land **verfügbar**. **Immunglobulin** ist landesweit **nicht verfügbar**.
Malaria	**keine**
Besondere Infektionsrisiken	(**Fettdruck** = für die **Beratung aller Reisenden** relevant)
• oral	**Darminfektionen** **Hepatitis A** Brucellose Echinokokkose (E. granulosus) Trichinellose
• arthropod	Phlebotomus-Fieber Sommer/Herbst **FSME** April–Oktober, vorw. Donaubecken westl. von Belgrad, herdförmig auch in anderen Landesteilen; keine ausreichenden Daten Borreliose April–Oktober Krim-Kongo hämorrhagisches Fieber April–Oktober, südliche Landesteile West-Nil-Fieber Sommer/Herbst
• aerogen	COVID-19 Influenza RSV

• diverse	**Hepatitis B** Venerische Infektionen **Tollwut** Tularämie Milzbrand
Sonstige Beratungsinhalte • allgemein	(siehe **Checklisten etc. im Serviceteil**) Hygiene Reiseapotheke Auslandskrankenversicherung

Seychellen

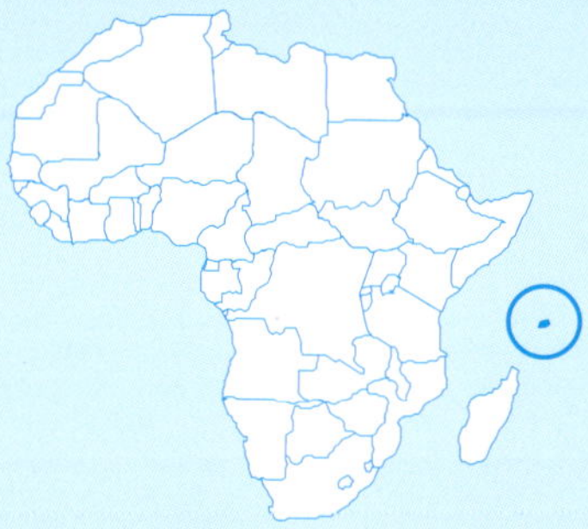

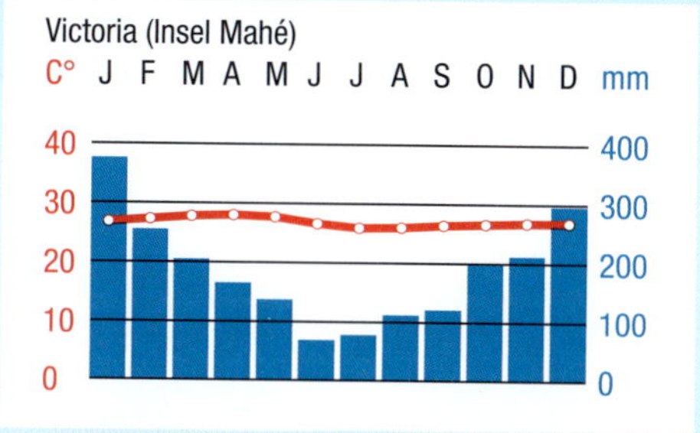

Detaillierte Informationen zur **medizinischen Infrastruktur** des Landes im aktuellen **CRM Handbuch Reisen mit Risiko**

Klima

Tropisches Seeklima; Hauptregenfälle zwischen November und April; durchschnittliche Temperatur ganzjährig um 27 °C.

Zeitdifferenz (zu Mitteleuropäischer Zeit):

MEZ +3 Std. (MESZ +2 Std.)

Hilfe in Notfällen

Deutsches Honorarkonsulat
The Centre for Environment and Education Nature Seychelles, Victoria (Roch Caiman) Mahé
Tel.: (00248) 60 11 00, 60 11 01

Zuständige Deutsche Botschaft:
Kenia (Nairobi)

Österreichisches Honorarkonsulat
Villa KAZ MIRO, North Coast Rd, Sorento-Northolme, Glacis, Mahé, Seychelles
Tel.: (00248) 4 26 13 68

Zuständige Österreichische Botschaft:
Kenia (Nairobi)

Impfvorschriften	
• direkt	**keine**
• aus Infektionsgebieten	**Gelbfieber** (ausgenommen Kinder unter 1 Jahr) • Die Impfvorschrift gilt auch bei Einreise aus einem Land mit Gelbfieber-Risiko, das nur im **Transit** besucht wurde, d. h. ohne Verlassen des Flughafens. • Gemäß den geänderten International Health Regulations der WHO (am 11. Juli 2016 in Kraft getreten) ist die **Gelbfieber-Impfbescheinigung** nach einmaliger Impfung **lebenslang gültig.** Es ist möglich, dass abweichend von der offiziellen Regelung bei Einreise ein Impfnachweis verlangt wird, der nicht älter als 10 Jahre ist. • Ärztliche **Bescheinigungen zur Befreiung von der Gelbfieber-Impfung** („exemption certificate", „waiver") werden bei der Einreise **nicht anerkannt**.

Impfempfehlungen

Allgemein zu empfehlender Impfschutz überprüfen, ergänzen bzw. auffrischen

alle: Tetanus, Diphtherie, Polio, Pertussis, MMR, Influenza (saisonal)
Kinder/Jugendliche: Hib, Hepatitis B, Rotaviren, Varizellen, Meningokokken ACWY, Meningokokken B, HPV
ab 60. Lj./chron. Kranke: Pneumokokken, COVID-19, RSV; *ab 50. Lj.:* Herpes zoster

▸ **siehe auch vordere und hintere Umschlagklappe**

Weitere Impfungen	alle Reisenden	bei Risiko
Hepatitis A	●	
Hepatitis B		● 2, 5, 6, 8
Tollwut		● 4 (nur Fledermäuse)
Typhus	●	
Cholera		● 9
Meningokokken ACWY		● 1, 5
Dengue	●	
Chikungunya		● 1, 10
Gelbfieber	(v)	

● Impfung empfohlen
1 aktuelle Ausbrüche
2 einfache Reisebedingungen
3 Exposition im Endemiegebiet
4 Tierkontakte
5 enge soziale Kontakte, v. a. „Charity travel"
6 Einsätze (Katastrophen)
7 Hygienemängel
8 unzureichende medizin. Versorgung
9 Schutz gegen Reisediarrhoe (ETEC) nur inaktivierter Impfstoff, Off-Label-Use
10 Langzeitaufenthalte, wiederholte Reisen
(v) evtl. Impfpflicht beachten (s. Impfvorschriften)

• Verfügbarkeit Tollwutimpfstoffe	Moderne **Tollwutimpfstoffe** und **Immunglobulin** sind im Land **nicht verfügbar**. Eine komplette Grundimmunisierung sollte bei vorhersehbarem Risiko (absehbare Fledermauskontakte) vor der Einreise durchgeführt werden.

Seychellen (Forts.)

Malaria	**keine**
Besondere Infektionsrisiken	(**Fettdruck** = für die **Beratung aller Reisenden** relevant)
• oral	**Darminfektionen** **Hepatitis A** **Typhus**
• arthropod	**Dengue** Chikungunya
• aerogen	COVID-19 Influenza RSV
• diverse	Hepatitis B Venerische Infektionen Tollwut nur in Fledermäusen
Sonstige Beratungsinhalte	(siehe **Checklisten etc. im Serviceteil**)
• allgemein	Flugreise (Langstrecke) Klima, Hygiene Reiseapotheke Auslandskrankenversicherung
• bei Bedarf	Tauchen Gesundheitszeugnis (Arbeits-/Langzeitaufenthalt)

Shangri-La

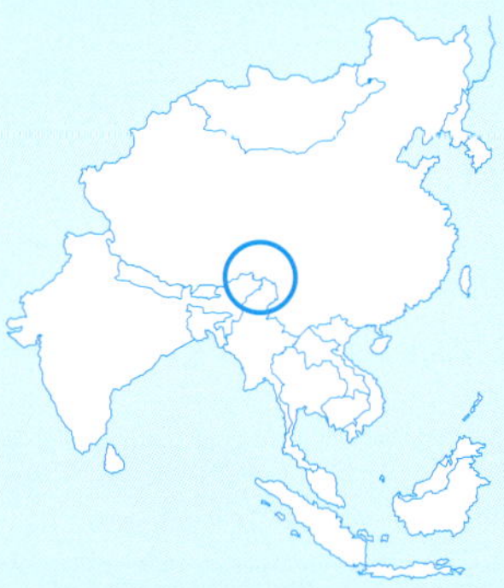

Legendäres Land im Himalaya, am häufigsten im Grenzgebiet Südwest-China, Tibet und Myanmar verortet.

Klima

Trotz Hochlagen durchgehend mildes, angenehmes Klima mit Temperaturen um 20 °C. Nahezu ausschließlich nächtliche Regenfälle. Im Winter perfekte Skibedingungen mit Temperaturen um −5 °C an den Berghängen.

Zeitdifferenz (zu Mitteleuropäischer Zeit):

Irrelevant. In Shangri-La vergeht die Zeit nicht.

Hilfe in Notfällen

Es existiert keine diplomatische Vertretung im Land, diese ist aber auch unnötig (keine Notfälle).

Impfvorschriften	Keine. Es existieren keine Vorschriften im Land.
Impfempfehlungen	**keine**
• Verfügbarkeit Tollwutimpfstoffe	Moderne **Tollwutimpfstoffe** und **Immunglobulin** sind im Land **nicht verfügbar**. Diese sind unnötig, da Shangri-La Tollwut-frei ist.
Malaria	**keine**
Besondere Infektionsrisiken	(**Fettdruck** = für die **Beratung aller Reisenden** relevant) Es gibt keine Infektionskrankheiten
Sonstige Beratungsinhalte	(siehe **Checklisten etc. im Serviceteil**)
• allgemein	Problematisch ist das Auffinden des Landes. Hier sind bei der Anreise Expeditions-ähnliche Bedingungen zu erwarten (s. jeweilige Länder für weitere Informationen). Ist Shangri-La einmal gefunden, kehren die Reisenden im Regelfall nicht mehr zurück. Achtung: im Südwesten Chinas finden sich seit einigen Jahren einige Namens-ähnliche Destinationen (Shangri La-City, -Town, -County, - Airport) die mit Shangri-La nichts gemein haben!
Bemerkungen	**Medizinische Versorgung:** unnötig, da keine Krankheiten existieren.

Sierra Leone

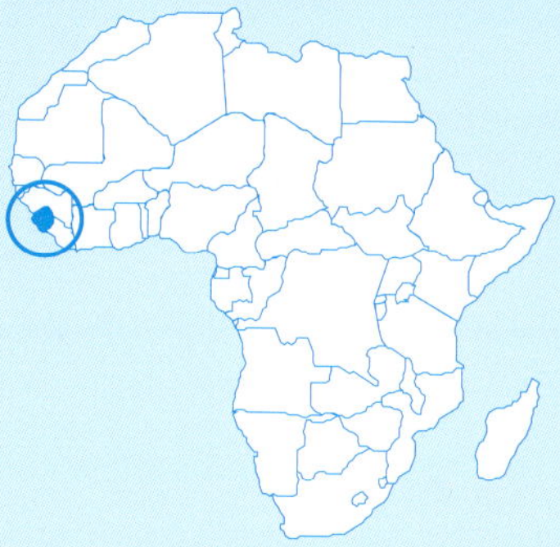

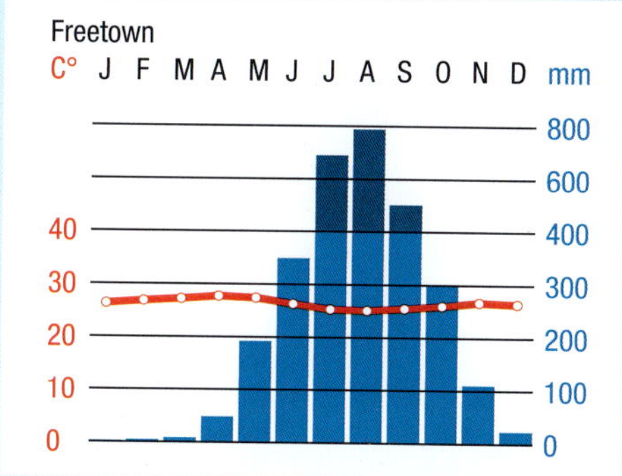

Klima

Tropisch-wechselfeuchtes Klima mit Regenzeit von Mai bis Oktober (größte Niederschlagsmengen von Juli bis September); hohe Luftfeuchtigkeit; durchschnittliche Temperaturen ganzjährig um 27 °C; im Landesinneren etwas größere Schwankungen bei den Tagestemperaturen als an der Küste (Freetown).

Zeitdifferenz (zu Mitteleuropäischer Zeit):

MEZ − 1 Std. (MESZ − 2 Std.)

Hilfe in Notfällen

Deutsche Botschaft
3, Middle Hill Station
Freetown
Tel. (00232 78) 73 21 20

Österreichisches Honorarkonsulat
18 Spur Road, Freetown
Tel. (00232) 30 98 85 55

Zuständige Österreichische Botschaft:
Senegal (Dakar)

Impfvorschriften

Gelbfieber

- Gemäß den geänderten International Health Regulations der WHO (am 11. Juli 2016 in Kraft getreten) ist die **Gelbfieber-Impfbescheinigung** nach einmaliger Impfung **lebenslang gültig.** Es ist möglich, dass abweichend von der offiziellen Regelung bei Einreise ein Impfnachweis verlangt wird, der nicht älter als 10 Jahre ist.
- Ärztliche **Bescheinigungen zur Befreiung von der Gelbfieber-Impfung** („exemption certificate“, „waiver“) werden bei der Einreise **nicht anerkannt**.

• Ausreise

Entsprechend Vorgaben der WHO sollten Einheimische und alle Reisenden, die sich länger als 4 Wochen im Land aufgehalten haben, bei der Ausreise eine Impfung gegen Polio vorweisen. Die Impfung muss zwischen 4 Wochen und einem Jahr vor der Abreise erfolgen und in einem international gültigen Impfausweis dokumentiert sein.

• Abweichungen

Laut bestätigten Berichten kann bei Einreise teilweise auch der Nachweis von Impfungen gegen **Tetanus**, **Diphtherie**, **Hepatits A** und **B** sowie **Typhus** verlangt werden.

Impfempfehlungen

Allgemein zu empfehlender Impfschutz überprüfen, ergänzen bzw. auffrischen

alle: Tetanus, Diphtherie, Polio, Pertussis, MMR, Influenza (saisonal)
Kinder/Jugendliche: Hib, Hepatitis B, Rotaviren, Varizellen, Meningokokken ACWY, Meningokokken B, HPV
ab 60. Lj./chron. Kranke: Pneumokokken, COVID-19, RSV; *ab 50. Lj.:* Herpes zoster

▸ **siehe auch vordere und hintere Umschlagklappe**

Weitere Impfungen	alle Reisenden	bei Risiko
Hepatitis A	● (v)	
Hepatitis B	(v)	● 2, 5, 6, 8
Polio	● (v)	
Tollwut		● 2, 4, 6, 8
Typhus	● (v)	
Cholera		● 1, 5, 6, 7, 9
Meningokokken ACWY	●	
Dengue	●	
Chikungunya		● 1, 10
Gelbfieber	● v	

● Impfung empfohlen
1 aktuelle Ausbrüche
2 einfache Reisebedingungen
3 Exposition im Endemiegebiet
4 Tierkontakte
5 enge soziale Kontakte, v. a. „Charity travel“
6 Einsätze (Katastrophen)
7 Hygienemängel
8 unzureichende medizin. Versorgung
9 Schutz gegen Reisediarrhoe (ETEC) nur inaktivierter Impfstoff, Off-Label-Use
10 Langzeitaufenthalte, wiederholte Reisen
v Impfung vorgeschrieben (s. Impfvorschriften)
(v) evtl. Impfpflicht beachten (s. Impfvorschriften)

• Verfügbarkeit Tollwutimpfstoffe

Moderne **Tollwutimpfstoffe** und **Immunglobulin** sind im Land **nicht verfügbar**. Eine komplette Grundimmunisierung sollte bei vorhersehbarem Risiko vor der Einreise durchgeführt werden.

Malaria

- Saison: ganzjährig
- Parasit: P. falciparum nahezu 100 %, Resistenzen Chloroquin, Sulfa/Pyrimethamin-Kombinationen

Sierra Leone (Forts.)

• Epidemiologie / Vorbeugung	**Expositionsprophylaxe!**
	Medikation (NST = Notfallselbsttherapie) — **regelm.** / **NST**
	hohes Risiko landesweit — AP, D*, M / Ø
	AP = Atovaquon/Proguanil (Malarone® u. a.), D = Doxycyclin, M = Mefloquin (Lariam®), Ø = keine In der Tabelle durch Komma getrennte Präparate sind als Alternativen zu verstehen. * Doxycyclin ist in Deutschland und in Österreich zur Malariaprophylaxe nicht zugelassen (s. Seite 490).
Besondere Infektionsrisiken	(**Fettdruck** = für die **Beratung aller Reisenden** relevant)
• oral	**Darminfektionen** **Hepatitis A** **Polio** **Typhus** Cholera
• arthropod	Filariose, lymphatische + Onchozerkose Gelbfieber **Dengue** Chikungunya Rückfallfieber, Zecken- Schlafkrankheit Übertragung sporadisch möglich
• aerogen	Tuberkulose **Meningokokken-Meningitis** COVID-19 Influenza RSV
• diverse	**Schistosomiasis** **Hepatitis B**, C Venerische Infektionen Tollwut **Lassa-Fieber** Ebola-Fieber
Sonstige Beratungsinhalte	(siehe **Checklisten etc. im Serviceteil**)
• allgemein	Flugreise (Langstrecke) Klima, Hygiene Reiseapotheke Auslandskrankenversicherung
Bemerkungen	**Medizinische Versorgung:** Landesweit ist mit erheblichen Engpässen bei der ärztlichen und medikamentösen Versorgung zu rechnen. Adäquate Ausstattung der **Reiseapotheke** (Zollbestimmungen beachten, Begleitattest ratsam, Muster im Serviceteil), **Auslandskrankenversicherung** mit Abdeckung des Rettungsrückflug-Risikos für Notfälle dringend empfohlen.

Simbabwe

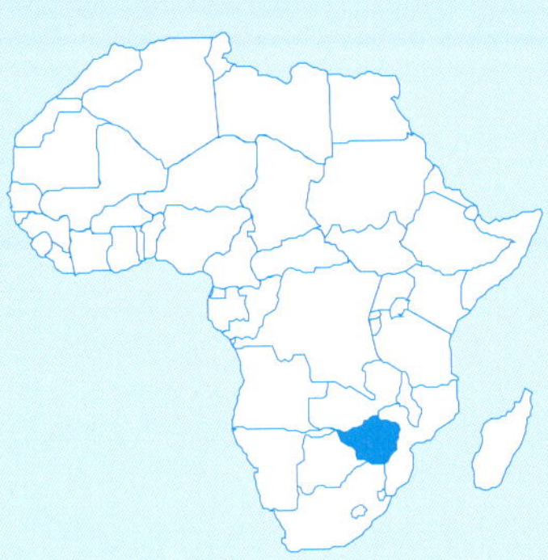

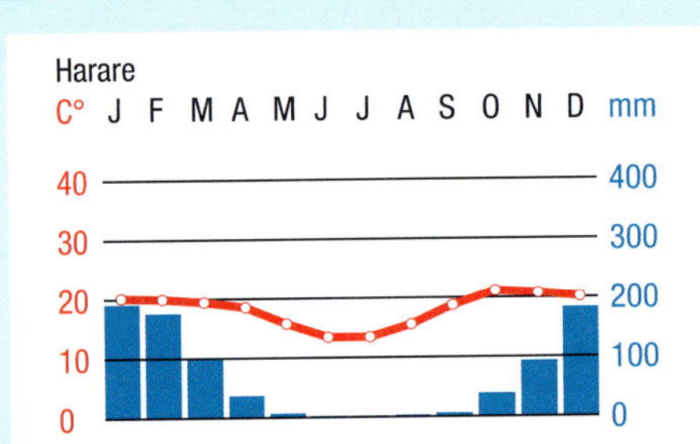

Klima

Überwiegend tropisches wechselfeuchtes Hochlandklima; von Osten nach Westen abnehmende Niederschläge; sommerliche Regenzeit von November bis März, ausgeprägte Trockenzeit von Mai bis September; Flussniederungen wärmer als Hochland (durchschnittliche Temperatur in Harare im Juni 13,5 °C, im Oktober 21,2 °C).

Zeitdifferenz (zu Mitteleuropäischer Zeit):

MEZ + 1 Std. (MESZ ± 0 Std.)

Hilfe in Notfällen

Deutsche Botschaft
30, Ceres Road, Avondale
Harare
Tel. (00263 4) 30 86-55, -56

Österreichisches Honorarkonsulat
11 Dunkirk Drive, Alexandra Park
Harare
Tel. (00263 4) 745 387

Zuständige Österreichische Botschaft:
Südafrika (Pretoria)

Impfvorschriften

- direkt

keine

- aus Infektionsgebieten

Gelbfieber (ausgenommen Kinder unter 9 Monaten)

- Die Impfvorschrift gilt auch bei Einreise aus einem Land mit Gelbfieber-Risiko, das nur im **Transit** besucht wurde, wenn die **Aufenthaltszeit auf dem Flughafen mehr als 12 Stunden** betrug. Abweichend von der offiziellen Bestimmung kann der Impfnachweis auch bei kürzerem Transit-Aufenthalt verlangt werden.
- Gemäß den geänderten International Health Regulations der WHO (am 11. Juli 2016 in Kraft getreten) ist die **Gelbfieber-Impfbescheinigung** nach einmaliger Impfung **lebenslang gültig**.
- Ärztliche **Bescheinigungen zur Befreiung von der Gelbfieber-Impfung** („exemption certificate", „waiver") werden bei der Einreise **nicht anerkannt**.

- Ausreise

Entsprechend Vorgaben der WHO sollten Einheimische und alle Reisenden, die sich länger als 4 Wochen im Land aufgehalten haben, bei der Ausreise eine Impfung gegen Polio vorweisen. Die Impfung muss zwischen 4 Wochen und einem Jahr vor der Abreise erfolgen und in einem international gültigen Impfausweis dokumentiert sein.

Impfempfehlungen

Allgemein zu empfehlender Impfschutz überprüfen, ergänzen bzw. auffrischen

alle: Tetanus, Diphtherie, Polio, Pertussis, MMR, Influenza (saisonal)
Kinder/Jugendliche: Hib, Hepatitis B, Rotaviren, Varizellen, Meningokokken ACWY, Meningokokken B, HPV
ab 60. Lj./chron. Kranke: Pneumokokken, COVID-19, RSV; *ab 50. Lj.:* Herpes zoster

▸ **siehe auch vordere und hintere Umschlagklappe**

Weitere Impfungen	alle Reisenden	bei Risiko
Hepatitis A	●	
Hepatitis B		● 2, 5, 6, 8
Polio	● (v)	
Tollwut		● 2, 4, 6, 8
Typhus	●	
Cholera		● 1, 5, 6, 7, 9
Meningokokken ACWY		● 1, 5
Gelbfieber	(v)	
Dengue		● 1, 3
Chikungunya		● 1, 10
Mpox		● 1, 2, 5, 10

● Impfung empfohlen
1 aktuelle Ausbrüche
2 einfache Reisebedingungen
3 Exposition im Endemiegebiet
4 Tierkontakte
5 enge soziale Kontakte, v. a. „Charity travel"
6 Einsätze (Katastrophen)
7 Hygienemängel
8 unzureichende medizin. Versorgung
9 Schutz gegen Reisediarrhoe (ETEC) nur inaktivierter Impfstoff, Off-Label-Use
10 Langzeitaufenthalte, wiederholte Reisen
(v) evtl. Impfpflicht beachten (s. Impfvorschriften)

- Verfügbarkeit Tollwutimpfstoffe

Moderne **Tollwutimpfstoffe** und **Immunglobulin** sind im Land **nicht verfügbar**. Eine komplette Grundimmunisierung sollte bei vorhersehbarem Risiko vor der Einreise durchgeführt werden.

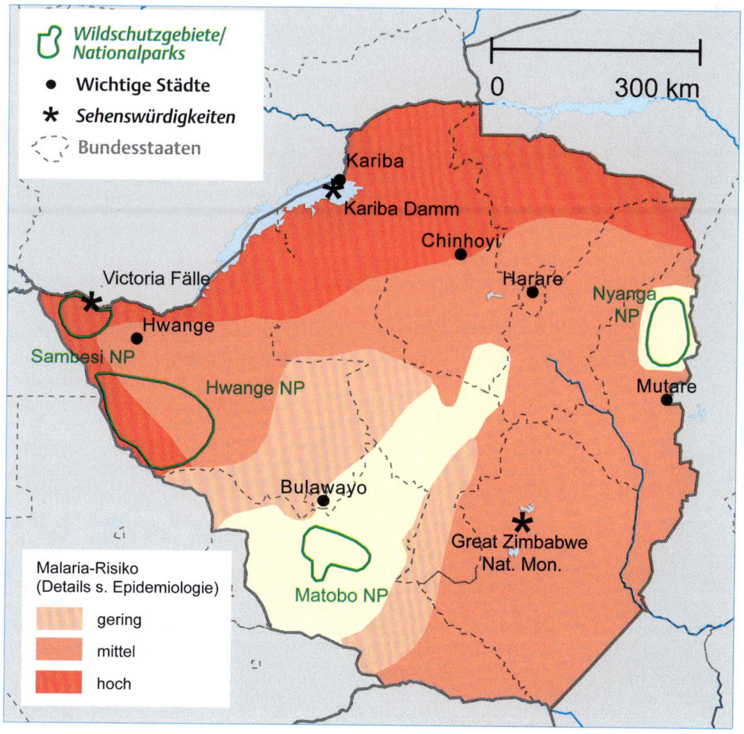

Simbabwe (Forts.)

Malaria

Karte Malaria – Südliches Afrika siehe Kartenanhang

- Saison: ganzjährig im N (Sambesi-Tal); November–Juni übrige Landesteile unter 1200 m
- Parasit: P. falciparum nahezu 100 %, Resistenzen Chloroquin, Sulfa/Pyrimethamin-Kombinationen
- Epidemiologie / Vorbeugung: **Expositionsprophylaxe!**

Medikation (NST = Notfallselbsttherapie)	**regelm.**	**NST**
hohes Risiko im NW (Victoria-Fälle) und N (Sambesi-Tal, Kariba-Becken)	AP, D*, M	Ø
mittleres bzw. **geringes** Risiko in den zentralen Landesteilen und im O und S (Grenzgebiete zu Südafrika und Mosambik)	AP, D*, M oder Ø	Ø AP, DP, AL
geringes bzw. **kein** Risiko in Harare und Bulawayo sowie in Höhen über 1200 m (Eastern Highlands)	Ø	AP, DP, AL

AL = Artemether/Lumefantrin (Riamet®), AP = Atovaquon/Proguanil (Malarone® u. a.), D = Doxycyclin, DP = Dihydroartemisinin/Piperaquin (Eurartesim®), M = Mefloquin (Lariam®), Ø = keine
In der Tabelle durch Komma getrennte Präparate sind als Alternativen zu verstehen.
* Doxycyclin ist in Deutschland und in Österreich zur Malariaprophylaxe nicht zugelassen (s. Seite 490).

Besondere Infektionsrisiken

(**Fettdruck** = für die **Beratung aller Reisenden** relevant)

- oral
  - **Darminfektionen**
  - **Hepatitis A**
  - **Polio**
  - **Typhus**
  - Cholera
- arthropod
  - Dengue
  - Chikungunya
  - Filariose, lymphatische
  - Rift Valley-Fieber
  - Krim-Kongo hämorrhagisches Fieber
  - West-Nil-Fieber
  - Schlafkrankheit herdförmig im N, vor allem im Kariba-Becken
  - Pest Naturherde in Nord-Matabeleland
- aerogen
  - Tuberkulose
  - COVID-19
  - Influenza
  - RSV
- diverse
  - **Schistosomiasis**
  - **Hepatitis B**
  - Venerische Infektionen HIV-Prävalenzen b. Erwachsenen 5–15 %
  - **Tollwut**
  - Milzbrand
  - Mpox

Sonstige Beratungsinhalte

(siehe **Checklisten etc. im Serviceteil**)

- allgemein
  - Flugreise (Langstrecke)
  - Klima, Hygiene
  - Reiseapotheke
  - Auslandskrankenversicherung
- bei Bedarf
  - Gesundheitszeugnis (Arbeits-/Langzeitaufenthalt)

Bemerkungen

Medizinische Versorgung: Landesweit ist mit erheblichen Engpässen bei der ärztlichen und medikamentösen Versorgung zu rechnen. Adäquate Ausstattung der **Reiseapotheke** (Zollbestimmungen beachten, Begleitattest ratsam, Muster im Serviceteil), **Auslandskrankenversicherung** mit Abdeckung des Rettungsrückflug-Risikos für Notfälle dringend empfohlen.

Singapur

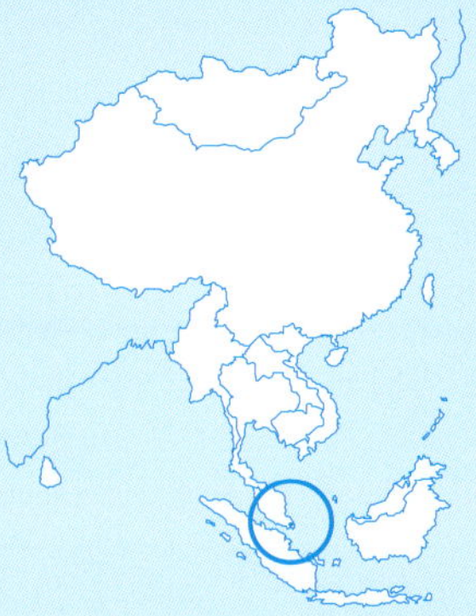

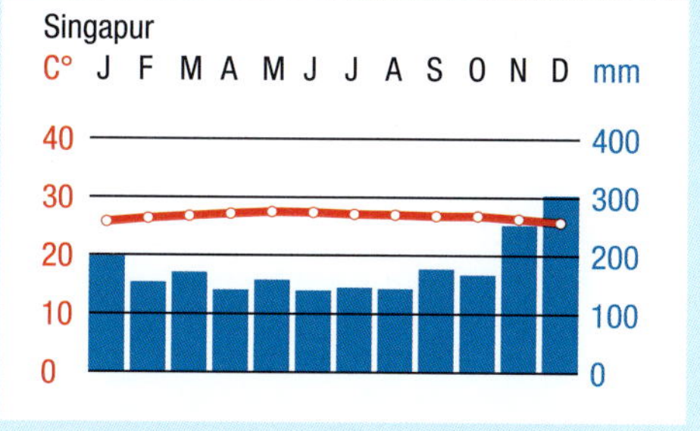

Klima

Tropisches Klima mit Hauptregenzeit von November bis Januar;
durchschnittliche Temperatur ganzjährig um 27 °C.

Zeitdifferenz (zu Mitteleuropäischer Zeit):

MEZ + 7 Std. (MESZ+6 Std.)

Hilfe in Notfällen

Deutsche Botschaft
50, Raffles Place
12-00 Singapore Land Tower
Singapur
Tel. (0065) 65 33 60 02

Österreichische Botschaft
600 North Bridge Road
24-06/07 Parkview Square
Singapur
Tel. (0065) 62 29 01 90

Impfvorschriften

- direkt: **keine**
- aus Infektionsgebieten: **Gelbfieber** (ausgenommen Kinder unter 1 Jahr)
  - Die Impfvorschrift gilt auch bei Einreise aus einem Land mit Gelbfieber-Risiko, das nur im **Transit** besucht wurde, wenn die **Aufenthaltszeit auf dem Flughafen mehr als 12 Stunden** betrug. Abweichend von der offiziellen Bestimmung kann der Impfnachweis auch bei kürzerem Transit-Aufenthalt verlangt werden.
  - Gemäß den geänderten International Health Regulations der WHO (am 11. Juli 2016 in Kraft getreten) ist die **Gelbfieber-Impfbescheinigung** nach einmaliger Impfung **lebenslang gültig.** Es ist möglich, dass abweichend von der offiziellen Regelung bei Einreise ein Impfnachweis verlangt wird, der nicht älter als 10 Jahre ist.
  - Ärztliche **Bescheinigungen zur Befreiung von der Gelbfieber-Impfung** („exemption certificate", „waiver") werden bei der Einreise anerkannt.

Impfempfehlungen

Allgemein zu empfehlender Impfschutz überprüfen, ergänzen bzw. auffrischen

alle: Tetanus, Diphtherie, Polio, Pertussis, MMR, Influenza (saisonal)
Kinder/Jugendliche: Hib, Hepatitis B, Rotaviren, Varizellen, Meningokokken ACWY, Meningokokken B, HPV
ab 60. Lj./chron. Kranke: Pneumokokken, COVID-19, RSV; *ab 50. Lj.:* Herpes zoster

► **siehe auch vordere und hintere Umschlagklappe**

Weitere Impfungen	alle Reisenden	bei Risiko
Hepatitis A		● 1, 2, 6, 7
Hepatitis B		● 2, 5, 6, 8
Typhus		● 1, 2, 5, 6, 7
Cholera		● 9
Jap. Enzephalitis		● 1
Meningokokken B		● 1, 5 (bis 25. Lj.)
Dengue	●	
Gelbfieber	(v)	
Chikungunya		● 1, 10

● Impfung empfohlen
1 aktuelle Ausbrüche
2 einfache Reisebedingungen
3 Exposition im Endemiegebiet
4 Tierkontakte
5 enge soziale Kontakte, v. a. „Charity travel"
6 Einsätze (Katastrophen)
7 Hygienemängel
8 unzureichende medizin. Versorgung
9 Schutz gegen Reisediarrhoe (ETEC) nur inaktivierter Impfstoff, Off-Label-Use
10 Langzeitaufenthalte, wiederholte Reisen
(v) evtl. Impfpflicht beachten (s. Impfvorschriften)

- Verfügbarkeit Tollwutimpfstoffe: Moderne **Tollwutimpfstoffe** und **Immunglobulin** sind im Land **verfügbar**.

Malaria

Singapur gilt als malariafrei. Seit 2009 wurden Einzelfälle von P. knowlesi-Infektionen entdeckt. Ein realistisches Risiko für Touristen scheint nicht zu bestehen.

Besondere Infektionsrisiken

(**Fettdruck** = für die **Beratung aller Reisenden** relevant)

- oral

Darminfektionen
Hepatitis A
Typhus
Hand-Fuß-Mund-Krankheit — auch aerogene Übertragung

- arthropod

Dengue
Chikungunya
Zika
Japanische Enzephalitis — Einzelfälle

- aerogen

COVID-19
Influenza
RSV

Singapur (Forts.)

• diverse	**Hepatitis B** Venerische Infektionen Tollwut sehr geringes Risiko
Sonstige Beratungsinhalte • allgemein	(siehe **Checklisten etc. im Serviceteil**) Flugreise (Langstrecke) Klima Reiseapotheke Auslandskrankenversicherung
Bemerkungen	**„Haze“:** Durch Brandrodung und Waldbrände in Malaysia und Indonesien verursachter Smog, der zu Schleimhaut- und Atemwegsreizungen führen kann. Gesundheitsstörungen können besonders bei Herz- und Lungenkranken, Asthmatikern, älteren Personen und Kleinkindern auftreten.

Sint Eustatius (zu Niederlande)

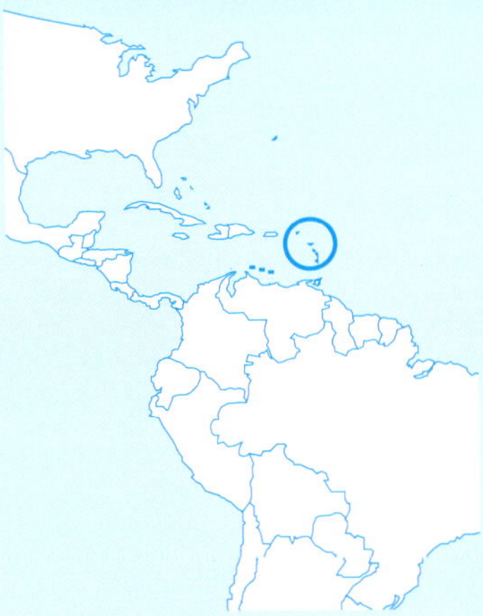

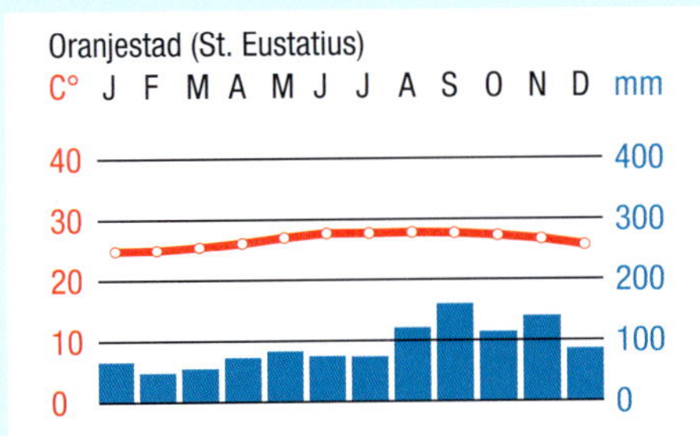

Klima

Unter Einfluss des Nordost-Passats feuchtes, tropisches Klima mit Tageshöchsttemperaturen um 30 °C ganzjährig.

Zeitdifferenz (zu Mitteleuropäischer Zeit):

MEZ –5 Std. (MESZ –6 Std.)

Hilfe in Notfällen

Deutsches Honorarkonsulat
BZSE Attorneys at Law/Tax Lawyers
Mahaaiweg 7 A
Willemstad, Curaçao
Tel.: 00599 9 - 737 29 73

Zuständige Deutsche Botschaft:
Niederlande (Den Haag)

Österreichisches Honorarkonsulat
Residence Pietermaai, Pietermaaiweg 20A
Willemstad, Curaçao
Tel.: 00599 9 - 695 80 80

Zuständige Österreichische Botschaft:
Niederlande (Den Haag)

Impfvorschriften	
• direkt	**keine**
• aus Infektionsgebieten	**Gelbfieber** (ausgenommen Kinder unter 6 Monaten) • Gemäß den geänderten International Health Regulations der WHO (am 11. Juli 2016 in Kraft getreten) ist die **Gelbfieber-Impfbescheinigung** nach einmaliger Impfung **lebenslang gültig.** Es ist möglich, dass abweichend von der offiziellen Regelung bei Einreise ein Impfnachweis verlangt wird, der nicht älter als 10 Jahre ist. • Über die Anerkennung ärztlicher **Bescheinigungen zur Befreiung von der Gelbfieber-Impfung** („exemption certificate“, „waiver“) liegen **aktuell keine zuverlässigen Informationen** vor.

Impfempfehlungen

Allgemein zu empfehlender Impfschutz überprüfen, ergänzen bzw. auffrischen

alle: Tetanus, Diphtherie, Polio, Pertussis, MMR, Influenza (saisonal)
Kinder/Jugendliche: Hib, Hepatitis B, Rotaviren, Varizellen, Meningokokken ACWY, Meningokokken B, HPV
ab 60. Lj./chron. Kranke: Pneumokokken, COVID-19, RSV; *ab 50. Lj.:* Herpes zoster

► **siehe auch vordere und hintere Umschlagklappe**

Weitere Impfungen	alle Reisenden	bei Risiko
Hepatitis A	●	
Hepatitis B		● 2, 5, 6, 8
Typhus		● 1, 2, 5, 6, 7
Dengue	●	
Chikungunya		● 1, 10
Gelbfieber	(v)	

● Impfung empfohlen
1 aktuelle Ausbrüche
2 einfache Reisebedingungen
3 Exposition im Endemiegebiet
4 Tierkontakte
5 enge soziale Kontakte, v. a. „Charity travel“
6 Einsätze (Katastrophen)
7 Hygienemängel
8 unzureichende medizin. Versorgung
10 Langzeitaufenthalte, wiederholte Reisen
(v) evtl. Impfpflicht beachten (s. Impfvorschriften)

• Verfügbarkeit Tollwutimpfstoffe	Moderne **Tollwutimpfstoffe** und **Immunglobulin** sind im Land **verfügbar**.

Malaria	**keine**
Besondere Infektionsrisiken	(**Fettdruck** = für die **Beratung aller Reisenden** relevant)
• oral	**Darminfektionen** **Hepatitis A** Typhus
• arthropod	**Dengue** **Chikungunya** Zika
• aerogen	COVID-19 Influenza RSV
• diverse	Hepatitis B Venerische Infektionen Tollwut sehr geringes Risiko
Sonstige Beratungsinhalte	(siehe **Checklisten etc. im Serviceteil**)
• allgemein	Flugreise (Langstrecke) Klima, Hygiene Reiseapotheke Auslandskrankenversicherung
• bei Bedarf	Tauchen
Bemerkungen	**Ciguatera-Fischvergiftung:** Saisonales Risiko bei Verzehr von größeren Raubfischen (auch gegart). Örtliche Warnhinweise beachten!

Sint Maarten (zu Niederlande)

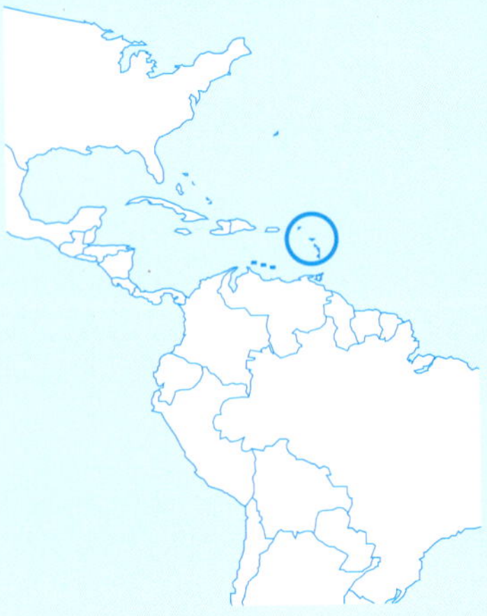

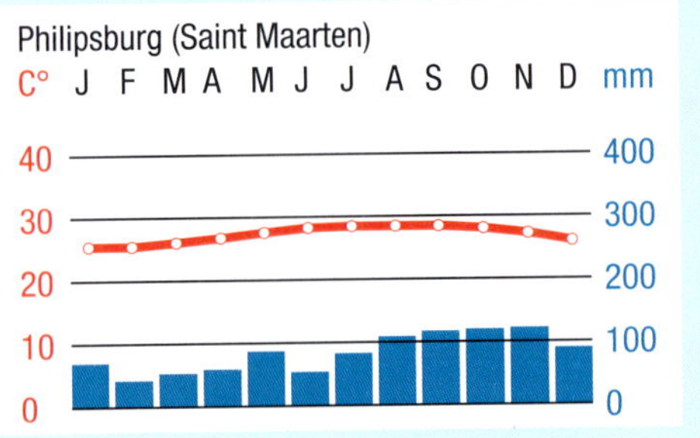

Klima

Unter Einfluss des Nordost-Passats feuchtes, tropisches Klima mit Tageshöchsttemperaturen um 30 °C ganzjährig.

Zeitdifferenz (zu Mitteleuropäischer Zeit):

MEZ −5 Std. (MESZ −6 Std.)

Hilfe in Notfällen

Deutsches Honorarkonsulat
BZSE Attorneys at Law/Tax Lawyers
Mahaaiweg 7 A
Willemstad, Curaçao
Tel.: 00599 9 - 737 29 73

Zuständige Deutsche Botschaft:
Niederlande (Den Haag)

Österreichisches Honorarkonsulat
Residence Pietermaai, Pietermaaiweg 20A
Willemstad, Curaçao
Tel.: 00599 9 - 695 80 80

Zuständige Österreichische Botschaft:
Niederlande (Den Haag)

Impfvorschriften

- direkt: **keine**
- aus Infektionsgebieten: **Gelbfieber** (ausgenommen Kinder unter 9 Monaten)
  - Gemäß den geänderten International Health Regulations der WHO (am 11. Juli 2016 in Kraft getreten) ist die **Gelbfieber-Impfbescheinigung** nach einmaliger Impfung **lebenslang gültig.** Es ist möglich, dass abweichend von der offiziellen Regelung bei Einreise ein Impfnachweis verlangt wird, der nicht älter als 10 Jahre ist.
  - Über die Anerkennung ärztlicher **Bescheinigungen zur Befreiung von der Gelbfieber-Impfung** („exemption certificate", „waiver") liegen **aktuell keine zuverlässigen Informationen** vor.

Impfempfehlungen

Allgemein zu empfehlender Impfschutz überprüfen, ergänzen bzw. auffrischen

alle: Tetanus, Diphtherie, Polio, Pertussis, MMR, Influenza (saisonal)
Kinder/Jugendliche: Hib, Hepatitis B, Rotaviren, Varizellen, Meningokokken ACWY, Meningokokken B, HPV
ab 60. Lj./chron. Kranke: Pneumokokken, COVID-19, RSV; *ab 50. Lj.:* Herpes zoster

▶ **siehe auch vordere und hintere Umschlagklappe**

Weitere Impfungen	alle Reisenden	bei Risiko
Hepatitis A	●	
Hepatitis B		● 2, 5, 6, 8
Typhus		● 1, 2, 5, 6, 7
Dengue	●	
Chikungunya		● 1, 10
Gelbfieber	(v)	

● Impfung empfohlen
1 aktuelle Ausbrüche
2 einfache Reisebedingungen
3 Exposition im Endemiegebiet
4 Tierkontakte
5 enge soziale Kontakte, v. a. „Charity travel"
6 Einsätze (Katastrophen)
7 Hygienemängel
8 unzureichende medizin. Versorgung
10 Langzeitaufenthalte, wiederholte Reisen
(v) evtl. Impfpflicht beachten (s. Impfvorschriften)

- Verfügbarkeit Tollwutimpfstoffe: Moderne **Tollwutimpfstoffe** und **Immunglobulin** sind im Land **verfügbar**.

Malaria

keine

Besondere Infektionsrisiken

(**Fettdruck** = für die **Beratung aller Reisenden** relevant)

- oral: **Darminfektionen**, **Hepatitis A**, Typhus
- arthropod: **Dengue**, **Chikungunya**, Zika
- aerogen: COVID-19, Influenza, RSV
- diverse: Hepatitis B, Venerische Infektionen, Tollwut sehr geringes Risiko

Sonstige Beratungsinhalte	(siehe **Checklisten etc. im Serviceteil**)
• allgemein	Flugreise (Langstrecke) Klima, Hygiene Reiseapotheke Auslandskrankenversicherung
• bei Bedarf	Tauchen
Bemerkungen	**Ciguatera-Fischvergiftung:** Saisonales Risiko bei Verzehr von größeren Raubfischen (auch gegart). Örtliche Warnhinweise beachten!

Slowakei

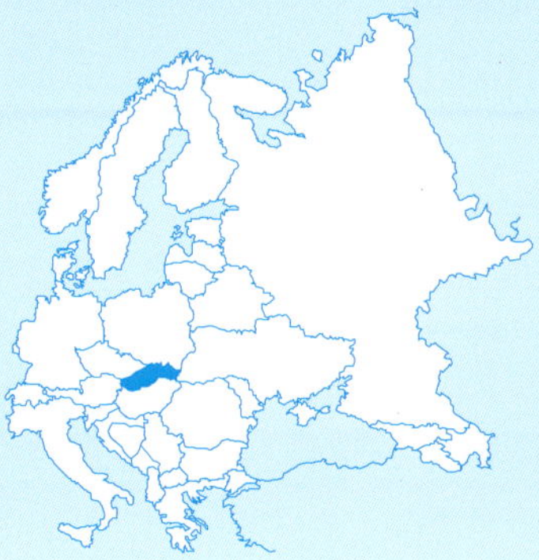

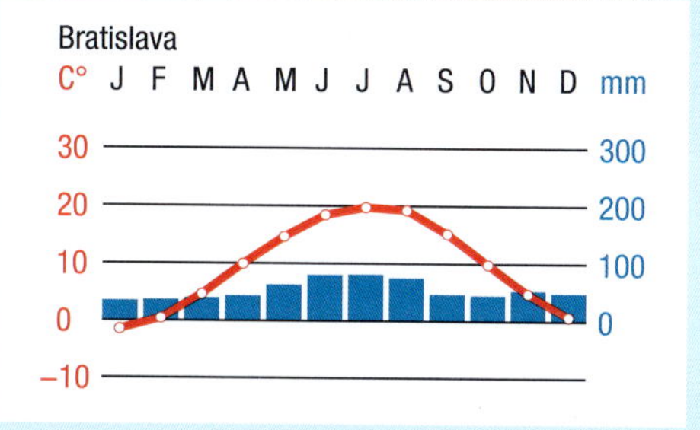

Klima

Gemäßigtes Klima mit Niederschlägen hauptsächlich im Sommer; durchschnittliche Temperatur in Bratislava im Januar –1 °C, im Juli 20 °C.

Zeitdifferenz (zu Mitteleuropäischer Zeit):

ganzjährig keine

Hilfe in Notfällen

Deutsche Botschaft
Hviezdoslavovo Nam. 10
Bratislava
Tel. (0042 12) 59 20 44 00

Österreichische Botschaft
Hodzovo námestie 1/A
Bratislava
Tel. (0042 12) 59 30 15 00

Impfvorschriften	**keine**
Impfempfehlungen	**Allgemein zu empfehlender Impfschutz** überprüfen, ergänzen bzw. auffrischen *alle:* Tetanus, Diphtherie, Polio, Pertussis, MMR, Influenza (saisonal) *Kinder/Jugendliche:* Hib, Hepatitis B, Rotaviren, Varizellen, Meningokokken ACWY, Meningokokken B, HPV *ab 60. Lj./chron. Kranke:* Pneumokokken, COVID-19, RSV; *ab 50. Lj.:* Herpes zoster ► **siehe auch vordere und hintere Umschlagklappe**

Weitere Impfungen	alle Reisenden	bei Risiko
Hepatitis A	●	
Hepatitis B		● 2, 5, 6
Tollwut		● 4, 6
FSME		● 2, 3

● Impfung empfohlen
1 aktuelle Ausbrüche
2 einfache Reisebedingungen
3 Exposition im Endemiegebiet
4 Tierkontakte
5 enge soziale Kontakte, v. a. „Charity travel"
6 Einsätze (Katastrophen)
7 Hygienemängel
8 unzureichende medizin. Versorgung

• Verfügbarkeit Tollwutimpfstoffe	Moderne **Tollwutimpfstoffe** und **Immunglobulin** sind im Land **verfügbar**.
Malaria	**keine**
Besondere Infektionsrisiken	(**Fettdruck** = für die **Beratung aller Reisenden** relevant)
• oral	**Darminfektionen** Echinokokkose (E. multilocularis) **Hepatitis A**
• arthropod	**FSME** April–Oktober, Risiko landesweit, geringer in den zentralen Höhenlagen, herdförmig besonders hoch im SW (Westkarpaten und Donaubecken) mit den Gebieten um Bratislava und Komarno sowie um Levice, neuerdings auch in östlichen Landesteilen, oral über unpasteurisierte Milchprodukte **Borreliose** April–Oktober West-Nil-Fieber Sommer
• aerogen	COVID-19 Influenza RSV
• diverse	Hepatitis B Venerische Infektionen Tollwut

Slowakei (Forts.)

Sonstige Beratungsinhalte	(siehe **Checklisten etc. im Serviceteil**)
• allgemein	Reiseapotheke Auslandskrankenversicherung
• bei Bedarf	Gesundheitszeugnis (Arbeits-/Langzeitaufenthalt)

Slowenien

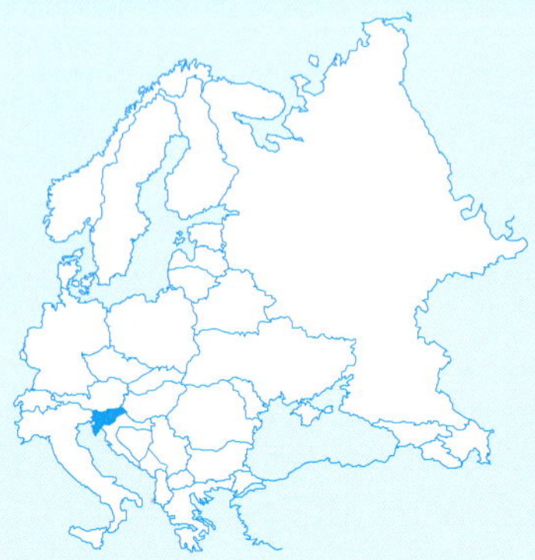

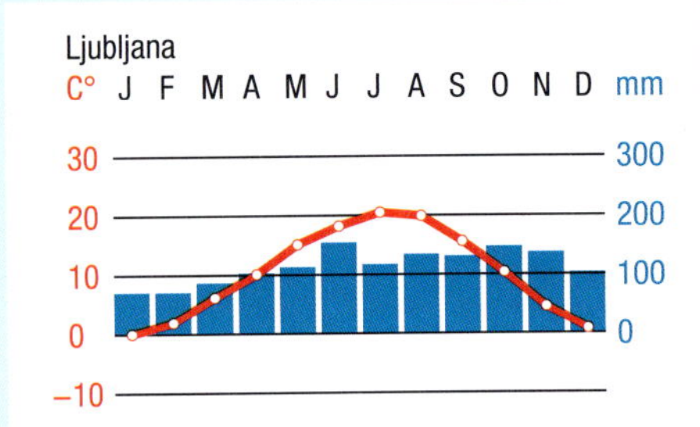

Klima

Gemäßigtes Klima; an der Adriaküste im Südwesten mediterran mit warmen Sommern und milden Wintern; im Norden deutlich kontinentaler mit größeren Temperaturunterschieden zwischen Sommer und Winter; durchschnittliche Temperatur in Ljubljana im Januar 0 °C, im Juli 20,4 °C.

Zeitdifferenz (zu Mitteleuropäischer Zeit):

ganzjährig keine

Hilfe in Notfällen

Deutsche Botschaft
Presernowa 27
Ljubljana
Tel. (00386 1) 4 79 03 00

Österreichische Botschaft
Presernova cesta 23
Ljubljana
Tel. (00386 1) 4 79 07 00

Impfvorschriften	**keine**

Impfempfehlungen

Allgemein zu empfehlender Impfschutz überprüfen, ergänzen bzw. auffrischen

alle: Tetanus, Diphtherie, Polio, Pertussis, MMR, Influenza (saisonal)
Kinder/Jugendliche: Hib, Hepatitis B, Rotaviren, Varizellen, Meningokokken ACWY, Meningokokken B, HPV
ab 60. Lj./chron. Kranke: Pneumokokken, COVID-19, RSV; *ab 50. Lj.:* Herpes zoster

► **siehe auch vordere und hintere Umschlagklappe**

Weitere Impfungen	alle Reisenden	bei Risiko
Hepatitis A	●	
Hepatitis B		● 2, 5, 6, 8
Tollwut		● 4, 6
FSME		● 2, 3

● Impfung empfohlen
1 aktuelle Ausbrüche
2 einfache Reisebedingungen
3 Exposition im Endemiegebiet
4 Tierkontakte
5 enge soziale Kontakte, v. a. „Charity travel"
6 Einsätze (Katastrophen)
7 Hygienemängel
8 unzureichende medizin. Versorgung

• Verfügbarkeit Tollwutimpfstoffe	Moderne **Tollwutimpfstoffe** und **Immunglobulin** sind im Land **verfügbar**.
Malaria	**keine**
Besondere Infektionsrisiken	(**Fettdruck** = für die **Beratung aller Reisenden** relevant)
• oral	**Darminfektionen** **Hepatitis A**
• arthropod	**FSME** April–Oktober, hohes Risiko landesweit, geringer in den zentralen und östlichen Landesteilen zwischen Save und Drau **Borreliose** April–Oktober Zeckenbissfieber April–Oktober West-Nil-Fieber Sommer/Herbst, vereinzelte Fälle
• aerogen	COVID-19 Influenza RSV
• diverse	Hepatitis B Venerische Infektionen **Tollwut**

Sonstige Beratungsinhalte	(siehe **Checklisten etc. im Serviceteil**)
• allgemein	Hygiene Reiseapotheke Auslandskrankenversicherung
• bei Bedarf	Tauchen

Solomon-Inseln s. Salomonen

Somalia

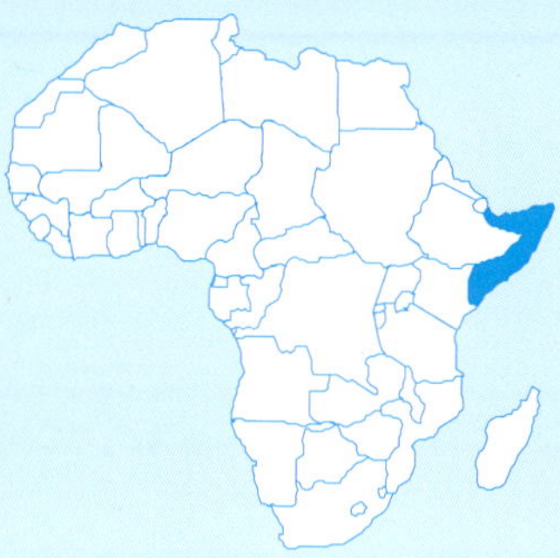

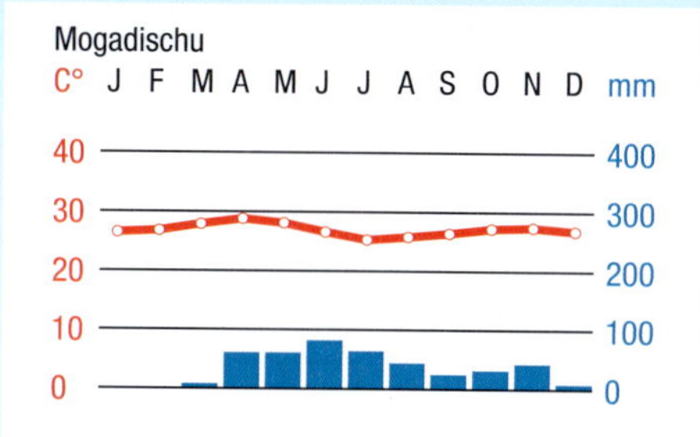

Zeitdifferenz (zu Mitteleuropäischer Zeit):

MEZ + 2 Std. (MESZ + 1 Std.)

Klima

Tropisches trockenes Monsunklima mit zwei Regenzeiten (April–Juni und Okt.–Nov.) und zwei Trockenzeiten (Juli–Sep. und Dez.–März); Gesamtniederschlagsmenge niedrig und von Jahr zu Jahr sehr unterschiedlich, an der Nordküste (Somaliland) kaum Niederschläge; geringe jahreszeitliche Temperaturschwankungen.

Hilfe in Notfällen

Zuständige Deutsche Botschaft:
Kenia (Nairobi)

Zuständige Österreichische Botschaft:
Kenia (Nairobi)

Impfvorschriften	
• direkt	**keine**
• Ausreise	Entsprechend Vorgaben der WHO sollten Einheimische und alle Reisenden, die sich länger als 4 Wochen im Land aufgehalten haben, bei der Ausreise eine Impfung gegen Polio vorweisen. Die Impfung muss zwischen 4 Wochen und einem Jahr vor der Abreise erfolgen und in einem international gültigen Impfausweis dokumentiert sein.
• Abweichungen	Ein gültiger Impfnachweis gegen **Cholera** kann – abweichend von offiziellen Bestimmungen – gelegentlich verlangt werden. Besonders zu beachten bei – Ankunft aus einem Land der endemischen Zone bzw. Infektionsgebiet; – Einreise außerhalb des internationalen Flughafens der Hauptstadt.

Impfempfehlungen

Allgemein zu empfehlender Impfschutz überprüfen, ergänzen bzw. auffrischen

alle: Tetanus, Diphtherie, Polio, Pertussis, MMR, Influenza (saisonal)
Kinder/Jugendliche: Hib, Hepatitis B, Rotaviren, Varizellen, Meningokokken ACWY, Meningokokken B, HPV
ab 60. Lj./chron. Kranke: Pneumokokken, COVID-19, RSV; *ab 50. Lj.:* Herpes zoster

► **siehe auch vordere und hintere Umschlagklappe**

Weitere Impfungen	**alle Reisenden**	**bei Risiko**
Hepatitis A	●	
Hepatitis B		● 2, 5, 6, 8
Polio	● (v)	
Tollwut		● 2, 4, 6, 8
Typhus	●	
Cholera	● (v)	
Meningokokken ACWY	●	
Dengue	●	
Chikungunya		● 1, 10

● Impfung empfohlen
1 aktuelle Ausbrüche
2 einfache Reisebedingungen
3 Exposition im Endemiegebiet
4 Tierkontakte
5 enge soziale Kontakte, v. a. „Charity travel"
6 Einsätze (Katastrophen)
7 Hygienemängel
8 unzureichende medizin. Versorgung
10 Langzeitaufenthalte, wiederholte Reisen
(v) evtl. Impfpflicht beachten (s. Impfvorschriften)

• Verfügbarkeit Tollwutimpfstoffe: Moderne **Tollwutimpfstoffe** und **Immunglobulin** sind im Land **nicht verfügbar**. Eine komplette Grundimmunisierung sollte bei vorhersehbarem Risiko vor der Einreise durchgeführt werden.

Länderinformationen

Somalia (Forts.)

Malaria			
• Saison	ganzjährig		
• Parasit	P. falciparum nahezu 100 %, Resistenzen Chloroquin, Sulfa/Pyrimethamin-Kombinationen		
• Epidemiologie / Vorbeugung	**Expositionsprophylaxe!**		
	Medikation (NST = Notfallselbsttherapie)	**regelm.**	**NST**
	hohes Risiko landesweit, v. a. im W (Grenze zu Kenia) und S	AP, D*, M	Ø
	mittleres bis geringes Risiko in den übrigen Landesteilen	AP, D*, M oder Ø	Ø AP, DP, AL
	AL = Artemether/Lumefantrin (Riamet®), AP = Atovaquon/Proguanil (Malarone® u. a.), D = Doxycyclin, DP = Dihydroartemisinin/Piperaquin (Eurartesim®), M = Mefloquin (Lariam®), Ø = keine In der Tabelle durch Komma getrennte Präparate sind als Alternativen zu verstehen. * Doxycyclin ist in Deutschland und in Österreich zur Malariaprophylaxe nicht zugelassen (s. Seite 490).		
Besondere Infektionsrisiken	(**Fettdruck** = für die **Beratung aller Reisenden** relevant)		
• oral	**Darminfektionen** **Hepatitis A, E** **Polio** **Typhus** **Cholera**		
• arthropod	Leishmaniase, viszerale + kutane Filariose, lymphatische südliche Küstenregion Gelbfieber **Dengue** Chikungunya Zika Rift Valley-Fieber Rückfallfieber, Zecken- Zeckenbissfieber		
• aerogen	Tuberkulose **Meningokokken-Meningitis** COVID-19 Influenza RSV		
• diverse	**Schistosomiasis** in den Südprovinzen Hiran, Benadir, Lower Jubba und Upper Jubba, vorw. Flussgebiete Whebi-Skebeli und Ghenale Djuba **Hepatitis B**, C Venerische Infektionen Tollwut		
Sonstige Beratungsinhalte	(siehe **Checklisten etc. im Serviceteil**)		
• allgemein	Flugreise (Langstrecke) Klima, Hygiene Medizinische Versorgung, Reiseapotheke Auslandskrankenversicherung		
Bemerkungen	**Medizinische Versorgung:** Landesweit ist mit erheblichen Engpässen bei der ärztlichen und medikamentösen Versorgung zu rechnen. Adäquate Ausstattung der **Reiseapotheke** (Zollbestimmungen beachten, Begleitattest ratsam, Muster im Serviceteil), **Auslandskrankenversicherung** mit Abdeckung des Rettungsrückflug-Risikos für Notfälle dringend empfohlen.		

Somaliland, Republik (nördl. Teil von Somalia)

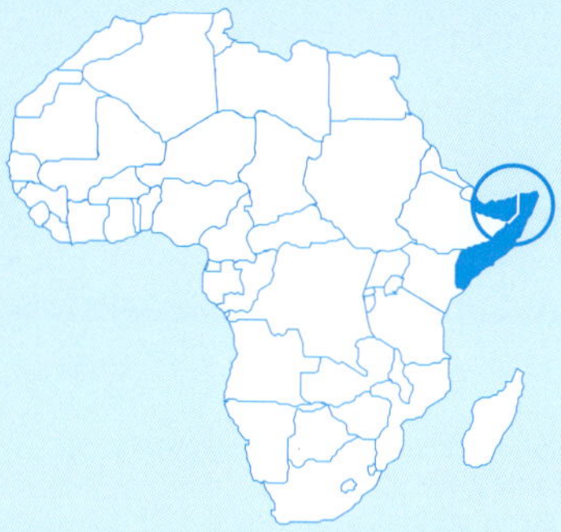

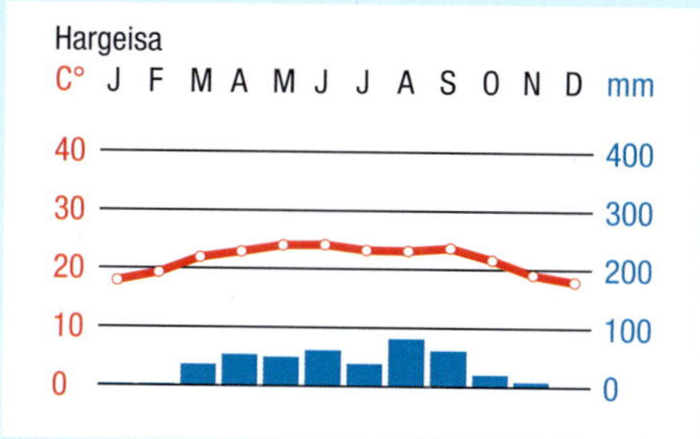

Die Republik Somaliland ist ein de facto unabhängiger, international aber nicht anerkannter Staat.

Zeitdifferenz (zu Mitteleuropäischer Zeit):

MEZ + 2 Std. (MESZ + 1 Std.)

Klima

Tropisches trockenes Klima; an der Nordküste kaum Niederschläge; im Bergland Niederschläge von April bis Oktober durch Südwestmonsun; durchschnittliche Temperatur in Berbera (Golf von Aden) im Januar 24,5 °C, im Juli 36,4 °C, in Hargeisa (1.230 m über Meeresspiegel) im Januar 17,8 °C, im Juli 24 °C.

Hilfe in Notfällen

Zuständige Deutsche Botschaft:
Kenia (Nairobi)

Zuständige Österreichische Botschaft:
Kenia (Nairobi)

Impfvorschriften

- direkt
- aus Infektionsgebieten

Polio

Gelbfieber

- Gemäß den geänderten International Health Regulations der WHO (am 11. Juli 2016 in Kraft getreten) ist die **Gelbfieber-Impfbescheinigung** nach einmaliger Impfung **lebenslang gültig**. Es ist möglich, dass abweichend von der offiziellen Regelung bei Einreise ein Impfnachweis verlangt wird, der nicht älter als 10 Jahre ist.
- Ärztliche **Bescheinigungen zur Befreiung von der Gelbfieber-Impfung** („exemption certificate", „waiver") werden bei der Einreise anerkannt.

- Ausreise

Entsprechend Vorgaben der WHO sollten Einheimische und alle Reisenden, die sich länger als 4 Wochen im Land aufgehalten haben, bei der Ausreise eine Impfung gegen Polio vorweisen. Die Impfung muss zwischen 4 Wochen und einem Jahr vor der Abreise erfolgen und in einem international gültigen Impfausweis dokumentiert sein.

Impfempfehlungen

Allgemein zu empfehlender Impfschutz überprüfen, ergänzen bzw. auffrischen

alle: Tetanus, Diphtherie, Polio, Pertussis, MMR, Influenza (saisonal)
Kinder/Jugendliche: Hib, Hepatitis B, Rotaviren, Varizellen, Meningokokken ACWY, Meningokokken B, HPV
ab 60. Lj./chron. Kranke: Pneumokokken, COVID-19, RSV; *ab 50. Lj.:* Herpes zoster

▶ **siehe auch vordere und hintere Umschlagklappe**

Weitere Impfungen	alle Reisenden	bei Risiko
Hepatitis A	•	
Hepatitis B		• 2, 5, 6, 8
Polio	• v	
Tollwut		• 2, 4, 6, 8
Typhus	•	
Cholera		• 1, 5, 6, 7, 9
Meningokokken ACWY	•	
Dengue	•	
Chikungunya		• 1, 10
Gelbfieber	(v)	

- • Impfung empfohlen
- 1 aktuelle Ausbrüche
- 2 einfache Reisebedingungen
- 3 Exposition im Endemiegebiet
- 4 Tierkontakte
- 5 enge soziale Kontakte, v. a. „Charity travel"
- 6 Einsätze (Katastrophen)
- 7 Hygienemängel
- 8 unzureichende medizin. Versorgung
- 9 Schutz gegen Reisediarrhoe (ETEC) nur inaktivierter Impfstoff, Off-Label-Use
- 10 Langzeitaufenthalte, wiederholte Reisen
- (v) evtl. Impfpflicht beachten (s. Impfvorschriften)

- Verfügbarkeit Tollwutimpfstoffe

Moderne **Tollwutimpfstoffe** und **Immunglobulin** sind im Land **nicht verfügbar**. Eine komplette Grundimmunisierung sollte bei vorhersehbarem Risiko vor der Einreise durchgeführt werden.

Somaliland, Republik (Forts.)

Malaria			
• Saison	ganzjährig		
• Parasit	P. falciparum nahezu 100 %, Resistenzen Chloroquin, Sulfa/Pyrimethamin-Kombinationen		
• Epidemiologie / Vorbeugung	**Expositionsprophylaxe!**		
	Medikation (NST = Notfallselbsttherapie)	**regelm.**	**NST**
	mittleres Risiko in den Grenzgebieten zu Somalia	AP, D*, M oder Ø	Ø AP, DP, AL
	geringes bis kein Risiko in den übrigen Landesteilen	Ø	AP, DP, AL
	AL = Artemether/Lumefantrin (Riamet®), AP = Atovaquon/Proguanil (Malarone® u. a.), D = Doxycyclin, DP = Dihydroartemisinin/Piperaquin (Eurartesim®), M = Mefloquin (Lariam®), Ø = keine In der Tabelle durch Komma getrennte Präparate sind als Alternativen zu verstehen. * Doxycyclin ist in Deutschland und in Österreich zur Malariaprophylaxe nicht zugelassen (s. Seite 490).		
Besondere Infektionsrisiken	(**Fettdruck** = für die **Beratung aller Reisenden** relevant)		
• oral	**Darminfektionen** **Hepatitis A, E** **Polio** **Typhus** Cholera		
• arthropod	Leishmaniase, viszerale + kutane Gelbfieber **Dengue** Rift Valley-Fieber Rückfallfieber, Zecken- Zeckenbissfieber		
• aerogen	Tuberkulose **Meningokokken-Meningitis** COVID-19 Influenza RSV		
• diverse	**Schistosomiasis** **Hepatitis B**, C Venerische Infektionen Tollwut		
Sonstige Beratungsinhalte	(siehe **Checklisten etc. im Serviceteil**)		
• allgemein	Flugreise (Langstrecke) Klima, Hygiene Medizinische Versorgung, Reiseapotheke Auslandskrankenversicherung		
Bemerkungen	**Medizinische Versorgung:** Landesweit ist mit erheblichen Engpässen bei der ärztlichen und medikamentösen Versorgung zu rechnen. Adäquate Ausstattung der **Reiseapotheke** (Zollbestimmungen beachten, Begleitattest ratsam, Muster im Serviceteil), **Auslandskrankenversicherung** mit Abdeckung des Rettungsrückflug-Risikos für Notfälle dringend empfohlen.		

Spanien

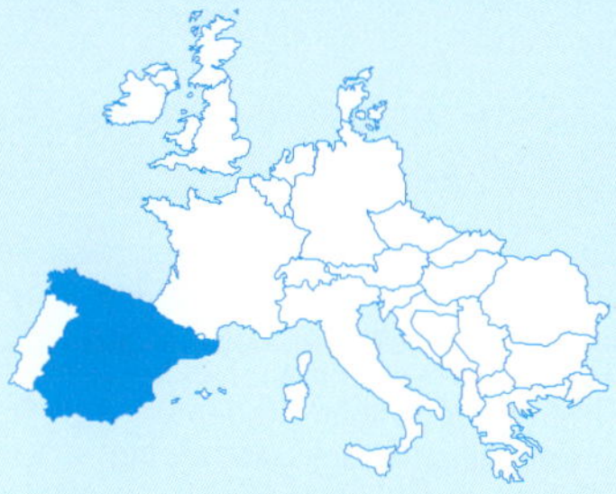

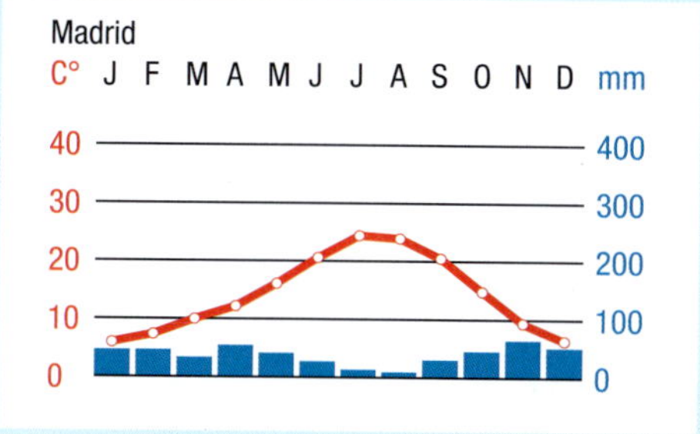

Detaillierte Informationen zur **medizinischen Infrastruktur** des Landes im aktuellen **CRM Handbuch Reisen mit Risiko**

Klima

Mittelmeerklima; im Nordwesten gemäßigtes Seeklima; durchschnittliche Temperatur in Madrid im Januar 6 °C, im Juli 24,4 °C.

Zeitdifferenz (zu Mitteleuropäischer Zeit):

ganzjährig keine

Kanarische Inseln
MEZ – 1 Std. ganzjährig

Hilfe in Notfällen

Deutsche Botschaft
Calle de Fortuny 8
Madrid
Tel. (0034 91) 5 57 90 00

Österreichische Botschaft
Paseo de la Castellana 91
Madrid
Tel. (0034 91) 5 56 53 15, 5 56 54 03

Impfvorschriften

keine

Impfempfehlungen

Allgemein zu empfehlender Impfschutz überprüfen, ergänzen bzw. auffrischen

alle: Tetanus, Diphtherie, Polio, Pertussis, MMR, Influenza (saisonal)
Kinder/Jugendliche: Hib, Hepatitis B, Rotaviren, Varizellen, Meningokokken ACWY, Meningokokken B, HPV
ab 60. Lj./chron. Kranke: Pneumokokken, COVID-19, RSV; *ab 50. Lj.:* Herpes zoster
► **siehe auch vordere und hintere Umschlagklappe**

Weitere Impfungen	alle Reisenden	bei Risiko
Hepatitis A	●	
Hepatitis B		● 2, 5, 6, 8
Meningokokken ACWY		**(v)** s. Bemerkungen
Meningokokken B		● 1, 5 (bis 25. Lj.)
Dengue		● 1

● Impfung empfohlen
1 aktuelle Ausbrüche
2 einfache Reisebedingungen
3 Exposition im Endemiegebiet
4 Tierkontakte
5 enge soziale Kontakte, v. a. „Charity travel“
6 Einsätze (Katastrophen)
7 Hygienemängel
8 unzureichende medizin. Versorgung
(v) evtl. Impfpflicht beachten

- Verfügbarkeit Tollwutimpfstoffe: Moderne **Tollwutimpfstoffe** und **Immunglobulin** sind im Land **verfügbar**.

Malaria

keine

Besondere Infektionsrisiken

(**Fettdruck** = für die **Beratung aller Reisenden** relevant)

- oral

Darminfektionen
Hepatitis A
Brucellose
Echinokokkose (E. granulosus)
Trichinellose

- arthropod

Leishmaniase, viszerale + kutane Küstenregionen am Mittelmeer, Balearen, Region Madrid
Phlebotomus-Fieber Mittelmeerküste und Inseln, in den letzten Jahren auch Galicien, Baskenland und im Landesinneren (Madrid)
Dengue Sommer/Herbst, vereinzelt autochthone Infektionen in Katalonien seit Ende 2018
West-Nil-Fieber Andalusien
Borreliose April–Oktober
Zeckenbissfieber April–Oktober, auch auf den Inseln
Krim-Kongo hämorrhagisches Fieber

- aerogen

Legionellose
COVID-19
Influenza
RSV

- diverse

Hepatitis B
Venerische Infektionen
Tollwut z. Zt. geringes Risiko nur durch Fledermäuse

Spanien (Forts.)

Sonstige Beratungsinhalte	(siehe **Checklisten etc. im Serviceteil**)
• allgemein	Hygiene Reiseapotheke Auslandskrankenversicherung
• bei Bedarf	Tauchen Aufenthalt in großen Höhen Gesundheitszeugnis (Arbeits-/Langzeitaufenthalt)
Bemerkungen	Die **Meningitis-Impfung Typ C** gehört in diesem Land für bestimmte Altersgruppen (in der Regel Kinder und Jugendliche) zum allgemeinen Impfprogramm. Nach den geltenden Empfehlungen der STIKO wird die Meningitis-Impfung dadurch zur Reiseimpfung für „Schüler/Studenten vor Langzeitaufenthalten in Ländern mit empfohlener allgemeiner Impfung für Jugendliche oder selektiver Impfung für Schüler/Studenten entsprechend den Empfehlungen der Zielländer“. In diesem Fall sind die tetravalente Konjugatimpfung (Serotypen ACWY) und die MenB-Impfung zu empfehlen. Die Angaben unter Spanien gelten auch für das Fürstentum **Andorra** mit folgenden **Abweichungen**: Impfempfehlung für Meningitis entfällt; keine besonderen Infektionsrisiken, kein Beratungsbedarf für Tauchsport.

Sri Lanka

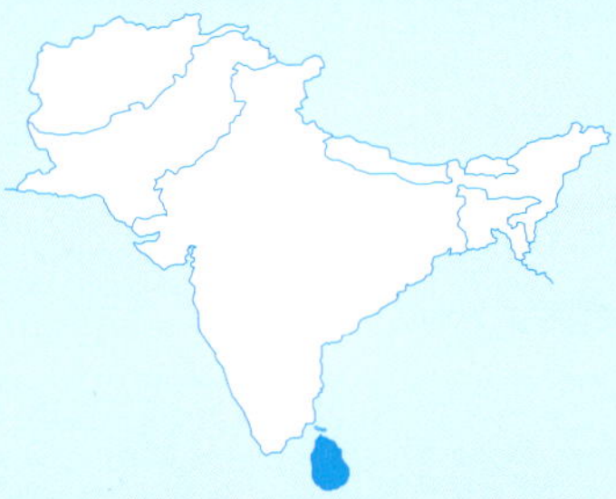

Detaillierte Informationen zur **medizinischen Infrastruktur** des Landes im aktuellen **CRM Handbuch Reisen mit Risiko**

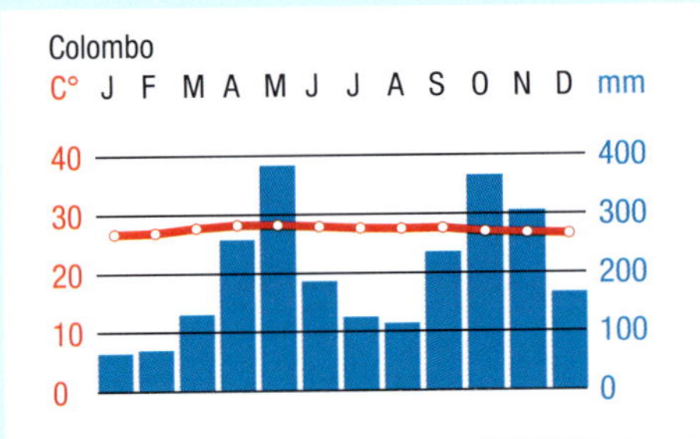

Klima

Tropisches Monsunklima mit ganzjährig hohen Temperaturen und hoher Luftfeuchtigkeit; im Südwesten Regenzeit durch Südwestmonsun von Mai bis September, im Norden und Osten bleibt es in dieser Zeit trocken; von Oktober bis Mitte April konzentriert der weniger ausgeprägte Nordostmonsun die Niederschläge im Norden und Osten der Insel; durchschnittliche Temperatur in Colombo ganzjährig um 27 °C.

Zeitdifferenz (zu Mitteleuropäischer Zeit):

MEZ + 4:30 Std. (MESZ + 3:30 Std.)

Hilfe in Notfällen

Deutsche Botschaft
40, Alfred House Avenue
Colombo
Tel. (0094 11) 2 58 04 31

Österreichisches Honorarkonsulat
No. 6, Flower Terrace
Colombo 00300
Tel.: (0094 11) 2385660
Tel. mobil (00 94) 070 4300755

Zuständige Österreichische Botschaft:
Neu Delhi (Indien)

Impfvorschriften	
• direkt	**keine**
• aus Infektionsgebieten	**Gelbfieber** (ausgenommen Kinder unter 9 Monaten) • Die Impfvorschrift gilt auch bei Einreise aus einem Land mit Gelbfieber-Risiko, das nur im **Transit** besucht wurde, wenn die **Aufenthaltszeit auf dem Flughafen mehr als 12 Stunden** betrug. Abweichend von der offiziellen Bestimmung kann der Impfnachweis auch bei kürzerem Transit-Aufenthalt verlangt werden. • Gemäß den geänderten International Health Regulations der WHO (am 11. Juli 2016 in Kraft getreten) ist die **Gelbfieber-Impfbescheinigung** nach einmaliger Impfung **lebenslang gültig**. • Ärztliche **Bescheinigungen zur Befreiung von der Gelbfieber-Impfung** („exemption certificate", „waiver") werden bei der Einreise anerkannt.

Impfempfehlungen

Allgemein zu empfehlender Impfschutz überprüfen, ergänzen bzw. auffrischen

alle: Tetanus, Diphtherie, Polio, Pertussis, MMR, Influenza (saisonal)
Kinder/Jugendliche: Hib, Hepatitis B, Rotaviren, Varizellen, Meningokokken ACWY, Meningokokken B, HPV
ab 60. Lj./chron. Kranke: Pneumokokken, COVID-19, RSV; *ab 50. Lj.:* Herpes zoster

► **siehe auch vordere und hintere Umschlagklappe**

Weitere Impfungen	alle Reisenden	bei Risiko
Hepatitis A	●	
Hepatitis B		● 2, 5, 6, 8
Tollwut		● 2, 4, 6, 8
Typhus	●	
Cholera		● 1, 9
Jap. Enzephalitis		● 2, 3
Meningokokken ACWY		● 1, 5
Dengue	●	
Chikungunya		● 1, 10
Gelbfieber	(v)	

● Impfung empfohlen
1 aktuelle Ausbrüche
2 einfache Reisebedingungen
3 Exposition im Endemiegebiet
4 Tierkontakte
5 enge soziale Kontakte, v. a. „Charity travel"
6 Einsätze (Katastrophen)
7 Hygienemängel
8 unzureichende medizin. Versorgung
9 Schutz gegen Reisediarrhoe (ETEC) nur inaktivierter Impfstoff, Off-Label-Use
10 Langzeitaufenthalte, wiederholte Reisen
(v) evtl. Impfpflicht beachten (s. Impfvorschriften)

• Verfügbarkeit Tollwutimpfstoffe	Moderne **Tollwutimpfstoffe** und **Immunglobulin** sind im Land **nicht verfügbar**. Eine komplette Grundimmunisierung sollte bei vorhersehbarem Risiko vor der Einreise durchgeführt werden.
Malaria	Die Insel wurde am 05.09.2016 von der WHO offiziell als malariafrei erklärt. Bereits seit 2013 hatte es keine Fallmeldungen mehr gegeben.
Besondere Infektionsrisiken	(**Fettdruck** = für die **Beratung aller Reisenden** relevant)
• oral	**Darminfektionen** **Hepatitis A** **Typhus**
• arthropod	**Dengue** Leishmaniase, kutane Japanische Enzephalitis landesweit, bes. Reisanbaugebiete im zentralen Hochland unterhalb 1.200 m (v. a. Distrikte Anuradhapura, Gampaha, Kurunegala, Polonnaruwa, Puttalam), Küstenebene um Colombo Chikungunya Tsutsugamushi-Fieber vorw. im S
• aerogen	COVID-19 Influenza RSV
• diverse	**Hepatitis B** Venerische Infektionen Leptospirose Melioidose **Tollwut**
Sonstige Beratungsinhalte	(siehe **Checklisten etc. im Serviceteil**)
• allgemein	Flugreise (Langstrecke) Klima, Hygiene Reiseapotheke Auslandskrankenversicherung
• bei Bedarf	Tauchen
Bemerkungen	**Medizinische Versorgung:** Außerhalb der Großstädte und Touristikzentren ist mit erheblichen Engpässen bei der ärztlichen und medikamentösen Versorgung zu rechnen. Adäquate Ausstattung der **Reiseapotheke** (Zollbestimmungen beachten, Begleitattest ratsam, Muster im Serviceteil), **Auslandskrankenversicherung** mit Abdeckung des Rettungsrückflug-Risikos für Notfälle dringend empfohlen.

St. Helena (zu Großbritannien)

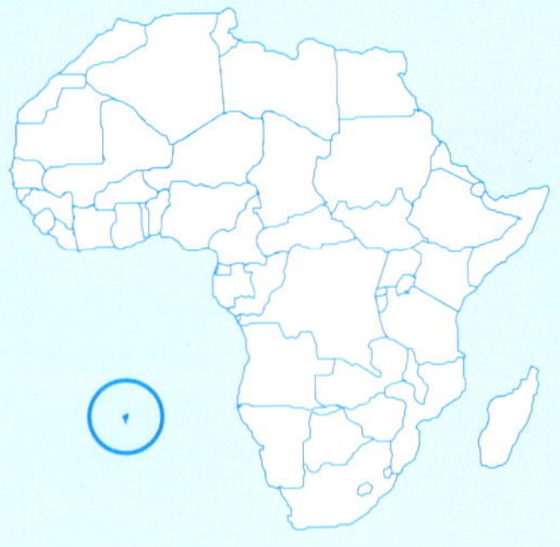

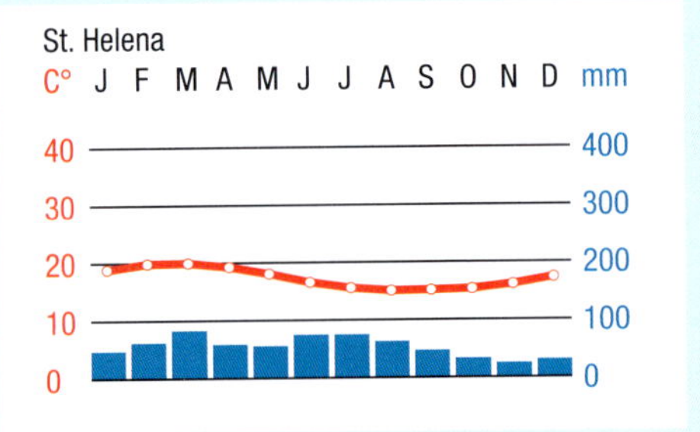

Klima
Mildes, ozeanisches Klima; durchschnittliche Temperaturen zwischen 20 °C im März und 16 °C im August.

Zeitdifferenz (zu Mitteleuropäischer Zeit):
MEZ −1 Std. (MESZ −2 Std.)

Hilfe in Notfällen
Zuständiges Deutsches Generalkonsulat: Kapstadt / Südafrika

Impfvorschriften

- direkt: **keine**
- aus Infektionsgebieten: **Gelbfieber** (ausgenommen Kinder unter 1 Jahr)
  - Gemäß den geänderten International Health Regulations der WHO (am 11. Juli 2016 in Kraft getreten) ist die **Gelbfieber-Impfbescheinigung** nach einmaliger Impfung **lebenslang gültig.** Es ist möglich, dass abweichend von der offiziellen Regelung bei Einreise ein Impfnachweis verlangt wird, der nicht älter als 10 Jahre ist.
  - Ärztliche **Bescheinigungen zur Befreiung von der Gelbfieber-Impfung** („exemption certificate", „waiver") werden bei der Einreise anerkannt.

Impfempfehlungen

Allgemein zu empfehlender Impfschutz überprüfen, ergänzen bzw. auffrischen

alle: Tetanus, Diphtherie, Polio, Pertussis, MMR, Influenza (saisonal)
Kinder/Jugendliche: Hib, Hepatitis B, Rotaviren, Varizellen, Meningokokken ACWY, Meningokokken B, HPV
ab 60. Lj./chron. Kranke: Pneumokokken, COVID-19, RSV; *ab 50. Lj.:* Herpes zoster

▸ **siehe auch vordere und hintere Umschlagklappe**

Weitere Impfungen	alle Reisenden	bei Risiko
Hepatitis A		● 1, 2, 6, 7
Hepatitis B		● 2, 5, 6, 8
Gelbfieber	(v)	

● Impfung empfohlen
1 aktuelle Ausbrüche
2 einfache Reisebedingungen
3 Exposition im Endemiegebiet
4 Tierkontakte
5 enge soziale Kontakte, v. a. „Charity travel"
6 Einsätze (Katastrophen)
7 Hygienemängel
8 unzureichende medizin. Versorgung
(v) evtl. Impfpflicht beachten (s. Impfvorschriften)

- Verfügbarkeit Tollwutimpfstoffe: Moderne **Tollwutimpfstoffe** und **Immunglobulin** sind **nicht sicher** verfügbar (widersprüchliche Informationen). Das Tollwutrisiko ist minimal. Eine Grundimmunisierung vor der Reise ist nur in Ausnahmefällen notwendig.

Malaria
keine

Besondere Infektionsrisiken
(**Fettdruck** = für die **Beratung aller Reisenden** relevant)

- oral:
  Darminfektionen
  Hepatitis A
- aerogen:
  COVID-19
  Influenza
  RSV
- diverse:
  Hepatitis B
  Venerische Infektionen
  Tollwut sehr geringes Risiko

Sonstige Beratungsinhalte
(siehe **Checklisten etc. im Serviceteil**)

- allgemein:
  Flugreise (Langstrecke)
  Klima, Hygiene
  Reiseapotheke
  Auslandskrankenversicherung
- bei Bedarf:
  Tauchen

St. Kitts und Nevis

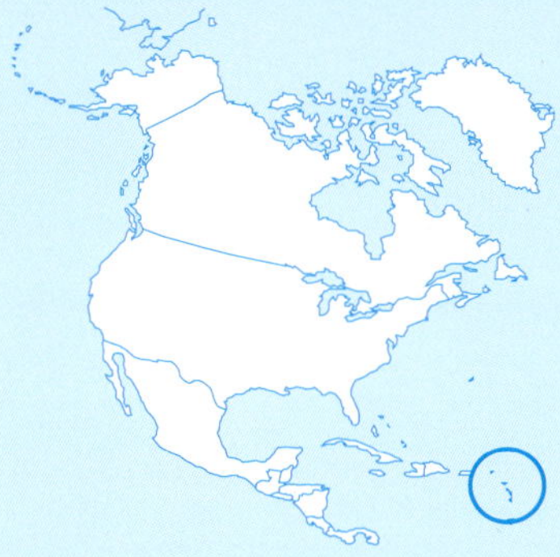

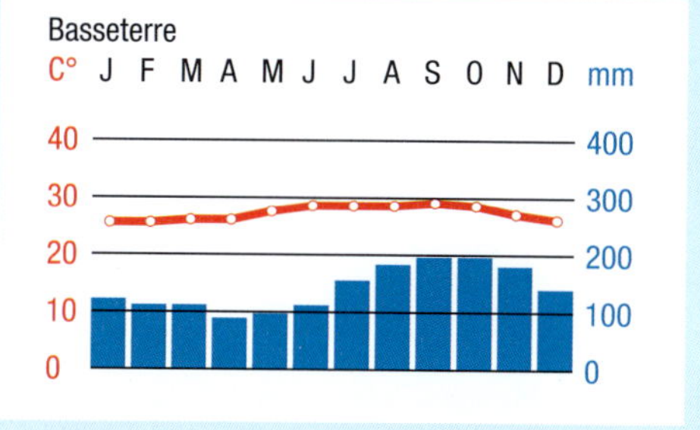

Klima

Tropisches feuchtes Klima mit Hauptniederschlägen von Mai bis Oktober;
Temperatur ganzjährig um 27 °C.

Zeitdifferenz (zu Mitteleuropäischer Zeit):

MEZ –5 Std. (Europ. Sommerzeit –6 Std.)

Hilfe in Notfällen

Deutsches Honorarkonsulat
c/o St. Kitts Biomedical Research Foundation,
PO BOX 6018
Basseterre, Saint Kitts
Tel. (001 869) 668 58 59

Zuständige Deutsche Botschaft
Trinidad und Tobago (Port-of-Spain)

Österreichisches Honorarkonsulat
Victoria Rd. - Amory Building, Basseterre
Tel. (001 869) 6 62 80 05

Zuständige Österreichische Botschaft:
Kuba (Havanna)

Impfvorschriften

- direkt: **keine**
- aus Infektionsgebieten: **Gelbfieber** (ausgenommen Kinder unter 1 Jahr)
  - Gemäß den geänderten International Health Regulations der WHO (am 11. Juli 2016 in Kraft getreten) ist die **Gelbfieber-Impfbescheinigung** nach einmaliger Impfung **lebenslang gültig**.
  - Ärztliche **Bescheinigungen zur Befreiung von der Gelbfieber-Impfung** („exemption certificate", „waiver") werden bei der Einreise anerkannt.

  Polio (oral)

Impfempfehlungen

Allgemein zu empfehlender Impfschutz überprüfen, ergänzen bzw. auffrischen

alle: Tetanus, Diphtherie, Polio, Pertussis, MMR, Influenza (saisonal)
Kinder/Jugendliche: Hib, Hepatitis B, Rotaviren, Varizellen, Meningokokken ACWY, Meningokokken B, HPV
ab 60. Lj./chron. Kranke: Pneumokokken, COVID-19, RSV; *ab 50. Lj.:* Herpes zoster

► **siehe auch vordere und hintere Umschlagklappe**

Weitere Impfungen	alle Reisenden	bei Risiko
Hepatitis A	●	
Hepatitis B		● 2,5,6,8
Polio	(v)	
Typhus		● 1,2,5,6,7
Dengue	●	
Chikungunya		● 1,10
Gelbfieber	(v)	

● Impfung empfohlen
1 aktuelle Ausbrüche
2 einfache Reisebedingungen
3 Exposition im Endemiegebiet
4 Tierkontakte
5 enge soziale Kontakte, v. a. „Charity travel"
6 Einsätze (Katastrophen)
7 Hygienemängel
8 unzureichende medizin. Versorgung
10 Langzeitaufenthalte, wiederholte Reisen
(v) evtl. Impfpflicht beachten (s. Impfvorschriften)

- Verfügbarkeit Tollwutimpfstoffe: Moderne **Tollwutimpfstoffe** und **Immunglobulin** sind im Land **nicht sicher** verfügbar (widersprüchliche Informationen). Das Tollwutrisiko wird als sehr gering eingeschätzt. Eine Grundimmunisierung vor der Reise ist nur in Ausnahmefällen notwendig.

Malaria

keine

St. Kitts und Nevis (Forts.)

Besondere Infektionsrisiken	(**Fettdruck** = für die **Beratung aller Reisenden** relevant)
• oral	**Darminfektionen** **Hepatitis A** Typhus
• arthropod	**Dengue** **Chikungunya** Zika
• aerogen	COVID-19 Influenza RSV
• diverse	Schistosomiasis herdförmiges Vorkommen möglich Hepatitis B Venerische Infektionen Tollwut sehr geringes Risiko
Sonstige Beratungsinhalte	(siehe **Checklisten etc. im Serviceteil**)
• allgemein	Flugreise (Langstrecke) Klima, Hygiene Reiseapotheke Auslandskrankenversicherung
• bei Bedarf	Tauchen Gesundheitszeugnis (Arbeits-/Langzeitaufenthalt)
Bemerkungen	**Ciguatera-Fischvergiftung:** Saisonales Risiko bei Verzehr von größeren Raubfischen (auch gegart). Örtliche Warnhinweise beachten!

St. Lucia

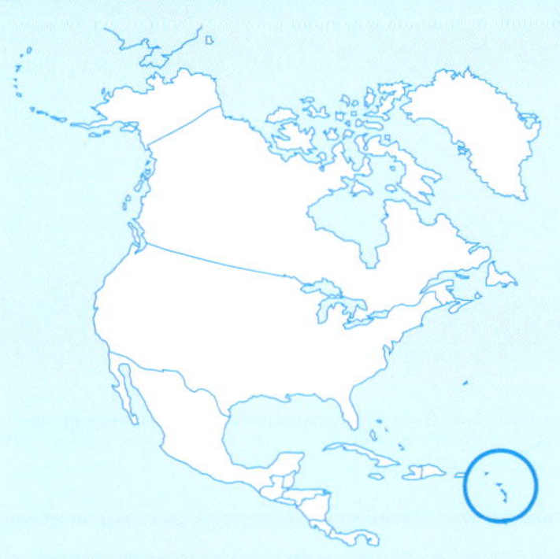

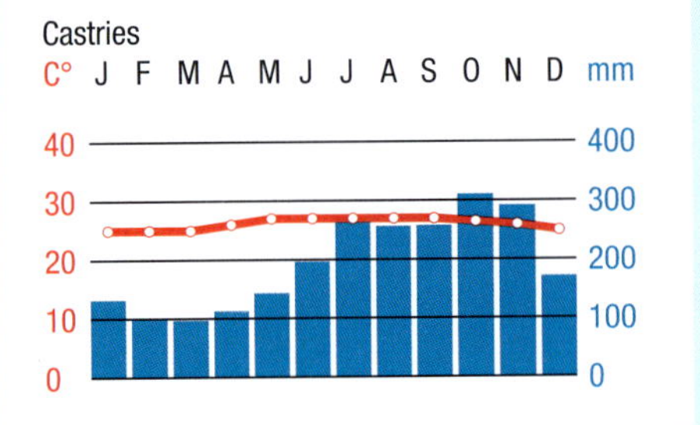

Klima

Tropisches Klima mit Hauptniederschlägen von Juli bis November; durchschnittliche Temperatur ganzjährig um 27 °C.

Zeitdifferenz (zu Mitteleuropäischer Zeit):

MEZ –5 Std. (MESZ –6 Std.)

Hilfe in Notfällen

Deutsches Honorarkonsulat
Saphire Estate, Diamond
Soufrière, St. Lucia
Tel. (001 758) 4 59 79 77

Zuständige Deutsche Botschaft:
Trinidad und Tobago (Port-of-Spain)

Österreichisches Honorarkonsulat
Calabash Cove, Marisule, Gros Islet Saint Lucia
Tel. (001 758) 4 56 35 00

Zuständige Österreichische Botschaft:
Kuba (Havanna)

Impfvorschriften	
• direkt	**keine**
• aus Infektionsgebieten	**Gelbfieber** (ausgenommen Kinder unter 9 Monaten) • Gemäß den geänderten International Health Regulations der WHO (am 11. Juli 2016 in Kraft getreten) ist die **Gelbfieber-Impfbescheinigung** nach einmaliger Impfung **lebenslang gültig**. Es ist möglich, dass abweichend von der offiziellen Regelung bei Einreise ein Impfnachweis verlangt wird, der nicht älter als 10 Jahre ist. • Ärztliche **Bescheinigungen zur Befreiung von der Gelbfieber-Impfung** („exemption certificate", „waiver") werden bei der Einreise anerkannt.

Impfempfehlungen

Allgemein zu empfehlender Impfschutz überprüfen, ergänzen bzw. auffrischen

alle: Tetanus, Diphtherie, Polio, Pertussis, MMR, Influenza (saisonal)
Kinder/Jugendliche: Hib, Hepatitis B, Rotaviren, Varizellen, Meningokokken ACWY, Meningokokken B, HPV
ab 60. Lj./chron. Kranke: Pneumokokken, COVID-19, RSV; *ab 50. Lj.:* Herpes zoster

► **siehe auch vordere und hintere Umschlagklappe**

Weitere Impfungen	alle Reisenden	bei Risiko
Hepatitis A	●	
Hepatitis B		● 2, 5, 6, 8
Typhus		● 1, 2, 5, 6, 7
Dengue	●	
Chikungunya		● 1, 10
Gelbfieber	(v)	

● Impfung empfohlen
1 aktuelle Ausbrüche
2 einfache Reisebedingungen
3 Exposition im Endemiegebiet
4 Tierkontakte
5 enge soziale Kontakte, v. a. „Charity travel“
6 Einsätze (Katastrophen)
7 Hygienemängel
8 unzureichende medizin. Versorgung
10 Langzeitaufenthalte, wiederholte Reisen
(v) evtl. Impfpflicht beachten (s. Impfvorschriften)

- Verfügbarkeit Tollwutimpfstoffe

Moderne **Tollwutimpfstoffe** und **Immunglobulin** sind im Land **nicht sicher** verfügbar (widersprüchliche Informationen). Das Tollwutrisiko wird als sehr gering eingeschätzt. Eine Grundimmunisierung vor der Reise ist nur in Ausnahmefällen notwendig.

Malaria

keine

Besondere Infektionsrisiken

(**Fettdruck** = für die **Beratung aller Reisenden** relevant)

- oral

Darminfektionen
Hepatitis A
Typhus

- arthropod

Dengue
Chikungunya
Zika

- aerogen

COVID-19
Influenza
RSV

- diverse

Schistosomiasis
Leptospirose
Hepatitis B
Venerische Infektionen
Tollwut sehr geringes Risiko

Sonstige Beratungsinhalte

(siehe **Checklisten etc. im Serviceteil**)

- allgemein

Flugreise (Langstrecke)
Klima, Hygiene
Reiseapotheke
Auslandskrankenversicherung

- bei Bedarf

Tauchen

Bemerkungen

Ciguatera-Fischvergiftung: Saisonales Risiko bei Verzehr von größeren Raubfischen (auch gegart). Örtliche Warnhinweise beachten!

St. Vincent und die Grenadinen

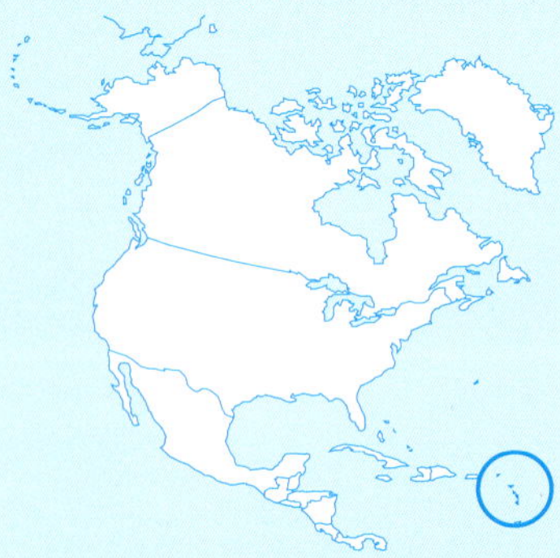

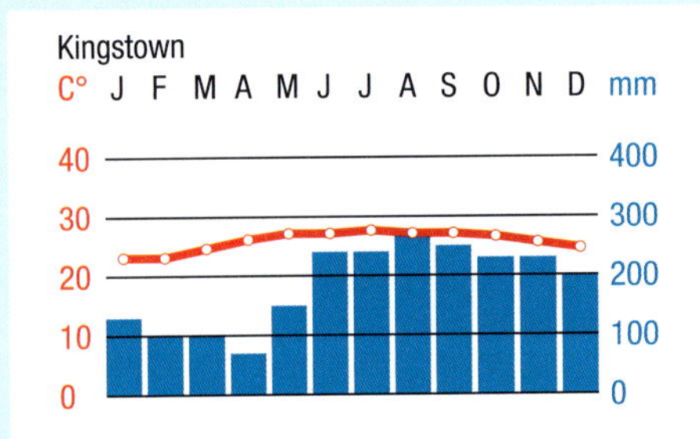

Klima

Tropisches Klima mit Hauptniederschlägen von Juni bis Dezember; auf St. Vincent aufgrund der Topografie deutlich höhere Niederschläge als auf den flacheren Nachbarinseln; in Kingston (St. Vincent) durchschnittliche Temperatur zwischen 23 °C im Januar und 27,5 °C im Juli.

Hilfe in Notfällen

Deutsches Honorarkonsulat
Beachcombers Hotel, Villa Beach, Kingstown, St. Vincent
Tel. (001784) 4 58 42 83

Zuständige Deutsche Botschaft:
Trinidad und Tobago (Port-of-Spain)

Derzeit keine Österreichische Vertretung (Österreichische Staatsbürger können im Notfall die Hilfe der diplomatischen bzw. konsularischen Vertretung Deutschlands oder eines anderen EU-Mitgliedsstaates in Anspruch nehmen)

Zuständige Österreichische Botschaft:
Kuba (Havanna)

Zeitdifferenz (zu Mitteleuropäischer Zeit):

MEZ −6 Std. (MESZ −7 Std.)

Impfvorschriften

- direkt: **keine**
- aus Infektionsgebieten: **Gelbfieber** (ausgenommen Kinder unter 1 Jahr)
  - Gemäß den geänderten International Health Regulations der WHO (am 11. Juli 2016 in Kraft getreten) ist die **Gelbfieber-Impfbescheinigung** nach einmaliger Impfung **lebenslang gültig.** Es ist möglich, dass abweichend von der offiziellen Regelung bei Einreise ein Impfnachweis verlangt wird, der nicht älter als 10 Jahre ist.
  - Ärztliche **Bescheinigungen zur Befreiung von der Gelbfieber-Impfung** („exemption certificate“, „waiver“) werden bei der Einreise anerkannt.

Impfempfehlungen

Allgemein zu empfehlender Impfschutz überprüfen, ergänzen bzw. auffrischen

alle: Tetanus, Diphtherie, Polio, Pertussis, MMR, Influenza (saisonal)
Kinder/Jugendliche: Hib, Hepatitis B, Rotaviren, Varizellen, Meningokokken ACWY, Meningokokken B, HPV
ab 60. Lj./chron. Kranke: Pneumokokken, COVID-19, RSV; *ab 50. Lj.:* Herpes zoster

► **siehe auch vordere und hintere Umschlagklappe**

Weitere Impfungen	alle Reisenden	bei Risiko
Hepatitis A	●	
Hepatitis B		● 2, 5, 6, 8
Typhus		● 1, 2, 5, 6, 7
Dengue	●	
Chikungunya		● 1, 10
Gelbfieber	(v)	

● Impfung empfohlen
1 aktuelle Ausbrüche
2 einfache Reisebedingungen
3 Exposition im Endemiegebiet
4 Tierkontakte
5 enge soziale Kontakte, v. a. „Charity travel“
6 Einsätze (Katastrophen)
7 Hygienemängel
8 unzureichende medizin. Versorgung
10 Langzeitaufenthalte, wiederholte Reisen
(v) evtl. Impfpflicht beachten (s. Impfvorschriften)

- Verfügbarkeit Tollwutimpfstoffe: Moderne **Tollwutimpfstoffe** und **Immunglobulin** sind im Land **nicht sicher** verfügbar (widersprüchliche Informationen). Das Tollwutrisiko wird als sehr gering eingeschätzt. Eine Grundimmunisierung vor der Reise ist nur in Ausnahmefällen notwendig.

Malaria

keine

Besondere Infektionsrisiken	(**Fettdruck** = für die **Beratung aller Reisenden** relevant)
• oral	**Darminfektionen** **Hepatitis A** Typhus
• arthropod	**Dengue** **Chikungunya** Zika
• aerogen	COVID-19 Influenza RSV
• diverse	Schistosomiasis herdförmiges Vorkommen möglich Leptospirose Hepatitis B Venerische Infektionen Tollwut sehr geringes Risiko
Sonstige Beratungsinhalte	(siehe **Checklisten etc. im Serviceteil**)
• allgemein	Flugreise (Langstrecke) Klima, Hygiene Reiseapotheke Auslandskrankenversicherung
• bei Bedarf	Tauchen
Bemerkungen	**Ciguatera-Fischvergiftung:** Saisonales Risiko bei Verzehr von größeren Raubfischen (auch gegart). Örtliche Warnhinweise beachten!

Südafrika

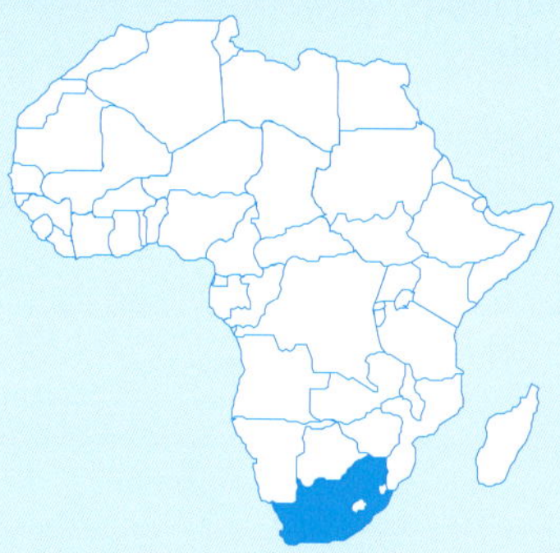

Detaillierte Informationen zur **medizinischen Infrastruktur** des Landes im aktuellen **CRM Handbuch Reisen mit Risiko**

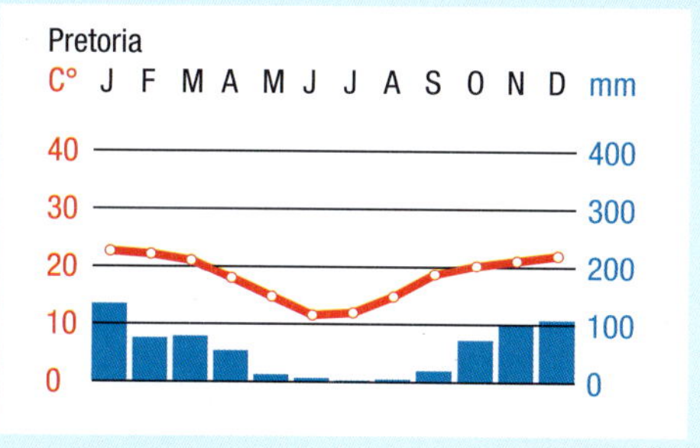

Klima

Kapland winterfeucht, sonst warmgemäßigtes subtropisches Klima; jährliche Niederschläge von Südosten nach Nordwesten stark abnehmend, Temperaturen in der gleichen Richtung ansteigend; an der Westküste trockene und warme Sommer und kühlen und feuchteren Wintern, Regen vorwiegend von Juni bis September; Ostküste feucht und warm mit Sommerregen von November bis März; Landesinneres deutlich trockener mit Niederschlägenhauptsächlich zwischen Oktober und April.

Zeitdifferenz (zu Mitteleuropäischer Zeit):

MEZ + 1 Std. (MESZ ± 0 Std.)

Hilfe in Notfällen

Deutsche Botschaft
201, Florence Ribeiro Avenue
Groenkloof Ext 11
Pretoria
Tel. (0027 12) 4 27 89 00

Österreichische Botschaft
454A Fehrsen Street, Brooklyn
Pretoria
Tel. (0027 12) 4 52 91 55

Impfvorschriften	
• direkt	**keine**
• aus Infektionsgebieten	**Gelbfieber** (ausgenommen Kinder unter 1 Jahr) • Die Impfvorschrift gilt auch bei Einreise aus einem Land mit Gelbfieber-Risiko, das nur im **Transit** besucht wurde, wenn die **Aufenthaltszeit auf dem Flughafen mehr als 12 Stunden** betrug. Abweichend von der offiziellen Bestimmung kann der Impfnachweis auch bei kürzerem Transit-Aufenthalt verlangt werden. • Gemäß den geänderten International Health Regulations der WHO (am 11. Juli 2016 in Kraft getreten) ist die **Gelbfieber-Impfbescheinigung** nach einmaliger Impfung **lebenslang gültig**. • Ärztliche **Bescheinigungen zur Befreiung von der Gelbfieber-Impfung** („exemption certificate", „waiver") werden bei der Einreise **nicht anerkannt**.
• Abweichungen	Der Nachweis einer gültigen **Gelbfieber**-Impfung kann auch bei Einreise aus Mosambik verlangt werden.

Länderinformationen

Südafrika (Forts.)

Impfempfehlungen

Allgemein zu empfehlender Impfschutz überprüfen, ergänzen bzw. auffrischen

alle: Tetanus, Diphtherie, Polio, Pertussis, MMR, Influenza (saisonal)
Kinder/Jugendliche: Hib, Hepatitis B, Rotaviren, Varizellen, Meningokokken ACWY, Meningokokken B, HPV
ab 60. Lj./chron. Kranke: Pneumokokken, COVID-19, RSV; *ab 50. Lj.:* Herpes zoster

► **siehe auch vordere und hintere Umschlagklappe**

Weitere Impfungen	alle Reisenden	bei Risiko
Hepatitis A	●	
Hepatitis B		● 2, 5, 6, 8
Tollwut		● 2, 4, 6, 8
Typhus	●	
Cholera		● 1, 5, 6, 7, 9
Meningokokken ACWY		● 1, 5
Dengue		● 3
Chikungunya		● 1, 10
Gelbfieber	(v)	
Mpox		● 1, 2, 5, 10

- ● Impfung empfohlen
- 1 aktuelle Ausbrüche
- 2 einfache Reisebedingungen
- 3 Exposition im Endemiegebiet
- 4 Tierkontakte
- 5 enge soziale Kontakte, v. a. „Charity travel“
- 6 Einsätze (Katastrophen)
- 7 Hygienemängel
- 8 unzureichende medizin. Versorgung
- 9 Schutz gegen Reisediarrhoe (ETEC) nur inaktivierter Impfstoff, Off-Label-Use
- 10 Langzeitaufenthalte, wiederholte Reisen
- **(v)** evtl. Impfpflicht beachten (s. Impfvorschriften)

- Verfügbarkeit Tollwutimpfstoffe

Moderne **Tollwutimpfstoffe** und **Immunglobulin** sind **nur in großen Städten** verfügbar. Impfstoff ist zunehmend knapp. Eine komplette Grundimmunisierung sollte bei vorhersehbarem Risiko vor der Einreise durchgeführt werden.

Malaria

Karte Malaria – Südliches Afrika siehe Kartenanhang

- Saison: ganzjährig, verstärkt Oktober–Mai
- Parasit: P. falciparum nahezu 100 %, Resistenzen Chloroquin, Sulfa/Pyrimethamin-Kombinationen
- Epidemiologie / Vorbeugung: **Expositionsprophylaxe!**

Medikation (NST = Notfallselbsttherapie)	regelm.	NST
mittleres Risiko im Tiefland im O der Provinzen Limpopo und Mpumalanga (einschließlich des nördlichen Teils des Krüger-Nationalparks), besonders in und nach der Regenzeit (Okt–Mai)	AP, D*, M oder Ø	Ø AP, DP, AL
geringes Risiko in den genannten Risikogebieten in der Trockenzeit (Juni–Sep), in westlich anschließenden Gebieten der Provinz Limpopo sowie im NO von KwaZulu-Natal	Ø	AP, DP, AL
kein Risiko in den übrigen Landesteilen	Ø	Ø

AL = Artemether/Lumefantrin (Riamet®), AP = Atovaquon/Proguanil (Malarone® u. a.), D = Doxycyclin, DP = Dihydroartemisinin/Piperaquin (Eurartesim®), M = Mefloquin (Lariam®), Ø = keine
In der Tabelle durch Komma getrennte Präparate sind als Alternativen zu verstehen.
* Doxycyclin ist in Deutschland und in Österreich zur Malariaprophylaxe nicht zugelassen (s. Seite 490).

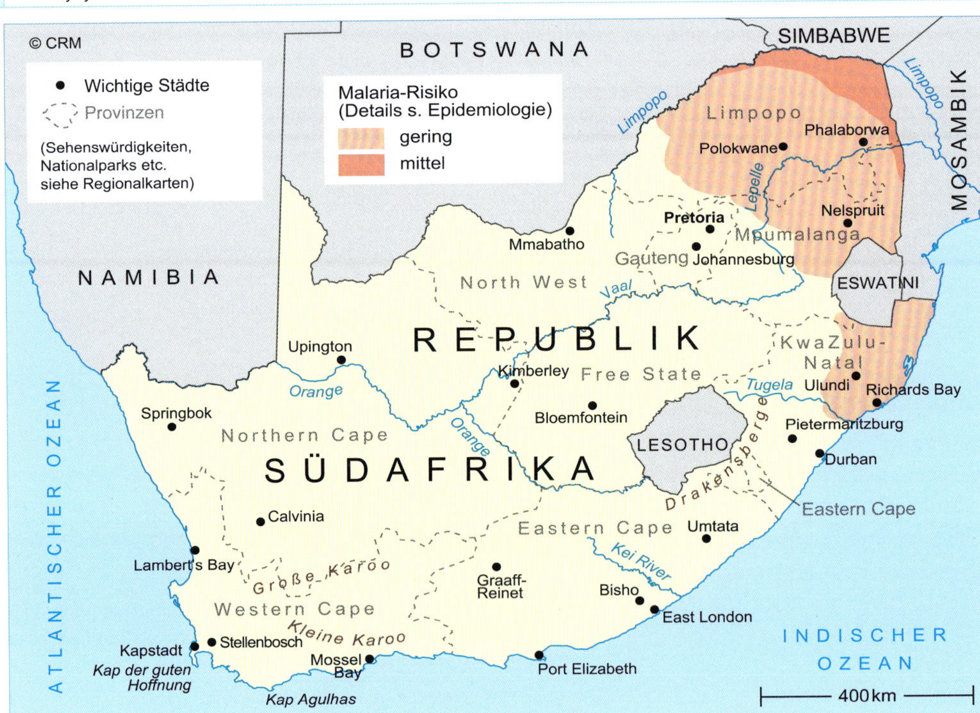

Besondere Infektionsrisiken	(**Fettdruck** = für die **Beratung aller Reisenden** relevant)
• oral	**Darminfektionen** **Hepatitis A** **Typhus** v. a. NO Cholera Brucellose
• arthropod	Sindbis-Fieber Chikungunya vorw. im NO, seit 2022 auch W Dengue im O und NO West-Nil-Fieber Rift Valley-Fieber Krim-Kongo hämorrhagisches Fieber Zeckenbissfieber Pest Naturherde im N
• aerogen	Tuberkulose COVID-19 Influenza RSV
• diverse	**Schistosomiasis** Provinzen Limpopo, Mpumalanga und KwaZulu-Natal (einschließlich der Nationalparks); östliche Kap-Provinz: küstennahe Flussniederungen bis Port Elizabeth; nördliche Kap-Provinz: entlang dem Oranje-Fluss an der Grenze zu Namibia **Hepatitis B** Venerische Infektionen HIV-Prävalenzen b. Erwachsenen > 15 % **Tollwut** seit 2024 auch bei Seelöwen um Kapstadt! Milzbrand vorw. Nordwest-Provinz Mpox
Sonstige Beratungsinhalte	(siehe **Checklisten etc. im Serviceteil**)
• allgemein	Flugreise (Langstrecke) Hygiene Gifttiere Reiseapotheke Auslandskrankenversicherung
• bei Bedarf	Tauchen Gesundheitszeugnis (Arbeits-/Langzeitaufenthalt)

Südafrika – Osten (KwaZulu-Natal)

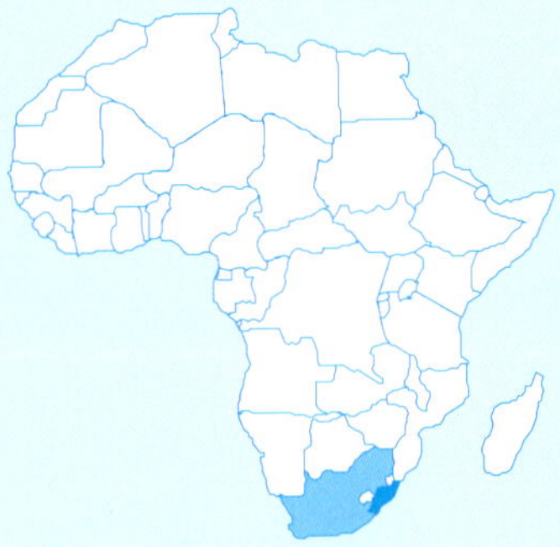

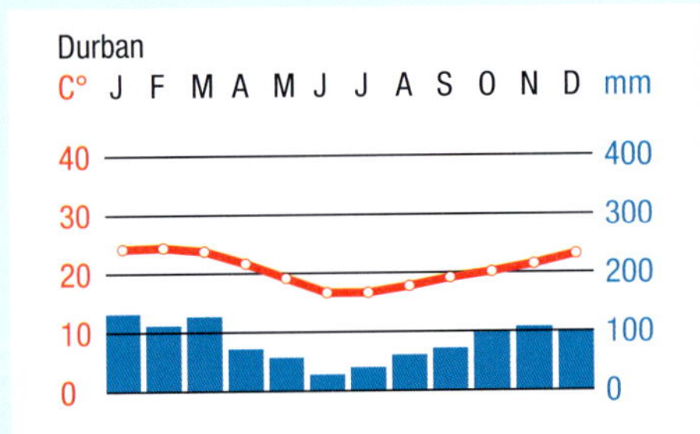

Das subtropische KwaZulu-Natal – mit der Metropole Durban – bietet eine Vielfalt touristischer Attraktionen. Traumhafte Strände am warmen Indischen Ozean ziehen sich von der South Coast über die Metropole Durban bis hinauf nach Mosambik. Wanderer und Naturfreunde kommen im Hochland des uKhahlamba-Drakensberg auf ihre Kosten. KwaZulu-Natal bietet erstklassige Safari-Erlebnisse in seinen großräumigen, wildreichen Naturparks. Besonders beliebt ist das für seine zahlreichen Nashörner bekannte Hluhluwe-Umfolozi Game Reserve.

Klima

Subtropisches Klima; die insgesamt geringen Niederschläge fallen vorwiegend während der Sommermonate von November bis März; Winter trocken bei milden Temperaturen.

Zeitdifferenz (zu Mitteleuropäischer Zeit):

MEZ +1 Std. (MESZ ±0 Std.)

Hilfe in Notfällen

Deutsches Honorarkonsulat
9 Kensington Drive, Westville
Durban
Tel. (0027 31) 2 66 39 20

Deutsche Botschaft
201, Florence Ribeiro Avenue
Groenkloof Ext 11
Pretoria
Tel. (0027 12) 4 27 89 00

Österreichisches Honorarkonsulat
390 Ridge Road
Durban
Tel. (0027 31) 2 42 51 17

Österreichische Botschaft
454A Fehrsen Street, Brooklyn
Pretoria
Tel. (0027 12) 4 52 91 55

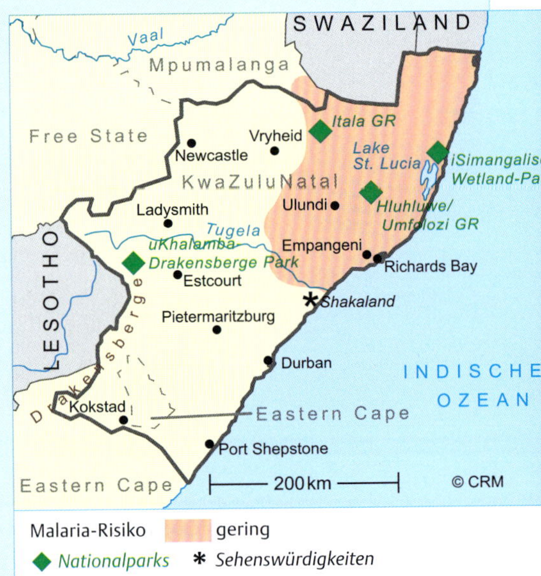

Impfvorschriften	
• direkt	**keine**
• aus Infektionsgebieten	**Gelbfieber** (ausgenommen Kinder unter 1 Jahr) • Die Impfvorschrift gilt auch bei Einreise aus einem Land mit Gelbfieber-Risiko, das nur im **Transit** besucht wurde, wenn die **Aufenthaltszeit auf dem Flughafen mehr als 12 Stunden** betrug. Abweichend von der offiziellen Bestimmung kann der Impfnachweis auch bei kürzerem Transit-Aufenthalt verlangt werden. • Gemäß den geänderten International Health Regulations der WHO (am 11. Juli 2016 in Kraft getreten) ist die **Gelbfieber-Impfbescheinigung** nach einmaliger Impfung **lebenslang gültig**. • Ärztliche **Bescheinigungen zur Befreiung von der Gelbfieber-Impfung** („exemption certificate“, „waiver“) werden bei der Einreise **nicht anerkannt**.
• Abweichungen	Der Nachweis einer gültigen **Gelbfieber**-Impfung kann auch bei Einreise aus Mosambik verlangt werden.

Impfempfehlungen

Allgemein zu empfehlender Impfschutz überprüfen, ergänzen bzw. auffrischen

alle: Tetanus, Diphtherie, Polio, Pertussis, MMR, Influenza (saisonal)
Kinder/Jugendliche: Hib, Hepatitis B, Rotaviren, Varizellen, Meningokokken ACWY, Meningokokken B, HPV
ab 60. Lj./chron. Kranke: Pneumokokken, COVID-19, RSV; *ab 50. Lj.:* Herpes zoster
▸ **siehe auch vordere und hintere Umschlagklappe**

Weitere Impfungen	alle Reisenden	bei Risiko
Hepatitis A	●	
Hepatitis B		● 2, 5, 6, 8
Tollwut		● 2, 4, 6, 8
Typhus	●	
Cholera		● 1, 5, 6, 7, 9
Meningokokken ACWY		● 1, 5
Dengue	●	
Chikungunya		● 1, 10
Gelbfieber	(v)	
Mpox		● 1, 2, 5, 10

● Impfung empfohlen
1 aktuelle Ausbrüche
2 einfache Reisebedingungen
3 Exposition im Endemiegebiet
4 Tierkontakte
5 enge soziale Kontakte, v. a. „Charity travel"
6 Einsätze (Katastrophen)
7 Hygienemängel
8 unzureichende medizin. Versorgung
9 Schutz gegen Reisediarrhoe (ETEC) nur inaktivierter Impfstoff, Off-Label-Use
10 Langzeitaufenthalte, wiederholte Reisen
(v) evtl. Impfpflicht beachten (s. Impfvorschriften)

- Verfügbarkeit Tollwutimpfstoffe

Moderne **Tollwutimpfstoffe** und **Immunglobulin** sind **nur in großen Städten** verfügbar. Impfstoff ist zunehmend knapp. Eine komplette Grundimmunisierung sollte bei vorhersehbarem Risiko vor der Einreise durchgeführt werden.

Malaria

Karte Malaria – Südliches Afrika siehe Kartenanhang

- Saison: ganzjährig, verstärkt Oktober–Mai
- Parasit: P. falciparum nahezu 100 %, Resistenzen Chloroquin, Sulfa/Pyrimethamin-Kombinationen
- Epidemiologie / Vorbeugung: **Expositionsprophylaxe!**

Medikation (NST = Notfallselbsttherapie)	regelm.	NST
geringes Risiko im NO von KwaZulu-Natal	Ø	AP, DP, AL
kein Risiko in der übrigen Region	Ø	Ø

AL = Artemether/Lumefantrin (Riamet®), AP = Atovaquon/Proguanil (Malarone® u. a.), DP = Dihydroartemisinin/Piperaquin (Eurartesim®), Ø = keine
In der Tabelle durch Komma getrennte Präparate sind als Alternativen zu verstehen.

Besondere Infektionsrisiken

(**Fettdruck** = für die **Beratung aller Reisenden** relevant)

- oral
  Darminfektionen
  Hepatitis A
  Typhus
  Cholera
  Brucellose
- arthropod
  Sindbis-Fieber
  Chikungunya
  Dengue
  West-Nil-Fieber
  Rift Valley-Fieber
  Krim-Kongo hämorrhagisches Fieber
  Zeckenbissfieber
- aerogen
  Tuberkulose
  COVID-19
  Influenza
  RSV
- diverse
  Schistosomiasis einschließlich der Nationalparks
  Hepatitis B
  Venerische Infektionen HIV-Prävalenzen b. Erwachsenen > 15 %
  Tollwut
  Mpox

Sonstige Beratungsinhalte

(siehe **Checklisten etc. im Serviceteil**)

- allgemein
  Flugreise (Langstrecke)
  Hygiene
  Reiseapotheke
  Auslandskrankenversicherung
- bei Bedarf
  Tauchen
  Gesundheitszeugnis (Arbeits-/Langzeitaufenthalt)

Südafrika – Zentrum (Gauteng, North West, Free State)

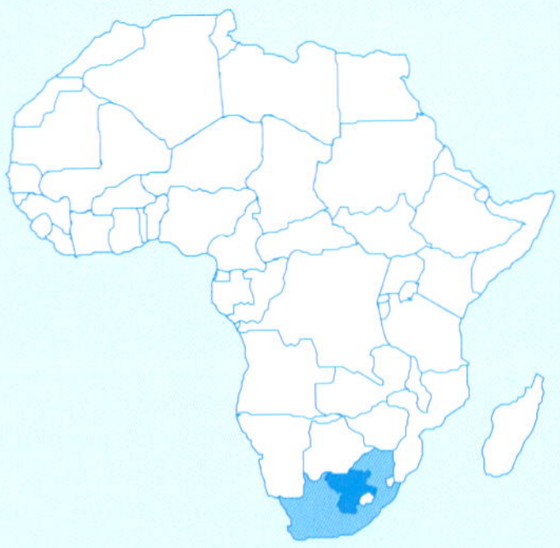

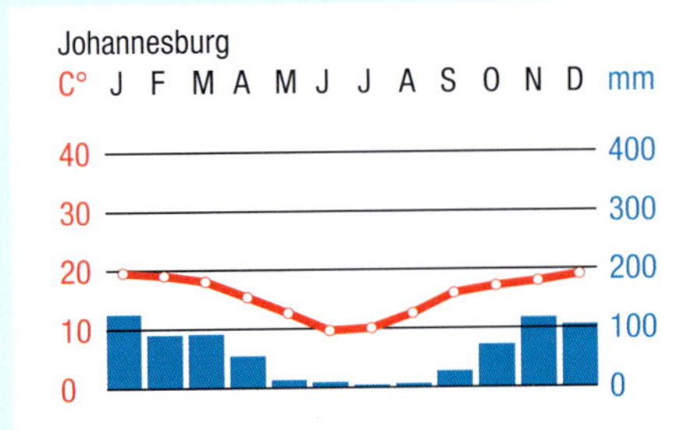

Südafrikas ländliche Free State Provinz (früher „Orange Freestate" bzw. „Oranje Vrystaat") mit ihrer Hauptstadt Bloemfontein liegt ein wenig abseits der großen Touristenströme. Im Free State dominieren die Landschaftsformen des südafrikanischen Binnenhochlandes, der Karoo.

Das „Platte Land", wie die Provinz der knapp drei Millionen Freistaatler gern genannt wird, ist das Herz des ländlichen Südafrika und auch die Kornkammer des Landes. Rund 30.000 Farmen gibt es hier, und 70 % der Getreideproduktion Südafrikas – vor allem Mais und Weizen – kommen aus dem Free State. Haupteinnahmequelle ist jedoch der Bergbau. Es gibt 12 Goldminen, die 30 % der Gesamtproduktion Südafrikas erzeugen. Darüber hinaus werden Uran, Silber, Diamanten und Kohle gefördert.

Der Großraum um Johannesburg und die südafrikanische Hauptstadt Pretoria wurden im neuen Südafrika zur Provinz Gauteng. Wenngleich flächenmäßig klein, so ist diese Provinz wirtschaftliches Kerngebiet des Landes. Westlich von Gauteng liegt die strukturschwache North West Provinz.

Klima

Kontinentales Klima mit heißen Sommern und kalten Wintern; die jährlichen Niederschlagsmengen nehmen von Osten nach Westen ab.

Zeitdifferenz (zu Mitteleuropäischer Zeit):

MEZ + 1 Std. (MESZ ± 0 Std.)

Hilfe in Notfällen

Deutsche Botschaft
201, Florence Ribeiro Avenue
Groenkloof Ext 11
Pretoria
Tel. (0027 12) 4 27 89 00

Österreichische Botschaft
454A Fehrsen Street, Brooklyn
Pretoria
Tel. (0027 12) 4 52 91 55

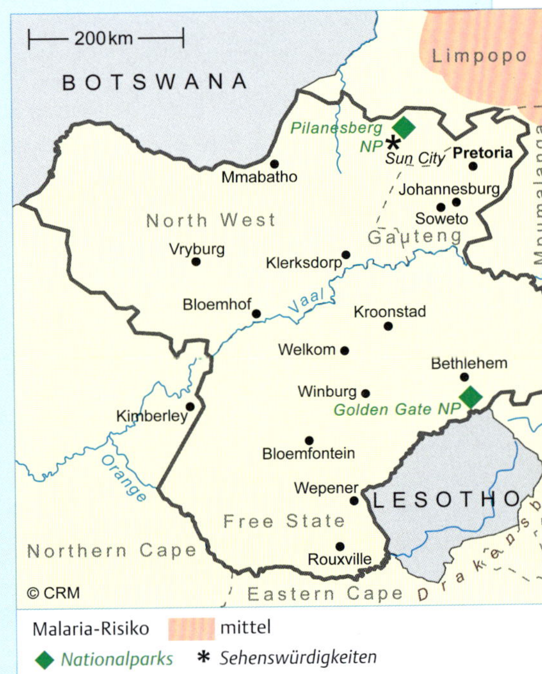

Impfvorschriften

• direkt	**keine**
• aus Infektionsgebieten	**Gelbfieber** (ausgenommen Kinder unter 1 Jahr) • Die Impfvorschrift gilt auch bei Einreise aus einem Land mit Gelbfieber-Risiko, das nur im **Transit** besucht wurde, wenn die **Aufenthaltszeit auf dem Flughafen mehr als 12 Stunden** betrug. Abweichend von der offiziellen Bestimmung kann der Impfnachweis auch bei kürzerem Transit-Aufenthalt verlangt werden. • Gemäß den geänderten International Health Regulations der WHO (am 11. Juli 2016 in Kraft getreten) ist die **Gelbfieber-Impfbescheinigung** nach einmaliger Impfung **lebenslang gültig**. • Ärztliche **Bescheinigungen zur Befreiung von der Gelbfieber-Impfung** („exemption certificate", „waiver") werden bei der Einreise **nicht anerkannt**.
• Abweichungen	Der Nachweis einer gültigen **Gelbfieber**-Impfung kann auch bei Einreise aus Mosambik verlangt werden.

Impfempfehlungen

Allgemein zu empfehlender Impfschutz überprüfen, ergänzen bzw. auffrischen

alle: Tetanus, Diphtherie, Polio, Pertussis, MMR, Influenza (saisonal)
Kinder/Jugendliche: Hib, Hepatitis B, Rotaviren, Varizellen, Meningokokken ACWY, Meningokokken B, HPV
ab 60. Lj./chron. Kranke: Pneumokokken, COVID-19, RSV; *ab 50. Lj.:* Herpes zoster

► **siehe auch vordere und hintere Umschlagklappe**

Weitere Impfungen	alle Reisenden	bei Risiko
Hepatitis A	●	
Hepatitis B		● 2, 5, 6, 8
Tollwut		● 2, 4, 6, 8
Typhus	●	
Cholera		● 1, 5, 6, 7, 9
Meningokokken ACWY		● 1, 5
Gelbfieber	(v)	
Mpox		● 1, 2, 5, 10

● Impfung empfohlen
1 aktuelle Ausbrüche
2 einfache Reisebedingungen
3 Exposition im Endemiegebiet
4 Tierkontakte
5 enge soziale Kontakte, v. a. „Charity travel"
6 Einsätze (Katastrophen)
7 Hygienemängel
8 unzureichende medizin. Versorgung
9 Schutz gegen Reisediarrhoe (ETEC) nur inaktivierter Impfstoff, Off-Label-Use
10 Langzeitaufenthalte, wiederholte Reisen
(v) evtl. Impfpflicht beachten (s. Impfvorschriften)

- Verfügbarkeit Tollwutimpfstoffe

Moderne **Tollwutimpfstoffe** und **Immunglobulin** sind **nur in großen Städten** verfügbar. Impfstoff ist zunehmend knapp. Eine komplette Grundimmunisierung sollte bei vorhersehbarem Risiko vor der Einreise durchgeführt werden.

Malaria

keine

Besondere Infektionsrisiken

(**Fettdruck** = für die **Beratung aller Reisenden** relevant)

- oral

Darminfektionen
Hepatitis A
Typhus
Cholera
Brucellose

- arthropod

Sindbis-Fieber
West-Nil-Fieber
Rift Valley-Fieber
Krim-Kongo hämorrhagisches Fieber
Zeckenbissfieber

- aerogen

Tuberkulose
COVID-19
Influenza
RSV

- diverse

Hepatitis B
Venerische Infektionen HIV-Prävalenzen b. Erwachsenen > 15 %
Tollwut
Mpox

Sonstige Beratungsinhalte

(siehe **Checklisten etc. im Serviceteil**)

- allgemein

Flugreise (Langstrecke)
Hygiene
Gifttiere
Reiseapotheke
Auslandskrankenversicherung

- bei Bedarf

Gesundheitszeugnis (Arbeits-/Langzeitaufenthalt)

Südafrika – Nordosten (Mpumalanga, Limpopo)

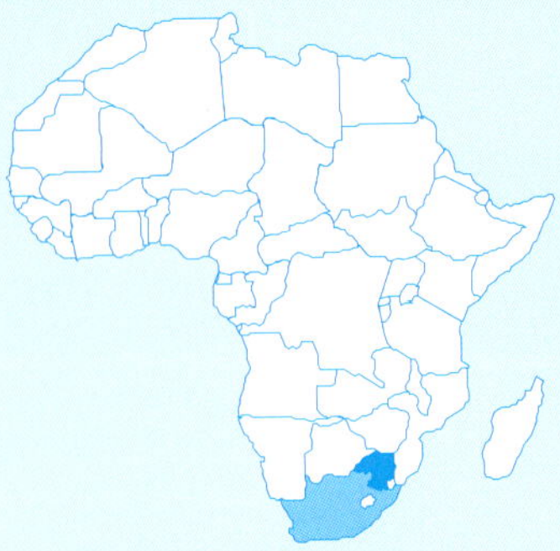

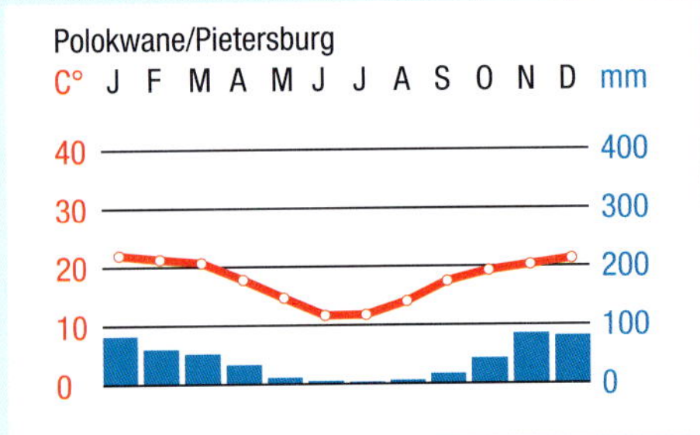

Hilfe in Notfällen

Deutsche Botschaft
201, Florence Ribeiro Avenue
Groenkloof Ext 11
Pretoria
Tel. (0027 12) 4 27 89 00

Österreichische Botschaft
454A Fehrsen Street, Brooklyn
Pretoria
Tel. (0027 12) 4 52 91 55

Der Nordosten Südafrikas – die Region nördlich des Vaal River – hieß früher „Transvaal". Mit der Neugliederung Südafrikas wurde das Gebiet in mehrere Provinzen aufgeteilt. Der Nordosten ist das „prime game country" des Landes. Eine Vielzahl von Naturreservaten ist ier zu finden, allen voran der Krüger Nationalpark. Er liegt in den Provinzen Mpumalanga und Limpopo und präsentiert auf einer Fläche von rund 20.000 qkm nahezu die gesamte Tierwelt Afrikas.

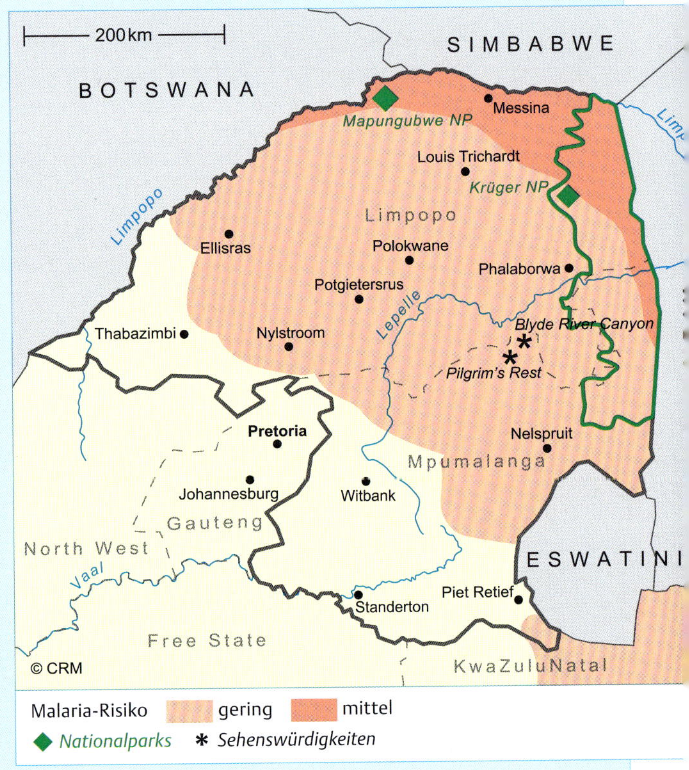

Klima

Subtropisches Klima mit warmen feuchten Sommern und milden Wintern.

Zeitdifferenz

(zu Mitteleuropäischer Zeit):

MEZ + 1 Std. (MESZ ± 0 Std.)

Impfvorschriften	
• direkt	**keine**
• aus Infektionsgebieten	**Gelbfieber** (ausgenommen Kinder unter 1 Jahr) • Die Impfvorschrift gilt auch bei Einreise aus einem Land mit Gelbfieber-Risiko, das nur im **Transit** besucht wurde, wenn die **Aufenthaltszeit auf dem Flughafen mehr als 12 Stunden** betrug. Abweichend von der offiziellen Bestimmung kann der Impfnachweis auch bei kürzerem Transit-Aufenthalt verlangt werden. • Gemäß den geänderten International Health Regulations der WHO (am 11. Juli 2016 in Kraft getreten) ist die **Gelbfieber-Impfbescheinigung** nach einmaliger Impfung **lebenslang gültig**. • Ärztliche **Bescheinigungen zur Befreiung von der Gelbfieber-Impfung** („exemption certificate", „waiver") werden bei der Einreise **nicht anerkannt**.
• Abweichungen	Der Nachweis einer gültigen **Gelbfieber**-Impfung kann auch bei Einreise aus Mosambik verlangt werden.

Impfempfehlungen

Allgemein zu empfehlender Impfschutz überprüfen, ergänzen bzw. auffrischen

alle: Tetanus, Diphtherie, Polio, Pertussis, MMR, Influenza (saisonal)
Kinder/Jugendliche: Hib, Hepatitis B, Rotaviren, Varizellen, Meningokokken ACWY, Meningokokken B, HPV
ab 60. Lj./chron. Kranke: Pneumokokken, COVID-19, RSV; *ab 50. Lj.:* Herpes zoster

► **siehe auch vordere und hintere Umschlagklappe**

Weitere Impfungen	alle Reisenden	bei Risiko
Hepatitis A	●	
Hepatitis B		● 2, 5, 6, 8
Tollwut		● 2, 4, 6, 8
Typhus	●	
Cholera		● 1, 5, 6, 7, 9
Meningokokken ACWY		● 1, 5
Dengue	●	
Chikungunya		● 1, 10
Gelbfieber	(v)	
Mpox		● 1, 2, 5, 10

● Impfung empfohlen
1 aktuelle Ausbrüche
2 einfache Reisebedingungen
3 Exposition im Endemiegebiet
4 Tierkontakte
5 enge soziale Kontakte, v. a. „Charity travel"
6 Einsätze (Katastrophen)
7 Hygienemängel
8 unzureichende medizin. Versorgung
9 Schutz gegen Reisediarrhoe (ETEC) nur inaktivierter Impfstoff, Off-Label-Use
10 Langzeitaufenthalte, wiederholte Reisen
(v) evtl. Impfpflicht beachten (s. Impfvorschriften)

- Verfügbarkeit Tollwutimpfstoffe

Moderne **Tollwutimpfstoffe** und **Immunglobulin** sind **nur in großen Städten** verfügbar. Impfstoff ist zunehmend knapp. Eine komplette Grundimmunisierung sollte bei vorhersehbarem Risiko vor der Einreise durchgeführt werden.

Malaria

Karte Malaria – Südliches Afrika siehe Kartenanhang

- Saison: ganzjährig, verstärkt Oktober–Mai
- Parasit: P. falciparum nahezu 100 %, Resistenzen Chloroquin, Sulfa/Pyrimethamin-Kombinationen
- Epidemiologie / Vorbeugung: **Expositionsprophylaxe!**

Medikation (NST = Notfallselbsttherapie)	regelm.	NST
mittleres Risiko im Tiefland im N und O der Provinz Limpopo (einschließlich nördlicher Krüger-Nationalpark), besonders in und nach der Regenzeit (Okt–Mai)	AP, D*, M oder Ø	Ø AP, DP, AL
geringes Risiko in den genannten Risikogebieten in der Trockenzeit (Juni–Sep) sowie in den westlich anschließenden Gebieten der Provinzen Limpopo und Mpumalanga	Ø	AP, DP, AL
kein Risiko in der übrigen Region	Ø	Ø

AL = Artemether/Lumefantrin (Riamet®), AP = Atovaquon/Proguanil (Malarone® u. a.), D = Doxycyclin, DP = Dihydroartemisinin/Piperaquin (Eurartesim®), M = Mefloquin (Lariam®), Ø = keine
In der Tabelle durch Komma getrennte Präparate sind als Alternativen zu verstehen.
* Doxycyclin ist in Deutschland und in Österreich zur Malariaprophylaxe nicht zugelassen (s. Seite 490).

Besondere Infektionsrisiken

(**Fettdruck** = für die **Beratung aller Reisenden** relevant)

- oral
  - **Darminfektionen**
  - **Hepatitis A**
  - **Typhus**
  - Cholera
  - Brucellose
- arthropod
  - Sindbis-Fieber
  - Chikungunya
  - **Dengue**
  - West-Nil-Fieber
  - Rift Valley-Fieber
  - Krim-Kongo hämorrhagisches Fieber
  - Zeckenbissfieber
  - Pest — Naturherde im N
- aerogen
  - Tuberkulose
  - COVID-19
  - Influenza
  - RSV
- diverse
  - **Schistosomiasis** — einschließlich der Nationalparks
  - **Hepatitis B**
  - Venerische Infektionen — HIV-Prävalenzen b. Erwachsenen > 15 %
  - **Tollwut**
  - Milzbrand — vorw. Nordwest-Provinz
  - Mpox

Südafrika – Nordosten (Forts.)

Sonstige Beratungsinhalte	(siehe **Checklisten etc. im Serviceteil**)
• allgemein	Flugreise (Langstrecke) Hygiene Reiseapotheke Auslandskrankenversicherung
• bei Bedarf	Gesundheitszeugnis (Arbeits-/Langzeitaufenthalt)

Südafrika – Nordwesten (Northern Cape)

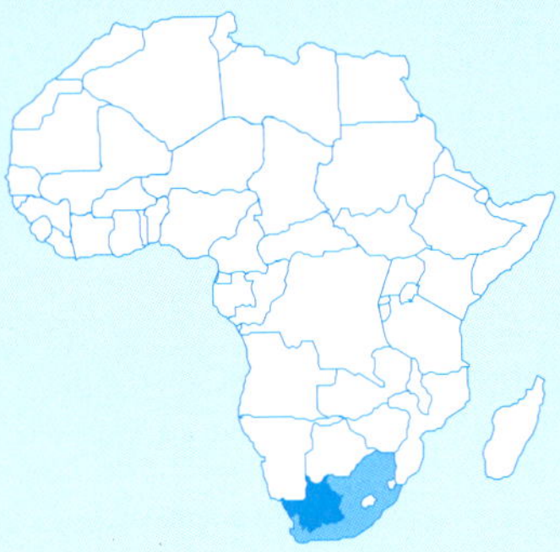

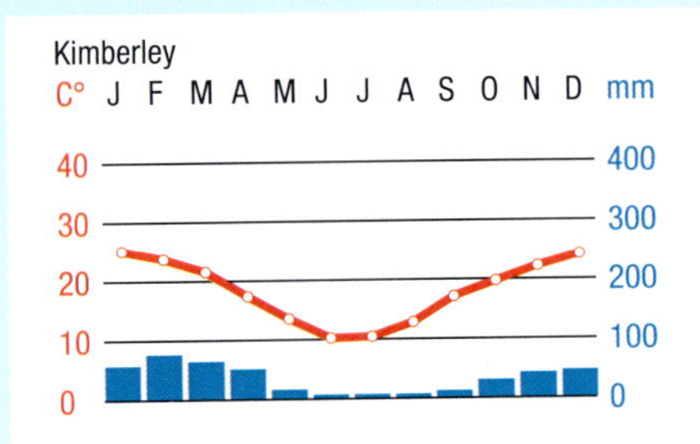

Die nördliche Kapprovinz ist mit einer Fläche von ca. 360.000 qkm größte Provinz des Landes. Sie ist zugleich die am dünnsten besiedelte Region in Südafrika, mit einer Gesamtbevölkerung von unter einer Million, wovon ein Viertel in der Hauptstadt Kimberley lebt. Die landwirtschaftliche Nutzung beschränkt sich auf extensive Viehwirtschaft. Auf den großflächigen, spärlich bewachsenen Naturweiden werden insbesondere Schafe und Ziegen gehalten. Das Northern Cape ist touristisch noch wenig erschlossen, obwohl die Provinz mit dem Kgalagadi Transfrontier National Park eine der größten Attraktionen Südafrikas besitzt. Dieses riesige Wildreservat in der Kalahari, dessen größter Teil in Botswana liegt, ist recht entlegen. Ebenfalls sehenswert sind der Augrabies Falls National Park am Oranje Fluss (Orange River) sowie die Diamantenregion um die Stadt Kimberley. Auch das Namaqualand mit der Hauptstadt Springbok im äußersten Nordwesten gehört zur Provinz Northern Cape.

Klima

Heißes und trockenes Klima, die dominierenden Landschaftsformen sind Trockensavannen und Halbwüsten.

Zeitdifferenz (zu Mitteleuropäischer Zeit):

MEZ + 1 Std. (MESZ ± 0 Std.)

Hilfe in Notfällen

Deutsches Generalkonsulat
9th Floor, Safmarine House
22 Riebeek Street
Kapstadt
Tel.: (0027 21) 405 30 00
Deutsche Botschaft
201, Florence Ribeiro Avenue
Groenkloof Ext 11
Pretoria
Tel. (0027 12) 4 27 89 00

Österreichische Botschaft
454A Fehrsen Street, Brooklyn
Pretoria
Tel. (0027 12) 4 52 91 55

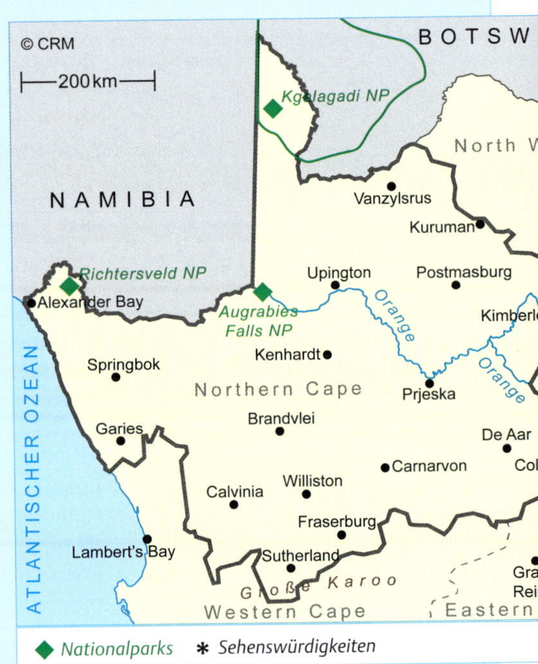

Impfvorschriften	
• direkt	**keine**
• aus Infektionsgebieten	**Gelbfieber** (ausgenommen Kinder unter 1 Jahr) • Die Impfvorschrift gilt auch bei Einreise aus einem Land mit Gelbfieber-Risiko, das nur im **Transit** besucht wurde, wenn die **Aufenthaltszeit auf dem Flughafen mehr als 12 Stunden** betrug. Abweichend von der offiziellen Bestimmung kann der Impfnachweis auch bei kürzerem Transit-Aufenthalt verlangt werden. • Gemäß den geänderten International Health Regulations der WHO (am 11. Juli 2016 in Kraft getreten) ist die **Gelbfieber-Impfbescheinigung** nach einmaliger Impfung **lebenslang gültig**. • Ärztliche **Bescheinigungen zur Befreiung von der Gelbfieber-Impfung** („exemption certificate", „waiver") werden bei der Einreise **nicht anerkannt**.
• Abweichungen	Der Nachweis einer gültigen **Gelbfieber**-Impfung kann auch bei Einreise aus Mosambik verlangt werden.

Impfempfehlungen

Allgemein zu empfehlender Impfschutz überprüfen, ergänzen bzw. auffrischen

alle: Tetanus, Diphtherie, Polio, Pertussis, MMR, Influenza (saisonal)
Kinder/Jugendliche: Hib, Hepatitis B, Rotaviren, Varizellen, Meningokokken ACWY, Meningokokken B, HPV
ab 60. Lj./chron. Kranke: Pneumokokken, COVID-19, RSV; *ab 50. Lj.:* Herpes zoster

► **siehe auch vordere und hintere Umschlagklappe**

Weitere Impfungen	alle Reisenden	bei Risiko
Hepatitis A	●	
Hepatitis B		● 2, 5, 6, 8
Tollwut		● 2, 4, 6, 8
Typhus	●	
Cholera		● 1, 5, 6, 7, 9
Meningokokken ACWY		● 1, 5
Gelbfieber	(v)	
Mpox		● 1, 2, 5, 10

● Impfung empfohlen
1 aktuelle Ausbrüche
2 einfache Reisebedingungen
3 Exposition im Endemiegebiet
4 Tierkontakte
5 enge soziale Kontakte, v. a. „Charity travel"
6 Einsätze (Katastrophen)
7 Hygienemängel
8 unzureichende medizin. Versorgung
9 Schutz gegen Reisediarrhoe (ETEC) nur inaktivierter Impfstoff, Off-Label-Use
10 Langzeitaufenhtalte, wiederholte Reisen
(v) evtl. Impfpflicht beachten (s. Impfvorschriften)

• Verfügbarkeit Tollwutimpfstoffe	Moderne **Tollwutimpfstoffe** und **Immunglobulin** sind **nur in großen Städten** verfügbar. Impfstoff ist zunehmend knapp. Eine komplette Grundimmunisierung sollte bei vorhersehbarem Risiko vor der Einreise durchgeführt werden.
Malaria	**keine**
Besondere Infektionsrisiken	(**Fettdruck** = für die **Beratung aller Reisenden** relevant)
• oral	**Darminfektionen** **Hepatitis A** **Typhus** Cholera Brucellose
• arthropod	Sindbis-Fieber West-Nil-Fieber Rift Valley-Fieber Krim-Kongo hämorrhagisches Fieber Zeckenbissfieber Pest Naturherde im N
• aerogen	Tuberkulose COVID-19 Influenza RSV
• diverse	**Schistosomiasis** entlang dem Oranje-Fluss an der Grenze zu Namibia **Hepatitis B** Venerische Infektionen HIV-Prävalenzen b. Erwachsenen > 15 % **Tollwut** Milzbrand Mpox
Sonstige Beratungsinhalte	(siehe **Checklisten etc. im Serviceteil**)
• allgemein	Flugreise (Langstrecke) Hygiene Gifttiere Reiseapotheke Auslandskrankenversicherung
• bei Bedarf	Gesundheitszeugnis (Arbeits-/Langzeitaufenthalt)

Südafrika – Süden (Western und Eastern Cape)

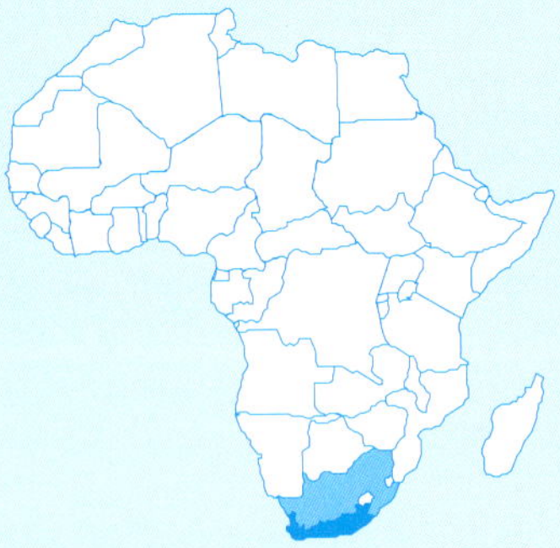

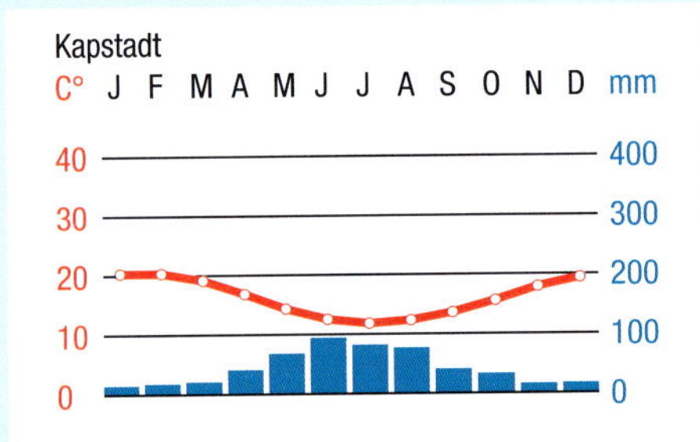

Zu den beliebtesten Reisezielen in Südafrika gehört die westliche Kap-Region. Klassische Reiseziele in Western Cape sind vor allem Kapstadt selbst und daneben auch die Weinbaugebiete um Stellenbosch, Paarl und Franschhoek. Dagegen sind die Cederberge trocken und im Sommer heiß. In den von schroffen Felsmassiven umgebenen Tälern werden Rooibos Tee und Zitrusfrüchte angebaut, bewässert vom Olifants Fluss. Die Karoo Halbwüste erstreckt sich über viele Hundert Kilometer nach Norden und Osten. Die Provinz Western Cape reicht bis nach Plettenberg Bay, umfasst also auch die populäre Garden Route.

Südafrikas Eastern Cape Provinz beginnt östlich des Storms River und reicht bis zum Mtamvuna River in der ehemaligen Transkei. Dazwischen liegen rund 1000 km Küste sowie die Metropolen Port Elizabeth und East London. Die Bevölkerungsdichte ist mit 7 Millionen vergleichsweise gering. Abgesehen von den Regionen um Port Elizabeth und East London hat das Eastern Cape wenig Industrie und auch keine nennenswerten Bodenschätze. Dafür gibt es jedoch umso mehr Naturlandschaft und eine große Vielfalt an Landschaftsformen. Im Addo Elephant National Park und anderen Natur- und Wildreservaten haben Besucher die Möglichkeit, afrikanisches Großwild zu erleben. Im Unterschied zum Krüger-Park und zu den Wildparks in KwaZulu-Natal sind die Nationalparks im Süden malariafrei.

Klima

Kapland winterfeucht mit Hauptniederschlägen von Juni bis September, sonst warmgemäßigtes subtropisches Klima mit Sommerniederschlägen von Osten nach Westen abnehmend; durchschnittliche Temperatur in Kapstadt im Juli 12 °C, im Januar 20,4 °C.

Zeitdifferenz (zu Mitteleuropäischer Zeit):

MEZ + 1 Std. (MESZ ± 0 Std.)

Hilfe in Notfällen

Deutsches Generalkonsulat
9th Floor, Safmarine House, 22 Riebeek Street
Kapstadt
Tel.: (0027 21) 405 30 00

Deutsches Honorarkonsulat
Maritime Motor Building, Circular Way,
Walmer, Port Elizabeth
Tel.: (0027 41) 397 4721

Deutsche Botschaft
201, Florence Ribeiro Avenue
Groenkloof Ext 11
Pretoria
Tel. (0027 12) 4 27 89 00

Österreichisches Honorargeneralkonsulat
F2 The Courtyard, Central Park on Esplanade
Century City
Kapstadt
Tel. (0027 21) 9 12 13 51

Österreichische Botschaft
454A Fehrsen Street, Brooklyn
Pretoria
Tel. (0027 12) 4 52 91 55

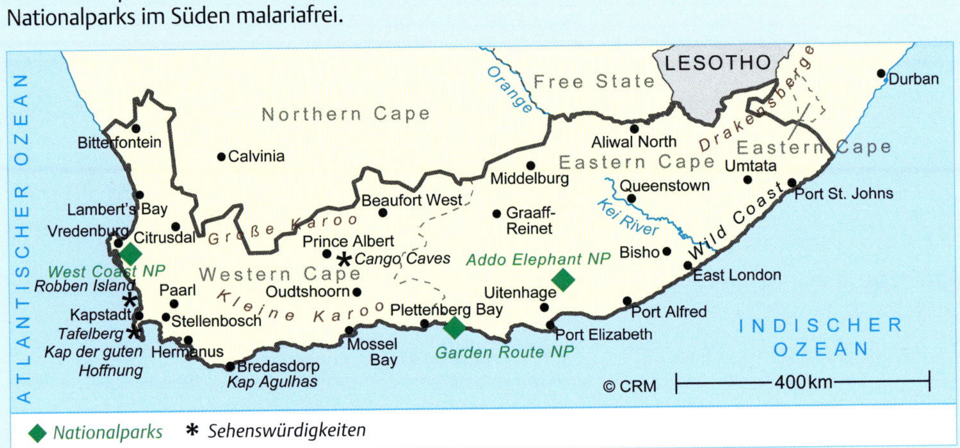

Impfvorschriften	
• direkt	**keine**
• aus Infektionsgebieten	**Gelbfieber** (ausgenommen Kinder unter 1 Jahr) • Die Impfvorschrift gilt auch bei Einreise aus einem Land mit Gelbfieber-Risiko, das nur im **Transit** besucht wurde, wenn die **Aufenthaltszeit auf dem Flughafen mehr als 12 Stunden** betrug. Abweichend von der offiziellen Bestimmung kann der Impfnachweis auch bei kürzerem Transit-Aufenthalt verlangt werden. • Gemäß den geänderten International Health Regulations der WHO (am 11. Juli 2016 in Kraft getreten) ist die **Gelbfieber-Impfbescheinigung** nach einmaliger Impfung **lebenslang gültig**. • Ärztliche **Bescheinigungen zur Befreiung von der Gelbfieber-Impfung** („exemption certificate", „waiver") werden bei der Einreise **nicht anerkannt**.
• Abweichungen	Der Nachweis einer gültigen **Gelbfieber**-Impfung kann auch bei Einreise aus Mosambik verlangt werden.

Impfempfehlungen

Allgemein zu empfehlender Impfschutz überprüfen, ergänzen bzw. auffrischen

alle: Tetanus, Diphtherie, Polio, Pertussis, MMR, Influenza (saisonal)
Kinder/Jugendliche: Hib, Hepatitis B, Rotaviren, Varizellen, Meningokokken ACWY, Meningokokken B, HPV
ab 60. Lj./chron. Kranke: Pneumokokken, COVID-19, RSV; *ab 50. Lj.:* Herpes zoster

► **siehe auch vordere und hintere Umschlagklappe**

Weitere Impfungen	alle Reisenden	bei Risiko
Hepatitis A	●	
Hepatitis B		● 2, 5, 6, 8
Tollwut		● 2, 4, 6, 8
Typhus	●	
Cholera		● 1, 5, 6, 7, 9
Meningokokken ACWY		● 1, 5
Gelbfieber	(v)	
Mpox		● 1, 2, 5

● Impfung empfohlen
1 aktuelle Ausbrüche
2 einfache Reisebedingungen
3 Exposition im Endemiegebiet
4 Tierkontakte
5 enge soziale Kontakte, v.a. „Charity travel"
6 Einsätze (Katastrophen)
7 Hygienemängel
8 unzureichende medizin. Versorgung
9 Schutz gegen Reisediarrhoe (ETEC) nur inaktivierter Impfstoff, Off-Label-Use
(v) evtl. Impfpflicht beachten (s. Impfvorschriften)

• Verfügbarkeit Tollwutimpfstoffe	Moderne **Tollwutimpfstoffe** und **Immunglobulin** sind **nur in großen Städten** verfügbar. Impfstoff ist zunehmend knapp. Eine komplette Grundimmunisierung sollte bei vorhersehbarem Risiko vor der Einreise durchgeführt werden.
Malaria	**keine**
Besondere Infektionsrisiken	(**Fettdruck** = für die **Beratung aller Reisenden** relevant)
• oral	**Darminfektionen** **Hepatitis A** **Typhus** Cholera Brucellose
• arthropod	Sindbis-Fieber West-Nil-Fieber Rift Valley-Fieber Zeckenbissfieber
• aerogen	Tuberkulose COVID-19 Influenza RSV
• diverse	**Schistosomiasis** östliche Kap-Provinz: küstennahe Flussniederungen bis Port Elizabeth **Hepatitis B** Venerische Infektionen HIV-Prävalenzen b. Erwachsenen > 15 % **Tollwut** seit 2024 auch bei Seelöwen um Kapstadt! Mpox
Sonstige Beratungsinhalte	(siehe **Checklisten etc. im Serviceteil**)
• allgemein	Flugreise (Langstrecke) Hygiene Gifttiere Reiseapotheke Auslandskrankenversicherung
• bei Bedarf	Tauchen Gesundheitszeugnis (Arbeits-/Langzeitaufenthalt)

Länderinformationen

Sudan

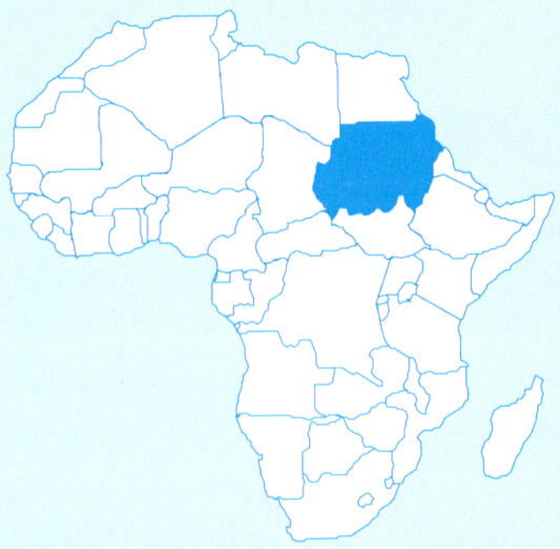

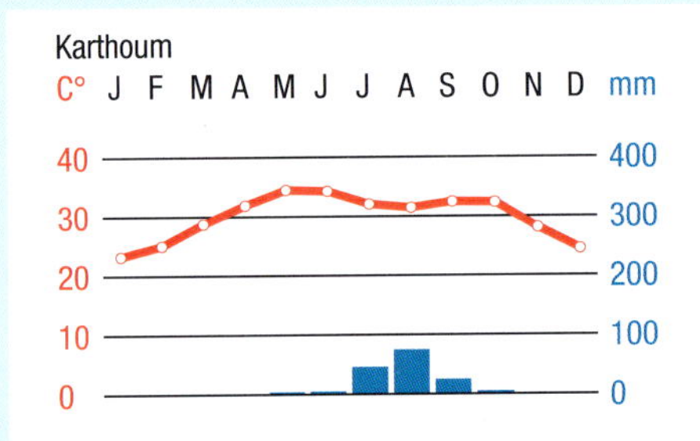

Klima

Im Norden Wüstenklima, im Süden tropisches wechselfeuchtes Klima mit sommerlichen Niederschlägen; durchschnittliche Temperatur in Khartum im Januar 23,2 °C, im Juni 34,3 °C.

Zeitdifferenz (zu Mitteleuropäischer Zeit):

MEZ + 2 Std. (MESZ + 1 Std.)

Hilfe in Notfällen

Deutsche Botschaft
derzeit geschlossen

Zuständige Deutsche Botschaft:
Äthiopien (Addis Abeba)

Österreichisches Honorarkonsulat
Aboulela Bldg., Parlament Street
Khartum
Telefon: (00249) 1 55 17 77 71

Zuständige Österreichische Botschaft:
Ägypten (Kairo)

Impfvorschriften

keine

- Ausreise

Entsprechend Vorgaben der WHO sollten Einheimische und alle Reisenden, die sich länger als 4 Wochen im Land aufgehalten haben, bei der Ausreise eine Impfung gegen Polio vorweisen. Die Impfung muss zwischen 4 Wochen und einem Jahr vor der Abreise erfolgen und in einem international gültigen Impfausweis dokumentiert sein.

Impfempfehlungen

Allgemein zu empfehlender Impfschutz überprüfen, ergänzen bzw. auffrischen

alle: Tetanus, Diphtherie, Polio, Pertussis, MMR, Influenza (saisonal)
Kinder/Jugendliche: Hib, Hepatitis B, Rotaviren, Varizellen, Meningokokken ACWY, Meningokokken B, HPV
ab 60. Lj./chron. Kranke: Pneumokokken, COVID-19, RSV; *ab 50. Lj.:* Herpes zoster

▸ **siehe auch vordere und hintere Umschlagklappe**

Weitere Impfungen	alle Reisenden	bei Risiko
Hepatitis A	●	
Hepatitis B		● 2, 5, 6, 8
Polio	● (v)	
Tollwut		● 2, 4, 6, 8
Typhus		● 1, 2, 5, 6, 7
Cholera		● 1, 5, 6, 7, 9
Meningokokken ACWY	●	
Dengue		● 3
Chikungunya		● 1, 10
Gelbfieber	●* (v)	
Mpox		● 1, 2, 5, 10

* Landesteile südlich der Sahara

● Impfung empfohlen
1 aktuelle Ausbrüche
2 einfache Reisebedingungen
3 Exposition im Endemiegebiet
4 Tierkontakte
5 enge soziale Kontakte, v. a. „Charity travel"
6 Einsätze (Katastrophen)
7 Hygienemängel
8 unzureichende medizin. Versorgung
9 Schutz gegen Reisediarrhoe (ETEC) nur inaktivierter Impfstoff, Off-Label-Use
10 Langzeitaufenthalt, wiederholte Reisen
(v) evtl. Impfpflicht beachten (s. Impfvorschriften)

- Verfügbarkeit Tollwutimpfstoffe

Moderne **Tollwutimpfstoffe** und **Immunglobulin** sind im Land **nicht verfügbar**. Eine komplette Grundimmunisierung sollte bei vorhersehbarem Risiko vor der Einreise durchgeführt werden.

Malaria • Saison • Parasit • Epidemiologie / Vorbeugung	im N saisonal (Sommermonate) entlang des Nil, im S ganzjährig P. falciparum 95 %, Resistenzen Chloroquin, Sulfa/Pyrimethamin-Kombinationen; P. vivax 5 % **Expositionsprophylaxe!**		
	Medikation (NST = Notfallselbsttherapie)	**regelm.**	**NST**
	hohes Risiko in den südlichen Landesteilen	AP, D*, M	Ø
	mittleres Risiko im Niltal südlich des Lake Nasser, nach N abnehmend	AP, D*, M oder Ø	Ø AP, AL, DP
	geringes Risiko oder **sehr geringes Risiko** in der Nordhälfte des Landes und am Roten Meer nördlich von Port Sudan	Ø	AP, AL, DP
	Khartum und Port Sudan gelten als **malariafrei**	Ø	Ø
	AL = Artemether/Lumefantrin (Riamet®), AP = Atovaquon/Proguanil (Malarone® u. a.), D = Doxycyclin, DP = Dihydroartemisinin/Piperaquin (Eurartesim®), M = Mefloquin (Lariam®), Ø = keine In der Tabelle durch Komma getrennte Präparate sind als Alternativen zu verstehen. * Doxycyclin ist in Deutschland und in Österreich zur Malariaprophylaxe nicht zugelassen (s. Seite 490).		
Besondere Infektionsrisiken	(**Fettdruck** = für die **Beratung aller Reisenden** relevant)		
• oral	**Darminfektionen** **Hepatitis A**, **E** **Polio** Typhus Cholera Brucellose Echinokokkose (E. granulosus)		
• arthropod	**Leishmaniase, viszerale** + kutane besonders im O Phlebotomus-Fieber Gelbfieber südlich 15° N Dengue vorw. Küstenregionen (Port Sudan) und Süden Chikungunya Rift Valley-Fieber Filariose, lymphatische + Onchozerkose + Loa-loa Krim-Kongo hämorrhagisches Fieber West-Nil-Fieber Rückfallfieber, Zecken- Rückfallfieber, Läuse- Fleckfieber, Läuse- Zeckenbissfieber		
• aerogen	**Meningokokken-Meningitis** Tuberkulose COVID-19 Influenza RSV		
• diverse	**Schistosomiasis** vorw. Niltal und südliche Provinzen **Hepatitis B**, C Venerische Infektionen **Tollwut** Mpox		
Sonstige Beratungsinhalte • allgemein	(siehe **Checklisten etc. im Serviceteil**) Flugreise (Langstrecke) Klima, Hygiene Gifttiere Reiseapotheke Auslandskrankenversicherung		
Bemerkungen	**Medizinische Versorgung:** Es ist mit erheblichen Engpässen bei der ärztlichen und medikamentösen Versorgung zu rechnen.Adäquate Ausstattung der **Reiseapotheke** (Zollbestimmungen beachten, Begleitattest ratsam, Muster im Serviceteil), **Auslandskrankenversicherung** mit Abdeckung des Rettungsrückflug-Risikos für Notfälle dringend empfohlen.		

Südsudan

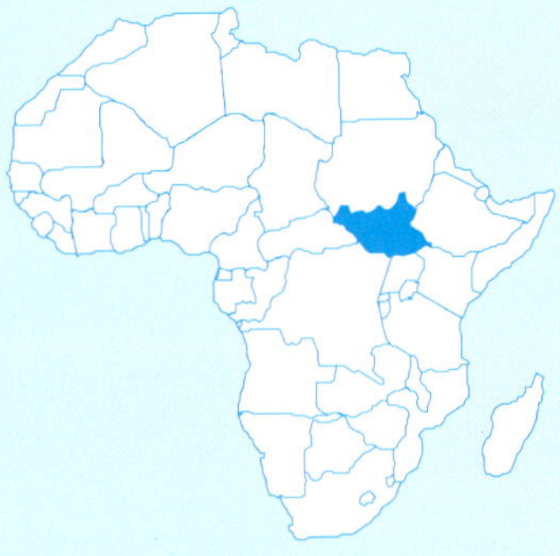

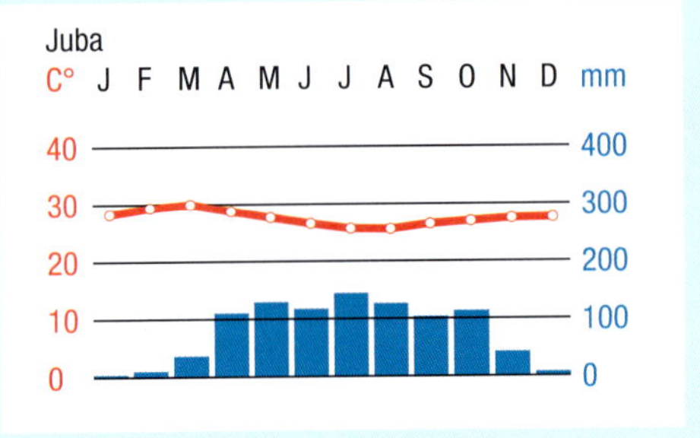

Klima

Tropisch wechselfeuchtes Klima mit Sommerregenzeit von April bis November; durchschnittliche Temperatur in Juba im Februar 29,3 °C, im Juli 25,5 °C.

Zeitdifferenz (zu Mitteleuropäischer Zeit):

MEZ + 2 Std. (MESZ + 1 Std.)

Hilfe in Notfällen

Deutsche Botschaft
EU Compound, Pope Francis (ex-Kololo) Road
Juba
Tel. (00211) 9 56 00 80 21

Derzeit keine Österreichische Vertretung im Land (Österreichische Staatsbürger können im Notfall die Hilfe der diplomatischen Vertretung Deutschlands oder eines anderen EU-Mitgliedsstaates in Anspruch nehmen)

Zuständige Österreichische Botschaft: Äthiopien (Addis Abeba)

Impfvorschriften

Gelbfieber (ausgenommen Kinder unter 1 Jahr)

- Gemäß den geänderten International Health Regulations der WHO (am 11. Juli 2016 in Kraft getreten) ist die **Gelbfieber-Impfbescheinigung** nach einmaliger Impfung **lebenslang gültig**. Es ist möglich, dass abweichend von der offiziellen Regelung bei Einreise ein Impfnachweis verlangt wird, der nicht älter als 10 Jahre ist.
- Ärztliche **Bescheinigungen zur Befreiung von der Gelbfieber-Impfung** („exemption certificate", „waiver") werden bei der Einreise **nicht anerkannt**.

- Ausreise

Entsprechend Vorgaben der WHO sollten Einheimische und alle Reisenden, die sich länger als 4 Wochen im Land aufgehalten haben, bei der Ausreise eine Impfung gegen Polio vorweisen. Die Impfung muss zwischen 4 Wochen und einem Jahr vor der Abreise erfolgen und in einem international gültigen Impfausweis dokumentiert sein.

- Abweichungen

Es kommt regelmäßig vor, dass bei Einreise ein Impfnachweis gegen **Meningokokken** erbracht werden muss.

Impfempfehlungen

Allgemein zu empfehlender Impfschutz überprüfen, ergänzen bzw. auffrischen

alle: Tetanus, Diphtherie, Polio, Pertussis, MMR, Influenza (saisonal)
Kinder/Jugendliche: Hib, Hepatitis B, Rotaviren, Varizellen, Meningokokken ACWY, Meningokokken B, HPV
ab 60. Lj./chron. Kranke: Pneumokokken, COVID-19, RSV; *ab 50. Lj.:* Herpes zoster

▸ **siehe auch vordere und hintere Umschlagklappe**

Weitere Impfungen	alle Reisenden	bei Risiko
Hepatitis A	●	
Hepatitis B		● 2, 5, 6, 8
Polio	● (v)	
Tollwut		● 2, 4, 6, 8
Typhus	●	
Cholera		● 1, 5, 6, 7, 9
Meningokokken ACWY	● (v)	
Dengue	●	
Chikungunya		● 1, 10
Gelbfieber	● v	
Mpox		● 1, 2, 5, 10

- ● Impfung empfohlen
- 1 aktuelle Ausbrüche
- 2 einfache Reisebedingungen
- 3 Exposition im Endemiegebiet
- 4 Tierkontakte
- 5 enge soziale Kontakte, v. a. „Charity travel"
- 6 Einsätze (Katastrophen)
- 7 Hygienemängel
- 8 unzureichende medizin. Versorgung
- 9 Schutz gegen Reisediarrhoe (ETEC) nur inaktivierter Impfstoff, Off-Label-Use
- 10 Langzeitaufenthalt, wiederholte Reisen
- **v** Impfung vorgeschrieben (s. Impfvorschriften)
- **(v)** evtl. Impfpflicht beachten (s. Impfvorschriften)

- Verfügbarkeit Tollwutimpfstoffe

Moderne **Tollwutimpfstoffe** und **Immunglobulin** sind im Land **nicht verfügbar**. Eine komplette Grundimmunisierung sollte bei vorhersehbarem Risiko vor der Einreise durchgeführt werden.

Malaria

- Saison: ganzjährig
- Parasit: P. falciparum nahezu 100 %, Resistenzen Chloroquin, Sulfa/Pyrimethamin-Kombinationen
- Epidemiologie / Vorbeugung: **Expositionsprophylaxe!**

Medikation (NST = Notfallselbsttherapie)	**regelm.**	**NST**
hohes Risiko landesweit	AP, D*, M	Ø

AP = Atovaquon/Proguanil (Malarone® u. a.), D = Doxycyclin, M = Mefloquin (Lariam®), Ø = keine
In der Tabelle durch Komma getrennte Präparate sind als Alternativen zu verstehen.
* Doxycyclin ist in Deutschland und in Österreich zur Malariaprophylaxe nicht zugelassen (s. Seite 490).

Besondere Infektionsrisiken

(**Fettdruck** = für die **Beratung aller Reisenden** relevant)

- oral

  Darminfektionen
  Hepatitis A, **E**
  Polio
  Typhus
  Cholera
  Brucellose
  Echinokokkose (E. granulosus)

- arthropod

  Leishmaniase, viszerale + kutane
  Phlebotomus-Fieber
  Gelbfieber
  Dengue
  Chikungunya
  Rift Valley-Fieber
  Filariose, lymphatische + Onchozerkose + Loa-loa
  Krim-Kongo hämorrhagisches Fieber
  West-Nil-Fieber
  Rückfallfieber, Zecken-
  Rückfallfieber, Läuse-
  Fleckfieber, Läuse-
  Zeckenbissfieber
  Schlafkrankheit vorw. in der Equatoria-Region

- aerogen

  Meningokokken-Meningitis
  Tuberkulose
  COVID-19
  Influenza
  RSV

- diverse

  Schistosomiasis
  Hepatitis B, C
  Venerische Infektionen
  Tollwut
  Ebola-Fieber
  Mpox

Sonstige Beratungsinhalte

(siehe **Checklisten etc. im Serviceteil**)

- allgemein

  Flugreise (Langstrecke)
  Klima, Hygiene
  Gifttiere
  Reiseapotheke
  Auslandskrankenversicherung

Bemerkungen

Medizinische Versorgung: Es ist mit erheblichen Engpässen bei der ärztlichen und medikamentösen Versorgung zu rechnen.Adäquate Ausstattung der **Reiseapotheke** (Zollbestimmungen beachten, Begleitattest ratsam, Muster im Serviceteil), **Auslandskrankenversicherung** mit Abdeckung des Rettungsrückflug-Risikos für Notfälle dringend empfohlen.

Suriname

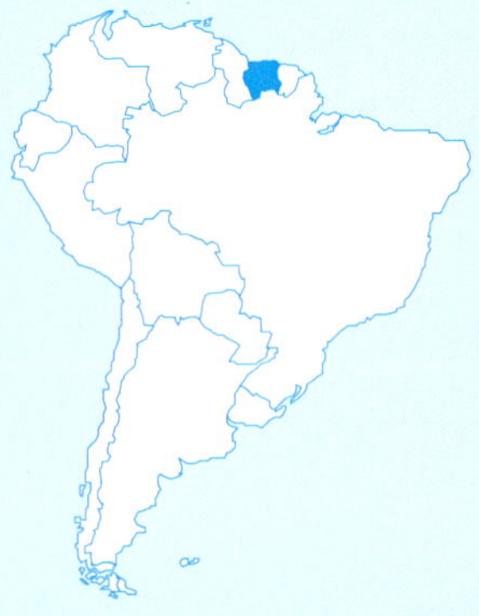

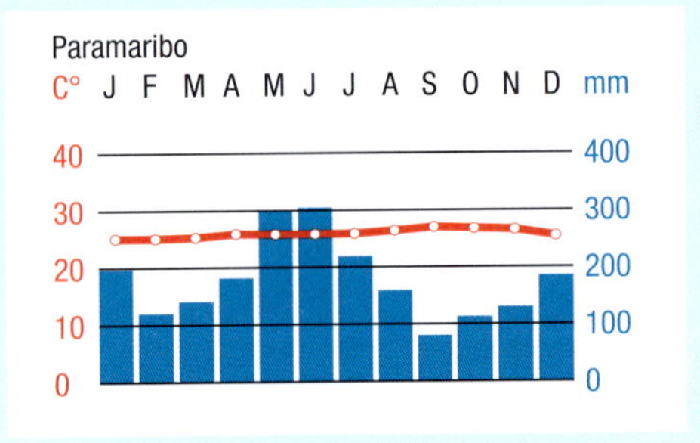

Klima

Tropisches Klima mit gleichbleibend hohen Jahrestemperaturen um 27 °C; zwei Regenzeiten (Mai bis August und November bis Januar).

Zeitdifferenz (zu Mitteleuropäischer Zeit):

MEZ −4 Std. (MESZ −5 Std.)

Hilfe in Notfällen

Deutsches Honorarkonsulat
Prof. W. J. Kernkampweg 52–54
Paramaribo
Tel.: (00597) 46 32 00

Zuständige Deutsche Botschaft:
Trinidad und Tobago (Port-of-Spain)

Zuständige Österreichische Botschaft:
Brasilien (Brasilia)

Impfvorschriften

- direkt: **keine**
- aus Infektionsgebieten: **Gelbfieber** (ausgenommen Kinder unter 1 Jahr)
  - Die Impfvorschrift gilt auch bei Einreise aus einem Land mit Gelbfieber-Risiko, das nur im **Transit** besucht wurde, wenn die **Aufenthaltszeit auf dem Flughafen mehr als 12 Stunden** betrug. Abweichend von der offiziellen Bestimmung kann der Impfnachweis auch bei kürzerem Transit-Aufenthalt verlangt werden.
  - Gemäß den geänderten International Health Regulations der WHO (am 11. Juli 2016 in Kraft getreten) ist die **Gelbfieber-Impfbescheinigung** nach einmaliger Impfung **lebenslang gültig**.
  - Ärztliche **Bescheinigungen zur Befreiung von der Gelbfieber-Impfung** („exemption certificate", „waiver") werden bei der Einreise anerkannt.

Impfempfehlungen

Allgemein zu empfehlender Impfschutz überprüfen, ergänzen bzw. auffrischen

alle: Tetanus, Diphtherie, Polio, Pertussis, MMR, Influenza (saisonal)
Kinder/Jugendliche: Hib, Hepatitis B, Rotaviren, Varizellen, Meningokokken ACWY, Meningokokken B, HPV
ab 60. Lj./chron. Kranke: Pneumokokken, COVID-19, RSV; *ab 50. Lj.:* Herpes zoster

▸ **siehe auch vordere und hintere Umschlagklappe**

Weitere Impfungen	alle Reisenden	bei Risiko
Hepatitis A	●	
Hepatitis B		● 2, 5, 6, 8
Tollwut		● 2, 4, 6, 8
Typhus		● 1, 2, 5, 6, 7
Cholera		● 9
Meningokokken ACWY		● 1, 5
Dengue	●	
Chikungunya	●	
Gelbfieber	● (v)	

● Impfung empfohlen
1 aktuelle Ausbrüche
2 einfache Reisebedingungen
3 Exposition im Endemiegebiet
4 Tierkontakte
5 enge soziale Kontakte, v. a. „Charity travel"
6 Einsätze (Katastrophen)
7 Hygienemängel
8 unzureichende medizin. Versorgung
9 Schutz gegen Reisediarrhoe (ETEC) nur inaktivierter Impfstoff, Off-Label-Use
(v) evtl. Impfpflicht beachten (s. Impfvorschriften)

- Verfügbarkeit Tollwutimpfstoffe: Moderne **Tollwutimpfstoffe** und **Immunglobulin** sind im Land **nicht verfügbar**. Eine komplette Grundimmunisierung sollte bei vorhersehbarem Risiko vor der Einreise durchgeführt werden.

Malaria

Karte Malaria – Südamerika siehe Kartenanhang

- Saison: ganzjährig
- Parasit: P. falciparum insgesamt 9 %, Resistenzen Chloroquin, Sulfa/Pyrimethamin-Kombinationen, Mefloquin, partiell Chinin; P. vivax insgesamt 91 %
  über 98 % Rückgang der Fallzahlen seit 2000, 2021 noch 77 Fälle
- Epidemiologie / Vorbeugung: **Expositionsprophylaxe!**

Medikation (NST = Notfallselbsttherapie)	regelm.	NST
geringes Risiko landesweit	Ø	AP, AL, DP

AL = Artemether/Lumefantrin (Riamet®), AP = Atovaquon/Proguanil (Malarone® u. a.), DP = Dihydroartemisinin/Piperaquin (Eurartesim®), Ø = keine
In der Tabelle durch Komma getrennte Präparate sind als Alternativen zu verstehen.

Besondere Infektionsrisiken	(**Fettdruck** = für die **Beratung aller Reisenden** relevant)
• oral	**Darminfektionen** **Hepatitis A** Typhus Brucellose
• arthropod	**Dengue** **Chikungunya** Oropouche Zika Leishmaniase, kutane + mukokutane Gelbfieber Chagas-Krankheit
• aerogen	Histoplasmose Tuberkulose COVID-19 Influenza RSV
• diverse	Schistosomiasis mittlere Küstenregion **Hepatitis B**, C Venerische Infektionen Leptospirose Tollwut
Sonstige Beratungsinhalte	(siehe **Checklisten etc. im Serviceteil**)
• allgemein	Flugreise (Langstrecke) Klima, Hygiene Reiseapotheke Auslandskrankenversicherung

Swasiland s. Eswatini

Syrien

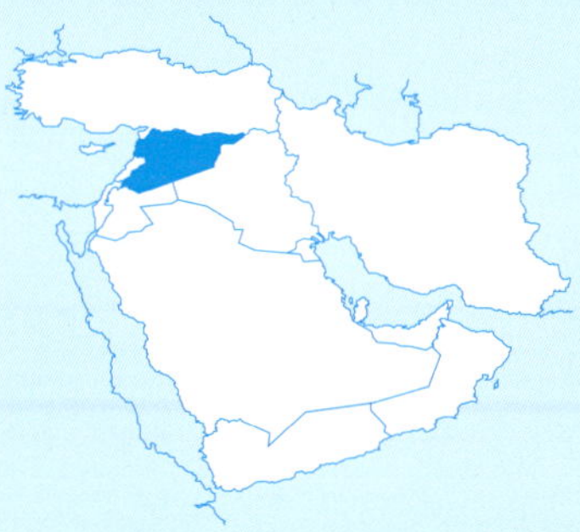

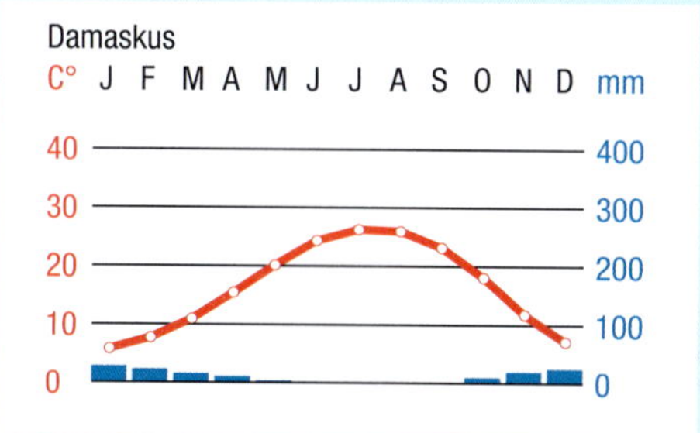

Klima

Subtropisches trockenes Klima, im Westen Winterregen; durchschnittliche Temperatur in Damaskus im Januar 6 °C, im August 26,3 °C.

Zeitdifferenz (zu Mitteleuropäischer Zeit):

MEZ + 1 Std. ganzjährig

Hilfe in Notfällen

Deutsche Botschaft
Abdulmunem Al-Riad Street, Malki
Damaskus

Österreichische Botschaft
Farabi Street 7, Mezzeh, East Villas
Damaskus
Tel. (Ausweichquartier Beirut):
(00961 1) 21 30 11

Syrien (Forts.)

Impfvorschriften

- direkt: **keine**
- Ausreise: **Meningokokken ACWY**

Impfempfehlungen

Allgemein zu empfehlender Impfschutz überprüfen, ergänzen bzw. auffrischen

alle: Tetanus, Diphtherie, Polio, Pertussis, MMR, Influenza (saisonal)
Kinder/Jugendliche: Hib, Hepatitis B, Rotaviren, Varizellen, Meningokokken ACWY, Meningokokken B, HPV
ab 60. Lj./chron. Kranke: Pneumokokken, COVID-19, RSV; *ab 50. Lj.:* Herpes zoster
► **siehe auch vordere und hintere Umschlagklappe**

Weitere Impfungen	alle Reisenden	bei Risiko
Hepatitis A	●	
Hepatitis B		● 2, 5, 6, 8
Polio	●	
Tollwut		● 2, 4, 6, 8
Cholera		● 1, 9
Meningokokken ACWY		● 1, 5

● Impfung empfohlen
1 aktuelle Ausbrüche
2 einfache Reisebedingungen
3 Exposition im Endemiegebiet
4 Tierkontakte
5 enge soziale Kontakte, v. a. „Charity travel"
6 Einsätze (Katastrophen)
7 Hygienemängel
8 unzureichende medizin. Versorgung
9 Schutz gegen Reisediarrhoe (ETEC) nur inaktivierter Impfstoff, Off-Label-Use
(v) evtl. Impfpflicht beachten (s. Impfvorschriften)

- Verfügbarkeit Tollwutimpfstoffe: Moderne **Tollwutimpfstoffe** und **Immunglobulin** sind im Land **nicht verfügbar**. Eine komplette Grundimmunisierung sollte bei vorhersehbarem Risiko vor der Einreise durchgeführt werden.

Malaria

- Saison: Mai–Oktober
- Parasit: P. vivax ausschließlich
- Epidemiologie / Vorbeugung: **Expositionsprophylaxe!**

Medikation (NST = Notfallselbsttherapie)	regelm.	NST
minimales Risiko herdförmig im Norden, speziell im Al Hasaka-Gouvernorat (Grenzgebiet zur Türkei und zum Irak), keine autochthonen Fälle seit 2005	Ø	AP, AL, DP
kein Risiko in den übrigen Landesteilen	Ø	Ø

AL = Artemether/Lumefantrin (Riamet®), AP = Atovaquon/Proguanil (Malarone® u. a.), DP = Dihydroartemisinin/Piperaquin (Eurartesim®), Ø = keine
In der Tabelle durch Komma getrennte Präparate sind als Alternativen zu verstehen.

Besondere Infektionsrisiken

(**Fettdruck** = für die **Beratung aller Reisenden** relevant)

- oral:
  Darminfektionen
  Hepatitis A, E
  Polio
  Cholera — Ausbrüche 2022. 2023
  Echinokokkose (E. granulosus)
  Brucellose
- arthropod:
  Leishmaniase, kutane — landesweit
  Leishmaniase, viszerale — im NW
  Phlebotomus-Fieber
  Krim-Kongo hämorrhagisches Fieber
  West-Nil-Fieber
- aerogen:
  COVID-19
  Influenza
  RSV
- diverse:
  Schistosomiasis — vorw. am Oberlauf des Euphrat und im N bis zur Türkei
  Hepatitis B
  Tollwut

Sonstige Beratungsinhalte

(siehe **Checklisten etc. im Serviceteil**)

- allgemein:
  Flugreise (Langstrecke)
  Hygiene, Reiseapotheke
  Auslandskrankenversicherung
- bei Bedarf: Gesundheitszeugnis (Arbeits-/Langzeitaufenthalt)

Bemerkungen

In ländlichen Gegenden ist mit erheblichen Engpässen bei der **medizinischen Versorgung** zu rechnen. Adäquate Ausstattung der Reiseapotheke, Auslandskrankenversicherung mit Abdeckung des Rücktransport-Risikos für Notfälle ist dringend zu empfehlen.

Tahiti s. Franz. Polynesien

Tadschikistan

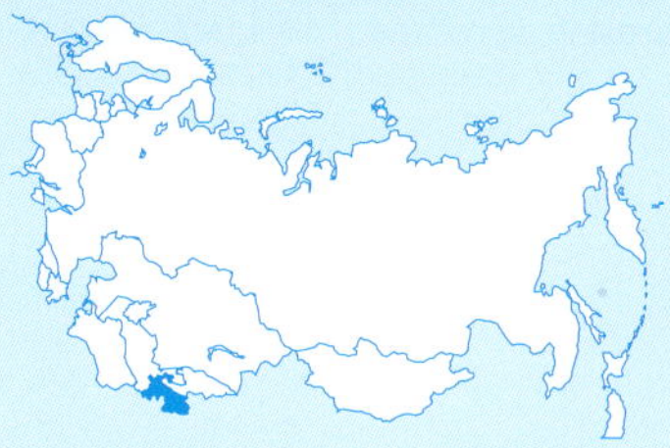

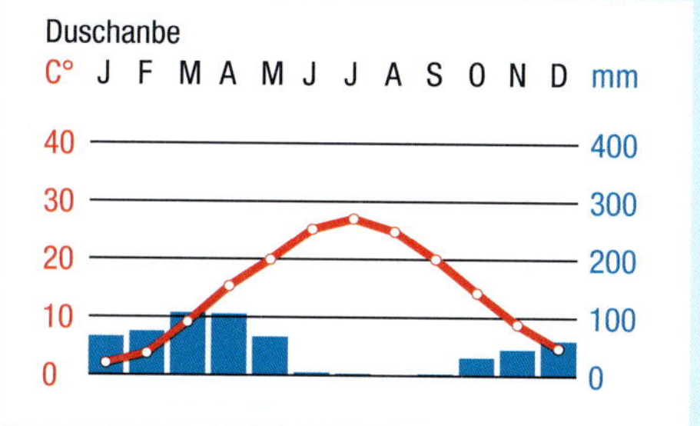

Klima

Kontinentales Gebirgsklima mit kalten Wintern, in den Niederungen teils subtropisch mild; heiße, trockene Sommer; durchschnittliche Temperatur in Duschanbe im Januar 2 °C, im Juli 27 °C.

Zeitdifferenz (zu Mitteleuropäischer Zeit):

MEZ +4 Std. (MESZ +3 Std.)

Hilfe in Notfällen

Deutsche Botschaft
Ul. Somoni 59/1
Duschanbe
Tel. (00992 43) 3 77 30 00

Derzeit keine Österreichische Vertretung im Land (Österreichische Staatsbürger können im Notfall die Hilfe der diplomatischen Vertretung Deutschlands oder eines anderen EU-Mitgliedsstaates in Anspruch nehmen)

Zuständige Österreichische Botschaft: Kasachstan (Astana)

Impfvorschriften

keine

Impfempfehlungen

Allgemein zu empfehlender Impfschutz überprüfen, ergänzen bzw. auffrischen

alle: Tetanus, Diphtherie, Polio, Pertussis, MMR, Influenza (saisonal)
Kinder/Jugendliche: Hib, Hepatitis B, Rotaviren, Varizellen, Meningokokken ACWY, Meningokokken B, HPV
ab 60. Lj./chron. Kranke: Pneumokokken, COVID-19, RSV; *ab 50. Lj.:* Herpes zoster

► **siehe auch vordere und hintere Umschlagklappe**

Weitere Impfungen	alle Reisenden	bei Risiko
Hepatitis A	●	
Hepatitis B		● 2, 5, 6, 8
Polio	●	
Tollwut		● 2, 4, 6, 8
Typhus	●	
Cholera		● 9
Meningokokken ACWY		● 1, 5

● Impfung empfohlen
1 aktuelle Ausbrüche
2 einfache Reisebedingungen
3 Exposition im Endemiegebiet
4 Tierkontakte
5 enge soziale Kontakte, v. a. „Charity travel"
6 Einsätze (Katastrophen)
7 Hygienemängel
8 unzureichende medizin. Versorgung
9 Schutz gegen Reisediarrhoe (ETEC) nur inaktivierter Impfstoff, Off-Label-Use

- Verfügbarkeit Tollwutimpfstoffe

Moderne **Tollwutimpfstoffe** und **Immunglobulin** sind im Land **nicht verfügbar**. Eine komplette Grundimmunisierung sollte bei vorhersehbarem Risiko vor der Einreise durchgeführt werden.

Malaria

Tadschikistan wurde 2023 von der WHO als Malaria-frei zertifiziert.

Besondere Infektionsrisiken

(**Fettdruck** = für die **Beratung aller Reisenden** relevant)

- oral

Darminfektionen
Hepatitis A, E
Polio
Typhus
Echinokokkose (E. granulosus)

- arthropod

Leishmaniase, kutane sporadisch im S
Borreliose April–Oktober
Krim-Kongo hämorrhagisches Fieber April–Oktober

- aerogen

Tuberkulose
COVID-19
Influenza
RSV

- diverse

Hepatitis B, C
Venerische Infektionen
Milzbrand
Tollwut

Tadschikistan (Forts.)

Sonstige Beratungsinhalte	(siehe **Checklisten etc. im Serviceteil**)
• allgemein	Flugreise (Langstrecke) Hygiene Reiseapotheke Auslandskrankenversicherung
• bei Bedarf	Aufenthalt in großen Höhen
Bemerkungen	Landesweit ist mit erheblichen Engpässen bei der **medizinischen Versorgung** zu rechnen. Adäquate Ausstattung der Reiseapotheke, Auslandskrankenversicherung mit Abdeckung des Rücktransport-Risikos für Notfälle ist dringend zu empfehlen.

Taiwan

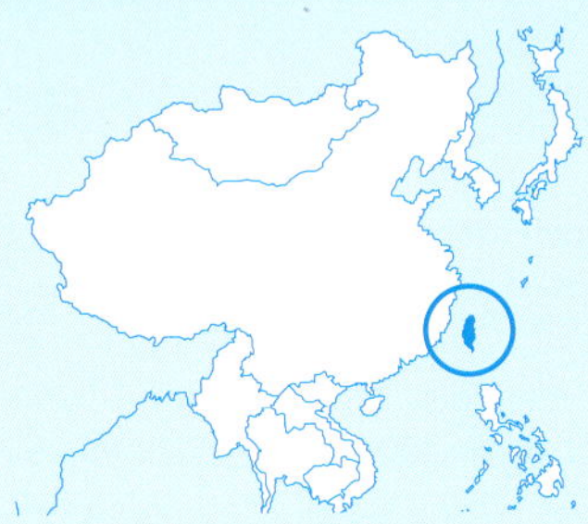

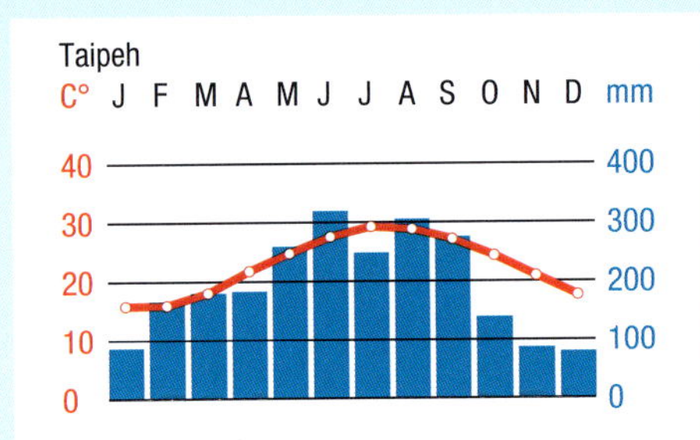

Klima

Subtropisches (Norden) bis tropisches (Süden) Monsunklima; Norden sehr feucht, Südwesten etwas trockner; im Inland aufgrund der hohen Gebirge gemäßigtes Klima mit möglichen Frösten im Winter; durchschnittliche Temperatur in Taipeh im Februar 15,8 °C, im Juli 29,2 °C.

Zeitdifferenz (zu Mitteleuropäischer Zeit):

MEZ +7 Std. (MESZ +6 Std.)

Hilfe in Notfällen

Deutsches Institut
4F, No. 2, Minsheng East Road, Sec. 3
Taipei
Tel. (00886 2) 87 22 28 00

Österreichisches Büro Taipei
10F, No. 167 Dunhua North Road
Taipei
Tel. (00886 2) 81 75 32 83

Impfvorschriften	**keine**
Impfempfehlungen	**Allgemein zu empfehlender Impfschutz** überprüfen, ergänzen bzw. auffrischen *alle:* Tetanus, Diphtherie, Polio, Pertussis, MMR, Influenza (saisonal) *Kinder/Jugendliche:* Hib, Hepatitis B, Rotaviren, Varizellen, Meningokokken ACWY, Meningokokken B, HPV *ab 60. Lj./chron. Kranke:* Pneumokokken, COVID-19, RSV; *ab 50. Lj.:* Herpes zoster ▸ **siehe auch vordere und hintere Umschlagklappe**

Weitere Impfungen	alle Reisenden	bei Risiko
Hepatitis A	•	
Hepatitis B		• 2, 5, 6, 8
Typhus		• 1, 2, 5, 6, 7
Cholera		• 1, 5, 6, 7, 9
Jap. Enzephalitis		• 2, 3
Meningokokken ACWY		• 1, 5
Meningokokken B		• 1, 5 (bis 25. Lj.)
Dengue	•	
Chikungunya		• 1, 10

• Impfung empfohlen
1 aktuelle Ausbrüche
2 einfache Reisebedingungen
3 Exposition im Endemiegebiet
4 Tierkontakte
5 enge soziale Kontakte, v. a. „Charity travel“
6 Einsätze (Katastrophen)
7 Hygienemängel
8 unzureichende medizin. Versorgung
9 Schutz gegen Reisediarrhoe (ETEC) nur inaktivierter Impfstoff, Off-Label-Use
10 Langzeitaufenthalt, wiederholte Reisen

• Verfügbarkeit Tollwutimpfstoffe	Moderne **Tollwutimpfstoffe** und **Immunglobulin** sind im Land **verfügbar**.
Malaria	**keine**
Besondere Infektionsrisiken	(**Fettdruck** = für die **Beratung aller Reisenden** relevant)
• oral	**Darminfektionen** **Hepatitis A** Cholera Typhus Clonorchiasis Paragonimiasis Hand-Fuß-Mund-Krankheit (auch aerogen)

• arthropod	**Dengue** Juni–Oktober Chikungunya bisher nur vereinzelt Japanische Enzephalitis April–Oktober, ländliche und suburbane Gebiete Borreliose vorw. Im N Tsutsugamushi-Fieber
• aerogen	COVID-19 Influenza RSV
• diverse	**Hepatitis B** Venerische Infektionen Melioidose Tollwut sehr geringes Risiko
Sonstige Beratungsinhalte	(siehe **Checklisten etc. im Serviceteil**)
• allgemein	Flugreise (Langstrecke) Klima, Hygiene Reiseapotheke Auslandskrankenversicherung
Bemerkungen	Taiwan wird von der Mehrzahl der Länder nicht als eigenständiger Staat anerkannt. Die **medizinische Versorgung** kann vor allem in ländlichen Gebieten problematisch sein.

Tansania

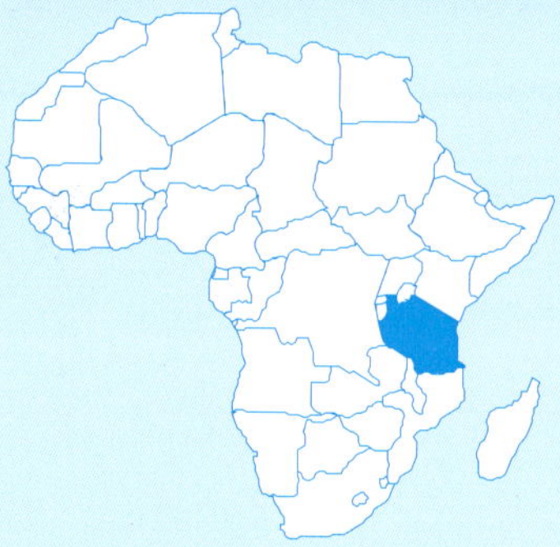

Detaillierte Informationen zur **medizinischen Infrastruktur** des Landes im aktuellen **CRM Handbuch Reisen mit Risiko**

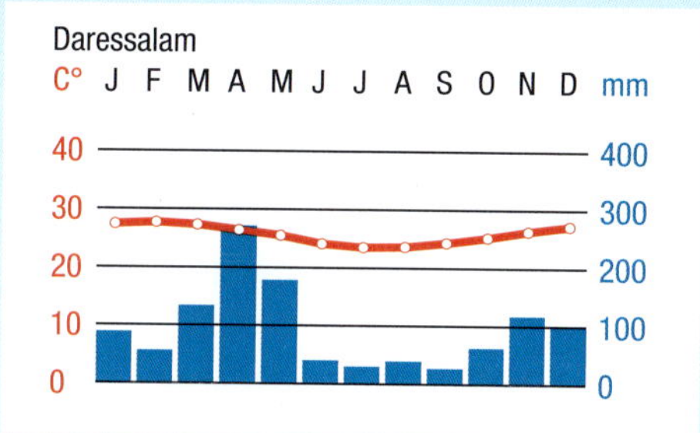

Klima

Überwiegend tropisches Hochlandklima mit Jahresmitteltemperaturen um 20 °C; Küstenbereich ganzjährig tropisch-heiß (Jahresmittel um 26 °C); Regenzeit von Dezember bis Mai, in Äquatornähe zwei Regenperioden (März bis Mai und Oktober/November).

Zeitdifferenz (zu Mitteleuropäischer Zeit):

MEZ + 2 Std. (MESZ + 1 Std.)

Hilfe in Notfällen

Deutsche Botschaft
Umoja House, Mirambo Street / Garden Ave., 2nd Floor
Daressalam
Tel. (00255 22) 2 11 74-09 bis -15

Österreichisches Honorarkonsulat Chole Road, house no. 45, plot no. 1935/4, Masaki, Dar Es Salaam
Tel.: (+255) 745 909 101

Zuständige Österreichische Botschaft: Kenia (Nairobi)

Impfvorschriften	
• direkt	**keine**
• aus Infektionsgebieten	**Gelbfieber** (ausgenommen Kinder unter 1 Jahr) • Die Impfvorschrift gilt auch bei Einreise aus einem Land mit Gelbfieber-Risiko, das nur im **Transit** besucht wurde, wenn die **Aufenthaltszeit auf dem Flughafen mehr als 12 Stunden** betrug. Abweichend von der offiziellen Bestimmung kann der Impfnachweis auch bei kürzerem Transit-Aufenthalt verlangt werden. • Gemäß den geänderten International Health Regulations der WHO (am 11. Juli 2016 in Kraft getreten) ist die **Gelbfieber-Impfbescheinigung** nach einmaliger Impfung **lebenslang gültig**. Es ist möglich, dass abweichend von der offiziellen Regelung bei Einreise ein Impfnachweis verlangt wird, der nicht älter als 10 Jahre ist. • Ärztliche **Bescheinigungen zur Befreiung von der Gelbfieber-Impfung** („exemption certificate", „waiver") werden bei der Einreise **nicht anerkannt**.
• Ausreise	Entsprechend Vorgaben der WHO sollten Einheimische und alle Reisenden, die sich länger als 4 Wochen im Land aufgehalten haben, bei der Ausreise eine Impfung gegen Polio vorweisen. Die Impfung muss zwischen 4 Wochen und einem Jahr vor der Abreise erfolgen und in einem international gültigen Impfausweis dokumentiert sein.
• Abweichungen	Entgegen den offiziellen Bestimmungen ist es am **Kilimanjaro Airport** auch bei der Einreise aus Nicht-Endemiegebieten zu Kontrollen der **Gelbfieber**-Impfung gekommen. Bei Einreise nach **Sansibar** wird der Nachweis einer Gelbfieber-Impfung regelmäßig verlangt. Da die dortigen Behörden Einreisen vom Festland als Ankunft aus einem Endemiegebiet ansehen, wird für die Weiterreise auf die Insel der Nachweis einer Gelbfieber-Impfung erforderlich.

Tansania (Forts.)

Impfempfehlungen

Allgemein zu empfehlender Impfschutz überprüfen, ergänzen bzw. auffrischen

alle: Tetanus, Diphtherie, Polio, Pertussis, MMR, Influenza (saisonal)
Kinder/Jugendliche: Hib, Hepatitis B, Rotaviren, Varizellen, Meningokokken ACWY, Meningokokken B, HPV
ab 60. Lj./chron. Kranke: Pneumokokken, COVID-19, RSV; *ab 50. Lj.:* Herpes zoster

► **siehe auch vordere und hintere Umschlagklappe**

Weitere Impfungen	alle Reisenden	bei Risiko
Hepatitis A	●	
Hepatitis B		● 2,5,6,8
Polio	(v)	● 2
Tollwut		● 2,4,6,8
Typhus	●	
Cholera		● 1,5,6,7,9
Meningokokken ACWY		● 1,5
Dengue		● 3
Chikungunya		● 1,10
Gelbfieber	(v)	● 1
Mpox		● 1,2,5,10

● Impfung empfohlen
1 aktuelle Ausbrüche
2 einfache Reisebedingungen
3 Exposition im Endemiegebiet
4 Tierkontakte
5 enge soziale Kontakte, v. a. „Charity travel“
6 Einsätze (Katastrophen)
7 Hygienemängel
8 unzureichende medizin. Versorgung
9 Schutz gegen Reisediarrhoe (ETEC) nur inaktivierter Impfstoff, Off-Label-Use
10 Langzeitaufenthalt, wiederholte Reisen
(v) evtl. Impfpflicht beachten (s. Impfvorschriften)

- Verfügbarkeit Tollwutimpfstoffe: Moderne **Tollwutimpfstoffe** und **Immunglobulin** sind im Land **nicht verfügbar**. Eine komplette Grundimmunisierung sollte bei vorhersehbarem Risiko vor der Einreise durchgeführt werden.

Malaria

- Saison: ganzjährig, verstärkt während der Regenzeit
- Parasit: P. falciparum nahezu 100 %, Resistenzen Chloroquin, Sulfa/Pyrimethamin-Kombinationen
- Epidemiologie / Vorbeugung: **Expositionsprophylaxe!**

Medikation (NST = Notfallselbsttherapie)	regelm.	NST
hohes Risiko landesweit unterhalb 1800 m sowie auf Sansibar und Pemba	AP, D*, M	Ø
mittleres bis geringes Risiko im zentralen Hochland (Gebiete zwischen Mbeya und Dodoma), in den Grenzgebieten zu Kenia im NO, sowie im N an der Grenze zu Uganda	AP, D*, M oder Ø	Ø AP, AL, DP
in Regionen von 1800 bis 2500 m Höhe ist regional mit einem **geringen Risiko** zu rechnen	Ø	AP, AL, DP
höhere Lagen gelten als **malariafrei**	Ø	Ø

AL = Artemether/Lumefantrin (Riamet®), AP = Atovaquon/Proguanil (Malarone® u. a.), D = Doxycyclin, DP = Dihydroartemisinin/Piperaquin (Eurartesim®), M = Mefloquin (Lariam®), Ø = keine
In der Tabelle durch Komma getrennte Präparate sind als Alternativen zu verstehen.
* Doxycyclin ist in Deutschland und in Österreich zur Malariaprophylaxe nicht zugelassen (s. Seite 490).

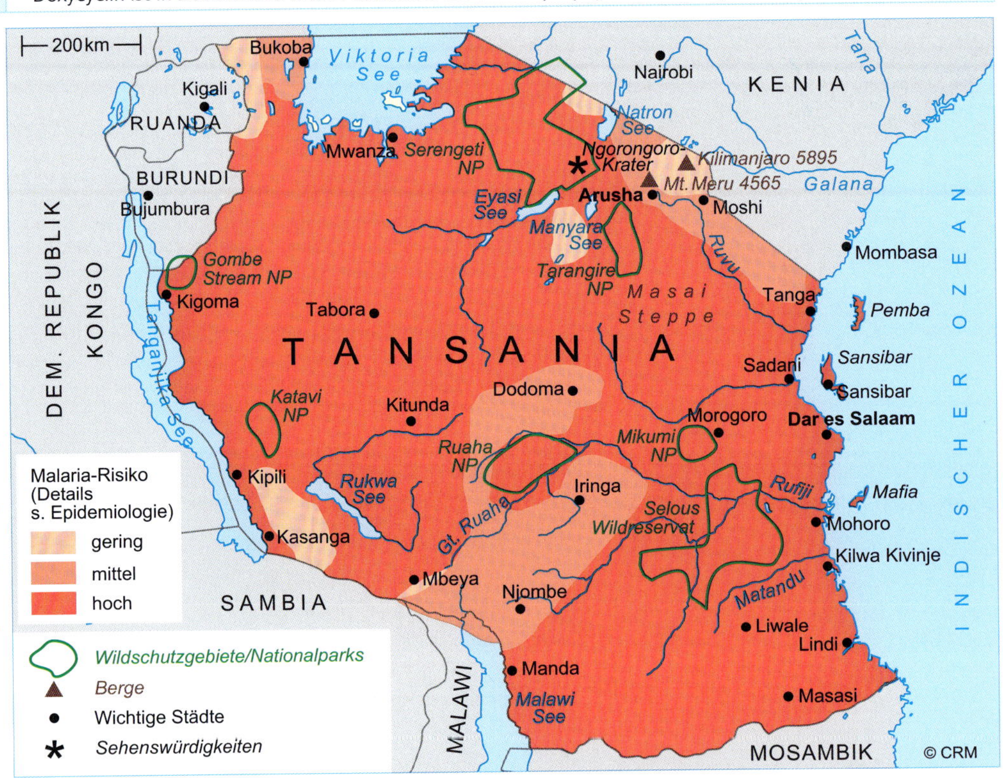

Besondere Infektionsrisiken	(**Fettdruck** = für die **Beratung aller Reisenden** relevant)
• oral	**Darminfektionen** **Hepatitis A** Polio **Typhus** Cholera Brucellose
• arthropod	Filariose, lymphatische + Onchozerkose Gelbfieber Dengue vorw. an der Küste Chikungunya vorw. an der Küste Zika vorw. an der Küste Rift Valley-Fieber Rückfallfieber, Zecken- Zeckenbissfieber Borreliose Krim-Kongo hämorrhagisches Fieber West-Nil-Fieber **Schlafkrankheit** vorw. im W (Provinzen Kigoma, Rukwa, Tabora) sowie im N (Nationalparks in der Serengeti) Pest Provinzen Shinyanga und Tabora südl. des Viktoriasees, Tanga-Region, Manyara-Region, östl. Teil der Grenzregion zu Kenia
• aerogen	**Meningokokken-Meningitis** Tuberkulose COVID-19 Influenza RSV
• diverse	**Schistosomiasis** auch in Sansibar und Pemba **Hepatitis B, C** Venerische Infektionen HIV-Prävalenzen b. Erwachsenen 5–15 % Tollwut Leptospirose Mpox
Sonstige Beratungsinhalte	(siehe **Checklisten etc. im Serviceteil**)
• allgemein	Flugreise (Langstrecke) Klima, Hygiene Gifttiere Reiseapotheke Auslandskrankenversicherung
• bei Bedarf	Aufenthalt in großen Höhen Tauchen
Bemerkungen	**Medizinische Versorgung:** Landesweit ist mit Engpässen und Mängeln bei der ärztlichen und medikamentösen Versorgung zu rechnen. Adäquate Ausstattung der **Reiseapotheke** (Zollbestimmungen beachten, Begleitattest ratsam, Muster im Serviceteil), **Auslandskrankenversicherung** mit Abdeckung des Rettungsrückflug-Risikos für Notfälle dringend empfohlen.

Thailand

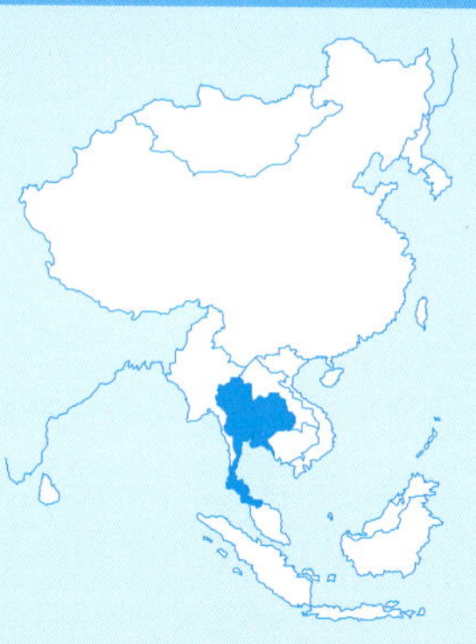

Detaillierte Informationen zur **medizinischen Infrastruktur** des Landes im aktuellen **CRM Handbuch Reisen mit Risiko**

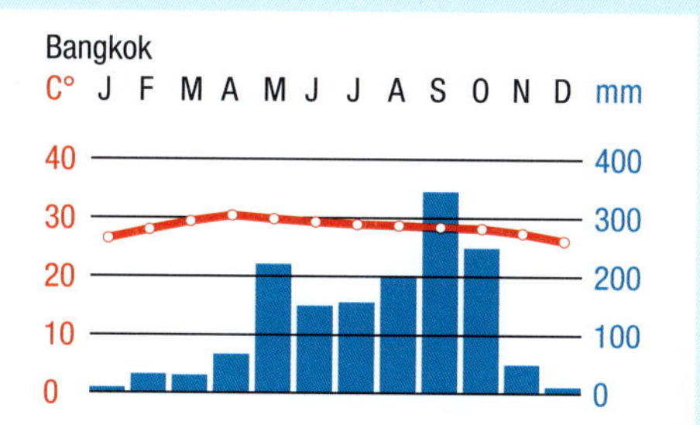

Klima

Tropisches Monsunklima mit Regenzeit von Mai bis Oktober; winterliche Trockenzeit; heißeste Jahreszeit von März bis Mitte Mai; durchschnittliche Temperatur in Bangkok im Dezember 26,1 °C, im April 30,4 °C.

Zeitdifferenz (zu Mitteleuropäischer Zeit):

MEZ +6 Std. (MESZ +5 Std.)

Hilfe in Notfällen

Deutsche Botschaft
9, South Sathorn Road
Bangkok
Tel. (0066 2) 2 87 90 00

Österreichische Botschaft
14, Soi Nantha-Mozart, Soi 1, Sathorn Tai Road, Thungmahamek, Sathorn
Bangkok
Tel. (0066 2) 1 05 67 00

Thailand (Forts.)

Impfvorschriften

- direkt: **keine**
- aus Infektionsgebieten: Gelbfieber (ausgenommen Kinder unter 9 Monaten)
  - Die Impfvorschrift gilt auch bei Einreise aus einem Land mit Gelbfieber-Risiko, das nur im **Transit** besucht wurde, wenn die **Aufenthaltszeit auf dem Flughafen mehr als 12 Stunden** betrug. Abweichend von der offiziellen Bestimmung kann der Impfnachweis auch bei kürzerem Transit-Aufenthalt verlangt werden.
  - Gemäß den geänderten International Health Regulations der WHO (am 11. Juli 2016 in Kraft getreten) ist die **Gelbfieber-Impfbescheinigung** nach einmaliger Impfung **lebenslang gültig**. Es ist möglich, dass abweichend von der offiziellen Regelung bei Einreise ein Impfnachweis verlangt wird, der nicht älter als 10 Jahre ist.
  - Ärztliche **Bescheinigungen zur Befreiung von der Gelbfieber-Impfung** („exemption certificate", „waiver") werden bei der Einreise anerkannt.

Impfempfehlungen

Allgemein zu empfehlender Impfschutz überprüfen, ergänzen bzw. auffrischen

alle: Tetanus, Diphtherie, Polio, Pertussis, MMR, Influenza (saisonal)
Kinder/Jugendliche: Hib, Hepatitis B, Rotaviren, Varizellen, Meningokokken ACWY, Meningokokken B, HPV
ab 60. Lj./chron. Kranke: Pneumokokken, COVID-19, RSV; *ab 50. Lj.:* Herpes zoster

► **siehe auch vordere und hintere Umschlagklappe**

Weitere Impfungen	alle Reisenden	bei Risiko
Hepatitis A	●	
Hepatitis B		● 2, 5, 6, 8
Tollwut		● 2, 4, 6, 8
Typhus	●	
Cholera		● 1, 5, 6, 7, 9
Jap. Enzephalitis		● 2, 3
Meningokokken ACWY		● 1, 5
Meningokokken B		● 1, 5 (bis 25. Lj.)
Dengue	●	
Chikungunya		● 1, 10
Gelbfieber	(v)	

- ● Impfung empfohlen
- 1 aktuelle Ausbrüche
- 2 einfache Reisebedingungen
- 3 Exposition im Endemiegebiet
- 4 Tierkontakte
- 5 enge soziale Kontakte, v. a. „Charity travel"
- 6 Einsätze (Katastrophen)
- 7 Hygienemängel
- 8 unzureichende medizin. Versorgung
- 9 Schutz gegen Reisediarrhoe (ETEC) nur inaktivierter Impfstoff, Off-Label-Use
- 10 Langzeitaufenthalt, wiederholte Reisen
- (v) evtl. Impfpflicht beachten (s. Impfvorschriften)

- Verfügbarkeit Tollwutimpfstoffe: Moderne **Tollwutimpfstoffe** und **Immunglobulin** sind im Land **verfügbar**.

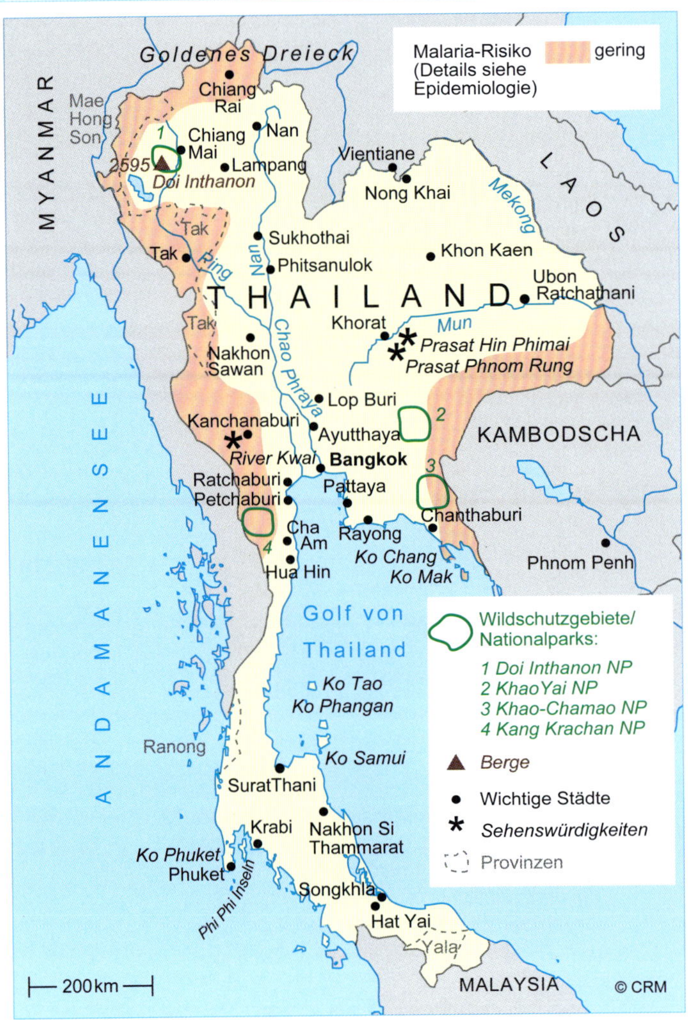

Malaria	**Karte Malaria – Südostasien** siehe Kartenanhang
• Saison	ganzjährig
• Parasit	P. falciparum insgesamt etwa 32 %, Anteil in einigen Grenzgebieten höher; Multiresistenzen Chloroquin, Sulfa/Pyrimethamin-Kombinationen, Mefloquin, Chinin, Artemisinine; P. vivax insgesamt etwa 46 %, Anteil im Landesinneren höher, herdförmig Resistenzen Chloroquin; P. knowlesi ca. 22 % über 95 % Rückgang der Fallzahlen seit 2000, in 2021 noch 3279 Fälle
• Epidemiologie / Vorbeugung	**Expositionsprophylaxe!**

Medikation (NST = Notfallselbsttherapie)	**regelm.**	**NST**
geringes Risiko mit den höchsten Inzidenzen im nordwestlichen Grenzgebiet zu Myanmar, weniger ausgeprägt im westlichen Grenzgebiet zu Myanmar, im südöstlichen Grenzgebiet zu Kambodscha sowie auf einigen Inseln, z. B. Ko Chang bei Ranong; ländliche bewaldete Regionen von Phuket und Phang Nga; **Malaria kommt vor** (mehr in der Regenzeit, weniger in der Trockenzeit) in den Waldgebieten des mittleren Westens sowie der nördlichen und östlichen Landesteile; auf einigen Inseln, z. B. Ko Chang und Ko Mak vor Trat im SO, Similan-Inseln vor Surat Thani im SW	Ø	AP
kein bzw. **sehr geringes Risiko** in den zentralen Landesteilen und Küstengebieten, auf den meisten vorgelagerten Inseln sowie in den höheren Gebirgslagen; Großstädte und Touristikzentren wie Bangkok, Pattaya, Hua Hin, Cha Am, Chiang Mai, Ko Samui, Phuket (Stadtgebiet), Krabi (Stadtgebiet), Songkhla (Stadtgebiet), Hat Yai gelten als **malariafrei**	Ø	Ø

AP = Atovaquon/Proguanil (Malarone® u. a.), Ø = keine

Besondere Infektionsrisiken	(**Fettdruck** = für die **Beratung aller Reisenden** relevant)
• oral	**Darminfektionen** **Hepatitis A** Cholera **Typhus** Trichinellose vorw. im N Opisthorchiasis vorw. im NO Hand-Fuß-Mund-Krankheit auch aerogene Übertragung
• arthropod	**Dengue** Chikungunya Zika Filariose, lymphatische Grenzgebiete im W (Wuchereria) und Feuchtbiotope an der SO-Küste (Brugia) Japanische Enzephalitis ländliche u. suburbane Gebiete (auch Chiang Mai und Bangkok), N > S, geringes Risiko in den Touristenresorts am Meer Zeckenbissfieber Tsutsugamushi-Fieber Buschland im N und NO
• aerogen	Tuberkulose COVID-19 Influenza RSV
• diverse	Schistosomiasis einzelne Herde in den Provinzen Ubon Ratchathani (NO, Grenzbereich zu Laos) und Nakhon Si Thammarat (SW) **Hepatitis B**, C Venerische Infektionen Leptospirose Mai – Oktober Melioidose Vogelgrippe **Tollwut**
Sonstige Beratungsinhalte	(siehe **Checklisten etc. im Serviceteil**)
• allgemein	Flugreise (Langstrecke) Klima, Hygiene Reiseapotheke Auslandskrankenversicherung
• bei Bedarf	Tauchen

Timor-Leste

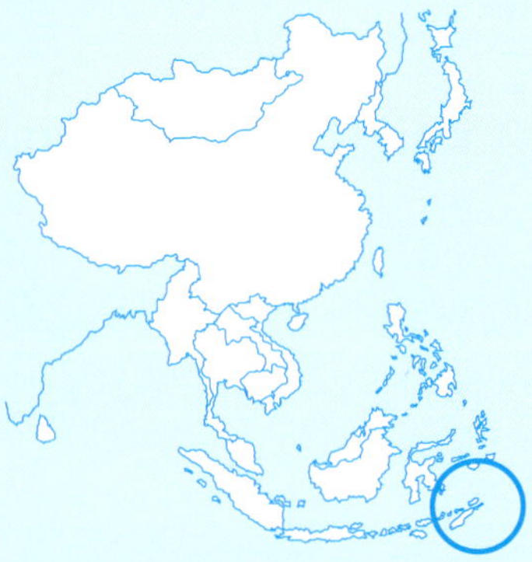

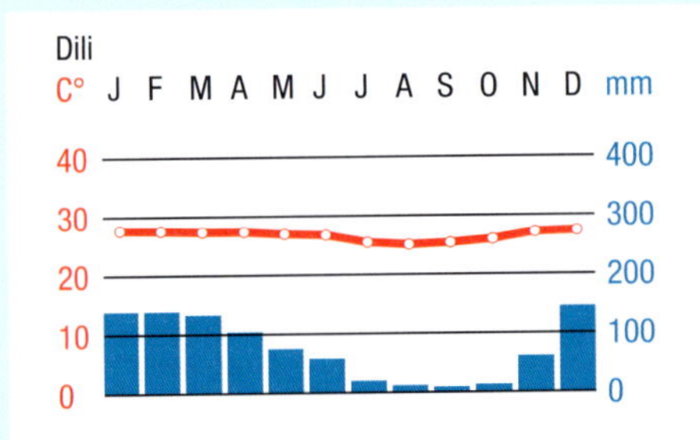

Klima

Tropisches feuchtheißes Klima mit Regenzeit von Dezember bis April; Durchschnittstemperaturen ganzjährig um 27 °C.

Zeitdifferenz (zu Mitteleuropäischer Zeit):

MEZ +8 Std. (MESZ +7 Std.)

Hilfe in Notfällen

Deutsches Honorarkonsulat
Rua St. Antonio, 11, Farol-Palapaso, Dili
Tel. (00670) 78 02 40 19

Zuständige Deutsche Botschaft:
Indonesien (Jakarta)

Österreichisches Honorarkonsulat
Uma Amadora, Traversa Ai-Talik Hun, Metin II, Bebonuk, Dom Aleixo, Dili
Tel. (00670) 7884 4448

Zuständige Österreichische Botschaft:
Indonesien (Jakarta)

Impfvorschriften

keine

Impfempfehlungen

Allgemein zu empfehlender Impfschutz überprüfen, ergänzen bzw. auffrischen

alle: Tetanus, Diphtherie, Polio, Pertussis, MMR, Influenza (saisonal)
Kinder/Jugendliche: Hib, Hepatitis B, Rotaviren, Varizellen, Meningokokken ACWY, Meningokokken B, HPV
ab 60. Lj./chron. Kranke: Pneumokokken, COVID-19, RSV; *ab 50. Lj.:* Herpes zoster

► **siehe auch vordere und hintere Umschlagklappe**

Weitere Impfungen	alle Reisenden	bei Risiko
Hepatitis A	●	
Hepatitis B		● 2, 5, 6, 8
Tollwut		● 2, 4, 6, 8
Typhus		● 1, 2, 5, 6, 7
Cholera		● 9
Jap. Enzephalitis		● 2, 3
Dengue	●	
Chikungunya		● 1, 10
Meningokokken ACWY		● 1, 5

● Impfung empfohlen
1 aktuelle Ausbrüche
2 einfache Reisebedingungen
3 Exposition im Endemiegebiet
4 Tierkontakte
5 enge soziale Kontakte, v. a. „Charity travel“
6 Einsätze (Katastrophen)
7 Hygienemängel
8 unzureichende medizin. Versorgung
9 Schutz gegen Reisediarrhoe (ETEC) nur inaktivierter Impfstoff, Off-Label-Use
10 Langzeitaufenthalt, wiederholte Reisen

- Verfügbarkeit Tollwutimpfstoffe

Moderne **Tollwutimpfstoffe** und **Immunglobulin** sind im Land **nicht verfügbar**. Eine komplette Grundimmunisierung sollte bei vorhersehbarem Risiko vor der Einreise durchgeführt werden.

Malaria

Karte Malaria – Südostasien siehe Kartenanhang

- Saison: ganzjährig
- Parasit: P. falciparum 89 %, Resistenzen Chloroquin, Sulfa/Pyrimethamin-Kombinationen; P. vivax 11 %
  über 99 % Rückgang der Fallzahlen seit 2000, 2020 noch 4 Fälle, 2021 keine Fälle
- Epidemiologie / Vorbeugung: **Expositionsprophylaxe!**

Medikation (NST = Notfallselbsttherapie)	**regelm.**	**NST**
geringes Risiko v. a. im O	Ø	Ø

Ø = keine

Besondere Infektionsrisiken	(**Fettdruck** = für die **Beratung aller Reisenden** relevant)
• oral	**Darminfektionen** **Hepatitis A, E** Typhus
• arthropod	**Dengue** Filariose, lymphatische Japanische Enzephalitis Chikungunya Fleckfieber, Floh- (murines) Tsutsugamushi-Fieber
• aerogen	Tuberkulose COVID-19 Influenza RSV
• diverse	**Hepatitis B**, C Venerische Infektionen Leptospirose Milzbrand Tollwut
Sonstige Beratungsinhalte	(siehe **Checklisten etc. im Serviceteil**)
• allgemein	Flugreise (Langstrecke) Klima, Hygiene Reiseapotheke Auslandskrankenversicherung
• bei Bedarf	Tauchen
Bemerkungen	**Medizinische Versorgung:** Landesweit ist mit erheblichen Engpässen bei der ärztlichen und medikamentösen Versorgung zu rechnen. Adäquate Ausstattung der **Reiseapotheke** (Zollbestimmungen beachten, Begleitattest ratsam, Muster im Serviceteil), **Auslandskrankenversicherung** mit Abdeckung des Rettungsrückflug-Risikos für Notfälle dringend empfohlen.

Togo

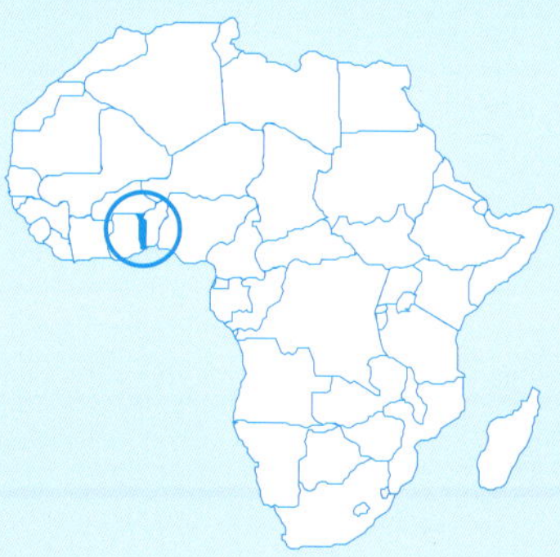

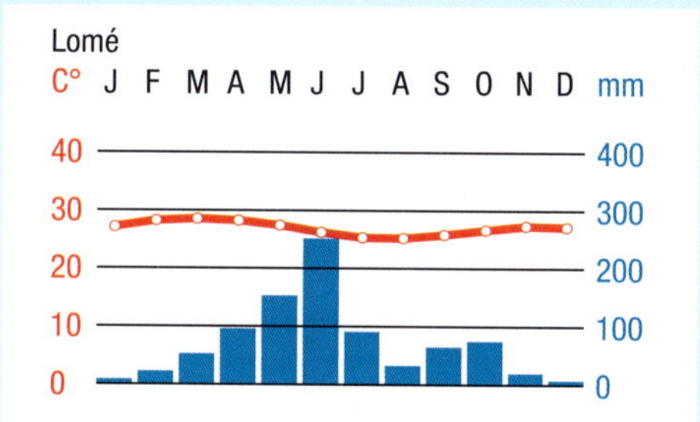

Klima

Tropisch-wechselfeuchtes Klima mit einer Regenzeit im Norden (Mai bis Oktober) und zwei Regenzeiten im Süden (April bis Juni und September bis November); jährliche Durchschnittstemperatur an der Küste (Lomé) bei 27 °C, im Norden bei 30 °C.

Zeitdifferenz (zu Mitteleuropäischer Zeit):

MEZ −1 Std. (MESZ −2 Std.)

Hilfe in Notfällen

Deutsche Botschaft
Boulevard de la République
Lomé
Tel. (00228) 2 23 32 32

Österreichisches Honorarkonsulat
Angles des Rues Thompson et Koumore 02, gegenüber Place de la foire (Agbadahounou)
Immeuble SALAKOR 2em étage
Lomé
Tel. (00228) 22 20 89 35

Zuständige Österreichische Botschaft: Nigeria (Abuja)

Impfvorschriften	**Gelbfieber** (ausgenommen Kinder unter 9 Monaten) • Gemäß den geänderten International Health Regulations der WHO (am 11. Juli 2016 in Kraft getreten) ist die **Gelbfieber-Impfbescheinigung** nach einmaliger Impfung **lebenslang gültig**. Es ist möglich, dass abweichend von der offiziellen Regelung bei Einreise ein Impfnachweis verlangt wird, der nicht älter als 10 Jahre ist. • Ärztliche **Bescheinigungen zur Befreiung von der Gelbfieber-Impfung** („exemption certificate", „waiver") werden bei der Einreise anerkannt.

Togo (Forts.)

Impfempfehlungen

Allgemein zu empfehlender Impfschutz überprüfen, ergänzen bzw. auffrischen

alle: Tetanus, Diphtherie, Polio, Pertussis, MMR, Influenza (saisonal)
Kinder/Jugendliche: Hib, Hepatitis B, Rotaviren, Varizellen, Meningokokken ACWY, Meningokokken B, HPV
ab 60. Lj./chron. Kranke: Pneumokokken, COVID-19, RSV; *ab 50. Lj.:* Herpes zoster

► **siehe auch vordere und hintere Umschlagklappe**

Weitere Impfungen	alle Reisenden	bei Risiko
Hepatitis A	●	
Hepatitis B		● 2, 5, 6, 8
Polio	●	
Tollwut		● 2, 4, 6, 8
Typhus	●	
Cholera		● 1, 5, 6, 7, 9
Meningokokken ACWY	●	
Dengue	●	
Chikungunya		● 1, 10
Gelbfieber	● v	
Mpox		● 1, 2, 5, 10

● Impfung empfohlen
1 aktuelle Ausbrüche
2 einfache Reisebedingungen
3 Exposition im Endemiegebiet
4 Tierkontakte
5 enge soziale Kontakte, v. a. „Charity travel"
6 Einsätze (Katastrophen)
7 Hygienemängel
8 unzureichende medizin. Versorgung
9 Schutz gegen Reisediarrhoe (ETEC) nur inaktivierter Impfstoff, Off-Label-Use
10 Langzeitaufenthalt, wiederholte Reisen
v Impfung vorgeschrieben (s. Impfvorschriften)
(v) evtl. Impfpflicht beachten (s. Impfvorschriften)

- Verfügbarkeit Tollwutimpfstoffe: Moderne **Tollwutimpfstoffe** und **Immunglobulin** sind im Land **nicht verfügbar**. Eine komplette Grundimmunisierung sollte bei vorhersehbarem Risiko vor der Einreise durchgeführt werden.

Malaria

- Saison: ganzjährig
- Parasit: P. falciparum nahezu 100 %, Resistenzen Chloroquin
- Epidemiologie / Vorbeugung: **Expositionsprophylaxe!**

Medikation (NST = Notfallselbsttherapie)	regelm.	NST
hohes Risiko landesweit	AP, D*, M	Ø

AP = Atovaquon/Proguanil (Malarone® u. a.), D = Doxycyclin, M = Mefloquin (Lariam®), Ø = keine
In der Tabelle durch Komma getrennte Präparate sind als Alternativen zu verstehen.
* Doxycyclin ist in Deutschland und in Österreich zur Malariaprophylaxe nicht zugelassen (s. Seite 490).

Besondere Infektionsrisiken

(**Fettdruck** = für die **Beratung aller Reisenden** relevant)

- oral:
  Darminfektionen
  Hepatitis A
  Polio
  Typhus
  Cholera
- arthropod:
  Leishmaniase, kutane — Landesinnere
  Filariose, lymphatische + Onchozerkose
  Gelbfieber
  Dengue
  Chikungunya
  Rückfallfieber, Zecken-
  Fleckfieber, Floh- (murines)
- aerogen:
  Meningokokken-Meningitis
  Tuberkulose
  COVID-19
  Influenza
  RSV
- diverse:
  Schistosomiasis
  Hepatitis B, C
  Venerische Infektionen
  Tollwut
  Milzbrand — Norden
  Lassa-Fieber
  Mpox

Sonstige Beratungsinhalte

(siehe **Checklisten etc. im Serviceteil**)

- allgemein:
  Flugreise (Langstrecke)
  Klima, Hygiene
  Reiseapotheke
  Auslandskrankenversicherung

Bemerkungen

Medizinische Versorgung: Landesweit ist mit erheblichen Engpässen bei der ärztlichen und medikamentösen Versorgung zu rechnen. Adäquate Ausstattung der **Reiseapotheke** (Zollbestimmungen beachten, Begleitattest ratsam, Muster im Serviceteil), **Auslandskrankenversicherung** mit Abdeckung des Rettungsrückflug-Risikos für Notfälle dringend empfohlen.

Tonga

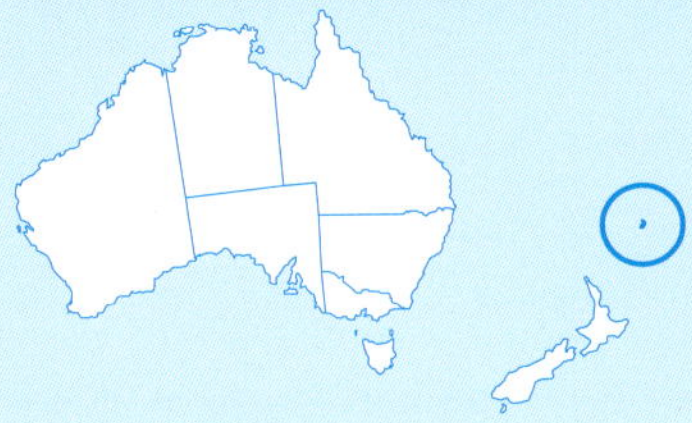

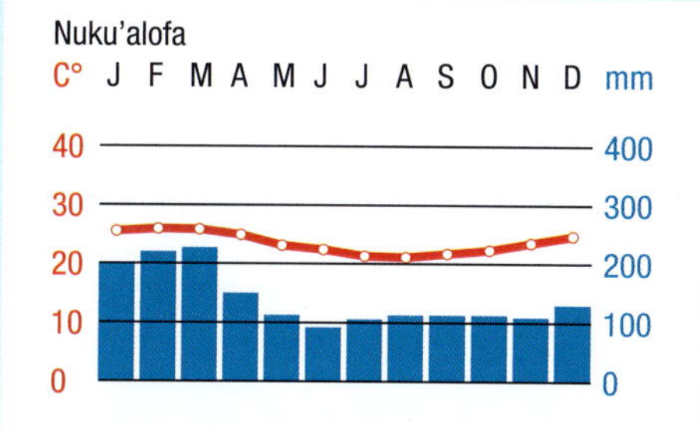

Klima

Tropisch-feuchtes Klima mit höchsten Regenmengen von Dezember bis April; Jahresmittel der Temperatur zwischen 21 °C im Süden und 25 °C im Norden.

Zeitdifferenz (zu Mitteleuropäischer Zeit):

MEZ + 13 Std. November bis Januar
MEZ + 12 Std. Februar bis März
MEZ + 11 Std. April bis Oktober

Hilfe in Notfällen

Deutsches Honorarkonsulat
Taufa'ahau Road
Nuku'alofa
Tel. (00676) 2 34 77

Zuständige Deutsche Botschaft
Neuseeland (Wellington)

Derzeit keine Österreichische Vertretung (Österreichische Staatsbürger können im Notfall die Hilfe der diplomatischen bzw. konsularischen Vertretung Deutschlands oder eines anderen EU-Mitgliedsstaates in Anspruch nehmen)

Zuständige Österreichische Botschaft
Australien (Canberra)

Impfvorschriften — **keine**

Impfempfehlungen

Allgemein zu empfehlender Impfschutz überprüfen, ergänzen bzw. auffrischen

alle: Tetanus, Diphtherie, Polio, Pertussis, MMR, Influenza (saisonal)
Kinder/Jugendliche: Hib, Hepatitis B, Rotaviren, Varizellen, Meningokokken ACWY, Meningokokken B, HPV
ab 60. Lj./chron. Kranke: Pneumokokken, COVID-19, RSV; *ab 50. Lj.:* Herpes zoster

► **siehe auch vordere und hintere Umschlagklappe**

Weitere Impfungen	alle Reisenden	bei Risiko
Hepatitis A	●	
Hepatitis B		● 2, 5, 6, 8
Typhus		● 1, 2, 5, 6, 7
Dengue	●	
Chikungunya		● 1, 10
Cholera		● 9

● Impfung empfohlen
1 aktuelle Ausbrüche
2 einfache Reisebedingungen
3 Exposition im Endemiegebiet
4 Tierkontakte
5 enge soziale Kontakte, v. a. „Charity travel"
6 Einsätze (Katastrophen)
7 Hygienemängel
8 unzureichende medizin. Versorgung
9 Schutz gegen Reisediarrhoe (ETEC) nur inaktivierter Impfstoff, Off-Label-Use
10 Langzeitaufenthalt, wiederholte Reisen

- Verfügbarkeit Tollwutimpfstoffe

Moderne **Tollwutimpfstoffe** und **Immunglobulin** sind im Land **nicht verfügbar**. Das Tollwutrisiko wird als sehr gering eingeschätzt. Eine Grundimmunisierung vor der Reise ist nur in Ausnahmefällen notwendig.

Malaria — **keine**

Besondere Infektionsrisiken

(**Fettdruck** = für die **Beratung aller Reisenden** relevant)

- oral: **Darminfektionen**, **Hepatitis A**, Typhus
- arthropod: **Dengue**, Chikungunya, Zika, Ross-River-Fieber
- aerogen: COVID-19, Influenza, RSV
- diverse: Hepatitis B, Venerische Infektionen, Tollwut sehr geringes Risiko

Tonga (Forts.)

Sonstige Beratungsinhalte	(siehe **Checklisten etc. im Serviceteil**)
• allgemein	Flugreise (Langstrecke) Klima, Hygiene Reiseapotheke Auslandskrankenversicherung
• bei Bedarf	Tauchen Gesundheitszeugnis (Arbeits-/Langzeitaufenthalt)

Transnistrien

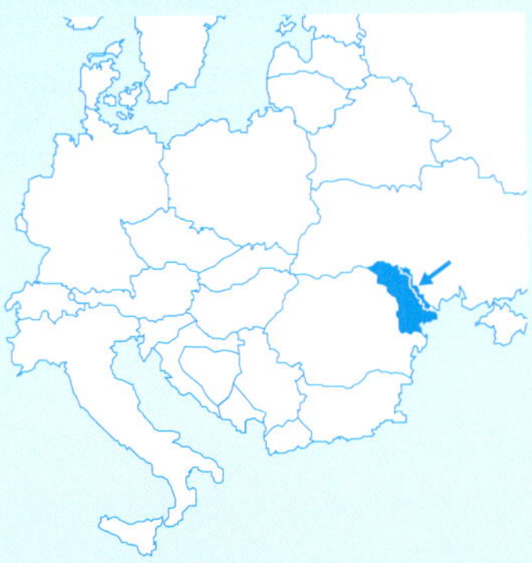

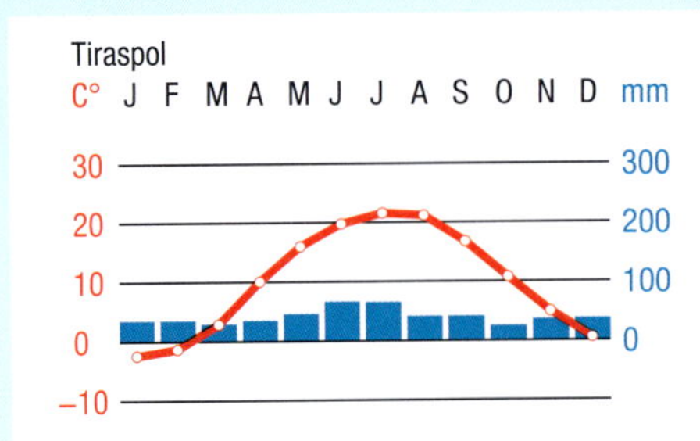

Transnistrien ist eine de facto unabhängige Abspaltung des östlichen Teiles von Moldau (Moldawien), die jedoch nur von Russland anerkannt wird.

Zeitdifferenz (zu Mitteleuropäischer Zeit):

MEZ + 1 Std. ganzjährig

Klima

Gemäßigtes kontinentales Klima mit langen, warmen Sommern und mäßig kalten Wintern; wenig Niederschlag (meist im Sommer); durchschnittliche Temperatur in Tiraspol im Januar um −2,5 °C, im Juli um 21,5 °C.

Hilfe in Notfällen

Deutsche Botschaft
Alexei Mateevici 82
Chisinau/Moldawien
Tel. (00373 22) 20 06-00 bis -02

Österreichische Botschaft
Mateevici 23A
Chisinau/Moldawien
Tel. (00373 22) 79 69 33

Impfvorschriften	**keine**

Impfempfehlungen

Allgemein zu empfehlender Impfschutz überprüfen, ergänzen bzw. auffrischen

alle: Tetanus, Diphtherie, Polio, Pertussis, MMR, Influenza (saisonal)
Kinder/Jugendliche: Hib, Hepatitis B, Rotaviren, Varizellen, Meningokokken ACWY, Meningokokken B, HPV
ab 60. Lj./chron. Kranke: Pneumokokken, COVID-19, RSV; *ab 50. Lj.:* Herpes zoster

► **siehe auch vordere und hintere Umschlagklappe**

Weitere Impfungen	**alle Reisenden**	**bei Risiko**
Hepatitis A	●	
Hepatitis B		● 2, 5, 6, 8
Tollwut		● 2, 4, 6, 8
Cholera		● 9
FSME		● 2, 3
Meningokokken ACWY		● 1, 5

● Impfung empfohlen
1 aktuelle Ausbrüche
2 einfache Reisebedingungen
3 Exposition im Endemiegebiet
4 Tierkontakte
5 enge soziale Kontakte, v. a. „Charity travel"
6 Einsätze (Katastrophen)
7 Hygienemängel
8 unzureichende medizin. Versorgung
9 Schutz gegen Reisediarrhoe (ETEC) nur inaktivierter Impfstoff, Off-Label-Use

• Verfügbarkeit Tollwutimpfstoffe	Moderne **Tollwutimpfstoffe** und **Immunglobulin** sind im Land **nicht verfügbar**. Eine komplette Grundimmunisierung sollte bei vorhersehbarem Risiko vor der Einreise durchgeführt werden.
Malaria	**keine**
Besondere Infektionsrisiken	(**Fettdruck** = für die **Beratung aller Reisenden** relevant)
• oral	**Darminfektionen** **Hepatitis A** Echinokokkose (E. granulosus)
• arthropod	FSME April – Oktober, Vorkommen berichtet, keine ausreichenden Daten Borreliose April – Oktober Krim-Kongo hämorrhagisches Fieber West-Nil-Fieber Sommer

• aerogen	Tuberkulose COVID-19 Influenza RSV
• diverse	**Hepatitis B**, C Venerische Infektionen **Tollwut**
Sonstige Beratungsinhalte	(siehe **Checklisten etc. im Serviceteil**)
• allgemein	Hygiene Reiseapotheke Auslandskrankenversicherung

Trinidad und Tobago

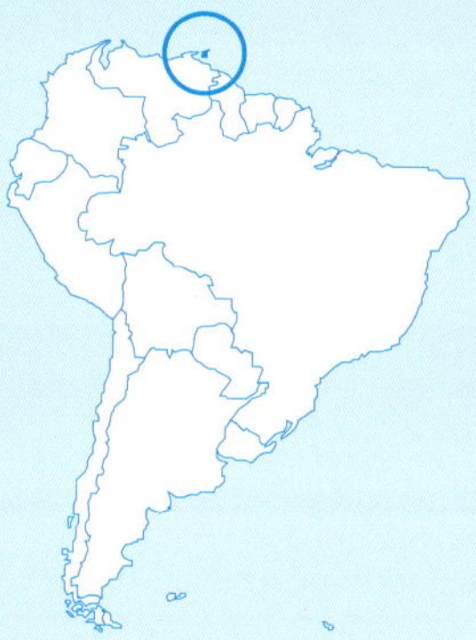

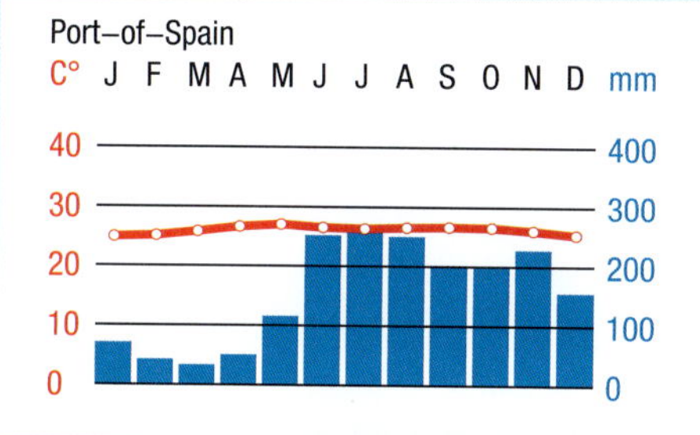

Klima

Tropisches feuchtes Klima mit Hauptniederschlägen von Juli bis Dezember; Trockenzeit von Januar bis Mai; durchschnittliche Temperatur ganzjährig um 26 °C.

Zeitdifferenz (zu Mitteleuropäischer Zeit):

MEZ −5 Std. (MESZ −6 Std.)

Hilfe in Notfällen

Deutsche Botschaft
19 St. Clair Avenue, St. Clair
Gebäude des britischen Hochkommissariats
Port-of-Spain/Trinidad
Tel. (001868) 6 28 16-30 bis -32

Österreichisches Honorarkonsulat
Blue Haven Hotel, Bacolet Bay
Scarborough/Tobago
Tel. (001868) 660 75 00

Zuständige Österreichische Botschaft
Kolumbien (Bogotá)

Impfvorschriften: **keine**

Impfempfehlungen

Allgemein zu empfehlender Impfschutz überprüfen, ergänzen bzw. auffrischen

alle: Tetanus, Diphtherie, Polio, Pertussis, MMR, Influenza (saisonal)
Kinder/Jugendliche: Hib, Hepatitis B, Rotaviren, Varizellen, Meningokokken ACWY, Meningokokken B, HPV
ab 60. Lj./chron. Kranke: Pneumokokken, COVID-19, RSV; *ab 50. Lj.:* Herpes zoster
▸ **siehe auch vordere und hintere Umschlagklappe**

Weitere Impfungen	alle Reisenden	bei Risiko
Hepatitis A	●	
Hepatitis B		● 2, 5, 6, 8
Tollwut		● 2, 4, 6, 8
Typhus		● 1, 2, 5, 6, 7
Meningokokken ACWY		● 1, 5
Dengue	●	
Chikungunya		● 1, 10
Gelbfieber		● 1, 2, 3*

● Impfung empfohlen
1 aktuelle Ausbrüche
2 einfache Reisebedingungen
3 Exposition im Endemiegebiet
4 Tierkontakte
5 enge soziale Kontakte, v. a. „Charity travel"
6 Einsätze (Katastrophen)
7 Hygienemängel
8 unzureichende medizin. Versorgung
10 Langzeitaufenthalt, wiederholte Reisen
(v) evtl. Impfpflicht beachten (s. Impfvorschriften)
* für Trinidad (s. Bemerkungen)

• Verfügbarkeit Tollwutimpfstoffe: Moderne **Tollwutimpfstoffe** sind im Land **verfügbar**. **Immunglobulin** ist landesweit **nicht verfügbar**.

Malaria: **keine**

Trinidad und Tobago (Forts.)

Besondere Infektionsrisiken	(**Fettdruck** = für die **Beratung aller Reisenden** relevant)
• oral	**Darminfektionen** **Hepatitis A** Typhus
• arthropod	**Dengue** **Chikungunya** Zika West-Nil-Fieber Trinidad Gelbfieber Virus im Landesinneren von Trinidad endemisch
• aerogen	COVID-19 Influenza RSV
• diverse	Hepatitis B, C Venerische Infektionen Tollwut Leptospirose
Sonstige Beratungsinhalte	(siehe **Checklisten etc. im Serviceteil**)
• allgemein	Flugreise (Langstrecke) Klima, Hygiene Reiseapotheke Auslandskrankenversicherung
• bei Bedarf	Tauchen Gesundheitszeugnis (Arbeits-/Langzeitaufenthalt)
Bemerkungen	Nachweis von **Gelbfieber-Viren** in Überträgermücken in den südöstlichen Urwaldgebieten von **Trinidad**. Reisende in diese Gebiete sollten geimpft sein. Eine generelle Impfvorschrift besteht nicht; es empfiehlt sich jedoch, Personen, die über Trinidad in ein Land weiterreisen, das die Impfung bei Einreise aus Infektionsgebieten verlangt, ebenfalls zu impfen. Menschliche Erkrankungen sind bisher nicht gemeldet. Die **Insel Tobago ist nicht betroffen**. **Ciguatera-Fischvergiftung:** Saisonales Risiko bei Verzehr von größeren Raubfischen (auch gegart). Örtliche Warnhinweise beachten!

Tschad

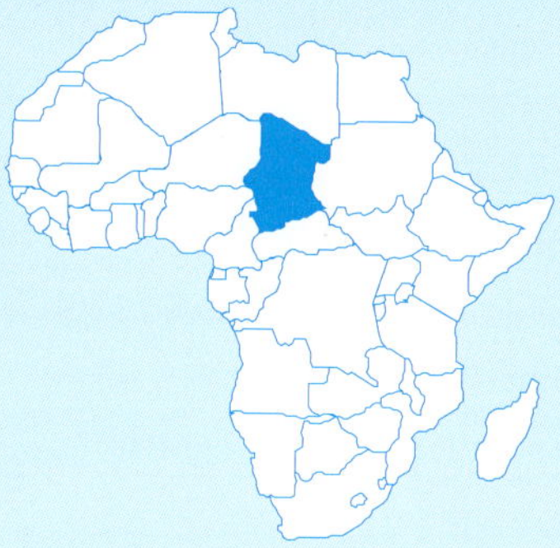

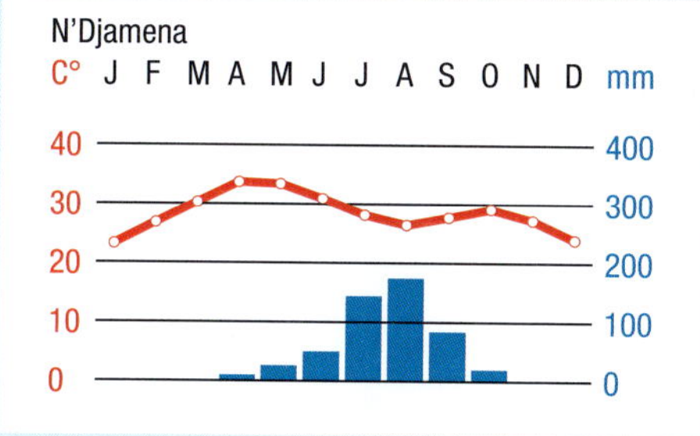

Klima

Im Norden Wüstenklima mit sehr geringen Jahresniederschlägen; im Süden wechselfeucht mit Regenzeit von Mai bis Mitte Oktober; durchschnittliche Temperatur in N'Djamena im Dezember 23,3 °C, im Mai 33,5 °C.

Zeitdifferenz (zu Mitteleuropäischer Zeit):

MEZ ±0 Std. (MESZ −1 Std.)

Hilfe in Notfällen

Deutsche Botschaft
Av. Félix Eboué
N'Djamena
Tel. (00235) 22 51 62 02, 22 51 56 47

Österreichisches Honorarkonsulat
Avenue Charles de Gaulle
N'Djamena
Tel. (00235) 99 51 08 09
Zuständige Österreichische Botschaft: Nigeria (Abuja)

Impfvorschriften

- **direkt:** **keine**
- **aus Infektionsgebieten:** **Gelbfieber** (ausgenommen Kinder unter 9 Monaten)
  - Gemäß den geänderten International Health Regulations der WHO (am 11. Juli 2016 in Kraft getreten) ist die **Gelbfieber-Impfbescheinigung** nach einmaliger Impfung **lebenslang gültig**. Es ist möglich, dass abweichend von der offiziellen Regelung bei Einreise ein Impfnachweis verlangt wird, der nicht älter als 10 Jahre ist.
  - Ärztliche **Bescheinigungen zur Befreiung von der Gelbfieber-Impfung** („exemption certificate“, „waiver“) werden bei der Einreise **nicht anerkannt**.
- **Ausreise:** Entsprechend Vorgaben der WHO sollten Einheimische und alle Reisenden, die sich länger als 4 Wochen im Land aufgehalten haben, bei der Ausreise eine Impfung gegen Polio vorweisen. Die Impfung muss zwischen 4 Wochen und einem Jahr vor der Abreise erfolgen und in einem international gültigen Impfausweis dokumentiert sein.
- **Abweichungen:** Eine Impfung gegen **Cholera** kann bei der Einreise auf dem Landweg gelegentlich verlangt werden.

Impfempfehlungen

Allgemein zu empfehlender Impfschutz überprüfen, ergänzen bzw. auffrischen

alle: Tetanus, Diphtherie, Polio, Pertussis, MMR, Influenza (saisonal)
Kinder/Jugendliche: Hib, Hepatitis B, Rotaviren, Varizellen, Meningokokken ACWY, Meningokokken B, HPV
ab 60. Lj./chron. Kranke: Pneumokokken, COVID-19, RSV; *ab 50. Lj.:* Herpes zoster

▸ **siehe auch vordere und hintere Umschlagklappe**

Weitere Impfungen	alle Reisenden	bei Risiko
Hepatitis A	●	
Hepatitis B		● 2, 5, 6, 8
Polio	● (v)	
Tollwut		● 2, 4, 6, 8
Typhus	●	
Cholera	(v)	● 1, 5, 6, 7, 9
Meningokokken ACWY	●	
Dengue	●	
Chikungunya		● 1, 10
Gelbfieber	●* v	
Mpox		● 1, 2, 5, 10

* Landesteile südlich der Sahara

● Impfung empfohlen
1 aktuelle Ausbrüche
2 einfache Reisebedingungen
3 Exposition im Endemiegebiet
4 Tierkontakte
5 enge soziale Kontakte, v. a. „Charity travel“
6 Einsätze (Katastrophen)
7 Hygienemängel
8 unzureichende medizin. Versorgung
9 Schutz gegen Reisediarrhoe (ETEC) nur inaktivierter Impfstoff, Off-Label-Use
10 Langzeitaufenthalt, wiederholte Reisen
v Impfung vorgeschrieben (s. Impfvorschriften)
(v) evtl. Impfpflicht beachten (s. Impfvorschriften)

- **Verfügbarkeit Tollwutimpfstoffe:** Moderne **Tollwutimpfstoffe** und **Immunglobulin** sind im Land **nicht verfügbar**. Eine komplette Grundimmunisierung sollte bei vorhersehbarem Risiko vor der Einreise durchgeführt werden.

Tschad (Forts.)

Malaria

• Saison	ganzjährig im Süden, saisonal im Zentrum und Osten
• Parasit	P. falciparum nahezu 100 %, Resistenzen Chloroquin, Sulfa/Pyrimethamin-Kombinationen
• Epidemiologie / Vorbeugung	**Expositionsprophylaxe!**

Medikation (NST = Notfallselbsttherapie)	**regelm.**	**NST**
hohes Risiko im S ganzjährig, im Zentrum und O in der Regenzeit	AP, D*, M	Ø
kein Risiko im N	Ø	Ø

AP = Atovaquon/Proguanil (Malarone® u. a.), D = Doxycyclin, M = Mefloquin (Lariam®), Ø = keine
In der Tabelle durch Komma getrennte Präparate sind als Alternativen zu verstehen.
* Doxycyclin ist in Deutschland und in Österreich zur Malariaprophylaxe nicht zugelassen (s. Seite 490).

Besondere Infektionsrisiken

(**Fettdruck** = für die **Beratung aller Reisenden** relevant)

• oral

Darminfektionen
Hepatitis A, E
Polio
Typhus
Cholera
Brucellose

• arthropod

Leishmaniase, viszerale sporadisch im W
Leishmaniase, kutane
Filariose, lymphatische + Loa-loa + Onchozerkose vorw. im S
Gelbfieber südlich 15° N
Dengue 2023 Ausbruch im Süden
Chikungunya
Rift Valley-Fieber
Rückfallfieber, Zecken-

• aerogen

Meningokokken-Meningitis
Tuberkulose
COVID-19
Influenza
RSV

• diverse

Schistosomiasis vorw. im S, in dicht bevölkerten Gegenden im SW und im Umkreis der Oase iFaya-Largeau (N); im O und N ist der Infektionsstatus vieler Gewässer nicht bekannt, so dass mit einem Infektionsrisiko gerechnet werden muss.
Hepatitis B, C
Venerische Infektionen
Tollwut
Mpox

Sonstige Beratungsinhalte

(siehe **Checklisten etc. im Serviceteil**)

• allgemein

Flugreise (Langstrecke)
Klima, Hygiene
Reiseapotheke
Auslandskrankenversicherung

Bemerkungen

Medizinische Versorgung: Landesweit ist mit erheblichen Engpässen bei der ärztlichen und medikamentösen Versorgung zu rechnen. Adäquate Ausstattung der **Reiseapotheke** (Zollbestimmungen beachten, Begleitattest ratsam, Muster im Serviceteil), **Auslandskrankenversicherung** mit Abdeckung des Rettungsrückflug-Risikos für Notfälle dringend empfohlen.

Tschechische Republik

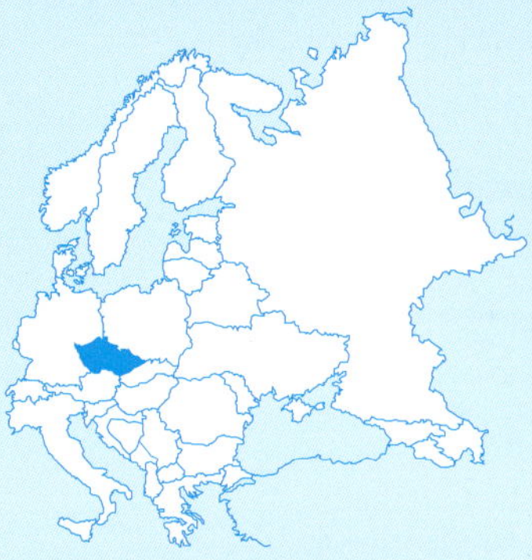

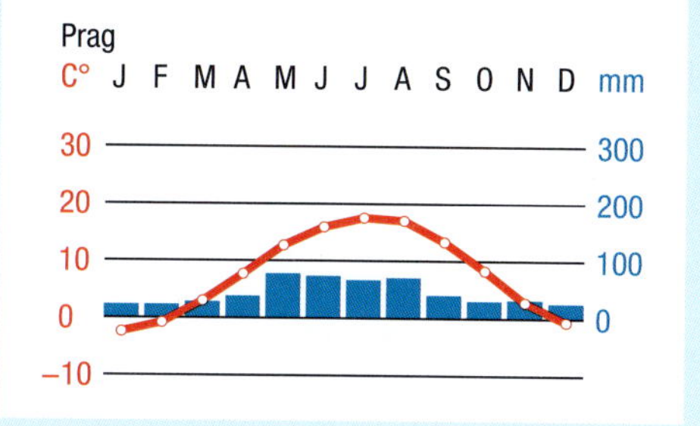

Klima

Feucht-gemäßigtes Klima, Niederschläge hauptsächlich im Sommer; durchschnittliche Temperatur in Prag im Januar −2,4 °C, im Juli 17,5 °C.

Detaillierte Informationen zur **medizinischen Infrastruktur** des Landes im aktuellen **CRM Handbuch Reisen mit Risiko**

Zeitdifferenz (zu Mitteleuropäischer Zeit):

ganzjährig keine

Hilfe in Notfällen

Deutsche Botschaft
Vlasská 19, Mala Strana
Prag
Tel. (00420 2) 57 11 31 11

Österreichische Botschaft
Viktora Huga 10
Prag
Tel. (00420 2) 57 09 05 11

Impfvorschriften — **keine**

Impfempfehlungen

Allgemein zu empfehlender Impfschutz überprüfen, ergänzen bzw. auffrischen

alle: Tetanus, Diphtherie, Polio, Pertussis, MMR, Influenza (saisonal)
Kinder/Jugendliche: Hib, Hepatitis B, Rotaviren, Varizellen, Meningokokken ACWY, Meningokokken B, HPV
ab 60. Lj./chron. Kranke: Pneumokokken, COVID-19, RSV; *ab 50. Lj.:* Herpes zoster
▸ **siehe auch vordere und hintere Umschlagklappe**

Weitere Impfungen	alle Reisenden	bei Risiko
Hepatitis A	●	
Hepatitis B		● 2, 5, 6
Tollwut		● 4, 6
Meningokokken ACWY		**(v)** s. Bemerkungen
Meningokokken B		● 1, 5 (bis 25. Lj.)
FSME		● 2, 3

● Impfung empfohlen
1 aktuelle Ausbrüche
2 einfache Reisebedingungen
3 Exposition im Endemiegebiet
4 Tierkontakte
5 enge soziale Kontakte, v. a. „Charity travel"
6 Einsätze (Katastrophen)
(v) evtl. Impfpflicht beachten

- Verfügbarkeit Tollwutimpfstoffe — Moderne **Tollwutimpfstoffe** und **Immunglobulin** sind im Land **verfügbar**.

Malaria — **keine**

Besondere Infektionsrisiken

(**Fettdruck** = für die **Beratung aller Reisenden** relevant)

- oral

Darminfektionen
Hepatitis A
Echinokokkose (E. multilocularis)

- arthropod

FSME April–Oktober, hohes Risiko landesweit, besonders in den Flussniederungen mit Schwerpunkten in Böhmen südlich von Prag bis zum Böhmerwald sowie in Mähren um Ostrava und Olomouc, im Westen um Pilsen
Borreliose April–Oktober
West-Nil-Fieber Sommer/Herbst

- aerogen

COVID-19
Influenza
RSV

- diverse

Hepatitis B
Venerische Infektionen
Tollwut z. Zt. geringes Risiko

Sonstige Beratungsinhalte

(siehe **Checklisten etc. im Serviceteil**)

- allgemein

Reiseapotheke
Auslandskrankenversicherung

Bemerkungen

Die **Meningitis-ACWY-Konjugatimpfung sowie die Impfung gegen Typ B** gehören in diesem Land für bestimmte Altersgruppen (in der Regel Kinder und Jugendliche) zum allgemeinen Impfprogramm. Nach den geltenden Empfehlungen der STIKO wird die Meningitis-Impfung dadurch zur Reiseimpfung für „Schüler/Studenten vor Langzeitaufenthalten in Ländern mit empfohlener allgemeiner Impfung für Jugendliche oder selektiver Impfung für Schüler/Studenten entsprechend den Empfehlungen der Zielländer".

Tunesien

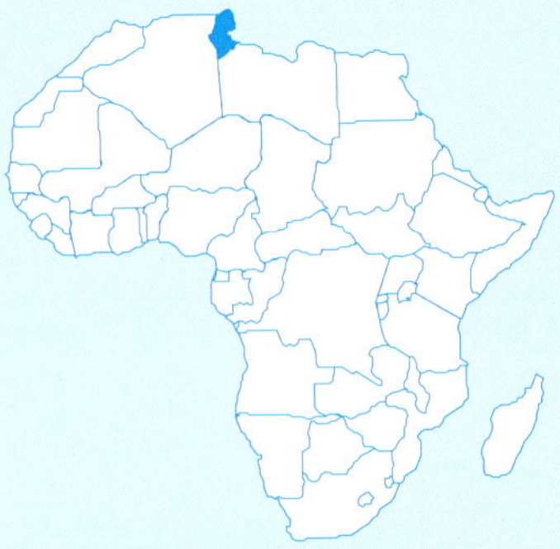

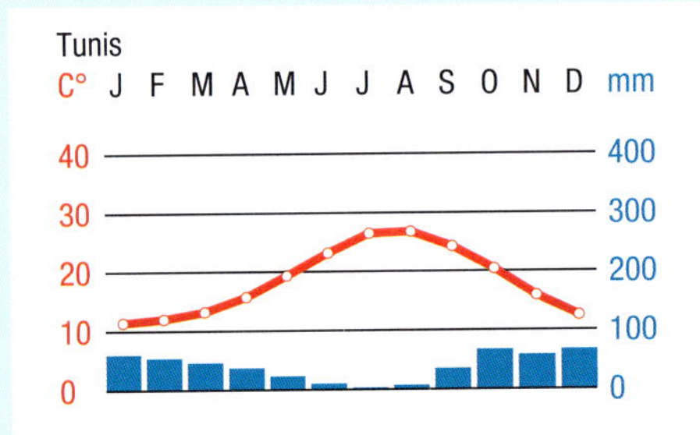

Klima

Im Norden Mittelmeerklima mit trockenheißen Sommern und milden Wintern, in denen der Großteil der Gesamtniederschläge fällt; südlich des Atlas trockenheißes Wüstenklima mit sehr unregelmäßigen Niederschlägen; durchschnittliche Temperatur in Tunis im Januar 11,3 °C, im August 26,6 °C.

Detaillierte Informationen zur **medizinischen Infrastruktur** des Landes im aktuellen **CRM Handbuch Reisen mit Risiko**

Zeitdifferenz (zu Mitteleuropäischer Zeit):

MEZ ±0 Std. (MESZ –1 Std.)

Hilfe in Notfällen

Deutsche Botschaft
Impasse du Lac Windermere
Les Berges du Lac
Tunis
Tel. (00216 71) 14 32 00

Österreichische Botschaft
16, Rue Ibn Hamdiss El Menzah I
Tunis
Tel. (00216 71) 23 90 38, 23 90 67

Impfvorschriften

keine

Impfempfehlungen

Allgemein zu empfehlender Impfschutz überprüfen, ergänzen bzw. auffrischen

alle: Tetanus, Diphtherie, Polio, Pertussis, MMR, Influenza (saisonal)
Kinder/Jugendliche: Hib, Hepatitis B, Rotaviren, Varizellen, Meningokokken ACWY, Meningokokken B, HPV
ab 60. Lj./chron. Kranke: Pneumokokken, COVID-19, RSV; *ab 50. Lj.:* Herpes zoster
▸ **siehe auch vordere und hintere Umschlagklappe**

Weitere Impfungen	alle Reisenden	bei Risiko
Hepatitis A	●	
Hepatitis B		● 2, 5, 6, 8
Tollwut		● 2, 4, 6, 8
Typhus	●	
Cholera		● 9
Meningokokken ACWY		● 1, 5

● Impfung empfohlen
1 aktuelle Ausbrüche
2 einfache Reisebedingungen
3 Exposition im Endemiegebiet
4 Tierkontakte
5 enge soziale Kontakte, v. a. „Charity travel"
6 Einsätze (Katastrophen)
7 Hygienemängel
8 unzureichende medizin. Versorgung
9 Schutz gegen Reisediarrhoe (ETEC) nur inaktivierter Impfstoff, Off-Label-Use

- Verfügbarkeit Tollwutimpfstoffe: Moderne **Tollwutimpfstoffe** und **Immunglobulin** sind im Land **verfügbar**.

Malaria

keine

Besondere Infektionsrisiken

(**Fettdruck** = für die **Beratung aller Reisenden** relevant)

- oral
  Darminfektionen
  Hepatitis A, E
  Typhus
  Echinokokkose (E. granulosus)
- arthropod
  Leishmaniase, viszerale + kutane
  Phlebotomus-Fieber
  West-Nil-Fieber
  Zeckenbissfieber Küstenregion
  Fleckfieber, Floh- (murines)
- aerogen
  COVID-19
  Influenza
  RSV
- diverse
  Schistosomiasis herdförmig in den Governoraten Gabès (El Hamma, Zarat, Matmata) und Gafsa (Ouled Tlijane, Ouled Majed)
  Hepatitis B
  Tollwut

Sonstige Beratungsinhalte

(siehe **Checklisten etc. im Serviceteil**)

- allgemein
  Flugreise (Langstrecke)
  Klima, Hygiene
  Gifttiere (Schlangen, Skorpione)
  Reiseapotheke
  Auslandskrankenversicherung
- bei Bedarf
  Tauchen

Türkei

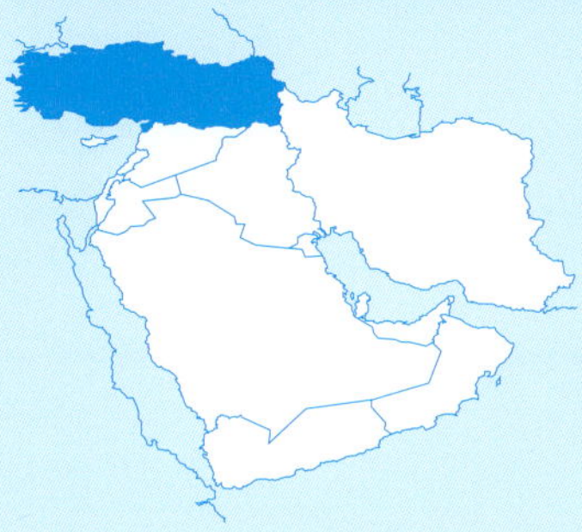

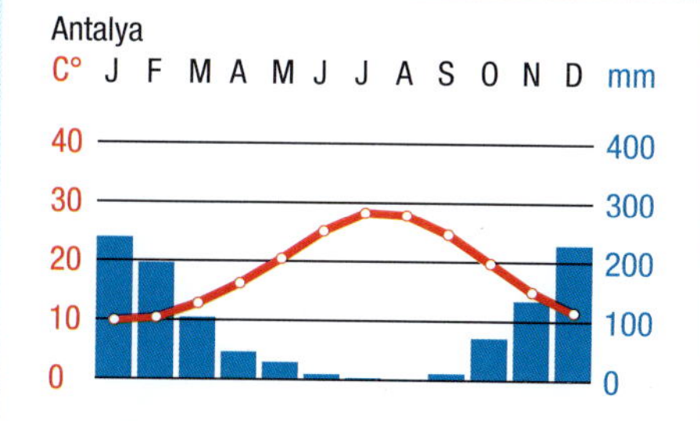

Zeitdifferenz (zu Mitteleuropäischer Zeit):

MEZ + 2 Std. (MESZ + 1 Std.)

Hilfe in Notfällen

Deutsche Botschaft
114 Atatürk Bulvari, Kavaklidere
Ankara
Tel. (0090 312) 4 55 51 00

Österreichische Botschaft
Atatürk Bulvari 189
Ankara
Tel. (0090 312) 4 05 51 90, 4 05 51 91

Klima

Im Landesinnern Steppen- und Gebirgsklima; an der Süd- und Westküste Mittelmeerklima; am Schwarzen Meer subtropisch-feucht; durchschnittliche Temperatur in Ankara (Zentralanatolien) im Januar 0 °C, im August 23 °C, in Antalya (Südküste) im Januar 9,8 °C, im August 27,7 °C.

Detaillierte Informationen zur **medizinischen Infrastruktur** des Landes im aktuellen **CRM Handbuch Reisen mit Risiko**

Impfvorschriften

keine

Impfempfehlungen

Allgemein zu empfehlender Impfschutz überprüfen, ergänzen bzw. auffrischen

alle: Tetanus, Diphtherie, Polio, Pertussis, MMR, Influenza (saisonal)
Kinder/Jugendliche: Hib, Hepatitis B, Rotaviren, Varizellen, Meningokokken ACWY, Meningokokken B, HPV
ab 60. Lj./chron. Kranke: Pneumokokken, COVID-19, RSV; *ab 50. Lj.:* Herpes zoster

► **siehe auch vordere und hintere Umschlagklappe**

Weitere Impfungen	alle Reisenden	bei Risiko
Hepatitis A	●	
Hepatitis B		● 2, 5, 6, 8
Tollwut		● 2, 4, 6, 8
Typhus	●	
Cholera		● 9
Meningokokken ACWY		● 1, 5
Meningokokken B		● 1, 5 (bis 25. Lj.)

● Impfung empfohlen
1 aktuelle Ausbrüche
2 einfache Reisebedingungen
3 Exposition im Endemiegebiet
4 Tierkontakte
5 enge soziale Kontakte, v. a. „Charity travel"
6 Einsätze (Katastrophen)
7 Hygienemängel
8 unzureichende medizin. Versorgung
9 Schutz gegen Reisediarrhoe (ETEC) nur inaktivierter Impfstoff, Off-Label-Use

- Verfügbarkeit Tollwutimpfstoffe

Moderne **Tollwutimpfstoffe** und **Immunglobulin** sind **nur in großen Städten** verfügbar. Eine komplette Grundimmunisierung sollte bei vorhersehbarem Risiko vor der Einreise durchgeführt werden.

Malaria

Laut WHO besteht landesweit kein Malariarisiko mehr. Ein minimales Risiko (ausschließlich P. vivax) gab es zuletzt in Südostanatolien (Grenzgebiete zu Syrien und Irak).

Besondere Infektionsrisiken

(**Fettdruck** = für die **Beratung aller Reisenden** relevant)

- oral

Darminfektionen
Hepatitis A
Typhus
Paratyphus
Brucellose
Echinokokkose (E. granulosus + E. multilocularis)
Trichinellose

- arthropod

Leishmaniase, kutane sporadisch im S
Leishmaniase, viszerale sporadisch nur in SO-Anatolien
Phlebotomus-Fieber
Zeckenbissfieber April–Oktober
Krim-Kongo hämorrhagisches Fieber April–Oktober, v. a. Zentral-, Nord- und Ostanatolien
FSME Neue Studien zeigen ein Vorhandensein von FSME in der Türkei. Für eine Impfempfehlung ist die bisherige Datenlage nicht ausreichend.
West-Nil-Fieber Westen des Landes

Türkei (Forts.)

• aerogen	Hantavirus-Infektionen (Hämorrhag. Fieber mit renalem Syndrom) Region Zonguldak/Schwarzmeerküste **Meningokokken-Meningitis** COVID-19 Influenza RSV
• diverse	Hepatitis B Venerische Infektionen Milzbrand Tularämie Vogelgrippe **Tollwut**
Sonstige Beratungsinhalte	(siehe **Checklisten etc. im Serviceteil**)
• allgemein	Flugreise (Langstrecke) Hygiene Reiseapotheke Auslandskrankenversicherung
• bei Bedarf	Tauchen
Bemerkungen	Wiederholt wurden in den letzten Jahren teilweise letale **Methanol-Vergiftungsfälle** bei Touristen nach Alkoholkonsum beschrieben. Vom Genuss hausgebrannter Spirituosen bzw. Alkoholika unklarer Herkunft ist dringend abzuraten.

Turkmenistan

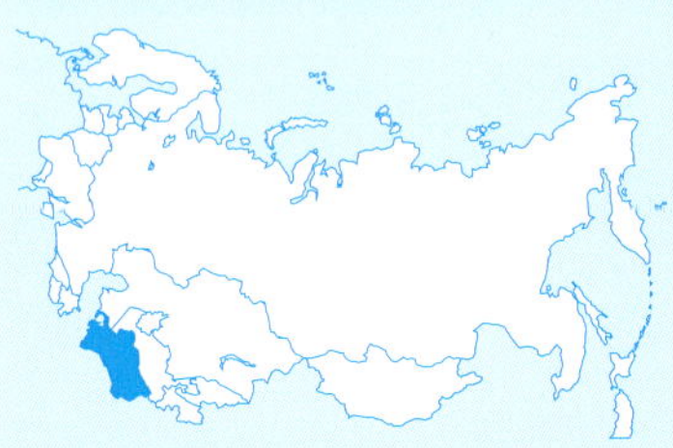

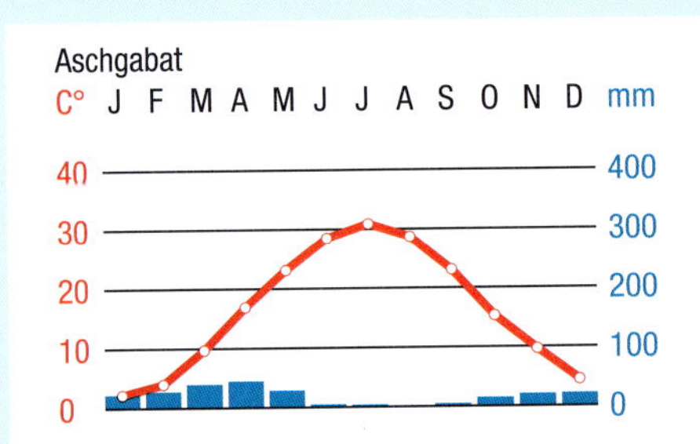

Klima

Überwiegend Wüstenklima mit heißen Sommern und kühlen Wintern; geringe Niederschläge fallen fast ausschließlich im Winter; durchschnittliche Temperatur in Aschgabad im Januar 2,2 °C, im Juli 31 °C.

Zeitdifferenz (zu Mitteleuropäischer Zeit):

MEZ +4 Std. (MESZ +3 Std.)

Hilfe in Notfällen

Deutsche Botschaft
Hotel „Ak Altin"
Aschgabat
Tel. (0099 312) 36 35 15

Derzeit keine Österreichische Vertretung im Land (Österreichische Staatsbürger können im Notfall die Hilfe der diplomatischen Vertretung Deutschlands oder eines anderen EU-Mitgliedsstaates in Anspruch nehmen)
Zuständige Österreichische Botschaft: Kasachstan (Astana)

Impfvorschriften: **keine**

Impfempfehlungen

Allgemein zu empfehlender Impfschutz überprüfen, ergänzen bzw. auffrischen

alle: Tetanus, Diphtherie, Polio, Pertussis, MMR, Influenza (saisonal)
Kinder/Jugendliche: Hib, Hepatitis B, Rotaviren, Varizellen, Meningokokken ACWY, Meningokokken B, HPV
ab 60. Lj./chron. Kranke: Pneumokokken, COVID-19, RSV; *ab 50. Lj.:* Herpes zoster

► **siehe auch vordere und hintere Umschlagklappe**

Weitere Impfungen	alle Reisenden	bei Risiko
Hepatitis A	●	
Hepatitis B		● 2, 5, 6, 8
Tollwut		● 2, 4, 6, 8
Typhus	●	
Cholera		● 9
Meningokokken ACWY		● 1, 5

● Impfung empfohlen
1 aktuelle Ausbrüche
2 einfache Reisebedingungen
3 Exposition im Endemiegebiet
4 Tierkontakte
5 enge soziale Kontakte, v. a. „Charity travel"
6 Einsätze (Katastrophen)
7 Hygienemängel
8 unzureichende medizin. Versorgung
9 Schutz gegen Reisediarrhoe (ETEC) nur inaktivierter Impfstoff, Off-Label-Use

• Verfügbarkeit Tollwutimpfstoffe	Moderne **Tollwutimpfstoffe** und **Immunglobulin** sind im Land **nicht verfügbar**. Eine komplette Grundimmunisierung sollte bei vorhersehbarem Risiko vor der Einreise durchgeführt werden.
Malaria	Seit Oktober 2010 seitens der WHO offiziell als malariafrei deklariert.

Besondere Infektionsrisiken	(**Fettdruck** = für die **Beratung aller Reisenden** relevant)
• oral	**Darminfektionen** **Hepatitis A, E** **Typhus** Echinokokkose (E. granulosus)
• arthropod	Leishmaniase, kutane sporadisch Phlebotomus-Fieber Sommer/Herbst im SO Borreliose April–Oktober Krim-Kongo hämorrhagisches Fieber April–Oktober Pest
• aerogen	Tuberkulose COVID-19 Influenza RSV
• diverse	**Hepatitis B** Venerische Infektionen Milzbrand Tollwut
Sonstige Beratungsinhalte	(siehe **Checklisten etc. im Serviceteil**)
• allgemein	Flugreise (Langstrecke) Hygiene Reiseapotheke Auslandskrankenversicherung
• bei Bedarf	Gesundheitszeugnis (Arbeits-/Langzeitaufenthalt)

Turks und Caicos Inseln (zu Großbritannien)

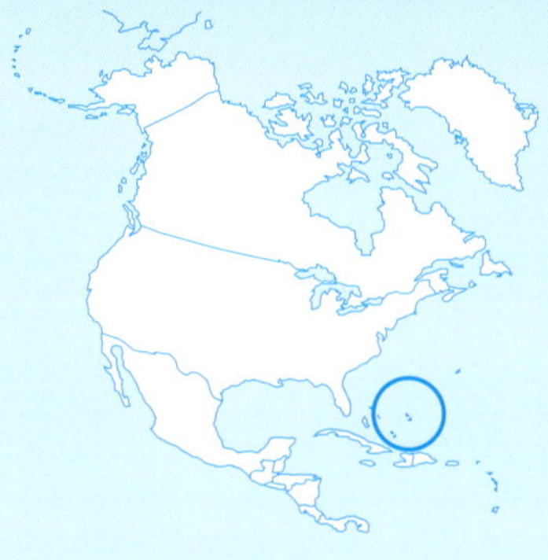

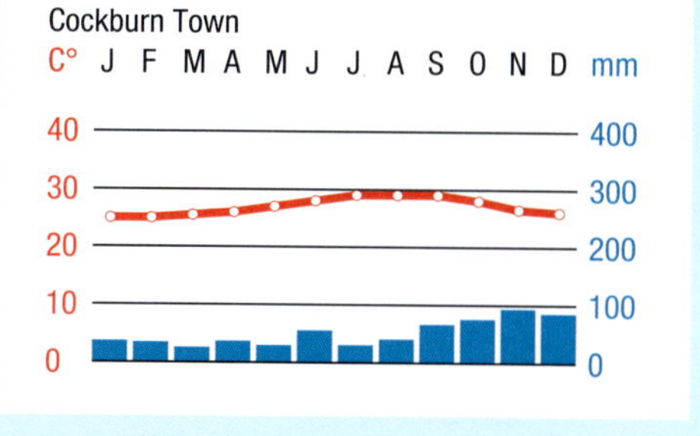

Klima

Tropisch-wechselfeuchtes Klima mit regenreicherer Zeit von Juni bis November und trockenerer Periode von Dezember bis Mai; Durchschnittstemperaturen über das Jahr zwischen 25 °C und 29 °C.

Hilfe in Notfällen

Zuständige Deutsche Botschaft:
Jamaika (Kingston)

Zeitdifferenz (zu Mitteleuropäischer Zeit):

MEZ −5 Std. (MESZ −6 Std.)

Impfvorschriften	**keine**

Impfempfehlungen

Allgemein zu empfehlender Impfschutz überprüfen, ergänzen bzw. auffrischen

alle: Tetanus, Diphtherie, Polio, Pertussis, MMR, Influenza (saisonal)
Kinder/Jugendliche: Hib, Hepatitis B, Rotaviren, Varizellen, Meningokokken ACWY, Meningokokken B, HPV
ab 60. Lj./chron. Kranke: Pneumokokken, COVID-19, RSV; *ab 50. Lj.:* Herpes zoster
▸ **siehe auch vordere und hintere Umschlagklappe**

Weitere Impfungen	alle Reisenden	bei Risiko
Hepatitis A	●	
Hepatitis B		● 2, 5, 6, 8
Typhus		● 1, 2, 5, 6, 7
Dengue	●	
Chikungunya		● 1, 10

● Impfung empfohlen
1 aktuelle Ausbrüche
2 einfache Reisebedingungen
3 Exposition im Endemiegebiet
4 Tierkontakte
5 enge soziale Kontakte, v. a. „Charity travel“
6 Einsätze (Katastrophen)
7 Hygienemängel
8 unzureichende medizin. Versorgung
10 Langzeitaufenthalt, wiederholte Reisen

• Verfügbarkeit Tollwutimpfstoffe	Moderne **Tollwutimpfstoffe** und **Immunglobulin** sind **nicht sicher** verfügbar (widersprüchliche Informationen). Das Tollwutrisiko wird als sehr gering eingeschätzt. Eine Grundimmunisierung vor der Reise ist nur in Ausnahmefällen notwendig.
Malaria	**keine**

Turks und Caicos Inseln (Forts.)

Besondere Infektionsrisiken	(**Fettdruck** = für die **Beratung aller Reisenden** relevant)
• oral	**Darminfektionen** **Hepatitis A** Typhus
• arthropod	**Dengue** **Chikungunya** Zika
• aerogen	COVID-19 Influenza RSV
• diverse	Hepatitis B Venerische Infektionen Tollwut sehr geringes Risiko
Sonstige Beratungsinhalte	(siehe **Checklisten etc. im Serviceteil**)
• allgemein	Flugreise (Langstrecke) Klima, Hygiene Reiseapotheke Auslandskrankenversicherung
• bei Bedarf	Tauchen Gesundheitszeugnis (Arbeits-/Langzeitaufenthalt)
Bemerkungen	**Ciguatera-Fischvergiftung:** Saisonales Risiko bei Verzehr von größeren Raubfischen (auch gegart). Örtliche Warnhinweise beachten!

Tuvalu

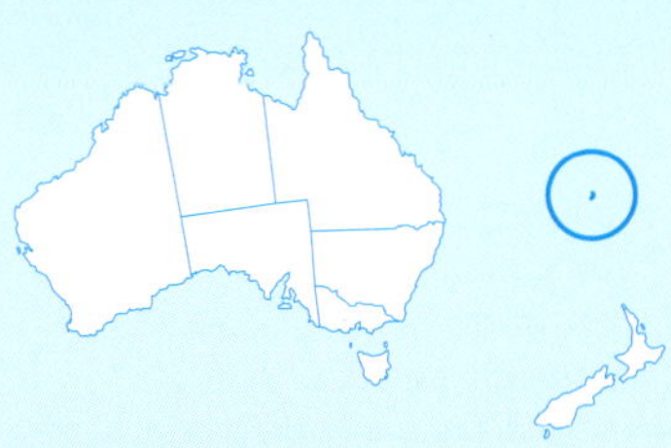

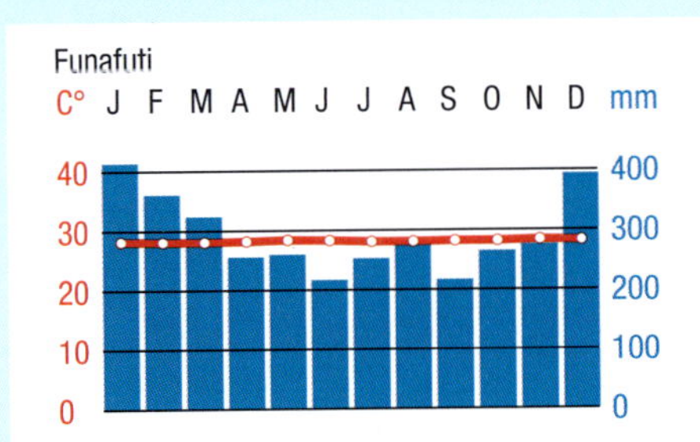

Klima

Tropisches Klima mit Regenzeit von Oktober bis März; ganzjährig gleichbleibend hohe Durchschnittstemperatur um 28 °C.

Hilfe in Notfällen

Zuständige Deutsche Botschaft: Neuseeland (Wellington)

Zuständige Österreichische Botschaft: Australien (Canberra)

Zeitdifferenz (zu Mitteleuropäischer Zeit):
MEZ + 11 Std. (MESZ + 10 Std.)

Impfvorschriften: keine

Impfempfehlungen

Allgemein zu empfehlender Impfschutz überprüfen, ergänzen bzw. auffrischen

alle: Tetanus, Diphtherie, Polio, Pertussis, MMR, Influenza (saisonal)
Kinder/Jugendliche: Hib, Hepatitis B, Rotaviren, Varizellen, Meningokokken ACWY, Meningokokken B, HPV
ab 60. Lj./chron. Kranke: Pneumokokken, COVID-19, RSV; *ab 50. Lj.:* Herpes zoster
► **siehe auch vordere und hintere Umschlagklappe**

Weitere Impfungen	alle Reisenden	bei Risiko
Hepatitis A	•	
Hepatitis B		• 2, 5, 6, 8
Cholera		• 9
Dengue	•	
Chikungunya		• 1, 10

• Impfung empfohlen
1 aktuelle Ausbrüche
2 einfache Reisebedingungen
3 Exposition im Endemiegebiet
4 Tierkontakte
5 spezielle berufliche/soziale Kontakte
6 Einsätze (Katastrophen)
7 Hygienemängel
8 unzureichende medizin. Versorgung
9 Schutz gegen Reisediarrhoe (ETEC) nur inaktivierter Impfstoff, Off-Label-Use
10 Langzeitaufenthalt, wiederholte Reisen

• Verfügbarkeit Tollwutimpfstoffe: Moderne **Tollwutimpfstoffe** und **Immunglobulin** sind im Land **nicht verfügbar**. Das Tollwutrisiko wird als sehr gering eingeschätzt. Eine Grundimmunisierung vor der Reise ist nur in Ausnahmefällen notwendig.

Malaria: keine

Besondere Infektionsrisiken	(**Fettdruck** = für die **Beratung aller Reisenden** relevant)
• oral	**Darminfektionen** **Hepatitis A**
• arthropod	**Dengue** Chikungunya Filariose, lymphatische
• aerogen	COVID-19 Influenza RSV
• diverse	Hepatitis B Venerische Infektionen Tollwut sehr geringes Risiko
Sonstige Beratungsinhalte	(siehe **Checklisten etc. im Serviceteil**)
• allgemein	Flugreise (Langstrecke) Klima, Hygiene Reiseapotheke Auslandskrankenversicherung
• bei Bedarf	Tauchen
Bemerkungen	**Ciguatera-Fischvergiftung:** Saisonales Risiko bei Verzehr von größeren Raubfischen (auch gegart). Örtliche Warnhinweise beachten!

Uganda

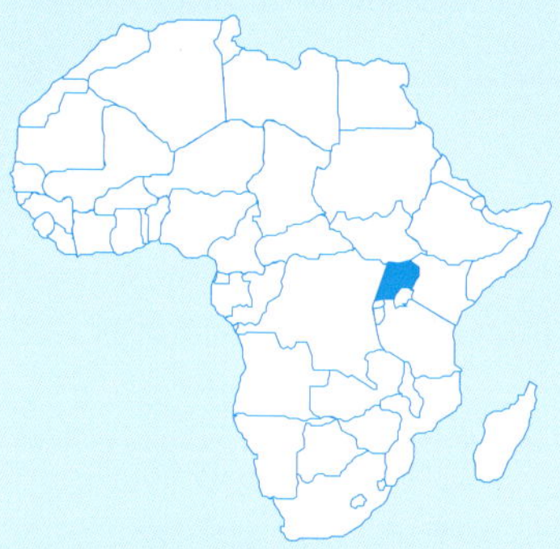

Detaillierte Informationen zur **medizinischen Infrastruktur** des Landes im aktuellen **CRM Handbuch Reisen mit Risiko**

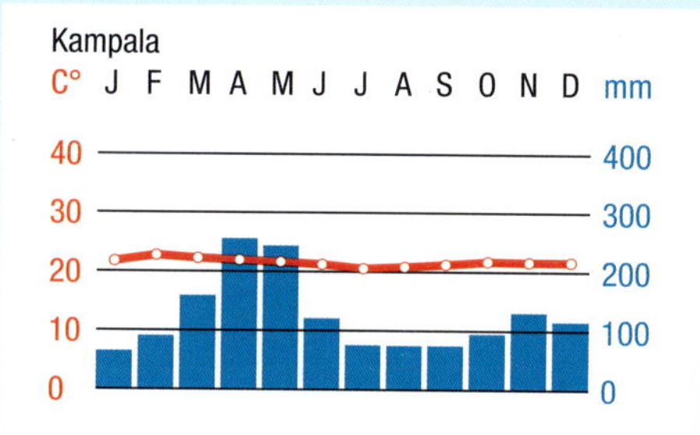

Klima

Tropisch-wechselfeuchtes, aufgrund der Höhenlage gemildertes Klima; zwei Regenmaxima (April/Mai und November); durchschnittliche Temperatur in Kampala ganzjährig um 22 °C.

Zeitdifferenz (zu Mitteleuropäischer Zeit):

MEZ + 2 Std. (MESZ + 1 Std.)

Hilfe in Notfällen

Deutsche Botschaft
15 Philip Road, Kololo
Kampala
Tel. +256 312 191 100

Österreichisches Honorarkonsulat
Plot 6, Hill Lane, Kololo
Kampala
Tel. (00256 41) 4 23 57 96

Zuständige Österreichische Botschaft
Äthiopien (Addis Abeba)

Impfvorschriften	**Gelbfieber** (ausgenommen Kinder unter 1 Jahr) • Gemäß den geänderten International Health Regulations der WHO (am 11. Juli 2016 in Kraft getreten) ist die **Gelbfieber-Impfbescheinigung** nach einmaliger Impfung **lebenslang gültig**. Es ist möglich, dass abweichend von der offiziellen Regelung bei Einreise ein Impfnachweis verlangt wird, der nicht älter als 10 Jahre ist. • Ärztliche **Bescheinigungen zur Befreiung von der Gelbfieber-Impfung** („exemption certificate“, „waiver“) werden bei der Einreise anerkannt.
• Ausreise	Entsprechend Vorgaben der WHO sollten Einheimische und alle Reisenden, die sich länger als 4 Wochen im Land aufgehalten haben, bei der Ausreise eine Impfung gegen Polio vorweisen. Die Impfung muss zwischen 4 Wochen und einem Jahr vor der Abreise erfolgen und in einem international gültigen Impfausweis dokumentiert sein.
• Abweichungen	Die Botschaft in Berlin verlangt bereits bei der Beantragung des Visums den Nachweis einer gültigen Impfung gegen Gelbfieber. Nach Angaben des Auswärtigen Amtes muss dabei die lebenslange Gültigkeit der Impfung explizit bestätigt werden.

Länderinformationen

Uganda (Forts.)

Impfempfehlungen

Allgemein zu empfehlender Impfschutz überprüfen, ergänzen bzw. auffrischen

alle: Tetanus, Diphtherie, Polio, Pertussis, MMR, Influenza (saisonal)
Kinder/Jugendliche: Hib, Hepatitis B, Rotaviren, Varizellen, Meningokokken ACWY, Meningokokken B, HPV
ab 60. Lj./chron. Kranke: Pneumokokken, COVID-19, RSV; *ab 50. Lj.:* Herpes zoster
► **siehe auch vordere und hintere Umschlagklappe**

Weitere Impfungen	alle Reisenden	bei Risiko
Hepatitis A	●	
Hepatitis B		● 2, 5, 6, 8
Polio	(v)	● 2
Tollwut		● 2, 4, 6, 8
Typhus	●	
Cholera		● 1, 5, 6, 7, 9
Meningokokken ACWY	●	
Dengue	●	
Chikungunya		● 1, 10
Gelbfieber	● v	
Mpox		● 1, 2, 5, 10

● Impfung empfohlen
1 aktuelle Ausbrüche
2 einfache Reisebedingungen
3 Exposition im Endemiegebiet
4 Tierkontakte
5 enge soziale Kontakte, v. a. „Charity travel"
6 Einsätze (Katastrophen)
7 Hygienemängel
8 unzureichende medizin. Versorgung
9 Schutz gegen Reisediarrhoe (ETEC) nur inaktivierter Impfstoff, Off-Label-Use
10 Langzeitaufenthalt, wiederholte Reisen
v Impfung vorgeschrieben (s. Impfvorschriften)

- Verfügbarkeit Tollwutimpfstoffe: Moderne **Tollwutimpfstoffe** und **Immunglobulin** sind **nur in Kampala** verfügbar. Eine komplette Grundimmunisierung sollte bei vorhersehbarem Risiko vor der Einreise durchgeführt werden.

Malaria

- Saison: ganzjährig
- Parasit: P. falciparum nahezu 100 %, Resistenzen Chloroquin, Sulfa/Pyrimethamin-Kombinationen
- Epidemiologie / Vorbeugung: **Expositionsprophylaxe!**

Medikation (NST = Notfallselbsttherapie)	**regelm.**	**NST**
hohes Risiko landesweit	AP, D*, M	Ø

AP = Atovaquon/Proguanil (Malarone® u. a.), D = Doxycyclin, M = Mefloquin (Lariam®), Ø = keine
In der Tabelle durch Komma getrennte Präparate sind als Alternativen zu verstehen.
* Doxycyclin ist in Deutschland und in Österreich zur Malariaprophylaxe nicht zugelassen (s. Seite 490).

Besondere Infektionsrisiken

(**Fettdruck** = für die **Beratung aller Reisenden** relevant)

- oral

Darminfektionen
Hepatitis A, E
Polio
Typhus
Cholera
Brucellose
Echinokokkose (E. granulosus) vorw. im N

- arthropod

Leishmaniase, viszerale + kutane vorw. im NO
Filariose, lymphatische + Loa-loa + Onchozerkose
Dengue
Chikungunya
Zika
O'nyong-nyong
Gelbfieber nördl. Distrikte: Abim, Agago, Lawo, Pader, Kitgum, Gulu, Arua, Kabong, Kotido und Lira
Rift Valley-Fieber
West-Nil-Fieber
Rückfallfieber, Zecken-
Krim-Kongo hämorrhagisches Fieber
Schlafkrankheit Übertragungsrisiko landesweit, bes. im NW (T.b.gambiense) und SO (T.b.rhodesiense)
Pest West- und Nordregion

- aerogen

Meningokokken-Meningitis
Tuberkulose
Histoplasmose
COVID-19
Influenza
RSV

• diverse	**Schistosomiasis** **Hepatitis B, C** Venerische Infektionen HIV-Prävalenzen bei Erwachsenen 5–15 % **Tollwut** Milzbrand Ebola-Fieber fokal, z. B. in der (jetzt gesperrten) Python Cave, zuletzt Ausbruch 2022 im W und Zentrum Marburgvirus-Krankheit Mpox
Sonstige Beratungsinhalte • allgemein	(siehe **Checklisten etc. im Serviceteil**) Flugreise (Langstrecke) Klima, Hygiene Gifttiere Reiseapotheke Auslandskrankenversicherung
Bemerkungen	Landesweit ist mit erheblichen Engpässen bei der **medizinischen Versorgung** zu rechnen. Adäquate Ausstattung der Reiseapotheke, Auslandskrankenversicherung mit Abdeckung des Rücktransport-Risikos für Notfälle ist dringend zu empfehlen.

Ukraine

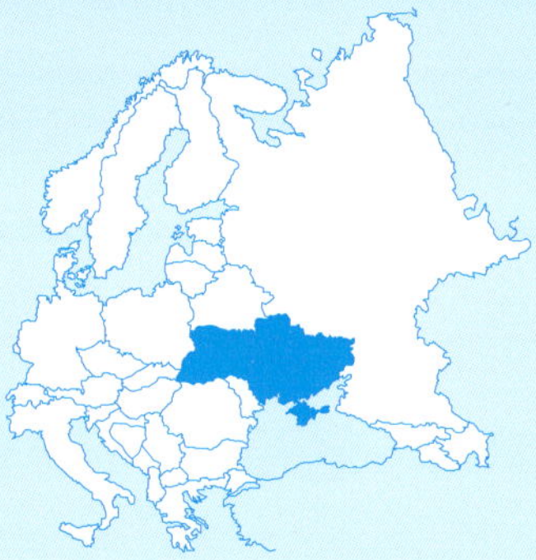

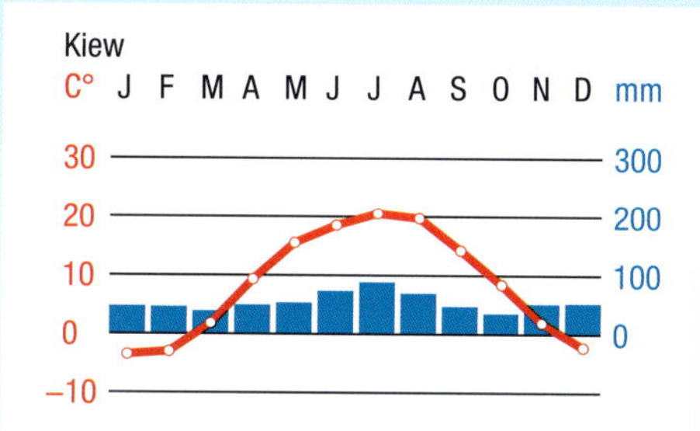

Zeitdifferenz (zu Mitteleuropäischer Zeit):

MEZ + 1 Std. ganzjährig

Klima

Gemäßigtes Kontinentalklima, im Süden Steppenklima mit wenig Niederschlägen; durchschnittliche Temperatur in Kiew im Januar −3,5 °C, im Juli 20,5 °C.

Hilfe in Notfällen

Deutsche Botschaft
Wul. Bohdana Chmelnyzkoho 25
Kiew
Tel. (00380 44) 2 81 11 00

Österreichische Botschaft
Ivana Franka 33
Kiew
Tel. (00380 44) 2 77 27 90

Impfvorschriften	**keine**
Impfempfehlungen	**Allgemein zu empfehlender Impfschutz** überprüfen, ergänzen bzw. auffrischen *alle:* Tetanus, Diphtherie, Polio, Pertussis, MMR, Influenza (saisonal) *Kinder/Jugendliche:* Hib, Hepatitis B, Rotaviren, Varizellen, Meningokokken ACWY, Meningokokken B, HPV *ab 60. Lj./chron. Kranke:* Pneumokokken, COVID-19, RSV; *ab 50. Lj.:* Herpes zoster ▸ **siehe auch vordere und hintere Umschlagklappe**

Weitere Impfungen	alle Reisenden	bei Risiko
Hepatitis A	●	
Hepatitis B		● 2, 5, 6, 8
Polio	●	
Tollwut		● 2, 4, 6, 8
Typhus		● 1, 2, 5, 6, 7
Cholera		● 1, 5, 6, 7, 9
FSME		● 2, 3
Meningokokken ACWY		● 1, 5

● Impfung empfohlen
1 aktuelle Ausbrüche
2 einfache Reisebedingungen
3 Exposition im Endemiegebiet
4 Tierkontakte
5 enge soziale Kontakte, v. a. „Charity travel"
6 Einsätze (Katastrophen)
7 Hygienemängel
8 unzureichende medizin. Versorgung
9 Schutz gegen Reisediarrhoe (ETEC) nur inaktivierter Impfstoff, Off-Label-Use

• Verfügbarkeit Tollwutimpfstoffe	**Tollwutimpfstoff** und **Immunglobulin** sind im Land vereinzelt **verfügbar**. Eine komplette Grundimmunisierung sollte bei vorhersehbarem Risiko vor der Einreise durchgeführt werden.
Malaria	**keine**

Ukraine (Forts.)

Besondere Infektionsrisiken	(**Fettdruck** = für die **Beratung aller Reisenden** relevant)
• oral	**Darminfektionen** **Hepatitis A** **Polio** Typhus Cholera Echinokokkose (E. granulosus)
• arthropod	Phlebotomus-Fieber Sommer/Herbst, vorw. im S (Krim) West-Nil-Fieber Sommer **FSME** April–Oktober, bekannte Endemiegebiete im S auf der von Russland annektierten Krim und im NW in Wolhynien. Datenlage spärlich. Borreliose April–Oktober Krim-Kongo hämorrhagisches Fieber April–Oktober
• aerogen	Tuberkulose COVID-19 Influenza RSV
• diverse	Hepatitis B Venerische Infektionen Leptospirose Milzbrand **Tollwut**
Sonstige Beratungsinhalte	(siehe **Checklisten etc. im Serviceteil**)
• allgemein	Hygiene Reiseapotheke Auslandskrankenversicherung
• bei Bedarf	Gesundheitszeugnis (Arbeits-/Langzeitaufenthalt)

Ungarn

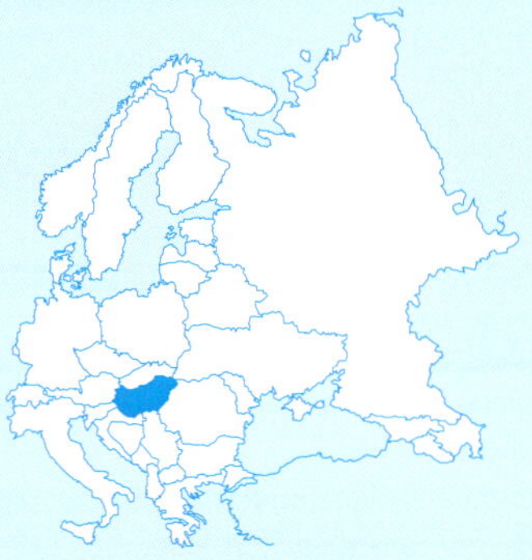

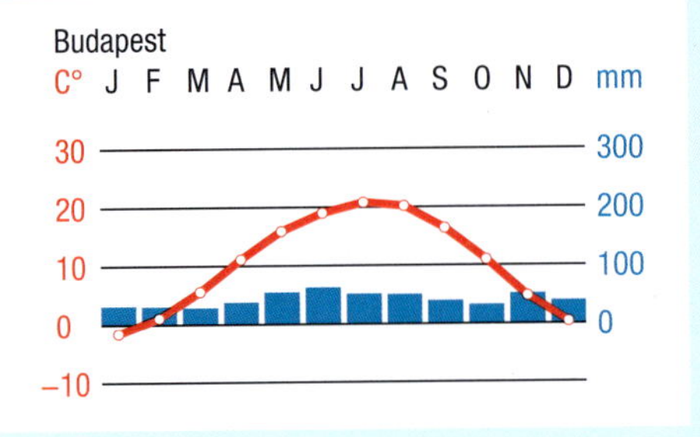

Klima

Kontinentales Klima mit atlantischen und mediterranen Einflüssen; warme Sommer mit längeren Trockenperioden; durchschnittliche Temperatur in Budapest im Januar – 1,6 °C, im Juli 20,8 °C.

Zeitdifferenz (zu Mitteleuropäischer Zeit):

ganzjährig keine

Hilfe in Notfällen

Deutsche Botschaft
Úri utca 64–66
Budapest
Tel. (0036 1) 4 88 35-00, -67

Österreichische Botschaft
Benczúr utca 16
Budapest
Tel. (0036 1) 4 79 70 10

Impfvorschriften: **keine**

Impfempfehlungen

Allgemein zu empfehlender Impfschutz überprüfen, ergänzen bzw. auffrischen

alle: Tetanus, Diphtherie, Polio, Pertussis, MMR, Influenza (saisonal)
Kinder/Jugendliche: Hib, Hepatitis B, Rotaviren, Varizellen, Meningokokken ACWY, Meningokokken B, HPV
ab 60. Lj./chron. Kranke: Pneumokokken, COVID-19, RSV; *ab 50. Lj.:* Herpes zoster

▸ **siehe auch vordere und hintere Umschlagklappe**

Weitere Impfungen	**alle Reisenden**	**bei Risiko**
Hepatitis A	●	
Hepatitis B		● 2, 5, 6, 8
Tollwut		● 4, 6
FSME		● 2, 3

● Impfung empfohlen
1 aktuelle Ausbrüche
2 einfache Reisebedingungen
3 Exposition im Endemiegebiet
4 Tierkontakte
5 enge soziale Kontakte, v. a. „Charity travel"
6 Einsätze (Katastrophen)
7 Hygienemängel
8 unzureichende medizin. Versorgung

• Verfügbarkeit Tollwutimpfstoffe: Moderne **Tollwutimpfstoffe** und **Immunglobulin** sind im Land **verfügbar**.

Malaria	**keine**
Besondere Infektionsrisiken	(**Fettdruck** = für die **Beratung aller Reisenden** relevant)
• oral	**Darminfektionen** **Hepatitis A** Echinokokkose (E. granulosus)
• arthropod	**FSME** April–Oktober, Vorkommen landesweit, hohes Risiko westlich der Donau bis zur Westgrenze mit Schwerpunkt um den Balaton, im N entlang der Grenze zur Slowakei mit dem Donautal. Geringeres Risiko herdförmig im O an der Theiss. **Borreliose** April–Oktober Krim-Kongo hämorrhagisches Fieber April–Oktober West-Nil-Fieber Sommer/Herbst
• aerogen	COVID-19 Influenza RSV
• diverse	Hepatitis B Venerische Infektionen **Tollwut** Tularämie
Sonstige Beratungsinhalte	(siehe **Checklisten etc. im Serviceteil**)
• allgemein	Hygiene Reiseapotheke Auslandskrankenversicherung
• bei Bedarf	Gesundheitszeugnis (Arbeits-/Langzeitaufenthalt)

Uruguay

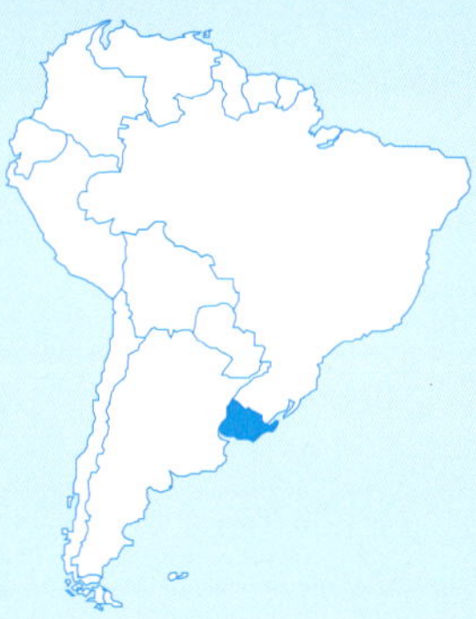

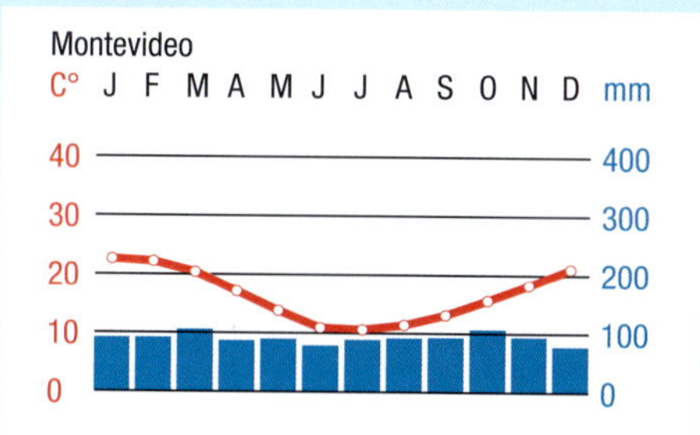

Klima

Subtropisch-feuchtes Klima mit gelegentlichen Kaltluftvorstößen aus dem Süden; durchschnittliche Temperatur in Montevideo im Juli 10,7 °C, im Januar 22,7 °C.

Zeitdifferenz (zu Mitteleuropäischer Zeit):

MEZ −4 Std. (MESZ −5 Std.)

Hilfe in Notfällen

Deutsche Botschaft
La Cumparsita 1435
Plaza Alemania
Montevideo
Tel. (00598 2) 9 02 52 22

Österreichisches Honorarkonsulat
Misiones 1381, Oficina 102
Montevideo
Tel. (00598 2) 9 15 54 31
Zuständige Österreichische Botschaft:
Argentien (Buenos Aires)

Impfvorschriften	**keine**

Impfempfehlungen

Allgemein zu empfehlender Impfschutz überprüfen, ergänzen bzw. auffrischen

alle: Tetanus, Diphtherie, Polio, Pertussis, MMR, Influenza (saisonal)
Kinder/Jugendliche: Hib, Hepatitis B, Rotaviren, Varizellen, Meningokokken ACWY, Meningokokken B, HPV
ab 60. Lj./chron. Kranke: Pneumokokken, COVID-19, RSV; *ab 50. Lj.:* Herpes zoster

▸ **siehe auch vordere und hintere Umschlagklappe**

Weitere Impfungen	alle Reisenden	bei Risiko
Hepatitis A	●	
Hepatitis B		● 2, 5, 6, 8
Tollwut		● 2, 4, 6, 8
Typhus		● 1, 2, 5, 6, 7
Cholera		● 9
Meningokokken ACWY		● 1, 5
Dengue	●	
Chikungunya	●	

● Impfung empfohlen
1 aktuelle Ausbrüche
2 einfache Reisebedingungen
3 Exposition im Endemiegebiet
4 Tierkontakte
5 enge soziale Kontakte, v. a. „Charity travel"
6 Einsätze (Katastrophen)
7 Hygienemängel
8 unzureichende medizin. Versorgung
9 Schutz gegen Reisediarrhoe (ETEC) nur inaktivierter Impfstoff, Off-Label-Use
(v) evtl. Impfpflicht beachten (s. Impfvorschriften)

Uruguay (Forts.)

• Verfügbarkeit Tollwutimpfstoffe	Moderne **Tollwutimpfstoffe** sind **nur unregelmäßig** verfügbar. **Immunglobulin** ist landesweit **nicht verfügbar**. Eine komplette Grundimmunisierung sollte bei vorhersehbarem Risiko vor der Einreise durchgeführt werden.
Malaria	**keine**
Besondere Infektionsrisiken	(**Fettdruck** = für die **Beratung aller Reisenden** relevant)
• oral	**Darminfektionen** **Hepatitis A** Typhus Brucellose Echinokokkose (E. granulosus)
• arthropod	**Dengue** **Chikungunya**
• aerogen	COVID-19 Influenza RSV
• diverse	Hepatitis B Venerische Infektionen Tollwut Milzbrand Leptospirose
Sonstige Beratungsinhalte	(siehe **Checklisten etc. im Serviceteil**)
• allgemein	Flugreise (Langstrecke) Hygiene Reiseapotheke Auslandskrankenversicherung

USA

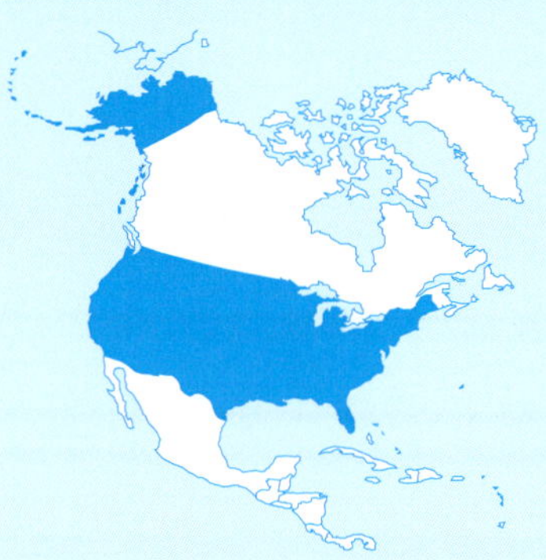

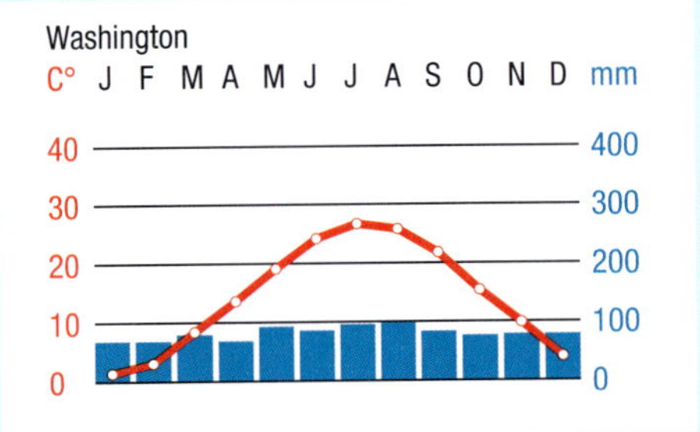

Klima

Im Norden gemäßigt; im Südwesten subtropisch-trockenes, im Südosten subtropisch-feuchtes Klima; Alaska überwiegend subpolar; durchschnittliche Temperatur in Washington im Januar 1,4 °C, im Juli 26,7 °C.

Hilfe in Notfällen

Deutsche Botschaft
4645 Reservoir Road NW
Washington D.C.
Tel. (001 202) 2 98 40 00

Österreichische Botschaft
3524 International Court N.W.
Washington D.C.
Tel. (001 202) 8 95 67 00

Zeitdifferenz (zu Mitteleuropäischer Zeit):

mehrere Zeitzonen (O → W)

Eastern Standard Time
MEZ −6 Std. ganzjährig

Central Standard Time
MEZ −7 Std. ganzjährig

Mountain Standard Time
MEZ −8 Std. ganzjährig

Pacific Standard Time
MEZ −9 Std. ganzjährig

Alaska Standard Time
MEZ −10 Std. ganzjährig

amerikanische und europäische Sommerzeit etwa zeitgleich, keine Sommerzeit in Arizona

Impfvorschriften	**keine**
Impfempfehlungen	**Allgemein zu empfehlender Impfschutz** überprüfen, ergänzen bzw. auffrischen *alle:* Tetanus, Diphtherie, Polio, Pertussis, MMR, Influenza (saisonal) *Kinder/Jugendliche:* Hib, Hepatitis B, Rotaviren, Varizellen, Meningokokken ACWY, Meningokokken B, HPV *ab 60. Lj./chron. Kranke:* Pneumokokken, COVID-19, RSV; *ab 50. Lj.:* Herpes zoster ► **siehe auch vordere und hintere Umschlagklappe**

Weitere Impfungen	alle Reisenden	bei Risiko
Hepatitis A	●	
Hepatitis B		● 2, 5, 6
Tollwut		● 4
Meningokokken ACWY		**(v)** s. Bemerkungen
Meningokokken B		● 1, 5 (bis 25. Lj.)
Dengue		● 3
Chikungunya		● 1, 3

● Impfung empfohlen
1 aktuelle Ausbrüche
2 einfache Reisebedingungen
3 Exposition im Endemiegebiet
4 Tierkontakte
5 enge soziale Kontakte, v. a. „Charity travel"
6 Einsätze (Katastrophen)
(v) evtl. Impfpflicht beachten

• Verfügbarkeit Tollwutimpfstoffe	Moderne **Tollwutimpfstoffe** und **Immunglobulin** sind im Land **verfügbar**. Allerdings sind die Kosten für Tollwut-Immunglobulin sehr hoch (bis über 20.000 $).
Malaria	**keine**
Besondere Infektionsrisiken	(**Fettdruck** = für die **Beratung aller Reisenden** relevant)
• oral	**Hepatitis A** deutlich ansteigende Fallzahlen seit 2018, landesweit zahlreiche Ausbrüche Echinokokkose (E. multilocularis) nördliche Zentralregion und Alaska
• arthropod	Lacrosse Spätsommer/Herbst, Osten, zentral u. mittlerer Westen, bes. West-Virginia, North Carolina und Georgia St. Louis-Enzephalitis Spätsommer/Herbst Dengue Sommer/Herbst, südliches Texas, Florida, Hawaii, 2023 1. Infektion in Arizona und Kalifornien Chikungunya Florida, Texas Zika Florida West-Nil-Fieber Sommer/Herbst Leishmaniase, kutane sporadisch im S von Texas **Borreliose** April–September, nördl. u. östl. Staaten Zeckenbissfieber April–September, Süd-Atlantik- und südl. Zentralstaaten, bes. North-Carolina, Virginia, Georgia, Maryland, Oklahoma, Tennessee, Kansas Rückfallfieber, Zecken- mittlerer Westen und Westen Fleckfieber, Floh- (murines) vorw. S von Texas und S von Kalifornien Pest Naturherde im mittleren Westen und Westen Zeckenlähmung April–September, vorw. im W
• aerogen	Blastomykose Kokzidioidomykose trockene Gebiete im S und W Histoplasmose trockene Gebiete im S und W COVID-19 Influenza RSV
• diverse	Hepatitis B Tollwut Tularämie Hantavirus Pulmonales Syndrom ländliche Regionen im W und SW
Sonstige Beratungsinhalte	(siehe **Checklisten etc. im Serviceteil**)
• allgemein	Flugreise (Langstrecke) Auslandskrankenversicherung
• bei Bedarf	Tauchen Aufenthalt in großen Höhen Gesundheitszeugnis (Arbeits-/Langzeitaufenthalt)

USA (Forts.)

Bemerkungen	**Gesundheitszeugnis: Einwanderer** müssen sich bei Visumantrag einer **ärztlichen Untersuchung** unterziehen. Mit Gültigkeit ab dem 4. Januar 2010 wurden Einreise- und Einwanderungsbeschränkungen für HIV-Positive aufgehoben. Ein HIV-Test ist seitdem nicht mehr Bestandteil der Gesundheitsuntersuchung für Einwanderer. **Impfungen: Einwanderer** müssen altersentsprechenden Impfschutz gegen **Diphtherie**, **Pertussis**, **Tetanus**, **Polio**, **Masern**, Mumps, Röteln, Hepatits B, Haemophilus influenzae B, **Pneumokokken**, Influenza, Rotaviren, Hepatitis A, Meningokokken, Humanes Papillomavirus und Zoster nachweisen. Derartige Impfauflagen gibt es auch für **Personen**, die **Gemeinschaftseinrichtungen** wie Kindergärten, Schulen, Colleges, Ferienlager etc. besuchen oder dort leben. Für andere visumpflichtige Einreisen, wie z. B. Arbeitsaufenthalte, gelten diese Bestimmungen in der Regel nicht. Es wird dringend empfohlen, sich hierüber rechtzeitig Auskünfte von der hiesigen US-Vertretung oder der betreffenden Institution in den USA einholen. **Touristen sind von diesen Maßnahmen nicht betroffen!** Die **Meningitis-ACWY-Konjugatimpfung** gehört in den USA zum allgemeinen Impfprogramm mit einer ersten Dosis im Alter von 11–12 Jahren und einer Booster-Dosis im Alter von 16 Jahren. Nach den geltenden Empfehlungen der STIKO wird die Meningitis-Impfung dadurch zur Reiseimpfung für „Schüler/Studenten vor Langzeitaufenthalten in Ländern mit empfohlener allgemeiner Impfung für Jugendliche oder selektiver Impfung für Schüler/Studenten entsprechend den Empfehlungen der Zielländer". In diesem Fall ist auch eine MenB-Impfung zu empfehlen und wird meist auch von den entsprechenden Institutionen verlangt.

Usbekistan

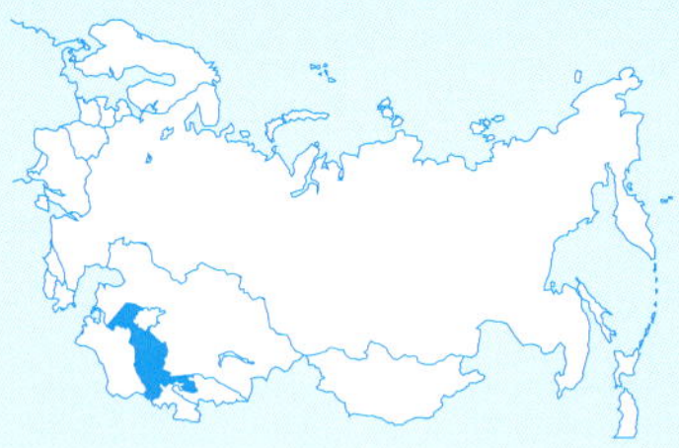

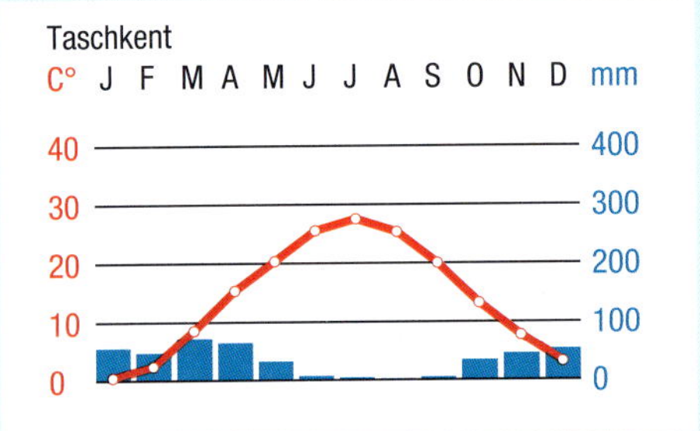

Klima

Kontinentales Klima mit heißen Sommern und kalten Wintern, im Westen wüstenhaft trocken; durchschnittliche Temperatur in Taschkent im Januar 0 °C, im Juli 27,6 °C.

Zeitdifferenz (zu Mitteleuropäischer Zeit):

MEZ +4 Std. (MESZ +3 Std.)

Hilfe in Notfällen

Deutsche Botschaft
Sharaf-Rashidov-Ko'chasi 15
Taschkent
Tel. (00998 71) 1 20 84 40

Österreichischer Honorarkonsulat
23, C-1, Apt. 24, Mirzo-Ulugbek district.
Tashkent
Tel. (00998) 909 384 777

Zuständige Österreichische Botschaft:
Wien

Impfvorschriften: **keine**

Impfempfehlungen

Allgemein zu empfehlender Impfschutz überprüfen, ergänzen bzw. auffrischen

alle: Tetanus, Diphtherie, Polio, Pertussis, MMR, Influenza (saisonal)
Kinder/Jugendliche: Hib, Hepatitis B, Rotaviren, Varizellen, Meningokokken ACWY, Meningokokken B, HPV
ab 60. Lj./chron. Kranke: Pneumokokken, COVID-19, RSV; *ab 50. Lj.:* Herpes zoster

► **siehe auch vordere und hintere Umschlagklappe**

Weitere Impfungen	alle Reisenden	bei Risiko
Hepatitis A	●	
Hepatitis B		● 2, 5, 6, 8
Tollwut		● 2, 4, 6, 8
Typhus	●	
Cholera		● 9
Meningokokken ACWY		● 1, 5
FSME		● s. Bemerkungen

● Impfung empfohlen
1 aktuelle Ausbrüche
2 einfache Reisebedingungen
3 Exposition im Endemiegebiet
4 Tierkontakte
5 enge soziale Kontakte, v. a. „Charity travel"
6 Einsätze (Katastrophen)
7 Hygienemängel
8 unzureichende medizin. Versorgung
9 Schutz gegen Reisediarrhoe (ETEC) nur inaktivierter Impfstoff, Off-Label-Use

- Verfügbarkeit Tollwutimpfstoffe: Moderne **Tollwutimpfstoffe** und **Immunglobulin** sind im Land **nicht verfügbar**. Eine komplette Grundimmunisierung sollte bei vorhersehbarem Risiko vor der Einreise durchgeführt werden.

Malaria: Usbekistan wurde 2018 von der WHO als Malaria-frei zertifiziert.

Besondere Infektionsrisiken

(**Fettdruck** = für die **Beratung aller Reisenden** relevant)

- oral

Darminfektionen
Hepatitis A, E
Typhus
Echinokokkose (E. granulosus)

• arthropod	Phlebotomus-Fieber Sommer/Herbst, bes. im SO Borreliose April–Oktober FSME April–Oktober, Vorkommen aus tiefer gelegenen Gebieten berichtet, genauere Daten fehlen Krim-Kongo hämorrhagisches Fieber April–Oktober
• aerogen	Tuberkulose COVID-19 Influenza RSV
• diverse	**Hepatitis B** Venerische Infektionen Milzbrand Tollwut
Sonstige Beratungsinhalte	(siehe **Checklisten etc. im Serviceteil**)
• allgemein	Flugreise (Langstrecke) Hygiene Reiseapotheke Auslandskrankenversicherung
• bei Bedarf	Gesundheitszeugnis (Arbeits-/Langzeitaufenthalt)
Bemerkungen	Landesweit ist mit erheblichen Engpässen bei der **medizinischen Versorgung** zu rechnen. Adäquate Ausstattung der Reiseapotheke, Auslandskrankenversicherung mit Abdeckung des Rücktransport-Risikos für Notfälle ist dringend zu empfehlen. Das **FSME**-Risiko ist offenbar gering, die Datenlage spärlich. Eine Impfempfehlung ist nur bei sehr hohem Expositionsrisiko indiziert. Die bei uns zugelassenen Impfstoffe sind auch gegen den fernöstlichen Subtyp wirksam. Bei Aufenthalten über 3 Monaten wird ein **HIV-Test** verlangt.

Vanuatu

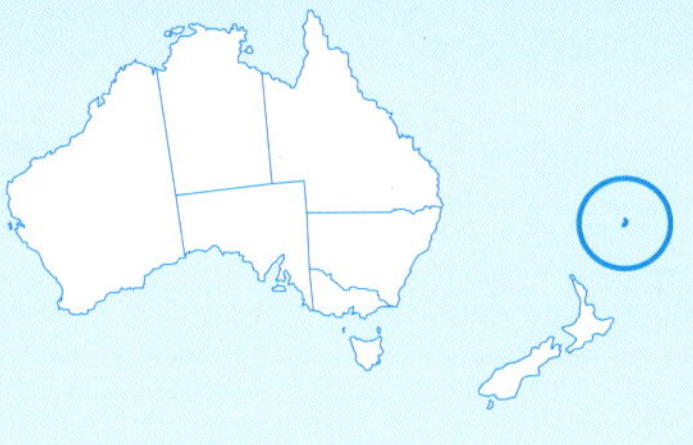

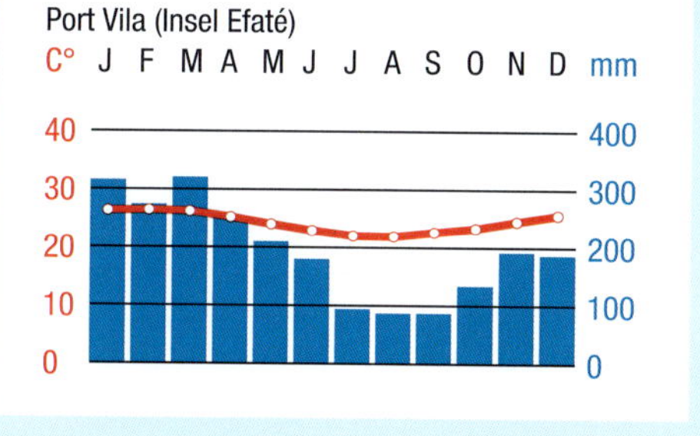

Klima

Tropisches, feuchtes Klima mit trockenerer Zeit im Winter (Mai bis Oktober); durchschnittliche Temperatur ganzjährig um 25 °C.

Zeitdifferenz (zu Mitteleuropäischer Zeit):

MEZ + 10 Std. (MESZ + 9 Std.)

Hilfe in Notfällen

Deutsches Honorarkonsulat
Ocean View Apartment House, Rue Rene Pujol
Port Vila
Tel. (00678) 5 52 23 31
Zuständige Deutsche Botschaft:
Australien (Canberra)

Österreichisches Honorarkonsulat
Ocean View House, Rue René Pujol
Port Vila
Tel. (00678) 555 222 5
Zuständige Österreichische Botschaft:
Australien (Canberra)

Impfvorschriften	**keine**

Impfempfehlungen

Allgemein zu empfehlender Impfschutz überprüfen, ergänzen bzw. auffrischen

alle: Tetanus, Diphtherie, Polio, Pertussis, MMR, Influenza (saisonal)
Kinder/Jugendliche: Hib, Hepatitis B, Rotaviren, Varizellen, Meningokokken ACWY, Meningokokken B, HPV
ab 60. Lj./chron. Kranke: Pneumokokken, COVID-19, RSV; *ab 50. Lj.:* Herpes zoster

► **siehe auch vordere und hintere Umschlagklappe**

Weitere Impfungen	alle Reisenden	bei Risiko
Hepatitis A	●	
Hepatitis B		● 2, 5, 6, 8
Typhus		● 1, 2, 5, 6, 7
Cholera		● 9
Dengue	●	
Chikungunya		● 1, 10
Meningokokken ACWY		● 1, 5

● Impfung empfohlen
1 aktuelle Ausbrüche
2 einfache Reisebedingungen
3 Exposition im Endemiegebiet
4 Tierkontakte
5 enge soziale Kontakte, v. a. „Charity travel"
6 Einsätze (Katastrophen)
7 Hygienemängel
8 unzureichende medizin. Versorgung
9 Schutz gegen Reisediarrhoe (ETEC) nur inaktivierter Impfstoff, Off-Label-Use
10 Langzeitaufenthalt, wiederholte Reisen

Vanuatu (Forts.)

• Verfügbarkeit Tollwutimpfstoffe	Moderne **Tollwutimpfstoffe** und **Immunglobulin** sind im Land **nicht verfügbar**. Das Tollwutrisiko wird als sehr gering eingeschätzt. Eine Grundimmunisierung vor der Reise ist nur in Ausnahmefällen notwendig.		
Malaria			
• Saison	ganzjährig, verstärkt Dezember–Mai		
• Parasit	P. falciparum 10 %, Resistenzen Chloroquin, Sulfa/Pyrimethamin-Kombinationen; P. vivax 90 %, Resistenzen Chloroquin über 95 % Rückgang der Fallzahlen seit 2000, 2021 noch 322 Fälle		
• Epidemiologie / Vorbeugung	**Expositionsprophylaxe!**		
	Medikation (NST = Notfallselbsttherapie)	**regelm.**	**NST**
	mittleres Risiko auf den meisten Inseln, höher in der Regenzeit	AP, D*, M oder Ø	Ø AP, AL, DP
	geringes oder kein Risiko in den Städten Luganville (Espiritu Santo) und Port Vila (Efate) sowie auf den südlichen Inseln Futuna, Aneityum, Aniwa und Tongoa	Ø	AP, AL, DP
	AL = Artemether/Lumefantrin (Riamet®), AP = Atovaquon/Proguanil (Malarone® u. a.), D = Doxycyclin, DP = Dihydroartemisinin/Piperaquin (Eurartesim®), M = Mefloquin (Lariam®), Ø = keine In der Tabelle durch Komma getrennte Präparate sind als Alternativen zu verstehen. * Doxycyclin ist in Deutschland und in Österreich zur Malariaprophylaxe nicht zugelassen (s. Seite 490).		
Besondere Infektionsrisiken	(**Fettdruck** = für die **Beratung aller Reisenden** relevant)		
• oral	**Darminfektionen** **Hepatitis A** Typhus		
• arthropod	**Dengue** Chikungunya Zika Filariose, lymphatische Ross-River-Fieber		
• aerogen	COVID-19 Influenza RSV		
• diverse	Hepatitis B Venerische Infektionen Tollwut sehr geringes Risiko		
Sonstige Beratungsinhalte	(siehe **Checklisten etc. im Serviceteil**)		
• allgemein	Flugreise (Langstrecke) Klima, Hygiene Reiseapotheke Auslandskrankenversicherung		
• bei Bedarf	Tauchen		
Bemerkungen	**Ciguatera-Fischvergiftung:** Saisonales Risiko bei Verzehr von größeren Raubfischen (auch gegart). Örtliche Warnhinweise beachten!		

Venezuela

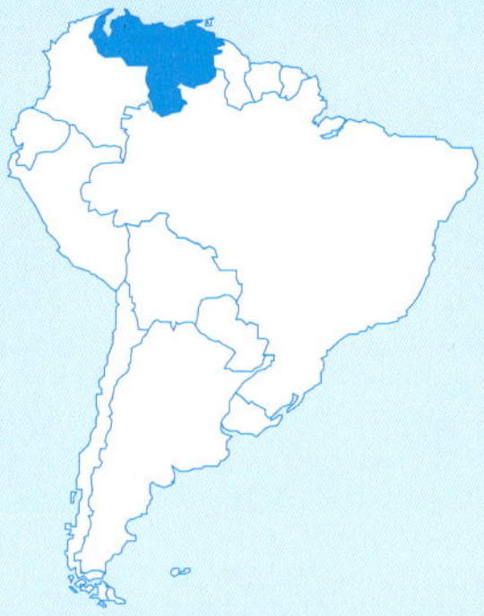

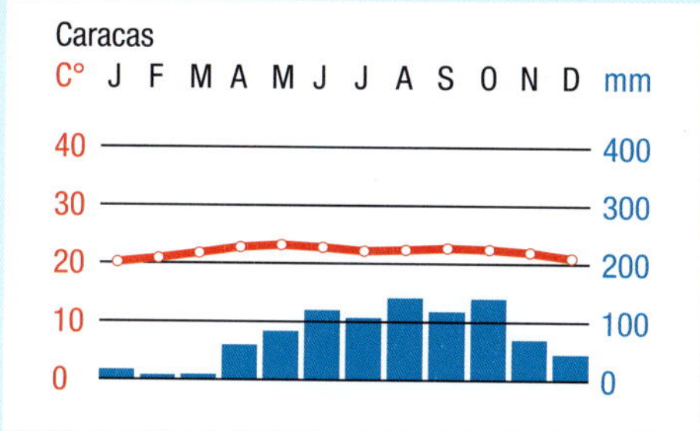

Detaillierte Informationen zur **medizinischen Infrastruktur** des Landes im aktuellen **CRM Handbuch Reisen mit Risiko**

Klima

Tropisch-wechselfeuchtes Klima mit einer Trockenzeit im Winter und einer Regenzeit von Mai bis November; im Nordwesten Wüstenklima mit geringen Niederschlägen; Tiefland feucht-heiß; Temperaturen mit der Höhe abnehmend; im Flachland durchschnittliche Höchsttemperaturen zwischen 25 und 29 °C, im Hochgebirge unter 8 °C; durchschnittliche Temperatur in Caracas ganzjährig um 22 °C.

Zeitdifferenz (zu Mitteleuropäischer Zeit):

MEZ −5 Std. (MESZ −6 Std.)

Hilfe in Notfällen

Deutsche Botschaft
Avenida Eugenio Mendoza y Avenida José Angel Lamas, Edif. La Castellana, 10. Stock
Caracas
Tel. (0058 212) 2 19 25 00

Derzeit keine Österreichische Vertretung im Land (Österreichische Staatsbürger können im Notfall die Hilfe der diplomatischen Vertretung Deutschlands oder eines anderen EU-Mitgliedsstaates in Anspruch nehmen)

Zuständige Österreichische Botschaft: Kolumbien (Bogota)

Impfvorschriften

- direkt

keine

- aus Infektionsgebieten

Gelbfieber (ausgenommen Kinder unter 1 Jahr) bei Einreise aus Brasilien

- Die Impfvorschrift gilt auch bei Einreise aus Brasilien, wenn das Land nur im **Transit** besucht wurde und wenn die **Aufenthaltszeit auf einem brasilianischen Flughafen mehr als 12 Stunden** betrug. Abweichend von der offiziellen Bestimmung kann der Impfnachweis auch bei kürzerem Transit-Aufenthalt verlangt werden.
- Gemäß den geänderten International Health Regulations der WHO (am 11. Juli 2016 in Kraft getreten) ist die **Gelbfieber-Impfbescheinigung** nach einmaliger Impfung **lebenslang gültig**. Es ist möglich, dass abweichend von der offiziellen Regelung bei Einreise ein Impfnachweis verlangt wird, der nicht älter als 10 Jahre ist.
- Ärztliche **Bescheinigungen zur Befreiung von der Gelbfieber-Impfung** („exemption certificate", „waiver") werden bei der Einreise **nicht anerkannt**.

- Abweichungen

Nach Angaben der Botschaft wird ein **Gelbfieber**-Impfnachweis bei Einreise aus allen Endemiegebieten verlangt.

Impfempfehlungen

Allgemein zu empfehlender Impfschutz überprüfen, ergänzen bzw. auffrischen

alle: Tetanus, Diphtherie, Polio, Pertussis, MMR, Influenza (saisonal)
Kinder/Jugendliche: Hib, Hepatitis B, Rotaviren, Varizellen, Meningokokken ACWY, Meningokokken B, HPV
ab 60. Lj./chron. Kranke: Pneumokokken, COVID-19, RSV; *ab 50. Lj.:* Herpes zoster

► **siehe auch vordere und hintere Umschlagklappe**

Weitere Impfungen	alle Reisenden	bei Risiko
Hepatitis A	●	
Hepatitis B		● 2, 5, 6, 8
Tollwut		● 2, 4, 6, 8
Typhus		● 1, 2, 5, 6, 7
Cholera		● 9
Meningokokken ACWY		● 1, 5
Dengue	●	
Chikungunya	●	
Gelbfieber	●* (v)	

* bei Reisen in die endemischen Gebiete

● Impfung empfohlen
1 aktuelle Ausbrüche
2 einfache Reisebedingungen
3 Exposition im Endemiegebiet
4 Tierkontakte
5 enge soziale Kontakte, v. a. „Charity travel"
6 Einsätze (Katastrophen)
7 Hygienemängel
8 unzureichende medizin. Versorgung
9 Schutz gegen Reisediarrhoe (ETEC) nur inaktivierter Impfstoff, Off-Label-Use 10 Langzeitaufenthalt, wiederholte Reisen
(v) evtl. Impfpflicht beachten (s. Impfvorschriften)

- Verfügbarkeit Tollwutimpfstoffe

Moderne **Tollwutimpfstoffe** und **Immunglobulin** sind im Land **nicht verfügbar**. Eine komplette Grundimmunisierung sollte bei vorhersehbarem Risiko vor der Einreise durchgeführt werden.

Venezuela (Forts.)

Malaria

Karte Malaria – Südamerika siehe Kartenanhang

- Saison: ganzjährig
- Parasit: P. vivax 75 %; P. falciparum insgesamt 25 %, Resistenzen Chloroquin, Sulfa/Pyrimethamin-Kombinationen
  Zunahme der Fallzahlen seit 2000, 2016 laut WHO geschätzt 240.000 Fälle
- Epidemiologie / Vorbeugung: **Expositionsprophylaxe!**

Medikation (NST = Notfallselbsttherapie)	**regelm.**	**NST**
hohes Risiko im Regenwald des Orinoco-Gebietes	AP, D*, M	Ø
mittleres Risiko in den Regenwaldgebieten im NO, einschließlich des Orinoco-Deltas; 84 % aller landesweit gemeldeten Malariafälle und fast alle Tropica-Fälle stammen aus Bolivar und Amazonas, wobei der Anteil von P. falciparum nach S zunimmt und regional >20 % liegt	Ø	AP, AL, DP
geringes Risiko, vorwiegend P. vivax, im Landesinneren und herdförmig im W	Ø	AP, AL, DP
als **malariafrei** gelten die übrigen Landesteile, die vorgelagerten Inseln (z. B Margarita) sowie Höhenlagen und Stadtgebiete	Ø	Ø

AL = Artemether/Lumefantrin (Riamet®), AP = Atovaquon/Proguanil (Malarone® u. a.), D = Doxycyclin, DP = Dihydroartemisinin/Piperaquin (Eurartesim®), M = Mefloquin (Lariam®), Ø = keine
In der Tabelle durch Komma getrennte Präparate sind als Alternativen zu verstehen.
* Doxycyclin ist in Deutschland und in Österreich zur Malariaprophylaxe nicht zugelassen (s. Seite 490).

Besondere Infektionsrisiken

(**Fettdruck** = für die **Beratung aller Reisenden** relevant)

- oral:
  Darminfektionen
  Hepatitis A
  Typhus
- arthropod:
  Dengue
  Chikungunya
  Oropouche
  Zika
  Leishmaniase, kutane + mukokutane
  Leishmaniase, viszerale sporadisch im N
  Filariose, Onchozerkose zwei Herde im N, ein Herd in Amazonas
  Gelbfieber alle Gebiete außer Nordküste und Inseln
  Chagas-Krankheit ländliche Gebiete im N, auch orale Übetragung (Fruchtsäfte)

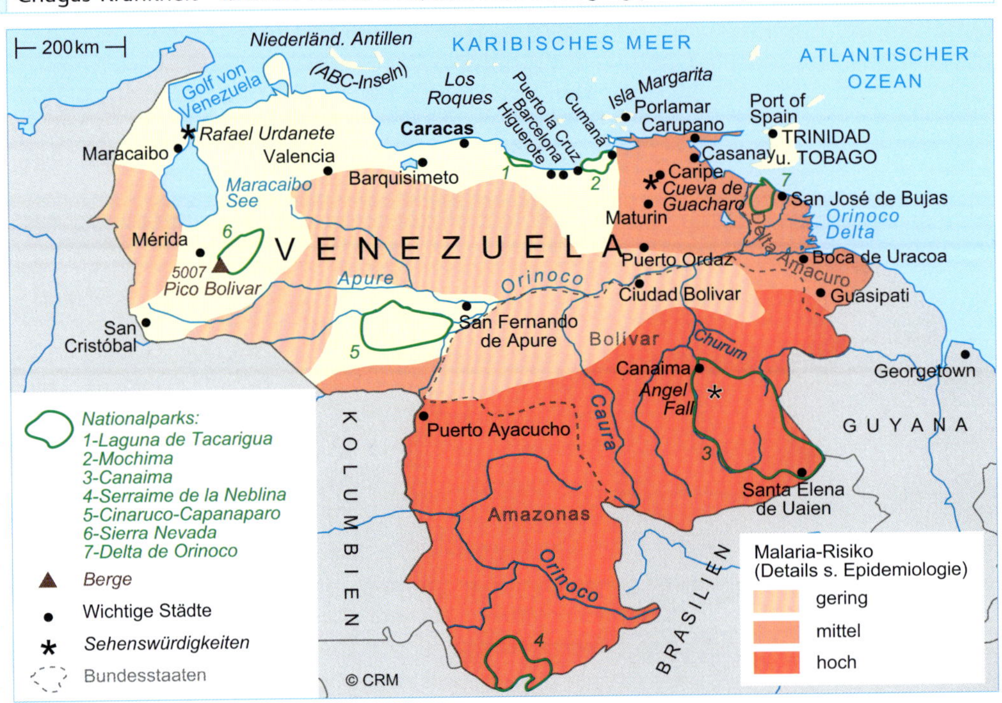

• aerogen	Histoplasmose Parakokzidioidomykose COVID-19 Influenza RSV
• diverse	Schistosomiasis Herde in ländl. Gebieten von Maracay, Aragua, Corabobo, Valencia, Guarico, Federal District, Miranda **Hepatitis B** Venerische Infektionen Tollwut
Sonstige Beratungsinhalte	(siehe **Checklisten etc. im Serviceteil**)
• allgemein	Flugreise (Langstrecke) Klima, Hygiene Reiseapotheke Auslandskrankenversicherung
• bei Bedarf	Aufenthalt in großen Höhen Tauchen Gesundheitszeugnis (Arbeits-/Langzeitaufenthalt)
Bemerkungen	**Impfungen:** Es ist möglich, dass für visumpflichtige Langzeitaufenthalte der Nachweis einer Masern-Impfung verlangt wird. **Medizinische Versorgung:** Auch in Großstädten und Touristikzentren ist mit erheblichen Engpässen bei der ärztlichen und medikamentösen Versorgung zu rechnen. Adäquate Ausstattung der **Reiseapotheke** (Zollbestimmungen beachten, Begleitattest ratsam, Muster im Serviceteil), **Auslandskrankenversicherung** mit Abdeckung des Rettungsrückflug-Risikos für Notfälle dringend empfohlen.

Vereinigte Arabische Emirate

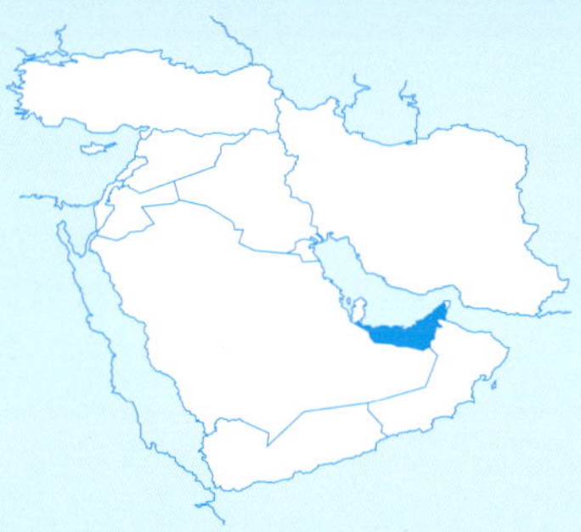

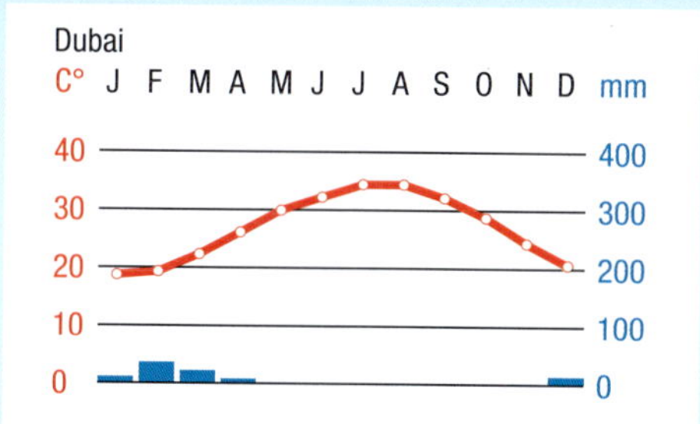

Detaillierte Informationen zur **medizinischen Infrastruktur** des Landes im aktuellen **CRM Handbuch Reisen mit Risiko**

Klima

Subtropisches bis tropisches Wüstenklima mit sehr geringen Jahresniederschlägen (meist im Winter); extreme Hitze von Mai bis Oktober (Tageshöchsttemperatur über 45 °C); Küstengebiete mit bis zu 90 % Luftfeuchtigkeit sehr schwül; durchschnittliche Temperatur in Dubai im Januar 18,6 °C, im August 34,6 °C.

Zeitdifferenz (zu Mitteleuropäischer Zeit):

MEZ + 3 Std. (MESZ + 2 Std.)

Hilfe in Notfällen

Deutsche Botschaft
The Towers at the Trade Center
West Tower, 14th Floor
Abu Dhabi Mall, Abu Dhabi
Tel. (0097 12) 5 96 77 00

Österreichische Botschaft
Sky Tower, 5. Stock, Büro Nr. 504
Reem Island
Abu Dhabi
Tel. (0097 12) 6 94 49 99

Impfvorschriften	
• direkt	**keine**
• aus Infektionsgebieten	**Gelbfieber** (ausgenommen Kinder unter 9 Monaten) • Die Impfvorschrift gilt auch bei Einreise aus einem Land mit Gelbfieber-Risiko, das nur im **Transit** besucht wurde, wenn die **Aufenthaltszeit auf dem Flughafen mehr als 12 Stunden** betrug. Abweichend von der offiziellen Bestimmung kann der Impfnachweis auch bei kürzerem Transit-Aufenthalt verlangt werden. • Gemäß den geänderten International Health Regulations der WHO (am 11. Juli 2016 in Kraft getreten) ist die **Gelbfieber-Impfbescheinigung** nach einmaliger Impfung **lebenslang gültig**. Es ist möglich, dass abweichend von der offiziellen Regelung bei Einreise ein Impfnachweis verlangt wird, der nicht älter als 10 Jahre ist. • Über die Anerkennung ärztlicher **Bescheinigungen zur Befreiung von der Gelbfieber-Impfung** („exemption certificate", „waiver") liegen **aktuell keine zuverlässigen Informationen** vor.

Vereinigte Arabische Emirate (Forts.)

Impfempfehlungen

Allgemein zu empfehlender Impfschutz überprüfen, ergänzen bzw. auffrischen

alle: Tetanus, Diphtherie, Polio, Pertussis, MMR, Influenza (saisonal)
Kinder/Jugendliche: Hib, Hepatitis B, Rotaviren, Varizellen, Meningokokken ACWY, Meningokokken B, HPV
ab 60. Lj./chron. Kranke: Pneumokokken, COVID-19, RSV; *ab 50. Lj.:* Herpes zoster

► **siehe auch vordere und hintere Umschlagklappe**

Weitere Impfungen	alle Reisenden	bei Risiko
Hepatitis A	●	
Hepatitis B		● 2, 5, 6, 8
Meningokokken ACWY		● 1, 5
Gelbfieber	(v)	

● Impfung empfohlen
1 aktuelle Ausbrüche
2 einfache Reisebedingungen
3 Exposition im Endemiegebiet
4 Tierkontakte
5 enge soziale Kontakte, v. a. „Charity travel“
6 Einsätze (Katastrophen)
7 Hygienemängel
8 unzureichende medizin. Versorgung
9 Schutz gegen Reisediarrhoe (ETEC) nur inaktivierter Impfstoff, Off-Label-Use
(v) evtl. Impfpflicht beachten (s. Impfvorschriften)

- Verfügbarkeit Tollwutimpfstoffe: Moderne **Tollwutimpfstoffe** und **Immunglobulin** sind im Land **verfügbar**.

Malaria

keine

Besondere Infektionsrisiken

(**Fettdruck** = für die **Beratung aller Reisenden** relevant)

- oral
  - **Darminfektionen**
  - **Hepatitis A**, E
- arthropod
  - **Leishmaniase, kutane**
  - Leishmaniase, viszerale sporadisch im N
  - Phlebotomus-Fieber
  - West-Nil-Fieber
  - Krim-Kongo hämorrhagisches Fieber
- aerogen
  - COVID-19
  - Influenza
  - RSV
- diverse
  - **Hepatitis B**
  - Tollwut sehr geringes Risiko
  - MERS-CoV

Sonstige Beratungsinhalte

(siehe **Checklisten etc. im Serviceteil**)

- allgemein
  - Flugreise (Langstrecke)
  - Klima, Hygiene
  - Reiseapotheke
  - Auslandskrankenversicherung
- bei Bedarf
  - Tauchen
  - Gesundheitszeugnis (Arbeits-/Langzeitaufenthalt)

Bemerkungen

Die **Einfuhr von Medikamenten** unterliegt in den VAE besonders strengen Vorschriften und sollte möglichst unterbleiben. Das Mitführen von Arzneimitteln zum regelmäßigen persönlichen Gebrauch in der Originalverpackung kann gestattet werden, wenn eine ärztliche Bescheinigung (englisch) über den Verwendungszweck und die für die Dauer des Aufenthaltes benötigte Menge vorliegt. Eine Garantie hierfür gibt es nicht, da die Einfuhr bestimmter Substanzen prinzipiell verboten ist. Es wird dringend empfohlen, sich bei Bedarf vor der Reise durch eine Vertretung der VAE in Deutschland/Österreich beraten zu lassen. Mit verstärkten Kontrollen auf **Drogen** ist an den Flughäfen zu rechnen; auf den Besitz auch nur geringster Mengen oder den nachweisbaren Konsum stehen hohe Haftstrafen ohne Ansehen der Person; das gilt auch für Transitreisende.

Vietnam

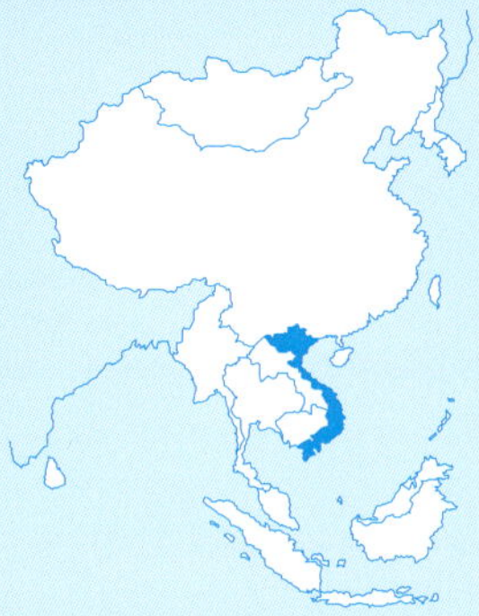

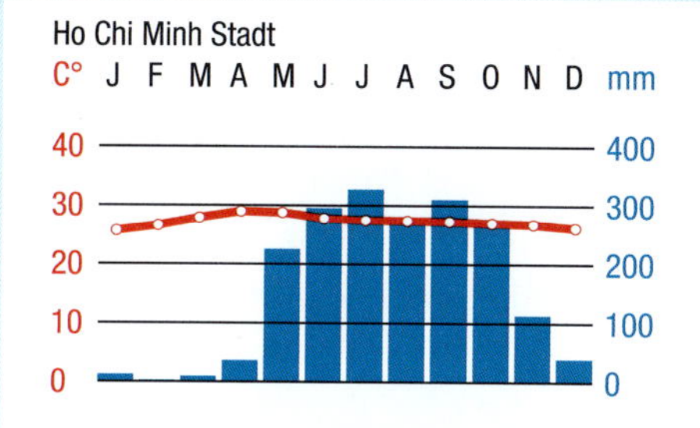

Klima

Im Norden subtropisches Klima mit kühlen Wintern (Hanoi: Januarmittel 16,5 °C, Julimittel 29 °C); Süden tropisch mit wenig schwankenden Temperaturen (Ho-Chi-Minh-Stadt ganzjährig um 27 °C); Hauptregenzeit von April bis Oktober.

Zeitdifferenz (zu Mitteleuropäischer Zeit):

MEZ +6 Std. (MESZ +5 Std.)

Hilfe in Notfällen

Deutsche Botschaft
29, Tran Phu
Hanoi
Tel. (0084 24) 32 67 33 35

Österreichische Botschaft
c/o „Prime Center", 53, Quang Trung, 8. Stock
Hai Ba Trung District
Hanoi
Tel. (0084 24) 39 43 30 50-3, 39 43 30 51

Detaillierte Informationen zur **medizinischen Infrastruktur** des Landes im aktuellen **CRM Handbuch Reisen mit Risiko**

Impfvorschriften

keine

Impfempfehlungen

Allgemein zu empfehlender Impfschutz überprüfen, ergänzen bzw. auffrischen

alle: Tetanus, Diphtherie, Polio, Pertussis, MMR, Influenza (saisonal)
Kinder/Jugendliche: Hib, Hepatitis B, Rotaviren, Varizellen, Meningokokken ACWY, Meningokokken B, HPV
ab 60. Lj./chron. Kranke: Pneumokokken, COVID-19, RSV; *ab 50. Lj.:* Herpes zoster

► **siehe auch vordere und hintere Umschlagklappe**

Weitere Impfungen	alle Reisenden	bei Risiko
Hepatitis A	●	
Hepatitis B		● 2, 5, 6, 8
Tollwut		● 2, 4, 6, 8
Typhus	●	
Cholera		● 1, 5, 6, 7, 9
Jap. Enzephalitis		● 2, 3
Dengue	●	
Chikungunya		● 1, 10
Meningokokken ACWY		● 1, 5

● Impfung empfohlen
1 aktuelle Ausbrüche
2 einfache Reisebedingungen
3 Exposition im Endemiegebiet
4 Tierkontakte
5 enge soziale Kontakte, v. a. „Charity travel"
6 Einsätze (Katastrophen)
7 Hygienemängel
8 unzureichende medizin. Versorgung
9 Schutz gegen Reisediarrhoe (ETEC) nur inaktivierter Impfstoff, Off-Label-Use
10 Langzeitaufenthalt, wiederholte Reisen

- Verfügbarkeit Tollwutimpfstoffe

Moderne **Tollwutimpfstoffe** und **Immunglobulin** sind **nur in Hanoi und Ho-Chi-Minh-City (Saigon)** verfügbar. Eine komplette Grundimmunisierung sollte bei vorhersehbarem Risiko vor der Einreise durchgeführt werden.

Malaria

Karte Malaria – Südostasien siehe Kartenanhang

- Saison

ganzjährig, verstärkt in der Regenzeit,
im Norden vermindert in den kühlen Monaten Oktober–April

- Parasit

P. falciparum 58 %,
Resistenzen Chloroquin, Mefloquin, Sulfa/Pyrimethamin-Kombinationen, Artemisinine;
P. vivax 42 %, P. knowlesi vereinzelt möglich;
Über 99 % Rückgang der Fallzahlen seit 2000, 2021 noch 467 Fälle

- Epidemiologie / Vorbeugung

Expositionsprophylaxe!

Medikation (NST = Notfallselbsttherapie)	regelm.	NST
geringes Risiko in den zentralen Landesteilen (Hochland unterhalb 1500 m südlich des 18. Breitengrades) sowie im äußersten NW und NO; **sehr geringes oder kein Risiko** im übrigen N sowie im S	Ø	AP
Stadtgebiete inkl. Ho Chi Minh City und Großraum Hanoi bis zur Halong-Bucht gelten als **malariafrei**	Ø	Ø

AP = Atovaquon/Proguanil (Malarone® u. a.), Ø = keine

Vietnam (Forts.)

Besondere Infektionsrisiken	(**Fettdruck** = für die **Beratung aller Reisenden** relevant)
• oral	**Darminfektionen** **Hepatitis A**, E **Typhus** Cholera Clonorchiasis vorw. in der Hanoi-Ebene Fasciolose zentral und zentrales Hochland Hand-Fuß-Mund-Krankheit auch aerogene Übertragung
• arthropod	**Dengue** vorw. südliche Landesteile (Mekong-Delta), Mai–November Chikungunya Zika Filariose, lymphatische ländliche Gebiete Japanische Enzephalitis ländliche und suburbane Gebiete, höchste Inzidenzen in den Nordprovinzen in der Umgebung von Hanoi und in den NW- und NO-Provinzen an der Grenze zu China Tsutsugamushi-Fieber Pest zentrale Hochlandregion von Quang Nam im N über Gia Lai, Kon Tum, Dak Lak, Khanh Hoa bis Lam Dong im S
• aerogen	Tuberkulose COVID-19 Influenza RSV
• diverse	Schistosomiasis einzelne Herde im Mekong-Delta **Hepatitis B**, C Venerische Infektionen Melioidose Vogelgrippe Milzbrand **Tollwut**
Sonstige Beratungsinhalte	(siehe **Checklisten etc. im Serviceteil**)
• allgemein	Flugreise (Langstrecke) Klima, Hygiene Reiseapotheke Auslandskrankenversicherung
• bei Bedarf	Tauchen
Bemerkungen	**Medizinische Versorgung:** Außerhalb der Städte ist mit erheblichen Engpässen bei der ärztlichen und medikamentösen Versorgung zu rechnen. Adäquate Ausstattung der **Reiseapotheke** (Zollbestimmungen beachten, Begleitattest ratsam, Muster im Serviceteil), **Auslandskrankenversicherung** mit Abdeckung des Rettungsrückflug-Risikos für Notfälle dringend empfohlen.

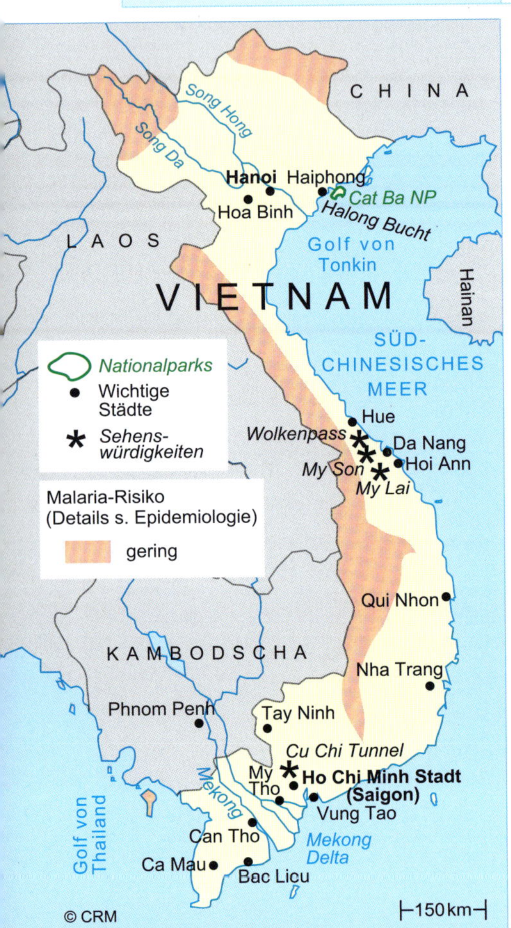

Wake (zu USA)

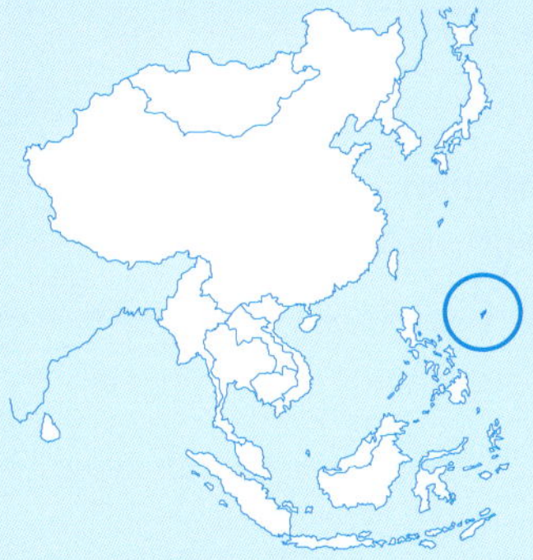

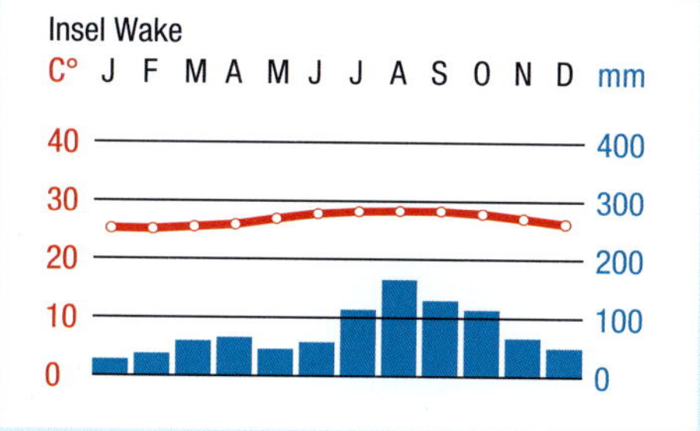

Zeitdifferenz (zu Mitteleuropäischer Zeit):

MEZ + 11 Std. (MESZ + 10 Std.)

Hilfe in Notfällen

Zuständige Deutsche Botschaft:
Philippinen (Manila)

Klima

Tropisch-immerfeuchtes Klima;
mittlere Temperatur ganzjährig um 27 °C.

Impfvorschriften | **keine**

Impfempfehlungen

Allgemein zu empfehlender Impfschutz überprüfen, ergänzen bzw. auffrischen

alle: Tetanus, Diphtherie, Polio, Pertussis, MMR, Influenza (saisonal)
Kinder/Jugendliche: Hib, Hepatitis B, Rotaviren, Varizellen, Meningokokken ACWY, Meningokokken B, HPV
ab 60. Lj./chron. Kranke: Pneumokokken, COVID-19, RSV; *ab 50. Lj.:* Herpes zoster
► **siehe auch vordere und hintere Umschlagklappe**

Weitere Impfungen	alle Reisenden	bei Risiko
Hepatitis A	●	
Hepatitis B		● 2, 5, 6, 8
Dengue	●	
Chikungunya		● 1, 10
Cholera		● 9

● Impfung empfohlen
1 aktuelle Ausbrüche
2 einfache Reisebedingungen
3 Exposition im Endemiegebiet
4 Tierkontakte
5 enge soziale Kontakte, v. a. „Charity travel"
6 Einsätze (Katastrophen)
7 Hygienemängel
8 unzureichende medizin. Versorgung
9 Schutz gegen Reisediarrhoe (ETEC) nur inaktivierter Impfstoff, Off-Label-Use
10 Langzeitaufenthalt, wiederholte Reisen

- Verfügbarkeit Tollwutimpfstoffe: Moderne **Tollwutimpfstoffe** und **Immunglobulin** sind **nicht sicher** verfügbar (widersprüchliche Informationen). Das Tollwutrisiko wird als sehr gering eingeschätzt. Eine Grundimmunisierung vor der Reise ist nur in Ausnahmefällen notwendig.

Malaria | **keine**

Besondere Infektionsrisiken

(**Fettdruck** = für die **Beratung aller Reisenden** relevant)

- oral: **Darminfektionen**, **Hepatitis A**
- arthropod: **Dengue**, Chikungunya
- aerogen: COVID-19, Influenza, RSV
- diverse: Hepatitis B, Venerische Infektionen, Tollwut sehr geringes Risiko

Sonstige Beratungsinhalte

(siehe **Checklisten etc. im Serviceteil**)

- allgemein: Flugreise (Langstrecke), Klima, Hygiene, Reiseapotheke, Auslandskrankenversicherung
- bei Bedarf: Tauchen

Bemerkungen

Ciguatera-Fischvergiftung: Saisonales Risiko bei Verzehr von größeren Raubfischen (auch gegart). Örtliche Warnhinweise beachten!

Wallis und Futuna (zu Frankreich)

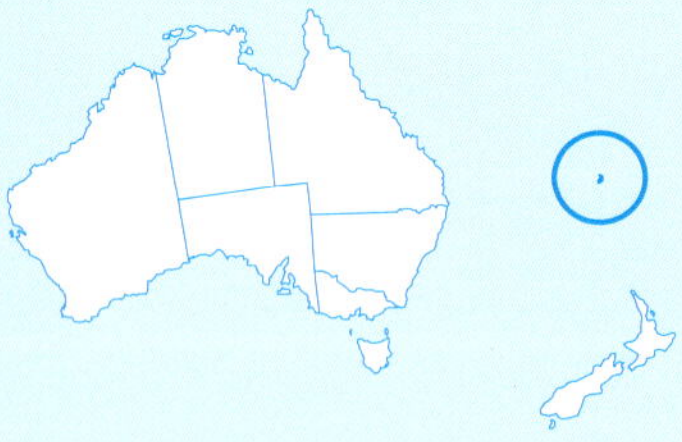

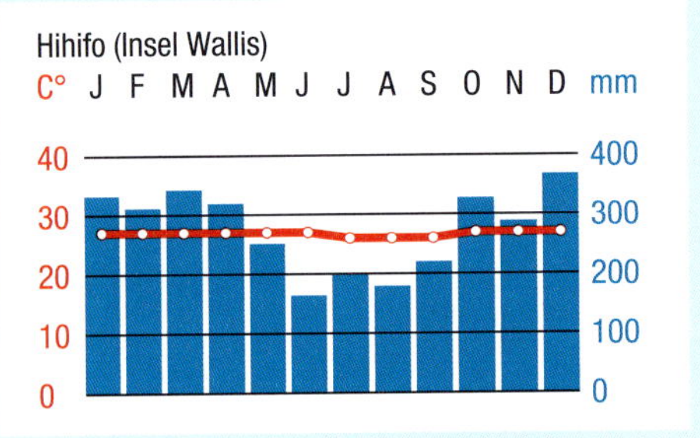

Klima

Tropisches Klima mit schwankenden Niederschlagsmengen, Hauptniederschläge von November bis April; Temperaturen ganzjährig um 27 °C bei hoher Luftfeuchtigkeit.

Zeitdifferenz (zu Mitteleuropäischer Zeit):

MEZ +12 Std. (MESZ +11 Std.)

Hilfe in Notfällen

Zuständige Deutsche Botschaft: Frankreich (Paris)
Zuständige Visabehörde: Botschaft Wellington (Neuseeland)

Derzeit keine Österreichische Vertretung im Land (Österreichische Staatsbürger können im Notfall die Hilfe der diplomatischen Vertretung Deutschlands oder eines anderen EU-Mitgliedsstaates in Anspruch nehmen)
Zuständige Österreichische Botschaft: Australien (Canberra)

Impfvorschriften

- direkt: **keine**
- aus Infektionsgebieten: Gelbfieber (ausgenommen Kinder unter 1 Jahr)
  - Die Impfvorschrift gilt auch bei Einreise aus einem Land mit Gelbfieber-Risiko, das nur im **Transit** besucht wurde, wenn die **Aufenthaltszeit auf dem Flughafen mehr als 12 Stunden** betrug. Abweichend von der offiziellen Bestimmung kann der Impfnachweis auch bei kürzerem Transit-Aufenthalt verlangt werden.
  - Gemäß den geänderten International Health Regulations der WHO (am 11. Juli 2016 in Kraft getreten) ist die **Gelbfieber-Impfbescheinigung** nach einmaliger Impfung **lebenslang gültig**.
  - Über die Anerkennung ärztlicher **Bescheinigungen zur Befreiung von der Gelbfieber-Impfung** („exemption certificate", „waiver") liegen **aktuell keine zuverlässigen Informationen** vor.

Impfempfehlungen

Allgemein zu empfehlender Impfschutz überprüfen, ergänzen bzw. auffrischen

alle: Tetanus, Diphtherie, Polio, Pertussis, MMR, Influenza (saisonal)
Kinder/Jugendliche: Hib, Hepatitis B, Rotaviren, Varizellen, Meningokokken ACWY, Meningokokken B, HPV
ab 60. Lj./chron. Kranke: Pneumokokken, COVID-19, RSV; *ab 50. Lj.:* Herpes zoster

► **siehe auch vordere und hintere Umschlagklappe**

Weitere Impfungen	alle Reisenden	bei Risiko
Hepatitis A	●	
Hepatitis B		● 2, 5, 6, 8
Cholera		● 9
Dengue	●	
Chikungunya		● 1, 10

● Impfung empfohlen
1 aktuelle Ausbrüche
2 einfache Reisebedingungen
3 Exposition im Endemiegebiet
4 Tierkontakte
5 enge soziale Kontakte, v. a. „Charity travel"
6 Einsätze (Katastrophen)
7 Hygienemängel
8 unzureichende medizin. Versorgung
9 Schutz gegen Reisediarrhoe (ETEC) nur inaktivierter Impfstoff, Off-Label-Use
10 Langzeitaufenthalt, wiederholte Reisen

- Verfügbarkeit Tollwutimpfstoffe: Moderne **Tollwutimpfstoffe** und **Immunglobulin** sind im Land **nicht verfügbar**. Das Tollwutrisiko wird als sehr gering eingeschätzt. Eine Grundimmunisierung vor der Reise ist nur in Ausnahmefällen notwendig.

Malaria

keine

Besondere Infektionsrisiken

(**Fettdruck** = für die **Beratung aller Reisenden** relevant)

- oral: **Darminfektionen**, **Hepatitis A**
- arthropod: **Dengue**, Chikungunya
- aerogen: COVID-19, Influenza, RSV
- diverse: Hepatitis B, Venerische Infektionen, Tollwut sehr geringes Risiko

Sonstige Beratungsinhalte	**(siehe Checklisten etc. im Serviceteil)**
• allgemein	Flugreise (Langstrecke) Klima, Hygiene Reiseapotheke Auslandskrankenversicherung
• bei Bedarf	Tauchen

Weißrussland s. Belarus

Westsahara

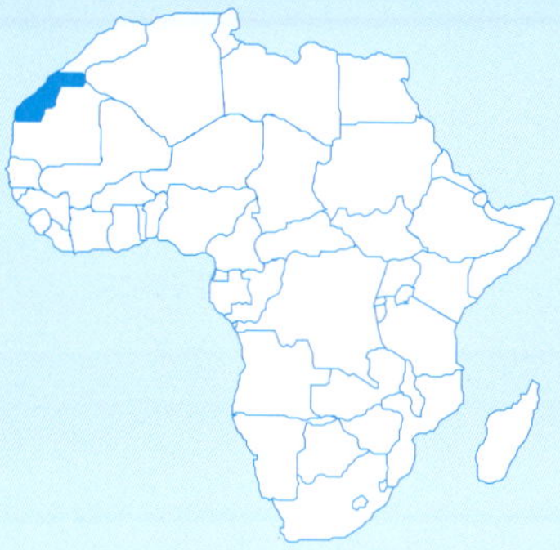

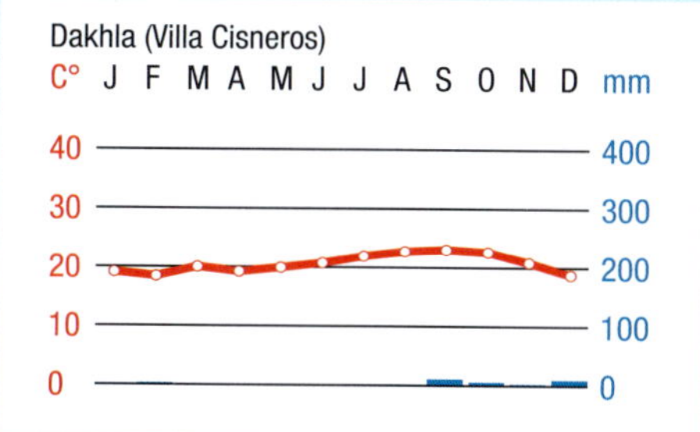

Die Westsahara ist seit 1976 von Marokko besetzt und de facto dem Land angegliedert. Es gibt keine sichtbaren Grenzen zu Marokko und keine eigenständige Vertretung

Klima

Extrem trockenes Klima mit sommerlichen Höchstwerten von 45 °C und darüber.

Zeitdifferenz (zu Mitteleuropäischer Zeit):

MEZ ±0 Std. (MESZ −1 Std.)

Abweichung während der örtlichen Sommerzeit (Ende März bis Mitte Mai)

Hilfe in Notfällen

Deutsche Botschaft
7, Zankat Madnine
Rabat
Tel. (00212 537) 21 86 00

Österreichische Botschaft
2, rue Tiddas
Rabat
Tel. (00212 537) 76 40 03, 76 16 98

Impfvorschriften	
• direkt	**keine**
• aus Infektionsgebieten	**Polio** (Impfung sollte nicht länger als 1 Jahr zurückliegen)

Impfempfehlungen

Allgemein zu empfehlender Impfschutz überprüfen, ergänzen bzw. auffrischen

alle: Tetanus, Diphtherie, Polio, Pertussis, MMR, Influenza (saisonal)
Kinder/Jugendliche: Hib, Hepatitis B, Rotaviren, Varizellen, Meningokokken ACWY, Meningokokken B, HPV
ab 60. Lj./chron. Kranke: Pneumokokken, COVID-19, RSV; *ab 50. Lj.:* Herpes zoster
▸ **siehe auch vordere und hintere Umschlagklappe**

Weitere Impfungen	**alle Reisenden**	**bei Risiko**
Hepatitis A	●	
Hepatitis B		● 2, 5, 6, 8
Polio	(v)	
Tollwut		● 2, 4, 6, 8
Typhus		● 1, 2, 5, 6, 7
Cholera		● 9
Dengue		● 1
Chikungunya		● 1
Meningokokken ACWY		● 1, 5

● Impfung empfohlen
1 aktuelle Ausbrüche
2 einfache Reisebedingungen
3 Exposition im Endemiegebiet
4 Tierkontakte
5 enge soziale Kontakte, v. a. „Charity travel"
6 Einsätze (Katastrophen)
7 Hygienemängel
8 unzureichende medizin. Versorgung
9 Schutz gegen Reisediarrhoe (ETEC)
nur inaktivierter Impfstoff, Off-Label-Use
(v) evtl. Impfpflicht beachten (s. Impfvorschriften)

• Verfügbarkeit Tollwutimpfstoffe	Moderne **Tollwutimpfstoffe** und **Immunglobulin** sind **in Marokko verfügbar**, **nicht** aber **in der Westsahara**.
Malaria	Kein relevantes Risiko für Reisende.

Westsahara (Forts.)

Besondere Infektionsrisiken	(**Fettdruck** = für die **Beratung aller Reisenden** relevant)
• oral	**Darminfektionen** **Hepatitis A, E** Typhus Echinokokkose (E. granulosus)
• arthropod	Leishmaniase, viszerale + kutane Dengue Chikungunya West-Nil-Fieber Fleckfieber, Floh- (murines)
• aerogen	Tuberkulose COVID-19 Influenza RSV
• diverse	**Schistosomiasis** herdförmig in diversen Landesteilen **Hepatitis B**, C **Tollwut**
Sonstige Beratungsinhalte	(siehe **Checklisten etc. im Serviceteil**)
• allgemein	Flugreise (Langstrecke) Klima, Hygiene Reiseapotheke Gifttiere (Skorpione) Auslandskrankenversicherung
• bei Bedarf	Tauchen

Yemen s. Jemen

Zambia s. Sambia

Zentralafrikanische Republik

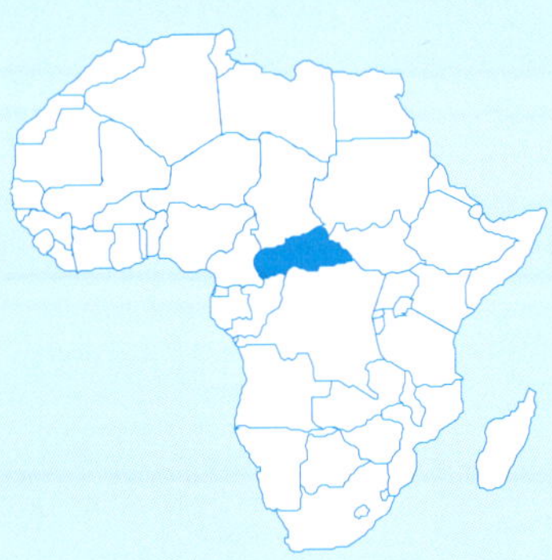

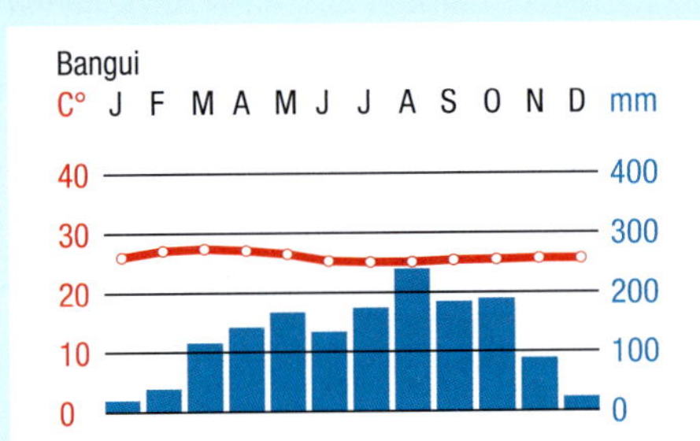

Klima

Überwiegend tropisch-wechselfeuchtes Klima; Süden ganzjährig feucht, nach Norden hin trockener; in der Landesmitte und im Norden Wechsel von Regenzeit (April/Mai bis September/Oktober) und Trockenzeit, im Süden gleichmäßiger übers Jahr verteilte Niederschläge und hohe Luftfeuchtigkeit; durchschnittliche Temperatur in Bangui ganzjährig um 26 °C, im Norden monatliche Mittelwerte zwischen 22 und 30 °C.

Zeitdifferenz (zu Mitteleuropäischer Zeit):

MEZ ±0 Std. (MESZ −1 Std.)

Hilfe in Notfällen

Zuständige Deutsche Botschaft:
Kamerun (Jaunde)

Österreichisches Honorarkonsulat
13–15, Route de la Colline bis droite, 1er Arr.
Bangui
Telefon: (00236 21) 61 69 99

Zuständige Österreichische Botschaft:
Nigeria (Abuja)

Impfvorschriften

Gelbfieber (ausgenommen Kinder unter 9 Monaten)

- Gemäß den geänderten International Health Regulations der WHO (am 11. Juli 2016 in Kraft getreten) ist die **Gelbfieber-Impfbescheinigung** nach einmaliger Impfung **lebenslang gültig**. Es ist möglich, dass abweichend von der offiziellen Regelung bei Einreise ein Impfnachweis verlangt wird, der nicht älter als 10 Jahre ist.
- Ärztliche **Bescheinigungen zur Befreiung von der Gelbfieber-Impfung** („exemption certificate", „waiver") werden bei der Einreise **nicht anerkannt**.

- Ausreise

Entsprechend Vorgaben der WHO sollten Einheimische und alle Reisenden, die sich länger als 4 Wochen im Land aufgehalten haben, bei der Ausreise eine Impfung gegen Polio vorweisen. Die Impfung muss zwischen 4 Wochen und einem Jahr vor der Abreise erfolgen und in einem international gültigen Impfausweis dokumentiert sein.

Impfempfehlungen

Allgemein zu empfehlender Impfschutz überprüfen, ergänzen bzw. auffrischen

alle: Tetanus, Diphtherie, Polio, Pertussis, MMR, Influenza (saisonal)
Kinder/Jugendliche: Hib, Hepatitis B, Rotaviren, Varizellen, Meningokokken ACWY, Meningokokken B, HPV
ab 60. Lj./chron. Kranke: Pneumokokken, COVID-19, RSV; *ab 50. Lj.:* Herpes zoster

► **siehe auch vordere und hintere Umschlagklappe**

Weitere Impfungen	alle Reisenden	bei Risiko
Hepatitis A	●	
Hepatitis B		● 2, 5, 6, 8
Polio	● (v)	
Tollwut		● 2, 4, 6, 8
Typhus	●	
Cholera		● 1, 5, 6, 7, 9
Meningokokken ACWY	●	
Dengue		● 1, 3
Chikungunya		● 1, 10
Gelbfieber	● v	
Mpox		● 1, 2, 5, 10

● Impfung empfohlen
1 aktuelle Ausbrüche
2 einfache Reisebedingungen
3 Exposition im Endemiegebiet
4 Tierkontakte
5 enge soziale Kontakte, v. a. „Charity travel"
6 Einsätze (Katastrophen)
7 Hygienemängel
8 unzureichende medizin. Versorgung
9 Schutz gegen Reisediarrhoe (ETEC) nur inaktivierter Impfstoff, Off-Label-Use
10 Langzeitaufenthalt, wiederholte Reisen
v Impfung vorgeschrieben (s. Impfvorschriften)
(v) evtl. Impfpflicht beachten (s. Impfvorschriften)

- Verfügbarkeit Tollwutimpfstoffe

Moderne **Tollwutimpfstoffe** und **Immunglobulin** sind im Land **nicht verfügbar**. Eine komplette Grundimmunisierung sollte bei vorhersehbarem Risiko vor der Einreise durchgeführt werden.

Malaria

- Saison: ganzjährig
- Parasit: P. falciparum nahezu 100 %, Resistenzen Chloroquin, Sulfa/Pyrimethamin-Kombinationen
- Epidemiologie / Vorbeugung: **Expositionsprophylaxe!**

Medikation (NST = Notfallselbsttherapie)	**regelm.**	**NST**
hohes Risiko landesweit	AP, D*, M	Ø

AP = Atovaquon/Proguanil (Malarone® u. a.), D = Doxycyclin, M = Mefloquin (Lariam®), Ø = keine
In der Tabelle durch Komma getrennte Präparate sind als Alternativen zu verstehen.
* Doxycyclin ist in Deutschland und in Österreich zur Malariaprophylaxe nicht zugelassen (s. Seite 490).

Zentralafrikanische Republik (Forts.)

Besondere Infektionsrisiken	(**Fettdruck** = für die **Beratung aller Reisenden** relevant)
• oral	**Darminfektionen** **Hepatitis A**, **E** **Polio** **Typhus** Cholera
• arthropod	Leishmaniase, viszerale + kutane sporadisch im N Filariose, lymphatische + Loa + Onchozerkose Gelbfieber Chikungunya vorw. im S Zika Rift Valley-Fieber Rückfallfieber, Zecken- Krim-Kongo hämorrhagisches Fieber West-Nil-Fieber **Schlafkrankheit** vorw. in den Präfekturen Haut-Mbomou (O), Ouham (NW), Lobaye und Shanga-Mbaere (SW)
• aerogen	**Meningokokken-Meningitis** Tuberkulose COVID-19 Influenza RSV
• diverse	**Schistosomiasis** **Hepatitis B**, C Venerische Infektionen Tollwut Mpox
Sonstige Beratungsinhalte	(siehe **Checklisten etc. im Serviceteil**)
• allgemein	Flugreise (Langstrecke) Klima, Hygiene Medizinische Versorgung, Reiseapotheke Auslandskrankenversicherung
Bemerkungen	**Medizinische Versorgung:** Landesweit ist mit erheblichen Engpässen bei der ärztlichen und medikamentösen Versorgung zu rechnen. Adäquate Ausstattung der **Reiseapotheke** (Zollbestimmungen beachten, Begleitattest ratsam, Muster im Serviceteil), **Auslandskrankenversicherung** mit Abdeckung des Rettungsrückflug-Risikos für Notfälle dringend empfohlen.

Zimbabwe s. Simbabwe

Zypern

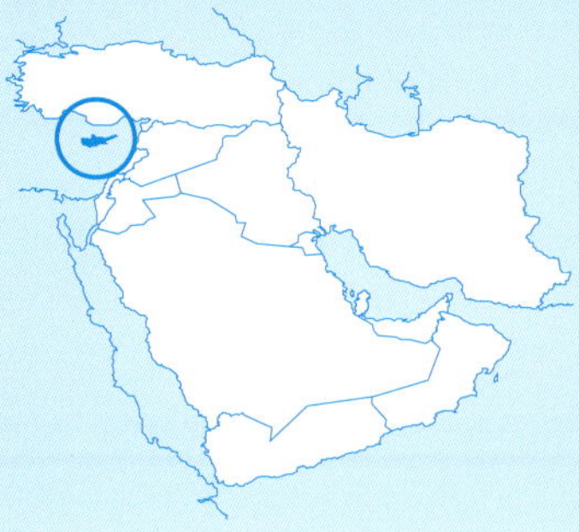

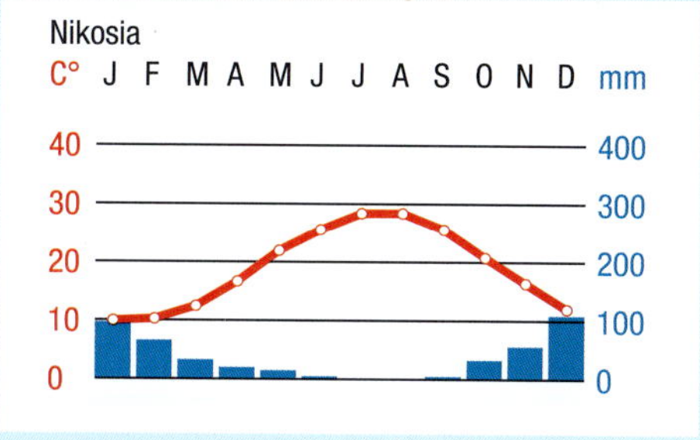

Klima

Mittelmeerklima mit langen, heißen Sommern und kühlen, feuchten Wintern; durchschnittliche Temperatur in Nikosia im Januar 10 °C, im August 28 °C.

Zeitdifferenz (zu Mitteleuropäischer Zeit):

MEZ + 1 Std. ganzjährig

Hilfe in Notfällen

Deutsche Botschaft
10 Nikitaras Street
Nikosia
Tel. (00357) 22 45 11 45

Österreichische Botschaft
34, Dimosthenous Severi Avenue
1st Floor, Office 101
Nikosia
Tel. (00357) 22 41 01 51

Impfvorschriften — **keine**

Impfempfehlungen

Allgemein zu empfehlender Impfschutz überprüfen, ergänzen bzw. auffrischen

alle: Tetanus, Diphtherie, Polio, Pertussis, MMR, Influenza (saisonal)
Kinder/Jugendliche: Hib, Hepatitis B, Rotaviren, Varizellen, Meningokokken ACWY, Meningokokken B, HPV
ab 60. Lj./chron. Kranke: Pneumokokken, COVID-19, RSV; *ab 50. Lj.:* Herpes zoster
► **siehe auch vordere und hintere Umschlagklappe**

Weitere Impfungen	alle Reisenden	bei Risiko
Hepatitis A	●	
Meningokokken ACWY		(v) s. Bemerkungen
Meningokokken B		● 1, 5 (bis 25. Lj.)
Hepatitis B		● 2, 5, 6, 8

● Impfung empfohlen
1 aktuelle Ausbrüche
2 einfache Reisebedingungen
3 Exposition im Endemiegebiet
4 Tierkontakte
5 enge soziale Kontakte, v. a. „Charity travel“
6 Einsätze (Katastrophen)
7 Hygienemängel
8 unzureichende medizin. Versorgung
(v) evtl. Impfpflicht beachten

- Verfügbarkeit Tollwutimpfstoffe

Moderne **Tollwutimpfstoffe** sind im Land **verfügbar**. **Immunglobulin** ist landesweit **nicht verfügbar**. Das Tollwutrisiko wird als sehr gering eingeschätzt. Eine Grundimmunisierung vor der Reise ist nur in Ausnahmefällen notwendig.

Malaria — **keine**

Besondere Infektionsrisiken

(**Fettdruck** = für die **Beratung aller Reisenden** relevant)

- oral

Darminfektionen
Hepatitis A
Brucellose
Echinokokkose (E. granulosus)

- arthropod

Leishmaniase, kutane
Phlebotomus-Fieber
Zeckenbissfieber April–Oktober
West-Nil-Fieber Sommer/Herbst

- aerogen

COVID-19
Influenza
RSV

- diverse

Hepatitis B
Venerische Infektionen
Tollwut sehr geringes Risiko

Zypern (Forts.)

Sonstige Beratungsinhalte	(siehe **Checklisten etc. im Serviceteil**)
• allgemein	Flugreise (Langstrecke) Hygiene Reiseapotheke Auslandskrankenversicherung
• bei Bedarf	Tauchen Gesundheitszeugnis (Arbeits-/Langzeitaufenthalt)
Bemerkungen	Die **Meningitis-Impfung Typ ACWY (Polysaccharidimpfung)** gehört in diesem Land für bestimmte Altersgruppen (in der Regel Kinder und Jugendliche) zum allgemeinen Impfprogramm. Nach den geltenden Empfehlungen der STIKO wird die Meningitis-Impfung dadurch zur Reiseimpfung für „Schüler/Studenten vor Langzeitaufenthalten in Ländern mit empfohlener allgemeiner Impfung für Jugendliche oder selektiver Impfung für Schüler/Studenten entsprechend den Empfehlungen der Zielländer". In diesem Fall sind die tetravalente Konjugatimpfung (Serotypen ACWY) und die MenB-Impfung zu empfehlen.

Zypern, Nord s. Nordzypern

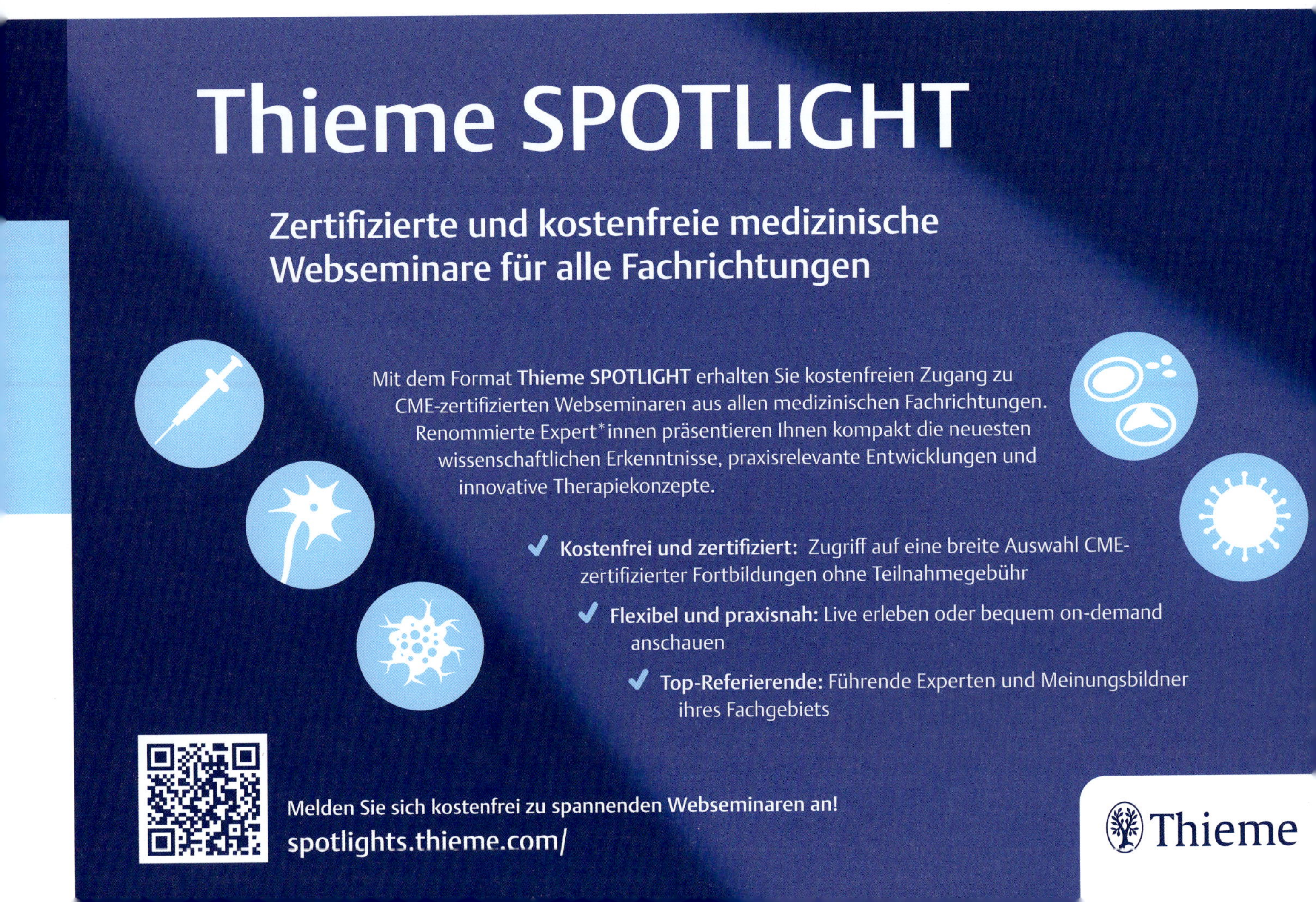

Vom Reiseziel zum Reiseland

Die nachstehende Liste ist als Hilfe zur geographischen Lokalisation und staatlichen Zuordnung von touristisch relevanten Reisezielen (Inseln, Inselgruppen, Landesteile, Landschaften etc.) gedacht. Sie erhebt keinerlei Anspruch auf Vollständigkeit.

Ziel (Region, Insel etc.)	Staat	Geographische Kurzbeschreibung (Lage etc.)
A		
Abu Dhabi	**Vereinigte Arabische Emirate**	Emirat am Persischen Golf
Algarve	**Portugal**	Küstenstreifen und Hinterland im SW des Landes
Anatolien	**Türkei**	Binnenland Kleinasiens (Beckenlandschaften)
Andamanen & Nikobaren	**zu Indien**	Inselgruppen vor der Südspitze Myanmars
Andros	**Bahamas**	Größte Insel der Bahamas (Karibik)
Anguilla	**zu Großbritannien**	Insel in der Karibik (zwischen Jungferninseln und Antigua & Barbuda)
Antillen		
Große Antillen		Inseln/Inselstaaten im nordwestlichen Karibischen Meer
Kuba	**Kuba**	
Hispaniola	**Dominikanische Republik**	
	Haiti	
Puerto Rico	**zu USA**	
Jamaica	**Jamaica**	
Kleine Antillen		Inseln/Inselstaaten im östl. und südl. Karibischen Meer
Jungferninseln	**Jungferninseln**	
Anguilla	**zu Großbritannien**	
Antigua & Barbuda	**Antigua & Barbuda**	
St. Kitts & Nevis	**St. Kitts & Nevis**	
Montserrat	**zu Großbritannien**	
Guadeloupe	**zu Frankreich**	
Dominica	**Dominica**	
Martinique	**zu Frankreich**	
St. Lucia	**St. Lucia**	
St. Vincent & Grenadinen	**St. Vincent & Grenadinen**	
Barbados	**Barbados**	
Grenada	**Grenada**	
Trinidad & Tobago	**Trinidad & Tobago**	
Isla de Margarita	**Venezuela**	
Aruba	**ABC-Inseln**	Insel vor der Nordküste Venezuelas, eine der Niederländischen Karibikinseln (→ Kleine Antillen)
Azoren	**Portugal**	Inselgruppe im Nordatlantik, ca. 1.500 km vor der portugiesischen Westküste
B		
Baja California	**Mexiko**	1.300 km lange Halbinsel an der Pazifikküste
Balearen	**Spanien**	Inseln im Mittelmeer vor der Ostküste Spaniens
Mallorca, Menorca, Ibiza, Formentera		
Bali	**Indonesien**	Indonesische Insel, westlichste der Kleinen Sundainseln
Baltikum, Baltische Länder	**Lettland, Litauen, Estland**	geographisches und historisches Gebiet in Nordosteuropa an der Ostsee
Bintan	**Indonesien**	Insel im Riau-Archipel südlich von Singapur
Bonaire	**ABC-Inseln**	Insel vor der Nordküste Venezuelas, eine der Niederländischen Karibikinseln (→ Kleine Antillen)
Bora-Bora	**Französisch Polynesien**	eine der Gesellschaftsinseln, Südpazifik
Borneo		Insel im südchinesischen Meer (→ Große Sundainseln)
Kalimantan	**Indonesien**	südlicher Teil der Insel
Sabah, Sarawak	**Malaysia**	Bundesstaaten im Norden
	Brunei Darussalam	Sultanat im Norden
Bougainville	**Papua-Neu Guinea**	Insel im Pazifischen Ozean (größte der Solomon-Inseln)

Ziel (Region, Insel etc.)	Staat	Geographische Kurzbeschreibung (Lage etc.)
C		
Caprivizipfel / -streifen	Namibia	schmaler, 450 km langer Landstreifen (O-W) im Norden Namibias zwischen Angola, Sambia und Botswana, heute in Sambesi-Region umbenannt
Cebu	Philippinen	eine der Hauptinseln im Zentrum der Philippinen
Celebes (=Sulawesi)	Indonesien	Indonesische Insel östl. von Borneo (→ Große Sundainseln)
Costa Brava	Spanien	Küstensaum am Mittelmeer im Nordosten Spaniens
Costa del Sol	Spanien	Südküste Andalusiens (Südspanien)
Cozumel	Mexiko	Insel vor der Nordküste Yucatáns
Curaçao	ABC-Inseln	Insel vor der Nordküste Venezuelas, eine der Niederländischen Karibikinseln (→ Kleine Antillen)
D		
Djerba	Tunesien	Insel vor der Nordküste Tunesiens (Golf v. Gabès)
Dubai	Vereinigte Arabische Emirate	Emirat am Persischen Golf
E		
El Faiyum	Ägypten	Oase ca. 100 km südwestlich von Kairo
El Hierro	Spanien	Insel im Atlantischen Ozean vor der Westküste Marokkos (→ Kanarische Inseln)
Etoschapfanne/-Nationalpark	Namibia	Salztonebene im Norden Namibias
Everglades	USA	Sumpfgebiet im Süden Floridas
F		
Färöer-Inseln	Färöer	Inselgruppe im Nordatlantik zwischen den Britischen Inseln, Norwegen und Island
Falklandinseln	zu Großbritannien	Inselgruppe im südlichen Atlantik, 600 bis 800 km östlich von Südargentinien und Feuerland, britisches Überseegebiet, seit 1833 von Argentinien beansprucht
Feuerland	Argentinien/Chile	Inselarchipel an der Südspitze Südamerikas
Flores	Indonesien	Insel im Südosten Indonesiens (→ Kleine Sundainseln)
Formentera	Spanien	Insel im Mittelmeer vor der Ostküste Spaniens (→ Balearen)
Fuschaira	Vereinigte Arabische Emirate	Emirat am Persischen Golf
Fuerteventura	Spanien	Insel im Atlantischen Ozean vor der Ostküste Marokkos (→ Kanarische Inseln)
G		
Galapagosinseln	Ecuador	Inselgruppe ca. 1.000 km vor der Küste Ecuadors
Gambierinseln	Französisch Polynesien	Inselgruppe im Südpazifik
Gesellschaftsinseln Tahiti, Bora-Bora etc.	Französisch Polynesien	Inselgruppe im Südpazifik
Gibraltar	zu Großbritannien	Halbinsel an der Südspitze Spaniens
Grönland	Grönland	größte Insel der Erde, wird geographisch zum arktischen Nordamerika gezählt
Goa	Indien	Bundesstaat an der Westküste Indiens
Goldenes Dreieck	Thailand	Region im Grenzgebiet Thailand – Laos – Myanmar
Gomera, La	Spanien	Insel im Atlantischen Ozean vor der Westküste Marokkos (→ Kanarische Inseln)
Gozo	Malta	Insel im Mittelmeer südlich von Sizilien
Gran Canaria	Spanien	Insel im Atlantischen Ozean vor der Westküste Marokkos (→ Kanarische Inseln)
Great Exuma	Bahamas	Karibische Insel
Große Antillen → s. Antillen		
Große Sundainseln → s. Sundainseln		
H		
Hainan	China	Insel im Südchinesischen Meer, durch die Straße von Qiongzhou vom chinesischen Festland abgetrennt
Hierro, El	Spanien	Insel im Atlantischen Ozean vor der Westküste Marokkos (→ Kanarische Inseln)
Hispaniola		Karibische Insel (→ Große Antillen)
	Dominikanische Republik	Staat im Osten der Insel
	Haiti	Staat im Westen der Insel

Ziel (Region, Insel etc.)	Staat	Geographische Kurzbeschreibung (Lage etc.)
Hokkaido	Japan	zweitgrößte der japanischen Hauptinseln
Hongkong	China	Sonderverwaltungsregion der VR China (Südküste)
Honshu	Japan	größte der japanischen Hauptinseln (mit Hauptstadt Tokyo)
I		
Ibiza	Spanien	Insel im Mittelmeer vor der Ostküste Spaniens (→ Balearen)
Irian Jaya	Indonesien	größte Provinz Indonesiens, Westhälfte der Insel Neu Guinea
Isla de Margarita	Venezuela	Insel vor der Nordküste Venezuelas (→ Kleine Antillen)
J		
Java	Indonesien	Indonesische Insel zwischen Sumatra (O) und Bali (W)
K		
Kalimantan	Indonesien	Indonesischer Teil der Insel Borneo (S)
Kamtschatka	Russland	Halbinsel im ostasiatischen Teil Russlands zwischen der Beringstraße und dem Ochotskischen Meer, größte Halbinsel Ostasiens
Kanarische Inseln Teneriffa, Gran Canaria, Lanzarote, Fuerteventura, La Palma, La Gomera, El Hierro	Spanien	Inselgruppe vor der Westküste Marokkos
Karolinen	Mikronesien/Palau	Inselgruppe im westlichen Pazifik
Kathmandu	Nepal	Stadt und Distrikt in Zentral-Nepal
Kleine Antillen → s. Antillen		
Kleine Sundainseln → s. Sundainseln		
Korsika	Frankreich	Insel im Mittelmeer westlich von Italien, nördlich von Sardinien; viertgrößte Mittelmeerinsel nach Sizilien, Sardinien und Zypern
Ko Samui	Thailand	Insel vor der Südostküste Thailands
Kreta	Griechenland	Mittelmeerinsel
Krim	Ukraine	Halbinsel im S der Ukraine, seit Frühjahr 2014 von Russland annektiert
Krüger-Nationalpark	Südafrika	östliches Transvaal an der Grenze zu Mosambik
(River-)**Kwai-Brücke**	Thailand	ca. 100 km westlich von Bangkok im Grenzgebiet zu Myanmar, nahe Stadt Kanchanaburi
Kyushu	Japan	drittgrößte der japanischen Hauptinseln
L		
La Gomera	Spanien	Insel im Atlantischen Ozean vor der Westküste Marokkos (→ Kanarische Inseln)
Lakkadiven	Indien	Inselgruppe nördlich der Malediven im Arabischen Meer
Lampedusa	Italien	Insel im Mittelmeer zwischen Tunesien und Sizilien
Langkawi	Malaysia	Insel vor der Nordwestküste der Malayischen Halbinsel
Lanzarote	Spanien	Insel im Atlantischen Ozean vor der Westküste Marokkos (→ Kanarische Inseln)
La Palma	Spanien	Insel im Atlantischen Ozean vor der Westküste Marokkos (→ Kanarische Inseln)
Liparische Inseln	Italien	Inselgruppe im Tyrrhenischen Meer nördlich von Sizilien
Lombok	Indonesien	Indonesische Insel zwischen Bali und Sumbawa (→ Kleine Sundainseln)
Luzon	Philippinen	größte philippinische Insel (mit Hauptstadt Manila)
M		
Macau	China	Sonderverwaltungsregion der VR China (Südküste)
Madeira	Portugal	Inselgruppe im Ostatlantik ca. 600 km vor der Küste Marokkos
Mallorca	Spanien	Insel im Mittelmeer vor der Ostküste Spaniens (→ Balearen)
Mandschurei	China	Region im Nordosten Chinas
Margarita, Isla de	Venezuela	Insel vor der Nordküste Venezuelas (→ Kleine Antillen)
Marquesasinseln	Französisch Polynesien	Südpazifik
Mekong-Delta	Vietnam	Region im Südwesten von Vietnam, Mündungsbereich des Flusses Mekong in das Südchinesische Meer
Menorca	Spanien	Insel im Mittelmeer vor der Ostküste Spaniens (→ Balearen)
Mindanao	Philippinen	zweitgrößte philippinische Insel
Mindoro	Philippinen	Insel südwestlich der Hauptinsel Luzon
Molukken	Indonesien	Inselgruppe zwischen Sulawesi, Neuguinea und Timor

Ziel (Region, Insel etc.)	Staat	Geographische Kurzbeschreibung (Lage etc.)
N		
Negros	Philippinen	viertgrößte der philippinischen Inseln
Niederländische Karibikinseln		(→ Kleine Antillen)
Aruba, Bonaire, Curaçao	ABC-Inseln	Inseln vor der Nordküste Venezuelas
Saba	Saba	Insel im nordöstlichen Karibischen Meer
Sint Eustatius	Sint Eustatius	Insel im nordöstlichen Karibischen Meer
Sint Maarten	Sint Maarten	Insel im nordöstlichen Karibischen Meer
Nikobaren → s. Andamanen & Nikobaren		
O		
Okavangodelta	Botswana	Binnendelta (Sumpfgebiet) im NW von Botswana
Osterinsel	Chile	Insel im Südostpazifik
Ovamboland	Namibia	Region im Norden Namibias an der Grenze zu Angola
P		
Patagonien	Argentinien (Ostpatagonien) Chile (Westpatagonien)	Landschaftsraum, der die Südspitze Südamerikas jenseits 40° südlicher Breite einnimmt
Pemba	Tansania	Insel im Indischen Ozean vor der Nordostküste Tansanias
Penang	Malaysia	Insel und Bundesstaat an der Nordwestküste der malayischen Halbinsel
Phoenixinseln	Kiribati	Inselgruppe im Pazifischen Ozean
Phuket	Thailand	Insel in der Andamanensee vor der Ostküste Thailands
Phi-Phi-Inseln	Thailand	Inseln in der Andamanensee südöstlich von Phuket
R		
River-Kwai-Brücke	Thailand	ca. 100 km westlich von Bangkok im Grenzgebiet zu Myanmar, nahe Stadt Kanchanaburi
S		
Saba	Saba	Insel im nordöstlichen Karibischen Meer
Sabah	Malaysia	malayischer Bundesstaat im Norden der Insel Borneo
Sambesi-Region	Namibia	schmaler, 450 km langer Landstreifen (O-W) im Norden Namibias zwischen Angola, Sambia und Botswana, ehemals als Caprivizipfel / -streifen bekannt
San Andres	Kolumbien	Insel vor der Ostküste Nicaraguas
San Marino	eigenständiger Zwergstaat	ca. 100 km östlich von Florenz an der Ostflanke der Apenninen
Samaná	Dominikanische Republik	Halbinsel im Norden des Inselstaates
Sansibar	Tansania	Insel im Indischen Ozean vor der Nordostküste Tansanias
Sarawak	Malaysia	malayischer Bundesstaat im Norden der Insel Borneo
Sardinien	Italien	Mittelmeerinsel
Serengeti/Serengeti-Nationalpark	Tanzania	Savannenlandschaft im Nordosten Tansanias
Sharja	Vereinigte Arabische Emirate	Emirat am Persischen Golf
Shikoku	Japan	kleinste der vier japanischen Hauptinseln
Similan-Inseln	Thailand	Inselgruppe in der Andamanensee nordwestlich von Phuket (ca. 60 km westlich von Khao Lak)
Sinai	Ägypten	wüstenhafte Halbinsel am Nordende des Roten Meeres
Sint Eustatius	Sint Eustatius	Insel im nordöstlichen Karibischen Meer
Sint Maarten	Sint Maarten	Insel im nordöstlichen Karibischen Meer
Sizilien	Italien	Mittelmeerinsel
Spitzbergen	Norwegen	Inselgruppe im Nordpolarmeer, ca. 580 km nördlich der Nordküste Norwegens und ca. 1000 km vom Nordpol entfernt
Sulawesi (=Celebes)	Indonesien	Indonesische Insel östl. von Borneo (→ Große Sundainseln)
Sumatra	Indonesien	Insel im Westen Indonesiens (→ Große Sundainseln)
Sundainseln		zus.fassende Bezeichnung für die Inseln des malayischen Archipels
Große Sundainseln		
Sumatra	Indonesien	
Java	Indonesien	
Sulawesi (Celebes)	Indonesien	
Borneo	Indonesien/Malaysia/ Brunei Darussalam	

Ziel (Region, Insel etc.)	Staat	Geographische Kurzbeschreibung (Lage etc.)
Kleine Sundainseln		
Bali, Lombok, Sumbawa, Sumba, Flores, Timor (westl. Teil)	Indonesien	
Timor (östl. Teil)	Timor-Leste	
Sumba	Indonesien	Kleine Insel im Südosten Indonesiens (→ Kleine Sundainseln)
Sumbawa	Indonesien	Kleine Insel im Südosten Indonesiens (→ Kleine Sundainseln)
T		
Tahiti	Französisch Polynesien	Hauptinsel der Gesellschaftsinseln, Südpazifik
Taiwan	China (Republik)	Inselrepublik vor der Südostküste Chinas
Tasmanien	Australien	Insel vor der Südostküste Australiens
Teneriffa	Spanien	Insel im Atlantischen Ozean vor der Westküste Marokkos (→ Kanarische Inseln)
Terai	Nepal	Tiefland am Fuß des Himalaya
Tibet	China	autonome Volksrepublik im Südwesten Chinas
Timor		Insel im Südosten Indonesiens, größte der → Kl. Sundainseln
westlicher Teil	Indonesien	
östlicher Teil	Timor-Leste	
Tuamotu-Archipel	Französisch Polynesien	Inselgruppe im Südpazifik östlich von Tahiti
Mururoa-Atoll etc.		
Turks- & Caicosinseln	zu Großbritannien	Inselgruppe in der nördlichen Karibik östlich der Bahamas
W		
Wallis & Futuna	Wallis & Futuna	Inselgruppe im Pazifischen Ozean
Weihnachtsinsel	zu Australien	Insel im Indischen Ozean ca. 400 km südlich von Java
Westindien		Bezeichnung für die kettenförmig angeordneten Inseln Mittelamerikas im Atlantischen Ozean und Karibischen Meer (→ Bahamas, → Große Antillen, → Kleine Antillen)
Y		
Yucatán	Mexiko	Halbinsel und Bundesstaat an der Ostküste Mexikos

Reiseimpfungen

Allgemeine Hinweise

Die ärztliche Beratung vor einer Reise ist in unserem Land der häufigste Anlass, den Impfstatus zu überprüfen und ggf. zu ergänzen. Diese Tatsache wirkt sich nicht nur auf den Schutz des Einzelnen sondern auch auf die Populationsimmunität aus. Als Basis der Impfempfehlungen in **Deutschland** dient der gültige **Impfkalender der STIKO** (Ständige Impfkommission am Robert Koch-Institut) mit den für die verschiedenen Altersgruppen empfohlenen Standardimpfungen. In einzelnen Bundesländern gibt es zum Teil wesentliche ergänzende Abweichungen, zum Beispiel in Sachsen. Leider wurde die Arbeit der Sächsischen Impfkommission (SIKO) Anfang 2025 deutlich eingeschränkt. Diese formuliert nun keine eigenen Empfehlungen mehr. Damit ist in Deutschland ein wesentlicher Motor für die Anpassung der Impfempfehlungen weggefallen, da die SIKO mit ihren Empfehlugnen denen der STIKO stets deutlich voraus war. Wir haben die Empfehlungen der SIKO von 2024 daher noch für diese Ausgabe im Handbuch belassen. In **Österreich** werden diese Empfehlungen vom Bundesministerium für Gesundheit im **Impfplan Österreich** formuliert, in der Schweiz vom Bundesamt für Gesundheit im **Schweizerischen Impfplan**. Die Basisempfehlungen sind jedoch im Einzelfall durchaus zu ergänzen, insbesondere bei Reisenden.

Auf den folgenden Seiten finden Sie eine Auswahl von Impfungen mit Angaben zu Impfstoffen, soweit sie für praktische Belange der Reisemedizin relevant sind. Zur weitergehenden Information wird auf die Packungsbeilagen bzw. Gebrauchsinformationen der jeweiligen Hersteller, auf die aktuellen Angaben der STIKO, der SIKO, Österreichs und der Schweiz sowie auf die einschlägige Fachliteratur verwiesen. Soweit es sich um Impfstoffe mit europäischer Zulassung handelt, sind die Daten der European Medicines Agency (EMA) berücksichtigt. Bei Impfstoffen ohne formale Zulassung in Europa sind die Bestimmungen des Arzneimittelgesetzes zu beachten.

Alle Impfungen dürfen von jedem Arzt vorgenommen werden. Die Dokumentation der Gelbfieber-Impfung im Internationalen Impfpass ist jedoch im internationalen Reiseverkehr nur gültig, wenn sie von einer staatlich zugelassenen Impfstelle durchgeführt wurde (siehe unter „Gelbfieber-Impfstellen“ im Kapitel „Service“).

Impfvorschriften

Hierbei geht es bei Drucklegung des Buches in erster Linie um die Impfung gegen **Gelbfieber**, selten um andere, die – unabhängig von der medizinischen Indikation – bei Ein-/Ausreise von bestimmten Ländern verlangt werden. Die Vorschriften richten sich nach der Reiseroute; meist werden sie nur bei Einreise aus Risiko- bzw. Endemiegebieten wirksam, d. h. nicht bei Direktflug zwischen Europa und dem betreffenden Land. Zwischenaufenthalte, auch im Transit, können aber eine Impfpflicht bedingen. Mit Einzug einer neuen Normalität des internationalen Reisens nach der massiven Disruption durch die Corona-Pandemie haben fast alle Länder seit Mitte 2023 die Kontrolle von Reisenden auf das Vorliegen einer COVID-19-Impfung eingestellt. Gelegentlich kann die Praxis vor Ort von den offiziellen Bestimmungen abweichen, auch können diese sich kurzfristig bei lokalen Ausbrüchen ändern. Achten Sie immer auf die entsprechenden Angaben bei den einzelnen Ländern in diesem Buch bzw. in den 14-täglichen „CRM updates“ im Lizenzpaket Reisemedizin (Thieme eRef). Im Zweifelsfall sollte man impfen – vorausgesetzt, dass keine Kontraindikation vorliegt –, um dem Reisenden Schwierigkeiten und Risiken zu ersparen. Vorgeschriebene Impfungen müssen im **Internationalen Impfpass** eingetragen sein. Dies sollte vorzugsweise auf der ersten Doppelseite des Impfpasses, der „Gelbfieber-Seite“ geschehen.

Impfempfehlungen

Sie dienen primär dem Schutz des Reisenden. Einige Empfehlungen, z. B. Standardimpfungen wie **Tetanus**, **Diphtherie, Pertussis, Poliomyelitis, COVID-19,** gelten generell, andere nur bei besonderer Gefährdung. Derartige **Risiken** liegen **beim Reisenden**, z. B. Alter, Schwangerschaft, chronische Krankheit, oder **im Reiseland**, z. B. spezielle Krankheitsvorkommen, Ausbrüche, niedriger Hygienestandard, unzureichende medizinische Versorgung, oder **im Reisestil**, z. B. einfache Reisebedingungen, Langzeitaufenthalte, bestimmte Aktivitäten (Beruf, Freizeit), Einsätze (Katastrophenhilfe, Militär), Tierkontakte, Exposition gegenüber speziellen Infektionsrisiken. Daraus ergeben sich Indikationen für Impfungen wie **Hepatitis A, Typhus, Tollwut, Meningokokken-Meningitis, Japanische Enzephalitis, Dengue, Chikungunya, FSME, Mpox**, ferner für **Hepatitis B, Masern, Varizellen, Zoster, Grippe (saisonal), Pneumokokken, RSV**; ggf. sind auch Auffrischimpfungen erforderlich. Eine Impfung gegen **Tuberkulose** wird derzeit in Deutschland aufgrund mangelnder Effektivität und problematischen Nebenwirkungsprofils prinzipiell nicht empfohlen, sie ist auch nicht verfügbar.

Impfplan

Die Aufstellung des Impfplanes erfolgt nach Indikation, Zeit, Priorität und Wirkdauer; detaillierte Hinweise zu Impfabständen finden Sie nachstehend. Sofern eine **Gelbfieber-Impfung** indiziert ist, sollte man mit dieser **beginnen**.

> Im Hinblick auf die übliche Zeitdauer bis zum Eintritt der Wirksamkeit sowie auf eventuelle Nebenwirkungen soll das **Impfprogramm möglichst 10 bis 14 Tage vor der Reise abgeschlossen** sein.
> Ausnahmen hiervon sich jedoch möglich.
> Die meisten Impfungen können notfalls auch noch wenige Tage vor der Reise durchgeführt werden.

Zeitabstände

Attenuierte Erreger (Lebendimpfungen)

Grundregel:
Simultan (am gleichen Tage) **oder** Mindestabstand von 4 Wochen. Bei engerem Zeitabstand ist ggf. der Impferfolg der zweiten Impfung gefährdet, da die durch die erste Vakzinierung induzierte Zytokinantwort eine Inhibierung der Replikation des zweiten Impfstoffes verursachen kann. Eine Gefährdung des immunkompetenten Geimpften besteht jedoch auch bei zu engem Abstand zwischen zwei Lebendimpfungen in keinem Fall.

Voraussetzung:
Reaktion der vorangegangenen Impfung muss vollständig abgeklungen und Komplikationen dürfen nicht aufgetreten sein.

Ausnahmen:
Typhus oral und Cholera-Lebendimpfung: keine Zeitabstände zu anderen Impfungen oder Immunglobulinen erforderlich.

Inaktivierte Erreger, Antigenbestandteile, Toxoide, nicht-replizierende Vektoren oder mRNA-Impfungen (Totimpfungen)

Keine Zeitabstände untereinander, zu Lebendimpfungen oder zu Standard-Immunglobulinen erforderlich. Bei Gabe spezifischer Immunglobuline in Zusammenhang mit der entsprechenden Impfung (z. B. Tollwut) Hinweise bei den einzelnen Impfstoffen bzw. in den Fachinfos beachten!

Immunglobuline („passive" Immunisierung)

Nach homologen Immunglobulinen sowie Bluttransfusionen Mindestabstand zu parenteralen Lebend-Virus-Impfstoffen 3 Monate, bei umgekehrter Reihenfolge in der Regel 2 Wochen (bei Gelbfieber 1 Woche). Zu Totimpfungen keine Abstände erforderlich (Ausnahmen bei Hyperimmunglobulinen s. o.)

Grundimmunisierung und Zeitabstände

Sind zum Aufbau einer **Grundimmunisierung** – egal ob attenuiert oder inaktiviert – **mehrere Einzelimpfungen** erforderlich, sollen die hierfür angegebenen **Mindestabstände** im Regelfall nicht unterschritten werden. Dagegen gibt es **keine unzulässigen Maximalabstände. Jede Impfung zählt.** Auch eine für viele Jahre unterbrochene oder zurückliegende Grundimmunisierung muss nicht neu begonnen werden. Nach der jetzigen Datenlage ist davon auszugehen, dass diese Regel für alle T-Zell-abhängigen Impfstoffe (Antigene) gilt, die durch Ausbildung eines immunologischen Gedächtnisses jederzeit rasch boosterfähig sind.

Impfrisiken

Der Aufklärung über das einer Impfung anhaftende Risiko und das weitaus größere Risiko, nicht geimpft zu sein, kommt in der ärztlichen Praxis hohe Bedeutung zu. Die wichtigsten „Unerwünschten Arzneimittel-Reaktionen UAR", früher Nebenwirkungen genannt, sind unter der Spalte „Impfrisiko" bei den einzelnen Impfungen angesprochen. Hier sind ggf. auch Krankheitserscheinungen aufgeführt, deren ursächlicher Zusammenhang mit der Impfung ungeklärt oder hypothetisch ist. Ausführliche Angaben finden Sie bei der STIKO und in den Gebrauchsinformationen der jeweiligen Hersteller. Die Nomenklatur zur Häufigkeit der UAR ordnet den Prozentbereichen bestimmte Bezeichnungen zu. Hierfür gibt es eine Vorlage der europäischen Zulassungsbehörde, die für die Fachinformationen der Pharma-Hersteller („Summary Product Characterisation – SPC") verbindlich ist. Sie sieht folgende Einteilung vor:

SPC-Guideline	%-Angaben	deutsch
very common	>10 %	sehr häufig
common	1 % – 10 %	häufig
uncommon	0,1 % – 1 %	gelegentlich
rare	0,01 % – 0,1 %	selten
very rare	<0,01 %	sehr selten

„very rare – sehr selten" schließt Einzelfälle mit ein.

Klären Sie den Reisenden darüber auf, verweisen Sie ihn auf die Packungsbeilage, geben Sie ihm Gelegenheit, Fragen zu stellen und führen Sie ihn zu einer für ihn verständlichen und zustimmungsfähigen Risiko-Nutzen-Abwägung. Ein begründeter Verdacht auf eine Impfkomplikation ist nach IfSG meldepflichtig (s. am Ende des Impfkapitels).

Impfungen – Profile

Chikungunya

a) attenuierter Lebendimpstoff
b) inaktivierter Impfstoff

Indikation	bei aktuellen Ausbrüchen, bei Reisen in endemische/epidemische Gebiete insbesondere bei Langzeitaufenthalt oder wiederholten Reisen
Impfstoff	a) attenuierter Lebendimpfstoff basierend auf Chikungunya-Virus (CHIKV) Δ5nsP3-Stamm, mindestens 3,0 log10 TCID50 b) inaktivierter Impfstoff, virus-like Particle
Zusatz	a) Saccharose, D-Sorbitol, L-Methionin, Trinatriumcitrat-Dihydrat, Magnesiumchlorid, Di-Kalium-hydrogenphosphat, Kalium-Dihydrogen-Phosphat, Rekombinantes Humanalbumin (rHA) b) Aluminiumhydroxid

Applikation a) ab dem 12 Lebensjahr 1 mal 0,5 ml i.m.
b) ab dem 12 Lebensjahr 1 mal 0,8 ml i.m.

Wirksamkeit a) Immunogenität sehr gut (98,9 % Serokonversion bis Tag 28), Langzeitschutz noch ungeklärt (Seropositivität 97,1 % nach 2 Jahren)
b) Immunogenität sehr gut (96,8% nach 14 Tagen), Langzeitschutz noch nicht geklärt (Seropositivität 85,5% nach 6 Monaten)

Kontraindikation **Allergie gegen den Impfstoff oder Zusätze**
a) manifeste Immunsuppression

Impfrisiko a) Lokalreaktionen an der Impfstelle, sehr häufig auch Kopfschmerzen, Müdigkeit, Muskel- und Gelenkschmerzen, Fieber, Übelkeit (Chikungunya-ähnliche Nebenwirkungen). Passagere Blutbildverschiebungen und Transaminasenerhöhung möglich.
b) Lokalreaktionen an der Impfstelle, sehr häufig Kopfschmerzen, Muskelschmerzen, Müdigkeit

Hinweise **Zeitabstand zu anderen Impfungen** nicht umfassend untersucht, nach aktuellem Wissensstand nicht erforderlich.

Bei **Schwangerschaft** und **Stillzeit** keine ausreichenden Daten, Impfung unter Risiko-Abwägung. Bei immunsupprimerten und gebrechlichen Reisenden sollte die Lebendimpfung nicht verwendet werden.

Handelsnamen/Hersteller a) Ixchiq® (Valneva)
b) Vimkunya® (Bavarian Nordic)

Cholera

a) Schluckimpfung (inaktiviert)
b) Schluckimpfung (Lebendimpfstoff)

Indikation bei aktuellen Ausbrüchen, bei Reisen in endemische/epidemische Gebiete unter einfachen Aufenthalts- bzw. Arbeitsbedingungen (z. B. Hilfseinsätzen)

Impfstoff a) tot (Vibrio cholerae WC-rBS inaktiviert, Serovar O1, alle Serotypen und Biovare) +1 mg rekombinantes Cholera-Toxin Subunit B
b) attenuierter Lebendimpfstoff mit 4 × 108 bis 2 × 109 Lebendzellen des abgeschwächten V. cholerae-Stamms CVD 103-HgR (Hergestellt mittels rekombinanter DNA-Technologie)

Zusatz a) Na-Salze, Zitronensäure, Saccharin, Geschmackstoffe (Suspension und Brausegranulat)
b) Lactose, Sucrose, Natrium

Applikation a) Erwachsene und Kinder ab 6 Jahre 2 mal 1 Dosis, Kinder von 2–6 Jahren 3 mal 1 Dosis;
Abstand zwischen den Einzeldosen mindestens 1 Woche, maximal 6 Wochen;
Brausegranulat aus dem Beutel in Wasser auflösen (für Kinder von 2–6 Jahren davon die Hälfte verwerfen), gesamten Impfstoff aus Glasbehälter zufügen (auch für Kinder) und auf nüchternen Magen trinken;
b) Erwachsene und Kinder ab 2 Jahren Einzeldosis
Zunächst Pufferbeutel in 100 ml Wasser auflösen (bei Kindern 2–6 Jahre die Hälfte verwerfen), dann Wirkstoff beimischen
Gebrauchsanweisung beachten.

Wirksamkeit a) gut; nach Feldstudien Schutzraten von 85 % gegen symptomatische Verläufe (Serovar O1) je nach Alter für 6 Monate (Kinder) bis 2 Jahre (Erwachsene);
Beginn des Impfschutzes 1 Woche nach der 2. Dosis, Wiederimpfung (wenn erforderlich) mit einer Dosis Erwachsene und Kinder ab 6 Jahre nach 2 Jahren,
Kinder von 2–6 Jahren nach 6 Monaten
b) gut, nach Challenge-Studien Schutzraten von 90–93 %

Kontraindikation **Allergie gegen den Impfstoff oder Zusätze**
Kinder unter 2 Jahren
akute fieberhafte oder gastro-intestinale Erkrankungen
zusätzlich b) manifeste Immunsuppression

Impfrisiko gelegentlich leichte Verdauungsstörungen, Übelkeit, Inappetenz; sehr selten bis selten leichte Allgemeinerscheinungen

Hinweise **Zeitabstand zu anderen Impfungen** nicht umfassend untersucht, nach aktuellem Wissensstand nicht erforderlich.

Bei **Schwangerschaft** und **Stillzeit** keine ausreichenden Daten, Impfung unter Risiko-Abwägung.

Zur Immunogenität, Schutzwirkung und Sicherheit bei **HIV-Infizierten** und **Personen** > 65 Jahren liegen z. T. keine oder nur begrenzte Daten vor.

Die Impfung ersetzt nicht die gebotenen Maßnahmen zur Nahrungs- und Trinkwasserhygiene! **Lagerungshinweise** beachten!

a) Die impfinduzierten antitoxischen Antikörper im Darm können auch eine **Schutzwirkung gegen** das hitzelabile „cholera-like-Toxin" **enterotoxischer E. coli (ETEC)**, häufiger Erreger der **Reisediarrhoe**, vermitteln. Insgesamt zeigt sich in Studien für die ätiologisch nicht differenzierte Reisediarrhoe eine Wirksamkeit von 43–57 %. Die Anwendung sollte daher Personen empfohlen werden, für die eine Reisediarrhoe ein erhöhtes Risiko darstellt.
Dies trifft insbesondere zu für
Reisende in Hochrisikogebiete für Durchfall, solche mit geplanten **Aktivitäten, die durch Durchfall behindert werden** (besonders auch Aufenthalte in großen Höhen),
Reisende mit Prädisposition (fehlende Magensäurebarriere, Immunsuppression, Neigung zu rezidivierenden Durchfallepisoden) und
Reisende mit Gefahr schwerer Verläufe (chronisch-entzündliche Darmerkrankungen, chronische Erkrankungen mit erhöhtem Komplikationsrisiko durch Flüssigkeits- und Elektrolytstörungen, evtl. Kleinkinder ab 2 Jahren).
Der Reisende ist darauf hinzuweisen, dass die Impfung in Deutschland und Österreich **für diese Indikation nicht zugelassen** ist (Off-Label-Use).

Handelsnamen/Hersteller a) Dukoral® (Valneva)
b) Vaxchora® (Bavarian Nordic)

COVID-19

Indikation	Generell empfohlene Impfung gegen SARS-CoV-2, Zulassung ab frühestens 6. Lebensmonat
Impfstoff	verschiedene Technologien: mRNA, nicht replizierende Adenoviren, adjuvantierte Proteinimpfstoffe, adjuvantierte inaktivierter Virusimpfstoffe
Zusatz	je nach Impfstoff, s. Fachinformation
Applikation	je nach Impfstoff Erwachsene und Kinder ab frühestens 6 Monaten im Regelfall 2 Dosen im Abstand von 3–12 Wochen, Ausnahme Janssen-Vakzine mit einer Dosis; Booster nach 6 Monaten empfohlen.
Wirksamkeit	gut bis sehr gut; protektive Effektivität nach kompletter Impfung je nach Impfstoff 66–99 %, Langzeitschutz noch nicht abschließend geklärt.
Kontra-indikation	s. Fachinformation, **Allergie gegen den Impfstoff oder Zusätze,** **akute fieberhafte oder gastro-intestinale Erkrankungen**
Impfrisiko	je nach Impfstoff häufig Lokalreaktionen, grippale Symptomatik, Kopfschmerzen, Müdigkeit, selten allergische Reaktionen, Zentralvenenthrombose, Myokarditis
Hinweise	**Zeitabstand zu anderen Impfungen** nicht umfassend untersucht, jedoch Kombination mit Totimpfstoffen seitens Impfkommissionen in D, CH, und Österreich empfohlen, off-label auch Kombination mit Lebendimpfstoffe möglich Bei **Schwangerschaft** und **Stillzeit** Impfung unter Risiko-Abwägung ab 2. Trimenon empfohlen.
Handelsnamen/ Hersteller	mRNA: Comirnaty® (BioNTech, Pfizer), Varianten-adaptierte Boosterimpfstoffe mRNA: Spikevax® (Moderna), Varianten-adaptierte Boosterimpfstoffe Proteinimpfstoff: Nuvaxovid® (Sanofi), Varianten-adaptierte Boosterimpfstoffe

Dengue

Ein Lebendimpfstoff Dengvaxia® ist bereits seit 2019 zugelassen, wurde aber in Europa nicht vermarktet und wird auch weltweit nicht mehr verwendet. Seit Februar 2023 steht ein weiterer Lebendimpfstoff zur Verfügung (Qdenga® von Takeda). Alle folgenden Angaben gelten nur für diesen. Ein weiterer Lebendimpfstoff (MSD) ist in Entwicklung.

Indikation	Exponierte Kinder ab dem vollendenten 4. Lebensjahr und Erwachsene unabhängig von zuvor durchgemachtem Dengue
Impfstoff	attenuiertes, lebendes Dengue2-Virus plus Viruschimären Dengue 1, 3 und 4 jeweils 2,7–4,5 log 10 Plaque-bildende Einheiten/ Dosis
Zusatz	Trehalose, Poloxamer 407, Humanalbumin, NaCl 2,2 % als Lösungsmittel
Applikation	ED 0,5 ml s.c. (vor Gebrauch Pulver auflösen, schütteln)
Grundimmunisierung	2 mal ED s.c. an den Monaten 0 und 3
Wirksamkeit	sehr hohe Immunogenität gegen alle 4 Dengue-Serotypen bereits nach erster Impfung. Protektive Effektivität laut Zulassungsstudien in Gesamtpopulation 80,2 % nach 2 Impfungen, 81,1 % nach der ersten Impfung, jedoch Schutz gegen DENV-4 nicht sicher nachgewiesen, da zu wenige Fälle während Phase 3 und gegen DEN-3 bei Nicht-Immunen nicht nachweisbar. Schutz gegen Hospitalisierung wegen Dengue über 4 Jahren 94 %.
Kontra-indikation	Überempfindlichkeit gegen Impfstoffbestandteile, manifeste Immunsuppression, Schwangerschaft, Stillzeit
Impfrisiko	sehr häufig Lokalreaktionen, leichte Allgemeinreaktionen, Kopfschmerzen, Erschöpfung, Muskelschmerzen, Fieber, Unwohlsein, häufig Exanthem mit Juckreiz und/oder grippaler Symptomatik in der 2. Woche nach der Impfung (Virämie) **Ein Sicherheitssignal bei Immun-Naiven im Sinne eines komplizierten Dengue-Fiebers bei Kontakt mit dem Wildvirus war über >7 Jahre Nachbeobachtung bei nicht auffällig.**
Hinweise	**Es liegen für Lebend- und Totimpfstoffe Studien zur Kovakzinierung vor.** **Zeitabstand zu anderen Impfungen oder Immunglobulinen – s. S. 433**
Handelsnamen/ Hersteller	Qdenga® (Takeda)

Diphtherie

Indikation	alle Personen ab 3. Lebensmonat, alle Länder
Impfstoff	tot „D“ enthält mindestens 30 I.E. Toxoid „d“ enthält mindestens 2 I.E. Toxoid
Zusatz	Aluminiumhydroxid, Natriummerfonat, Spuren von Formaldehyd
Applikation	ED 0,5 ml i.m. (vor Gebrauch schütteln) nicht intravasal!
Grundimmunisierung	**Kinder ab 6. Lebensjahr, Jugendliche, Erwachsene: Impfstoff „d“** 2 mal ED im Abstand von 4–8 Wochen 1 weitere ED nach ca. 1 Jahr **Säuglinge, Kleinkinder bis Ende 5. Jahr: Impfstoff „D“** s. Hersteller-Infos bzw. Impfkalender (STIKO)
Booster	1 ED mit „d“ alle 10 Jahre
Wirksamkeit	zuverlässig, nach vollständiger Grundimmunisierung etwa 10 Jahre
Kontra-indikation	**akute, behandlungsbedürftige Erkrankungen** (Impfung frühestens 2 Wochen nach Genesung) **Allergien gegen Impfstoff oder Zusätze** **Unverträglichkeit vorangegangener Diphtherie-Impfung**
Impfrisiko	sehr häufig leichte Lokalreaktionen an der Impfstelle, häufig leichte Allgemeinreaktionen, beides beson-

Impfrisiko (Forts.) ders bei Überimmunisierten; selten allergische Hautreaktionen; sehr selten allergische Allgemeinreaktionen, Erkrankungen des peripheren Nervensystems; Einzelfälle in zeitlichem Zusammenhang: Vaskulitis, Thrombozytopenie, Glomerulonephritis

Hinweise **Zeitabstand** zu anderen Impfungen **nicht erforderlich.**
Kombinationsimpfstoffe nutzen!

Nach vollständiger Grundimmunisierung sollte im Fall einer **Exposition** mit einer Dosis des altersgemäßen Impfstoffes **nachgeimpft** werden, wenn die letzte Impfung mehr als 5 Jahre zurückliegt; das gilt auch für Reisen in Infektionsgebiete. Für unmittelbare Kontaktpersonen **Chemoprophylaxe** und klinische Überwachung unabhängig vom Impfstatus.

Schwangerschaft und **Stillzeit** sind keine Kontraindikationen. Schwangere im **1. Trimenon** sollten allerdings **nur bei entsprechendem Risiko** (Reisen in Infektionsgebiete, Expositionsverdacht) geimpft werden.

Handelsnamen/Hersteller Das Monopräparat Diphtherie-Adsorbat-Impfstoff (GlaxoSmithKline) ist in D nicht mehr verfügbar.
Kombinationen mit Tetanus, Polio, Pertussis: s. unter Tetanus (diverse Hersteller)

Ebola

Indikation Zur aktiven Immunisierung von Personen ab 18 Jahren zum Schutz vor der Ebola-Viruskrankheit (EVD, Ebola Virus Disease) vorzugsweise für medizinisches Personal in Einsätzen gedacht.

Impfstoff
a) Ervebo®: Ebola Zaire-Impfstoff (rVSVΔG-ZEBOV-GP, lebend): rekombinantes Vesicular Stomatitis Virus (strain Indiana) mit einer Deletion des Hüll-Glykoproteins, ersetzt durch das Zaire Ebolavirus (strain Kikwit 1995) Surface Glycoprotein **Transport und Lagerung bei −80 bis −60 °C!**
b) Mvabea® + Zabdeno®: Mvabea® ist ein sich in humanen Zellen nicht replizierender, rekombinanter, modifizierter vektorieller multivalenter Ankara-Bavarian Nordic (MVA-BN)-Filovirus-Impfstoff, der für verschiedene Varianten des Ebolavirus kodiert. Das von Zabdeno® kodierte EBOV-GP ist 100 % homolog zu dem von Mvabea kodierten.

Zusatz
a) Humanalbumin, Tris Puffer
b) Tromentamol, NaCl

Applikation
a) ED 1 ml i. m. (vor Gebrauch schütteln)
b) zweifache Impfung: 1× Zabdeno®, nach 8 Wochen Mvabea®

Grundimmunisierung
a) Erwachsene ab dem 18. LJ
b) ab dem 1. LJ

Wirksamkeit zuverlässige Immunogenität, die protektive Effektivität ist nicht untersucht
Schutzdauer nach vollständiger Grundimmunisierung nicht untersucht

Kontraindikation **akute, behandlungsbedürftige Erkrankungen, Allergien gegen Impfstoff oder Zusätze, Schwangerschaft, Stillzeit, Manifeste Immunsuppression**

Impfrisiko sehr häufig leichte Lokalreaktionen an der Impfstelle, Kopfschmerzen, Fieber, Muskelschmerzen, Gelenkschmerzen, Müdigkeit

Hinweise **Zeitabstand** zu anderen Impfungen **nicht untersucht.**

Handelsnamen/Hersteller Ervebo® (MSD), bisher in Europa zwar zugelassen, aber nicht frei erhältlich. Impfung ausschließlich an je einer autorisierten Impfstelle in Paris und Genf möglich.
Zabdeno® + Mvabea®, bisher in Europa zwar zugelassen, aber nicht frei erhältlich

FSME

Indikation Personen mit Zeckenexposition in Risikogebieten

Impfstoff tot (formol-inaktivierte FSME-Viren von Hühnerfibroblasten-Zellkulturen bzw. von Hühnerembryonalzellen)

Zusatz Spuren von Formaldehyd, Aluminiumhydroxid als Adjuvans, diverse Salze als Puffer; div. Antbiotika oder Humanalbumin (je nach Hersteller)

Applikation 0,5 ml i. m. (Erwachsene) bzw. 0,25 ml i. m. (Kinder) vorzugsweise Deltoides, evtl. subkutan (bei Indikation), nicht intravasal!

Grundimmunisierung besteht aus 3 Dosen:
1. Dosis am Tag 0,
2. Dosis 2 Wochen–3 Monate danach,
3. Dosis (5)9–12 Monate nach der 2. Teilimpfung
Abweichung von diesem Schema ist möglich (Schnellimmunisierung), Herstellerangaben beachten

Booster laut Hersteller 0,5 ml nach 3 Jahren; danach altersabhängig nach 3–5 Jahren (s. Hersteller-Info), nach Studienlage 10 Jahre Mindestlangzeitschutz, Boosterfähigkeit auch nach 20 Jahren und später noch gegeben

Wirksamkeit zuverlässig 3–5 Jahre nach vollständiger Grundimmunisierung (empfohlenes Intervall zur Verhinderung von Impfdurchbrüchen), längerer Schutz möglich (vom Schweizer Bundesamt für Gesundheit wird eine Auffrischung nach 10 Jahren empfohlen)

Kontraindikation **akute, behandlungsbedürftige Erkrankungen** (Impfung frühestens 2 Wochen nach Genesung)
Allergien gegen Impfstoffbestandteile
evtl. Hühnereiweißallergie (je nach Impfstoff)

Impfrisiko häufig leichte Lokal- und/oder Allgemeinreaktion, vor allem nach der 1. Teilimpfung, besonders bei Kleinkindern;
sehr selten allergische Reaktionen, periphere Neuritiden, Guillain-Barré-Syndrom;
hypothetisch: Auslösung demyelisierender Erkrankungen

Hinweise **Zeitabstand** zu anderen **Impfungen nicht erforderlich.**

Für **Kinder** vom vollendeten 1. bis 12. (bzw.16.) Lebensjahr (je nach Hersteller) gibt es eine **spezielle Darreichungsform** mit verringerter Dosis.

Hinweise (Forts.)

Bei Vorerkrankungen im Bereich des **ZNS**, **Autoimmunerkrankungen** oder **Allergien** sowie mangels vorliegender Daten auch in der **Schwangerschaft** und **Stillzeit** sollte nur nach strenger Nutzen-Risiko-Abwägung geimpft werden.

Die handelsüblichen **Impfstoffe schützen auch** gegen den **sibirischen** (RSSE – Russische Frühsommer-Meningoenzephalitis) und den **fernöstlichen** Subtyp des Erregers.

FSME-Immunglobulin ist **nicht mehr indiziert** und nicht mehr erhältlich.

Handelsnamen/ Hersteller

Encepur®* (Bavarian Nordic)
FSME-Immun®* (Pfizer)
* spezielle Darreichungsform für Kinder verfügbar

Gelbfieber

Indikation

wenn vorgeschrieben (formale Indikation);
Reisen in Risiko- bzw. Endemiegebiete (medizinische Indikation)

Impfstoff

lebend (attenuiertes YF-Virus Stamm 17 D, vermehrt auf Hühnerembryonen, lyophilisiert)

Zusatz

Aminosäuren, Lactose, Sorbit, Salze

Applikation

0,5 ml vorzugsweise subkutan, sonst i.m., nicht intravasal! Herstellerhinweise zu Lagerung und Re-Suspension beachten.

Wirksamkeit

zuverlässig,
Beginn ca. 10 Tage nach Impfung;
Schutzdauer lebenslang (formale Gültigkeit bei Impfvorschrift siehe unter „Hinweise")

Kontra-indikation

akute, schwere, fieberhafte Erkrankungen
Unverträglichkeit vorangegangener Gelbfieber-impfung
Allergie gegen Impfstoffbestandteile speziell gegen Hühnereiweiß
Immundefekte oder -suppression,
Dysfunktion des Thymus (v.a. bei immunologischen Erkrankungen), Thymektomie
Säuglinge unter 6 Monaten

Impfrisiko

sehr häufig leichte Lokalreaktionen,
gelegentlich bis häufig leichte Allgemeinreaktionen;
sehr selten allergische Reaktionen,
sehr selten neurologische bzw. organische Komplikationen

In den Jahren 1994–2006 wurden in einer Größenordnung von 2,1–2,3 auf 100 000 verabreichter Dosen in Zusammenhang mit der Impfung schwere neuro- und/oder viszerotrope Nebenwirkungen beschrieben, letztere endeten in mehr als der Hälfte der Fälle tödlich (Daten von US-Reisenden). Für die Pathogenese sind nach heutigem Kenntnisstand Wirtsfaktoren verantwortlich. Das relative Risiko, das nach bisherigen Erfahrungen auf die Erstimpfung beschränkt ist, steigt bei gestörter Immunkompetenz an, das absolute Risko ist jedoch insgesamt sehr gering. In der Fachinformation wird auf ein erhöhtes relatives Risiko jenseits des 60. Lebensjahres hingewiesen. Nach neueren Studien gilt dieser Zusammenhang aber als widerlegt.

In jedem Fall ist eine individuelle Risikoabwägung erforderlich. Bei medizinischer Indikation ist das Infektionsrisiko in aller Regel höher als das Impfrisiko.

Hinweise

Zeitabstand zu anderen Impfungen oder Immunglobulinen – s. S. 433

Eine **Gelbfieberimpfung sollte nur bei aktueller medizinischer oder formaler Indikation** gegeben werden. Bei **Personen über 60 Jahre** ist laut Fachinformation wegen eines höheren relativen Risikos schwerer Nebenwirkungen die Indikation für eine Erstimpfung abzuwägen. Neue Studiendaten zeigen jedoch keine Assoziation zwischen Alter und Auftreten von Nebenwirkungen.

International certificate of vaccination or prophylaxis

This is to certify, that (name)..

date of birth............................sex........................nationality...............................

national identification document, if applicable...

whose signature follows ....

has on the date indicated been vaccinated or received prophylaxis against (name of disease or condition) in accordance with the International Health Regulations.

Vaccine or prophylaxis	Date	Signature and professional status of supervising clinician	Manufacturer and batch no. of vaccine or prophylaxis	Certificate valid from.............. until..............	Official stamp of administering centre
1					
2					

This certificate is valid only if the vaccine or prophylaxis used has been approved by the World Health Organization.

EXEMPTION CERTIFICATE

This is to certify that

Mr / Mrs ....

born .... in..

nationality ....

cannot be vaccinated against yellow fever for medical reasons.

Stamp

Place ....

Date ....

Signature ....

Hinweise (Forts.)

Schwangerschaft und **Stillzeit** gelten mangels ausreichender Daten als relative Kontraindikation. Impfung nur unter strenger Nutzen-Risiko-Abwägung. **Säuglinge** können ab dem vollendeten 9. Lebensmonat geimpft werden (WHO); der Hersteller konzidiert eine Impfung bereits ab vollendetem 6. Lebensmonat, allerdings nur unter besonderen Umständen, z. B. bei einem Ausbruch entsprechend offizieller Empfehlungen. (siehe auch Abschnitt „Reiseimpfungen – Kinder, Schwangere").

Bei manifesten **Immundefizienzen** jeder Art ist die Impfung kontraindiziert. Das gilt auch für asymptomatische **HIV-Infektionen** mit verminderter Immunfunktion. Die WHO konzidiert die Impfung bei CD_4-Lymphozyten von mindestens 200/mm^3; der Hersteller gibt hierfür keinen Grenzwert an. Als Kontraindikation gilt auch eine laufende **Strahlen-** und/oder **Zytostatikatherapie,** eine **Therapie mit Immunsuppressiva** (insbesondere biologicals) sowie eine **systemische Behandlung mit Steroiden** in einer höheren Tagesdosis als 20 mg Prednisonäquivalent. Im Ausnahmefall kann auch bei niedriger Erhaltungsdosis von Methotrexat, Azathioprin oder 5-Mercaptopurin geimpft werden. Topische oder inhalative Anwendungen stellen keine Kontraindikation dar. **In jedem Fall ist eine individuelle Risikoabwägung erforderlich.** Dabei ist zu berücksichtigen, dass der **Impferfolg bei Immundefizienz eingeschränkt** sein kann.

Dokumentation mit Hersteller und Chargen-Nummer **im Internationalen Impfpass**, vorzugsweise neueste Version (s. Abb. oben). Einträge in Impfpässe älterer Versionen sind jedoch problemlos möglich. Ebenso können alte Einträge übertragen werden.

Im **Internationalen Reiseverkehr** werden bei Impfpflicht nur **Impfnachweise von staatlich zugelassenen Impfstellen** anerkannt (siehe unter „GelbfieberImpfstellen" im Kapitel „Service").

Gültigkeit: Seit Juli 2016 **lebenslang ab 10 Tage nach Impfung.** Davor war gemäß den International Health Regulations (IHR) der WHO aus formalen Gründen eine Wiederimpfung nach 10 Jahren erforderlich (obwohl medizinisch nicht notwendig). Die Änderung der IHR bezüglich der formalen Gültigkeit wird aktuell international noch sehr uneinheitlich umgesetzt. Eine Reihe von Ländern erkennt die lebenslange Gültigkeit des Impfnachweises nach einmaliger Impfung an, andere noch nicht (siehe Hinweis bei den einzelnen Ländern unter „Impfvorschriften").

Die STIKO hat 2022 eine Empfehlung zur Wiederimpfung nach 10 Jahren veröffentlicht. Dies stellt international eine isolierte Einzelmeinung dar, die durch die Studienlage nicht gedeckt ist.

Impfbefreiung aus medizinischen Gründen möglich, bei Reisen in Infektionsgebiete **Risiko-Abwägung**! Das „Exemption Certificate" (Vorschlag zur Formulierung s. o.) muss in englischer oder französischer Sprache (für Brasilien in Portugiesisch) im Impfpass eingetragen, unterschrieben und gestempelt sein.

Hinweise (Forts.)

Die Länder sind zur Anerkennung dieses Zeugnisses nicht verpflichtet; im Extremfall kann bei Einreise Nachimpfung, Quarantäne oder Ausweisung erfolgen (siehe Hinweis bei den einzelnen Ländern unter „Impfvorschriften").

Handelsnamen/Hersteller: Stamaril® (Sanofi Pasteur)

Hepatitis A

Indikation	Reisen in Länder mit hoher Hepatitis A-Prävalenz (südliche und östliche Länder mit Hygienedefizit) (Reiseimpfung nach STIKO); Personen, die auch hier im Risiko stehen bzw. die durch eine Hepatitis A besonders gefährdet wären (Indikationsimpfung nach STIKO)
Impfstoff	tot (formol-inaktiviertes HAV aus humanen diploiden Zellkulturen)
Zusatz	Al-Hydroxid als Adjuvans, diverse Zusatzstoffe (je nach Hersteller)
Applikation	0,5 bzw. 1,0 ml i.m. (vorzugsweise M. deltoideus), bei entsprechender Indikation evtl. auch subkutan, nicht intravasal!
Grundimmunisierung	eine Dosis am Tag 0 zweite Dosis nach 6–12 (18) Monaten (je nach Hersteller)
Wirksamkeit	zuverlässig, Beginn ca. 2 Wochen nach der ersten Dosis, Dauer nach Grundimmunisierung mindestens 25–40 Jahre (Vaqta® 25 Jahre, HAVpur® 30 Jahre, Havrix® 40 Jahre, Avaxim® > 10 Jahre), tatsächlich vermutlich lebenslang.
Kontraindikation	**akute, behandlungsbedürftige Krankheiten** **Allergie gegen Impfstoffbestandteile**
Impfrisiko	häufig leichte Lokal- und Allgemeinreaktionen, sehr selten allergische Hautreaktionen, Erythema multiforme; Einzelfälle in zeitlichem Zusammenhang: neurologische Erkrankungen, Thrombozytopenien
Hinweise	**Zeitabstand** zu anderen Impfungen ist prinzipiell **nicht erforderlich.** **Simultangabe von Immunglobulin** beeinträchtigt Serokonversion nicht, Einfluss auf Antikörperhöhe und -persistenz jedoch möglich. Für **Schwangerschaft** und **Stillzeit** liegen bisher keine Erfahrungen vor; Impfung ggf. nach Risikoabwägung. Für **Kinder/Jugendliche** vom 2. bis zum vollendeten 15. bzw. 17. Lebensjahr gibt es von diversen Herstellern Präparate mit reduzierter Dosis. Bei **vor 1950 Geborenen**, Personen aus Endemiegebieten sowie anamnestisch durchgemachter Hepatitis ist die **Testung auf HAV-Antikörper** vor der ersten Impfung sinnvoll; wenn vorhanden, ist eine Impfung auch künftig überflüssig. In diesem Fall kann das Ergebnis der Antikörperbestimmung im Impfpass vermerkt werden.

Hinweise (Forts.)

Bei gleichzeitiger Indikation für **Hepatitis A + B** sowie für **Hepatitis A + Typhus** sind **Kombinationsimpfstoffe** verfügbar. Ggf. abweichendes Impfschema beachten.

Passive Immunisierung mit **Immunglobulin** wird von der STIKO nur noch optional bei **aktueller Exposition** von Personen empfohlen, für die eine Hepatitis A ein besonderes Risiko darstellt. Es soll dann zeitgleich mit der ersten Impfung gegeben werden. Nach Studienlage ist auch in dieser Situation die Aktivimpfung überlegen. **Zeitabstand** zu parenteralen Lebendvirus-Impfstoffen (s. S. 433) sowie besondere **Dokumentationspflicht** nach dem **Transfusionsgesetz** (s. Hersteller-Info) beachten.

Handelsnamen/Hersteller

Avaxim® (Sanofi Pasteur)
Havrix®* 1440 (GlaxoSmithKline)
Vaqta®* (MSD)
Hepatitis A + B: Twinrix®* (GlaxoSmithKline)
Hepatitis A passiv: Beriglobin® (ZLB Behring)

* spezielle Darreichungsform für Kinder verfügbar

Hepatitis B

Indikation

Reisende in Regionen mit hoher Hepatitis B-Prävalenz bei längeren Aufenthalten (>1 Monat nach WHO) und/oder bei zu erwartenden engen Kontakten zur einheimischen Bevölkerung (Reiseimpfung nach STIKO);
Personen, die auch hier im Risiko stehen bzw. die durch eine Hepatitis B besonders gefährdet wären (Indikationsimpfung nach STIKO);
Säuglinge/Kinder/Jugendliche lt. deutschem Impfkalender (Standardimpfung nach STIKO)

Impfstoff

tot (HBs-Antigen, gentechnologisch hergestellt)

Zusatz

Al-Hydroxid bzw. Squalen- bzw. CPG1080-haltiges Adjuvans,
diverse Zusatzstoffe (je nach Hersteller)

Applikation

1 ml i.m. (vorzugsweise Deltoides),
bei entsprechender Indikation evtl. auch subkutan,
nicht intravasal!

Grundimmunisierung

2 mal 1 Dosis im Abstand von einem Monat,
1 mal 1 Dosis 6 Monate nach der ersten Dosis;
Abweichung von diesem Schema ist möglich (Schnellimmunisierung), hierbei ist eine vierte Dosis erforderlich;
oder 2 mal 1 Dosis im Abstand von einem Monat bei CPG1080-haltigem Adjuvans;
Herstellerangaben beachten.

Wirksamkeit

zuverlässig, Beginn meist schon 14 Tage nach der 2. Dosis, Mindestschutzdauer nach erfolgreich abgeschlossener Grundimmunisierung laut Zulassung in Deutschland bei HBVAXPRO® 10–15 Jahre, bei Engerix-B® und nach Datenlage generell lebenslang; Mindestlangzeitschutz bei Twinrix® auch laut Fachinformation lebenslang, Boosterimpfung nur nach „Ermessen des Arztes".

Kontrolle/Booster

Antikörperkontrolle des Impferfolges bei Kindern und Jugendlichen nicht erforderlich, bei **Erwachsenen** 4–8 Wochen nach Abschluss der Grundimmunisierung bei Expositionsrisiko nur ausnahmsweise empfehlenswert, zu erwägen bei **Personen mit erhöhtem Infektionsrisiko** (z. B. Personal im Sozial- oder Gesundheitsdienst) und **Personen mit evtl. eingeschränkter Immunantwort** (z. B. Immundefekte). Weiteres Vorgehen:
Anti-HBs ≥ 100 I.E./l – Impfschutz lebenslang gegeben;
Anti-HBs < 100 I.E./l – Wiederimpfung(en) (eine Dosis) und Kontrolle im Abstand von 4–8 Wochen. Hier ist der Squalen-adjuvantierte Impfstoff nach Studiendaten zu bevorzugen (Fendrix® – Off-Label-Indikation).
Die Grenze von 100 IE/l Anti-HBs ist arbiträr und wird nahezu nur noch in Deutschland und Österreich so hoch angesetzt! In den meisten Industrienationen und nahezu allen internationalen Studien werden 10 IE/l als neutralisierender Antikörpertiter akzeptiert.

Kontraindikation

akute, behandlungsbedürftige Krankheiten
Allergie gegen Impfstoffbestandteile

Impfrisiko

sehr häufig leichte Lokalreaktionen,
selten leichte Allgemeinreaktionen;
sehr selten allergische Haut- oder Allgemeinreaktionen (Urticaria, Vasculitis, Hypotonie);
Einzelfälle in zeitlichem Zusammenhang: Neurologische Störungen, Arthritis, Angioödem, Erythema multiforme, LE, Thrombozytopenie;
hypothetisch: Auslösung demyelisierender Erkrankungen.

Hinweise

Zeitabstand zu anderen Impfungen **nicht erforderlich**.

Für **Kinder** bis zum vollendeten 15. Lebensjahr stehen besondere Darreichungsformen mit verringerter Dosis zur Verfügung.

Bei **Schwangerschaft** und **Stillzeit** keine ausreichenden Erfahrungen, Impfung unter **Risikoabwägung** möglich. Stillen gilt nicht als Kontraindikation.

Bei gleichzeitiger Indikation für **Hepatitis B + A Kombinationsimpfstoff** verfügbar.

Handelsnamen/Hersteller

Engerix-B®* (GlaxoSmithKline)
HBVAXPRO® 10µg* (MSD)
HBVAXPRO® 40µg* (MSD)
Fendrix® (GlaxoSmithKline) – Squalen-adjuvantiertes HBsAg
Heplisav B® (Dynavax, in D Vertrieb durch Bavarian Nordic) – CPG1080-adjuvantiertes HBsAg
PreHevbri® (VBI Vaccines) – prä-HBs-Vakzine, Positive Opinion der EMA Februar 2022, Markteinführung in D jedoch verschoben
Hepatitis A + B: Twinrix®* (GlaxoSmithKline)

* spezielle Darreichungsform für Kinder verfügbar

Reiseimpfungen

Herpes zoster (Gürtelrose)

Indikation: Personen über 50 Jahre, Personen über 18 Jahre mit erhöhtem Risiko für Herpes zoster, auch nach durchgemachter Erkrankung

Impfstoff: Lebendimpfstoff wird nicht mehr vertrieben, nachfolgende Angaben nur für Totimpfstoff

tot: Squalen-adjuvantiert

Zusatz: diverse, u. a. Saccharose, Gelatine, Salze

Applikation: zweimalig 0,5 ml i.m. vorzugsweise im Bereich des Deltamuskels im Mindestabstand von 8 Wochen

Wirksamkeit: Der Totimpfstoff verringert lt. Studienlage
– die Inzidenz von Zoster um ca. 98 % mit langjährigem Schutz (> 10 Jahre)

Kontraindikation: **akute, behandlungsbedürftige Krankheiten**
Allergie gegen Impfstoffbestandteile
Schwangerschaft

Impfrisiko: sehr häufig Lokalreaktion (Erythem, Schmerzen, Schwellung, Pruritus);
häufig Allgemeinreaktionen;
sehr selten allergische bzw. anaphylaktische Reaktionen

Handelsnamen/Hersteller: Shingrix® (GlaxoSmithKline)

Influenza

Indikation: Personen über 60 Jahre (Standardimpfung nach STIKO);
Kinder, Jugendliche und Erwachsene mit erhöhter Gefährdung infolge eines Grundleidens, bei beruflicher Exposition oder bei drohender Epidemie (Indikationsimpfung nach STIKO);
Schwangere ab 2. Trimenon, bei erhöhter gesundheitlicher Gefährdung infolge eines Grundleidens ab 1. Trimenon (Indikationsimpfung nach STIKO);
Reisemedizinische Aspekte:
Obengenannte Personen sollten auf Reisen in der jeweiligen Grippesaison (s. unten) sowie bei Reisen in Gebiete mit aktuellen Ausbrüchen prinzipiell geimpft sein. Ein erhöhtes Expositionsrisiko besteht z. B. auf Kreuzfahrtschiffen, längeren Bus-, Bahn- oder Flugreisen, in organisierten Touristengruppen, auf Großveranstaltungen sowie speziell für Pilger zum Hajj.

Impfstoff: tot (Antigene aktuell zirkulierender Influenzaviren) als Spalt-, Subunit- oder adjuvantierter Impfstoff
Wirtssystem: embryonierte Hühnereier oder Zellkultur

lebend (attenuierte Impfstämme aktuell zirkulierender Influenzaviren) als Nasenspray für Kinder im Alter von 2–6 Jahren

Zusatz: Formaldehyd, Antibiotika, Adjuvantien, div. Salze (je nach Hersteller);
aktuell ist nur ein einziger adjuvantierter Impfstoff verfügbar

Applikation: einmal 0,5 ml i.m. (vorzugsweise Deltoides), evtl. subkutan, nicht intravasal!
Dosierung für Kinder s. Beipackzettel;
Lebendimpfung für Kinder: Nasenspray

Wiederimpfung: jährlich mit aktuellem Impfstoff nach Empfehlungen der WHO

Wirksamkeit: mäßig bis befriedigend, stark vom Impfstoff und den Ansprechraten beim Geimpften abhängig, Beginn 1–2 Wochen nach Impfung, Dauer je nach verwendetem Impfstoff mindestens 5 Jahre, u.U. deutlich länger; Wiederimpfung wegen Wechsel der zirkulierenden saisonalen Influenzastämme

Kontraindikation: **akute, behandlungsbedürftige Krankheiten**
Allergie gegen Impfstoffbestandteile, speziell Hühnereiweiß (dann Zellkulturimpfstoff verwenden)

Impfrisiko: häufig leichte Lokal- und/oder Allgemeinreaktionen;
sehr selten allergische Haut- oder Allgemeinreaktionen, Vaskulitis, Thrombozytopenie, Guillain-Barré;
Einzelfälle in zeitlichem Zusammenhang: Nierenfunktionsstörung, Erythema exsudativum multiforme, Uveitis, Neuritis, Krampfanfälle

Hinweise: Die **Impfung** sollte **möglichst vor Beginn der „Grippesaison"** auf der betreffenden Hemisphäre **(N: November–April, S: Mai–Oktober, Tropen: ganzjährig)** erfolgen. Die aktuellen Empfehlungen zur Zusammensetzung der Impfstoffe für die betreffende Hemisphäre werden von der WHO jeweils ein halbes Jahr zuvor publiziert; sie können voneinander abweichen. In der Regel ist davon auszugehen, dass die hier handelsüblichen Impfstoffe auch für **Reisen auf die südliche Halbkugel** einen gewissen Schutz bieten. Ein Problem besteht darin, dass sie ab Mai nicht verfügbar sind. Bei entsprechender Indikation sollte die Impfung daher möglichst vorher erfolgen.

Zeitabstand zu anderen Impfungen **nicht erforderlich**.

Stillzeit ist **keine Kontraindikation**.

Bei **Immundefekten** oder Behandlung mit **Immunsuppressiva** ist der Impferfolg fraglich, die Impfung andererseits besonders wichtig.
Für **Personen > 60 Jahre** gibt es einen Impfstoff mit **verbesserter Immunogenität.**

Handelsnamen/Hersteller: *Saisonale Influenza:*
verschiedene Spalt- und Subunitimpfstoffe auf Hühnereibasis (diverse Hersteller)
ein Impfstoff auf Zellkulturbasis (Flucelvax®) – für gesunde Reisende aufgrund besserer Effektivität gegen A/H3N2 zu bevorzugen;
attenuierter Lebendimpfstoff als Nasenspray (Fluenz®) – für Kleinkinder bis max. 6. Lj. zu bevorzugen;
adjuvantierter Impfstoff (Fluad®) – für über 50-Jährige und/oder chronisch Kranke zu bevorzugen
Impfstoff mit höherer Antigenkonzentration (Efluelda®) – ggf. alternativ für über 60-Jährige und/oder chronisch Kranke zu bevorzugen

Japanische Enzephalitis

Indikation
Reisende mit Expositionsrisiko in Endemiegebieten (Asien, Australien), speziell in ländlichen Regionen bei Außenaufenthalten bzw. -aktivitäten während der Abend- und Nachtstunden

Impfstoff
tot (formol-inaktiviertes JEV Stamm SA14-14-2)
Wirtssystem: Verozellkultur

Zusatz
Aluminiumhydroxyd als Adjuvans, div. Salze

Applikation
0,5 ml i.m., vorzugsweise Deltoides
bei Indikation (Blutungsgefahr) notfalls auch subkutan, nicht intravasal

Grundimmunisierung
je eine Dosis an den Tagen 0 und 7, eine weitere nach 1–2 Jahren
bei Kindern bis vollendetes 3. LJ
je eine Dosis an den Tagen 0 und 28 (0 und 7 off-label auch möglich), eine weitere nach 1–2 Jahren

Wirksamkeit
zuverlässig;
Beginn der Schutzwirkung eine Woche nach der 2. Teilimpfung bei nahezu 100 % der Geimpften.

Booster
Lt. Fachinformation Schutzwirkung von mindestens 10 Jahren. Auf der Basis von Studien kann derzeit von einem Langzeitschutz von mindestens 14 Jahren ausgegangen werden.

Kontraindikation
akute, behandlungsbedürftige Krankheiten
unerwünschte Reaktionen auf vorangegangene Impfung(en) mit dem gleichen Impfstoff
Allergie gegen Impfstoffbestandteile

Impfrisiko
häufig bis sehr häufig leichte Lokal- und Allgemeinreaktionen, vor allem Kopf- und Muskelschmerzen (bis zu 20 %); die Nebenwirkungen sind in der Regel mild und temporär, eine Zunahme nach der 2. Teilimpfung wurde nicht beobachtet. Weitere Angaben aus Studien s. Gebrauchsinformation.

Hinweise
Das **Infektionsrisiko** nimmt mit der Dauer des Aufenthaltes im Endemiegebiet zu; **Langzeitreisende** (Expatriates) **sollten geimpft sein**. Für **Kurzzeitreisende** (Touristen) ist das **Risiko sehr gering, aber nicht ausgeschlossen**. Bei der Risikoabwägung ist neben dem Reisestil auch eine eventuelle Übertragungssaisonalität zu berücksichtigen (s. bei den einzelnen Ländern).

Zeitabstand zu anderen Impfungen nicht erforderlich. Co-Vaccinations-Studien zu Wechselwirkungen liegen vor mit Hepatitis A und Tollwut; hierbei ergab sich jeweils keine Beeinträchtigung der Immunogenität und Toleranz.

Bei **Schwangerschaft** und **Stillzeit** keine ausreichenden Daten; nach Angaben des Herstellers soll die Impfung während der Schwangerschaft und Stillzeit vorsichtshalber vermieden werden.

Zulassung ab dem 2. Lebensmonat. Hierbei wird ab dem vollendeten 2. Lebensmonat bis zum vollendeten 3. Lebensjahr die halbe Dosis appliziert, danach die volle Impfdosis. Die Ampulle ist entsprechend markiert.

Handelsnamen/Hersteller
Ixiaro® (Valneva)

Masern

Indikation
Alle nicht immunen Personen ab dem 12. Lebensmonat, alle Länder (für Kinder Standardimpfung nach STIKO). Bei entsprechender Exposition (Reise!) kann die Impfung auch vor dem 12. Lebensmonat appliziert werden.

Impfstoff
lebend (attenuierte Masern-Viren div. Stämme), lyophilisiert
Wirtssystem: Hühnerfibroblasten-Zellkulturen

Zusatz
Neomycin, Humanalbumin,
div. Hilfsstoffe je nach Hersteller

Applikation
nach Restitution 0,5 ml i.m. oder subkutan, nicht intravasal!
Wiederimpfung nicht vor 4 Wochen (s. u.)

Wirksamkeit
zuverlässig;
Beginn ca. 10 Tage nach Impfung,
Dauer mindestens 20 Jahre

Kontraindikation
akute, behandlungsbedürftige Erkrankungen
(Impfung frühestens 2 Wochen nach Genesung)
Immundefekte oder -suppression
Allergie gegen Impfstoffbestandteile
Schwangerschaft

Impfrisiko
häufig leichte Lokal- und/oder Allgemeinreaktion, in 1–2 % Symptome leichter „Impfkrankheit" 1–4 Wochen nach Impfung;
sehr selten allergische bzw. anaphylaktische Reaktionen;
Einzelfälle in zeitlichem Zusammenhang: Neurologische Störungen, Erythema multiforme, Thrombozytopenie, Guillain-Barré;
Bei Verwendung von Kombinationsimpfstoffen kann sich das NW-Spektrum erweitern, z. B. selten Hodenschwellung und Reaktion der Speicheldrüsen nach Mumps-, sehr selten Arthritiden bei Jugendlichen/Erwachsenen nach Röteln-Impfung

Hinweise
Zeitabstand zu anderen Impfungen oder Immunglobulinen – s. S. 433

Eine **Schwangerschaft** muss zum Zeitpunkt der Impfung ausgeschlossen sein und danach für 3 Monate verhindert werden. Eine versehentlich während der Schwangerschaft durchgeführte Impfung ist jedoch keine Indikation für eine Interruptio. Zur Impfung während der Stillzeit gibt es keine verwertbaren Daten.

Zur **Sicherstellung des Immunschutzes** soll jeder Mensch **zweimal geimpft** werden, möglichst im Kindesalter; zwischen den beiden Impfungen ist ein Mindestabstand von 4 Wochen einzuhalten; danach sind weitere Wiederimpfungen nicht erforderlich.

Möglichkeit von **Kombinationsimpfungen** (Mumps, Röteln, Varizellen) nutzen!

Bei **erhöhter Infektionsgefahr** (z. B. Berufe im Gesundheits- und Sozialdienst, Kinderbetreuung, Reisen in Länder mit hohen Prävalenzen oder bei Ausbrüchen) ist Immunschutz sicherzustellen. **Kinder** können in diesem Fall bereits **ab dem 9.** (nach WHO ab dem 6.) **Lebensmonat** gegen Masern geimpft werden. Da der Impferfolg durch evtl. noch

Hinweise (Forts.)
vorhandene mütterliche Antikörper nicht sicher ist, soll die Impfung zu Beginn des 2. Lebensjahres wiederholt werden. Ungeimpfte empfängliche **Erwachsene** erhalten mindestens eine einmalige Impfung MMR; das gilt auch für Personen ab Jahrgang 1970 mit unbekanntem Immunstatus. Zur Optimierung des Impfschutzes wird eine zweite Impfung im Mindestabstand von 4 Wochen empfohlen (STIKO 2016). Eine AK-Bestimmung sollte nur dann erfolgen, wenn die Impfung kontraindiziert ist. Bei unmittelbarem **Kontakt** empfiehlt die STIKO eine aktive Impfung möglichst innerhalb von 3 Tagen nach Exposition. Eine obere **Altersbegrenzung** für die Masern (MMR)-Impfung besteht nicht; es gibt auch keine Hinweise auf vermehrte Nebenwirkungen nach mehrmaligen Impfungen oder anamnestisch angegebener (meist nicht bewiesener) Masernerkrankung.

Handelsnamen/Hersteller
Masern-Impfstoff Mérieux® (Sanofi Pasteur), Vertrieb in Deutschland eingestellt, ggf. Import aus Frankreich (dort: Rouvax®, Sanofi Pasteur); *als MMR mit Mumps und Röteln:* diverse Hersteller

Meningokokken-Meningitis

Indikation
1. **Reisemedizin**
1.1 Reisende in endemische Gebiete (tropisches Afrika)
1.2 enge Kontakten zur einheimischen Bevölkerung (z. B. medizinische/soziale Berufe, Besuch von sozialen Projekten, "Charity travel");
1.3 Reisen in aktuelle epidemische Ausbrüche
1.4 Impfpflicht bei Einreise
1.5 Schüler/Studenten vor Langzeit-Aufenthalten in Ländern mit empfohlener allgemeiner Impfung für Jugendliche oder selektiver Impfung für Schüler/Studenten
2. **sonstige** Inland
2.1. Kleinkinder im 2. Lebensjahr (Standardimpfung nach STIKO)
2.2. Gesundheitlich Gefährdete (spez. Immundefekte, Asplenie, Kollagenosen), gefährdetes Laborpersonal, bei Häufungen oder Ausbrüchen auf Empfehlung der Gesundheitsbehörde (Indikationsimpfung nach STIKO)
2.3. Postexpositionelle Impfung (Haushaltskontakte einer invasiven Meningokokkenerkrankung)

Impfstoff
tot
a) Oligosaccharide der Serogruppe C (monovalent), der Serogruppen A, C, W 135 und Y (tetravalent), konjugiert an Trägerproteine (CRM, Cross-Reacting Material = dem Diphtherietoxoid ähnliches Material oder Tetanustoxoid)
b) Subkapsuläre Proteine zum Schutz gegen Serogruppe B (NadA, fHbp, NHBA, NZ PorA 1.4 oder lipidated factor H binding protein (fHBP) subfamily A (A05) und subfamily B (B01))

Zusatz
a) div. Proteinkonjugate u. Salze (je nach Hersteller)
b) Aluminiumhydroxid 0,5 mg Al^{3+}

Applikation
a) einmal 0,5 ml i.m. (Säuglinge 2–3 Dosen – s. Hersteller-Info)
b) zweimal 0,5 ml i.m. (Säuglinge 2. bis 5. Monat 3 Dosen) bzw. zwei- bis dreimal (Monate 0, 2 (und 6)) – s. Hersteller-Info

Wirksamkeit
zuverlässig für die enthaltenen Serogruppen:
a) Beginn innerhalb eines Monats nach Impfung, Dauer für 4 Jahre mit 90 % sicher, für 10 Jahre wahrscheinlich (bei Impfung im 1. Lebenshalbjahr kürzer);
zur Langzeitwirkung keine Daten; boosterfähig
b) Beginn innerhalb eines Monats nach Impfung, Stamm-Abdeckung je nach Impfstoff 80–100 %, Schutzdauer noch unklar

Booster
a) bei Säuglingen evtl. nach 1 Jahr, für ältere Kinder und Erwachsene noch keine ausreichenden Daten, aktuell wird eine Wiederimpfung nach frühestens 10 Jahren empfohlen;
b) nach frühestens 10 Jahren empfohlen

Kontraindikation
akute, behandlungsbedürftige Erkrankungen
(Impfung in der Regel frühestens 2 Wochen nach Genesung)
Unverträglichkeit vorangegangener Impfungen mit dem betreffenden Impfstoff
Allergie gegen Impfstoffbestandteile

Impfrisiko
häufig leichte Lokal- und Allgemeinreaktion;
häufig Kopfschmerzen, Myalgien, gastrointestinale Beschwerden;
sehr selten stärkere allgemeine oder allergische Reaktion;
Einzelfälle in zeitlichem Zusammenhang:
Neurologische Störungen;
Erythema multiforme, Stevens-Johnson-Syndrom (Konjugatimpfstoffe)

Hinweise
Zeitabstand zu anderen Impfungen generell **nicht erforderlich**. Bei gleichzeitiger Gabe von Konjugatimpfstoffen mit dem gleichen Trägerprotein (z. B. Pneumokokken, HiB) sowie Kombinationsimpfstoffen, die eine azelluläre Pertussis-Komponente enthalten, Hersteller-Infos beachten.

Kinder: Konjugatimpstoffe (a) mit guter Immunogenität für dieses Alter werden laut STIKO in Deutschland bisher nur monovalent (Typ C) geimpft. Diese sind für die endemischen Gebiete in Afrika nicht geeignet. **Tetravalente Konjugatimpfstoffe** sind ab dem 2. Lebensmonat bzw. der 6. Lebenswoche zugelassen.

Bei **Schwangerschaft** und **Stillzeit** keine ausreichenden Erfahrungen, Impfung ggf. unter **Risiko-Abwägung**.

Für die reisemedizinischen Indikationen ist derzeit der **tetravalente Konjugatimpfstoff** zu bevorzugen, für **Pilger** nach **Saudi-Arabien** ist eine tetravalente Impfung vorgeschrieben. Hierfür beginnt die Gültigkeit der Impfung nach 10 Tagen und endet offiziell laut Pilgerministerium bei Konjugatimpfstoffen nach 5 Jahren, bei Polysaccharidvakzinen nach 3 Jahren. Die tatsächliche Mindest-

Hinweise (Forts.) schutzdauer des Konjugatimpfstoffes ist noch nicht endgültig definiert, sie liegt bei mindestens 10 Jahren.

Die **Verhinderung** oder **Sanierung** einer **Keimausscheidung** ist mit **Konjugat-Impfstoffen** möglich.

Handelsnamen/Hersteller
Konjugat ACWY: MedQuadfi® (Sanofi Pasteur)
Konjugat ACWY: Menveo® (GlaxoSmithKline)
Konjugat ACWY: Nimenrix® (Pfizer)
Konjugat C: Meningitec® (Nuron Biotech)
Konjugat C: Menjugate® (GlaxoSmithKline)
Konjugat C: NeisVac-C® (Pfizer)
Subkapsuläre Proteine B: Bexsero® (GlaxoSmithKline)
Subkapsuläre Proteine B: TrumenBa® (Pfizer)

Mpox (Affenpocken, Monkeypox)

Indikation Personen mit einem erhöhten Expositions- und Infektionsrisiko (z. B. während eines Mpox-/Affenpockenvirus-Ausbruchs).

Impfstoff Modifiziertes Vacciniavirus Ankara – Bavarian-Nordic-Lebendvirus, mindestens 5 × 107 I.E., proziert in Hühnerfibroblasten; Lagerung bei −20 °C, bei Lagerung im Kühlschrank verfällt der Impfstoff nach 8 Wochen.

Zusatz Restspuren von Hühnerprotein, Benzonase, Gentamicin und Ciprofloxacin

Applikation Personen ab den 12. LJ erhalten 2 Dosen s.c. im Abstand von 4 Wochen. Einmalige Impfung bei Personen, die bereits gegen Pocken geimpft wurden. Immungeschwächte Patienten (z. B. Patienten mit HIV-Infektion, Patienten unter Immunsuppressiva), die zuvor bereits gegen Pocken geimpft wurden, erhalten zwei Auffrischungsdosenim Mindestabstand von 28 Tagen.

Wirksamkeit vermutlich gut bis sehr gut; jedoch liegen keine Daten zur protektiven Effektivität vor, Langzeitschutz noch nicht abschließend geklärt.

Kontraindikation s. Fachinformation, **Allergie gegen den Impfstoff oder Zusätze,**
Schwangerschaft, Stillzeit, akute fieberhafte Erkrankung

Impfrisiko sehr häufig Lokalreaktionen, Kopfschmerzen, Übelkeit, Muskelschmerzen, häufig grippale Symptomatik, Fieber, Müdigkeit, selten allergische Reaktionen

Hinweise **Zeitabstand zu anderen Impfungen** nicht umfassend untersucht, jedoch Kombination mit Tot- und Lebendimpfstoffen möglich
Bei **Schwangerschaft** Impfung unter Risiko-Abwägung ab 2. Trimenon empfohlen.

Handelsnamen/Hersteller Imvanex® (Bavarian Nordic)

Pneumokokken-Krankheiten

Indikation Säuglinge und Kleinkinder bis zum vollendeten 2. Lebensjahr, Personen über 60 Jahre (Standardimpfung nach STIKO);
Kinder ab vollendetem 2. Lebensjahr, Jugendliche und Erwachsene mit erhöhter gesundheitlicher Gefährdung bei chronischen Grundleiden oder Immundefizienz (Indikationsimpfung nach STIKO)

Impfstoff tot
a) Kapselpolysaccharide der 23 häufigsten Kapseltypen oder
b) Polysaccharide der 10, 13, 25 oder 20 häufigsten Serotypen von S. pneumoniae, konjugiert an Trägerproteine, adsorbiert an Aluminiumphosphat

Zusatz NaCl (a und b), Phenol (nur a)

Applikation einmal 0,5 ml i.m. oder sc (a) bzw. i.m. (b), beide nicht intravasal, nicht intrakutan!
Impfschema für Säuglinge (nur b) und Kinder s. Hersteller-Info

Wirksamkeit insbesondere bei der Konjugatimpfung gut gegen septische Verläufe bei invasiven Erkrankungen und gegen Otitis media, befriedigend bis gut gegen andere Formen; deutlich schlechtere (je nach Studie auch fragliche) Wirksamkeit der Polysaccharidimpfung; Beginn etwa 2 (b) bzw. 3 (a) Wochen nach Impfung, Schutzdauer bei der Polysaccharidimpfung etwa 3–5 Jahre, individuell unterschiedlich. Schutzdauer der Konjugatimpfung mindestens 10 Jahre
Bei Erwachsenen ab dem 60. Lebensjahr und bei chronisch Kranken sollte die 20-valente Konjugatimpfung bevorzugt eingesetzt werden.

Wiederimpfung/Booster Polysaccharid-Impfstoffe können nicht geboostert werden (keine Anlage von Gedächtniszellen): Alters- und indikationsabhängig erneute Impfung nach 3–6 Jahren, Personen ≥ 60 Jahre nur bei erhöhtem Risiko (Hersteller-Infos beachten); Konjugat-Impfstoffe: Keine ausreichenden Daten, Wiederimpfung nach frühestens 10 Jahren

Kontraindikation **akute, behandlungsbedürftige Erkrankungen**
Überempfindlichkeit gegen Impfstoffbestandteile

Impfrisiko häufig leichte Lokalreaktion, ausgeprägter bei Wiederimpfungen;
selten leichte Allgemeinreaktion;
selten stärkere allgemeine oder allergische Reaktion;
sehr selten Thrombozytopenie (bei Polysaccharid-Impfstoff);
in Einzelfällen in zeitlichem Zusammenhang: Neurologische Störungen, Guillain-Barré (bei Polysaccharid-Impfstoff)

Hinweise **Zeitabstand** zu anderen Impfungen **nicht erforderlich.**

Indikation zur Pneumokokken-Erstimpfung ähnlich **wie Grippe.** Reisemedizinisch besonders gefährdet sind **ältere Menschen, chronisch Kranke** und **Immundefiziente** auf **Gruppenreisen** und **Großveranstaltungen.**

Hinweise (Forts.)

Immunantwort bei Kindern unter 2 Jahren bei Polysaccharidimpfstoffen (a) unzuverlässig, für diese Altersgruppe sind **Konjugatimpfstoffe** (b) gegen die 10 bzw. 13 häufigsten Serotypen verfügbar.

Bei **Schwangerschaft** und **Stillzeit** keine ausreichenden Daten, Anwendung allenfalls unter Risikoabwägung.

Handelsnamen/ Hersteller

Polysaccharid: Pneumovax 23® (MSD)
Konjugat: Synflorix® (GlaxoSmithKline) 10-valent
Konjugat: Prevenar 13® (Pfizer) 13-valent
Konjugat: Vaxneuvance® (MSD) 15-valent
Konjugat: : Prevenar 20® (zuvor Apexxnar®) (Pfizer) 20-valent

Polio

Indikation

alle Personen ab 3. Lebensmonat bei fehlender oder unvollständiger Grundimmunisierung lt. Impfkalender (Standardimpfung nach STIKO)

Impfstoff

tot (inaktivierte Polioviren Typ I–III)
Wirtssystem: Affennieren-Zellkulturen oder Vero-Zellen (je nach Hersteller)

Zusatz

Phenoxyethanol, Formaldehyd,
Spuren von Neomycin, Streptomycin, Polymyxin B

Applikation

1,0 ml bzw. 0,5 ml i.m., evtl. auch sc (je nach Hersteller)

Grundimmunisierung

2 mal 1 Dosis im Abstand von 8 Wochen bis 6 Monaten bzw.
3 Dosen im Mindestabstand von jeweils einem Monat (je nach Hersteller)

Booster

10 Jahre nach vollständiger Grundimmunisierung für alle Personen (Standardimpfung nach STIKO);
weitere Auffrischungen ggf. alle 10 Jahre für bestimmte Personengruppen, speziell bei Reisen in Risikoregionen oder spezieller (beruflicher) Gefährdung (Indikationsimpfung nach STIKO);
aus reisemedizinischer Sicht ist aufgrund der noch nicht vollständig gelungenen Eradikation von Polio eine regelmäßige Auffrischung des Impfschutzes alle 10 Jahre anzuraten.

Wirksamkeit

zuverlässig für alle 3 Typen nach vollständiger Grundimmunisierung für mindestens 10 Jahre, wahrscheinlich länger. Während die (in Deutschland nicht mehr verfügbare) orale Impfung auch epidemiologisch wirksam ist, d. h. die Übertragung verhindert, verleiht der Totimpfstoff zur Injektion (Salk-Vakzine) nur einen Individualschutz.

Kontraindikation

akute, behandlungsbedürftige Krankheiten
Unverträglichkeit vorangegangener Impfungen mit dem betreffenden Impfstoff
Allergie gegen Impfstoffbestandteile

Impfrisiko

selten leichte Lokal- u. Allgemeinerscheinungen, sehr selten allergische Reaktion

Hinweise

Zeitabstand zu anderen Impfungen **nicht erforderlich. Kombinationsimpfstoffe** nutzen!

Bei **Schwangerschaft** keine ausreichenden Daten, Impfung ggf. unter Risikoabwägung, möglichst nicht im 1. Trimenon. **Stillen** gilt nicht als Kontraindikation.

Schluckimpfung (OPV) in Deutschland seit 1998 nicht mehr eingesetzt.

Durch das **Eradikationsprogramm der WHO** sind weite Teile der Welt poliofrei. **Wildviren** v. a. vom Typ 1 sind derzeit noch in einigen Ländern (laut offiziellen Meldungen 2022 nur Pakistan und Afghanistan) endemisch. In den letzten Jahren kam es wiederholt in einigen Ländern durch Reimporte wieder zur Zirkulation. Dies gilt besonders für das tropische Afrika sowie vereinzelt für Asien und Papua-Neuguinea. Poliovirus Typ 3 gilt als ausgerottet. Nähere Angaben bei den einzelnen Ländern. **Remutierte Impfviren** können in der Übergangsphase in Ländern mit unzureichender Populationsimmunität zirkulieren und wurden z. B. 2010 in der Republik Kongo, 2015–2016 in Laos, 2017 in Syrien, 2018 in Papua-Neuguinea, 2019 in Indonesien und 2021 in Ägypten nachgewiesen. Die Aufrechterhaltung eines sicheren **Impfschutzes** ist derzeit **für alle**, speziell für Risikogruppen und Tropenreisende, sinnvoll.

Leider besteht in Deutschland derzeit lediglich im Bundesland Sachsen eine öffentliche Empfehlung für eine generelle 10-jährige Auffrischimpfung im Erwachsenenalter. Gerade im Hinblick auf die aktuelle globale Situation der Polioeradikation wäre eine regelmäßige Boosterimpfung auch in der deutschen Bevölkerung dringend anzuraten. In Österreich wird eine routinemäßige Auffrischung alle 10 Jahre empfohlen.

Handelsnamen/ Hersteller

IPV Mérieux® (Sanofi Pasteur) u. a.
Kombinationen mit Diphtherie, Pertussis, Polio:
s. unter Tetanus (diverse Hersteller)

RSV

Indikation

a) alle Personen ab dem 60. Lebensjahr
b) alle Personen ab dem 60. Lebensjahr
Verwendung bei Schwangeren in der 24. bis 36. SSW zum Schutz des Säuglings ab der Geburt bis zu einem Alter von 6 Monaten
c) alle Personen ab dem 60. Lebensjahr

Impfstoff

a) rekombinantes Antigen (Totimpfstoff), adjuvantiert mit AS01E
Zulassung ab 50. LJ
b) rekombinantes Antigen (Totimpfstoff), bivalent: Stabilisiertes Präfusions-F-Antigen der RSV-Untergruppe A und Stabilisiertes Präfusions-F-Antigen der RSV-Untergruppe B
Zulassung ab 18. LJ
c) 50 µg nukleosidmodifizierte mRNA, die das RSV-F-Glykoprotein (monovalent, basierend auf dem RSV-A-Subtyp) kodiert, stabilisiert in der Präfusionskonformation (Prä-F-Protein)
Zulassung ab 18. LJ

Zusatz
a) Pflanzenextrakt aus Quillaja saponaria, Molina Fraktion 21, 3-O-Desacyl-4'-monophosphoryl-Lipid A (MPL) aus Salmonella minnesotab)
b) Trometamol, Trometamolhydrochlorid, Saccharose, Mannitol, Polysorbat 80, Natriumchlorid, Salzsäure (zur pH-Einstellung)
c) SM-102 (Heptadecan-9-yl 8-((2-hydroxyethyl) (6-oxo-6-(undecyloxy) hexyl) amino) octanoate), Cholesterol 1,2-distearoyl-sn-glycero-3-phosphocholine (DSPC), 1,2-dimyristoyl-rac-glycero-3-methoxypolyethylene glycol-2000 (PEG2000-DMG), Trometamol. Trometamolhydrochlorid, Essigsäure, Natriumacetat-Trihydrat, Saccharose

Applikation
a) 0,5 ml i.m.
b) 0,5 ml i.m., bei Schwangeren zwischen der 24. und 36. SSW
c) 0,5 ml i.m.

Booster
a - c) Boosterimpfung bisher nicht empfohlen

Wirksamkeit
a) Schutzrate 82,6 % gegen tiefe Atemwegsinfektionen durch RSV, 94,6 % bei Personen mit Komorbiditäten
b) Schutzrate gegen schwere, durch RSV verursachte Erkrankungen 81,8 % für die ersten 90 Tage nach Geburt, 69,4 % für die ersten 180 Tage nach Geburt, 65,1–88,9 % ab dem 60. LJ.
c) Schutzrate 83,7 % gegen tiefe Atemwegsinfektionen durch RSV

Kontraindikation
a - c) **Unverträglichkeit von oder Allergie gegen Impfstoffbestandteile**

Impfrisiko
a) sehr häufig Lokalreaktion, Kopfschmerzen, Ermüdung, Muskel- und Gelenkschmerzen; gelegentlich Lymphknotenschwellungen, Hautausschlag
b) sehr häufig (Schwangere) Kopfschmerzen, Myalgien, Schmerzen an Injektionsstelle, häufig Schwellung, Schmerz & Rötung Schmerzen an Injektionsstelle
c) sehr häufig Lokalreaktion, Ermüdung; Kopfschmerzen, Muskel- und Gelenkschmerzen, Frösteln; gelegentlich Schwellung und Schmerz am Unterarm

Hinweise
a - c) **Zeitabstand** zu anderen Impfungen **nicht erforderlich**.

Handelsnamen/Hersteller
a) Arexvy® (GlaxoSmithKline)
b) Abrysvo® (Pfizer)
c) mResvia® (Moderna)

Tetanus

Indikation
alle Personen ab 3. Lebensmonat (Standardimpfung nach STIKO)

Impfstoff
tot (Tetanus-Toxoid)

Zusatz
Al-Hydroxid, Salze, Spuren von Formaldehyd

Applikation
0,5 ml i.m., bei entsprechender Indikation evtl. auch subkutan, nicht intravasal!

Grundimmunisierung
2 mal 1 Dosis im Abstand von 4–8 Wochen
1 mal 1 Dosis nach 6–12 Monaten

Booster
1 mal 1 Dosis alle 10 Jahre (im Verletzungsfall bereits früher)

Wirksamkeit
zuverlässig;
Beginn ca. 2 Wochen nach der 2. Dosis,
Dauer mindestens 10 Jahre nach der 3. Dosis

Kontraindikation
akute, behandlungsbedürftige Erkrankungen (Impfung frühestens 2 Wochen nach Genesung)
Unverträglichkeit vorangegangener Impfungen mit dem betreffenden Impfstoff
Allergie gegen Impfstoffbestandteile

Impfrisiko
sehr häufig leichte Lokalreaktion;
selten leichte Allgemeinreaktion;
sehr selten stärkere Lokalreaktion (meist bei Hyperimmunisierung),
(sehr) selten allergische Haut- und Allgemeinreaktionen;
neurologische Störungen, Guillain-Barré;
Einzelfälle in zeitlichem Zusammenhang:
Thrombozytopenien, Nephropathie, Encephalopathie

Hinweise
Zeitabstand zu anderen Impfungen **nicht erforderlich**.
Kombinationsimpfstoffe nutzen, z. B. mit Diphtherie, Polio, Pertussis.

Bei unterbrochener Grundimmunisierung und längeren Booster-Abständen muss nicht von vorne begonnen werden. **„Jede Impfung zählt"** (STIKO)

Schwangerschaft und **Stillzeit** sind keine Kontraindikationen.

Bei **Immuninkompetenz** ist der Impferfolg fraglich; hierbei wie bei sonstigen **Problemfällen** ist eine **Antikörper-Bestimmung** sinnvoll. Die Schutzschwelle wird bei einem Antitoxintiter von mindestens 0,01 I.E./ml im Neutralisationstest bzw. 0,1 I.E./ml im ELISA angesetzt.

Die Angaben auf dieser Seite gelten nur für die prophylaktische Impfung!

Handelsnamen/Hersteller
Das Monopräparat Tetanol pur® (GlaxoSmithKline) ist in D nicht mehr verfügbar.
mit Di.: Td-Impfstoff Mérieux® (Sanofi Pasteur)
mit Di.: Td-pur® (GlaxoSmithKline)
mit Di.: Td-RIX® (GlaxoSmithKline)
mit Di.+Polio: Revaxis® (Sanofi Pasteur)
mit Di.+Pertussis: Boostrix® (GlaxoSmithKline)
mit Di.+Pertussis: TdaP-Immun® (Pfizer)
mit Di.+Pertussis: Covaxis® (Sanofi Pasteur)
mit Di.+Polio+Pertussis: Repevax® (Sanofi Pasteur)
mit Di.+Polio+Pertussis: Boostrix-Polio® (GlaxoSmithKline)
andere Kombinationen (Kinder): diverse Hersteller

Tollwut

Indikation

1. **Reisemedizin:**
Reisen in Länder mit hohem Tollwut-Aufkommen, bes. Langzeitaufenthalte, Gebiete ohne ärztliche Versorgung, Mangel an modernen Gewebekulturimpfstoffen und Immunglobulin, Umgang mit Tieren

2. **sonstige** Inland (STIKO 2020)
Beruflicher oder privater Umgang mit Tieren sowie ähnliche Risikogruppen (z. B. Personen mit engem Kontakt zu Fledermäusen), Laborpersonal mit Tollwutrisiko

Impfstoff

tot (inaktivierte Tollwut-Viren)
Wirtssystem: div. Gewebekulturen (je nach Hersteller)
In D: Verozellen oder PCEC – Hühnerfibroblasten

Zusatz

Salze, Zucker, Polygelin oder Humanalbumin, Spuren diverser Antibiotika (je nach Hersteller)

Applikation

Resuspension mit beigefügtem Lösungsmittel, 1 ml i.m. (vorzugsweise Deltoides), nicht intravasal!

Grundimmunisierung

je 1 Dosis an den Tagen 0, 7, 21 oder 0, 7, 28 (Mindestabstände)
Schnellimmunisierung Tage 0, 3, 7 zugelassen für Rabipur®, off-label für andere Produkte
Priming: Tage 0 und 7, zugelassen für Verorab® und für Rabipur®

Booster

Schema für die beiden in D zugelassenen Impfstoffe unterschiedlich:
VC: 1 Dosis nach einem Jahr, danach bei anhaltender Exposition 1 Dosis alle 5 Jahre, laut Studienlage Mindestschutzdauer von mindestens 10 Jahren;
PCEC: bei anhaltender Exposition 1 Dosis alle 2–5 Jahre, laut Studienlage Mindestschutzdauer von mindestens 10 Jahren, falls erster Booster nach 1–5 Jahren erfolgte.
Beide Hersteller empfehlen – wenn möglich – AK-Bestimmungen je nach Exposition alle halbe Jahre oder alle ein bis zwei Jahre und Boosterung mit 1 Dosis, wenn Titer neutralisierender Antikörper unter 0,5 I.E./ml abfällt.

Die WHO empfiehlt ein einheitliches Impfschema für Zellkultur-Impfstoffe:
Grundimpfung mit 3 Dosen Mindestabstände s.o, ggf. Folgeimpfung nach frühestens einem Jahr oder später, vor erneuter Exposition. Danach ist von einer lebenslangen Immunität auszugehen. Eine weitere Folgeimpfung wird nicht empfohlen.

Nach tollwutverdächtigem Kontakt (Beißen, Kratzen, Abschlecken) sollen auch vollständig Geimpfte sicherheitshalber mit je 1 Dosis am Tag 0 und bei tiefer Verletzung auch am Tag 3 geboostert werden. In diesem Fall kein Immunglobulin! Bisher wurde jedoch kein einziger Fall in der Medizinliteratur beschrieben, bei dem es – ungeachtet der postexpositionellen Maßnahmen – nach einer Grundimmunisierung gegen Tollwut und später erfolgtem Biss zu einer Tollwut gekommen wäre.

2018 wurde von der WHO eine Prime-Boost-Strategie für Gebiete empfohlen, in denen kein Immunglobulin, aber Aktivimpfstoff verfügbar ist. Hiernach erfolgt das Priming mit 2 Impfungen an den Tagen

Booster (Forts.)

0 und 7, ein Booster direkt nach Exposition. Immunglobulingabe ist somit auch bei unvollständiger Immunisierung nicht notwendig, sofern ein Priming vorliegt. Es wird jedoch explizit nicht für Reisende empfohlen, da sich diese häufig in Gebieten aufhalten, in denen auch kein Aktivimpfstoff für den dann erforderlichen Booster verfügbar ist.

Wirksamkeit

sehr zuverlässig, Einsetzen innerhalb von 10 Tagen nach Beginn der Grundimmunisierung mit 3 Dosen, Dauer 2–5 Jahre nach Herstellerangaben, nach Studien und WHO-Empfehlung sehr wahrscheinlich lebenslang.

Kontraindikation

akute, behandlungsbedürftige Erkrankungen (Impfung frühestens 2 Wochen nach Genesung)
Allergie gegen Impfstoffbestandteile systemisch-allergische Reaktion nach vorangegangener Tollwutimpfung

Impfrisiko

häufig leichte Lokalreaktion;
selten leichte Allgemeinreaktion;
sehr selten allergische Reaktionen;
Einzelfälle in zeitlichem Zusammenhang: Neurologische Störungen, Guillain-Barré

Hinweise

Zeitabstand zu anderen Impfungen **nicht erforderlich**.

Bei **Schwangerschaft** und **Stillzeit** keine ausreichenden Daten, bisher wurden keine Schädigungen gesehen; vorbeugende Impfung nur nach Risiko-Abwägung.

Unter **Chloroquin-Medikation** kann die Immunantwort auf eine Tollwutimpfung mit VC-Impfstoffen vermindert sein.

Bei **immunsupprimierten Personen** ist der Impferfolg fraglich, **Antikörperbestimmung** 2–4 Wochen nach Grundimmunisierung empfohlen (Schutzschwelle bei 0,5 I.E./ml im NT), ggf. Nachimpfung.

Die vorstehenden Angaben gelten nur für die prophylaktische Impfung! Vorgehen im Expositionsfall s. Packungsbeilage bzw. Gebrauchsinformation, STIKO- oder WHO-Empfehlungen.

Handelsnamen/Hersteller

Rabipur® (Bavarian Nordic)
Verorab® (Sanofi Pasteur), Markteinführung ist 2024 im Austausch zu Tollwut-Impfstoff (HDC) inakt.® erfolgt.

Typhus

Orale Impfung

Indikation

Reisen in endemische Gebiete mit niedrigem Hygiene-Standard unter einfachen Reise-, Aufenthalts- bzw. Arbeitsbedingungen (z. B. Trekking, Hilfseinsätze), speziell bei höheren Inzidenzen, aktuellen Ausbrüchen, Katastrophen sowie für Gebiete mit bekannten Multiresistenzen

Impfstoff

lebend (S. typhi 21a Berna)

Zusatz

Salze, Vitamine, Zucker

Applikation

je 1 Kapsel oral Tag 1, 3 und 5
unzerkaut nüchtern eine Stunde vor dem Essen;
laut Zulassung in den USA führt die Einnahme einer

Applikation (Forts.)
weiteren Kapsel am Tag 7 zu einem Impfschutz über 5 Jahre (in Deutschland off-label). Kinder können per Zulassung erst ab dem vollendeten 5. Lebensjahr geimpft werden.

Wirksamkeit
befriedigend;
Schutzrate 50 %–70 % bei Personen älter als 3 Jahre;
Beginn 7–10 Tage nach Einnahme der letzten Kapsel; Schutzdauer im Endemiegebiet mehrere Jahre, außerhalb endemischer Gebiete nicht bekannt.

Wiederimpfung
nach 3 Jahren (lt. Hersteller), nach Off-Label-Impfung mit 4 Kapseln erst nach 5 Jahren

Kontraindikation
akute, behandlungsbedürftige Erkrankungen
Unverträglichkeit vorangegangener Impfungen mit dem betreffenden Impfstoff
Immundefizienz
Kinder vor dem vollendeten 5. Lj.

Impfrisiko
gelegentlich leichte Verdauungsstörungen und/oder leichte Allgemeinreaktion;
sehr selten allergische Reaktionen (Haut, Bronchien, Kreislauf)

Hinweise
Zeitabstand zu anderen Impfungen **nicht erforderlich.**

Nach neueren Studien verleiht der Impfstoff bei Bewohnern endemischer Gebiete auch eine **Schutzwirkung** von etwa 40–50 % **gegen Paratyphus A und B** (nicht gegen C).

Unmittelbar vor, während und 3 Tage nach der Impfung dürfen **keine Antibiotika, Sulfonamide** oder **Malariamittel** gegeben werden. (Nach WHO keine Antibiotika, Proguanil, Mefloquin 1 Woche vor bis 1 Woche nach der Impfung.) **Abführmittel** sind während der Impfzeit zu vermeiden.

Bei **Schwangerschaft** und **Stillzeit** keine ausreichenden Erfahrungen, Schäden sind bisher nicht bekannt, Impfung nur nach strenger Risiko-Abwägung. **Schutzwirkung bei Kindern** unter 3 Jahren nicht ausreichend dokumentiert.
Bei **Immundefizienz** ist der Impferfolg fraglich.
Unter **immunsuppressiver Therapie** kann es zu einer manifesten **Erkrankung durch** die **Impfkeime** kommen.

Handelsnamen/Hersteller
Typhoral L® (Emergent Biosolutions)
Vivotif® (Bavarian Nordic), Schweiz, USA und Österreich

Typhus

Parenterale Impfung

Indikation
Reisen in endemische Gebiete mit niedrigem Hygiene-Standard unter einfachen Reise-, Aufenthalts- bzw. Arbeitsbedingungen (z. B. Trekking, Hilfseinsätze), speziell bei höheren Inzidenzen, aktuellen Ausbrüchen, Katastrophen sowie für Gebiete mit bekannten Multiresistenzen

Impfstoff
tot (Vi-Kapselpolysaccharid von S. typhi Ty 2)

Zusatz
Phenol
gepufferte Salzlösung (Natrium, Chlorid, Phosphat)

Applikation
einmal 0,5 ml intramuskulär, evtl. subkutan (nicht intravasal)

Wirksamkeit
befriedigend;
Schutzrate 50 %–70 % bei Personen älter als 3 Jahre;
Beginn 7 Tage nach Applikation;
Schutzdauer im Endemiegebiet mehrere Jahre, außerhalb endemischer Gebiete nicht bekannt.

Wiederimpfung
wenn indiziert, lt. Hersteller nach 3 Jahren

Kontraindikation
akute, behandlungsbedürftige Erkrankungen
Unverträglichkeit vorangegangener Impfungen mit dem betreffenden Impfstoff
Allergie gegen Impfstoffbestandteile
Kinder unter 2 Jahren

Impfrisiko
häufig leichte Lokal- (vermehrt nach Wiederimpfung) und Allgemeinerscheinungen;
selten gastrointestinale Beschwerden;
sehr selten allergische Haut- und Allgemeinreaktionen

Hinweise
Zeitabstand zu anderen Impfungen **nicht erforderlich.**

Bei **Schwangerschaft** und **Stillzeit** keine ausreichenden Erfahrungen, Schäden sind bisher nicht bekannt. Impfung nur nach strenger Risiko-Abwägung.

Immunantwort bei Kindern unter 2 Jahren unzuverlässig (wie bei allen Polysaccharid-Impfstoffen), Schutzwirkung gegen Vi-negative Stämme von S. typhi nicht zu erwarten.

Bei **Immundefekten** ist der Impferfolg fraglich.

Bei Polysaccharid-Impfstoffen ist eine Boosterung nicht möglich, da keine Anlage von Gedächtniszellen erfolgt. Bei erneuter Impfung besteht ein zunehmendes Risiko einer **Hyporesponsiveness**.

Bei gleichzeitiger Indikation für **Typhus + Hepatitis A** sind **Kombinationsimpfstoffe** verfügbar.

Handelsnamen/Hersteller
Typhim Vi® (Sanofi Pasteur)

Aufklärung bei nicht zugelassenen Impfstoffen

Bei Verwendung eines in Deutschland nicht zugelassenen Impfstoffes ist eine besondere Aufklärung in schriftlicher Form dringend angeraten. Für die Impfung muss eine klare, dem Impfling plausible Indikation bestehen. Es empfiehlt sich, die Gründe der Nicht-Zulassung (z. B. kommerzielle) zu nennen.

Der QR-Code verweist auf ein Muster eines Aufklärungsbogens.

Kinder

Kinder sollten generell vor einer Reise **alle nach dem Impfkalender der Ständigen Impfkommission (Deutschland) bzw. dem österreichischen Impfplan (Österreich) für ihr Alter empfohlenen Impfungen** haben (s. 454, 480 und 482). Auf fällige Boosterungen während der Reise ist besonders bei Langzeitaufenthalten hinzuweisen; ggf. kann der betreffende Impfstoff mitgegeben werden; Lagerungshinweise und Verfallsdaten sind zu beachten.

Achten Sie auf den altersentsprechenden Schutz gegen

Diphtherie
Haemophilus influenzae B
Hepatitis B
HPV
Masern, Mumps, Röteln
Meningokokken (verschiedene Serogruppen beachten!)
Pertussis
Pneumokokken
Polio
Rotaviren
Tetanus
Varizellen
ggf. COVID-19

Geeignet sind bei entsprechender Indikation Impfungen gegen

Chikungunya
Cholera
Dengue
FSME
Gelbfieber
Influenza, saisonale
Hepatitis A
Japanische Enzephalitis
Tollwut
Typhus

Bei folgenden Impfungen besteht aus diversen Gründen eine Alterseinschränkung:

Chikungunya	– nicht unter 12 Jahren
Cholera (oral)	– nicht unter 2 Jahren
COVID-19	– nicht unter 6 Monaten
Dengue	– nicht unter 4 Jahren
FSME	– nicht unter 1 Jahr
Gelbfieber	– nicht unter 6 Monaten
Grippe	– nicht unter 6 Monaten
Hepatitis A	– nicht unter 1 Jahr
Japan. Enzephalitis	– nicht unter 2 Monaten
Masern	– nicht unter 9 (6*) Monaten
Meningokokken (Konjugat, tetravalent)	– nicht unter 6 Wochen
Meningokokken (Polysaccharid)	– nicht unter 2 Jahren
Mpox (Affenpocken)	– nicht unter 18 Jahren
Pneumokokken (Konjugat)	– nicht unter 2 Monaten
Pneumokokken (Polysaccharid)	– nicht unter 2 Jahren
Meningokokken (Protein, Typ B)	– nicht unter 2 Monaten
Typhus (parenteral)	– nicht unter 2 Jahren
Typhus (oral)	– nicht unter 5 Jahren
Varizellen	– nicht unter 9 Monaten

*WHO 2009

Schwangere

Zur Anwendung bei schwangeren Frauen sowie zu intrauterinen Auswirkungen auf das Kind gibt es für die meisten Impfstoffe keine oder nur wenige Daten. Im Einzelnen werden von den Herstellern in den Gebrauchsinformationen folgende Angaben gemacht:

unbedenklich

Diphtherie (möglichst nicht im 1.Trimenon)
Influenza, saisonale (möglichst nicht im 1.Trimenon)
Pertussis (im 3. Trimenon zugelassen und empfohlen)
RSV (im 3. Trimenon zugelassen und empfohlen)
Polio (IPV)
Tetanus

Impfung nach Nutzen-Risiko-Abwägung möglich

Cholera
COVID-19
FSME
Hepatitis A
Hepatitis B
Tollwut (präexpositionell)

Impfung nur nach strenger Nutzen-Risiko-Abwägung

Gelbfieber (s. unten)
Chikungunya
Japanische Enzephalitis
Meningokokken
Mpox (Affenpocken)
Pneumokokken
Typhus
Zoster (Totimpfung)

kontraindiziert

Masern (Mumps, Röteln)
Varizellen
Dengue

spezielle Hinweise zu Gelbfieber:

Prinzipiell sollten während der Schwangerschaft keine Lebendimpfungen erfolgen. Andererseits wurden bisher keine Fruchtschäden beobachtet, die sich eindeutig auf eine Gelbfieberimpfung zurückführen lassen. Schwangerschaft ist daher keine absolute Kontraindikation gegen eine indizierte Gelbfieberimpfung. Eine während der Schwangerschaft (versehentlich) durchgeführte Gelbfieberimpfung ist keine Indikation für eine Interruptio.

Für die Praxis empfiehlt sich
- bei **formaler Indikation** (Impfpflicht bei Einreise): **Impfung vermeiden**, evtl. Impfbefreiungszeugnis;
- bei **medizinischer Indikation** (Reisen in Risikogebiete): **Reise** möglichst **vermeiden**, ggf. Impfung unter Risikoabwägung.

Stillzeit

Zur Anwendung bei stillenden Frauen sowie zu Auswirkungen auf das gestillte Kind liegen für keinen der hier aufgeführten Impfstoffe spezielle Daten aus entsprechenden Studien vor. Im Einzelnen werden von den Herstellern in den Gebrauchsinformationen folgende Angaben gemacht:

unbedenklich
Diphtherie
Saisonale Influenza
Hepatitis B
Pertussis
Polio (IPV)
Tetanus

Impfung nach Nutzen-Risiko-Abwägung möglich
Cholera
COVID-19
FSME
Hepatitis A
Tollwut (präexpositionell)
Typhus

Impfung nur nach strenger Nutzen-Risiko-Abwägung
Gelbfieber
Chikungunya
Dengue
Japanische Enzephalitis
Meningokokken
Pneumokokken
Varizellen

keine verwertbaren Angaben
Masern (Mumps, Röteln)
Zoster

HIV-Infizierte, Immundefekte

Impfstoffe	Stadium der HIV-Infektionen asymptom.	symptom.
Inaktiviert/Toxoid	+	+
Masern	+	– *
Mumps, Röteln, Zoster und andere Lebendimpfstoffe (z. B. Gelbfieber)	+	–
Varizellen	? **	Ø

\+ Impfung empfohlen – Impfung nicht empfohlen
? Impfung möglich Ø Impfung kontraindiziert

* Impfung evtl. bei erhöhter Gefährdung (Risiko-Abwägung), Kontrolle des Impferfolges durch AK-Bestimmung; bei akuter Exposition und fehlender Immunität Immunglobulin zu erwägen.

** Impfung evtl. bei Varizellen-empfänglichen HIV-Infizierten mit noch funktionierender zellulärer Abwehr (CD_4-Zellen mindestens 25 % der altersentsprechenden Gesamtlymphozytenzahl). (nach STIKO Juli 2003)

Diese Angaben gelten sinngemäß auch für andere Immundefekte. Bei fortgeschrittenen Zuständen ist eine Immunantwort nicht gewährleistet und die Wirksamkeit jeder aktiven Impfung dadurch zumindest zweifelhaft.

Impfempfehlungen für Deutschland, Österreich und die Schweiz

Auf den folgenden Seiten führen wir auf:

- die **Empfehlungen der STIKO (Ständige Impfkommission)** für Deutschland vom 23.01.2025, auszugsweise *(Link: www.rki.de > Infektionsschutz > Epidemiologisches Bulletin)*
- die **Impfkalender der SIKO (Sächsische Impfkommission)**, gültig ab 01.01.2024 *(Link: www.slaek.de > Patienten > Gesundheitsinformationen > Impfen)*
- die **Impfkalender des Impfplans Österreich**, Stand 2024/2025 *(Link: www.sozialministerium.at > Themen > Gesundheit > Impfen > Impfplan Österreich)*
- die **Impfkalender des Schweizerischen Impfplans**, Stand 2025 *(Link: www.bag.admin.ch > Themen > Impfungen & Prophylaxe > Schweizerischer Impfplan)*

Am 23.01.2025 wurden im Epidemiologischen Bulletin Nr. 4 des RKI die **aktualisierten STIKO- Empfehlungen** veröffentlicht. Neu in den Empfehlungen 2025 sind erste Stellungnahmen zur Impfung gegen RSV, Ausführungen zu der von der WHO empfohlenen Änderung der Zusammensetzung der Influenza-Impfstoffe und zum adjuvantierten Impfstoff sowie eine Änderung des Tabellenformates des Impfkalenders.

Insbesondere wurden folgende inhaltliche Empfehlungen aufgenommen: Bei der passiven Prophylaxe gegen **RSV** wird für alle Neugeborenen und Säuglinge die Gabe des monoklonalen Antikörpers Nirsevimab empfohlen. Die aktive RSV-Impfung wird für alle Personen ≥75 Jahre empfohlen, zudem bei Personen im Alter von 60 bis 74 Jahren, die eine schwere Form einer Grunderkrankung haben und/oder die in einer Einrichtung der Pflege leben. Auf die Zulassung eines der RSV-Impfstoffe ab dem 50. Lebensjahr und von zwei weiteren bereits ab dem 18. Lebensjahr sowie auf die Gabe der aktiven Impfung im 3. Trimenon der Schwangerschaft, für die einer der Impfstoffe zugelassen ist, wird nicht eingegangen.

Bei der Impfung gegen **Influenza** hat sich die STIKO nach langjährigem Zögern nun doch entschlossen, bei Personen ≥60 Jahre gleichberechtigt neben dem Influenza-Hochdosis- Impfstoff auch den MF-59 adjuvantierten Influenza-Impfstoff zu empfehlen. In einer ergänzenden Stellungnahme, die im epidemiologischen Bulletin 29/2025 veröffentlicht wurde, empfiehlt die STIKO im Kontext der steigenden Infektionszahlen mit H5N1 im Tierreich zusätzlich die Influenza-Impfung bei beruflichem Kontakt mit Tieren. Zu einer Empfehlung der Influenzaimpfung auch im Kindes- und Jugendalter, die vor allem auch in Anbetracht der hohen Fallzahlen in dieser Altersgruppe in der Saison 2023/24 seitens der Kinder- und Jugendärzte gefordert wurde, ist es nicht gekommen.

Zur Impfung gegen **Tollwut** wurde eine Ergänzung eingeführt. Es wird nun empfohlen, bei erhöhter Exposition gegenüber Tollwutviren, z. B. bei Laborpersonal, standardisierte serologische Tests zum Ausschluss eines primären Impfversagens nach Anwendung des konventionellen 3-Dosen-Impfschemas 2–4 Wochen nach der letzten Impfstoffdosis durchzuführen. Im Anschluss ist eine Kontrolle nach ca. 6 Monaten sinnvoll, um ein sekundäres Impfversagen zu erfassen. Dies ist insofern überraschend, als keine neuen Studien vorliegen und die bisherigen Daten exzellente Serokonversionsraten belegen.

Zum Thema **Meningokokken** hat die STIKO ihre Empfehlung im letzten Jahr und erneut im Herbst diesen Jahres – nach jahrelangem Warten – angepasst. 2024 wurde die Impfung gegen MenB für Säuglinge und Kinder bis zum 5. Lebensjahr aufgenommen. Bedauerlicherweise wurde hier der zweite Erkrankungsgipfel bei Jugendlichen und jungen Erwachsenen ignoriert [1], für den eine Empfehlung ebenfalls sinnvoll wäre. Im Oktober 2025 wurde eine Empfehlung für die Impfung gegen MenACWY im Alter von 12 bis 14 Jahren aufgenommen. Die bisherige Empfehlung zur ausschließlichen Verwendung des MenC-Impfstoffes für Kinder wurde gestrichen. Dies kann als wichtiger Schritt in die richtige Richtung bezeichnet werden. Die STIKO erkennt an, dass sich die Epidemiologie der einzelnen Serotypen deutlich verschoben hat und MenC bei weitem nicht mehr der häufigste Serotyp ist. So war 2024 ein deutlicher Anstieg von MenY in Deutschland zu beobachten [2]. Überraschend bleibt die Einschränkung der Empfehlungen auf die eng umschriebenen Altersgruppen. Dies ignoriert, dass es zwei Altersgipfel der Meningokokken-Erkrankungen gibt (im 1. Lebensjahr und im Alter von 15 bis 25), in denen jeweils alle Seroptypen relevant sind.

Wie schon im Vorjahr empfiehlt die STIKO eine Boosterimpfung gegen **Gelbfieber**. Seitens der WHO wird schon seit Jahren eine lebenslange Protektion postuliert. Das hatte den positiven Effekt, dass die Einreisebestimmungen für viele Länder geändert wurden und seitdem lediglich der Nachweis einer einmaligen Gelbfieberimpfung verlangt wird. Die Empfehlung der STIKO hat in der Praxis zahlreiche Nachfragen kreiert, ohne eine stichhaltige Begründung zu liefern. In den letzten beiden Jahren sind mindestens zwei umfassende Übersichten erschienen, die erneut belegen, dass die Gelbfieberimpfung bei Reisenden eine lebenslange Immunität generiert [3,4].

Zur Impfung gegen **Dengue** wird auch in den aktuellen Empfehlungen die bereits im November 2023 veröffentlichte Stellungnahme übernommen, die die Verwendung von Qdenga® auf Personen reduziert, die bereits Dengue hatten [5]. Zudem wird ausschließlich die zweimalige Impfung vor Ausreise empfohlen. Begründet wird die Empfehlung unter anderem damit, dass bei Impfung immunologisch naiver Personen bzw. bei nur einmaliger Impfung das Risiko eines ADE bei Kontakt mit dem Wildvirus nicht ausgeschlossen werden könne. In Zusammenschau stellen beide zugelassenen Impfstoffe gegen Dengue sicherlich keine ideale Vakzine dar. Jedoch bietet TAK-003 (Qdenga®) mit 81 % eine deutliche Protektion gegen ein in zahlreichen Ländern sehr häufiges Virus, das schwere Krankheitsmanifestationen und in seltenen Fällen auch tödliche Komplikationen verursachen kann. Die Impfung bietet deutlich besseren Schutz als die reine Expositionsprophylaxe, die die einzige Alternative darstellt. Darüber hinaus ist sie in ihrer protektiven Effektivität anderen Vakzinen, die in der Reisemedizin verwendet werden, zumindest gleichwertig. Für betroffene Populationen in Endemiegebieten, aber auch für Reisende in solche Gebiete stellt die Impfung einen wesentlichen Vorteil dar. Eine gebremste Umsetzung der jetzt verfügbaren Möglichkeit zur Prävention setzt Betroffene einem unnötigen Risiko durch die Infektion aus [6] und hat damit das Potential, vermeidbare Infektionen und deren Komplikationen zu fördern. Es grenzt vor allem auch im Hinblick auf den dramatischen Anstieg der Fallzahlen im letzten Jahr an Fahrlässigkeit, Reisenden den zugelassenen Impfstoff vorzuenthalten [7]. Die Empfehlung der STIKO ist jedoch nicht bindend für die reisemedizinische Praxis. Folgt man deren Argumentation, dürfte auch Niemand in Endemiegebieten geimpft werden (oder es müssten alle Geimpften für 3 Monate bis zur 2. Impfung evakuiert werden). Nach nunmehr mehr als 7 Jahren Nachbeobachtung der initialen Studienkohorte und mehr als 12 Millionen Geimpften weltweit ist bisher keine Infektionsverstärkung beobachtet worden. Auch bei Reisenden sind keine schweren Nebenwirkungen nach der Impfung oder eine Infektionsverstärkung während der Reise beobachtet worden. Insofern empfiehlt sich die Impfung entsprechend der Zulassung aktuell insbesondere für Reisende in Risikogebiete, die durch Epidemien oder endemische Situationen betroffen sind. Hierbei reicht eine einmalige Impfung für einen vorläufigen Schutz aus. Die zweite Impfung verbessert die Protektion nach Zulassungsdaten nicht, sondern verlängert ihn. Hierbei mag es im Hinblick auf eine optimale Immunantwort sinnvoll sein, die Zweitimpfung tendenziell eher erst nach einem Jahr zu applizieren [8].

In einer weiteren ergänzenden Stellungnahme, die im Epidemiologischen Bulletin 28/2025 veröffentlicht wurde, hat die STIKO ihre erste Empfehlung zur Impfung gegen **Chikungunya** veröffentlicht. Die Impfung wird Reisenden ab 12 Jahren empfohlen, die in Gebiete mit aktuellem Chikungunya-Ausbruch reisen. Weiterhin ist die Impfung laut STIKO bei geplanten längeren Aufenthalten (länger als 4 Wochen) oder wiederholten Kurzzeitreisen in Endemiegebiete empfohlen, sofern zusätzlich ein erhöhtes Risiko für schwere Verläufe besteht, z. B. bei Personen ab 60 Jahren oder bei schweren internistischen Grunderkrankungen. Wie sich besonders im Jahr 2025 gezeigt hat, entwickeln sich Chikungunya-Ausbrüche sehr schnell. Typischerweise ist nur schwer vorherzusagen, welches Land in den nächsten Wochen betroffen sein wird. Da reisemedizinische Beratungen typischerweise **vor** einer Reise stattfinden, würde diese Empfehlung fast zwangsläufig dazu führen, dass Reisende in Länder, in denen sich Ausbrüche erst nach der Beratung entwickeln, die Impfung nicht empfohlen bekommen. Die Deutsche Fachgesellschaft für Reisemedizin hat daher in einer eigenen, praxisnahen Empfehlung ergänzt, dass die Impfung bei Reisen in Endemiegebiete entsprechend der Zulassung **erwogen** werden sollte.

Entgegen einer häufig gehörten Annahme entscheidet die STIKO nicht über Zulassung oder Qualität von Impfstoffen, sondern **formuliert Empfehlungen zur Erstattung von Impfungen** durch die Kostenträger im Gesundheitswesen. Die STIKO weist ausdrücklich darauf hin: „Neben den von der STIKO empfohlenen Impfungen sind auf der Basis der bestehenden Impfstoff-Zulassungen weitere „Impfindikationen“ möglich [...], die aber für den Einzelnen, seiner individuellen (gesundheitlichen) Situation entsprechend, sinnvoll sein können. Es liegt in der Verantwortung des Arztes, seine Patienten auf diese weiteren Schutzmöglichkeiten hinzuweisen. Insofern hindert auch eine fehlende STIKO-Empfehlung den Arzt nicht an einer begründeten Impfung.“ Da Impfungen in der **Reisemedizin** grundsätzlich nicht erstattungspflichtig durch die gesetzlichen Krankenkassen sind, sondern allenfalls freiwillig als Satzungsleistungen übernommen werden, kommt den Empfehlungen der STIKO daher nicht dieselbe Bedeutung wie im vertragsärztlichen Bereich zu. Diese müssen regelmäßig durch die besondere Exposition auf der Reise und die individuellen Bedürfnisse der Reisenden ergänzt werden. So würde zum Beispiel bei einer reisemedizinischen Beratung selbstverständlich MenACWY und/oder MenB bei reisenden Kindern und Jugendlichen empfohlen und MenB zudem als zusätzlicher wichtiger Schutz auch für Jugendliche und junge Erwachsene in Deutschland angesprochen werden.

Die **Impfquoten bei Erwachsenen** sind in Deutschland seit vielen Jahren notorisch niedrig. Laut dem aktuellen Bericht des RKI sind zum Beispiel nur 20 % der 60–69-Jährigen gegen Pneumokokken und nur 38 % der über 60-Jährigen gegen Influenza geimpft [9].

Die STIKO wurde im letzten Jahr weitgehend neu besetzt. Blickt man auf das magere Ergebnis der Beratungen des ersten Jahres der neuen Kommission, hat sich die Hoffnung nicht bewahrheitet, dass die personellen Änderungen der Qualität der Empfehlungen zugutegekommen seien. Wie schon bei den Empfehlungen der letzten Jahre fällt auf, dass nur wenige Änderungen und diese auch nur sehr verzögert ihren Weg in die neue Version gefunden haben. Zunehmend erstaunt die inerte Haltung der Kommission, die seit Jahren einen erheblichen Bearbeitungsstau aufgebaut hat.

Zum Vergleich mit den Empfehlungen der STIKO ist es immer interessant, auch andere deutschsprachige Impfempfehlungen anzuschauen. Insbesondere in denen der **Sächsischen Impfkommission (SIKO)** wurden aktuelle Entwicklungen auf dem Impfstoffsektor sehr viel zeitnäher aufgegriffen und praxisnäher umgesetzt (Impfempfehlungen der Sächsischen Impfkommission, Stand 01.01.2024, unter https://www.slaek.de/de/patient/gesundheitsinformationen/impfen/siko-m1.php). Leider wurde die Arbeit der SIKO laut Beschluss des zuständigen Ministeriums zu Anfang 2025 beendet, die eigenen Empfehlungen des Bundeslandes werden nicht mehr aktualisiert.

Im CRM Handbuch Reisemedizin finden sich daher neben relevanten Auszügen aus den aktuellen STIKO-Empfehlungen auch solche aus denen der SIKO sowie der **Österreichischen** und der **Schweizerischen Impfempfehlungen.**

Literatur

1. RKI Ratgeber Meningokokken: https://www.rki.de/DE/Aktuelles/Publikationen/RKI- Ratgeber/Ratgeber/Ratgeber_Meningokokken.html
2. SurvStat@RKI: https://survstat.rki.de/Content/Query/Create.aspx Zuletzt abgerufen am 03.02.2025
3. Schnyder JL et al. Long-term immunity following yellow fever vaccination: a systematic review and meta-analysis. Lancet Glob Health. 2024; (published online Jan 22.) https://doi.org/10.1016/S2214-109X(23)00556-9
4. Schnyder, Jenny L et al. Yellow fever breakthrough infections after yellow fever vaccination: a systematic review and meta-analysis The Lancet Microbe, Volume 5, Issue 12, 100937
5. STIKO. STIKO-Empfehlung zur Impfung gegen Dengue mit dem Impfstoff Qdenga. Epidem Bull 2023;48:3-43
6. Thomas SJ. Is new dengue vaccine efficacy data a relief or cause for concern? npj Vaccines 2023; 8: 55 doi:10.1038/s41541-023-00658-2
7. ECDC. Dengue worldwide overview. https://www.ecdc.europa.eu/en/dengue-monthly
8. TricouV et al. Safety and immunogenicity of a tetravalent dengue vaccine in children aged 2–17 years: a randomised, placebo-controlled, phase 2 trial. Lancet 2020; https://doi.org/10.1016/S0140-6736(20)30556-0
9. RKI. Impfquoten in Deutschland – Ergebnisse aus dem RKI-Impfquotenmonitoring | Poliomyelitis- Impfquoten bei Kindern. Epidem Bull 50/2024

Empfehlungen der Ständigen Impfkommission (STIKO)

*Die **STIKO-Empfehlungen** (Stand Januar 2025) sind hier auszugsweise wiedergegeben, sofern sie von grundsätzlicher Bedeutung oder reisemedizinischer Relevanz sind. Der vollständige Text ist im Epidemiologischen Bulletin des RKI Nr. 4 vom 23. Januar 2025 veröffentlicht und kann im Internet unter www.rki.de > Infektionsschutz > Epidemiologisches Bulletin bzw. unter www.stiko.de abgerufen werden.*

Die STIKO-Publikationen können bis zu 2 Exemplaren kostenfrei nach Einsenden eines adressierten und mit 1,60 € frankierten Rückumschlages für das Format A4 unter folgender Anschrift bezogen werden: Robert Koch-Institut, Kennwort „STIKO-Empfehlungen", Nordufer 20, 13353 Berlin.

STIKO-Empfehlungen (Stand Januar 2025, auszugsweise)

1. Vorbemerkungen

Die Ständige Impfkommission (STIKO) ist ein im Infektionsschutzgesetz (IfSG) verankertes unabhängiges Expertengremium aus 12 bis 18 Mitgliedern, das vom Bundesministerium für Gesundheit (BMG) im Benehmen mit den obersten Landesgesundheitsbehörden alle 3 Jahre berufen wird. Die Kommission gibt in Deutschland gemäß dem IfSG Empfehlungen zur Durchführung von Schutzimpfungen und anderen Maßnahmen der spezifischen Prophylaxe übertragbarer Krankheiten. Bei der Erarbeitung von Impfempfehlungen führt die Kommission in erster Linie eine medizinisch-epidemiologische Nutzen-Risiko-Bewertung auf Basis der bestverfügbaren Evidenz durch.

Dabei berücksichtigt sie auch den Nutzen einer Impfung auf Bevölkerungsebene (z. B. zu erwartende epidemiologische Effekte einer Impfempfehlung). Die STIKO-Empfehlungen dienen den obersten Landesgesundheitsbehörden als Grundlage für deren öffentliche Empfehlungen und bilden gemäß Sozial gesetzbuch Fünftes Buch (SGB V) die Grundlage für die Entscheidung des Gemeinsamen Bundesausschusses (G-BA), ob eine Schutzimpfung als Pflichtleistung von der gesetzlichen Krankenkasse übernommen wird.

Impfungen gehören zu den wirksamsten und wichtigsten medizinischen Maßnahmen. Moderne Impfstoffe sind gut verträglich; bleibende gravierende unerwünschte Arzneimittelwirkungen (UAW) werden nur in sehr seltenen Fällen beobachtet. Unmittelbares Ziel einer Impfung ist es, Geimpfte vor einer bestimmten Krankheit zu schützen. Bei einer bevölkerungsweit hohen Akzeptanz von Impfungen können hohe Impfquoten erreicht werden. Dadurch ist es möglich, bestimmte Krankheitserreger regional zu eliminieren und schließlich weltweit auszurotten. Die Eliminierung von Masern, Röteln und Poliomyelitis ist erklärtes und erreichbares Ziel nationaler und internationaler Gesundheitspolitik.

In der Bundesrepublik Deutschland werden Impfungen und andere Maßnahmen der spezifischen

Prophylaxe von den obersten Gesundheitsbehörden der Länder auf Grundlage der STIKO-Empfehlungen gemäß § 20 Abs. 3 IfSG „öffentlich empfohlen". Die Versorgung bei anerkannten Impfschäden durch „öffentlich empfohlene" Impfungen wird durch die Bundesländer sichergestellt.

Es ist eine wichtige ärztliche Aufgabe, für einen ausreichenden Impfschutz bei den betreuten Personen zu sorgen. Dies bedeutet, die Grundimmunisierung bei Säuglingen und Kleinkindern frühzeitig zu beginnen, ohne Verzögerungen durchzuführen und zeitgerecht (bis zum Alter von 15 Monaten) abzuschließen. Neben der Grundimmunisierung im Säuglingsalter sind auch die Standardimpfungen im Jugend- und Erwachsenenalter sowie regelmäßige Auffrischimpfungen sicherzustellen, um einen lebenslangen umfassenden Impfschutz zu erzielen. Impfungen auf Grund individueller und beruflicher Indikationen runden den Impfschutz weiter ab. Grundsätzlich sollte jeder ärztliche Kontakt von Kindern, Jugendlichen und Erwachsenen dazu genutzt werden, die Impfdokumentation zu überprüfen und gegebenenfalls den Impfschutz zu vervollständigen.

Die **Impfleistung des Arztes** umfasst neben der Impfung:

- Informationen über den Nutzen der Impfung und die zu verhütende Krankheit,
- Hinweise auf mögliche UAW und Komplikationen,
- Erheben der Anamnese und der Impfanamnese einschließlich der Befragung über das Vorliegen möglicher Kontraindikationen,
- Feststellen des aktuellen Gesundheitszustands zum Ausschluss akuter Erkrankungen,
- Empfehlungen über Verhaltensmaßnahmen im Anschluss an die Impfung,
- Aufklärung über Beginn und Dauer der Schutzwirkung,
- Hinweise zu Auffrischimpfungen,
- Dokumentation der Impfung im Impfausweis bzw. Ausstellen einer Impfbescheinigung.

2. Impfkalender

Der Impfkalender für Säuglinge, Kinder, Jugendliche und Erwachsene (s. Tab. 1) umfasst Impfungen zum Schutz vor Rotaviren (RV), Tetanus (T), Diphtherie (D/d), Pertussis (aP/ap), Haemophilus influenzae Typ b (Hib), Poliomyelitis (IPV), Hepatitis B (HB), Pneumokokken, Meningokokken B (MenB) und Meningokokken C (MenC), Masern, Mumps, Röteln (MMR), Varizellen (V) sowie gegen humane Papillomviren (HPV), Herpes zoster (HZ), Influenza und Coronavirus Disease 2019 (COVID-19). [...]

Das empfohlene Impfalter wird in Lebenswochen, Monaten und Jahren angegeben und orientiert sich an der jeweiligen Gefährdungssituation der zu schützenden Person. Beispiel: Impfung im Alter von 5 – 6 Jahren: d. h. vom 5. Geburtstag bis zum Tag vor dem 7. Geburtstag. Die Impfungen sollten zum frühestmöglichen Zeitpunkt erfolgen. Soweit Kombinationsimpfstoffe verfügbar sind und Empfehlungen der STIKO dem nicht entgegenstehen, sollten Kombinationsimpfstoffe verwendet werden, um die Zahl der Injektionen möglichst gering zu halten. Die Überprüfung und ggf. Vervollständigung des Impfstatus ist in jedem Lebensalter sinnvoll. Fehlende Impfungen sollten sofort nachgeholt werden, entsprechend den Empfehlungen für das jeweilige Lebensalter. Es ist zu beachten, dass bestimmte Impfungen nur in einem bestimmten Zeitfenster möglich bzw. empfohlen sind. Die RV-Impfung muss bis zum Alter von 24 bzw. 32 Lebenswochen abgeschlossen sein. Die Kinderimpfung gegen Pneumokokken wird nur bis zum 2. Geburtstag und die Hib-Impfung nur bis zum 5. Geburtstag nachgeholt. Die Impfung gegen HPV erzielt ihre optimale Schutzwirkung, wenn sie vor Aufnahme sexueller Aktivitäten durchgeführt wird. Sie sollte idealerweise im Alter von 9 – 14 Jahren verabreicht werden und wird bis zum 18. Geburtstag nachgeholt

Zu den zeitlichen Mindestabständen zwischen 2 Impfungen sowie zur Möglichkeit der Koadministration von Impfstoffen sind die Fachinformationen der jeweiligen Impfstoffe zu beachten. Für einen lang andauernden Impfschutz ist es von besonderer Bedeutung, dass bei der Grundimmunisierung der empfohlene Mindestabstand zwischen vorletzter und letzter Impfstoffdosis nicht unterschritten wird. Deshalb sollten Mindestabstände nur im dringenden Ausnahmefall (z. B. kurzfristige Auslandsreise) unterschritten werden.

Tabelle 1: Impfkalender (Standardimpfungen) für Säuglinge, Kinder, Jugendliche und Erwachsene

Impfung	Alter in Wochen		Alter in Monaten										Alter in Jahren								
	0–5	6	2	3	4	5–7	8–10	11*	12	13–14	15	16–23	2–4	5–6	7–8	9–14	15–16	17	ab 18	60–74	ab 75
Rotaviren		G1[b]		G2	(G3)																
Tetanus[c]			G1	N	G2	N		G3[f]	N				N	A1	N	A2		N	A[h]		
Diphtherie[c]			G1	N	G2	N		G3[f]	N				N	A1	N	A2		N	A[h]		
Pertussis[c]			G1	N	G2	N		G3[f]	N				N	A1	N	A2		N	A3[h]	N	
Hib[c] *H. influenzae* Typ b			G1	N	G2	N		G3[f]	N				N								
Poliomyelitis[c]			G1	N	G2	N		G3[f]	N				N			A1		N			
Hepatitis B[c]			G1	N	G2	N		G3[f]	N				N								
Pneumokokken[c, d]			G1	N	G2	N		G3[f]	N											S[k]	
Meningokokken B[e]			G1	N	G2	N		N	G3[f]	N			N								
Meningokokken ACWY																G**					
Masern, Mumps, Röteln								G1	N		G2	N	N						S[i]		
Varizellen								G1	N		G2	N	N								
HPV Humane Papillomviren																G1[e] G2[e]	N				
Herpes zoster																				G1[l] G2[l]	N
Influenza																				S (jährlich)[m]	
COVID-19																			Gx[j]	S (jährlich)[m]	
RSV Respiratorische Synzytial Viren	mAk (Einmaldosis) je nach Geburtsmonat[a]						N														S[n]

Erläuterungen

G Grundimmunisierung (in bis zu 3 Teilimpfungen G1 – G3)

A Auffrischimpfung

S Standardimpfung

N Nachholimpfzeitraum für Grund- bzw. Erstimmunisierung und Verabreichung der mAk

mAk monoklonale Antikörper

* Impfungen können auf mehrere Impftermine verteilt werden. MMR und V können am selben Termin oder in 4-wöchigem Abstand gegeben werden

** im Alter von 12–14 Jahren

a Zwischen April und September Geborene sollen Nirsevimab im Herbst vor Beginn ihrer 1. RSV-Saison erhalten; Neugeborene jeglichen Gestationsalters, die während der RSV-Saison (meist zwischen Oktober und März) geboren werden, sollen Nirsevimab möglichst rasch nach der Geburt erhalten, idealerweise bei Entlassung aus der Geburtseinrichtung bzw. bei der U2 (3.–10. Lebenstag).

b Erste Impfstoffdosis bereits ab dem Alter von 6 Wochen, je nach verwendetem Impfstoff 2 bzw. 3 Impfstoffdosen im Abstand von mind. 4 Wochen

c Frühgeborene: zusätzliche Impfstoffdosis im Alter von 3 Monaten, d. h. insgesamt 4 Impfstoffdosen

d Säuglinge (inkl. Frühgeborene) werden mit PCV13 oder PCV15 geimpft

e Gemäß Fachinformation besteht die Impfserie im Alter von 2 – 23 Monaten aus 3 Impfstoffdosen, ab dem Alter von 24 Monaten aus 2 Impfstoffdosen

f Mindestabstand zur vorangegangenen Impfstoffdosis: 6 Monate

g Zwei Impfstoffdosen im Abstand von mind. 5 Monaten, bei Nachholimpfung beginnend im Alter ≥ 15 Jahre oder bei einem Impfabstand von < 5 Monaten zwischen 1. und 2. Impfstoffdosis ist eine 3. Impfstoffdosis erforderlich

h Td-Auffrischimpfung alle 10 Jahre. Nächste fällige Td-Impfung 1-malig als Tdap- bzw. bei entsprechender Indikation als Tdap-IPV-Kombinationsimpfung

i Eine Impfstoffdosis eines MMR-Impfstoffs für alle nach 1970 geborenen Personen ≥ 18 Jahre mit unklarem Impfstatus, ohne Impfung oder mit nur einer Impfung in der Kindheit

j Impfung bis die Anzahl der für die Basisimmunität erforderlichen ≥ 3 SARS-CoV-2-Antigenkontakte (davon mindestens 1 Impfung) erreicht ist. Mindestimpfabstand zwischen G1 und G2 ≥ 4 bis vorzugsweise 12 Wochen, und zwischen G2 und G3 ≥ 6 Monate

k Impfung mit PCV20

l 2 Impfstoffdosen des adjuvantierten Herpes-zoster-Totimpfstoffs im Abstand von mindestens 2 bis maximal 6 Monaten

m Jährliche Impfung im Herbst

n 1-malige Impfung mit einem proteinbasierten RSV-Impfstoff im Spätsommer/Herbst vor Beginn der RSV-Saison

Für die Impfprophylaxe genutzt werden sollen insbesondere die Früherkennungsuntersuchungen für Säuglinge und Kinder (U1 – U9 sowie U10 und U11), die Schuleingangsuntersuchung, Schuluntersuchungen, die Jugendgesundheitsuntersuchungen (J1 und evtl. J2), die Untersuchungen nach dem Jugendarbeitsschutzgesetz und die Vorsorgeuntersuchungen im Erwachsenenalter sowie die Routineuntersuchungen von Müttern innerhalb der ersten 6 – 8 Wochen nach der Entbindung. Die im Impfkalender empfohlenen Standardimpfungen sollten auch alle Personen mit chronischen Krankheiten erhalten, sofern keine spezifischen Kontraindikationen vorliegen.
Wegen der besonderen Gefährdung in der frühen Kindheit ist es notwendig, empfohlene Impfungen für Säuglinge möglichst frühzeitig durchzuführen und spätestens bis zum Alter von 15 Monaten die Grundimmunisierungen zu vollenden. Erfahrungen zeigen, dass Impfungen, die später als empfohlen begonnen wurden, häufig nicht zeitgerecht fortgesetzt werden. Bis zur Feststellung und Schließung von Impflücken, z. B. bei der Schuleingangsuntersuchung, verfügen unzureichend geimpfte Kinder nur über einen mangelhaften Impfschutz. Vor dem Eintritt in eine Gemeinschafteinrichtung, spätestens aber vor dem Schuleintritt, ist für einen altersentsprechenden vollständigen Impfschutz Sorge zu tragen.

3. Standardimpfungen des Erwachsenenalters, Indikations- und Auffrischimpfungen sowie Impfungen aufgrund eines erhöhten beruflichen Risikos oder aufgrund einer Reise

Übersicht

Zur Umsetzung des Impfkalenders für Säuglinge, Kinder, Jugendliche und Erwachsene (s. Tab. 1) sollte der Impfstatus regelmäßig überprüft und gegebenenfalls ergänzt werden; dafür sollte jeder ärztliche Kontakt genutzt werden.

Neben den Standardimpfungen (S) können auch Indikationsimpfungen (I) bei besonderer epidemiologischer Situation oder Gefährdung für Kinder, Jugendliche und Erwachsene indiziert sein. Bei den Impfungen der Kategorien B (Impfungen aufgrund eines beruflichen bzw. arbeitsbedingten Risikos) und R (Reiseimpfungen) handelt es sich um Sonderfälle einer Indikationsimpfung. Reiseimpfungen können aufgrund der internationalen Gesundheitsvorschriften (z. B. Gelbfieber-Impfung) erforderlich sein oder werden zum individuellen Schutz empfohlen.

Die Empfehlung über Art und zeitliche Reihenfolge der Impfungen gehört zu den ärztlichen Aufgaben und ist im Einzelfall unter Abwägung der Indikation und gegebenenfalls bestehender Kontraindikationen zu treffen.

Neben den von der STIKO empfohlenen Impfungen sind auf der Basis der existierenden Impfstoffzulassungen weitere „Impfindikationen" möglich, auf die hier nicht eingegangen wird. Je nach individueller (gesundheitlicher) Situation können diese Impfindikationen relevant sein. Es liegt in der ärztlichen Verantwortung, mit Patientinnen und Patienten die individuelle (gesundheitliche) Situation einzuschätzen und auf diese weiteren Schutzmöglichkeiten hinzuweisen. Insofern ist eine fehlende STIKO-Empfehlung kein Hindernis für eine begründete Impfung.

Wenn die individuell gestellte Impfindikation nicht mit der für Deutschland gültigen Zulassung und der Fachinformation des entsprechenden Impfstoffes übereinstimmend ist, erfolgt die Anwendung außerhalb der zugelassenen Indikation. Das hat im Schadensfall Folgen für Haftung und Entschädigung und unterliegt daher besonderen Dokumentations- und Aufklärungspflichten. Versorgungsansprüche wegen eines anerkannten Impfschadens gemäß § 60 IfSG werden bei den von den Landesgesundheitsbehörden öffentlich empfohlenen Impfungen gewährt.

Die in Tabelle 2 genannten Impfungen unterscheiden sich sowohl hinsichtlich ihrer epidemiologischen Bedeutung als auch hinsichtlich ihrer Kostenübernahme (s. Hinweise zur Kostenübernahme von Schutzimpfungen); sie werden in folgende Kategorien eingeteilt:

- **S** **Standard**impfungen mit allgemeiner Anwendung (siehe auch Impfkalender, Tabelle 1)
- **A** **Auffrisch**impfungen
- **I** **Indikations**impfungen für Risikogruppen bei individuell (nicht arbeitsbedingt) erhöhtem Expositions-, Erkrankungs- oder Komplikationsrisiko sowie zum Schutz Dritter
- **B** Impfungen auf Grund eines erhöhten **beruflichen** bzw. arbeitsbedingten Risikos, z. B. nach Gefährdungsbeurteilung gemäß Arbeitsschutzgesetz (ArbSchG)/Biostoffverordnung (BioStoffV)/Verordnung zur arbeitsmedizinischen Vorsorge (ArbMedVV) und/oder zum Schutz Dritter im Rahmen der beruflichen Tätigkeit
- **R** Impfungen aufgrund von **Reisen**

Tabelle 2: Empfehlungen zu Standardimpfungen des Erwachsenenalters sowie zu Indikations- und Auffrischimpfungen für alle Altersgruppen

Impfung gegen	Kategorie	Indikation	Anwendungshinweise (Packungsbeilage/Fachinformationen beachten)
Cholera	R	• Reisen in Cholera-Epidemiegebiete mit voraussichtlich ungesichertem Zugang zu Trinkwasser • längerfristige Tätigkeit in Cholera-Epidemiegebieten • Einsatz als Katastrophenhelfer und -helferinnen Weitere Hinweise s. *Epid Bull 48/2023*	Nach Angaben in den Fachinformationen des Herstellers
Chikungunya	R	Personen ≥ 12 Jahre, • die in ein Gebiet reisen, für das ein aktuelles Chikungunya-Ausbruchsgeschehen bekannt ist, • die einen längeren Aufenthalt (> 4 Wochen) oder wiederholte Kurzzeitaufenthalte in Chikungunya-Endemiegebieten planen und bei denen ein erhöhtes Risiko für eine Chronifizierung oder einen schweren Verlauf der Erkrankung besteht (z. B. Alter ≥ 60 Jahre oder eine schwere internistische Grunderkrankung).	Eine Impfstoffdosis des attenuierten Lebendimpfstoffs oder des Totimpfstoffs. Für Personen ≥ 60 Jahre soll nur der Totimpfstoff verwendet werden. Zum jetzigen Zeitpunkt kann keine Aussage über die Notwendigkeit bzw. den Zeitpunkt einer Auffrischimpfung getroffen werden. Weitere Hinweise, u. a. zu den Kontraindikationen und Impfstoffprofilen sowie zu den beruflich Reisenden (z. B. Militär), s. *Wissenschaftliche Begründung zur Impfung gegen Chikungunya (Epid Bull 28/2025) sowie Reiseimpfempfehlungen der STIKO und der DTG.*
	B	Personen, die gezielte Tätigkeiten mit Chikungunya-Viren gemäß Biostoffverordnung ausüben (z. B. in Forschungseinrichtungen oder Laboratorien) unter Berücksichtigung der Altersgruppen für die jeweiligen Impfstoffe.	

Impfung gegen	Kate- gorie	Indikation	Anwendungshinweise (Packungsbeilage/Fachinformationen beachten)
COVID-19	**S**	Alle Personen im Alter von 18 – 59 Jahren bei unvollständiger Basisimmunität (< 3 Antigenkontakte oder ungeimpft) Frauen im gebärfähigen Alter und gesunde Schwangere#,#* jeden Alters bei unvollständiger Basisimmunität Personen ≥ 60 Jahre	Impfung mit einem zugelassenen mRNA- oder proteinbasierten COVID-19-Impfstoff mit jeweils von der WHO empfohlener Variantenanpassung, bis die Anzahl der für die Basisimmunität erforderlichen ≥ 3 SARS-CoV-2-Antigenkontakte (davon mindestens 1 Impfung) erreicht ist.
	I	Bewohnende von Einrichtungen der Pflege sowie Personen mit einem erhöhten Risiko für einen schweren Krankheitsverlauf in Einrichtungen der Eingliederungshilfe* Personen ≥ 6 Monate mit erhöhter gesundheitlicher Gefährdung für einen schweren COVID-19-Verlauf infolge einer Grundkrankheit,* wie z. B.: • Chronische Erkrankungen der Atmungsorgane (z. B. COPD) • Chronische Herz-Kreislauf-, Leber- und Nierenerkrankungen • Diabetes mellitus und andere Stoffwechselerkrankungen • Adipositas • ZNS-Erkrankungen, wie z. B. chronische neurologische Erkrankungen, Demenz oder geistige Behinderung, psychiatrische Erkrankungen oder zerebrovaskuläre Erkrankungen • Trisomie 21 • Angeborene oder erworbene Immundefizienz (z. B. HIV-Infektion, Z. n. Organtransplantation)** • aktive neoplastische Krankheiten** Familienangehörige und enge Kontaktpersonen ab dem Alter von 6 Monaten von Personen,* bei denen nach einer COVID-19-Impfung keine schützende Immunantwort zu erwarten ist	• Impfung mit einem zugelassenen mRNA- oder proteinbasierten COVID-19-Impfstoff mit jeweils von der WHO empfohlener Variantenanpassung, bis die Anzahl der für die Basisimmunität erforderlichen ≥ 3 SARS-CoV-2-Antigenkontakte (davon mindestens 1 Impfung) erreicht ist. • Jährliche Impfung im Herbst*** mit einem zugelassenen mRNA- oder proteinbasierten COVID-19-Impfstoff mit jeweils von der WHO empfohlener Variantenanpassung. ——— *# Schwangere sollen fehlende Impfstoffdosen erst ab dem 2. Trimenon erhalten.* * *Bei Personen im Alter von 12 bis < 30 Jahre und bei Schwangeren soll i. d. R. kein Spikevax-Produkt verwendet werden.* ** *Bei Immundefizienten mit relevanter Einschränkung der Immunantwort sind evtl. weitere Impfstoffdosen und ein verkürzter Impfabstand (≥ 4 Wochen) notwendig.* *** *Sofern eine Indikation vorliegt, kann am selben Termin auch gegen saisonale Influenza und Pneumokokken geimpft werden*
	B	Personal in medizinischen Einrichtungen und Pflegeeinrichtungen mit direktem Kontakt zu Patientinnen und Patienten oder Bewohnenden*	
Dengue	**R**	Personen ≥ 4 Jahre, die anamnestisch eine labordiagnostisch gesicherte Dengue-Virusinfektion durchgemacht haben und in ein Dengue-Endemiegebiet reisen und dort ein erhöhtes Expositionsrisiko haben (z. B. längerer Aufenthalt, aktuelles Ausbruchsgeschehen). Für Personen, die in der Vergangenheit keine Dengue-Virusinfektion durchgemacht haben („Dengue-Naive"), spricht die STIKO aufgrund der gegenwärtig limitierten Datenlage derzeit keine allgemeine Impfempfehlung aus. Weitere Hinweise s. *Epid Bull 48/2023*	Grundimmunisierung mit 2 Impfstoffdosen des tetravalenten attenuierten Lebendimpfstoffs Qdenga (Mindestabstand 3 Monate zwischen den Impfstoffdosen). Die vollständige Impfserie (2 Impstoffdosen) sollte vor Abreise abgeschlossen sein (Endemiegebiete s. auch https://www.cdc.gov/dengue/areas-with-risk/). Auffrischimpfungen: Zum jetzigen Zeitpunkt kann keine Aussage über die Notwendigkeit bzw. den Zeitpunkt einer Auffrischimpfung getroffen werden. Entsprechende Studien ind noch nicht abgeschlossen.
	B	Personen, die anamnestisch eine labordiagnostisch gesicherte Dengue-Virusinfektion durchgemacht haben und außerhalb von Endemiegebieten gezielte Tätigkeiten mit Dengue-Viren ausüben (z. B. in Forschungseinrichtungen oder Laboratorien).	
Diphtherie	**S/A**	Alle Personen bei fehlender oder unvollständiger Grundimmunisierung oder wenn die letzte Impfung der Grundimmunisierung oder die letzte Auffrischimpfung länger als 10 Jahre zurückliegt.	Erwachsene sollen die nächste fällige Diphtherie-Impfung einmalig als Tdap-Kombinationsimpfung erhalten, bei entsprechender Indikation als Tdap-IPV-Kombinationsimpfung. Ungeimpfte oder Personen mit fehlendem Impfnachweis sollten 2 Impfungen im Abstand von 4 – 8 Wochen und eine 3. Impfung 6 – 12 Monate nach der 2. Impfung erhalten. Eine Reise in ein Infektionsgebiet sollte frühestens nach der 2. Impfung angetreten werden.

Impfung gegen	Kategorie	Indikation	Anwendungshinweise (Packungsbeilage/Fachinformationen beachten)
FSME (Frühsommer-meningo-enzephalitis) und andere **TBE** (tick-borne encephalitis)-Haupt-Subtypen	I B R	Personen, die in FSME-Risikogebieten zeckenexponiert sind Personen, die durch FSME beruflich gefährdet sind (exponiertes Laborpersonal sowie in Risikogebieten, z. B. Forstbeschäftigte und Exponierte in der Landwirtschaft) Personen, die in FSME-Risikogebieten außerhalb Deutschlands zeckenexponiert sind Weitere Informationen s. *Epid Bull 14/2025*	Grundimmunisierung und Auffrischimpfungen mit einem für Erwachsene bzw. Kinder zugelassenen Impfstoff nach Angaben in den Fachinformationen. Entsprechend den Empfehlungen der Gesundheitsbehörden; Hinweise zu FSME-Risikogebieten – veröffentlicht im *Epid Bull 9/2025* – sind zu beachten. Saisonalität beachten: April–November **Risikogebiete in Deutschland** sind zur Zeit: • **Baden-Württemberg** (außer SK Heilbronn) • **Bayern** (außer SK Schweinfurt) • **Brandenburg**: SK Frankfurt (Oder), LK Oberspreewald-Lausitz, LK Oder-Spree, LK Spree-Neiße, SK Frankfurt (Oder), LK Elbe-Elster • **Hessen**: LK Odenwald, LK Bergstraße, LK Darmstadt-Dieburg, SK Darmstadt, LK Groß-Gerau, LK Offenbach, SK Offenbach, LK Main-Kinzig-Kreis, LK Marburg-Biedenkopf, LK Fulda • **Niedersachsen**: LK Emsland, LK Celle • **Nordrhein-Westfalen**: SK Solingen • **Rheinland-Pfalz**: LK Birkenfeld • **Saarland**: LK Saar-Pfalz-Kreis • **Sachsen**: LK Vogtlandkreis, LK Erzgebirgskreis, LK Bautzen, LK Meißen, LK Zwickau, LK Sächsische Schweiz-Osterzgebirge, LK Mittelsachsen, SK Dresden, SK Chemnitz, LK Görlitz • **Sachsen-Anhalt**: SK Dessau-Roßlau, LK Anhalt-Bitterfeld • **Thüringen**: SK Jena, SK Gera, LK Saale-Holzland-Kreis, LK Saale-Orla-Kreis, LK Saalfeld-Rudolstadt, LK Hildburghausen, LK Sonneberg, LK Greiz, LK Ilm-Kreis, LK Schmalkalden-Meiningen, SK Suhl, LK Weimarer Land, LK Altenburger Land
Gelbfieber	B	Bei gezielten Tätigkeiten mit Exposition zum Gelbfieber-Virus (z. B. in Forschungseinrichtungen oder Laboratorien).	Impfung in einer von den Gesundheitsbehörden zugelassenen Gelbfieber-Impfstelle. Bei erneuter oder fortgesetzter Exposition sollte einmalig eine Auffrischimpfung erfolgen, sofern 10 Jahre oder mehr seit der Erstimpfung vergangen sind (max. 2 Impfstoffdosen).
	R	Impfung in einer von den Gesundheitsbehörden zugelassenen Gelbfieber-Impfstelle. Bei erneuter oder fortgesetzter Exposition sollte einmalig eine Auffrischimpfung erfolgen, sofern 10 Jahre oder mehr seit der Erstimpfung vergangen sind (max. 2 Impfstoffdosen.)	Impfung in einer von den Gesundheitsbehörden zugelassenen Gelbfieber-Impfstelle. Vor erneuter oder bei fortgesetzter Exposition sollte einmalig eine Auffrischimpfung erfolgen, sofern 10 oder mehr Jahre seit der Erstimpfung vergangen sind. Nach erfolgter 2. Impfstoffdosis sind keine weiteren Auffrischimpfungen notwendig. Ausnahmen und Besonderheiten bei folgenden Personengruppen sind zu beachten: **Schwangere**: Bei 1. Impfstoffdosis in der Schwangerschaft vor erneuter oder bei fortgesetzter Exposition 2. Impfstoffdosis, unabhängig vom Abstand zur Erstimpfung (max. 2 Impfstoffdosen). **Personen mit Immundefizienz**: Wenn bei der 1. Impfstoffdosis eine Immundefizienz bestand, soll bei fehlender Kontraindikation vor erneuter Exposition eine 2. Impfstoffdosis gegeben werden, unabhängig vom Abstand zur Erstimpfung. Vor oder nach der 2. Impfstoffdosis ist grundsätzlich keine serologische Kontrolle erforderlich. Vor erneuter oder bei fortgesetzter Exposition muss individuell über die Verabreichung weiterer Impfstoffdosen entschieden werden. **Kinder**: Bei 1. Impfstoffdosis vor dem 2. Geburtstag soll vor erneuter oder bei fortgesetzter Exposition eine 2. Gelbfieber-Impfstoffdosis verabreicht werden, sofern seit der Erstimpfung 5 oder mehr Jahre vergangen sind. Im Erwachsenenalter ist keine weitere Impfstoffdosis notwendig, sofern im Kindesalter 2 Impfstoffdosen verabreicht wurden. Bei nur 1 Impfstoffdosis im Kindesalter ist vor erneuter Exposition im Erwachsenenalter eine 2. Impfstoffdosis empfohlen. Bei 1. Impfstoffdosis nach dem 2. Geburtstag soll vor erneuter oder bei fortgesetzter Exposition eine 2. Impfstoffdosis verabreicht werden, sofern 10 oder mehr Jahre seit der Erstimpfung vergangen sind (max. 2 Impfstoffdosen). Für das internationale Zertifikat ist die Verabreichung einer Impfstoffdosis ausreichend. Das Zertifikat ist lebenslang gültig. Dies betrifft bereits ausgestellte und neue Gelbfieber-Impfzertifikate. Wissenschaftliche Begründung veröffentlicht im *Epid Bull 32/2022*.

Impfung gegen	Kategorie	Indikation	Anwendungshinweise (Packungsbeilage/Fachinformationen beachten)
Haemophilus influenzae Typ b (Hib)	I	Personen mit anatomischer oder funktioneller Asplenie (z. B. Sichelzellanämie)	Einmalige Impfung. Ob Wiederholungsimpfungen sinnvoll sind, kann aufgrund unzureichender Datenlage derzeit nicht beurteilt werden.
Hepatitis A (HA)	I	• Personen mit erhöhtem sexuellem Expositionsrisiko (Übertragungsweg anogenital-oral) • Personen mit häufiger Übertragung von Blutbestandteilen, z. B. i. v. Drogenkonsumierende, Hämophile, oder mit Krankheiten der Leber/mit Leberbeteiligung • BewohnerInnen von psychiatrischen Einrichtungen oder vergleichbaren Fürsorgeeinrichtungen für Menschen mit Verhaltensstörung oder Zerebralschädigung	Grundimmunisierung und Auffrischimpfung nach Angaben in den Fachinformationen Die serologische Vortestung auf Anti-HAV ist nur bei den Personen sinnvoll, die länger in Endemiegebieten gelebt haben oder in Familien aus Endemiegebieten aufgewachsen sind oder vor 1950 geboren wurden.
	B	Personen mit erhöhtem beruflichen Expositionsrisiko, einschließlich Auszubildender, PraktikantInnen, Studierender und ehrenamtlich Tätiger mit vergleichbarem Expositionsrisiko in folgenden Bereichen: • Gesundheitsdienst (inkl. Sanitäts- und Rettungsdienst, Küche, Labor, technischer und Reinigungsdienst, psychiatrische und Fürsorgeeinrichtungen) • Personen mit Abwasserkontakt, z. B. in Kanalisationseinrichtungen und Klärwerken Beschäftigte • Tätigkeit (inkl. Küche und Reinigung) in Kindertagesstätten, Kinderheimen, Behindertenwerkstätten, Asylbewerberheimen u. ä.	
	R	Reisende in Endemiegebiete Weitere Informationen s. *Epid Bull 14/2025*	
Hepatitis B (HB)	I	1. Personen, bei denen wegen einer vorbestehenden oder zu erwartenden Immundefizienz bzw. -suppression oder wegen einer vorbestehenden Erkrankung ein schwerer Verlauf einer Hepatitis-B-Erkrankung zu erwarten ist, z. B. HIV-Positive, Hepatitis-C-Positive, DialysepatientInnen * 2. Personen mit einem erhöhten nichtberuflichen Expositionsrisiko, z. B. Kontakt zu HBsAg-Trägern in Familie/Wohngemeinschaft, Sexualverhalten mit hohem Infektionsrisiko, i. v. Drogenkonsumierende, Untersuchungshäftlinge und Strafgefangene, ggf. PatientInnen psychiatrischer Einrichtungen *	**Für die Indikationsgruppen 1–4 gilt:** Eine routinemäßige serologische Testung zum Ausschluss einer vorbestehenden HBV-Infektion vor Impfung gegen Hepatitis B ist nicht notwendig. Eine Impfung von bereits HBV-infizierten Personen kann gefahrlos durchgeführt werden, ist allerdings wirkungslos. Eine serologische Testung kann in bestimmten Situationen sinnvoll sein (z. B. aus Kostengründen, zur Vermeidung unnötiger Impfungen, bei hohem anamnestischem Expositionsrisiko wie beispielsweise bei HBsAg-positivem Sexualpartner). ** Zur Kontrolle des Impferfolgs sollte 4–8 Wochen nach der 3. Impfstoffdosis Anti-HBs quantitativ bestimmt werden (erfolgreiche Impfung: Anti-HBs ≥ 100 IE/l). *** Bei „Low-Respondern“ (Anti-HBs 10–99 IE/l) wird eine sofortige weitere Impfstoffdosis mit erneuter Anti-HBs-Kontrolle nach weiteren 4–8 Wochen empfohlen. Falls Anti-HBs immer noch < 100 IE/l, bis zu 2 weitere Impfstoffdosen jeweils mit anschließender Anti-HBs-Kontrolle nach 4–8 Wochen. Welches Vorgehen sinnvoll ist, falls nach insgesamt 6 Impfstoffdosen weiterhin Anti-HBs < 100 IE/l, wird kontrovers diskutiert; siehe Erläuterungen im *Epid Bull 36/2013*. Bei „Non-Respondern“ (Anti-HBs < 10 IE/l) Bestimmung von HBsAg und Anti-HBc zum Ausschluss einer bestehenden chronischen HBV-Infektion. Falls beide Parameter negativ sind, weiteres Vorgehen wie bei „Low-Respondern“ (s. o.). Nach erfolgreicher Impfung, d. h. Anti-HBs ≥ 100 IE/l, sind im Allgemeinen keine weiteren Auffrischimpfungen erforderlich. Ausnahme: PatientInnen mit humoraler Immundefizienz (jährliche Anti-HBs-Kontrolle; Auffrischimpfung, wenn Anti-HBs < 100 IE/l), ggf. Personen mit besonders hohem individuellem Expositionsrisiko (Anti-HBs-Kontrolle nach 10 Jahren; Auffrischimpfung, wenn Anti-HBs < 100 IE/l). Bei im Säuglingsalter gegen Hepatitis B geimpften Personen mit neu aufgetretenem Hepatitis-B-Risiko (Indikationen 1–4) und unbekanntem Anti-HBs sollte eine weitere Impfstoffdosis gegeben werden mit anschließen der serologischer Kontrolle (s. o.).
	B	3. Personen mit erhöhtem beruflichen Expositionsrisiko, einschließlich Auszubildende, PraktikantInnen, Studierende und ehrenamtlich Tätige mit vergleichbarem Expositionsrisiko, z. B. Personal in medizinischen Einrichtungen (einschließlich Labor- und Reinigungspersonal), Sanitäts- und Rettungsdienst, betriebliche ErsthelferInnen, PolizistInnen, Personal von Einrichtungen, in denen eine erhöhte Prävalenz von Hepatitis-B-Infizierten zu erwarten ist (z. B. Gefängnisse, Asylbewerberheime, Behinderteneinrichtungen) *,**	
	R	4. Reiseindikation: individuelle Gefährdungsbeurteilung erforderlich***	

* *Die angeführten Personengruppen haben exemplarischen Charakter und stellen keine abschließende Indikationsliste dar. Die Impfindikation ist auf Grundlage einer Einschätzung des tatsächlichen Expositionsrisikos zu treffen (s.a. Epid Bull 36/2013).*

** *Im Bereich der Arbeitsmedizin sind die Empfehlungen der ArbMedVV zu beachten.*

*** *Bei zur Gruppe 4 (Reiseindikation) gehörenden Personen ist individuell abzuwägen, ob angesichts des konkreten Expositionsrisikos und des individuellen Risikos eines Impfversagens eine Impferfolgskontrolle erforderlich erscheint.*

Impfung gegen	Kategorie	Indikation	Anwendungshinweise (Packungsbeilage/Fachinformationen beachten)
Herpes zoster	S	Personen ≥60 Jahre	Zweimalige Impfung mit dem adjuvantierten Herpes-zoster-Totimpfstoff im Abstand von mindestens 2 bis maximal 6 Monaten.
	I	Personen ≥50 Jahre bei erhöhter gesundheitlicher Gefährdung infolge einer Grundkrankheit, wie z. B.: • Angeborener oder erworbener Immundefizienz oder Immunsuppression • HIV-Infekion • Rheumatoider Arthritis • Systemischem Lupus erythematodes • Chronisch entzündlichen Darmerkrankungen • Chronisch obstruktiven Lungenerkrankungen oder Asthma bronchiale • Chronischer Niereninsuffizienz • Diabetes mellitus	
		Die Impfung mit dem Herpes-zoster-Lebendimpfstoff wird nicht als Standardimpfung empfohlen.	s. a. Information zu individuellen Impfindikationen
Humane Papillomviren (HPV)			siehe unter „Anmerkungen zu einzelnen Impfungen"
Influenza	S	Personen ≥60 Jahre	Jährliche Impfung im Herbst mit einem inaktivierten Hochdosis- oder MF-59 adjuvantierten Influenza-Impfstoff mit aktueller von der WHO empfohlener Antigenkombination.**
	I	Alle Schwangeren ab 2. Trimenon, bei erhöhter gesundheitlicher Gefährdung infolge eines Grundleidens ab 1. Trimenon	Impfung mit einem inaktivierten Impfstoff mit aktueller von der WHO empfohlener Antigenkombination
	I	Personen ab 6 Monaten mit erhöhter gesundheitlicher Gefährdung infolge eines Grundleidens, wie z. B.: • chronische Erkrankung der Atmungsorgane (inklusive Asthma bronchiale und COPD) • chronische Herz-Kreislauf-, Leber- und Nierenkrankheiten • Diabetes mellitus und andere Stoffwechselkrankheiten • Adipositas (BMI ≥ 30) • chronische neurologische Krankheiten, z. B. Multiple Sklerose mit durch Infektionen getriggerten Schüben • Personen mit angeborener oder erworbener Immundefizienz • HIV-Infektion BewohnerInnen von Alters- und Pflegeheimen Personen, die als mögliche Infektionsquelle im selben Haushalt lebende oder von ihnen betreute Risikopersonen gefährden können. Als Risikopersonen gelten hierbei Personen mit den oben beispielhaft genannten Grunderkrankungen, bei denen es Hinweise auf eine deutlich reduzierte Wirksamkeit der Influenza-Impfung gibt.	Jährliche Impfung im Herbst mit einem Impfstoff mit aktueller von der WHO empfohlener Antigenkombination. Kinder und Jugendliche im Alter von 2 bis 17 Jahren können alternativ mit einem attenuierten Influenza-Lebendimpfstoff (LAIV) geimpft werden, sofern keine Kontraindikation besteht (s. Fachinformation). Bei Hindernissen für eine Injektion (z. B. Spritzenphobie, Gerinnungsstörungen) sollte präferenziell LAIV verwendet werden. Für Personen ≥60 Jahren werden inaktivierte Hochdosis- oder MF-59 adjuvantierten Influenza-Impfstoffe empfohlen.**
	I	Wenn eine schwere Epidemie aufgrund von Erfahrungen in anderen Ländern droht oder nach deutlicher Antigendrift bzw. einer Antigenshift zu erwarten ist und der Impfstoff die neue Variante enthält	Entsprechend den Empfehlungen der Gesundheitsbehörden (Pandemiepläne der Bundesländer: www.rki.de/pandemieplanung > Pandemiepläne der Bundesländer)
	I	Personen, die im privaten Umfeld häufigen, regelmäßigen und direkten Kontakt zu z. B. Schweinen, Geflügel sowie Wildvögeln (frei und gehalten) und Robben haben.*	Jährliche Impfung im Herbst mit einem inaktivierten Influenza-Impfstoff mit aktueller von der Weltgesundheitsorganisation (WHO) empfohlener Antigenkombination. Für Personen ≥ 60 Jahre werden inaktivierte Hochdosis- oder MF-59-adjuvantierte Influenza-Impfstoffe empfohlen.**

Impfung gegen	Kategorie	Indikation	Anwendungshinweise (Packungsbeilage/Fachinformationen beachten)
Influenza (Fortsetzung)	B	Personen mit erhöhter Gefährdung, z. B. medizinisches Personal, Personen in Einrichtungen mit umfangreichem Publikumsverkehr sowie Personen, die als mögliche Infektionsquelle für von ihnen betreute Risikopersonen fungieren können Personen einschließlich Auszubildenden, Praktikantinnen und Praktikanten, Studierenden und ehrenamtlich Tätigen, die arbeitsbedingt einen häufigen, regelmäßigen und direkten Kontakt zu z. B. Schweinen, Geflügel, Wildvögeln (frei und gehalten) und Robben haben und tätig sind in z. B.: Nutztierhaltungen, Zoos oder Tierparks, Tierheimen oder Auffangstationen, Tierarztpraxen, Schlachthöfen*	Jährliche Impfung im Herbst mit einem inaktivierten Impfstoff mit aktueller von der WHO empfohlener Antigenkombination. Für Personen ≥60 Jahren werden inaktivierte Hochdosis-oder MF-59 adjuvantierten Influenza-Impfstoffe empfohlen.** * *Eine Impfung mit saisonalen humanen Influenza-Impfstoffen erfolgt nicht zum Schutz vor Infektionen durch den Erreger der aviären oder porcinen Influenza, sie kann jedoch Doppelinfektionen mit den aktuell zirkulierenden saisonalen Influenza-Viren reduzieren. Es handelt sich hierbei nicht ausschließlich um den Individualschutz des oder der Arbeitnehmenden/der betreffenden Person vor einer Infektion durch saisonale Influenza-Viren, sondern zusätzlich um den Bevölkerungsschutz.* ** *Wenn die Gabe eines MF-59 adjuvantierten und eines Hochdosis-Influenza-Impfstoffes aus medizinischen Gründen nicht möglich ist (z. B. aufgrund erhöhter Reaktogenität bei vorherigen Impfungen), kann bei Personen im Alter von ≥60 Jahren auch ein Influenza-Standardimpfstoff (Ei- oder zellbasiert) verwendet werden.*
	R/I	Für Reisende ab 60 Jahren und die unter I (Indikationsimpfung) genannten Personengruppen, die nicht über einen aktuellen Impfschutz verfügen, ist die Impfung generell empfehlenswert. Weitere Informationen s. *Epid Bull 14/2025*	Impfung mit einem Impfstoff mit aktueller von der WHO empfohlener Antigenkombination. Für Personen ≥ 60 Jahre werden inaktivierte Hochdosis- oder MF-59 adjuvantierte Influenza-Impfstoffe empfohlen.**
Japanische Enzephalitis (JEV)	R	Aufenthalte in Endemiegebieten (Südost-Asien, weite Teile von Indien, Korea, Japan, China, West-Pazifik, Nordaustralien) während der Übertragungszeit, insbesondere bei: ● Reisen in aktuelle Ausbruchsgebiete ● Langzeitaufenthalt (>4 Wochen) ● wiederholten Kurzzeitaufenthalten ● voraussehbarem Aufenthalt in der Nähe von Reisfeldern und Schweinezucht (nicht auf ländliche Gebiete begrenzt) Weitere Informationen s. *Epid Bull 14/2025.*	Grundimmunisierung mit 2 Dosen gemäß Fachinformation; eine Auffrischungsdosis vor erneuter Exposition, frühestens 12 Monate nach der Grundimmunisierung
	B	Laborpersonal, das gezielt mit vermehrungsfähigen JEV-Wildtypstämmen arbeitet	
Masern	S	Nach 1970 geborene Personen ≥18 Jahre mit unklarem Impfstatus, ohne Impfung oder mit nur einer Impfung in der Kindheit	Einmalige Impfung mit einem MMR-Impfstoff
	I	Bei bevorstehender Aufnahme bzw. bei Besuch einer Gemeinschaftseinrichtung (z. B. Kita): ● Säuglinge ab dem Alter von 9 Monaten	Zweimalige Impfung mit einem MMR/V-*Impfstoff Sofern die Erstimpfung im Alter von 9–10 Monaten erfolgt, soll die 2. MMR/V-Impfung bereits zu Beginn des 2. Lebensjahres gegeben werden.
	I	Im Rahmen eines Ausbruchs: ● nach 1970 Geborene ab dem Alter von 9 Monaten mit unklarem Impfstatus, ohne Impfung oder mit nur einer Impfung in der Kindheit ● ausnahmsweise 6–8 Monate alte Säuglinge nach individueller Risiko-Nutzen-Abwägung *(Off-Label-Use)*	Einmalige MMR(V)-**Impfung Ggf. Vervollständigung entsprechend den für die Altersgruppe geltenden Empfehlungen. Sofern die Erstimpfung im Alter von 9–10 Monaten erfolgt, soll die 2. MMR/V*-Impfung bereits zu Beginn des 2. Lebensjahres gegeben werden. Bei Erstimpfung im Alter von 6–8 Monaten sollen eine 2. und 3. MMR/V*-Impfung im Alter von 11–14 und 15–23 Monaten erfolgen. * *MMR/V = MMRV oder MMR in Ko-Administration mit VZV-Impfstoff* ** *MMR(V) = MMR mit oder ohne Ko-Administration von VZV-Impfung*
Masern, Mumps, Röteln (MMR)	B	Nach 1970 geborene Personen (einschließlich Auszubildende, PraktikantInnen, Studierende und ehrenamtlich Tätige) in folgenden Tätigkeitsbereichen: ● Medizinische Einrichtungen (gemäß §23 (3) Satz 1 IfSG) inklusive Einrichtungen sonstiger human-medizinischer Heilberufe ● Tätigkeiten mit Kontakt zu potenziell infektiösem Material ● Einrichtungen der Pflege (gemäß §71 SGB XI) ● Gemeinschaftseinrichtungen (gemäß §33 IfSG) ● Einrichtungen zur gemeinschaftlichen Unterbringung von AsylbewerberInnen, Ausreisepflichtigen, Flüchtlingen und Spätaussiedlern ● Fach-, Berufs- und Hochschulen	Insgesamt 2-malige Impfung mit einem MMR-Impfstoff (bei gleichzeitiger Indikation zur Varizellen-Impfung ggf. MMRV-Kombinationsimpfstoff verwenden). Die Anzahl der notwendigen Impfstoffdosen richtet sich nach der Komponente mit den wenigsten dokumentierten Impfungen. Bei Frauen ist für jede der drei Impfstoffkomponenten (M-M-R) eine 2-malige Impfung erforderlich. Bei Männern ist für die Masern- und Mumps-Impfstoffkomponente eine 2-malige Impfung erforderlich, zum Schutz gegen Röteln reicht eine 1-malige Impfung aus. Es existieren keine Sicherheitsbedenken gegen weitere MMR-Impfung(en) bei bestehender Immunität gegen einzelne Komponenten.

Impfung gegen	Kategorie	Indikation	Anwendungshinweise (Packungsbeilage/Fachinformationen beachten)
Meningokokken-infektionen	I	Gesundheitlich gefährdete Personen mit angeborener oder erworbener Immundefizienz bzw. -suppression mit T- und/oder B-zellulärer Restfunktion, insbesondere: • Komplement-/Properdindefizienz • Therapie mit C5-Komplement-Inhibitoren (z. B. Eculizumab oder Ravulizumab) • Hypogammaglobulinämie • anatomischer oder funktioneller Asplenie (z. B. Sichelzellanämie)	Impfung mit 4-valentem ACWY-Konjugat-Impfstoff und einem MenB-Impfstoff
	I	Bei gehäuftem Auftreten oder Ausbrüchen auf Empfehlung der Gesundheitsbehörden	Entsprechend den Empfehlungen der Gesundheitsbehörden
	B	Gefährdetes Laborpersonal (bei Arbeiten mit dem Risiko eines *N.-meningitidis*-haltigen Aerosols)	Impfung mit 4-valentem ACWY-Konjugat-Impfstoff und einem Men-B-Impfstoff
	R	Reisende in Länder mit epidemischem/hyperendemischem Vorkommen, besonders bei engem Kontakt zur einheimischen Bevölkerung (z. B. EntwicklungshelferInnen, KatastrophenhelferInnen, medizinisches Personal, bei Langzeitaufenthalt); dies gilt auch für Aufenthalte in Regionen mit Krankheitsausbrüchen und Impfempfehlung für die einheimische Bevölkerung (WHO- und Länderhinweise beachten)	Impfung mit 4-valentem ACWY-Konjugat-Impfstoff, bei KatastrophenhelferInnen zusätzlich Meningokokken-B-Impfstoff
	R	Vor Pilgerreise nach Mekka (Hadj, Umrah)	Impfung mit 4-valentem ACWY-Konjugat-Impfstoff (Einreisebestimmungen beachten)
	R	Vor Langzeitaufenthalten, besonders Kinder und Jugendliche sowie Personen in Studium oder Ausbildung. Weitere Informationen s. *Epid Bull 14/2025*.	Impfung mit Meningokokken-ACWY-Konjugat-Impfstoff und Meningokokken-B-Impfstoff entsprechend den Empfehlungen der Zielländer.
Mpox und andere Orthopocken	I	Personen mit einem erhöhten Expositionsrisiko (z. B. Männer und trans sowie nicht-binäre Personen, die Sex mit Männern haben und dabei häufig die Partner wechseln, Sexarbeitende).	Für die Grundimmunisierung werden bei Personen ≥ 12 Jahre subkutan 2 Impfstoffdosen Imvanex (Modified Vaccinia Ankara, Bavarian Nordic [MVA-BN]) im Mindestabstand von 28 Tagen verabreicht. Bei immunkompetenten Personen, die in der Vergangenheit gegen Pocken (Variola major) geimpft worden sind, reicht eine 1-malige Impfung aus. Immundefiziente Personen (z. B. HIV-Infizierte) sollen unabhängig von einer Pockenimpfung in der Vergangenheit eine 2-malige Impfung zum Schutz gegen Mpox erhalten.
	B	Personen, die gezielte Tätigkeiten mit Mpox-Viren (MPXV) gemäß Biostoffverordnung ausüben (z. B. in Forschungseinrichtungen oder Laboratorien).	
Mumps	B	Siehe unter Masern, Mumps, Röteln	
Pertussis	S/A	Erwachsene sollen die nächste fällige Td-Impfung einmalig als Tdap-Kombinationsimpfung erhalten.	Tdap-Kombinationsimpfstoff, bei entsprechender Indikation als Tdap-IPV-Kombinationsimpfstoff
	I	Schwangere Frauen zu Beginn des 3. Trimenons (ab der 28. Schwangerschaftswoche). Bei erhöhter Wahrscheinlichkeit für eine Frühgeburt sollte die Impfung ins 2. Trimenon vorgezogen werden.	Verwendung eines Tdap-Kombinationsimpfstoffs (Covaxis, Boostrix), bei entsprechender Indikation als Tdap-IPV-Kombinationsimpfstoff (Repevax, Boostrix-Polio). Impfung unabhängig vom Abstand zu einer vorher verabreichten Pertussis-Impfung und in jeder Schwangerschaft.
	I	Folgende Personen sollen alle 10 Jahre 1 Dosis Pertussis-Impfstoff erhalten: • enge Haushaltskontaktpersonen (z. B. Eltern*, Geschwister, Freunde) und Betreuende (z. B. Tagesmütter, Babysitter, ggf. Großeltern) eines Neugeborenen nach Möglichkeit spätestens 4 Wochen vor dem voraussichtlichen Entbindungstermin. * *Ist die in der Schwangerschaft empfohlene Impfung nicht erfolgt, sollte die Mutter bevorzugt in den ersten Tagen nach der Geburt geimpft werden.*	Tdap-Kombinationsimpfstoff, bei entsprechender Indikation Tdap-IPV-Kombinationsimpfstoff
	B	Personal im Gesundheitsdienst sowie in Gemeinschaftseinrichtungen soll alle 10 Jahre 1 Dosis Pertussis-Impfstoff erhalten.	

Impfung gegen	Kategorie	Indikation	Anwendungshinweise (Packungsbeilage/Fachinformationen beachten)
Pneumokokken-Krankheiten	**S**	Personen ≥60 Jahre	Impfung mit dem 20-valenten Konjugatimpfstoff (PCV20). Personen, die bereits mit dem 23-valenten Polysacharidimpfstoff (PPSV23) geimpft wurden, sollen in einem Mindestabstand von 6 Jahren nach der PPSV23-Impfung eine Impfung mit PCV20 erhalten.
	I	Kinder, Jugendliche und Erwachsene mit erhöhter gesundheitlicher Gefährdung infolge einer Grundkrankheit: 1. Angeborene oder erworbene Immundefekte bzw. Immunsuppression, wie z. B.: • T-Zell-Defizienz bzw. gestörte T-Zell-Funktion • B-Zell- oder Antikörperdefizienz (z. B. Hypogammaglobulinämie) • Defizienz oder Funktionsstörung von myeloischen Zellen (z. B. Neutropenie, chronische Granulomatose, Leukozytenadhäsionsdefekte, Signaltransduktionsdefekte) • Komplement- oder Properdindefizienz • funktioneller Hyposplenismus (z. B. bei Sichelzellanämie), Splenektomie* oder anatomische Asplenie • neoplastische Krankheiten • HIV-Infektion • nach Knochenmarktransplantation • immunsuppressive Therapie* (z. B. wegen Organtransplantation oder Autoimmunerkrankung) • Immundefizienz bei chronischem Nierenversagen, nephrotischem Syndrom oder chronischer Leberinsuffizienz 2. Sonstige chronische Krankheiten, wie z. B.: • chronische Erkrankungen des Herzens oder der Atmungsorgane (z. B. Asthma, Lungenemphysem, COPD) • Stoffwechselkrankheiten, z. B. mit oralen Medikamenten oder Insulin-behandeltem Diabetes mellitus • neurologische Krankheiten, z. B. Zerebralparesen oder Anfallsleiden 3. Anatomische und fremdkörperassoziierte Risiken für Pneumokokken-Meningitis, wie z. B. • Liquorfistel • Cochlea-Implantat* ** Impfung möglichst vor der Intervention*	**Kinder ≥2 Jahre, Jugendliche**: Sequenzielle Impfung mit PCV13 oder PCV15, gefolgt von PPSV23 nach 6–12 Monaten.** **Personen ab ≥18 Jahre**: Impfung mit PCV20. Personen ab ≥18 Jahre, die in der Vergangenheit bereits eine sequenzielle Impfung (PCV13 + PPSV23) erhalten haben, sollen in einem Mindestabstand von 6 Jahren nach der PPSV23-Impfung eine Impfung mit PCV20 erhalten. Bei einer ausgeprägten Immundefizienz kann bereits im Mindestabstand von 1 Jahr nach der PPSV23-Impfung eine Impfung mit PCV20 erfolgen. Ebenso kann bei einer ausgeprägten Immundefizienz bei vorangegangenen Impfungen mit PCV13 oder PCV15 eine Impfung mit PCV20 im Abstand von 1 Jahr erwogen werden. *** Aufgrund der begrenzten Dauer des Impfschutzes soll die Impfung mit PPSV23 in allen 3 Risikogruppen mit einem Mindestabstand von 6 Jahren wiederholt werden.*
	B	Berufliche Tätigkeiten wie Schweißen und Trennen von Metallen, die zu einer Exposition gegenüber Metallrauchen einschließlich metalloxidischen Schweißrauchen führen.	Impfung mit PCV20. Personen dieser Gruppe, die bereits mit PPSV23 geimpft wurden, sollen bei anhaltender Exposition in einem Mindestabstand von 6 Jahren nach der PPSV23-Impfung eine Impfung mit PCV20 erhalten. Für Jugendliche im Alter von 16–17 Jahre mit arbeitsbedingter Indikation wird aufgrund der breiteren Serotyp-Abdeckung die alleinige Impfung mit PPSV23 empfohlen.

Impfung gegen	Kategorie	Indikation	Anwendungshinweise (Packungsbeilage/Fachinformationen beachten)
Poliomyelitis	**S/A**	Alle Personen bei fehlender oder unvollständiger Grundimmunisierung Alle Personen ohne einmalige Auffrischung	Als vollständig geimpft gelten Personen, die eine komplette Grundimmunisierung und eine einmalige Auffrischimpfung erhalten haben. Ausstehende Impfungen sollen entsprechend den Angaben in den Fachinformationen mit IPV nachgeholt werden. Darüber hinaus wird eine weitere routinemäßige Auffrischimpfung für Erwachsene in Deutschland nicht empfohlen.
	I	Für folgende Personengruppen ist eine Impfung indiziert: • Reisende in Regionen mit Infektionsrisiko durch Wild-Poliovirusstämme (WPV) oder durch einen mutierten Impfvirusstamm (circulating vaccinederived poliovirus [cVDPV] (die aktuelle epidemische Situation ist zu beachten, insbesondere die Meldungen der WHO) • Aussiedler, Flüchtlinge und Asylsuchende, die in Gemeinschaftsunterkünften leben, bei der Einreise aus Gebieten mit Infektionsrisiko Weitere Informationen s. *Epid Bull 14/2025*	Personen ohne Nachweis einer Grundimmunisierung sollten vor Reisebeginn wenigstens 2 IPV-Impfstoffdosen in 4-wöchigem Abstand erhalten. Ausstehende oder nicht dokumentierte Impfungen der Grundimmunisierung sollen mit IPV nachgeholt werden. Für bestimmte Länder hat die WHO verschärfte, temporäre Empfehlungen ausgesprochen, z. T. mit Nachweispflicht. Bei einem Aufenthalt < 4 Wochen in Afghanistan oder Pakistan wird eine Poliomyelitis-Auffrischimpfung empfohlen, wenn die letzte Impfstoffdosis vor mehr als 10 Jahren verabreicht worden ist.
	B	• Personal der oben genannten Einrichtungen • medizinisches Personal, das engen Kontakt zu Erkrankten haben kann • Personal in Laboren mit Infektionsrisiko	Ausstehende Impfungen der Grundimmunisierung sollen mit IPV nachgeholt werden. Bei Personen mit weiter bestehendem Expositionsrisiko sollten Auffrischimpfungen alle 10 Jahre erfolgen.
Respiratorisches Synzytial Virus (RSV)	**S** **I**	Personen ≥ 75 Jahre. Personen im Alter von 60 – 74 Jahren mit schweren Ausprägungen von chronischen Erkrankungen der Atmungsorgane, chronischen Herz-Kreislauf- und Nierenerkrankungen, hämato-onkologischen Erkrankungen, Diabetes mellitus (mit Komplikationen), einer chronischen neurologischen oder neuromuskulären Erkrankung oder einer schweren angeborenen oder erworbenen Immundefizienz. Bewohnende von Einrichtungen der Pflege im Alter von 60 – 74 Jahren.	1-malige Impfung möglichst vor Beginn der RSV-Saison mit einem proteinbasierten RSV-Impfstoff. Auf Basis der aktuellen Datenlage kann noch keine Aussage zur Notwendigkeit von Wiederholungsimpfungen getroffen werden. Leichte oder unkomplizierte bzw. medikamentös gut kontrollierte Formen der genannten chronischen Erkrankungen gehen nach jetzigem Wissensstand nicht mit einem deutlich erhöhten Risiko für einen schweren RSV-Krankheitsverlauf einher.
Röteln	**I**	Ungeimpfte Frauen oder Frauen mit unklarem Impfstatus im gebärfähigen Alter. Einmal geimpfte Frauen im gebärfähigen Alter.	2-malige Impfung mit einem MMR-Impfstoff (bei gleichzeitiger Indikation zur Varizellen-Impfung ggf. MMRV-Kombinationsimpfstoff verwenden). Einmalige Impfung mit einem MMR-Impfstoff
	B	Siehe unter Masern, Mumps, Röteln	
Tetanus	**S/A**	Alle Personen bei fehlender oder unvollständiger Grundimmunisierung, wenn die letzte Impfung der Grundimmunisierung oder die letzte Auffrischimpfung länger als 10 Jahre zurückliegt.	Erwachsene sollen die nächste fällige Tetanus-Impfung einmalig als Tdap-Kombinationsimpfung erhalten, bei entsprechender Indikation als Tdap-IPV-Kombinationsimpfung. Eine begonnene Grundimmunisierung wird vervollständigt, Auffrischimpfungen in 10-jährigem Intervall.

Impfung gegen	Kategorie	Indikation	Anwendungshinweise (Packungsbeilage/Fachinformationen beachten)
Tollwut	B	• Laborpersonal, das gezielt mit Tollwutviren arbeitet • Personen mit arbeitsbedingtem oder sonstigem engen Kontakt zu Fledermäusen • Personen mit direktem Umgang mit Tieren in Gebieten mit neu aufgetretener Wildtiertollwut (u. a. Tierärztinnen und Tierärzte, Jägerinnen und Jäger, Forstpersonal)	Bei erhöhter Exposition gegenüber Tollwutviren, z. B. bei Laborpersonal, sollten standardisierte serologische Tests zum Ausschluss eines primären Impfversagens nach Anwendung des konventionellen 3-Dosen-Impfschemas 2–4 Wochen nach der letzten Impfstoffdosis erfolgen. Im Anschluss ist eine Kontrolle nach ca. 6 Monaten sinnvoll, um ein sekundäres Impfversagen zu erfassen. Eine Auffrischimpfung ist bei einem Antikörpernachweis <0,5 I.E./ml und fortbestehender Exposition empfohlen. In der Folge sind weitere Kontrollen im Rahmen der arbeitsmedizinischen Pflichtvorsorge ausreichend.
	R	Reisende in Regionen mit Tollwutgefahr und einer erhöhten Wahrscheinlichkeit einer Tollwutexposition (z. B. durch Kontakt mit streunenden Hunden oder Fledermäusen). Weitere Informationen s. *Epid Bull 14/2025*.	In den Fachinformationen der beiden verfügbaren Impfstoffe Rabipur und Verorab gibt es unterschiedliche Angaben zu Auffrischimpfungen bei Anwendung des konventionellen Impfschemas. Der Zeitpunkt für Auffrischimpfungen bei Anwendung der Schnellschemata wurde nicht festgelegt. Die STIKO geht davon aus, dass eine aus 3 Impfstoffdosen bestehende Grundimmunisierung eine ausreichende Boosterfähigkeit bei immunkompetenten Reisenden bewirkt und im Falle einer Exposition die Durchführung einer PEP, bestehend aus 2 Impfstoffdosen an Tag 0 und Tag 3, ausreichend ist. Routinemäßige serologische Kontrollen sind bei Reisenden nicht empfohlen.
Tuberkulose		Die Impfung mit BCG-Impfstoff wird nicht empfohlen.	
Typhus	R	Bei Reisen in Endemiegebiete mit Aufenthalt unter schlechten hygienischen Bedingungen. Weitere Informationen s. *Epid Bull 14/2025*.	Nach Angaben in den Fachinformationen
Varizellen	I	• Seronegative Frauen mit Kinderwunsch • Seronegative PatientInnen vor geplanter immunsuppressiver Therapie oder Organtransplantation • Empfängliche Personen* mit schwerer Neurodermitis • Empfängliche Personen* mit engem Kontakt zu den beiden zuvor Genannten	Zweimalige Impfung Anwendungshinweise für Impfungen seronegativer PatientInnen unter immunsuppressiver Therapie sind hier verfügbar: www.rki.de/immundefizienz *„Empfängliche Personen" bedeutet: keine Impfung und anamnestisch keine Varizellen oder bei serologischer Testung kein Nachweis spezifischer Antikörper.*
	B	Seronegative Personen (einschließlich Auszubildende, PraktikantInnen, Studierende und ehrenamtlich Tätige) in folgenden Tätigkeitsbereichen: Medizinische Einrichtungen (gemäß § 23 (3) Satz 1 IfSG) inklusive Einrichtungen sonstiger human-medizinischer Heilberufe • Tätigkeiten mit Kontakt zu potenziell infektiösem Material • Einrichtungen der Pflege (gemäß § 71 SGB XI) • Gemeinschaftseinrichtungen (gemäß § 33 IfSG) • Einrichtungen zur gemeinschaftlichen Unterbringung von AsylbewerberInnen, Ausreisepflichtigen, Flüchtlingen und Spätaussiedlern	Insgesamt 2-malige Impfung (bei gleichzeitiger Indikation zur MMR-Impfung ggf. MMRV-Kombinationsimpfstoff verwenden

Anmerkungen zu einzelnen Impfungen

Cholera

In Deutschland gibt es derzeit zwei zugelassene Cholera-Impfstoffe (Dukoral und VAXCHORA). Bei Dukoral handelt es sich um eine Schluckimpfung mit abgetöteten Cholera-Erregern. Die Grundimmunisierung mit diesem Impfstoff besteht bei Erwachsenen und Kindern ≥6 Jahre aus 2 Impfstoffdosen, die im Abstand von mindestens 1 bis maximal 6 Wochen verabreicht werden. Kinder im Alter von ≥2–5 Jahren sollten 3 Impfstoffdosen erhalten (Mindestabstand von 1 Woche zwischen den Impfstoffdosen). Die Impfung sollte spätestens 1 Woche vor der Einreise in ein Endemiegebiet abgeschlossen sein. Bei Verwendung von VAXCHORA nehmen Erwachsene und Kinder ≥6 Jahre oral einmalig eine Impfstoffdosis mindestens 10 Tage vor Abreise (Lebendimpfstoff).

COVID-19

Zur Impfung soll ein zugelassener mRNA- oder Protein-basierter Impfstoff mit einer jeweils von der WHO empfohlenen Variantenanpassung verwendet werden. Die STIKO empfiehlt allen Personen im Alter ≥18 Jahre, Frauen im gebärfähigen Alter und Schwangeren, sowie den in Tabelle 2 aufgeführten Indikationsgruppen eine Basisimmunität gegen SARS-CoV-2. Eine Basisimmunität wird durch mindestens 3 SARS-CoV-2-Antigenkontakte (Impfung oder Infektion) erreicht. Für den besonderen Fall, dass die 3 Antigenkontakte noch nicht erreicht wurden, sollte für den Aufbau einer Basisimmunität nach Einschätzung der STIKO mindestens einer der 3 Antigenkontakte durch eine Impfung erfolgt sein. Es ist nicht notwendig, eine möglicherweise stattgehabte Infektion serologisch abzuklären. Eine Infektion sollte in der Regel nur dann als ein Ereignis für die angestrebten 3 Antigenkontakte gewertet werden, wenn

der Abstand zu einer evtl. vorangegangenen Impfung mindestens 3 Monate beträgt. Umgekehrt sollte nach einer Infektion eine Grundimmunisierung frühestens 3 Monate später vervollständigt werden. Fehlende Antigenkontakte sollen durch COVID-19-Impfungen komplettiert werden. Wenn bisher weder SARS-CoV-2-Infektionen noch COVID-19-Impfungen stattgefunden haben, empfiehlt die STIKO abweichend von der Zulassung eine 3-malige Impfung. Hierbei sollte nach Einschätzung der STIKO zwischen den ersten beiden Impfstoffdosen ein Mindestabstand von 4 bis vorzugsweise 12 Wochen eingehalten werden und die 3. Impfung zum Erreichen der Basisimmunität in einem Mindestabstand von 6 Monaten zur 2. Impfung erfolgen, um so einen optimalen Impfschutz zu erzielen. Bei Säuglingen und Kleinkindern im Alter von ≥6 Monaten mit einer Grundkrankheit, die mit einem erhöhten Risiko für einen schweren COVID-19-Verlauf einhergeht, soll die Grundimmunisierung mit Comirnaty in dieser Altersgruppe nach dem Schema im Abstand von 0 – 3 – 8 Wochen erfolgen. Nach Einschätzung der STIKO ist aus immunologischer Sicht auch bei Kindern ein längerer Impfabstand zwischen den einzelnen Impfstoffdosen (s. o.) zu bevorzugen. Bei der Verwendung von Spikevax (25 µg, 0,25 mL, nur in zugelassener Zubereitung) werden für die Basisimmunität 3 Impfstoffdosen benötigt. Auch bei der Impfung von Kindern sollen stattgehabte Infektionsereignisse angerechnet und zeitlich berücksichtigt werden.
Zusätzlich sollen folgende Personengruppen jährliche Auffrischimpfungen im Herbst mit einem mRNA- oder Protein-basierten Impfstoff mit einer aktuell von der WHO empfohlenen Variantenpassung erhalten (s. Tabelle 2): ≥60-Jährige, Personen ab 6 Monaten mit einem erhöhten Risiko für einen schweren COVID-19-Verlauf aufgrund einer Grundkrankheit, Bewohnende in Einrichtungen der Pflege sowie Personen mit einem erhöhten Risiko für einen schweren Krankheitsverlauf in Einrichtungen der Eingliederungshilfe, Personen mit einem erhöhten arbeitsbedingten Infektionsrisiko und direktem Kontakt zu Patientinnen und Patienten oder Bewohnende, Familienangehörige und enge Kontaktpersonen ab dem Alter von 6 Monaten von Personen, bei denen nach einer COVID-19-Impfung keine schützende Immunantwort zu erwarten ist.
Die Indikation zur Impfung soll im Sinne einer partizipativen Entscheidungsfindung zwischen Patientinnen bzw. Patienten und behandelnden Ärztinnen bzw. Ärzten individuell unter Berücksichtigung des Risikos für einen schweren Krankheitsverlauf einerseits und der Abwägung des Nutzens der Impfung und möglicher Impfnebenwirkungen anderseits gestellt werden.
Für immungesunde Personen dieser Indikationsgruppen, die im laufenden Jahr eine SARS-COV-2-Infektion hatten, ist die jährliche COVID-19-Impfung im Herbst in der Regel nicht notwendig. Gesunden Erwachsenen <60 Jahre sowie gesunden Schwangeren werden bei bestehender Basisimmunität derzeit keine jährlichen Auffrischimpfungen empfohlen. Säuglingen, (Klein-)Kindern und Jugendlichen ohne Grundkrankheit wird derzeit aufgrund der überwiegend milden Verläufe keine COVID-19-Impfung empfohlen.
Bei immundefizienten Personen können zum Erreichen einer Basisimmunität zusätzlich zu den empfohlenen 3 Antigenkontakten weitere Impfstoffdosen in einem Abstand von mindestens je 4 Wochen notwendig sein. Die Impfantwort kann serologisch mittels quantitativer Bestimmung spezifischer Antikörper gegen das SARS-CoV-2-Spikeprotein überprüft werden; dies sollte frühestens 4 Wochen nach Verabreichung einer Impfstoffdosis erfolgen. Sollte trotz wiederholter Impfstoffgabe keine suffiziente Antikörperantwort erzielt worden sein, kann die Dosis als Off-label-use erhöht (z. B. verdoppelt) werden oder ein Impfstoff verwendet werden, der auf einer anderen Technologie beruht. Um die erzielte Schutzwirkung aufrechtzuhalten, kann es erforderlich sein, zusätzlich zu einer jährlichen Impfung im Herbst noch weitere Impfstoffdosen zu verabreichen.

Dengue

Der tetravalente attenuierte Dengue-Lebendimpfstoff Qdenga ist ab dem Alter von 4 Jahren in Deutschland zugelassen. Die Grundimmunisierung besteht aus 2 Impfstoffdosen, die im Abstand von 3 Monaten s. c. verabreicht werden. Die STIKO empfiehlt die Impfung mit Qdenga Personen ≥4 Jahre vor der Exposition in einem Dengue-Endemiegebiet bzw. Personen, die außerhalb von Endemiegebieten gezielte Tätigkeiten mit Dengue-Viren ausüben (z. B. in Forschungseinrichtungen oder Laboratorien), wenn diese anamnestisch eine labordiagnostisch-gesicherte Dengue-Virusinfektion durchgemacht haben. Eine Bestimmung des Serostatus vor Impfung wird wegen Kreuzreaktivität zwischen verschiedenen Orthoflaviviren und der fehlenden Verfügbarkeit von ausreichend sensitiven und spezifischen Tests, die eine in der Vergangenheit liegende Infektion nachweisen, nicht empfohlen. Nach einer Dengue-Virusinfektion sollte ein Mindestabstand von 6 Monaten zur ersten Impfstoffdosis eingehalten werden.
Für Personen ohne vorherige labordiagnostisch gesicherte Dengue-Virusinfektion kann keine Impfempfehlung ausgesprochen werden, da derzeit aufgrund der eingeschränkten Datenlage das Risiko einer Infektionsverstärkung im Falle einer nachfolgenden Infektion nicht ausgeschlossen werden kann. Die derzeit verfügbaren Daten konnten bei Dengue-Naiven nach Impfung keinen Schutz vor Dengue-Virusinfektionen mit dem Serotypen 3 oder 4 (DENV-3 und DENV-4) belegen. Daten zur Beurteilung der Notwendigkeit einer Auffrischimpfung liegen derzeit nicht vor.
Weitere Informationen s. *Epid Bull 48/2023*.

Diphtherie

Für die Grundimmunisierung von Reifgeborenen sind im Säuglingsalter drei Impfstoffdosen im Alter von 2, 4 und 11 Monaten empfohlen *(s. Epid Bull 26/2020)*. Es ist sinnvoll diese Impfungen mit einem Kombinationsimpfstoff (z. B. DTaP-IPV-Hib-HepB) durchzuführen, der gleichzeitig gegen Tetanus, Diphtherie, Keuchhusten, Kinderlähmung, Haemophilus influenzae Typ b und Hepatitis B schützt. Für Frühgeborene (Geburt vor der vollendeten 37. Schwangerschaftswoche) sind 4 Impfstoffdosen im chronologischen Alter von 2, 3, 4 und 11 Monaten empfohlen.
Zwischen der letzten und vorletzten Impfstoffdosis des jeweiligen Impfschemas zur Grundimmunisierung sollte ein Abstand von 6 Monaten nicht unterschritten werden. Auffrischimpfungen sind im Alter von 5 – 6 Jahren und 9 – 16 Jahren empfohlen und dann in 10-jährigem Abstand. Ab einem Alter ≥5 Jahre wird zur Auffrischimpfung oder bei eventuell nicht erfolgter Grundimmunisierung ein Impfstoff mit reduziertem Diphtherietoxoid-Gehalt (d) verwendet, in der Regel kombiniert mit Tetanustoxoid und Pertussis-Antigen (TdaP) oder weiteren indizierten Antigenen.

Frühsommermeningoenzephlitis (FSME)

Ein Impfschutz sollte möglichst zu Beginn der Zeckensaison aufgebaut sein – ca. 95 % der Erkrankungen werden in Deutschland in den Monaten Mai bis November gemeldet. Bitte beachten Sie die aktuellen Hinweise zu Risikogebieten in Deutschland. Für die Impfung stehen Kinder-Impfstoffe (FSME-IMMUN Junior, Encepur Kinder) und Erwachsenen-Impfstoffe (FSME-IMMUN Erwachsene, Encepur Erwachsene) zur Verfügung. Eine unterbrochene Grundimmunisierung sollte mit den fehlenden Impfstoffdosen abgeschlossen werden. In den Fachinformationen von FSME-IMMUN wird darauf hingewiesen, dass eine Grundimmunisierung nur nach 2 bereits gegebenen Impfstoffdosen durch 1 zusätzliche Impfstoffdosis vervollständigt werden kann. Nach Auffassung der STIKO gilt jedoch auch hier der Grundsatz „jede Impfung zählt“: Eine einmal begonnene Grundimmunisierung kann zu jeder Zeit fortgesetzt werden und es muss KEINE erneute Grundimmunisierung erfolgen. Auch wenn eine Auffrischimpfung erst Jahre nach dem empfohlenen Impfzeitpunkt verabreicht wird, bietet sie je nach Lebensalter wieder 3–5 Jahre Schutz (s. Fachinformationen). Die in Deutschland zugelassenen Impfstoffe schützen sowohl vor dem zentraleuropäischen FSME-Virus-Subtyp als auch vor den fernöstlichen und sibirischen FSME-Virus-Subtypen.

Gelbfieber

Die Gelbfieber-Impfung mit dem attenuierten Lebendimpfstoff (Stamaril) wird bei Reisen in Gelbfieber-Endemiegebiete empfohlen. Bei einigen Ländern besteht bei Einreise eine Nachweispflicht. Andere Länder fordern den Nachweis einer Gelbfieber-Impfung nur bei Einreise aus gelbfieberendemischen Ländern oder nach Flughafentransit > 12 h in einem gelbfieberendemischen Land.
Die WHO-Liste (www.who.int/health-topics/yellow-fever) jener Länder, in denen die Gefahr einer Gelbfieber-Übertagung bzw. eine Nachweispflicht bei Einreise bestehen, wurde in der Ländertabelle des *Epid Bull 14/2025* umgesetzt.
Im Jahr 2013 hat die WHO entschieden, dass eine Impfstoffdosis gegen Gelbfieber bei den meisten Menschen für einen lebenslangen Schutz ausreichend ist. Die STIKO schloss sich 2015 der WHO an und empfahl nur bei bestimmten Personengruppen, wie z.B. Schwangeren oder Menschen mit Immundefizienz (z.B. HIV), eine Auffrischimpfung. Die STIKO hat auf Basis einer aktualisierten Evidenzaufarbeitung und -bewertung7 die Impfempfehlungen zusammen mit der Deutschen Gesellschaft für Tropenmedizin, Reisemedizin und Globale Gesundheit e.V. (DTG) entsprechend diskutiert und angepasst. Da auf Basis der neu bewerteten Evidenz nicht auf eine lebenslange Immunität nach nur einer Impfstoffdosis geschlossen werden kann und das Ausmaß der nachlassenden Immunität vom Alter und dem Immunstatus bei der Erstimpfung abhängt, wird vor erneuter oder bei fortgesetzter Exposition einmalig eine Auffrischimpfung empfohlen, sofern 10 oder mehr Jahre seit der Erstimpfung vergangen sind. Nach erfolgter 2. Impfstoffdosis sind keine weiteren Auffrischimpfungen notwendig. Ausnahmen und Besonderheiten gibt es bei folgenden Personengruppen: Schwangere, Personen mit Immundefizienz, Kinder.
Die vollständigen aktualisierten Empfehlungen finden sich in Tabelle 2, die entsprechende ausführliche wissenschaftliche Begründung im *Epid Bull 32/2022*.
Weitere Informationen s. *Epid Bull 14/2025*

Haemophilus influenzae Typ b (Hib)

Für die Grundimmunisierung von Reifgeborenen sind im Säuglingsalter drei Impfstoffdosen im Alter von 2, 4 und 11 Monaten empfohlen (s. Epid Bull 26/2020). Es ist sinnvoll diese Impfungen mit einem Kombinationsimpfstoff (z.B. DTaP-IPV-Hib-HepB) durchzuführen, der gleichzeitig gegen Tetanus, Diphtherie, Keuchhusten, Kinderlähmung, Haemophilus influenzae Typ b und Hepatitis B schützt. Für Frühgeborene (Geburt vor der vollendeten 37. Schwangerschaftswoche) sind 4 Impfstoffdosen im chronologischen Alter von 2, 3, 4 und 11 Monaten empfohlen.
Zwischen der letzten und vorletzten Dosis des jeweiligen Impfschemas sollte ein Abstand von 6 Monaten nicht unterschritten werden. Wird eine Hib-Impfung im Alter von 1–4 Jahren nachgeholt, reicht eine einmalige Impfung. Ab einem Alter von 5 Jahren ist eine Hib-Impfung nur in Ausnahmefällen indiziert (bei funktioneller oder anatomischer Asplenie). Monovalente Hib-Impfstoffe Act-Hib, Hiberix) werden aktuell in Deutschland nicht vermarktet, sind jedoch über internationale Apotheken bestellbar.

Hepatitis A

Zugelassen zur Impfung gegen Hepatitis A sind in Deutschland monovalente Impfstoffe (Havrix 720 Kinder, Havrix 1440, VAQTA Kinder, VAQTA, AVAXIM Junior, AVAXIM) und Kombinationsimpfstoffe (Twinrix Kinder/Erwachsene mit Hepatitis B). Twinrix Kinder ist für das Alter ≥ 1 bis < 16 Jahre zugelassen. Bei beiden Formulierungen des Twinrix-Impfstoffs ist zu beachten, dass eine einzelne Impfstoffdosis noch keinen ausreichenden Schutz (z.B. vor einer Reise) gewährleistet, da nur halb so viel Hepatitis-A-Antigen wie in den monovalenten Hepatitis-A-Impfstoffen enthalten ist. Erst nach der 2. Dosis des Kombinationsimpfstoffs kann von einem ca. 1 Jahr andauernden Schutz für Hepatitis A ausgegangen werden. Die 3. Impfstoffdosis nach 6 (–12) Monaten verleiht einen anhaltenden Hepatitis-A-Schutz. Bei Erwachsenen kann für die Twinrix-Kombinationsimpfung bei nicht ausreichender Zeit für eine reguläre Erstimmunisierung vor einer Reise ein verkürztes Schema (0, 7, 21 Tage) angewendet werden. Dabei ist zu beachten, dass eine 4. Impfstoffdosis nach 12 Monaten notwendig ist, um die Impfserie abzuschließen. Bei Verwendung eines monovalenten Hepatitis-A-Impfstoffs oder des Kombinationsimpfstoffs mit Typhus (Zulassung bei Letztgenanntem ≥ 16 Jahre) besteht bereits nach der 1. Impfstoffdosis ein vollumfänglicher Schutz für ca. ein Jahr. Hier ist zur Vervollständigung der Grundimmunisierung bzw. für einen langanhaltenden Schutz eine 2. Impfstoffdosis nach einem Mindestabstand von 6–12 Monaten notwendig. Für die postexpositionelle Prophylaxe (PEP) sollte nur der monovalente Impfstoff verwendet werden. Bei einer Exposition von Personen, für die eine Hepatitis A ein besonderes Risiko darstellt, kann zeitgleich mit der 1. Impfstoffdosis ein Immunglobulinpräparat gegeben werden.

Hepatitis B (HB)

Für die Grundimmunisierung gegen Hepatitis B sind im Säuglingsalter drei Impfstoffdosen im Alter von 2, 4 und 11 Monaten empfohlen *(s. Epid Bull 26/2020)*. Zwischen der letzten und vorletzten Dosis des jeweiligen Impfschemas sollte ein Abstand von 6 Monaten nicht unterschritten werden. Es ist sinnvoll diese Impfungen mit einem Kombinationsimpfstoff durchzuführen, der gleichzeitig gegen Tetanus, Diphtherie, Keuchhusten, Kinderlähmung, Haemophilus influenzae Typ b und Hepatitis B schützt. Serologische Vor- bzw. Nachtestungen im Kindes-, Jugend- und Erwachsenenalter zur Kontrolle des Impferfolges sind nicht erforderlich. Ebenso ist eine Auffrischimpfung nach Impfung im Säuglingsalter und Kleinkindalter derzeit für Kinder, Jugendliche und Erwachsene ohne besonderes Risiko nicht generell empfohlen. Bei Personen, die in der Kindheit gegen Hepatitis B geimpft wurden, sollte eine HB-Auffrischimpfung nur dann durchgeführt werden, wenn für diese Person ein besonderes HB-Risiko besteht (z.B. Aufnahme einer Beschäftigung im Gesundheitsdienst). In diesem Fall soll eine serologische Kontrolle 4–8 Wochen nach der Impfung entsprechend den Empfehlungen in Tabelle 2 erfolgen. *(s. a. Epid Bull 31/2007 und 36/2013)*.

Hepatitis-B-Immunprophylaxe bei Neugeborenen von HBsAg-(Hepatitis-B-Surface-Antigen-)positiven Müttern bzw. von Müttern mit unbekanntem HBsAg-Status

Entsprechend den Mutterschafts-Richtlinien von 2023 ist bei allen Schwangeren so früh wie möglich nach Feststellung der Schwangerschaft im Rahmen der 1. serologischen Untersuchung das Serum auf HBsAg zu untersuchen. Bei positivem Ergebnis ist bei dem Neugeborenen innerhalb von 12 Stunden nach der Geburt mit der Immunisierung gegen Hepatitis B zu beginnen. Dabei werden simultan die 1. Dosis Hepatitis-B-Impfstoff und Hepatitis-B-Immunglobulin an unterschiedlichen Extremitäten verabreicht. Zwei Impfschemata können zur Grundimmunisierung mit einem monovalenten Impfstoff zur Anwendung kommen: 0-1-2-12-Monate oder 0-1-6-Monate, wobei das erste Schema eine raschere Immunantwort bewirkt. Kommt das 0-1-2-12-Monate-Schema zur Anwendung, können die Impfstoffdosen im Alter von 2 und 12 Monaten mit einem hexavalenten Impfstoff verabreicht werden. **Frühgeborene** sollten immer nach dem 0-1-2-12-Monate-Schema geimpft werden.

Die übrigen Impfstoffdosen der Grundimmunisierung gegen DTaP-IPV-Hib können mit einem 5-fach- oder 6-fach-Impfstoff erfolgen. Wird ein 6-fach-Impfstoff verwendet, bekommt der Säugling 2 Dosen der Hepatitis-B-Impfstoffkomponente mehr als nötig. Dies ist jedoch unschädlich. Wichtig ist, dass am Ende der Impfserie zwischen den letzten beiden Impfstoffdosen ein Mindestabstand von 5 Monaten eingehalten wird.
Bei Neugeborenen von Müttern, deren HBsAg-Status nicht bekannt ist und bei denen vor bzw. sofort nach der Geburt die serologische Kontrolle nicht möglich ist, wird unmittelbar post partum die Grundimmunisierung mit Hepatits-B-Impfstoff begonnen. Bei nachträglicher Feststellung einer HBsAg-Positivität der Mutter kann beim Neugeborenen innerhalb von 7 Tagen postnatal die passive Immunisierung mit Immunglobulin nachgeholt werden.
Nach Abschluss der Grundimmunisierung des Neugeborenen einer HBsAg-positiven Mutter ist eine serologische Antikörperbestimmung beim Säugling erforderlich. Dazu werden 4 – 8 Wochen nach der letzten Impfstoffdosis der Grundimmunisierung die Hepatitis-B-Marker HBsAg, Anti-HBs und Anti-HBc bestimmt. Besteht zu diesem Zeitpunkt keine Immunität, sollte umgehend eine weitere Impfstoffdosis appliziert werden. Der Impferfolg ist serologisch zu kontrollieren (s. o.). Über das weitere Vorgehen (evtl. weitere Impfungen) ist individuell zu entscheiden (s. a. *Epid Bull 10/2000 und 8/2001*).

Herpes zoster (HZ)

In Deutschland sind zwei Impfstoffe gegen Herpes zoster (HZ) zugelassen und verfügbar: Seit 2013 ein attenuierter Lebendimpfstoff (Zostavax) für Personen ≥ 50 Jahre und seit 2018 ein adjuvantierter HZ-subunit-Totimpfstoff (Shingrix) für Personen ≥ 18 Jahre.
Adjuvantierter Herpes-zoster-Totimpfstoff: Zur Verhinderung von HZ und Postherpetischer Neuralgie (PHN) empfiehlt die STIKO seit Dezember 2018 den adjuvantierten HZ-Totimpfstoff Shingrix als Standardimpfung (S) für alle Personen ≥ 60 Jahren. Zusätzlich empfiehlt die STIKO die Impfung als Indikationsimpfung (I) für Personen ≥ 50 Jahren mit einer erhöhten gesundheitlichen Gefährdung für das Auftreten eines HZ infolge einer Grundkrankheit oder für Personen mit angeborener bzw. erworbener Immundefizienz bzw. Immunsuppression *(Epid Bull 50/2018)*. Dazu gehören u. a. PatientInnen mit HIV-Infektion, rheumatoider Arthritis, systemischem Lupus erythematodes, chronisch entzündlichen Darmerkrankungen, chronisch obstruktiven Lungenerkrankungen oder Asthma bronchiale, chronischer Niereninsuffizienz oder Diabetes mellitus.
Durch die Impfung soll die T-Zell-vermittelte Immunabwehr gegenüber Varizella-zoster-Viren (VZV) gesteigert und so die Reaktivierung der latent in den Nervenganglien verbliebenen VZV verhindert werden. Die Impfserie für den HZ-Totimpfstoff besteht aus zwei Impfstoffdosen (i. m.), die intramuskulär im Abstand von mindestens 2 bis maximal 6 Monaten verabreicht werden. Aktuell kann davon ausgegangen werden, dass fast jeder in Deutschland aufgewachsene Erwachsene im Alter ≥ 50 Jahren in seinem Leben eine Windpocken-Erkrankung durchgemacht hat. Es ist daher nicht notwendig, vor der Impfung eine Windpockenerkrankung in der Vergangenheit anamnestisch oder serologisch abzuklären. Die Impfung mit dem HZ-Totimpfstoff kann entsprechend den Fachinformationen zusammen mit einem inaktivierten, nicht-adjuvantierten saisonalen Influenza-Impfstoff verabreicht werden. Zur Koadministration mit anderen Impfstoffen sind bisher keine Daten veröffentlicht. Eine durchgemachte HZ-Erkrankung schützt nicht davor, wiederholt an einem HZ zu erkranken. Die HZ-Impfung mit dem Totimpfstoff können auch Personen bekommen, die bereits in der Vergangenheit an HZ erkrankt waren. Der Totimpfstoff ist allerdings nicht zur Therapie einer HZ-Erkrankung oder ihrer Spätfolgen bestimmt. Auf Basis einer Studie bei ≥ 50-Jährigen ist der Impfstoff nach vorausgegangener HZ-Erkrankung ausreichend immunogen und sicher. Die Datenlage zur klinischen Wirksamkeit bei Anwendung des Impfstoffs und zum günstigsten Zeitpunkt der Impfung nach HZ-Erkrankung ist begrenzt. Die Impfung sollte daher zu einem Zeitpunkt erfolgen, wenn die akute Erkrankungvorüber ist und die Symptome abgeklungen sind.
Attenuierter Herpes-zoster-Lebendimpfstoff: Der Herpes-zoster-Lebendimpfstoff Zostavax wird von der STIKO aufgrund der eingeschränkten Wirksamkeit und seiner begrenzten Wirkdauer nicht als Standardimpfung empfohlen. Außerdem ist der Lebendimpfstoff nicht zur Impfung von Personen mit geschwächtem Immunsystem geeignet, die aufgrund einer Immunschwäche oder einer immunsuppressiven Therapie ein erhöhtes Risiko haben, an HZ zu erkranken *(Epid Bull 36/2017)*.

Humane Papillomviren (HPV)

Zur Reduktion der Krankheitslast durch HPV-assoziierte Tumore ist eine generelle Impfung gegen humane Papillomviren (HPV) für alle Kinder und Jugendlichen im Alter von 9 – 14 Jahren empfohlen. Spätestens bis zum Alter von 17 Jahren sollen versäumte Impfungen gegen HPV nachgeholt werden.
Die Impfserie sollte vor dem ersten Sexualkontakt abgeschlossen sein. Bei Beginn der Impfserie im Alter von 9 – 14 Jahren (Cervarix, Gardasil-9) ist ein 2-Dosen-Impfschema mit einem Impfabstand von 5 Monaten zugelassen. Bei Nachholimpfungen ≥ 15 Jahren oder bei einem Impfabstand von < 5 Monaten zwischen der 1. und 2. Impfstoffdosis ist eine 3. Impfstoffdosis erforderlich (Angaben in den Fachinformationen beachten). Für die Anzahl der erforderlichen Impfstoffdosen ist das Alter bei Beginn der Impfserie entscheidend. Eine begonnene Impfserie sollte möglichst mit dem gleichen HPV-Impfstoff vervollständigt werden. Weitere Details zur Anwendung der HPV-Impfstoffe s. a. *Epid Bull 16/2016*.
Die Impfung gegen HPV sollte auch als Gelegenheit genutzt werden, andere für Jugendliche empfohlene Impfungen zu vervollständigen. Zur gleichzeitigen Gabe mit anderen Impfstoffen verweist die STIKO auf die jeweiligen Fachinformationen.
Personen ≥ 18 Jahre ohne bisherige HPV-Impfung können ebenfalls von einer Impfung gegen HPV profitieren, jedoch ist die Wirksamkeit der Impfung bei nicht HPV-naiven Personen reduziert. Es liegt in der ärztlichen Verantwortung, nach individueller Prüfung der Impfindikation Personen auf der Basis der Impfstoffzulassung darauf hinzuweisen. Die Kostenübernahme muss hier individuell geklärt werden.
Geimpfte Personen sind darauf hinzuweisen, dass die Impfung mit den aktuell verfügbaren Impfstoffen nicht gegen alle potenziell onkogenen HPV-Typen schützt. Frauen sollen deshalb die Früherkennungsuntersuchungen zum Gebärmutterhalskrebs weiterhin in Anspruch nehmen. Die wissenschaftliche Begründung zur Empfehlung der HPV-Impfung für Jungen ist – ergänzend zu den Begründungen zur Änderung des Impfalters (*Epid Bull 35/2014*), zur Begründung der HPV-Impfung für Mädchen (*Epid Bull 12/2007*) und der Bewertung der Impfung (*Epid Bull 32/2009*) – im *Epid Bull 26/2018* veröffentlicht.

Influenza

Die jährliche Impfung im Herbst ist als Standardimpfung für alle Personen ≥ 60 Jahre sowie als Indikationsimpfung bei bestimmten Personengruppen empfohlen. Verwendet werden soll ein Impfstoff mit aktueller von der WHO empfohlener Antigenkombination (*Epid Bull 31/2024*). Für alle Personen ≥ 60 Jahre wird die Gabe eines Hochdosis- oder MF-59 adjuvantierten Influenza-Impfstoffs mit aktueller von der WHO empfohlener Antigenkombination empfohlen. Beide Impfstoffe zeigen in der Zielpopulation der ≥ 60-Jährigen eine verbesserte Wirksamkeit gegenüber Standardimpfstoffen und können gleichwertig eingesetzt werden (s. *Epid Bull 1/2021, Epid Bull 44/2024*).17 Wenn die Gabe eines MF-59 adjuvantierten und eines Hochdosis-Influenza-Impfstoffes aus medizinischen Gründen nicht möglich ist (z.B. aufgrund erhöhter Reaktogenität bei vorherigen Impfungen), kann bei Personen im Alter von ≥ 60 Jahren auch ein Influenza-Standardimpfstoff (Ei- oder zellbasiert) verwendet werden. Neben den inaktivierten Vakzinen (IIV) zur Injektion, die je nach Impfstoffhersteller für verschiedene Altersgruppen zugelassen sind, ist für die Altersgruppe 2–17 Jahre auch eine attenuierte Lebendvakzine (LAIV) zur nasalen Applikation zugelassen. In dieser Altersgruppe können die inaktivierten Impfstoffe oder die Lebendvakzine verwendet werden. Bei Hindernissen für eine Injektion (z.B. Spritzenphobie, Gerinnungsstörungen) sollte präferenziell LAIV verwendet werden. Die jährliche Impfung wird auch dann empfohlen, wenn die Antigenzusammensetzung des Impfstoffs gegenüber der vorhergehenden Saison unverändert ist.

Japanische Enzephalitis

Derzeit ist in Deutschland nur der inaktivierte adjuvantierte Totimpfstoff IXIARO zugelassen. Eine Impfung gegen das Japanische Enzephalitis Virus (JEV) ist vor Aufenthalten in Endemiegebieten während der Übertragungszeit empfohlen, insbesondere wenn die in Tabelle 2 unter R genannten Bedingungen vorliegen.
Die Grundimmunisierung besteht bei Erwachsenen aus 2 Dosen à 0,5 ml im Abstand von 4 Wochen oder im Abstand von 1 Woche (Schnellschema: Tag 0 und Tag 7, zugelassen für die Anwendung ≥ 18 bis ≤ 65 Jahren). Bei Kindern im Alter von 2 Monaten bis < 3 Jahren werden 2 Dosen à 0,25 ml im Abstand von 4 Wochen verabreicht. Ab einem Alter von ≥ 3 Jahren werden volle Impfstoffdosen à 0,5 ml gegeben.
Bei einem fortgesetzten Expositionsrisiko wird die 1. Auffrischimpfung 12–24 Monate nach der Grundimmunisierung verabreicht, eine 2. Auffrischimpfung bei weiterhin bestehender Indikation 10 Jahre nach der 1. Auffrischung (*s. Epid Bull 18/2020*) empfohlen.

Masern

Ein monovalenter Masern-Impfstoff ist in Deutschland nicht mehr erhältlich. Für die Grundimmunisierung gegen Masern werden 2 Impfstoffdosen eines Kombinationsimpfstoffs (MMR-Impfstoff) im Alter von 11 und 15 Monaten verabreicht. Hierbei ist ein Mindestabstand von 4 Wochen zwischen den beiden Impfstoffdosen einzuhalten. In folgenden Situationen kann die 1. MMR-Impfung unter Berücksichtigung der gegebenen epidemiologischen Situation bereits ab einem Alter von ≥ 9 Monaten erfolgen:

- bevorstehende Aufnahme in eine Gemeinschaftseinrichtung (z.B. Kita),
- nach Kontakt zu Masernkranken.

Sofern die Erstimpfung im Alter von 9–10 Monaten erfolgte, muss die 2. MMR-Impfung bereits zu Beginn des 2. Lebensjahres gegeben werden.
Für eine MMR-Impfung von Säuglingen unter 9 Monaten fehlen umfassende Daten zur Sicherheit und Wirksamkeit, sodass solche Säuglinge in einem Ausbruchsgeschehen in erster Linie durch Impfungen der Kontaktpersonen in der Umgebung zu schützen sind. Individuelle Risiko-Nutzen-Abwägungen können eine Impfung mit 6–8 Monaten ausnahmsweise begründen. Säuglinge, die im Alter von 6–8 Monaten geimpft wurden, sollen zum Aufbau einer langfristigen Immunität 2 weitere MMR/V-Impfstoffdosen mit 11 und 15 Monaten erhalten.
Nach Kontakt zu Masernkranken sollte die passive Immunisierung mit Immunglobulinen bis zu 6 Tage nach Exposition bei kontraindizierter aktiver Impfung vor allem für ungeschützte Personen mit hohem Komplikationsrisiko, z.B. für Säuglinge < 6 Monaten, immundefiziente PatientInnen und empfängliche Schwangere, erfolgen bzw. erwogen werden. Die Anwendung erfolgt außerhalb der Zulassung. Säuglinge im Alter von 6–8 Monaten können nach individueller Risiko-Nutzen-Abwägung alternativ zur 1. Impfung Immunglobuline erhalten. Nach einer Immunglobulingabe ist die MMR/V-Impfung für 8 Monate nicht sicher wirksam. Dies sollte bei der Indikation zur Immunglobulingabe berücksichtigt werden (s.a. Tabelle 4 und *Epid Bull 2/2017*).
Die MMR-Impfung wird auch als Standardimpfung für alle nach 1970 geborenen Erwachsenen mit unklarem Impfstatus, ohne Impfung oder mit nur einer Impfung in der Kindheit empfohlen. Die Impfung erfolgt als einmalige Gabe eines MMR-Impfstoffs. *Eine ausführliche Begründung dieser Empfehlung findet sich im Epid Bull 32/2010.*
Zusätzlich ist die zweimalige MMR-Impfung für nach 1970 geborene Personen in besonderen beruflichen Tätigkeitsbereichen indiziert. Hierzu zählt das Personal in medizinischen Einrichtungen, Einrichtungen der Pflege, Gemeinschaftseinrichtungen, Einrichtungen zur gemeinschaftlichen Unterbringung von AsylbewerberInnen, Ausreisepflichtigen, Flüchtlingen und Spätaussiedlern sowie in Fach-, Berufs- und Hochschulen (*s. Epid Bull 2/2020*).
Im März 2020 ist das Masernschutzgesetz in Kraft getreten (s. auch: https://www.masernschutz.de/).

Meningokokken

Meningokokken B:

In Deutschland stehen zwei Impfstoffe gegen Meningokokken der Serogruppe B (MenB) zur Verfügung: Bexsero ist für Personen ≥ 2 Monate und Trumenba für Personen ≥ 10 Jahre zugelassen. Die STIKO empfiehlt eine Standardimpfung von Säuglingen gegen MenB. Da MenB-Erkrankungen bereits in den ersten Lebensmonaten gehäuft auftreten, soll die Impfserie zum frühestmöglichen Zeitpunkt im Alter von 2 Monaten begonnen werden. Der für diese Altersgruppe verfügbare Impfstoff Bexsero soll in einem 2+1 Schema im Alter von 2, 4 und 12 Monaten verabreicht werden. Nachholimpfungen sollen spätestens bis zum 5. Geburtstag verabreicht werden. Bei Beginn der Impfserie im Alter von 12–23 Monaten wird ebenfalls das 2+1-Impfschema mit einem Abstand von 2 Monaten zwischen den ersten beiden Impfstoffdosen und einem Abstand von 12–23 Monaten zwischen der 2. und 3. Impfstoffdosis empfohlen. Ab dem Alter von 2 Jahren (≥ 24 Monate) besteht die Impfserie aus 2 Impfstoffdosen, die in einem Mindestabstand von 1 Monat verabreicht werden sollen. Eine Änderung des Impfschemas für Frühgeborene wird von der STIKO nicht empfohlen.
Zur Vermeidung von Fieber oder Schmerzen nach der MenB-Impfung ist bei Kindern < 2 Jahre eine prophylaktische Paracetamol-Gabe empfohlen, die zeitgleich mit der Impfung oder kurz danach begonnen wird. Die Paracetamol-Dosierung muss an das Gewicht und das Alter des Kindes angepasst werden. Unabhängig von den Symptomen wird die Prophylaxe über 24 Stunden weitergeführt. Treten trotz Paracetamol-Prophylaxe hohes Fieber oder starke Schmerzen auf, können innerhalb von 48 h nach der Impfung weitere therapeutische Paracetamol-Gaben in der alters- und gewichtsabhängigen Maximaldosierung verabreicht werden. Eine über 48 Stunden hinausgehende Paracetamol-Anwendung soll nur nach ärztlicher Anordnung erfolgen. Bei länger anhaltendem Fieber oder einer Verschlechterung des klinischen Zustandes des Kindes sollte eine Ärztin/ein Arzt aufgesucht werden (Cave: Koinzidenz mit anderen Fieberursachen). Bei Nachholimpfungen ab dem Alter von 2 Jahren ist keine prophylaktische Paracetamol-Gabe erforderlich. Die STIKO empfiehlt auch bei Frühgeborenen, die zum Zeitpunkt der Impfung ein Körpergewicht (KG) von < 3 kg haben, eine prophylaktische Paracetamol-Gabe als Saft. Jene Frühgeborene sollen off-label gemäß Kinderformularium 10–15 mg/kg KG Paracetamol je Gabe erhalten (maximale Tagesdosis von 45 mg/kg KG).
Die MenB-Impfungen können bei den routinemäßigen Vorsorgeuntersuchungen im Kindesalter (z.B. frühe U4 und späte U6) vorgenommen und am selben Termin wie die bereits von der

Tabelle 3: Umsetzung der sequenziellen Pneumokokken-Indikationsimpfung ab dem Alter von ≥ 2 bis 17 Jahren unter Berücksichtigung des aktuellen Impfstatus§

Impfstatus	Empfohlenes Impfschema für die sequenzielle Impfung		PPSV23-Wiederholungsimpfung im Abstand von mindestens 6 Jahren zur letzten PPSV23-Impfung
	1. Impfung	2. Impfung	
Keine Impfung	PCV13 / PCV15	PPSV23 im Abstand von 6–12 Monaten*	Ja
PCV13 oder PCV15	PPSV23 im Abstand von 6–12 Monaten	entfällt	Ja
PCV7 oder PCV10	PCV13 / PCV15	PPSV23 im Abstand von 6–12 Monaten*	Ja
PPSV23 vor < 6 Jahren	PCV13 # im Abstand von 12 Monaten	PPSV23 im Abstand von 6 Jahren zur vorangegangenen PPSV23 Impfung	Ja
PPSV23 vor ≥ 6 Jahren	PCV13 / PCV15	PPSV23 im Abstand von 6–12 Monaten*	Ja
PCV13 + PPSV23	entfällt	entfällt	Ja

* PPSV23 (23-valenter Polysaccharid-Impfstoff) kann frühestens 2 Monate nach der PVC13-Impfung (13-valenter Konjugat-Impfstoff) gegeben werden (z. B. bei Impfung vor geplanter immunsuppressiver Therapie); ein längerer Abstand von 6–12 Monaten ist immunologisch günstiger.

§ Personen ab ≥18 Jahren mit entsprechender Indikation: Impfung mit dem 20-valenten Konjugat-Impfstoff (PCV20) (Änderung vom 28.09.2023, s. *Epid Bull 39/2023*).

STIKO empfohlenen Impfungen gegeben werden (6-fach-Impfung [DTaP-IPV-Hib-HepB], Pneumokokken-Konjugat-Impfung [PCV], Rotavirus-Schluckimpfung, Meningokokken-C-Konjugat-Impfung [MenC]). Um einen möglichst frühen Immunschutz zu erreichen und die Anzahl der Impftermine zu verringern, empfiehlt die STIKO explizit die Koadministration von mehreren Injektionsimpfstoffen (1. und 2. MenB-Impfstoffdosis in Kombination mit 6-fach-Impfstoff und PCV; 3. MenB-Impfstoffdosis in Kombination mit MenC-Impfstoffdosis). Dabei sollen die Injektionen wie üblich beidseits in den Musculus vastus lateralis (antero-lateraler Oberschenkelmuskel) gegeben werden. Der Abstand zwischen 2 Injektionen auf der gleichen Seite soll mindestens 2 cm betragen. Für Kinder im Alter ≥5 Jahre, Jugendliche und Erwachsene empfiehlt die STIKO zum jetzigen Zeitpunkt keine allgemeine MenB-Impfung.

Zudem empfiehlt die STIKO für Personen mit spezifischen Grundkrankheiten (z. B. bei Personen mit angeborener oder erworbener Immundefizienz) zusätzlich zu einer Impfung gegen Meningokokken der Serogruppen A, C, W und Y auch eine MenB-Impfung (s. Tab. 2). Es liegen keine Daten zur Wirksamkeit der MenB-Impfung bei diesen Personen vor; in einer kleineren Studie war die Immunogenität jedoch bei Kindern und Jugendlichen mit Komplementdefekten geringer als bei gesunden oder asplenischen Personen. Zudem ist das Risiko, an einer invasiven Meningokokken-Infektion zu erkranken, je nach Grundkrankheit unterschiedlich hoch, wie in der „Wissenschaftlichen Begründung für die Aktualisierung der Meningokokken-Impfempfehlung" detailliert ausgeführt wird (s. *Epid Bull 37/2015*). Bei Katastrophenhelfern und -helferinnen und je nach Exposition auch bei Entwicklungshelfern und -helferinnen und medizinischem Personal wird ebenfalls eine Impfung gegen MenB empfohlen (s. *Epid Bull 14/2025*).

Somit sollte die Entscheidung für eine MenB-Impfung nach individueller Risiko-Nutzen-Abschätzung getroffen werden.

Meningokokken C: *(aktualisiert 30.10.2025, Epid Bull 44/2025)*
Die bisherige STIKO Empfehlung zur monovalenten MenC-Impfung im Alter von 12 Monaten, einschließlich der bislang empfohlenen Nachholimpfungen bis zu einem Alter von <18 Jahren entfällt.

Meningokokken ACWY: *(aktualisiert 30.10.2025, Epid Bull 44/2025)*
Die STIKO empfiehlt neu für alle älteren Kinder und Jugendlichen, unabhängig vom Impfstatus, im Alter von 12–14 Jahren die Impfung gegen Men ACWY mit einem quadrivalenten Konjugatimpfstoff als Standardimpfung. Es soll eine Impfstoffdosis eines altersgerecht zugelassenen Impfstoffs (Nimenrix, MenQuadfi oder Menveo) gemäß Fachinformation verabreicht werden. [...] Die MenACWY-Impfung kann bei der routinemäßigen Vorsorgeuntersuchung im Jugendalter (J1) erfolgen. Die Verabreichung kann zeitgleich mit den weiteren von der STIKO empfohlenen Impfungen für diese Altersgruppe erfolgen (Vierfachimpfung gegen Diphtherie, Tetanus, Pertussis und Poliomyelitis [TdapIPV], Impfung gegen Humane Papillomviren [HPV]). Die STIKO verbindet mit der Einführung der MenACWY-Impfung für alle Jugendlichen im Alter von 12–14 Jahren auch die Erwartung einer Steigerung der TdapIPV und HPV Impfquoten. MenACWYN-achholimpfungen sollen bis zum Alter von <25 Jahren erfolgen.

Mpox

In Deutschland ist der Impfstoff Imvanex (Modified Vaccinia Ankara, Bavarian-Nordic [MVA-BN]) zur Impfung gegen Mpox für Personen ≥ 12 Jahre zugelassen. Dabei handelt es sich um einen im Menschen nicht vermehrungsfähigen Pockenimpfstoff der 3. Generation. Für Personen ohne Pockenimpfung in der Vergangenheit erfolgt die Grundimmunisierung subkutan mit 2 Impfstoffdosen Imvanex im Abstand von mindestens 28 Tagen. Bei Personen, die in der Vergangenheit gegen Pocken geimpft worden sind, reicht eine einmalige Impfstoffgabe aus. Die Impfung kann auch bei Personen mit Immundefizienz durchgeführt werden. Der Impfstoff ist nicht für Schwangere sowie für Kinder < 12 Jahren zugelassen. Äquivalent kann der Impfstoff Jynneos von Bavarian-Nordic verwendet werden (nahezu identisch mit Imvanex). *Die entsprechende ausführliche wissenschaftliche Begründung findet sich im Epid Bull 25/26/2022.*

Mumps

Ein monovalenter Mumps-Impfstoff ist in Deutschland nicht mehr erhältlich. Für die Grundimmunisierung gegen Mumps werden

2 Impfstoffdosen eines Kombinationsimpfstoffs (MMR oder MMR/V-Impfstoff) im Alter von 11 und 15 Monaten verabreicht. Hierbei ist ein Mindestabstand von 4 Wochen zwischen den beiden Impfstoffdosen einzuhalten. Eine bereits bestehende Immunität gegen einen oder 2 der enthaltenen Erreger des Impfstoffs stellt keine Kontraindikation für die Impfung dar.
Zusätzlich ist die 2-malige MMR-Impfung (bei gleichzeitiger Varizellen-Indikation, Verwendung eines MMR/V-Impfstoffs) für nach 1970 geborene Personen in besonderen beruflichen Tätigkeitsbereichen indiziert. Hierzu zählt das Personal in medizinischen Einrichtungen, Einrichtungen der Pflege, Gemeinschaftseinrichtungen, Einrichtungen zur gemeinschaftlichen Unterbringung von Asylsuchenden, Ausreisepflichtigen, Geflüchteten und Spätaussiedlerinnen und Spätaussiedlern sowie in Fach-, Berufs- und Hochschulen (s. *Epid. Bull. 2/2020*).

Pertussis

Säuglingsimpfung: In Anbetracht der epidemioloischen Pertussis-Situation in Deutschland und der Schwere des klinischen Verlaufs einer Pertussis-Erkrankung im Säuglingsalter ist es dringend geboten, mit der Grundimmunisierung der Säuglinge und Kleinkinder zum frühestmöglichen Zeitpunkt, d.h. unmittelbar nach Vollendung des 2. Lebensmonats zu beginnen und sie zeitgerecht fortzuführen. Für die Grundimmunisierung von Reifgeborenen im Säuglingsalter sind 3 Impfungen im Alter von 2, 4 und 11 Monaten empfohlen (s. *Epid Bull 26/2020*). Es ist sinnvoll, diese Impfungen mit einem Kombinationsimpfstoff durchzuführen, der gleichzeitig gegen Tetanus, Diphtherie, Keuchhusten, Kinderlähmung, Hib und Hepatitis B schützt.
Für Frühgeborene (Geburt vor der vollendeten 37. Schwangerschaftswoche) sind 4 Impfstoffdosen im chronologischen Alter von 2, 3, 4 und 11 Monaten empfohlen. Zwischen der letzten und vorletzten Impfstoffdosis des jeweiligen Impfschemas zur Grundimmunisierung sollte ein Abstand von 6 Monaten nicht unterschritten werden.
Auffrischimpfungen sind mit 5–6 Jahre und 9–16 Jahre empfohlen. Ab dem Alter von ≥5–6 Jahren werden sowohl zur Auffrischimpfung als auch für eine ggf. nachzuholende Grundimmunisierung Impfstoffe mit reduziertem Pertussis-Antigengehalt (ap statt aP) verwendet.
Standardimpfung für Erwachsene: Für alle Erwachsenen ist empfohlen, die nächste fällige Td-Impfung (Impfstoff mit Tetanustoxoid (T) und reduziertem Diphtherietoxoid-Gehalt (d)) einmalig als Tdap-Kombinationsimpfung zu verabreichen (s. dazu Epid Bull 15/2019), bei entsprechender Indikation als Tdap-IPV-Kombinationsimpfung. Da ein monovalenter Pertussis-Impfstoff nicht mehr zur Verfügung steht, muss einer der genannten Kombinationsimpfstoffe verwendet werden. Bei bestehender Indikation zur Pertussis-Impfung kann auch kurz nach einer erfolgten Td-Impfung eine Impfung mit Tdap-Impfstoff durchgeführt werden. Für einen der Tdap-Impfstoffe konnte in einer Plazebo-kontrollierten Studie gezeigt werden, dass dieser bereits 1 Monat nach der letzten Td-Impfung verabreicht werden kann, ohne dass es zu vermehrten Nebenwirkungen kommt (s. *Epid Bull 33/2009*).
Indikationsimpfung für Schwangere: Eine Impfung mit einem Tdap-Kombinationsimpfstoff ist zu Beginn des 3. Trimenons empfohlen. Bei erhöhter Wahrscheinlichkeit für eine Frühgeburt sollte die Impfung ins 2. Trimenon vorgezogen werden. Die Impfung soll unabhängig vom Abstand zu vorher verabreichten Pertussis-Impfungen und in jeder Schwangerschaft erfolgen. Das Ziel der Pertussis-Impfung in der Schwangerschaft ist die Reduzierung von Erkrankungen bei Neugeborenen und jungen Säuglingen (s. *Epid Bull 13/2020*). Vorgehen bei Pertussis-Häufungen: Im Zusammenhang mit Pertussis-Häufungen kann auch bei vollständig geimpften Kindern und Jugendlichen mit engem Kontakt zu Erkrankten im Haushalt oder in Gemeinschaftseinrichtungen eine Impfung erwogen werden, wenn die letzte Impfung länger als 5 Jahre zurückliegt. Speziell vor Geburt eines Kindes sollte überprüft werden, ob ein adäquater Immunschutz (Impfung innerhalb der vergangenen 10 Jahre) gegen Pertussis für enge Haushaltskontaktpersonen und Betreuende des Neugeborenen (s. Tab. 2) besteht. Eine Impfung mit Pertussis-haltigen Impfstoffen schützt nicht vor Infektionen mit Bordetella parapertussis.

Pneumokokken

Säuglingsimpfung: Primäres Ziel der generellen Impfung aller Kinder bis zum Alter von 24 Monaten mit einem Pneumokokken-Konjugat-Impfstoff ist es, die Morbidität invasiver Pneumokokken-Erkrankungen (IPD) und die daraus entstehenden Folgen wie Hospitalisierung, Behinderung und Tod zu reduzieren. Für die Grundimmunisierung von reifgeborenen Säuglingen < 12 Monate werden ab dem Alter von 2 Monaten 2 Impfstoffdosen Pneumokokken-Konjugat-Impfstoff (PCV13 oder PCV15) im Abstand von 8 Wochen verabreicht. Die Verwendung von PCV20 ist derzeit aufgrund des Impfschemas (Zulassung für Säuglinge nur im 3+1-Schema) und einer im Vergleich zu PCV13 und PCV15 geringeren Immunogenität nicht empfohlen (s. Stellungnahme im *Epid Bull Nr. 33 des RKI vom 14.08.2025*). Frühgeborene (Geburt vor der vollendeten 37. Schwangerschaftswoche) erhalten ab dem chronologischen Alter von 2 Monaten 3 Impfstoffdosen PCV13 oder PCV15 im Abstand von jeweils 4 Wochen. Die Grundimmunisierung wird mit einer weiteren Impfstoffdosis im Alter von 11 Monaten und mit einem Mindestabstand von 6 Monaten zur vorausgegangenen Impfung abgeschlossen. Die abweichende Empfehlung für Frühgeborene ist dadurch begründet, dass in der Zulassung der Pneumokokken-Konjugat-Impfstoffe die Anwendung des 2+1-Impfschemas bisher (Stand: November 2020) auf Reifgeborene beschränkt ist. Eine aus-führliche Begründung der Impfempfehlung findet sich imim *Epid Bull 36/2015*. Bisher noch nicht gegen Pneumokokken geimpfte Säuglinge ≥12 Monate (bis 24 Monate) erhalten als Nachholimpfung nur 2 Impfstoffdosen im Abstand von mindestens 8 Wochen.
Standardimpfung für Erwachsene ≥60 Jahre: Für Personen ≥60 Jahre, die keiner der in Tabelle 2 unter „I" oder „B" genannten Risikogruppen angehören, wird als Standardimpfung die 1-malige Impfung mit dem 20-valenten Konjugat-Impfstoff (PCV20) empfohlen (Kategorie „S"). Personen, die bereits mit dem 23-valenten Polysacharid-Impfstoff (PPSV23) geimpft wurden, sollen in einem Mindestabstand von 6 Jahren nach der PPSV23-Impfung eine Impfung mit PCV20 erhalten.
Indikationsimpfung: Für Personen mit bestimmten Risikofaktoren für schwere Pneumokokken-Erkrankungen (Kategorien „I" und „B" in Tabelle 2) wird die Impfung gegen Pneumokokken unabhängig vom Alter empfohlen.
Nach Zulassung von PCV20 für Säuglinge, Kinder und Jugendliche hat die STIKO die Datenlage geprüft und evaluiert. Die STIKO ist bei der derzeitigen Evidenzlage zu dem Ergebnis gekommen, dass die bestehenden Empfehlungen für die Impfung von Säuglingen, Frühgeborenen sowie Kindern und Jugendlichen mit chronischen Krankheiten und einer Indikation zur Pneumokokken-Impfung unverändert bleiben und PCV20 vorerst nicht berücksichtigt wird. Neben der alleinigen Zulassung von PCV20 im 3+1-Schema im Säuglingsalter waren die im Vergleich zu PCV13 geringeren IgG-Ak-Konzentrationen maßgebend für diese Entscheidung (s. Stellungnahme im *Epid Bull Nr. 33 des RKI vom 14.08.2025*). Die STIKO wird sich weiterhin mit der Impfung von Säuglingen und Kindern mit PCV20 beschäftigen und ggf. verfügbare neue Daten und Studienergebnisse aus der klinischen Anwendung von PCV20 evaluieren.
Kindern und Jugendlichen im Alter von 2 bis 17 Jahren mit Immundefizienz, sonstigen chronischen Krankheiten sowie mit anatomischen und/oder Fremdkörper-assoziierten Risikofaktoren

und damit einem erhöhten Risiko für eine Pneumokokken-Meningitis wird aufgrund der breiteren Serotypabdeckung weiterhin die sequenzielle Impfung mit PCV13 oder PCV15, gefolgt von PPSV23 in einem Abstand von 6 bis 12 Monaten, empfohlen. Aufgrund der begrenzten Schutzdauer von PPSV23 soll in den betreffenden Altersgruppen (2 bis 17 Jahre) die Impfung mit PPSV23 in allen 3 Risikogruppen mit einem Mindestabstand von 6 Jahren wiederholt werden.

Für **erwachsene Personen ≥ 18 Jahre** mit den in Tabelle 2 unter 1., 2., 3. genannten Begleiterkrankungen/Risikofaktoren nd für 16- bis 17-Jährige mit beruflicher Indikation (Exposition zu Metall- und Schweißrauchen) wird die Impfung mit PCV20 empfohlen. Eine sequenzielle Impfung ist für Personen ≥ 18 Jahre nicht mehr empfohlen, da der zusätzliche Nutzen der 3 weiteren Serotypen von PPSV23 bei gleichzeitiger immunologischer Überlegenheit des Konjugat-Impfstoffs gegenüber dem Polysacharid-Impfstoff als sehr gering angesehen wird. Zur Schutzdauer von PCV20 und damit zur Notwendigkeit von Wiederholungsimpfungen nach der Impfung mit PCV20 liegen noch keine Daten vor, weswegen zum gegenwärtigen Zeitpunkt hierzu keine Empfehlung ausgesprochen werden kann.

Ausführliche wissenschaftliche Begründungen zu diesen Empfehlungen finden sich im Epid Bull 39/2023.

Poliomyelitis

Typ 2 und 3 des Wildpoliovirus sind weltweit eradiziert. Es besteht weiterhin das Risiko der Infektion durch das Wildpoliovirus Typ 1 sowie durch mutierte zirkulierende Impfviren (circulating vaccine-derived polioviruses – cVDPV) aller 3 Typen bei Reisen in Regionen mit Infektionsrisiko. Der Polio-Lebendimpfstoff, die orale Polio-Vakzine (OPV), wird wegen des – wenn auch sehr geringen – Risikos einer Vakzine-assoziierten paralytischen Poliomyelitis (VAPP) seit 1998 nicht mehr empfohlen. Zum Schutz vor Poliomyelitis sollte ein zu injizierender Impfstoff, inaktivierte Polio-Vakzine (IPV), eingesetzt werden (ggf. als Kombinationsimpfstoff). Für die Grundimmunisierung gegen Poliomyelitis sind 3 Impfstoffdosen im Alter von 2, 4 und 11 Monaten empfohlen (*s. Epid Bull 26/2020*). Zwischen der letzten und vorletzten Dosis des jeweiligen Impfschemas zur Grundimmunisierung sollte ein Abstand von 6 Monaten nicht unterschritten werden. Es ist sinnvoll, diese Impfungen mit einem Kombinationsimpfstoff durchzuführen, der gleichzeitig gegen Tetanus, Diphtherie, Keuchhusten, Kinderlähmung, Hib und Hepatitis B schützt. Im Alter von 9–16 Jahren wird eine Auffrischimpfung mit einem Impfstoff, der IPV enthält, empfohlen. Eine mit OPV begonnene Grundimmunisierung wird mit IPV komplettiert (s. a. Tab. 2).

Respiratorische Synzytial Viren (RSV)

Säuglingsimmunisierung (RSVProphylaxe): *siehe vollständiger Text der STIKO-Empfehlungen im Epid Bull Nr. 4 des RKI vom 23.01.2025*

Standardimpfung für Erwachsene ≥ 75 Jahre: Eine 1-malige RSV-Impfung mit einem der beiden zugelassenen proteinbasierten Impfstoffe (Arexvy (RSVPreF3) oder Abrysvo (RSVPreF)) ist für alle Personen ≥ 75 Jahre als Standardimpfung empfohlen. Für einen optimalen Schutz in der RSV-Saison sollte die 1-malige Impfung im Spätsommer/Herbst erfolgen. Zur Notwendigkeit von Wiederholungsimpfungen kann auf Basis der bisherigen Datenlage keine Aussage getroffen werden. Die Impfung kann gleichzeitig mit der saisonalen Influenza-Impfung verabreicht werden.

Indikationsimpfung für Personen im Alter von 60 bis 74 Jahren: Für Personen mit einer schweren Grunderkrankung sowie für Personen, die in einer Einrichtung der Pflege leben und somit ein deutlich erhöhtes Risiko für einen schweren RSV-Krankheitsverlauf haben, ist die 1-malige RSV-Impfung mit einem der beiden zugelassenen proteinbasierten Impfstoffe (Arexvy oder Abrysvo) als Indikationsimpfung empfohlen.

Zu den Grunderkrankungen, die mit einem erhöhten Risiko für einen schweren Verlauf einer RSV-Erkrankung assoziiert sind, gehören schwere Formen von u. a. chronischen Erkrankungen der Atmungsorgane, chronischen Herz-Kreislauf- und Nierenerkrankungen, chronischen neurologischen und neuromuskulären Erkrankungen, hämato-onkologischen Erkrankungen, Diabetes mellitus (mit Komplikationen) sowie einer schweren angeborenen oder erworbenen Immundefizienz. Für einen optimalen Schutz in der RSV-Saison sollte die 1-malige Impfung im Spätsommer/Herbst erfolgen. Leichte oder unkomplizierte bzw. medikamentös gut kontrollierte Formen der genannten chronischen Erkrankungen gehen nach jetzigem Wissensstand nicht mit einem deutlich erhöhten Risiko für einen schweren RSV-Krankheitsverlauf einher.

Röteln

Ein monovalenter Röteln-Impfstoff ist in Deutschland nicht mehr erhältlich. Für die Grundimmunisierung gegen Röteln werden 2 Impfstoffdosen eines Kombinationsimpfstoffs (MMR/MMR/V-Impfstoff) im Alter von 11 und 15 Monaten verabreicht. Hierbei ist ein Mindestabstand von 4 Wochen zwischen den beiden Impfstoffdosen einzuhalten. Eine bereits bestehende Immunität gegen einen oder 2 der enthaltenen Erreger des Kombinationsimpfstoffs stellt keine Kontraindikation für die Impfung dar. Ziele der Impfempfehlung sind in erster Linie die Verhinderung von Röteln-Embryopathien sowie die Elimination der Röteln in Deutschland.

Mütter, die in der Schwangerschaft seronegativ für Röteln getestet wurden, sollten postpartal 2 MMR-Impfstoffdosen im Mindestabstand von 4 Wochen erhalten. Für die 1. Impfstoffdosis bietet sich die Mutterschaftsnachsorgeuntersuchung am Ende des Wochenbetts an.

Zusätzlich sind 2 MMR-Impfstoffdosen für nach 1970 geborene Personen in besonderen beruflichen Tätigkeitsbereichen indiziert. Hierzu zählt das Personal in medizinischen Einrichtungen, Einrichtungen der Pflege, Gemeinschaftseinrichtungen, Einrichtungen zur gemeinschaftlichen Unterbringung von Asylsuchenden, Ausreisepflichtigen, Geflüchteten und Spätaussiedlerinnen und Spätaussiedlern sowie in Fach-, Berufs- und Hochschulen (*s. Epid Bull 2/2020*).

Rotaviren (RV)

Bei der Impfung gegen RV handelt es sich um eine Schluckimpfung mit einem oralen Lebendimpfstoff. Je nach verwendetem Impfstoff werden ab dem Alter von ≥ 6 Wochen 2 (Rotarix) bzw. 3 Impfstoffdosen (RotaTeq) in einem Mindestabstand von 4 Wochen verabreicht. Es besteht ein geringfügig erhöhtes Risiko für Darminvaginationen (ca. 1–2 Fälle pro 100.000 geimpfte Kinder) innerhalb der 1. Woche nach der 1. RV-Impfung, das mit dem Alter des zu impfenden Säuglings zunimmt. Daher empfiehlt die STIKO dringend, die Impfserie frühzeitig – spätestens bis zum Alter von ≤ 12 Wochen – zu beginnen und vorzugsweise bis zum Alter von ≤ 16 Wochen (Rotarix) bzw. von 20–22 Wochen (Rota-Teq) abzuschließen. Die Impfserie muss für Rota-rix auf jeden Fall bis zum Alter von ≤ 24 Wochen und für RotaTeq bis zum Alter von ≤ 32 Wochen abgeschlossen sein.

Eine ausführliche Begründung der Impfempfehlung findet sich im *Epid Bull 35/2013*. Zur gleichzeitigen Gabe mit anderen Impfstoffen verweist die STIKO auf die jeweiligen Fachinformationen.

Auch für Frühgeborene und andere Reifgeborene, aber stationär versorgte Säuglinge ist die RV-Impfung entsprechend ihres chronologischen Alters ab 6 Wochen nach der Geburt empfohlen. Der Nutzen für hospitalisierte Säuglinge, durch die RV-Impfung vor einer nosokomialen RV-Infektion geschützt zu werden, überwiegt deutlich das äußerst geringe Erkrankungsrisiko anderer hospitalisierter Personen durch die denkbare Übertragung von RV-Impfviren. Das Übertragungsrisiko von Impfviren ist zudem bei konsequenter Anwendung der auf neonatologischen Stationen üblichen Standardhygienemaßnahmen als gering zu bewerten. Zur RV-Impfung von Früh- und Neugeborenen im stationären Umfeld hat die STIKO gemeinsam mit der Deutschen Akademie für Kinder- und Jugendmedizin e. V. und der Gesellschaft für Neonatologie und Pädiatrische Intensivmedizin e. V. eine Stellungnahme im *Epid. Bull. 1/2015* publiziert.

Tetanus

Für die Grundimmunisierung von Reifgeborenen sind im Säuglingsalter 3 Impfstoffdosen im Alter von 2, 4 und 11 Monaten empfohlen (*s. Epid Bull 26/2020*). Es ist sinnvoll diese Impfungen mit einem Kombinationsimpfstoff durchzuführen, der gleichzeitig gegen Tetanus, Diphtherie, Keuchhusten, Kinderlähmung, Hib und Hepatitis B schützt. Für Frühgeborene (Geburt vor der vollendeten 37. Schwangerschaftswoche) sind 4 Impfstoffdosen im chronologischen Alter von 2, 3, 4 und 11 Monaten empfohlen.
Zwischen der letzten und vorletzten Dosis des jeweiligen Impfschemas sollte ein Abstand von 6 Monaten nicht unterschritten werden. Auffrischimpfungen sind im Alter von 5–6 Jahren und im Alter von 9–16 Jahren empfohlen. Alle weiteren Auff rischimpfungen sollten in 10-jährigem Abstand zur vorangegangenen Impfung erfolgen. Jede Auffrischimpfung mit Td (auch im Verletzungsfall) sollte Anlass sein, die Indikation für eine Pertussis-Impfung zu überprüfen und gegebenenfalls einen Kombinationsimpfstoff (Tdap) einzusetzen, bei entsprechender Indikation Tdap-IPV.

Tollwut

Deutschland gilt nach den Kriterien der WHO seit 2008 als frei von terrestrischer Tollwut. Lediglich durch den illegalen Import von Haustieren (z. B. Hunden und Katzen) aus nicht tollwutfreien Regionen besteht weiterhin ein Risiko für terrestrische Tollwut. Fledermaus-Tollwutfälle sind extrem selten. Sie werden durch Fledermaus-Lyssaviren (z. B. das European Bat Lyssavirus) verursacht. Ihre Pathogenität entspricht der von klassischen Rabiesviren (RABV).
Die aus 3 Impfstoffdosen bestehende Grundimmunisierung im Schema Tag 0, Tag 7, Tag 21 oder 28 kann mit Rabipur oder Verorab durchgeführt werden (für Schnellimpfschemata s. Fachinformationen). Bei fortgesetzter Exposition sollen Auffrischimpfungen entsprechend der Fachinformationen verabreicht werden.

Typhus abdominalis

Für die Impfung stehen in Deutschland ein Lebend- und zwei Totimpfstoffe zur Verfügung. Die Schluckimpfung mit dem Lebendimpfstoff (Typhoral L Kapseln) besteht aus 3 Impfstoffdosen an den Tagen 0, 2 und 4. Die Impfserie sollte mindestens 10 Tage vor der Reise in ein Endemiegebiet abgeschlossen sein. Der parenterale Totimpfstoff Typhim Vi wird 1-malig i. m. spätestens 2 Wochen vor Einreise in das Endemiegebiet gegeben.

Varizellen

Für die Grundimmunisierung im Säuglings- bzw. Kleinkindalter werden 2 Impfstoffdosen im Alter von 11 und 15 Monaten verabreicht. Der Mindestabstand von 4 Wochen sollte eingehalten werden. Die 1. Impfstoffdosis gegen Varizellen wird in der Regel entweder simultan mit der 1. MMR-Impfung verabreicht oder frühestens 4 Wochen nach dieser. Diese Abstände sind einzuhalten, da es sich um Lebendimpfstoffe handelt. Für die 1. Impfung gegen Varizellen und Masern, Mumps, Röteln bei Kindern <5 Jahre sollte die simultane Gabe von Varizellen-Impfstoff und MMR-Impfstoff an verschiedenen Körperstellen bevorzugt werden. Grund für diese Empfehlung ist das leicht erhöhte Risiko von Fieberkrämpfen 5–12 Tage nach der Gabe des kombinierten MMRV-Impfstoffs im Vergleich zur simultanen Impfung mit Varizellen- und MMR-Impfstoff. Dies wurde nur bei der Erstimpfung beobachtet. Die 2. Impfung gegen Varizellen sollte im Alter von 15 Monaten verabreicht werden und kann mit einem MMRV-Kombinationsimpfstoff erfolgen (*s. a. Mitteilung der STIKO zur „Kombinationsimpfung gegen Masern, Mumps, Röteln und Varizellen (MMRV)" im Epid Bull 38/2011*).
Bei allen ungeimpften Kindern und Jugendlichen ohne Varizellen-Anamnese sollte die Varizellen-Impfung mit 2 Impfstoffdosen nachgeholt werden. Der Mindestabstand zwischen den Varizellen- bzw. MMRV-Impfungen beträgt 4–6 Wochen (je nach Hersteller, Fachinformation beachten). Kinder und Jugendliche, die bisher nur eine Varizellen-Impfung erhalten haben, sollen eine 2. Impfung bekommen.
Die wissenschaftliche Begründung der Varizellen-Impfempfehlung wurde im *Epid Bull 32/2009*, eine Evaluation dieser Impfempfehlung im *Epid Bull 1/2013* veröffentlicht.
Beruflich indiziert ist die 2-malige Varizellen-Impfung von seronegativen Personen, die in medizinischen Einrichtungen, in Einrichtungen der Pflege, in Gemeinschaftseinrichtungen oder in Einrichtungen zur gemeinschaftlichen Unterbringung von Asylsuchenden, Ausreisepflichtigen, Geflüchteten und Spätaussiedlerinnen und Spätaussiedlern tätig sind oder tätigkeitsbedingt Kontakt zu potenziell infektiösem Material haben (*s. Epid Bull 2/2020*).

4. Hinweise zur Durchführung von Schutzimpfungen

(Aufklärungspflicht vor Schutzimpfungen, Off-Label-Use, Dokumentation von Impfungen, Impfabstände, Kontraindikationen, Impfen bei Immundefizienz bzw. -suppression, Impfkomplikationen und deren Meldung, Hinweise zur Kostenübernahme von Schutzimpfungen u. a. m.)

> siehe vollständiger Text der STIKO-Empfehlungen im Epid Bull Nr. 4 des RKI vom 23.01.2025

5. Postexpositionelle Impfungen bzw. andere Maßnahmen der spezifischen Prophylaxe übertragbarer Krankheiten

Zusätzlich zu den Empfehlungen der Standard- und Indikationsimpfungen gibt die STIKO Empfehlungen zu postexpositionellen Impfungen und zu anderen Maßnahmen der spezifischen Prophylaxe von Kontaktpersonen im privaten und beruflichen Bereich sowie in Gemeinschaftseinrichtungen. Diese beinhalten Hinweise, wie unzureichend geschützte Personen nach dem Kontakt zu bestimmten Infektionserregern geschützt werden können, um die Weiterverbreitung der Infektionskrankheit zu verhindern oder den Verlauf einer Erkrankung abzumildern. Als Präventionsmaßnahmen werden die postexpositionelle Impfung, die passive Immunisierung durch die Gabe von Immunglobulinen oder eine Chemoprophylaxe aufgeführt. Informationen zur PEP einzelner Infektionskrankheiten finden sich auch in den „RKI-Ratgebern" unter „Infektionskrankheiten A-Z".

Tabelle 4: Postexpositionelle Impfungen sowie andere Maßnahmen der spezifischen Prophylaxe

Prophylaxe gegen	Indikationsgruppe	Empfohlenes Vorgehen (Packungsbeilage/Fachinformation beachten)
Diphtherie	Für Personen mit engem (face-to-face) Kontakt zu Erkrankten	Chemoprophylaxe: Unabhängig vom Impfstatus präventive antibiotische Therapie, z. B. mit Erythromycin (s. RKI-Ratgeber für Ärzte „Diphtherie", www.rki.de/ratgeber > Diphtherie) Postexpositionelle Impfung, wenn letzte Impfung >5 Jahre zurückliegt
	Bei Epidemien oder regional erhöhter Morbidität	Impfung entsprechend den Empfehlungen der Gesundheitsbehörden
Haemophilus influenzae Typ b (Hib)	Nach engem (face-to-face) Kontakt zu PatientInnen mit invasiver Haemophilus-influenzae-Typ-b-Infektion wird eine Chemoprophylaxe empfohlen: • für alle Haushaltsmitglieder der Patientinnen und Patienten ab einem Alter von 1 Monat, wenn sich dort ein ungeimpftes oder unzureichend geimpftes Kind im Alter bis zu 4 Jahren oder aber eine Person mit relevanter Immundefizienz bzw. -suppression befindet, • für ungeimpfte in Gemeinschaftseinrichtungen exponierte Kinder <5 Jahre, • für alle Kinder unabhängig von Impfstatus und Alter sowie für Betreuende derselben Gruppe einer Gemeinschaftseinrichtung für Kleinkinder, wenn dort innerhalb von etwa 2 Monaten ≥2 Fälle aufgetreten sind und in der Einrichtung nicht oder nicht ausreichend geimpfte Kinder betreut werden.	Chemoprophylaxe: Rifampicin: **ab 1 Monat:** 1×20 mg/kg KG (maximal 600 mg) p. o. für 4 Tage **Erwachsene:** 1×600 mg p. o. für 4 Tage Da bei Schwangeren die Gabe von Rifampicin kontraindiziert ist, kommt bei ihnen zur Prophylaxe ggf. Ceftriaxon in Frage (1×250 mg i. m.). Falls eine Prophylaxe indiziert ist, sollte sie zum frühestmöglichen Zeitpunkt, spätestens 7 Tage nach Beginn der Erkrankung des Indexfalls, begonnen werden. Zusätzlich zur Chemoprophylaxe sollten ungeimpfte oder unvollständig geimpfte Kinder <5 Jahren gegen Hib nachgeimpft werden.
Hepatitis A (HA)	Kontakt zu Hepatitis-A-Kranken (vor allem in Gemeinschaftseinrichtungen) oder nach dem Verzehr von HAV-kontaminierten Lebensmitteln in einem Lebensmittel-bedingten Ausbruch.	Postexpositionelle Impfung mit monovalentem HAV-Impfstoff innerhalb von 14 Tagen nach Exposition: Nach einer Exposition von Personen, für die eine Hepatitis A eine besonders große Gefahr darstellt (z. B. chronisch HBV- oder HCV-Infizierte), sollte simultan mit der 1. Impfung ein Immunglobulin-Präparat gegeben werden. (siehe auch RKI-Ratgeber für Ärzte „Hepatitis A", www.rki.de/ratgeber > Hepatitis A)
Hepatitis B (HB)	Verletzungen mit möglicherweise HBV-haltigen Gegenständen (z. B. Nadelstich) oder Blutkontakt mit Schleimhaut oder nichtintakter Haut	s. postexpositionelle Hepatitis-B-Immunprophylaxe
	Neugeborene HBsAg-positiver Mütter oder von Müttern mit unbekanntem HBsAg-Status (unabhängig vom Geburtsgewicht)	s. unter Anmerkungen zu einzelnen Impfungen
Masern	Personen mit unklarem Impfstatus, ohne Impfung oder mit nur einer Impfung in der Kindheit nach Kontakt zu Masernkranken:	Impfung mit einem MMR (V)*-Impfstoff möglichst innerhalb von 3 Tagen nach Exposition; zur Anzahl der Impfstoffdosen und den Zeitpunkten der Verabreichung sind folgende altersspezifische Hinweise zu beachten. * *MMR(V) = MMR mit oder ohne Ko-Administration von VZV-Impfung*
	• im Alter von 6 bis 8 Monaten: ausnahmsweise nach individueller Risiko-Nutzen-Abwägung *(Off-Label-Use)*	1. Impfung; die 2. und 3. Impfung soll im Alter von 11 und 15 Monaten erfolgen
	• im Alter von 9 bis 10 Monaten	1. Impfung; die 2. Impfung soll zu Beginn des zweiten Lebensjahres erfolgen
	• im Alter von 11 Monaten bis 17 Jahren	Ungeimpfte bzw. Personen mit unklarem Impfstatus erhalten eine zweimalige Impfung im Abstand >4 Wochen; bisher einmal Geimpfte erhalten eine Impfung
	• im Alter von ≥18 Jahren, nach 1970 Geborene	Ungeimpfte bzw. Personen mit unklarem Impfstatus oder mit nur einer Impfung in der Kindheit erhalten eine einmalige Impfung.
	Ungeschützte Personen mit hohem Komplikationsrisiko bei kontraindizierter aktiver Impfung nach Kontakt zu Masernkranken: • Säuglinge im Alter von <6 Monaten • Empfängliche Schwangere • Immundefiziente	Postexpositionelle Gabe von Standardimmunglobulinen *(Off-Label-Use)* so schnell wie möglich, möglichst innerhalb von 6 Tagen nach Exposition: 1×400 mg/kg KG i.v. Bei 6–8 Monate alten Säuglingen kann nach individueller Risiko-Nutzen-Abwägung statt der 1. aktiven Impfung eine passive Immunisierung mit Immunglobulinen erwogen werden, z. B. wenn der Kontakt länger als 3 Tage her ist. Nach Immunglobulingabe ist die MMR-Impfung für 8 Monate nicht sicher wirksam. Dies sollte bei der Indikationsstellung berücksichtigt werden *(s. a. Epid Bull 2/2017)*.

Prophylaxe gegen	Indikationsgruppe	Empfohlenes Vorgehen (Packungsbeilage/Fachinformation beachten)
Meningokokken	Für Personen mit engem Kontakt zu einer Person, die an einer invasiven Meningokokken-Infektion (alle Serogruppen) erkrankt ist, wird eine Chemoprophylaxe empfohlen. Hierzu zählen: • alle Haushaltskontakte der Patientinnen und Patienten • Personen mit Kontakt zu oropharyngealen Sekreten einer erkrankten Person • Kontaktpersonen in Kindereinrichtungen mit Kindern unter 6 Jahren (bei guter Gruppentrennung nur die betroffene Gruppe) • Personen mit engen Kontakten in Gemeinschaftseinrichtungen mit haushaltsähnlichem Charakter (Internate, Wohnheime sowie Kasernen) Die Chemoprophylaxe ist indiziert, falls enge Kontakte mit dem Indexpatienten in den letzten 7 Tagen vor dessen Erkrankungsbeginn stattgefunden haben. Sie sollte möglichst bald nach der Diagnosestellung beim Indexfall erfolgen, ist aber bis zu 10 Tage nach letzter Exposition sinnvoll. Eine postexpositionelle Impfung wird zusätzlich zur Chemoprophylaxe **ungeimpften Haushaltskontakten oder engen Kontakten mit haushaltsähnlichem Charakter empfohlen**, wenn die Infektion des Indexfalls durch die Serogruppen A, C, W, Y oder B verursacht wurde. Die Impfung sollte so bald wie möglich nach Serogruppenbestimmung des Erregers beim Indexfall durchgeführt werden.	**Chemoprophylaxe:** *Rifampicin:* **Neugeborene:** 2 × 5 mg/kg KG p. o. für 2 Tage **Säuglinge, Kinder und Jugendliche bis 60 kg:** 2 × 10 mg/kg KG (max. ED 600 mg) p. o. für 2 Tage **Jugendliche und Erwachsene ab 60 kg:** 2 × 600 mg/Tag p. o. für 2 Tage Eradikationsrate: 72–90 % oder *Ciprofloxacin:* **≥ 18 Jahren:** 1 × 500 mg p. o. Eradikationsrate: 90–95 % *ggf. Ceftriaxon:* **von 2 – 12 Jahren:** 1 × 125 mg i. m. **≥ 12 Jahren:** 1 × 250 mg i. m. Eradikationsrate: 97 % *ggf. Azithromycin:* ≥ 18 Jahren (v. a. für exponierte Schwangere): 1 × 500 mg p. o. Eradikationsrate: 93 % Da bei Schwangeren die Gabe von Rifampicin und Gyrasehemmern kontraindiziert ist, kommt bei ihnen zur Prophylaxe ggf. Ceftriaxon (1 × 250 mg i. m. oder i. v.) sowie Azithromycin (einmalig 500 mg p. o.) in Frage. Der Indexfall mit einer invasiven Meningokokken-Infektion sollte nach Abschluss der Therapie ebenfalls Rifampicin erhalten, sofern er nicht intravenös mit einem Cephalosporin der 3. Generation behandelt wurde. **Postexpositionelle Impfung:** • **Bei Serogruppe C:** Impfung mit einem Konjugat-Impfstoff ab dem Alter von 2 Monaten nach den Angaben in den Fachinformationen • **Bei Serogruppe A, W oder Y:** Impfung mit 4-valentem Konjugat-Impfstoff (ACWY), sofern für Altersgruppe zugelassen • **Bei Serogruppe B:** Impfung mit einem Meningokokken-B-Impfstoff nach den Angaben der Fachinformation, sofern für Altersgruppe zugelassen (s. a. Neuerungen *Epid Bull 33/2010* und *Epid Bull 31/2012*)
Mpox	• Nach engem körperlichen Kontakt über nicht intakte Haut oder über Schleimhäute (z. B. sexuelle Kontakte, zwischenmenschliche Kontakte von Haushaltsangehörigen) oder nach längerem ungeschützten face-to-face-Kontakt < 1 m mit einer an Mpox erkrankten Person (z. B. Haushaltskontakte) und nach Kontakt mit potenziell infektiösem Material (z. B. Kleidung oder Bett wäsche von Erkrankten). • Nach engem Kontakt ohne ausreichende persönliche Schutzausrüstung (Handschuhe, FFP2-Maske/medizinischer Mund-Nasenschutz und Schutzkittel) zu einer Person mit einer bestätigten Mpox-/Affenpockenerkrankung, ihren Körperflüssigkeiten (z. B. Nadelstichverletzung) oder zu kontaminiertem potenziell infektiösen Material (z. B. Kleidung oder Bettwäsche von Erkrankten) in der medizinischen Versorgung. • Personal in Laboratorien mit akzidentell ungeschütztem Kontakt zu Laborproben, die nicht inaktiviertes MPXV-/Affenpockenmaterial enthalten; insbesondere, wenn Virusanreicherungen in Zellkulturen vorgenommen werden	• Postexpositionelle Impfung mit Imvanex* (Modified Vaccinia Ankara, Bavarian-Nordic [MVA-BN]) von asymptomatischen Personen im Alter ≥ 12 Jahre frühestmöglich in einem Zeitraum von bis zu 14 Tagen nach Exposition. • Wenn nach Verabreichung der postexpositionellen Impfung keine Mpox-Erkrankung aufgetreten ist und ein anhaltendes Expositionsrisiko besteht, sollte eine 2. Impfstoffdosis in einem Mindestabstand von 28 Tagen zur 1. Impfstoffdosis verabreicht werden, um die Grund immunisierung abzuschließen. • Bei immunkompetenten Personen, die in der Vergangenheit gegen Pocken (Variola maior) geimpft worden sind, reicht eine einmalige Impfstoffgabe aus. • Bei örtlichen Infektionshäufungen (Ausbrüchen) kann eine Riegelungsimpfung von Personen ≥ 12 Jahre erfolgen, auch ohne dass im Einzelfall der direkte oder indirekte Kontakt zu einer erkrankten Indexperson nachgewiesen wurde. * Äquivalent kann der Impfstoff Jynneos von Bavarian Nordic verwendet werden (nahezu identisch mit Imvanex).
Mumps	Ungeimpfte bzw. in der Kindheit nur einmal geimpfte Personen oder Personen mit unklarem Impfstatus mit Kontakt zu Mumpskranken	Einmalige Impfung mit MMR-Impfstoff (möglichst innerhalb von 3 Tagen nach Exposition).

Prophylaxe gegen	Indikationsgruppe	Empfohlenes Vorgehen (Packungsbeilage/Fachinformation beachten)
Pertussis	• Ungeimpfte Personen mit engen Kontakten zu einer erkrankten Person in Familie, Wohngemeinschaft oder einer Gemeinschaftseinrichtung • Geimpfte Personen mit engen Kontakten zu einer erkrankten Person, wenn sich in ihrer Umgebung gefährdete Personen (wie z. B. ungeimpfte oder nicht vollständig geimpfte Säuglinge, Kinder mit kardialen oder pulmonalen Grundleiden oder ungeimpfte Schwangere) befinden	Chemoprophylaxe mit einem Makrolid empfohlen (s. auch RKI-Ratgeber für Ärzte „Pertussis" unter www.rki.de/ratgeber > Pertussis)
Poliomyelitis	Alle Kontaktpersonen von Poliomyelitis-Erkrankten unabhängig von ihrem Impfstatus	Postexpositionelle Impfung mit IPV ohne Zeitverzug. Sofortige umfassende Ermittlung und Festlegung von Maßnahmen durch die Gesundheitsbehörde
	Ein Sekundärfall ist Anlass für Riegelungsimpfungen.	Riegelungsimpfung mit IPV und Festlegung weiterer Maßnahmen durch Anordnung der Gesundheitsbehörden
Tetanus	s. Tabelle 6	
Tollwut	s. Tabelle 7	
Varizellen	1. Bei ungeimpften Personen mit negativer Varizellen-Anamnese und Kontakt zu Risikopersonen	Postexpositionelle Impfung innerhalb von 5 Tagen nach Exposition* oder innerhalb von 3 Tagen nach Beginn des Exanthems beim Indexfall. Unabhängig davon sollte der Kontakt zu Risikopersonen (wie z. B. die unter 2. Genannten) unbedingt vermieden werden.
	2. Personen mit erhöhtem Risiko für Varizellen-Komplikationen, dazu zählen: • ungeimpfte Schwangere ohne Varizellen-Anamnese • immunkompromittierte Personen mit unsicherer oder fehlender Varizellen-Immunität • Neugeborene, deren Mutter 5 Tage vor bis 2 Tage nach der Entbindung an Varizellen erkrankte • Frühgeborene ab der 28. Schwangerschaftswoche, deren Mütter keine Immunität aufweisen, nach Exposition in der Neonatalperiode • Frühgeborene, die vor der 28. Schwangerschaftswoche geboren wurden, nach Exposition in der Neonatalperiode, unabhängig vom Serostatus der Mutter	Postexpositionelle Gabe von Varizella-zoster-Immunglobulin (VZIG) sobald wie möglich und nicht später als 96 h nach Exposition.* Sie kann den Ausbruch einer Erkrankung verhindern oder deutlich abschwächen. Für Dosierung und Applikation von VZIG sind die Angaben in den Fachinformationen zu beachten! Die postexpositionelle Gabe von VZIG kann ggf. in Verbindung mit antiviraler Chemoprophylaxe erfolgen. ** Exposition heißt:* • *1 Stunde oder länger mit infektiöser Person in einem Raum* • *face-to-face-Kontakt* • *Haushaltskontakt*

Postexpositionelle Hepatitis-B-Immunprophylaxe

Im Falle einer Exposition gegenüber dem Hepatitis-B-Virus (HBV) ist eine schnelle Prophylaxe erforderlich. Die nachfolgenden Hinweise sind für die arbeitsmedizinische Anwendung formuliert und können analog auf andere Bereiche übertragen werden.

Für vollständig geimpfte Exponierte gilt:
Vorgehen in Abhängigkeit vom letzten Anti-HBs-Wert:

- *Anti-HBs wurde innerhalb der letzten 10 Jahre gemessen:*
  - Anti-HBs war ≥ 100 IE/l: keine Maßnahmen
  - Anti-HBs war 10–99 IE/l: Sofortige Bestimmung des aktuellen Anti-HBs-Wertes, das weitere Vorgehen ist vom Testergebnis abhängig (siehe Tabelle 5).
  - Anti-HBs war < 10 IE/l: Blutentnahme (Bestimmung von: HBsAg, Anti-HBc, Anti-HBs), danach sofort simultane Gabe von HB-Impfstoff und HB-Immunglobulin, ohne das Testergebnis abzuwarten.

Ausnahme: Wenn zu einem früheren, d. h. mehr als 10 Jahre zurückliegenden Zeitpunkt schon einmal ein Anti-HBs ≥ 100 IE/l gemessen wurde, sollte nur HB-Impfstoff (kein HB-Immunglobulin) gegeben werden.

- *Anti-HBs wurde zuletzt vor mehr als 10 Jahren oder noch nie gemessen (oder Ergebnis ist unbekannt):*
  Sofortige Bestimmung des aktuellen Anti-HBs-Wertes. Das weitere Vorgehen ist vom Testergebnis abhängig (s. Tabelle 5).

Für unvollständig geimpfte Exponierte gilt:

- Sofortige Bestimmung des aktuellen Anti-HBs-Wertes. Das weitere Vorgehen ist vom Testergebnis abhängig (s. Tabelle 5).
- Durchführung der fehlenden Impfungen (gegebenenfalls kann ein verkürztes Impfschema angewandt werden, s. Fachinformation).

Für ungeimpfte Exponierte und bekannte „Non-Responder" (d. h. dauerhaft Anti-HBs < 10 IE/l) gilt:

- Blutentnahme (Bestimmung von: HBsAg, Anti-HBc, Anti-HBs), danach sofort simultane Gabe von HB-Impfstoff und HB-Immunglobulin, ohne das Testergebnis abzuwarten.
- Bei ungeimpften Personen sollten 2 weitere Impfstoffdosen (im Anschluss an die Erstimpfung) nach dem konventionellen Impfschema gegeben werden, um eine vollständige Grundimmunisierung zu erreichen. Die Antikörperantwort auf die HB-Impfung wird durch eine ggf. erfolgte simultane Immunglobulingabe nicht beeinträchtigt.

Tabelle 5: Hepatitis-B-Immunprophylaxe nach Exposition in Abhängigkeit vom aktuellen Anti-HBs-Wert

Aktueller Anti-HBs-Wert		Erforderlich ist die Gabe von	
		HB-Impfstoff	HB-Immunglobulin
≥ 100 IE/l		Nein	Nein
10–99 IE/l		Ja	Nein
< 10 IE/l oder nicht innerhalb von 48 Stunden zu bestimmen	und Anti-HBs war ≥ 100 IE/l zu einem früheren Zeitpunkt	Ja	Nein
	und Anti-HBs war nie ≥ 100 IE/l oder unbekannt	Ja	Ja

Postexpositionelle Tetanus-Immunprophylaxe im Verletzungsfall

Auch Bagatellverletzungen können Eintrittspforten für *Clostridium tetani* und dessen Sporen sein und sollten immer Anlass für die behandelnde Ärztin bzw. den behandelnden Arzt sein, den Tetanus-Impfschutz zu überprüfen. Falls erforderlich, sind postexpositionelle Tetanus-Impfungen unverzüglich durchzuführen. Fehlende Impfungen der Grundimmunisierung sind unbedingt nachzuholen.

Tabelle 6: Tetanus-Immunprophylaxe im Verletzungsfall

	Dokumentierter Tetanus-Impfstatus	Zeit seit letzter Impfung	TDaP/Tdap[2,5]	Tetanusimmunglobulin (TIG)[3]
Saubere geringfügige Wunden	Ungeimpft oder unbekannt		Ja	Ja
	< 3 Impfstoffdosen		Ja[4]	Nein
	≥ 3 Impfstoffdosen	≥ 10 Jahre	Ja	Nein
		< 10 Jahre	Nein	Nein
Alle anderen Wunden[1]	< 3 Impfstoffdosen oder unbekannt		Ja[4]	Ja
	≥ 3 Impfstoffdosen	≥ 5 Jahre	Ja	Nein
		< 5 Jahre	Nein	Nein

1 Tiefe und/oder verschmutzte (mit Staub, Erde, Speichel, Stuhl kontaminierte) Wunden, Verletzungen mit Gewebszertrümmerung und reduzierter Sauerstoffversorgung oder Eindringen von Fremdkörpern (z. B. Quetsch-, Riss-, Biss-, Stich-, Schusswunden), schwere Verbrennungen und Erfrierungen, Gewebsnekrosen, septische Aborte.

2 Kinder < 6 Jahre erhalten einen Kombinationsimpfstoff mit DTaP, ältere Kinder und Jugendliche Tdap. Erwachsene erhalten ebenfalls Tdap, wenn sie noch keine Pertussis-Impfung im Erwachsenenalter (≥ 18 Jahre) erhalten haben oder sofern eine aktuelle Indikation für eine Pertussis-Impfung besteht.

3 TIG = Tetanus-Immunglobulin. TIG (im Allgemeinen 250 IE) wird simultan mit einer DTaP- bzw. Tdap-Impfstoffdosis aber kontralateral appliziert. Die TIG-Dosis kann auf 500 IE erhöht werden bei: (a) infizierten Wunden, bei denen eine angemessene chirurgische Behandlung nicht innerhalb von 24 h gewährleistet ist; (b) tiefen oder kontaminierten Wunden mit Gewebszertrümmerung und reduzierter Sauerstoffversorgung; (c) Eindringen von Fremdkörpern (z. B. Biss-, Stich- oder Schusswunden); (d) schweren Verbrennungen und Erfrierungen, Gewebsnekrosen und septischen Aborten.

4 Für Personen, bei denen die Grundimmunisierung begonnen, aber noch nicht abgeschlossen ist (z. B. Säuglinge), muss der Abstand zur letzten Impfstoffdosis berücksichtigt werden. Eine postexpositionelle Impfung am Tag der Wundversorgung ist nur sinnvoll, wenn der Abstand zu der vorhergehenden Impfstoffdosis mindestens 28 Tage beträgt. Bezüglich des Abschlusses einer Grundimmunisierung gelten die Nachholimpfempfehlungen der STIKO.

5 Nach Mitteilungen der Deutschen Gesetzlichen Unfallversicherung (DGUV) von April 2018 werden die Kosten für Tetanus-Kombinationsimpfungen generell übernommen, soweit nach Empfehlungen der STIKO nach einem Arbeitsunfall eine Tetanus-Prophylaxe erforderlich ist.

Postexpositionelle Tollwut-Immunprophylaxe

Tabelle 7: Postexpositionelle Tollwut-Immunprophylaxe

Grad der Exposition	Art der Exposition durch ein tollwutverdächtiges oder tollwütiges Wild- oder Haustier oder eine Fledermaus	Postexpositionelle Immunprophylaxe (Fachinformation beachten)	
		Nicht oder nur unvollständig vorgeimpfte Personen	Vollständig grundimmunisierte Personen
I	Berühren/Füttern von Tieren Belecken der intakten Haut	Keine Impfung	Keine Impfung
II	Nicht blutende, oberflächliche Kratzer oder Hautabschürfungen, Lecken oder Knabbern an der nicht intakten Haut	Tollwut-Impfserie.[1]	Immunisierung mit 2 Impfstoffdosen im Abstand von 3 Tagen.[2,3]
III	Bissverletzungen oder Kratzwunden, Kontakt von Schleimhäuten oder Wunden mit Speichel (z. B. durch Lecken), Verdacht auf Biss oder Kratzer durch eine Fledermaus oder Kontakt der Schleimhäute mit einer Fledermaus	Tollwut-Impfserie[1], simultan Verabreichung von Tollwut-Immunglobulin (20 IE/kg Körpergewicht).	Immunisierung mit 2 Impfstoffdosen im Abstand von 3 Tagen.[2,3]

1 Für die Immunisierung stehen in Deutschland zwei Impfstoffe zur Verfügung: Rabipur und Verorab. Die Tollwut-PEP kann laut Fachinformationen bei nicht oder nur unvollständig vorgeimpften Personen nach folgenden Schemata durchgeführt werden: Essen-Schema: je 1 Impfstoffdosis an den Tagen 0, 3, 7, 14 und 28
Verkürztes Essen-Schema (nur für Rabipur bei gesunden, immunkompetenten Personen zugelassen): je 1 Impfstoffdosis an den Tagen 0, 3, 7, 14; nur bei Expositionsgrad II: Die Impfung ohne zusätzliche Gabe von Immunglobulinen orientiert sich an den Empfehlungen der WHO und stellt eine Abweichung von der Fachinformation von Rabipur dar.
Zagreb-Schema (nur bei Immunkompetenz): 2 Impfstoffdosen am Tag 0 (zeitgleich), je eine weitere Impfstoffdosis an den Tagen 7 und 21 (0, 0, 7, 21)

2 Bei Personen mit einer präexpositionellen Grundimmunisierung (PrEP) mit 3 Impfstoffdosen sollte die Immunprophylaxe im Fall einer Grad-II- oder Grad-III-Exposition aus 2 Impfstoffdosen an den Tagen 0 und 3 bestehen (Rabipur). Eine Immunglobulingabe ist nicht erforderlich.

3 Bei Personen mit einer PrEP mit 2 Dosen Tollwut-Impfstoff sollte nach einem Mindestabstand von 1 Jahr eine 3. Impfstoffdosis verabreicht werden. Wenn diese 3. Impfstoffdosis nicht gegeben wurde, gibt es derzeit keine Daten für eine Boosterfähigkeit mit 2 Impfstoffdosen im Falle einer Exposition und notwendiger PEP. Eine Immunglobulingabe ist jedoch nicht erforderlich.

Anmerkungen zur postexpositionellen Tollwut-Immunprophylaxe

- Möglicherweise kontaminierte Körperstellen und alle Wunden sind unverzüglich und großzügig über mindestens 15 Minuten mit Seife oder Detergenzien zu reinigen, mit Wasser gründlich zu spülen und mit 70%igem Alkohol oder einem Jodpräparat zu behandeln. Wunden sollten möglichst nicht primär genäht werden.
- Ab Expositionsgrad II erfolgt die aktive Immunisierung mit einem Tollwut-Impfstoff nach einem für die PEP indizierten Schema entsprechend den Fachinformationen.
- Bei Expositionsgrad III werden bei Personen, die keinen aktuellen Tollwut-Impfschutz haben, zusätzlich zur Immunisierung humane Tollwut-Immunglobuline verabreicht mit 20 IE/kg Körpergewicht. Dazu wird vom Tollwut-Immunglobulin so viel wie möglich i. m. in und um die Wunde instilliert und die verbleibende Menge in den *M. vastus lateralis* verabreicht.
- Falls eine indizierte Tollwut-Immunglobulin-Gabe beim ersten Impftermin versäumt wurde, kann diese bis zu 7 Tage nach der ersten Tollwut-Impfstoffdosis nachgeholt werden.
- Auch präexpositionell Geimpfte sollen nach möglicher Tollwut-Exposition möglichst schnell eine PEP erhalten. Nach vollständiger Präexpositionsprophylaxe (PrEP) sind hierfür 2 Impfstoffdosen postexpositionell an den Tagen 0 und 3 erforderlich. Grundsätzlich ist bei einer PEP keine Gabe von Immunglobulinen erforderlich, wenn eine PrEP (mit 2 oder 3 Impfstoffdosen) verabreicht wurde.
- Bei unvollständiger Impfanamnese wird entsprechend Tabelle 7 eine vollständige Immunprophylaxe durchgeführt.
- Bei gegebener Indikation ist die Immunprophylaxe unverzüglich durchzuführen; kein Abwarten bis zur Klärung des Infektionsverdachts beim Tier. Wird der Tollwutverdacht beim Tier durch tierärztliche Untersuchung entkräftet, kann die Impfserie abgebrochen oder als präexpositionelle Impfung weitergeführt werden.
- Aufgrund der großen Variabilität der Inkubationszeit, die zwischen < 10 Tagen und > 1 Jahr betragen kann, ist bei begründetem Verdacht eine PEP auch Wochen bis Monate nach Exposition noch sinnvoll.
- Zu beachten ist die Überprüfung der Tetanus-Impfdokumentation und ggf. die gleichzeitige Tetanus-Immunprophylaxe (s. Tabelle 6).
- Personen mit Immundefizienz sollten ab Expositionsgrad II immer mit einer Tollwutimpfserie (Anzahl der und Zeitintervalle zwischen den Impfstoffdosen entsprechend den Fachinformationen) geimpft werden, auch bei vollständig abgeschlossener präexpositioneller Grundimmunisierung. Die simultane Gabe des Tollwut-Immunglobulins an Tag 0 ist bei dieser Personengruppe bereits ab Grad II-Exposition indiziert. Zwei bis vier Wochen nach der letzten Impfstoffdosis sollte mittels Antikörperkontrolle überprüft werden, ob ggf. eine zusätzliche Impfstoffdosis notwendig ist.

6. Empfehlungen zu Nachholimpfungen

> *siehe vollständiger Text der STIKO-Empfehlungen im Epid Bull Nr. 4 des RKI vom 23.01.2025*

Empfehlungen der Sächsischen Impfkommission (SIKO)

Der vollständige Text der Empfehlungen der Sächsischen Impfkommission (SIKO) zur Durchführung von Schutzimpfungen im Freistaat Sachsen ist abrufbar unter www.slaek.de > Patienten > Gesundheitsinformationen > Impfen

Impfkalender für Kinder, Jugendliche und Erwachsene im Freistaat Sachsen

Stand: 01.01.2024

Impfstoff#	postnatal	6 Wo.	2 Mo.	3 Mo.	4 Mo.	6 Mo.	11 Mo.	12 Mo (1 Jahr)	14 Mo.	23 Mo.	4 Jahre	5 Jahre	9 Jahre	10 Jahre	25 Jahre	≥ 50 Jahre	≥ 60 Jahre	alle 10 Jahre
Hepatitis B und Hepatitis A (HBV/HAV)	HBV 1 / HBV 2 (Abstand > 4 Wochen)							HBV 3/4 und HAV 1 / HAV 2 (Abstand 6-12 Monate) oder HAV/HBV 1 / HAV/HBV 2 (Abstand > 4 Wochen) / HAV/HBV 3 (Abstand 6-12 Minate)										
Diphtherie, Tetanus, Pertussis*			DTPa 1	DTPa 2	DTPa 3			DTPa 4				DTPa 5		Tdpa				Tdpa
Haemophilus influenzae Typ b (Hib)*			Hib 2	*	Hib 2			Hib 3										
Polio (IPV)*			IPV 2	*	IPV 2			IPV 3						IPV 4				IPV
Masern, Mumps, Röteln (MMR)							MMR 1		MMR 2				MMR 3‡					
Varizellen (VZV)							VZV 1		VZV 2									
Meningokokken B			Meningokokken B															
Meningokokken ACWY/C			Meningokokken ACWY															
Influenza**						Influenza												
COVID-19**																	COVID-19	
Pneumokokken***			PCV 1 / PCV 2 (Abstand > 2 Monate) / PCV 3 (Abstand > 7 Monate)														Pneumokokken	
Rotaviren		Rotaviren																
Humane Papillomaviren (HPV)***													bis 14 Jahre HPV 1 / HPV2 ab 15 Jahre HPV 1 / HPV2 / HPV 3					
Herpes zoster***																RZV 1 / RZV 2 (Abstand > 6 Mo.)		

\# für die jeweiligen Impfstoffe unbedingt die Fachinformation sowie die nachstehenden Tabellen mit Hinweisen zu Applikation und Impfabständen beachten!

‡ alle empfänglichen Personen

* bei Antigenkombinationen, die eine Pertussis-Komponente enthalten, sind drei Injektionen im Säuglingsalter erforderlich; bei reifgeborenen Säuglin-gen kann bei Anwendung von 6- oder 5-fach-Impfstoffen die im Alter von 3 Monaten vorgesehene 2. Impfung entfallen (sog. 2 + 1 Schema)

** jährliche saisonale Auffrischung mit einem an die zirkulierenden Virusvarianten (COVID-19) bzw. Stamm-angepassten (Influenza)-Impfstoff

*** präferentiell sind folgende Impfstoffe empfohlen: Pneumokokken (ab 18 Jahren): 20-valenter Konjugatimpfstoff (PCV20), HPV: 9-valenter Impfstoff; Herpes zoster: rekombinanter, adjuvantierter Impfstoff (RZV)

Impfkalender für die Standard- und Indikationsimpfungen bei Erwachsenen im Freistaat Sachsen

Stand: 01.01.2024

Impfung **Altersgruppe →**	**18–25**	**26–49**	**50–59**	**≧60**
COVID-19 (angepasst, mRNA oder Protein-basiert)	Auffrischimpfung jährlich, evtl. Nachholimpfung			1 Dosis jährlich
Influenza (Stamm-angepasst)	1 Dosis jährlich			
Tetanus-Diphtherie-Pertussis	Auffrischimpfung alle 10 Jahre, evtl. Grundimmunisierung nachholen/vervollständigen; 3 Dosen			
Poliomyelitis (nur IPV)	Auffrischimpfung alle 10 Jahre, evtl. Grundimmunisierung nachholen/vervollständigen; 3 Dosen			
Masern-Mumps-Röteln	Grundimmunisierung nachholen/vervollständigen; 2 Dosen			
Varizellen	Grundimmunisierung nachholen/vervollständigen; 2 Dosen			
Herpes zoster (bevorzugt RZV)	2 Dosen		2 Dosen	
Humane Papillomaviren	Grundimmunisierung nachholen/vervollständigen; 3 Dosen	bis 45 Jahre		
Hepatitis A / Hepatitis B	Grundimmunisierung nachholen/vervollständigen; 2, 3 oder 4 Dosen je nach Impfstoff			
Pneumokokken (bevorzugt PCV20)	1 Dosis			1 Dosis
Meningokokken ACWY	Grundimmunisierung nachholen/vervollständigen; 1 Dosis	1 oder 2 Dosen je nach Indikation		
Meningokokken B	Grundimmunisierung nachholen/vervollständigen; je nach Impfstoff	1 oder 2 Dosen je nach Indikation und Impftoff		
Mpox (Affenpocken)	2 Dosen			

Standardimpfungen für die jeweilige Altersgruppe
Immunität ist für alle Personen anzustreben. Die Grundimmunisierung sollte bei nicht durchgeführter Impfung oder fehlender Dokumentation unbedingt nachgeholt bzw. vervollständigt werden.

Indikationsimpfungen beim Vorliegen von spezifischen Risiken
Immunität ist für alle Personen mit den entsprechenden Risiken bzw. Indikationen anzustreben. Die Grundimmunisierung sollte bei nicht durchgeführter Impfung oder fehlender Dokumentation unbedingt nachgeholt bzw. vervollständigt werden.

Indikationsimpfungen „shared decision making"
Die Durchführung der Impfung ist im Rahmen der bestehenden Zulassung nach einer partizipativen Entscheidungsfindung („shared decision making") zwischen Impfendem und Impfling möglich.
Diese Möglichkeit wird ggf. auch noch vor einer dedizierten Empfehlung in einem SIKO-Positionspapier erläutert und begründet.

Österreichischer Impfplan

Stand: Oktober 2025

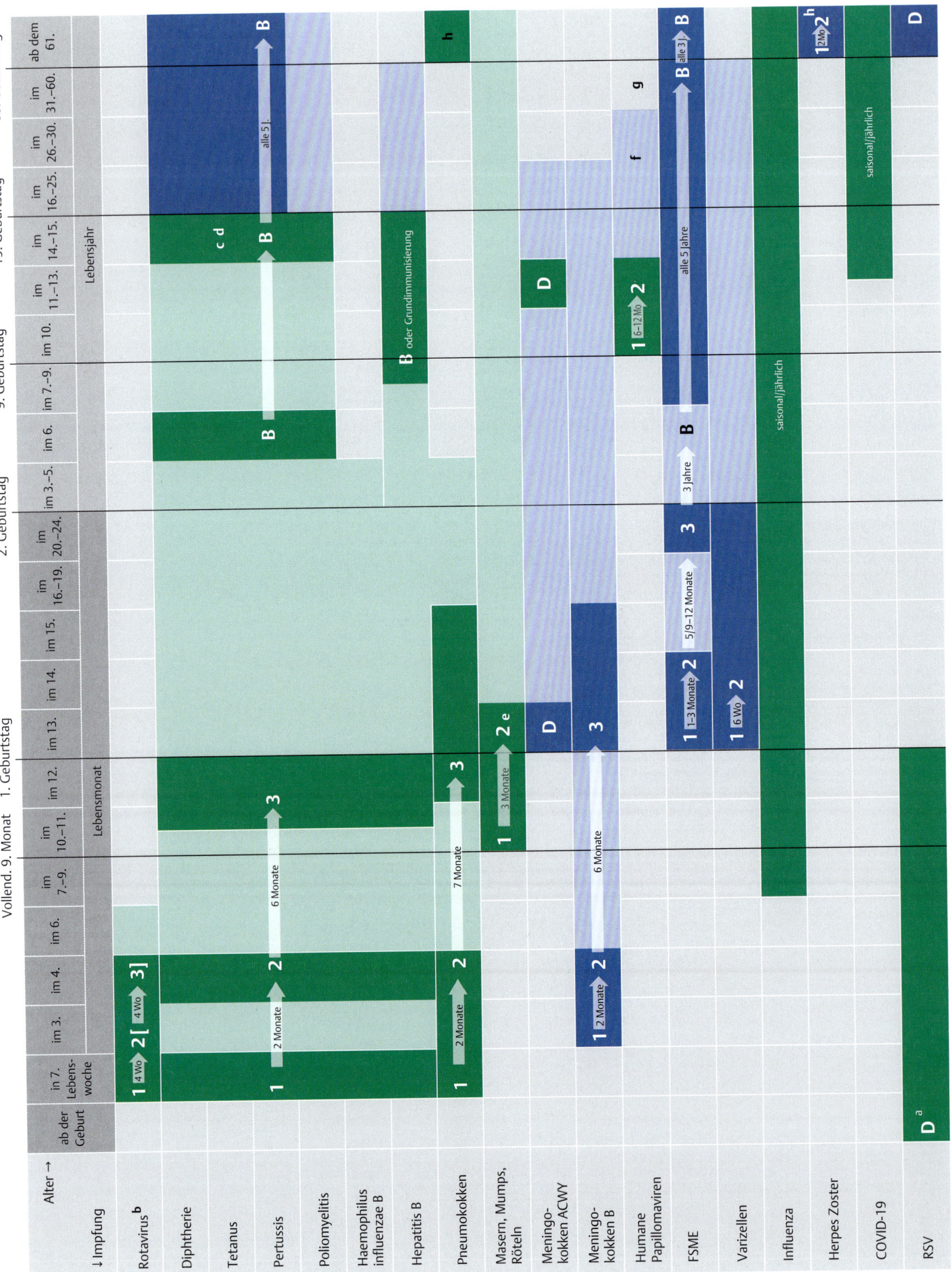

Der Österreichische Impfplan stellt eine Empfehlung des österreichischen Bundesministeriums für Soziales, Gesundheit, Pflege und Konsumentenschutz (BMSGPK) dar, wobei dem Nationalen Impfgremium eine bedeutende (wenn auch formal gesehen ausschließlich beratende) Funktion zukommt. Ähnlich der Empfehlung der STIKO in Deutschland ist dies für die rechtlichen Aspekte wesentlich, da hierdurch der Impfplan für Österreich grundsätzlich einen verbindlichen Charakter bekommt, ein Abweichen im Einzelfall somit gut begründet sein muss. Dies kommt auch dadurch zum Ausdruck, als in der Präambel zum Impfplan ausdrücklich vermerkt ist, dass die im Impfplan enthaltenen Empfehlungen evidenzbasiert sind.

Üblicherweise wird der für ein Kalenderjahr gültige Impfplan meist Anfang des jeweiligen Jahres veröffentlicht, kann im Bedarfsfall aber auch während des laufenden Jahres überarbeitet werden. Aus diesem Grund wird darauf hingewiesen, dass die **aktuell gültige Version im Internet verfügbar** ist und unter dem Link **www.sozialministerium.at > Themen > Gesundheit > Impfen > Impfplan Österreich** abgerufen werden kann.

Es erscheint in diesem Kontext auch wichtig festzuhalten, dass in Österreich (im Gegensatz zu der STIKO) eine Impfempfehlung basierend auf den vorliegenden Daten unter Abwägung etwaiger (z. T. von einem Expertengremium eingebrachten / bewerteten) Vor- und Nachteile vom Gesundheitsministerium ausschließlich auf sachlicher Ebene entschieden wird, die Frage der Kostenerstattung somit nicht zwangsläufig Berücksichtigung zu finden braucht.

Legende

- **Empfohlen** kostenfrei
- **Nachholen empfohlen** kostenfrei
- **Empfohlen** nicht kostenfrei
- **Nachholen empfohlen** nicht kostenfrei

Legende

- **1** 1. Dosis
- **2** 2. Dosis
- **3** 3. Dosis
- **B** Boosterimpfung
- **D** Einzeldosis

HINWEIS: Individuelle Indikationen können zu abweichenden Empfehlungen oder Impfschemata führen.
Zeitangaben innerhalb der Pfeile entsprechen empfohlenen Intervallen. Empfehlungen zu Darstellungszwecken teils vereinfacht.
Details siehe Impfplan Österreich 2024/2025 (verfügbar unter www.sozialministerium.at/impfplan) bzw. entspr. Fachinformation.
Prinzipiell sollte jede der empfohlenen Impfungen bei Versäumnis ehestmöglich nachgeholt werden.

- a Passive Immunisierung bei Neugeborenen, Säuglingen und Kleinkindern während ihrer ersten RSV-Saison; Kinder geboren ab 1. Oktober bis 31. März (RSV-Saison) innerhalb der ersten Lebenswoche, nach der Geburt vor Entlassung aus dem Krankenhaus; Kinder geboren ab 1. April bis 30. September vor deren erster RSV-Saison; Details unter www.impfen.gv.at/rsv
- b Bis zur vollendeten 24. (Rotarix, 2 Dosen, kostenfrei) bzw. vollendeten 32. Lebenswoche (RotaTeq, 3 Dosen)
- c Bis zur Vollendung der Schulpflicht
- d Nach Grundimmunisierung mit 6-fach Impfstoff mindestens zwei Auffrischungsimpfungen mit 4-fach Impfstoff, danach weitere Impfungen alle 5 Jahre mit 3-fach Impfstoff (dTaP); weitere Impfungen mit zusätzlich Polio-Komponente nur bei Indikation
- e Bei Erstimpfung ab dem 1. Geburtstag 2. Impfung frühestmöglich, mit Mindestabstand 4 Wochen
- f 21. bis 30. Geburtstag: 2 Dosen im Abstand von 6–12 Monaten. 1. Impfung bis 31.12.2025 kostenfrei, 2. Impfung bis 30.6.2026 kostenfrei. Details unter www.impfen.gv.at/hpv
- g 3-Dosen-Schema ab dem 30. Geburtstag
- h Anmeldung zur gratis Impfung im öffentlichen Impfprogramm von Bund, Ländern und Sozialversicherung ab November 2025 möglich. Siehe auch impfen.gv.at

Reiseimpfungen

Schweizerischer Impfplan

Zum schweizerischen Impfplan nimmt das Bundesamt für Gesundheit (BAG), das die Empfehlungen herausgibt, wie folgt Stellung (https://www.bag.admin.ch):

„Die Informationen über die in der Schweiz empfohlenen Impfungen sind im Schweizerischen Impfplan enthalten. Eine aktualisierte Version erscheint jährlich jeweils im ersten Quartal. Ziel ist ein optimaler Impfschutz jeder Einzelperson und der Bevölkerung insgesamt.

Den Schweizerischen Impfplan verfassen unabhängige Expertinnen und Experten (Eidgenössische Kommission für Impffragen, EKIF) in Zusammenarbeit mit dem Bundesamt für Gesundheit (BAG). Er wird regelmässig überarbeitet und an den neusten Wissenstand angepasst. Grundlage dafür sind neue Entwicklungen von Impfstoffen, neue Erkenntnisse über deren Wirksamkeit und Sicherheit, Veränderungen der epidemiologischen Lage in der Schweiz sowie Empfehlungen der WHO-Experten. Die in diesem Plan formulierten Impfempfehlungen zielen auf einen optimalen Impfschutz der Bevölkerung und jedes einzelnen Individuums ab.

Eine Impfung wird nur empfohlen, wenn ihr Nutzen (Verhinderung von Krankheiten und deren Komplikationen, Verringerung der Sterblichkeit) das Risiko für unerwünschte Nebenwirkungen um ein Vielfaches übertrifft."

Die **aktuell gültige Version** des Schweizerischen Impfplans kann im Internet unter **www.bag.admin.ch > Gesund leben > Impfungen & Prophylaxe > Schweizerischer Impfplan** abgerufen werden.

Im April 2021 hat das Schweizerische Bundesamt für Gesundheit BAG seine Richtlinien und Empfehlungen **„Prä- und postexpositionelle Tollwutprophylaxe beim Menschen"** aktualisiert.
Der vollständige Text ist auf der Internetseite des Bundesamtes verfügbar:
www.bag.admin.ch > Das BAG > Publikationen > Periodika > BAG-Bulletin > BAG Bulletin15/21
oder unter
www.bag.admin.ch > Krankheiten > Krankheiten A–Z > Tollwut > Prä- und postexpositionelle Tollwutprophylaxe beim Menschen

Empfohlene Basisimpfungen

Stand: März 2025

	Säuglinge, Kinder, Jugendliche										Erwachsene		
Alter *	Monate								Jahre				
Impfung	Geburt	2	3**	4	5**	9	12***	12–18	4–7	11–14/15	25	45	≥ 65
RSV	Einzeldosis mAb für 1. RSV-Saison [1]												
DTP		DTP_a		DTP_a			DTP_a		DTP_a/dTp_a	dTp_a	dTp_a [13] [14]	dT [13] [14]	dT [13] [14]
Polio		IPV		IPV			IPV		IPV	▲ [10]	▲	▲	▲
Hib		Hib		Hib			Hib	▲ [6]					
Hepatitis B	[2]	HBV		HBV			HBV			(HBV) [11]	▲ [15]	▲ [15]	▲ [15]
Pneumokokken		PCV [3]		PCV [3]			PCV [3]	▲ [6]					PCV [16]
Rotaviren		RV [4]		RV [4]									
Men. B			B		B			B [7]		B [7]			
Men. ACWY								ACWY [7]		ACWY [7]			
MMR						MMR [5]	MMR [5]	▲ [8]	▲ [8]	▲ [8]	▲ [8]	▲ [8]	
Varizellen						VZV	VZV	▲ [9]	▲ [9]	▲ [9]	▲ [9]	▲ [9]	
HPV										HPV [12]	(HPV) [12]		
Herpes Zoster													HZ [17]
Influenza													jährlich [18]
Covid-19													jährlich

Kombinationsimpfung

▲ Impfstatus kontrollieren und nachimpfen, falls indiziert.

Aktuell in der Schweiz verfügbare Impfstoffe: siehe www.infovac.ch

Tabelle einzeln bestellbar im *Shop Bundespublikationen* als Factsheet Impfplan für Fachpersonen oder als Impfkalender Schweiz (inklusive FSME) für die Bevölkerung (Beratungstool).

Für altersbasierte Impfempfehlungen werden folgende Empfehlungskategorien je nach Impfziel differenziert:

Basisimpfung: Impfziele sind individueller Schutz und Schutz der öffentlichen Gesundheit

Ergänzende Impfung: als Impfziel steht der individuelle Schutz im Vordergrund

* Zur Präzisierung des Alters: Alter 12 Monate bedeutet ab 1. Geburtstag bis einen Tag vor dem Alter von 13. Monaten. 4–7 Jahre bedeutet vom 4. Geburtstag bis zum Tag vor dem 8. Geburtstag.

** Die Impfzeitpunkte im Alter 3 und 5 Monate für die Meningokokken B-Impfung wurden v. a. gewählt, um die Fieberhäufigkeit nach Impfung zu reduzieren. Eine gleichzeitige Verabreichung mit den anderen Säuglingsimpfungen im Alter von 2 und 4 Monaten ist nach entsprechender Information an die Eltern und ggf. prophylaktischer Paracetamol-Gabe möglich.

*** Die im Alter von 12 Monaten empfohlenen drei Injektionen (je 1 Dosis eines DTPa-IPV-Hib-HBV-, PCV- und MMRV-Impfstoffs) können gleichzeitig oder in beliebigen, kurzen Abständen zueinander geimpft werden. Die Impfung gegen DTPa-IPV-Hib-HBV und Pneumokokken soll vor dem Alter von 13 Monaten abgeschlossen sein. Die Impfung gegen DTPa-IPV-Hib-HBV kann vor dem Alter von 12 Monaten, aber nicht vor dem Mindestalter von 11 Monaten verabreicht werden. Je nach Einschätzung des individuellen Masern-Expositionsrisikos ist die Gabe der zweiten MMRV-Dosis im Alter von 12(–15) Monaten möglich.

1) Verabreichungszeitpunkt für Einzeldosis RSV-mAb (Nirsevimab) je nach Geburtsmonat:
   - *möglichst in der ersten Woche nach der Geburt* für Neugeborene geboren zwischen Anfang Oktober und Ende März, oder
   - *im Oktober* (oder so bald als möglich danach) für Säuglinge geboren zwischen Anfang April und Ende September.
2) Die HBV-Impfung ist unerlässlich für Neugeborene von HBsAg-positiven Müttern. Sie erfolgt in 4 Dosen im Alter von 0 (gleichzeitig mit HBIG), 1, 2 und 12 Monaten. Bei Geburt und mit 1 Monat erfolgt die Impfung mit einem Einzelimpfstoff, mit 2 und 12 Monaten mit einem hexavalenten Kombinationsimpfstoff. Eine Überprüfung des Impferfolgs durch eine serologische Kontrolle (anti-HBs und HBsAg) ist 4 Wochen nach der letzten Dosis durchzuführen.
3) Aktuell verfügbare Pneumokokken-Konjugatimpfstoffe pro Altersgruppe, siehe Stellungnahme auf www.ekif.ch.
4) Die 1. Rotavirus-Impfdosis ist ab einem Alter von 6 Wochen möglich (Höchstalter 15 Wochen und 6 Tagen), der Mindestabstand zwischen den beiden Dosen beträgt 4 Wochen. Die 2. Dosis sollte spätestens bis zum Alter von 23 Wochen und 6 Tagen gegeben werden. Nach der vollendeten 24. Lebenswoche ist die Impfung kontraindiziert. Sie wird oral verabreicht und kann gleichzeitig mit den anderen zum selben Zeitpunkt empfohlenen Säuglingsimpfungen verabreicht werden.
5) Bei einem Masern-Ausbruch in der Umgebung oder bei Kontakt mit einem Masern-Fall ggf. zusätzliche Impfdosis ab dem Alter von 6 Monaten, siehe Kapitel 1.1. Je nach Einschätzung des individuellen Masern-Expositionsrisikos ist die Gabe der 2. MMRV-Dosis im Alter von 12(–15) Monaten möglich.
6) Nachholimpfungen von Kindern gegen Hib und Pneumokokken sind bis zum 5. Geburtstag (< 60 Monate) empfohlen. Die Zahl der Dosen hängt vom Alter bei Beginn der Impfung ab (siehe Tabelle 2). Für Risikopersonen gelten separate Pneumokokken-Impfempfehlungen (siehe Kapitel 3.1).
7) Die Impfungen gegen Meningokokken ACWY und B für Kleinkinder (12–18 Monate) sowie für Jugendliche können gleichzeitig verabreicht werden. Die Gabe mit anderen Impfungen, welche in den jeweiligen Altersfenstern empfohlen werden, ist ebenfalls möglich. Meningokokken-Nachholimpfung (gegen B und ACWY) bei Kleinkindern bis zum 5. Geburtstag und bei Jugendlichen bis zum 20. Geburtstag empfohlen. Impfschemata, siehe Kapitel 1.1 oder Tabelle 2.
8) Alle unvollständig oder ungeimpften Kinder, Jugendlichen sowie nach 1963 geborenen Erwachsenen (u. a. Frauen im gebärfähigen Alter/Wöchnerinnen und Personen, die beruflich Kontakt zu Schwangeren haben) benötigen insgesamt 2 Dosen, minimales Intervall 1 Monat.
9) Für Personen bis zum Alter <40 Jahren, welche die Varizellen anamnestisch nicht durchgemacht haben und die bisher keine oder nur 1 Impfdosis erhalten haben (insgesamt 2 Dosen, minimales Intervall 1 Monat). Bei unvollständigem Impfschutz gegen Masern, Mumps und Röteln kann die Impfung auch mit einem kombinierten, quadrivalenten MMRV-Impfstoff und mit anderen gleichzeitig empfohlenen Impfungen erfolgen.
10) Vollständige Polio-Impfung im Kindesalter: Total 4 Dosen, 2 davon ausserhalb des ersten Lebensjahres. Wurden 3 Dosen innerhalb des ersten Lebensjahrs verabreicht („3+1"-Impfschema), sind total 5 Impfdosen im Kindesalter nötig.
11) Wenn nicht im Säuglingsalter geimpft, soll die HBV-Impfung möglichst im Alter 11–15 Jahre erfolgen, sie ist in diesem Altersfenster mit einem 2-Dosen-Schema („Erwachsenen-Impfstoff") möglich. Sie kann gleichzeitig mit der HPV-Impfung oder anderen notwendigen Impfungen verabreicht werden.
12) Im Alter von 11–14 Jahren gilt ein 2-Dosen-Schema (Zeitpunkte 0, 6 Monate) und mit 15–26 Jahren (vor dem 27. Geburtstag) ein 3-Dosen-Schema (Zeitpunkte 0, 2, 6 Monate). Die HPV-Impfungen können gleichzeitig mit allen anderen, gegebenenfalls notwendigen Impfungen verabreicht werden. Die HPV-Impfung von noch ungeimpften Personen im Alter von 15–19 Jahren wird als Nachholimpfung und im Alter von 20–26 Jahren als ergänzende Impfung empfohlen.
13) Zwischen 25–64 Jahren werden dT-Auffrischimpfungen im Intervall von 20 Jahren empfohlen, ab 65 Jahren im Intervall von 10 Jahren. Dabei bestimmt das Alter bei Verabreichung einer Auffrischimpfung das Intervall zur nächsten Auffrischimpfung. Für Patienten mit einer Immundefizienz sind dT-Auffrischimpfungen weiterhin alle 10 Jahre empfohlen. Kürzere Intervalle als 20 Jahre (oder 10 Jahre) können je nach Risikosituation nach individueller Einschätzung indiziert sein (z. B. Exposition mit einem Diphtherie-Fall, Reise in hochendemische Diphtheriegebiete oder bei begrenztem Zugang zu medizinischer Versorgung). Ein dT-Impfstoff ist derzeit nicht verfügbar: dTpa oder dT-IPV Impfstoff gemäss Ersatzempfehlung verwenden (siehe www.bag.admin.ch/impfstoffversorgung).
14) Pertussis-Auffrisch- oder Nachholimpfung mit 1 Dosis (-pa): für alle Personen im Alter von 25 Jahren sowie unabhängig vom Alter bei regelmässigem Kontakt mit Säuglingen <6 Monate (z. B. werdende Väter, Betreuungspersonen), falls letzte Dosis ≥10 Jahre zurückliegt und für schwangere Frauen in jeder Schwangerschaft (unabhängig vom Impfstatus, siehe Kapitel 3.1).
15) HBV-Nachholimpfungen bei Erwachsenen jeden Alters (ab 16 Jahren, 3-Dosen-Impfschema) mit Expositionsrisiko, siehe Kapitel 3.1.c.
16) Für Personen ≥65 Jahre: eine einmalige Impfdosis mit einem höher valenten PCV als PCV13, falls bisher PCV-ungeimpft oder bereits PCV13-geimpft (vor ≥1 Jahr). Hinweis: keine Kostenübernahme, falls bereits einmal im Alter ab 65 Jahren zulasten OKP mit einem PCV-Impfstoff geimpft.
17) 2 Dosen (Zeitpunkte 0 und 2 Monate) mit dem adjuvantierten Subunit-Impfstoff.
18) Für die Impfung von allen ≥75-Jährigen sowie Personen im Alter ≥65 Jahren mit zusätzlichem Risikofaktor ist der Hochdosis-Grippeimpfstoff vorzuziehen.

Handelsnamen, Hersteller

	Handelsname	Hersteller/Vertreiber
Affenpocken (Mpox)	Imvanex	Bavarian Nordic
Cholera oral inaktiviert oral lebend	 Dukoral Vaxchora	 Valneva Bavarian Nordic
Chickungunya	Ixchig Vimkunya	Valneva Bavarian Nordic
COVID-19 mRNA Proteinimpfstoff	 Comirnaty Spikevax Nuvaxovid	 BioNTech, Pfizer Moderna Sanofi
Diphtherie Kombinationen		 div. Hersteller
Dengue	*Qdenga*	Takeda
Ebola	Ervebo *(bisher in Europa zwar zugelassen, aber nicht frei erhältlich. Impfung ausschließlich an je einer autorisierten Impfstelle in Paris und Genf möglich.)* Zabdeno + Mvabea *(bisher in Europa zwar zugelassen, aber nicht frei erhältlich)*	MSD Janssen + Bavarian Nordic
FSME	Encepur* FSME-Immun*	Bavarian Nordic Pfizer
Gelbfieber	Stamaril	Sanofi Pasteur
Hepatitis A aktiv passiv Hepatitis A + B	 Avaxim Havrix* 1440 Vaqta* Beriglobin Twinrix*	 Sanofi Pasteur GlaxoSmithKline MSD ZLB Behring GlaxoSmithKline
Hepatitis B Hepatitis B + A	Engerix-B* HBVAXPRO 10* HBVAXPRO 40* Fendrix Heplisav B PreHevbri *(Zulassung 2022, wird in Deutschland und Österreich nicht vertrieben)* Twinrix*	GlaxoSmithKline MSD MSD GlaxoSmithKline Bavarian Nordic VBI Vaccines GlaxoSmithKline
Herpes zoster	Shingrix	GlaxoSmithKline
Influenza (saisonale)		div. Hersteller
Japanische Enzephalitis	Ixiaro	Valneva
Masern mit Mumps, Röteln	Masern-Impfstoff Mérieux *(in Deutschland nicht verfügbar)* Priorix M-M-RvaxPro	Sanofi Pasteur GlaxoSmithKline MSD

* Von diesem Impfstoff gibt es eine spezielle Darreichungsform für Kinder

	Handelsname	Hersteller/Vertreiber
Meningokokken-Meningitis		
Konjugat - ACWY	Menveo	GlaxoSmithKline
	Nimenrix	Pfizer
	MenQuadFi	Sanofi Pasteur
- C	Menjugate	GlaxoSmithKline
	NeisVac-C	Pfizer
	Bexsero	GlaxoSmithKline
- B	Trumenba	Pfizer
Pneumokokken-Krankheit		
Polysaccharid	Pneumovax 23	MSD
Konjugat	Vaxneuvance	MSD
	Prevenar 20	Pfizer
	Prevenar 13	Pfizer
	Synflorix	GlaxoSmithKline
Poliomyelitis	IMOVAX POLIO	kohlpharma GmbH
	IPV Mérieux	Sanofi Pasteur
mit Tetanus		div. Hersteller
RSV	Arexvy	GlaxoSmithKline
	Abrysvo	Pfizer
	mResvia	Moderna
Tetanus		
mit Diphtherie Td	Td-Impfstoff Mérieux	Sanofi Pasteur
	Td-pur	GlaxoSmithKline
	Td-RIX	GlaxoSmithKline
mit Diphtherie+Polio (TdIPV)	Revaxis	Sanofi Pasteur
mit Diphtherie+Pertussis (Tdap)	Boostrix	GlaxoSmithKline
	Covaxis	Sanofi Pasteur
	TdaP-Immun	Pfizer
mit Di+Polio+Pertussis (TdIPVap)	Repevax	Sanofi Pasteur
	Boostrix-Polio	GlaxoSmithKline
andere Kombinationen (Kinder)		div. Hersteller
Tollwut	Rabipur	Bavarian Nordic
	Verorab	Sanofi Pasteur
Typhus		
oral lebend	Typhoral L	Emergent Bioslution
	Vivotif *(Schweiz, Österreich und USA)*	Bavarian Nordic
parenteral inaktiviert	Typhim Vi	Sanofi Pasteur

Das Meldeformular für Verdachtsfälle auf eine Impfkomplikation kann im Bedarfsfall im Internet unter www.pei.de > Arzneimittelsicherheit >Pharmakovigilanz > Meldeformulare heruntergeladen werden [1].

In Österreich ist eine entsprechende Vorlage abrufbar unter: www.gesundheit.gv.at/leben/gesundheitsvorsorge/impfungen/impfreaktion [2]

Service-Rufnummern Impfstoffhersteller/ -vertreiber in Deutschland:

Bavarian Nordic GmbH
Tel: (089) 255 446 300
E-Mail: info@bavarian-nordic.com

Emergent Biosolutions
Vertrieb durch Scandinavian Biopharma Distribution AB,
Industrivägen 1, 171 48 Solna, Schweden
Kontaktperson Lisa Sandberg
Tel. +46 (0)70 185 12 97
lisa@scandinavianbiopharma.se

GlaxoSmithKline
MED INFO & SERVICE CENTER
Tel. (08 00) 122 33 55
E-Mail: medizin.info@gsk.com

Pfizer Deutschland
Tel. (030) 55 00 55 01
E-Mail: info@pfizer.com

Sanofi Pasteur
Tel. (08 00) 5454010

MSD
InfoCenter
Tel. (08 00) 673 673 673
E-Mail: infocenter@msd.de

Valneva
Vertrieb in D über Bavarian Nordic GmbH,
Kontakt siehe dort

kohlpharma GmbH
Im Holzhau 8
66663 Merzig
Tel. (0800) 920 93 00
E-Mail: info@kohlpharma.com

[1] [2]

Malariaprophylaxe

Allgemeine Hinweise

Die Malaria ist auch heute noch eine der häufigsten und bedeutsamsten Tropenkrankheiten. Das Übertragungsrisiko ist örtlich und zeitlich sehr unterschiedlich. Es resultiert nicht nur aus geographisch-epidemiologischen Daten sondern auch aus dem Verhalten des Reisenden. Da in absehbarer Zeit kein brauchbarer Impfstoff für nichtimmune Reisende verfügbar ist und Medikamente potenzielle Nebenwirkungen haben, sollte eine verantwortungsbewusste Vorbeugungsberatung immer im Rahmen einer individuellen Nutzen-Risiko-Abwägung erfolgen. Die nachfolgenden Hinweise gelten auch für Reisende, die aus endemischen Gebieten stammen und ihre Teilimmunität während eines Aufenthaltes von 6 Monaten oder mehr in einem nicht-endemischen Gebiet verloren haben.

Für eine individuelle **Nutzen-Risiko-Abwägung** benötigen Sie folgende Angaben:

aus den Länderinformationen des CRM-Handbuches:
Gibt es im Reiseland bzw. auf der Reiseroute Malaria?
Wenn ja –

- ganzjährig oder saisonal (Regenzeit)
- landesweit oder regional
- Übertragungsrisiko (Prävalenz)
- Parasitenart (speziell P. falciparum)
- Resistenzen gegen Medikamente

vom Reisenden:

zur Reise
- Reisezeit, Aufenthaltsdauer
- Reisestil (organisiert – individuell, ortsständig – Trekking, Safari)
- Aufenthalt, Unterkunft (Stadt, Touristikzentrum, Hotel, Haus, Hütte, Zelt)
- Ärztliche Versorgung vor Ort

zur Person
- gesund oder (chronisch) krank
- Allergien, Medikamente
- Schwangerschaft, Kind, Alter
- Immundefizienz

Faktoren mit Einfluss auf das Malaria-Risiko

	Risiko-Trend niedrig	Risiko-Trend hoch
Reisezeit/-dauer	lang (resident)	kurz (tourist, arrival)
Aufenthaltsort	stationär	mobil
Unterkunft	„mückensicher“	nicht mückensicher
Außenaktivitäten (Beruf, Freizeit)	tagsüber	abends/nachts
Persönliche Faktoren	jung, erwachsen gesund immunkompetent nicht schwanger	Kind, höheres Alter (chronisch) krank immundefizient schwanger
Ärztliche Versorgung	ständig erreichbar	nicht erreichbar
Risikobewusstsein/ Compliance	vorhanden	nicht vorhanden

Die Malaria-Vorbeugung basiert auf zwei Prinzipien:

- **Expositionsprophylaxe**
  Der Schutz vor den Überträgermücken ist praktisch risikofrei. Er hat heute in Anbetracht medikamentöser Resistenzen und Nebenwirkungen einen hohen Stellenwert. Hierbei handelt es sich um einen echten Infektionsschutz, da der Erreger nicht in den Körper gelangt. Darüber hinaus dienen die Maßnahmen auch zum Schutz vor anderen insektenübertragenen Erkrankungen.
- **Chemoprophylaxe**
  Ob eine vorbeugende Tabletteneinnahme angezeigt ist, muss im Rahmen der Risiko-Nutzen-Abwägung unter Berücksichtigung der o. g. Faktoren mit dem Reisenden gemeinsam entschieden werden (allerdings ist für Hochrisikogebiete eine Chemoprophylaxe aus rechtlichen Gründen immer zu empfehlen). Welche Medikation dafür in Betracht kommt, hängt außerdem von der Resistenzlage der Malaria-Erreger im Reisegebiet ab. Das gilt auch für die notfallmäßige Selbstbehandlung (Notfallselbsttherapie).

Weisen Sie den Reisenden darauf hin, dass es eine **absolut sichere Malariaprophylaxe zurzeit nicht gibt**. Unter Beachtung aller Maßnahmen ist das Risiko aber gering und kalkulierbar. Eine rechtzeitig erkannte Malaria ist in der Regel heilbar. **Bei jeder fieberhaften Erkrankung in den Tropen ist an die Möglichkeit einer Malaria zu denken und sofort ein Arzt aufzusuchen. Das gilt auch für die Zeit nach der Rückkehr**, insbesondere für die ersten drei Monate. Spätere Manifestationen der Malaria tropica sind sehr selten. Rezidive bei Malaria tertiana können bis zu einem Jahr, gelegentlich auch danach vorkommen; sie sind therapierbar und selten lebensbedrohlich.

Die **Angaben zur Malariavorbeugung im Länderteil** basieren auf dem aktuellen Malariabericht und Empfehlungen der WHO, aktuellen Studien, Empfehlungen der Schweizerischen Arbeitsgruppe für Reisemedizin (SAR), der Deutschen Gesellschaft für Tropenmedizin, Reisemedizin und Internationale Gesundheit (DTG) sowie der Österreichischen Gesellschaft für Tropenmedizin, Parasitologie und Migrationsmedizin (ÖGTPM) und berücksichtigen die deutschen Zulassungsbestimmungen. Sie lassen dem Arzt breiten Spielraum für eine individuelle Beratung, die der jeweiligen Gefährdung durch epidemiologische und persönliche Konditionen angepasst ist, erfordern aber auch ein hohes Maß an Wissen und Verantwortung. So sind v. a. die Aufenthaltsbedingungen (Reisezeit, Aufenthaltsdauer, Reisestil), aber auch der Gesundheitszustand und das Alter des Reisenden bei der Anpassung der Medikation an das jeweilige epidemiologische Risiko zu beachten.

Im **Malaria-Kapitel** sind die Möglichkeiten der **Expositionsprophylaxe** näher erläutert. Unter **Chemoprophylaxe** finden Sie ausführliche Angaben zu **Indikation**, **Dosierung** und **Einnahmemodus** der einzelnen Substanzen für die **medikamentöse Vorbeugung** und **Notfallselbsttherapie** sowie besondere Hinweise für **Kinder**, **Schwangere** und **Langzeitreisende**. Wichtige Daten zu **Kontraindikationen**, **Neben-** und **Wechselwirkungen** enthalten die Folgeseiten mit den Medikamenten-Profilen.

Malaria – Beratung

Wichtige Ratschläge für den Reisenden

✓ **Aufklärung über Malaria generell** – speziell im Reiseland – Vorkommen, Übertragung, Symptome, Risiko (besonders der M. tropica)

✓ **Schwangere und Kleinkinder** sind besonders gefährdet – vom Aufenthalt in einem Hochrisikogebiet ist grundsätzlich abzuraten!

✓ **Maßnahmen zur Vorbeugung** –
- Vermeidung von Insektenstichen
- Chemoprophylaxe, wenn nötig
- Aufklärung über mögliche Nebenwirkungen
- Vorsicht vor Arzneimittelfälschungen im Ausland

✓ **Sorgfältige Beachtung der empfohlenen Vorbeugungsmaßnahmen** –
sie gewähren eine hohe, allerdings keine absolute Sicherheit; eine Malaria ist auch bei regelmäßiger Tabletteneinnahme möglich

✓ **Verhalten bei Verdacht auf Malaria (tropica)** –
sofort Arzt aufsuchen oder notfallmäßige Selbstbehandlung; bei verzögerter Diagnose und Therapie besteht Lebensgefahr!

✓ **Eine mitgebrachte Malaria kann auch nach der Rückkehr ausbrechen** –
die M. tropica besonders während der ersten 4 Wochen; bei Fieber daran denken und sofort einen Arzt aufsuchen; das gilt auch für eine während der Reise durchgemachte (verdächtige) Malaria

✓ **Mitgabe von schriftlichem Informationsmaterial**

Schutz vor Stechmücken

Für alle Reisenden:

Aufenthalt
von der Dämmerung bis zum Morgengrauen vorzugsweise in mückengeschützten Räumen. Reisen in Hochrisiko-Gebiete möglichst nicht in der Zeit mit den meisten Malariafällen (Regenzeit oder direkt danach).

Kleidung
bei Aufenthalt im Freien abends und nachts weitgehend körperbedeckende (lange Ärmel, lange Hosen), möglichst helle, luftdurchlässige (z. B. Leinen) Stoffe. Durch Imprägnierung mit einem Insektizid (z. B. mit Permethrin) kann die Schutzwirkung noch deutlich verbessert werden.

Repellents
insektenabwehrende Mittel zur Anwendung an unbedeckten Hautstellen (Waden, Handgelenke, Hals, Kopf). Die Wirkdauer hängt ab von der Wahl des Mittels und korreliert mit der Schweißabsonderung; sie kann je nach Klima und körperlicher Aktivität stark variieren. Kein direkter toxischer Effekt auf Mücken.

Mittel auf chemischer Basis:
z. B. N,N-Diethyl-m-toluamid (DEET), 1-Piperidincarboxylsäure, 2-(2-Hydroxyethyl)-,1-Methylpropylester (Icaridin, Picaridin) handelsüblich als Lösung oder Spray; DEET ist in der Regel auch im Ausland (Touristikgebiete) erhältlich. DEET ist als Goldstandard akzeptiert, in einer Konzentration von 30–50 % ist es das effektivste verfügbare Repellent. Die Wirkdauer der chemischen Mittel beträgt je nach

verwendeter Konzentration bis zu 8 Stunden, kann aber wesentlich kürzer sein (s. oben). Großflächige Anwendung (vor allem bei Kindern), Benetzung der Schleimhaut (Augen) sowie bei DEET Kontakt mit Kunststoffen (Plastikarmbänder, Chemiefasern) vermeiden. Die Hinweise des Herstellers auf der Packungsbeilage sind zu beachten.

Mittel auf pflanzlicher Basis:
z. B. Kokosvorläuferfettsäuren und ätherische Öle in div. Mischungen. Verträglichkeit meist gut, Wirksamkeit unterschiedlich, z. T. nicht ausreichend untersucht, in der Regel erheblich kürzer als bei chemischen Mitteln. Personen, die erfahrungsgemäß stark von Mücken gestochen werden („Mückenopfer") sollten daher ein Präparat auf chemischer Basis bevorzugen.

Insektizide
insektenabtötende Mittel, am gebräuchlichsten sind z. Zt. Pyrethrine und Pyrethroide, die auch eine insektenabwehrende Wirkung haben. Anwendung z. B. in Form von Aerosolen, Verdampfern, Kerzen, Räucherspiralen („mosquito-coils") etc. im Wohnbereich sowie als Flüssigkeit zum Imprägnieren von Kleidungsstücken und Moskitonetzen. Zum Aufbringen auf die Haut sind sie nicht geeignet, da sie zu Haut- und Schleimhautreizungen sowie zu Allergien führen können. Darüber hinaus sind gesundheitliche Schäden, vor allem im neurologischen Bereich, bei sachgemäßer Anwendung auch bei längerem Gebrauch nach derzeitigem Kenntnisstand nicht zu erwarten. Die kombinierte Anwendung von Repellents (Haut) und Insektiziden (Kleidung) erhöht die Schutzwirkung erheblich und wird heute zunehmend genutzt. Entsprechende Präparate in geeigneter Kombination sind im Handel.

Schlafräume
sollen frei von Stechmücken sein! Bei geschlossenen Räumen mechanisches Abtöten; Kühlung (aircondition) nutzen, wenn vorhanden; evtl. Insektizide (s.o.).

Moskitonetz
immer dann indiziert, wenn optimaler Mückenschutz am Schlafplatz auf andere Weise nicht erreichbar ist. Ideal zum Schutz von Säuglingen. Zusätzliche Wirksamkeit durch Imprägnieren mit einem Insektizid (s. o.) möglich und empfehlenswert.

Für Residents (Langzeitaufenthalte) zusätzlich:

Screens
Mückengaze vor Fenstern und Türen verhindert das Einfliegen und ermöglicht gute, mückenabwehrende Durchlüftung.

Brutplätze
nach Möglichkeit Beseitigung von stehendem Wasser in Teichen, Senken etc., Abdecken von Zisternen, Abflussneigung von Regenrinnen etc.

Allgemein:
Die hier genannten Maßnahmen sind auch zum Schutz vor anderen insektenübertragenen Erkrankungen geeignet, gegen die es zumeist weder eine Impfung noch eine Chemoprophylaxe gibt. Allerdings muss hierbei auch mit tagaktiven Mücken gerechnet werden.

Methoden zum Schutz vor Insekten und ihre Wirksamkeit

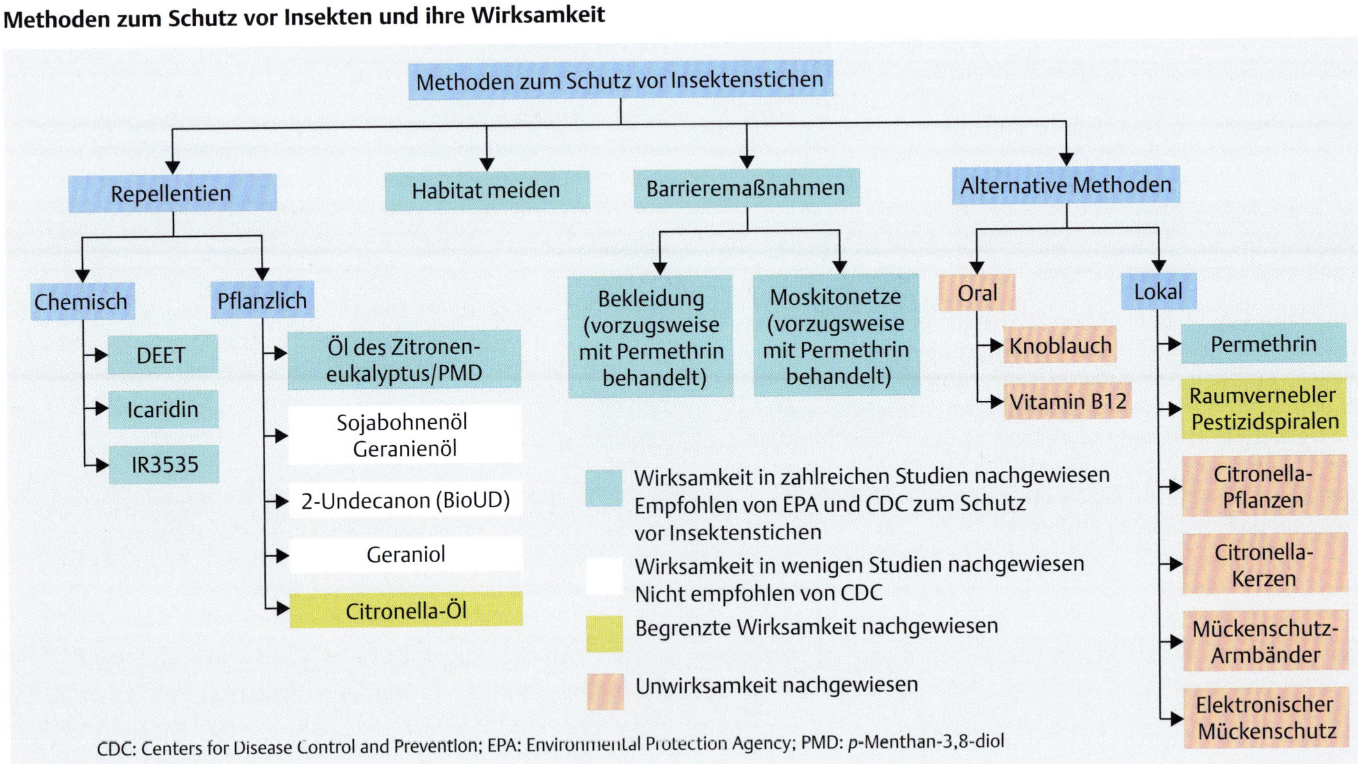

Quelle: Rothe C et al. Empfehlungen zur Malariaprophylaxe Flug u Reisemed 2025; 32: 176–215

In Deutschland verfügbare Repellents. Quellen: Herstellerangaben, Internet.

Produktname	Wirkstoff (%)	Wirkdauer (Mücken) bis zu[1]	Zugelassen ab[1]
DEET-haltige Produkte			
ANTI-BRUMM® Forte	30 %	6 Stunden	3 Jahre
ANTI-BRUMM® Ultra Tropical	50 %	10 Stunden	2 Jahre
Care Plus® Anti-Insect (Spray und Lotion)	50 %	10 Stunden	18 Jahre
Care Plus® Anti-Insect Spray	40 %	8 Stunden	13 Jahre
Care Plus® Anti-Insect (Spray und Gel)	30 %	6 Stunden	13 Jahre
Jungle Formula by AZARON® XTREME	50 %	9 Stunden	18 Jahre
NOBITE® Haut Spray	50 %	8 Stunden	2 Jahre
Icaridin-(Saltidin-)haltige Produkte			
ANTI-BRUMM® classic	25 %	8 Stunden	2 Jahre
ANTI-BRUMM® Kids	10 %	8 Stunden	2 Jahre
Autan® Family Care	10 %	4 Stunden	2 Jahre
Autan® Multi Insect	20 %	6–8 Stunden	2 Jahre
Autan® Tropical	20 %	6–8 Stunden	2 Jahre
Autan® protectionplus Spray	16 %	8 Stunden	2 Jahre
Autan® protectionplus Pumpspray	20 %	8 Stunden	2 Jahre
Ballistol® Stichfrei®	20 %	6 Stunden	3 Jahre
Ballistol® Stichfrei® Sensitiv	10 %	6 Stunden	6 Monate
Doctan® active Spray	20 %	12 Stunden	2 Jahre
Doctan® classic Spray Lotion	20 %	12 Stunden	2 Jahre
Doctan® Kinder Spray Lotion	20 %	12 Stunden	6 Monate
Jungle Formula by AZARON® COMPLETE	20 %	6 Stunden	3 Jahre
mosquito® protect Mückenschutz-Spray	20 %	8 Stunden	2 Jahre
mosquito® protect Zeckenschutz-Spray	15 %	8 Stunden	2 Jahre
NOBITE® Haut Sensitive	30 %	6 Stunden	2 Jahre
Sarazen® Intensiv Anti-Insektenspray	20 %	8 Stunden	2 Jahre
Sarazen® Tropical Anti-Insektenspray	20 %	10 Stunden	2 Jahre
Sarazen® Ultra Protect Anti-Insektenspray	15 %	10 Stunden	2 Jahre
S-quitofree® Insektenschutzspray	20 %	8 Stunden	2 Jahre
S-quitofree® Tropisches Insektenschutzspray	20 %	10 Stunden	2 Jahre
Viticks®	15 %	8 Stunden	2 Jahre
Zeckito Baby & Kids Insektenschutz	10 %	4 Stunden	6 Monate
Zeckito classic Insektenschutz Pumpspray	20 %	8 Stunden	2 Jahre
Zeckito Tropical Insektenschutz Pumpspray	20 %	10 Stunden	2 Jahre
Mischungen			
Nobite® Kids	10 % DEET, 15 % Icaridin	6 Stunden	1 Jahr
IR3535			
Ballistol® Stichfrei ® KIDS	10 %	8 Stunden	2 Monate
Zitronen-Eukalyptus (Citriodora-Öl, Citriodiol®, PMD)			
ANTI-BRUMM® Naturel	30 %	Bis zu 5 Stunden	1 Jahr
Autan® Botanicals Lotion	30 %	Bis zu 8 Stunden	2 Jahre
Care Plus® Insektenschutz Natural Spray	40 %	5 Stunden	3 Monate
mosquito® classic Insektenschutz-Spray	20 %	6 Stunden	6 Monate
Soventol® PROTECT Intensiv-Schutzspray	11 %	7 Stunden	1 Jahr
S-quitofree® Insektenschutzspray	20 %	6 Stunden	6 Monate
S-quitofree® Insektenschutzlotion für Babys&Kids	5 %	4 Stunden	6 Monate
Insektizide zur Imprägnierung von Textilien: Kleidung und Moskitonetze (Permethrin)			
Nobite® Kleidung	2 %	4 Wochen[2]	2 Jahre
Nobite® Verdünner	5 %	4 Wochen[2]	2 Jahre

1 Herstellerangaben; Angaben mit sehr langer Wirkdauer sind daher kritisch zu beurteilen. In der Regel empfiehlt sich bei fortgesetzter Exposition ein erneutes Auftragen des Produkts nach 4–6 Stunden;

2 Imprägnierung muss nach erneuter Wäsche wiederholt werden um den Repell-Effekt aufrecht zu erhalten; nach 2 Wäschen hat man noch den Hot-Feet Effekt

Die Auflistung basiert auf einer aktuellen Marktrecherche in Deutschland, erhebt jedoch keinen Anspruch auf Vollständigkeit. Die teilweise sehr ähnlich klingenden Produktnamen enthalten unter Umständen unterschiedliche Wirkstoffe. Die Schutzdauer kann in der praktischen Anwendung in Abhängigkeit von Umweltfaktoren (Temperatur, Luftfeuchtigkeit, Wind) und individuellen Faktoren (Schwitzen) erheblich variieren.

Quelle: Rothe C et al. Empfehlungen zur Malariaprophylaxe Flug u Reisemed 2020; 27: 163–197, 2022 aktualisiert durch CRM

Chemoprophylaxe

Bei den nachstehenden Dosierungsangaben handelt es sich um die **Dosierung für Erwachsene**. Zu Medikamenten und Dosierung für Kinder siehe Abschnitt „Kinder“ auf Seite 486.

Atovaquon/Proguanil (AP)

Geeignet für	Gebiete mit P. falciparum, besonders auch für Last minute-Reisen und/oder Kurzzeitaufenthalte im Malariagebiet
Dosierung	1 Tablette (250 mg Atovaquon/100 mg Proguanil) einmal täglich mit dem Essen, möglichst ganz schlucken, im Ausnahmefall (Kinder) auch zerkleinert möglich (off-label, schwache Datenlage)
Beginn	**regulär / last minute** 1 Tag vor Betreten des Malariagebietes
Ende	7 Tage nach Verlassen des Malariagebietes, (off-label sind 3 Tage nach Verlassen des Malariagebietes ausreichend, so z. B. in Kanada zugelassen und in Israel praktiziert)

Chloroquin (C)

Geeignet für	Gebiete mit P. vivax, P. ovale, P. malariae sowie mit P. falciparum ohne Chloroquinresistenz; aufgrund von Resistenzen und Nebenwirkungsprofil heute nicht mehr zu empfehlen
Dosierung	310 mg Base (2 Tabletten à 155 mg) regelmäßig einmal pro Woche immer am gleichen Wochentag unzerkaut nach dem Essen mit Flüssigkeit einnehmen. Personen über 75 kg Körpergewicht nehmen zusätzlich weitere 155 mg Base pro Woche an einem anderen Einnahmetag (z. B. sonntags 2, mittwochs 1 Tablette à 155 mg Base)
Beginn	**regulär** spätestens 1 Woche vor Betreten des Malariagebietes **last minute** je 310 mg Base (2 Tabletten à 155 mg) an zwei (evtl. aufeinanderfolgenden) Tagen innerhalb der letzten Woche vor Abreise, notfalls am Reisetag und am Tag nach der Ankunft; danach Übergang auf die wöchentliche Regeldosis.
Ende	4 Wochen nach Verlassen des Malariagebietes.

Chloroquin + Proguanil (CP)

Geeignet für	Gebiete mit P. falciparum bei Chloroquinresistenz; im Vergleich zu den anderen Mitteln hat diese Kombination eine schlechtere Wirksamkeit, Toleranz und Compliance, sie wird daher generell nicht mehr empfohlen. Ausnahmen: Schwangere im 1. Trimenon sowie Säuglinge < 5 kg KG und Kinder < 11 kg KG mit Gegenanzeigen für Mefloquin. **Proguanil** wird seit 2015 **in Deutschland nicht mehr vertrieben**. In Frankreich ist mit Savarine® eine Fixkombination CP erhältlich.
Chloroquin:	Dosierung, Beginn und Ende s. oben
Proguanil:	Als Monopräparat obsolet, in der Kombination mit Chloroquin generell ebenfalls nicht mehr zu empfehlen (s.o.)
Dosierung	1 mal täglich 200 mg nach dem Essen oder 2 mal täglich 100 mg nach dem Essen
Beginn	**regulär** frühestens 1 Woche, spätestens 1 Tag vor Betreten des Malariagebietes **last minute** 1 Tag vor Abreise, spätestens 5 Tage nach Ankunft
Ende	4 Wochen nach Verlassen des Malariagebietes

Doxycyclin (D)

Geeignet für	Gebiete mit P. falciparum, besonders auch für Last minute-Reisen
Dosierung	1 mal täglich 100 mg (1 Tablette) Nach klinischen Erfahrungen und vorliegenden Studien wird von den zwei im Handel befindlichen Derivaten (Hyclat und Monohydrat) bei gleicher Effektivität das Monohydrat besser vertragen. Daher wird empfohlen, das Monohydrat (Doxycyclin -1$H_2$0) zu rezeptieren.
Beginn	**regulär** 1 Tag vor Betreten des Malariagebietes **last minute** 1 Tag vor Betreten des Malariagebietes, spätestens 5 Tage nach Ankunft
Ende	4 Wochen nach Verlassen des Malariagebietes

Doxycyclin wird von der WHO sowie weltweit von fast allen Ländern zur Chemoprophylaxe in Gebieten mit P. falciparum unter Beachtung der üblichen Gegenanzeigen als ein Mittel der ersten Wahl empfohlen. Gute Wirksamkeit und Toleranz sind durch zahlreiche Studien sowie durch jahrelange Erfahrungen belegt. In Deutschland ist es für diese Indikation formal nicht zugelassen. Der Reisende ist auf die erweiterte Indikationsstellung hinzuweisen, gegen eine Verordnung bestehen keine rechtlichen Bedenken. Über mögliche Nebenwirkungen (z. B. Photosensibilisierung, gastrointestinale Symptome, Vaginalmykose) ist aufzuklären, Kontraindikationen (z. B. Schwangerschaft, Stillzeit, Kinder unter 8 Jahre) sind zu beachten.

Mefloquin (M)

Geeignet für: Gebiete mit P. falciparum ohne Mefloquinresistenz

Mefloquin sollte aufgrund des Nebenwirkungsprofils generell nur zurückhaltend und nur nach vorheriger Prüfung der Verträglichkeit (Testdosis s.u.) verordnet werden (s. auch Rote-Hand-Brief 2013, https://www.akdae.de > Arzneimittelsicherheit > Rote-Hand-Briefe > Rote-Hand-Briefe 2013). Aus wirtschaftlichen Gründen wird das Mittel seit 2016 vom Hersteller **in Deutschland nicht mehr vertrieben**. Es kann aber von der Apotheke aus der Schweiz bezogen werden. Hierbei sind oft längere Lieferzeiten zu beachten.

Dosierung: 1 Tablette à 250 mg regelmäßig einmal pro Woche immer am gleichen Wochentag nach dem Essen mit Flüssigkeit.
Einnahme auch zerkleinert möglich (Kinder).

Die Wochendosis kann alternativ auf 2 x 1/2 Tablette pro Woche (z. B. montags und donnerstags) aufgeteilt werden. Dies empfiehlt sich zur Vermeidung von Kumulationseffekten vor allem bei langer Einnahme, bei sehr leichten Erwachsenen sowie bei begrenzter Abbaukapazität in der Leber (z. B. Frauen, Asiaten).

Personen über 90 kg KG sollten zusätzlich 1/2 Tablette, über 120 kg zusätzlich 1 Tablette pro Woche an einem anderen Einnahmetag nehmen.

Beginn:

regulär
Eine Woche vor Betreten des Malariagebietes

last minute
je 1 Tablette à 250 mg an drei aufeinanderfolgenden Tagen, spätestens nach Ankunft im Malariagebiet. Diese „loading dose" sollte nur in Ausnahmefällen gegeben werden. Es ist vorteilhaft, wenn der Reisende hierfür bereits Erfahrungen mit der Verträglichkeit des Mittels hat; ansonsten ist mit verstärkten Nebenwirkungen zum Zeitpunkt der Reise zu rechnen.

Testdosis
Wird Mefloquin erstmals eingenommen, empfiehlt sich eine Testphase deutlich vor der Abreise. Dies gilt insbesondere vor längerer Einnahme. Hierbei wird über 3 Wochen je eine Tablette eingenommen. Treten keine Nebenwirkungen auf, kann von einer guten Verträglichkeit ausgegangen werden.

Ende: 4 Wochen nach Verlassen des Malariagebietes

> Bei zuverlässiger Compliance einer Chemoprophylaxe mit Atovaquon/Proguanil, Doxycyclin oder Mefloquin ist ein Medikament zur Notfallselbsttherapie in der Regel nicht erforderlich. Bei Krankheitszeichen, insbesondere Fieber, während und nach der Medikation, auch wenn diese für den angegebenen Zeitraum nach Rückkehr eingenommen wurde, ist jedoch immer an die Möglichkeit einer Malaria zu denken, eine entsprechende Diagnostik und ggf. Therapie zu veranlassen.
>
> **Eine regulär durchgeführte Chemoprophylaxe schließt eine Malaria nicht von vornherein aus!**

Notfallselbsttherapie

Soweit nicht anders angegeben, handelt es sich um die **Dosierung für Erwachsene**.

Artemether/Lumefantrin (AL)

Dosierung: je 4 Tabletten zum Zeitpunkt 0, 8, 24, 36, 48 und 60 Stunden (= 6 Dosen à 4 Tabletten innerhalb von 60 Stunden); Einnahme unzerkaut auf vollen Magen mit Flüssigkeit

Artemisininkombinationen werden von der WHO explizit als Mittel der ersten Wahl zur Therapie der unkomplizierten Malaria tropica empfohlen. Beachtung der üblichen Gegenanzeigen empfohlen. Zunächst von SO-Asien ausgehend, nun auch in Afrika und Lateinamerika, werden seit 2015 in zunehmendem Maße zum Teil umfangreiche Resistenzen beobachtet. Diese machen den Einsatz als Notfallmittel für Nichtimmune nur noch eingeschränkt empfehlenswert. Das Präparat ist in Deutschland in Apotheken kaum noch verfügbar.

Atovaquon/Proguanil (AP)

Dosierung: je 4 Tabletten als Einzeldosis an 3 aufeinanderfolgenden Tagen; Einnahme unzerkaut auf vollen Magen mit Flüssigkeit

Aufgrund der Resistenzen gegen Artemisininkombinationen und deren schlechte Verfügbarkeit in Deutschland ist AP von wenigen Ausnahmen abgesehen aktuell die einzige Kombination zur Notfall-Selbsttherapie, die sinnvollerweise rezeptiert werden kann.

Chloroquin (C)

Dosierung:

Beginn:	620 mg Base (4 Tabl. à 155 mg)
nach 6 Std. weitere	310 mg Base (2 Tabl. à 155 mg)
2., 3. (und evtl. 4.) Tag:	je 310 mg Base (je 2 Tabl. à 155 mg)

Diese Dosierung gilt für ein durchschnittliches Körpergewicht von 60 kg; bei einer Abweichung von >15 kg ist die Dosis entsprechend anzupassen. Richtdosis: initial 10 mg, danach jeweils 5 mg pro kg Körpergewicht. Beipackzettel beachten!

Heute nicht mehr zu empfehlen, allenfalls in besonderen Ausnahmefällen und nur bei fehlender Resistenz.

Dihydroartemisinin/Piperaquin (DP)

Dosierung: je 3 Tabletten (à 320 mg/40 mg Piperaquintetraphosphat/Dihydroartemisinin) als Einzeldosis (Regeldosis);
Einnahme je 1 x an 3 aufeinander folgenden Tagen zur selben Zeit nüchtern mit Wasser;
Die Dosierung und damit die Anzahl der Tabletten pro Tag ist vom Körpergewicht abhängig:

5 bis < 7 kg KG:	1/4 Tablette
7 bis < 13 kg KG:	1/2 Tablette
13 bis < 24 kg KG:	1 Tablette
24 bis < 36 kg KG:	2 Tabletten
36 bis < 75 kg KG:	3 Tabletten
75 bis 100 kg KG:	4 Tabletten

Für ein Körpergewicht über 100 kg liegen derzeit noch keine Studiendaten vor.

Artemisininkombinationen werden von der WHO explizit als Mittel der ersten Wahl zur Therapie der unkomplizierten Malaria tropica empfohlen. Beachtung der üblichen Gegenanzeigen empfohlen. Zunächst von SO-Asien ausgehend, nun auch in Afrika und Lateinamerika, werden seit 2015 in zunehmendem Maße zum Teil umfangreiche Resistenzen beobachtet. Diese machen den Einsatz als Notfallmittel für Nichtimmune nur noch eingeschränkt empfehlenswert. Seit 2016 sind Artemisininkombinationen kaum noch in Apotheken verfügbar, wohl vor allem aus marketingtechnischen Gründen.

Bei der Auswahl des Medikamentes ist zu beachten:

- Gegen das betreffende Mittel darf es **im Reisegebiet keine resistenten Parasiten** geben (s. im Länderteil unter Malaria/Parasit)
- Mit einer **zuvor durchgeführten Regelmedikation** darf das empfohlene Mittel **nicht interagieren**; bei fehlender Datenlage ist der Reisende ggf. darauf hinzuweisen
- Gegen das Mittel dürfen **beim Reisenden keine Kontraindikationen** vorliegen.
(s. Malaria/Chemoprophylaxe/Medikamentenprofile auf den folgenden Seiten)

Artemether/Lumefantrin ist zur Behandlung von akuter, unkomplizierter Malaria tropica bei Erwachsenen und Kindern ab einem Körpergewicht von 5 kg geeignet, Zulassung in Deutschland jedoch erst ab dem 12. Lebensjahr und mehr als 35 kg KG. Die zunehmende Inzidenz von Artemisinin-Resistenzen bei P. falciparum sollte berücksichtigt werden. Off-label können auch andere Malariaformen (M. tertiana, M. quartana, Knowlesi M.) effektiv behandelt werden.

Atovaquon/Proguanil ist zur Behandlung von akuter, unkomplizierter Malaria tropica bei Erwachsenen und Kindern ab einem Körpergewicht von 5 kg geeignet. Off-label können auch andere Malariaformen (M. tertiana, M. quartana, Knowlesi M.) effektiv behandelt werden.

Chloroquin ist zur Behandlung der Malaria tropica in Gebieten ohne Chloroquinresistenz sowie zur Behandlung der Malaria tertiana und Malaria quartana geeignet.

Dihydroartemisinin/Piperaquin ist zur Behandlung von akuter, unkomplizierter Malaria tropica bei Erwachsenen und Kindern ab einem Körpergewicht von 5 kg geeignet. Die zunehmende Inzidenz von Artemisinin-Resistenzen bei P. falciparum sollte berücksichtigt werden. Off-label können auch andere Malariaformen (M. tertiana, M. quartana, Knowlesi M.) effektiv behandelt werden.

Artemether/Lumefantrin und **Dihydroartemisinin/Piperaquin** sind **in Österreich** an eine unauffällige QT-Zeit gebunden und stehen somit **zur Notfallselbsttherapie nicht zur Verfügung**.

Die **notfallmäßige Selbstbehandlung** eines Malaria-Verdachtes sollte **nur im Ausnahmefall** erfolgen, wenn bei Fieber oder anderen malariaverdächtigen Symptomen im Ausland kein Arzt erreichbar ist. Ganz besonders **Kinder, Schwangere, ältere Menschen und Immungeschwächte** sollten **möglichst umgehend ärztliche Hilfe** suchen. Auch nach erfolgreicher Selbstbehandlung mit klinischer Besserung sollte zum nächstmöglichen Zeitpunkt, spätestens nach der Rückkehr, ein Arzt konsultiert werden.
Nach Möglichkeit sollte vor Therapiebeginn ein EKG geschrieben werden.

Per Mail an service.de@glenmarkpharma.com
Per Fax an Glenmark 0800 453 66 28 *(kostenfrei)*

BESTELLFORMULAR

Patienteninformationen zum Thema Malaria

Hiermit bestelle ich die angekreuzten Artikel:

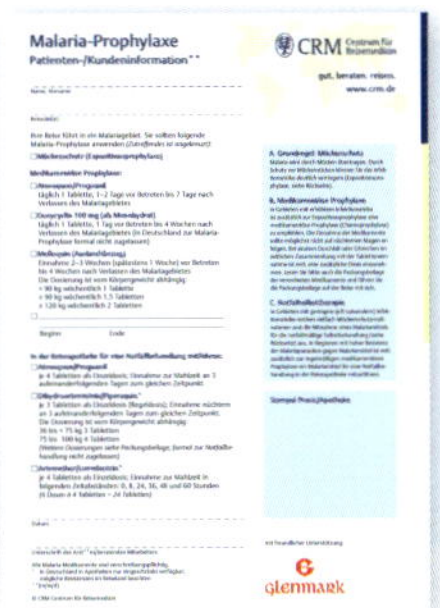

☐ **Block Malaria-Prophylaxe – Patienteninformation**
Block mit 25 Blatt, DIN A4
(Mat.-Nr. GLE-1000047)

Menge: 1 Stück
kostenfrei

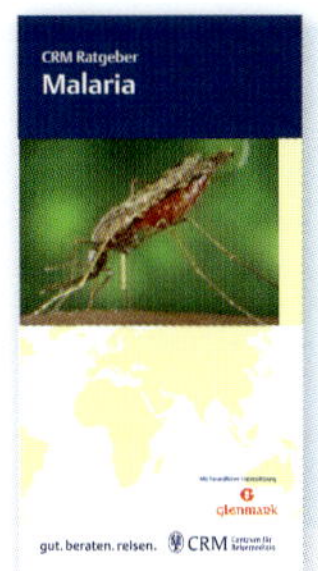

☐ **CRM Ratgeber Malaria,**
Patienteninformation,
6-Seiter DIN-lang,
(Mat.-Nr. 71327)

Menge: 25 Stück
kostenfrei

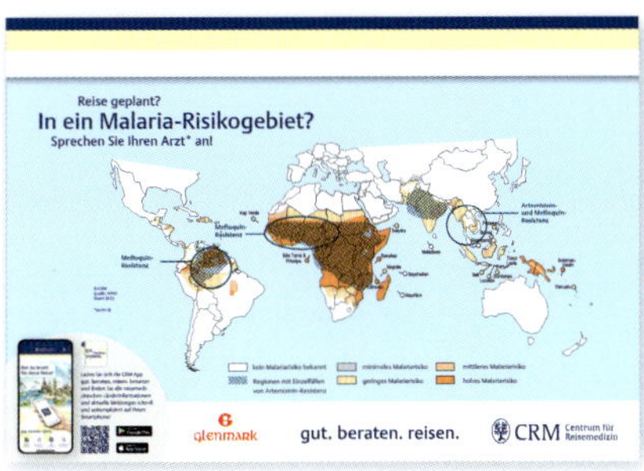

☐ **CRM Plakat Malaria weltweite Verbreitung**
Plakat für die Praxis, DIN A2
(Mat.-Nr. GLE-1000046)

Menge: 1 Stück
kostenfrei

Jetzt kostenlos bestellen!

Name, Vorname

Praxis / Institut / Apotheke

Straße, Hausnummer

PLZ, Ort

Telefon (optional)

✗
Datum / Unterschrift

Stempel

Bei Rückfragen erreichen Sie uns unter: 0800 453 66 275 *(kostenfrei)*

Mit freundlicher Unterstützung:

glenmark

CRM Centrum für Reisemedizin

PP-DE-ATO-0138

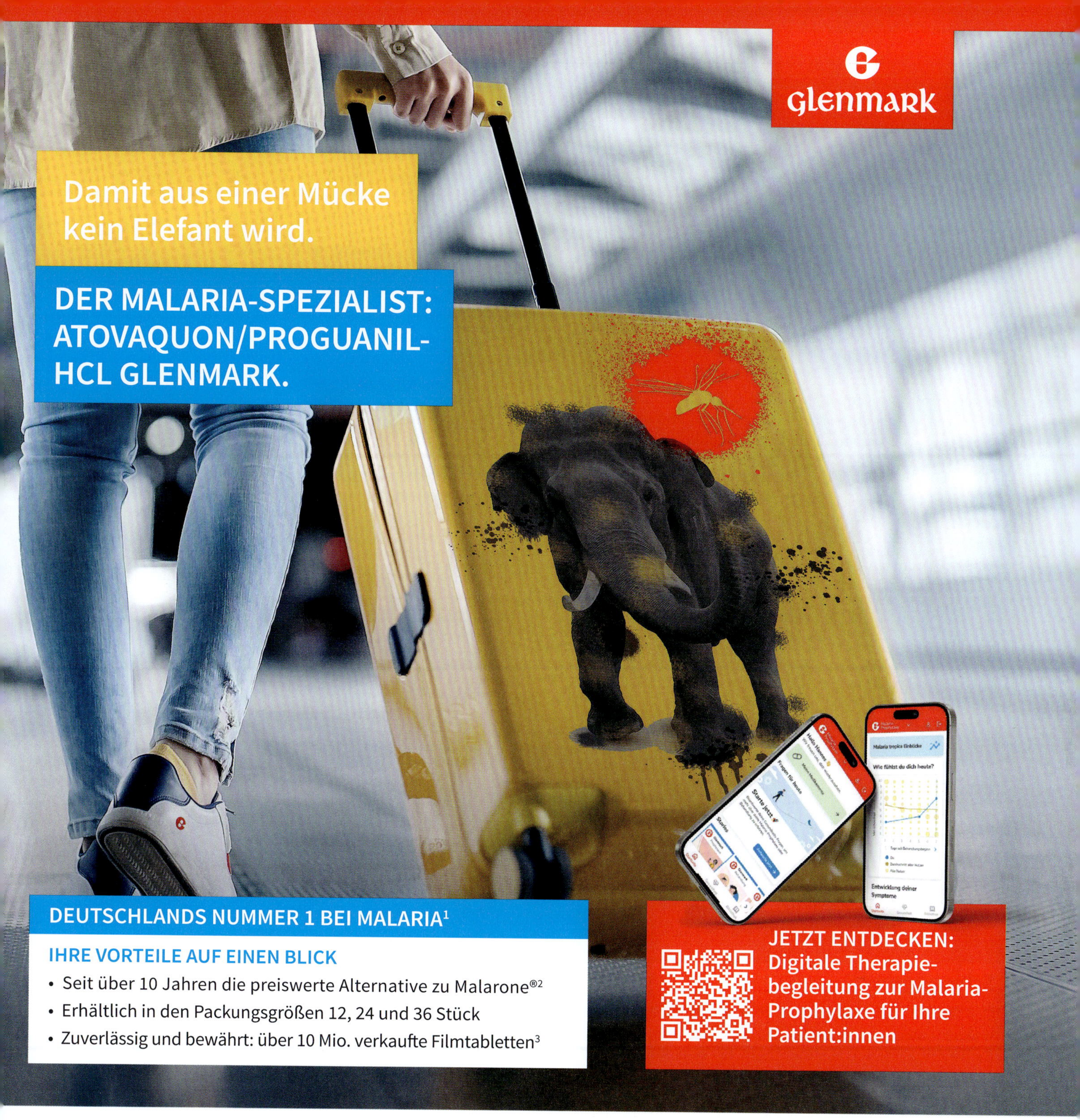
Glenmark
Damit aus einer Mücke kein Elefant wird.
DER MALARIA-SPEZIALIST: ATOVAQUON/PROGUANIL-HCL GLENMARK.
DEUTSCHLANDS NUMMER 1 BEI MALARIA[1]
IHRE VORTEILE AUF EINEN BLICK
• Seit über 10 Jahren die preiswerte Alternative zu Malarone®[2]
• Erhältlich in den Packungsgrößen 12, 24 und 36 Stück
• Zuverlässig und bewährt: über 10 Mio. verkaufte Filmtabletten[3]
JETZT ENTDECKEN: Digitale Therapiebegleitung zur Malaria-Prophylaxe für Ihre Patient:innen

Kinder

Wenn im Rahmen der Malaria-Vorbeugung eine **Chemoprophylaxe** in Betracht kommt, gelten die im Länderteil angegebenen Empfehlungen prinzipiell auch für Kinder, und zwar

für alle **Altersgruppen**
Ausnahme: Neugeborene und Säuglinge bis zu 6 Monaten lassen sich in weitgehend mückenfreien Schlafräumen unter einem lege artis angewandten Moskitonetz vor den nachtaktiven Überträgermücken gut schützen; eine Chemoprophylaxe ist dann entbehrlich

für die **Wahl des Mittels**
Ausnahmen: Atovaquon/Proguanil ist für Kinder unter 11 kg KG zur Prophylaxe in Deutschland und anderen europäischen Ländern nicht zugelassen;
Mefloquin ist für Kinder unter 5 kg KG und einem Alter < 3 Monate nicht zugelassen;
Doxycyclin ist für Kinder unter 8 Jahren nicht geeignet;

sowie für die **zeitliche Abfolge** und **Dauer der Medikation.**

Die **Dosierung** richtet sich nach dem **Körpergewicht** (KG) bzw. orientierend nach dem **Alter**. Hierbei können bei Mefloquin und Chloroquin die Tabletten kleingeschnitten und ggf. auch zermörsert verabreicht werden. Bei allen anderen Präparaten soll die Tablette jeweils komplett eingenommen werden. Im Ausnahmefall kann auch Atovaquon/Proguanil zerkleinert verabreicht werden (off label, schwache Datenlage). Es gelten für die einzelnen Medikamente zur **Prophylaxe** folgende **Regeldosen:**

Medikament	Zulassung in D bzw. Indikation für kg KG / Alter	Dosis / Körpergewicht	Einnahme
Atovaquon/ Proguanil	11–40 kg KG	62,5 / 25 mg = 1 Junior-Tablette pro 10 kg	pro Tag
Chloroquin Base		5 mg pro kg	pro Woche
Doxycyclin	ab 8 Jahre	1,5 mg pro kg	pro Tag
Mefloquin	ab 5 kg KG / ab 3. Lebensmonat	5 mg pro kg	pro Woche

Eine Selbstbehandlung ohne ärztliche Aufsicht sollte bei Kindern nur in Notfallsituationen erfolgen. In dieser Situation sind eigentlich schnell wirksame Artemisinin-Kombinationen zu bevorzugen. Diese sind jedoch aufgrund der sich ausbreitenden Resistenzen zunehmend weniger empfehlenswert. Dosierung und Applikation sind nach den Angaben im Beipackzettel auszurichten.

Chemoprophylaxe bei Kindern und Jugendlichen – Medikamente und Dosierung

Atovaquon/Proguanil 62,5/25 mg pro Junior-Tablette		**Mefloquin 250 mg pro Tablette**		**Doxycyclin 100 mg pro Tablette**	
Gewicht kg KG	Tabletten **pro Tag**	Gewicht kg KG	Tabletten **pro Woche**	Gewicht kg KG	Tabletten **pro Tag**
5–10	–	5–10	⅛*	Für Kinder unter 8 Jahren kontraindiziert	
11–20	1	10–20	¼		
21–30	2	20–30	½	25–35	½
31–40	3	30–45	¾	36–50	¾
> 40	1 Erwachsenentablette (250/100 mg)	> 45	1	> 50	1

* Empfehlung zur Einnahme: ¼ Tablette zerkleinern und in einer geringen Menge Milch oder Tee suspendieren, davon die Hälfte geben, die andere Hälfte verwerfen.

Schwangere

Eine Malaria stellt, wie andere Infektionen, ein hohes potenzielles Risiko für Mutter und Kind dar. Die gleiche Aussage gilt prinzipiell für die Einnahme von Medikamenten. Bei einer Risikoabwägung ist die Gefährdung durch eine Malaria tropica wesentlich größer als durch die Chemoprophylaxe, vor allem bei Auswahl der richtigen Medikation. Leider gibt es z. Zt. kein Mittel, das in Gebieten mit Chloroquin-Resistenz zur Prophylaxe in der Schwangerschaft gleichermaßen wirksam und unbedenklich ist. Es ist daher zu prüfen, ob der Aufenthalt in einem Malariagebiet wirklich nötig ist, speziell in Regionen mit intensiver Übertragung und hochgradiger Parasitenresistenz. Lässt sich die Reise nicht aufschieben, ist eine Vorbeugung unbedingt durchzuführen:

a) Expositionsprophylaxe
unbedenklich, Senkung des Übertragungs-Risikos.

b) Chemoprophylaxe
von den genannten Mitteln sind lediglich Chloroquin und Proguanil unbedenklich, aber wenig effektiv und nicht gut verträglich. Proguanil ist in Deutschland nicht mehr verfügbar. Unter Einnahme von Atovaquon/Proguanil wurde eine erhöhte Abbortrate nachgewiesen. Bei entsprechendem Infektionsrisiko und unvermeidbarer Reise kann somit nur Mefloquin eingesetzt werden. Hierbei ist die Gabe ab dem 2. Trimenon nach Studienlage unbedenklich, im 1. Trimenon kann das Mittel nach entsprechender Aufklärung der Schwangeren (Unterschrift!) ebenfalls rezeptiert werden.

Andere Präparate sind wegen potenzieller Gefährdung des Kindes oder wegen fehlender Daten zur Chemoprophylaxe in der Schwangerschaft nicht geeignet. Unvorhergesehene Schwangerschaft unter Malaria-Chemoprophylaxe wird nicht als Indikation für einen Abbruch angesehen (WHO 1996 und 2020).

Auch wenn Schwangerschaft als Kontraindikation für eine Chemoprophylaxe gilt, trifft dies nicht automatisch auch für eine eventuell notwendige **Therapie** mit dem betreffenden Mittel zu.

Eine Selbstbehandlung ohne ärztliche Aufsicht sollte in der Schwangerschaft nur in Notfallsituationen erfolgen. In dieser Situation sind eigentlich schnell wirksame Artemisinin-Kombinationen zu bevorzugen. Diese sind jedoch aufgrund der sich ausbreitenden Resistenzen zunehmend weniger empfehlenswert. Dosierung und Applikation sind nach den Angaben im Beipackzettel auszurichten.

Besonders wichtig in der Schwangerschaft:
Bei Verdacht auf Malaria möglichst sofort einen Arzt aufsuchen!

Langzeitreisende

Längere Tropenaufenthalte (> 4 Wochen) haben unterschiedliche Gründe. In der Praxis lassen sich erfahrungsgemäß folgende **Personengruppen** differenzieren:

1. **Reisende**, die **länger als 4 Wochen in Malariagebieten unterwegs** sind, z. B. Weltreisende, Abenteuertouristen, beruflich Reisende;
2. Heimatbesuche von **Migranten** aus Malariagebieten, oft mit Familienangehörigen;
3. Reisende mit **häufigen, kurzen Reisen** in Malariagebiete, z. B. Geschäftsleute, Spezialisten, Flugpersonal, Einsatzkräfte von Hilfsorganisationen;
4. **Auslandstätige (Expatriates)**, oft mit Familienangehörigen, **die länger als 3 Monate in einem Malariagebiet leben.**

Hochrisikogebiet	**Erwachsene**	**Kinder** < 5 J.: von Aufenthalt abraten, wenn doch:	**Schwangere** Von Aufenthalt dringend abraten, wenn doch:
Bei schlechter medizinischer Versorgung			
Standardvorsorge:	Kontinuierlich **P**	Kontinuierlich **P**	Kontinuierlich **P** plus ergänzende **T**
Mindestvorsorge:	**P** nach Ersteinreise 2 Monate sowie während der Hauptübertragungszeit – sonst **T**	Kontinuierlich **P**	Kontinuierlich **P** plus ergänzende **T**
Bei guter medizinischer Versorgung			
Standardvorsorge:	**P** nach Ersteinreise 2 Monate sowie während der Hauptübertragungszeit – sonst **T**	Kontinuierlich **P**	Kontinuierlich **P**
Mindestvorsorge:	**T**	**P** nach Ersteinreise 2 Monate sowie während der Hauptübertragungszeit – sonst **T**	Kontinuierlich **P**

Niedrigrisikogebiet	**Erwachsene**	**Kinder**	**Schwangere**
Bei schlechter medizinischer Versorgung			
Standardvorsorge:	**T**	**P** nach Ersteinreise 2 Monate sowie während der Hauptübertragungszeit – sonst **T**	Kontinuierlich **P**
Mindestvorsorge:	**T**	**T**	Kontinuierlich **P**
Bei guter medizinischer Versorgung			
Standardvorsorge:	**T**	**T**	**P** nach Ersteinreise und während der Hauptübertragungszeit erwägen – sonst **T**
Mindestvorsorge:	**T**	**T**	**P** nach Ersteinreise und während der Hauptübertragungszeit erwägen – sonst **T**

Empfehlungen zur Malariavorbeugung für Langzeitaufenthalte von Auslandstätigen
P = Chemoprophylaxe, **T** = Notfallselbsttherapie
(siehe Malariakarten im Länderteil dieses Handbuches)

Die **Gruppen 1–3 bleiben Reisende**, meist mit wechselnden Standorten, unkalkulierbarem Expositionsrisiko, unzureichender ärztlicher Versorgung, mangelnder Kenntnis über die örtliche Malariasituation und unzureichender Einsicht über das persönliche Erkrankungsrisiko. Aufgrund ihrer hohen Gefährdung sind sie wie Kurzzeitreisende zu beraten; in entsprechenden Malariagebieten sollten sie ggf. eine Chemoprophylaxe entsprechend den länderspezifischen Empfehlungen für die gesamte Dauer ihres Aufenthaltes einnehmen.

Bei der **Gruppe 4** handelt es sich um Personen, die **in der Regel ortsfest** sind. Sie können, nachdem sie das lokale und saisonale Malariarisiko kennen, ihre Umgebung einrichten (z. B. bauliche Nachbesserung, Einbau von Screens, Beseitigung von hausnahen Brutplätzen, Umgang mit Moskitonetzen), sich in die Infrastruktur integrieren und die medizinischen Versorgungsmöglichkeiten vor Ort einschätzen. Diese Gruppe ist erfahrungsgemäß am wenigsten bereit, eine kontinuierliche Chemoprophylaxe ggf. über Jahre durchzuführen. Für sie ist daher eine pragmatische Lösung, die sich an den realen Gegebenheiten orientiert, besonders sinnvoll. Hierfür ist immer eine erweiterte und vertiefte, ausführliche individuelle Beratung erforderlich. Diese sollte ausschließlich durch tropen- bzw. reisemedizinisch erfahrene Ärzte erfolgen.

Die nebenstehenden Empfehlungen, mit denen Tropen- und Arbeitsmediziner vor Ort gute Erfahrungen gemacht haben, zeigen ein differenziertes, als „Mindestvorsorge" beschriebenes Vorgehen auf. Neben einer konsequenten **Expositionsprophylaxe** wird in Hochrisikogebieten eine **Chemoprophylaxe** mindestens zu Beginn des Aufenthaltes, während der Hauptübertragungszeit und bei Reisen mit eingeschränktem Moskitoschutz empfohlen. Die Verfügbarkeit geeigneter Medikamente, auch zur **notfallmäßigen Selbstbehandlung**, muss gewährleistet sein.

Medikamenten-Profile

Die folgenden Ausführungen dienen der Orientierung des beratenden Arztes zur individuellen Risiko-Nutzen-Abwägung einer medikamentösen Malariaprophylaxe. Sie basieren auf Angaben des Herstellers, der Zulassungsbehörde, der Roten Liste, etablierter Meldesysteme und der neueren Literatur. Für die Vollständigkeit und Richtigkeit der Daten kann nicht garantiert werden. Beachten Sie im Zweifelsfall immer die aktuelle Gebrauchsinformation, verweisen Sie den Reisenden auf die Packungsbeilage und geben Sie ihm Gelegenheit, unklare oder für ihn unverständliche Angaben mit Ihnen zu besprechen.

Kontraindikationen

Die Tabelle bietet einen Überblick, in welchen Bereichen **Kontraindikationen** angesiedelt sind. Wenn der Reisende in einem dieser Bereiche Vorerkrankungen aufweist, informieren Sie sich zu den Einzelheiten in der aktuellen Gebrauchsinformation des betreffenden Medikaments. Bei absoluter Kontraindikation (A) sollten Sie das Mittel keinesfalls verordnen sondern nach einer Alternative suchen. Bei relativer Kontraindikation (R) ist ggf. eine Risikoabwägung nach entsprechender Aufklärung möglich.

	Medikament AL = Artemether/Lumefantrin, AP = Atovaquon/Proguanil, C = Chloroquin, DP = Dihydroartemisinin/Piperaquin, D = Doxycyclin, M = Mefloquin, P = Proguanil					
Bereich	**AL**	**AP**	**C**	**DP**	**D**	**M**	**P**
Überempfindlichkeit gegen Substanz oder Hilfsstoffe	A	A	A	A	A	A	A
Herz	R		R	R		R	
Leber	R		R	R	A	R	
Niere	R	A[9]	R	R	R		R
Elektrolytstörungen	A						
Hämatopoese, G-6-PD			A				
Myasthenia gravis			A				
Haut			R[6]				
Retinopathie, Gesichtsfeldeinschränkung			A				
Epilepsie (auch i.d.Anamese)			R			A	
Psychose (auch i.d.Anamese)						A	
sonstige	A[8]		R[7]				
Schwangerschaft	R	R		R	A	A[5]	
Stillzeit	R	R		R	A	A	
Kinder	E[1]	E[2]		E[1]	E[3]	E[4]	

A = in diesem Bereich gibt es absolute Kontraindikationen
R = in diesem Bereich gibt es relative Kontraindikationen, ggf. Risikoabwägung
E = Einschränkung nach Alter und/oder Körpergewicht
[1] < 5 kg KG (Therapie)
[2] < 11 kg KG (Prophylaxe), < 5 kg KG (Therapie)
[3] < 8 Jahre
[4] < 5 kg Körpergewicht / Alter < 3. Lebensmonat
[5] im 1.Trimenon
[6] Psoriasis
[7] Porphyrie
[8] einige Wechselwirkungen (s. dort)
[9] Kreatinin-Clearance < 30 ml/min

Nebenwirkungen

Nebenwirkungen treten meist nur oder verstärkt im therapeutischen Bereich auf; dabei lassen sie sich bisweilen von den malariabedingten Symptomen nicht eindeutig trennen. Für die Prophylaxe sind die hier genannten Mittel bei korrekter Anwendung in der Regel gut verträglich. Sofern Angaben zur Häufigkeit unerwünschter Arzneimittelwirkungen vorliegen, sind den Prozentbereichen bestimmte Bezeichnungen zugeordnet. Hierfür gibt es eine Vorlage der europäischen Zulassungsbehörde, die für die Fachinformation der Pharma-Hersteller („Summary Product Characterisation – SPC“) verbindlich ist. Sie sieht folgende Einteilung vor:

SPC-Guideline	%-Angaben	deutsch
very common	> 10 %	sehr häufig
common	1 % – 10 %	häufig
uncommon	0,1 % – 1 %	gelegentlich
rare	0,01 % – 0,1 %	selten
very rare	< 0,01 %	sehr selten

„very rare – sehr selten“ schließt Einzelfälle mit ein.

Die Tabelle bietet eine Übersicht, in welchen Bereichen ggf. mit Nebenwirkungen zu rechnen ist. Klären Sie den Reisenden darüber auf, verweisen Sie ihn auf die Packungsbeilage, geben Sie ihm Gelegenheit, Fragen zu stellen und führen Sie ihn zu einer für ihn verständlichen und zustimmungsfähigen Risiko-Nutzen-Abwägung. Wenn ein begründeter Verdacht auf eine unerwünschte Arzneimittelwirkung besteht, informieren Sie sich zu den Einzelheiten in der Gebrauchsinformation des betreffenden Medikaments. Klären Sie den Patienten auf und benachrichtigen Sie ggf. den Hersteller und die Arzneimittelkommission der Deutschen Ärzteschaft.

	Medikament AL = Artemether/Lumefantrin, AP = Atovaquon/Proguanil, C = Chloroquin, DP = Dihydroartemisinin/Piperaquin, D = Doxycyclin, M = Mefloquin, P = Proguanil					
Bereich	**AL**	**AP**	**C**	**DP**	**D**	**M**	**P**
Allgemeinbeschwerden z. B. Übelkeit, Kopfschmerz, Schwindel, Müdigkeit etc.	H	H	H	H		HH	
Magen-Darm	H	H-HH	H	S	H	H	G
Leber, Pankreas		X	S				
Herz-Kreislauf	H		H	H		X	
Respirationstrakt	H	X		S		**SS**[9]	
Nieren, Elektrolyte		X					
Blut-, Lymphsystem		X	**SS**[1]		**SS**[1]	X	S
Bewegungsapparat	H		S	S		X	
Haut	H	X-**SS**[7]	S-**SS**[2]	S	**G**[2]	X	S-SS
Schleimhaut		X	S		S		S
Sinnesorgane			G-**SS**[3]		SS[8]	X	
Nervensystem			G		**SS**[4]	**G-SS**[5]	
Psyche		**G-SS**[6]	SS			H	

HH = sehr häufig
H = häufig
G = gelegentlich
S = selten
SS = sehr selten
X = Nebenwirkung kommt vor, verwertbare Angaben zur Häufigkeit fehlen

Bei schweren Nebenwirkungen erscheint die **Häufigkeitsangabe im Fettdruck**

[1] Störungen der Hämatopoese
[2] schwere Hautveränderungen, phototoxische Reaktionen
[3] Auge (Retinopathie)
[4] intrakranielle Drucksteigerung
[5] Krampfanfälle
[6] psychotische Reaktionen
[7] Stevens-Johnson Syndrom
[8] temporäre Myopie
[9] Pneumonitis (interstitielle Pneumonie)

Wechselwirkungen, Hinweise

Nachstehend sind mögliche oder nachgewiesene **Wechselwirkungen** zwischen den einzelnen Malariamitteln und anderen Substanzen aufgeführt. In der Regel basieren die Angaben hierzu nicht auf klinischen Studien, sondern auf pharmakologischen Erkenntnissen oder Beobachtung von Einzelfällen. Teilweise haben Wechselwirkungen den Stellenwert absoluter Kontraindikationen, dann ist ein Verzicht auf eines der beteiligten Mittel unumgänglich. In anderen Fällen ist eine Risiko-Nutzen-Abwägung möglich. Bevor Sie ein Malariamittel verordnen, fragen Sie den Reisenden immer, ob er andere Medikamente einnimmt. Wenn er die Frage bejaht, prüfen Sie, ob Wechselwirkungen zwischen den beiden Substanzen bestehen und informieren Sie sich zu weiteren Einzelheiten in der betreffenden Gebrauchsinformation. Wählen Sie ggf. eine Alternative oder beteiligen Sie den Reisenden an einer Risiko-Kalkulation.

Schließlich folgen spezielle **Hinweise**, die in der Praxis für den Umgang mit dem betreffenden Mittel sowohl für den Arzt als auch für den Reisenden von Bedeutung sind. Angaben zur Indikation, Dosierung, Applikation und Einnahmedauer finden Sie unter „Chemoprophylaxe“ und „Notfallselbsttherapie“ auf den vorangegangenen Seiten.

Artemether/Lumefantrin fixe Kombination

Wechselwirkungen:

Mittel, die zu einer Verlängerung der QT-Zeit führen können:
z. B. Malariamittel wie Chinin, Mefloquin;
Antiarrhythmika der Klassen IA und III;
Neuroleptika, Antidepressiva;
Antibiotika wie Makrolide, Fluoroquinoline;
sonstige wie Imidazol- und Triazol-Derivate;
einzelne Antihistaminika, Cisaprid;

Mittel, die das Cytochrom CYP3A4 hemmen können:
z. B. Erythromycin, Ketoconazol, Itraconazol, Cimetidin, HIV-Protease-Inhibitoren; Grapefruit;

Mittel, die durch Cytochrom CYP2D6 abgebaut werden:
z. B. Flecainid, Metoprolol, Imipramin, Amitryptilin, Clomipramin

Hinweise:

Artemether/Lumefantrin ist nur zur **Therapie** der akuten, unkomplizierten **Malaria tropica** durch P. falciparum zugelassen. Zur Behandlung schwerer Verläufe mit cerebralen, pulmonalen oder renalen Komplikationen fehlt es bisher an ausreichenden Erfahrungen. Off-label können auch andere Malariaformen (M. tertiana, M. quartana, Knowlesi M.) effektiv behandelt werden.

Bei **Schwangerschaft und Stillzeit** liegen keine Erfahrungen vor. Anwendung allenfalls unter strenger Nutzen-Risiko-Abwägung. Während und bis eine Woche nach Einnahme sollte nicht gestillt werden. Wegen unzureichender Daten ist das Mittel für **Kinder unter einem Körpergewicht von 5 kg** nicht zugelassen.

Einnahme der Einzeldosis sollte jeweils mit einer fettreichen Mahlzeit erfolgen.

Das an sich gute Mittel hat eine ganze Reihe von **Gegenanzeigen** und kontraindizierenden **Wechselwirkungen**. In der Praxis kann man das Mittel weitgehend problemlos verordnen, wenn der Betreffende anamnestisch völlig gesund ist und keinerlei Medikamente nimmt; andernfalls empfiehlt es sich, die **Gebrauchsinformation** sorgfältig zu lesen und zu befolgen.

In **Österreich** ist das Mittel an eine unauffällige QT-Zeit gebunden und steht somit zur Notfallselbsttherapie nicht zur Verfügung.

Atovaquon/Proguanil fixe Kombination

Wechselwirkungen:

Metoclopramid, Tetracyclin, Rifampicin, Rifabutin (verminderte Plasmakonzentration von Atovaquon)
Indinavir (verminderte Plasmakonzentration von Indinavir)
Cumarine (verstärkte antikoagulative Wirkung)

Hinweise:

Atovaquon/Proguanil ist sowohl für die **Prophylaxe** der **Malaria tropica** wie auch für die Therapie der akuten, **unkomplizierten Malaria tropica** zugelassen, speziell in Gebieten mit Resistenzen von P. falciparum gegen andere Mittel. Zur Behandlung schwerer Verläufe mit hoher Parasitämie, cerebralen, pulmonalen oder renalen Komplikationen ist es nicht geeignet. Off-label können auch andere Malariaformen (M. tertiana, M. quartana, Knowlesi M.) effektiv behandelt werden.

Laut Zulassungsunterlagen in Deutschland sollte nach Möglichkeit vor Therapie ein EKG durchgeführt werden.

Bei **Schwangerschaft und Stillzeit** liegen keine Erfahrungen vor. Anwendung allenfalls unter strenger Nutzen-Risiko-Abwägung. Während der Einnahme sollte nicht gestillt werden.

Einnahme der Tagesdosis jeweils zur gleichen Tageszeit, möglichst mit einer fettreichen Mahlzeit.

Chloroquin

Wechselwirkungen:

erhöhte Nebenwirkungsraten:
andere Antirheumatika, hepatotoxische Substanzen, Alkohol, MAO-Hemmer, Penicillamin;
Pyrimethamin, Sulfadoxin, Phenylbutazon (Haut),
Probenecid (Sensibilisierung);
Corticosteroide (Myo- und Cardiomyopathien);
Mefloquin, Bupropion (Krampfanfälle);
Metronidazol (Dystonie);
verminderte Wirksamkeit (Resorption, Ausscheidung): Antazida, Kaolin (verringerte Chloroquin-Resorption)
Cimetidin (verringerte Chloroquin-Ausscheidung)
Ampicillin, Praziquantel, Neostigmin, Pyridostigminpromid (verringerte Resorption/Konzentration/Wirksamkeit);
Digoxin, Folsäureantagonisten, Ciclosporin (erhöhte Resorption/Konzentration);
unter Chloroquin-Medikation kann die Immunantwort auf eine Tollwutimpfung mit HDC-Impfstoffen vermindert sein.

Hinweise:

Augenschäden wurden bei Anwendung in der Rheumatologie, selten bei der Malaria beobachtet. Die Inzidenz ist eher abhängig von der Höhe der Tagesdosis als von der Einnahmedauer. Die von der WHO angeführte Grenzdosis einer kumulativen Gesamtmenge von 100 g Base, die bei regelmäßiger Einnahme von 300 mg Base pro Woche nicht vor 6 Jahren erreicht wird, kann als Anhaltspunkt dienen. **Augenärztliche Kontrollen** sind bei Langzeitprophylaxe zumindest alle 12 Monate indiziert, bei entsprechenden Beschwerden früher. Bei nachweisbaren chloroquinbedingten Veränderungen ist das Mittel sofort abzusetzen.

Chloroquin kann nach jahrzehntelangen Erfahrungen auch **Schwangeren** und **Säuglingen** gegeben werden. Beim Stillen geht es zu 2–4 % in die Muttermilch über und kann dort kumulieren. Eine Schutzwirkung für den Säugling ist dadurch nicht gewährleistet. Der Hersteller empfiehlt, aufgrund mangelnder Erfahrung während der Einnahmezeit nicht zu stillen. Eine **Langzeitanwendung bei Kindern** sollte unterbleiben.

Erfolgt der Beginn der Medikation später als 1 Woche vor Betreten des Malariagebietes, sind die Zeitabstände im Rahmen der **Last minute-Applikation** so zu raffen, dass die dritte Dosis spätestens 1 Woche nach Ankunft genommen wird, um zum Zeitpunkt der frühestmöglichen Parasitämie einen kumulativen Wirkspiegel zu erreichen.

Chloroquin-**Einnahme** möglichst **nicht auf nüchternen Magen**.

Dihydroartemisinin/Piperaquin fixe Kombination

Wechselwirkungen:
Mittel, die zu einer Verlängerung der QT-Zeit führen können:
z. B. Malariamittel wie Chinin, Mefloquin;
Antiarrhythmika der Klassen IA und III;
Neuroleptika, Antidepressiva;
Antibiotika wie Makrolide, Fluoroquinoline;
sonstige wie Imidazol- und Triazol-Derivate;
einzelne Antihistaminika, Cisaprid

Hinweise:
Dihydroartemisinin/Piperaquin ist nur zur **Therapie** der akuten, unkomplizierten **Malaria tropica** durch P. falciparum zugelassen. Zur Behandlung schwerer Verläufe mit cerebralen, pulmonalen oder renalen Komplikationen fehlt es bisher an ausreichenden Erfahrungen. Off-label können auch andere Malariaformen (M. tertiana, M. quartana, Knowlesi M.) effektiv behandelt werden.

Zur Behandlung einer **Malaria tertiana** ist das Mittel seitens der WHO ebenfalls empfohlen, jedoch hierfür **vorerst nicht zugelassen**.

Bei **Schwangerschaft und Stillzeit** liegen keine Erfahrungen vor. Anwendung allenfalls unter strenger Nutzen-Risiko-Abwägung. Während und bis eine Woche nach Einnahme sollte nicht gestillt werden. Wegen unzureichender Daten wird das Mittel für **Kinder unter einem Körpergewicht von 5 kg** nicht zugelassen.

Einnahme der Einzeldosis sollte jeweils nüchtern erfolgen.

Laut Zulassungsunterlagen in **Deutschland** sollte nach Möglichkeit vor Therapie ein EKG durchgeführt werden. In **Österreich** ist das Mittel an eine unauffällige QT-Zeit gebunden und steht somit zur Notfallselbsttherapie nicht zur Verfügung.

Doxycyclin

Wechselwirkungen:
Verstärkung oraler Antidiabetika und Antikoagulantien vom Cumarin-Typ möglich; Sicherheit oraler Antikonzeptiva kann beeinträchtigt sein; Theophyllin kann die Gefahr gastrointestinaler Nebenwirkungen erhöhen;
Wirksamkeitsverlust möglich durch
- Milch, Milchprodukte, Antacida, Eisenpräparate (Resorption gestört)
- Barbiturate, div. Antikonvulsiva, Alkohol (Abbau beschleunigt)
- Atovaquon/Proguanil (Plasmakonzentration von Atovaquon vermindert)

Hinweise:
Doxycyclin ist in Deutschland und Österreich für das Anwendungsgebiet Malaria formal nicht zugelassen, obwohl es von der WHO und von fast allen anderen Ländern schon jahrelang zur Prophylaxe empfohlen und genutzt wird. Da die gute Wirksamkeit und Verträglichkeit des Mittels durch zahlreiche Studien belegt ist, und es bereits seit mehreren Jahren von einschlägigen Fachgesellschaften (DFR Deutsche Fachgesellschaft für Reisemedizin e. V., DTG Deutsche Gesellschaft für Tropenmedizin und Internationale Gesundheit e. V., PEG Paul-Ehrlich-Gesellschaft e. V.) zur Malariaprophylaxe empfohlen wird, ist ein **„Off-Label-Use" unproblematisch**. Der Reisende ist auf die Tatsache der Nicht-Zulassung für diese Indikation hinzuweisen.

Wegen rascher Bioverfügbarkeit erübrigt sich ein kumulativer Blutspiegelaufbau; mit der Einnahme kann daher am Tag vor der Abreise, evtl. auch unmittelbar nach Ankunft im Malariagebiet begonnen werden. Doxycyclin ist dadurch auch für den **Last minute-Bereich** sowie als Ausweichmittel bei Unverträglichkeit anderer Medikamente geeignet.

Die obigen Angaben beziehen sich nur auf die **orale Applikation**. Einnahme mit reichlich Flüssigkeit, vorzugsweise **während einer Mahlzeit**. Nach klinischen Erfahrungen wird von den zwei im Handel befindlichen Derivaten bei gleicher Effektivität das **Monohydrat**, von den zwei Darreichungsformen die **Tablettenform** besser vertragen als das Hyclat bzw. die Kapsel.

Auf die häufigsten **Nebenwirkungen** wie Photosensibilisierung, gastrointestinale Symptome, Vaginalmykosen sowie auf die seltene intrakranielle Hypertension ist der Reisende hinzuweisen. Bei Einsetzen entsprechender Symptome ist das Mittel **sofort abzusetzen**. Personen mit empfindlicher Haut sollten **Sonnenschutz** beachten. Bei vorhersehbar längerer **Sonnenexposition** sollte Doxycyclin nicht verordnet werden. **Kontraindikationen** wie **Schwangerschaft, Stillzeit, Alter unter 8 Jahre** sind zu beachten.

Zur **längerfristigen Anwendung** (Monate bis Jahre) liegen ebenfalls Erfahrungen vor, sie sollte aber nur im Ausnahmefall erfolgen und gut begründet sein. Seitens der Hersteller werden bei Langzeitanwendung Kontrollen von Blutbild, Leber- und Nierenfunktion empfohlen.

In Einzelfällen kann es unter Doxycyclin zu **temporären Myopien** kommen; entsprechende Vorsicht beim Bedienen von Kraftfahrzeugen und Maschinen.

Mefloquin

Wechselwirkungen:
Chinin und Derivate – Gefahr von Herzrhythmusstörungen; andere Herzmittel (wie z. B. Beta-Rezeptorenblocker, Ca-Antagonisten), Antihistaminica, H1-Blocker, trizyklische Antidepressiva, Phenothiazine können QT-Zeit verlängern – Vorsicht bei Co-Medikation empfohlen; Antikonvulsiva (wie z. B. Valproinsäure, Carbamazepin, Phenobarbital, Phenytoin): Wirksamkeitsverringerung möglich, evtl. Dosisanpassung;
orale Antidiabetica und Antikoagulantien: Wechselwirkung möglich, Einstellung überprüfen;
antiretrovirale Substanzen, Metoclopramid, Ampicillin und Tetracyline: Erhöhung des Mefloquinspiegels mit verstärkten Nebenwirkungen möglich;
orale Lebendimpfungen gegen Typhus und Cholera: Wirksamkeit der Impfung kann beeinträchtigt sein.

Hinweise:
Zum kumulativen Aufbau eines ausreichenden Wirkspiegels sowie zur Testung der Verträglichkeit wird empfohlen (WHO, DTG), mit der **Einnahme** möglichst schon **3 Wochen vor der Abreise** zu beginnen und bei eventuellen Nebenwirkungen rechtzeitig alternative Maßnahmen zu erwägen.

Eine **„loading dose"** (je eine Tablette an drei aufeinanderfolgenden Tagen) im Rahmen der **Last minute-Applikation** sollte nur im Ausnahmefall und möglichst nur bei vorhandener Verträglichkeitserfahrung gegeben werden, da sonst mit dem Auftreten verstärkter Nebenwirkungen zum Zeitpunkt der Reise zu rechnen ist.

Bei **übergewichtigen Personen** wird eine Dosisanpassung für die Prophylaxe empfohlen: Dosiserhöhung um 50 % ab 90 kg (auf 1 1/2 Tabl. pro Woche) und um 100 % ab 120 kg (auf 2 Tabl. pro Woche).

Schwere Nebenwirkungen (psychotische Reaktionen, Krampfanfälle) wurden bei der Prophylaxe in einer Häufigkeit von 1:12.000, bei der Therapie von 1:200 gesehen. Prädestiniert sind Personen mit **entsprechenden Erkrankungen in der Vorgeschichte**, evtl. auch in der Familienanamnese. Derartige Vorerkrankungen sind als **absolute Kontraindikationen** zu beachten.

Aufgrund der langen Halbwertszeit können Nebenwirkungen noch einige Wochen nach der letzten Dosis auftreten oder anhalten.

In Zusammenhang mit den **psycho-vegetativen Nebenwirkungen** kann die Fähigkeit zum Bedienen von Flugzeugen, Fahrzeugen, Maschinen, zum Ausführen gefährlicher und konzentrationsintensiver Arbeiten sowie zur räumlichen Orientierung, z. B. bei Gerätetauchern, während und bis zu 3 Wochen nach Mefloquin-Medikation eingeschränkt sein.

Unter Mefloquin-Prophylaxe sind geeignete Maßnahmen zur **Schwangerschaftsverhütung** zu treffen und für 3 Monate nach der letzten Einnahme fortzusetzen. Da Mefloquin in die Muttermilch übertritt, sollte während der Einnahmezeit nicht gestillt werden.

Mefloquin-**Einnahme** möglichst **nicht auf nüchternen Magen**.

Seit 2016 wird das Mittel **in Deutschland nicht mehr vertrieben,** kann aber von der Apotheke aus der Schweiz bezogen werden.

Proguanil

Wechselwirkungen:

Magnesium-Silikat (verminderte Resorption)
Cumarine (verstärkte antikoagulative Wirkung)

Hinweise:

Proguanil kann nach den bisherigen Erfahrungen auch in der **Schwangerschaft** sowie bei **Säuglingen** und **Kleinkindern** gegeben werden.

Für Patienten mit **eingeschränkter Nierenfunktion** gelten besondere Dosierungsrichtlinien in Abhängigkeit von der Kreatinin-Clearance (s. Fachinfo).

Zur Chemoprophylaxe der Malaria ist das Mittel **nicht als Monosubstanz**, sondern nur in der Kombination mit anderen Mitteln geeignet.

Wegen rascher **Bioverfügbarkeit** erübrigt sich ein kumulativer Blutspiegelaufbau; mit der Einnahme kann daher am Tag vor der Abreise, evtl. auch unmittelbar nach Ankunft im Malariagebiet begonnen werden. Aus Gründen der Praktikabilität wird von vielen Beratern Beginn der Medikation zugleich mit Chloroquin empfohlen.

Proguanil-**Einnahme** möglichst **nicht auf nüchternen Magen**.

Seit 2015 wird das Mittel **in Deutschland nicht mehr vertrieben**.

Präparate/Handelsnamen

Handelsnamen, Darreichungsformen und Packungsgrößen in Deutschland

Wirkstoff	Handelsname	Darreichungsform	Packungsgröße
Artemether/Lumefantrin fixe Kombination (nur zur Therapie)	Riamet®	Tabl. à 20 + 120 mg	N1 = 24 Tabl.
Atovaquon/Proguanil fixe Kombination	Malarone® *diverse Generika, u. a.* Malarex®, Atovaquon/Proguanil-hydrochlorid AL, Atovaquon/Proguanil-HCl Glenmark, Atovaquon/Proguanil-hydrochlorid STADA	Tabl. à 250 + 100 mg	N1 = 12, N2 = 24, N3 = 36 Tabl.
	Malarone® junior	Tabl. à 62,5 + 25 mg	N1 = 12 Tabl.
Chinin (nur zur Therapie) *	In D nicht verfügbar, ggf. Import von Quinimax® aus Frankreich	Tabl. à 500 mg	
Chloroquin	Resochin®	Tabl. à 155 mg Base	N1 = 20, N2 = 50, N3 = 100 Tabl.
Hydroxychloroquin	Quensyl®	Drg. à 155 mg Base	N2 = 30, N3 = 100 Drg.
Dihydroartemisinin/Piperaquin fixe Kombination (nur zur Therapie)	Eurartesim®	Tabl. à 40 mg Dihydroartemisinin + 320 mg Piperaquin-Phosphat	N1 = 12 Tabl.
Doxycyclin	diverse Hersteller	diverse Darreichungsformen und Packungsgrößen	
Mefloquin **	Lariam®*	Tabl. à 250 mg	N1 = 8 Tabl.
Proguanil ***	Paludrine®**	Tabl. à 100 mg	N3 = 100 Tabl.

* seit 2003 **in Deutschland nicht mehr vertrieben**
** seit 2016 **in Deutschland nicht mehr vertrieben,** kann aber von der Apotheke aus der Schweiz bezogen werden
*** seit 2015 **in Deutschland nicht mehr vertrieben**

Homöopathische Mittel bzw. Dosierungen sind zur Chemoprophylaxe und Therapie der Malaria **nicht geeignet**.

Service

Service

Krankheiten – Basisdaten

Nachfolgend finden Sie eine alphabetische Auflistung reisemedizinisch relevanter Erkrankungen oder Risiken, soweit sie im Länderteil vorkommen oder von allgemeinem Interesse sind. Sie bietet in tabellarischer Form zur raschen Orientierung Basisinformationen zu **Ätiologie**, **Verbreitung**, **Übertragung**, **Klinik**, **Diagnostik**, **Therapie** und **Prophylaxe** sowie ggf. zur **Meldepflicht**.
Die **Ziffer verweist auf das Nationale Referenzzentrum (NRZ), Nationale Referenzlaboratorium (NRL) oder Konsiliarlaboratorium (KL)**, soweit es für die betreffende Krankheit oder deren Erreger existiert; ansonsten wenden Sie sich an eine der aufgeführten **sonstigen Institutionen (SO)** (s. Abschnitt „Labor – Diagnostik, fachliche Beratung"). Darüber hinaus verweisen wir auf die einschlägigen Fachbücher (s. Literaturverzeichnis).

AIDS (acquired immunodeficiency syndrome) ➔ NRZ 9

Sammelbegriff für manifeste Immundefekte bei HIV-Infektion

Ätiologie	Subtypen des Human immunodeficiency virus / HI-Virus (Retroviridae)
Verbreitung	weltweit
Übertragung	hpts. sexuelle Kontakte, Blut, Körperflüssigkeiten
Inkubationszeit	1–6 Wochen bis zum akuten HIV-Syndrom (Monate-) Jahre bis zum AIDS
Leitsymptom	akutes HIV-Syndrom: Fieber, Allgemeinsymptome, LK-Schwellung, Exanthem des Stammes, evtl. Durchfall; AIDS: Immundefekt, opportunistische Infektionen
Diagnostik	Immundiagnostik (Antikörper 6–12 Wo. nach Infektion nachweisbar), ggf. Erregernachweis
Therapie	Virostatika
Prophylaxe	ungeschützte Blut- und Sexualkontakte meiden, med. Prä- und Post-Expositionsprophylaxe
Meldepflicht	Labormeldepflicht

Affenpocken

– s. Mpox

Afrikanisches Zeckenbissfieber

– s. Zeckenbissfieber, altweltliche

Algenblüte, Algenpest

Ätiologie	temporäre starke Vermehrung von Algen oder Cyanobakterien im Meer- oder Süßwasser
Verbreitung	weltweit als lokale/regionale Ereignisse an Meeresküsten oder in Binnengewässern, einige Arten bilden Toxine, die sich (u. a.) in Muscheln anreichern können.
Übertragung	a) oral durch Verzehr von Meerestieren (auch gegarten), nur am Meer (s. Muschelvergiftung, s. Red Tide, s. Ciguatera) b) durch Kontakt mit oder Inhalation von algenhaltigem Meeres- oder Süßwasser (z. B. Cyanobakterien)
Inkubationszeit	eine halbe – wenige Stunden (abhängig von der Symptomatik binnen Minuten)
Leitsymptom	a) wie bei Muschelvergiftung (s. dort) b) Haut- oder Schleimhautreizung

Diagnostik	klinisch (in Verbindung mit epidemischem Auftreten)
Therapie	symptomatisch
Prophylaxe	örtliche Warnhinweise beachten, bei lokalem Auftreten Baden und Verzehr von Meerestieren meiden

Amöben, freilebende (Erkrankungen durch –)

Ätiologie	Acanthamoeba spp., Balamuthia mandrillaris, Naegleria fowleri (Einzeller)
Verbreitung	weltweit in Flüssen, Seen und feuchten Böden, selten in Schwimmbädern
Übertragung	Einatmen von Staub oder Aerosolen, über Hautläsionen (Acanthamoeba spp., B. mandrillaris), Eintritt erregerhaltigen Wassers über die Hornhaut des Auges (Acanthamoeba spp.) oder über die Nasenschleimhaut (N. fowleri)
Inkubationszeit	wenige Tage–Monate (Acanthamoeba spp. und B. mandrillaris), 3–7 Tage (N. fowleri)
Leitsymptom	Acanthamoeba spp.: Amöbenkeratitis – vor allem Linsenträger Acanthamoeba spp. und B. mandrillaris: granulomatöse Amöbenenzephalitis (GAE) N. fowleri: primäre Amöbenmeningoenzephalitis (PAM) – meist gesunde Jugendliche
Diagnostik	Erregernachweis, bei GAE auch bildgebende Verfahren
Therapie	diverse Arzneimittel-Kombinationen, bei Amöbenkeratitis evtl. Chirurgie
Prophylaxe	Baden und Tauchen in potenziell kontaminierten Gewässern vermeiden, Kontaktlinsenhygiene
Meldepflicht	ggf. Meldung durch den Arzt als bedrohliche Krankheit; in Sachsen und Thüringen Meldepflicht auf Basis von Länderverordnungen

Amöbenkeratitis – s. Amöben, freilebende

Amöbenmeningoenzephalitis, primäre – s. Amöben, freilebende

Amöbiasis

→ NRZ 11,

Ätiologie	Entamoeba histolytica (Einzeller)
Verbreitung	vorwiegend Tropen, Subtropen (bei unzureichenden Hygienebedingungen)
Übertragung	fäkal-oral
Krankheitsbilder	
nicht-invasiv	**Darmlumeninfektion** Cysten, vegetative Minutaformen; symptomlos Diagnostik: Erregernachweis Therapie: Antibiotika
invasiv	**Amöbenruhr** Inkubationszeit: 1–3 Wochen (bis Jahre) Leitsymptom: blutig-schleimige Durchfälle, Bauchschmerzen Diagnostik: Erregernachweis (Magnaformen), Immundiagnostik Therapie: Antibiotika
invasiv	**Amöbenleberabszess** Inkubationszeit: Wochen–Monate (bis Jahre) Leitsymptom: Schmerzen rechter Oberbauch, Fieber, Leukozytose Diagnostik: Immundiagnostik, bildgebende Verfahren Therapie: Antibiotika, evtl. Chirurgie
Prophylaxe	Nahrungsmittel-, Trinkwasser- und persönliche Hygiene
Meldepflicht	Bundesweite Arztmeldepflicht bei Verdacht auf und Erkrankung an akuter infektiöser Gastroenteritis, wenn von der betreffenden Person eine Tätigkeit gemäß § 42 Abs. 1 IfSG ausgeübt wird, oder bei Erkrankungshäufung; ggf. Meldung durch den Arzt als bedrohliche Krankheit; in Sachsen Arztmeldepflicht bei Ausscheidung, Erkrankung und Tod; in Sachsen, Mecklenburg-Vorpommern und Thüringen Labormeldepflicht.

Ancylostomiasis – s. Hakenwurmkrankheit

Service

Angiostrongyloidiasis → NRZ 11

Ätiologie	Angiostrongylus cantonensis, Angiostrongylus costaricensis; Rundwürmer (Nematoda)
Verbreitung	SO-Asien, Pazifik, Karibik, Afrika (A. cantonensis); Lateinamerika, Karibik, Afrika (A. costaricensis); Wirte Ratten und Schnecken (Krabben oder Frösche als Transportwirte bei A. cantonensis)
Übertragung	oral (Verzehr roher Landschnecken, kontaminierter Salate oder nicht ausreichend gekochter Krabben)
Inkubationszeit	A. cantonensis: wenige Tage–6 Wochen A. costaricensis: wenige Wochen–Monate
Leitsymptom	A. cantonensis: eosinophile Meningitis A. costaricensis: abdominelle Beschwerden
Diagnostik	hpts. Anamnese, Klinik
Therapie	symptomatisch, meist Spontanheilung (Eosinophile Meningitis: ggf. Anthelminthikum plus Cortison)
Prophylaxe	Verzehr roher Landschnecken, nicht ausreichend gekochter Krabben oder kontaminierter Salate meiden

Anthrax – s. Milzbrand

Argentinisches hämorrhagisches Fieber → NRZ 11

Ätiologie	Junin-Virus (Arenaviridae)
Verbreitung	Argentinien Reservoir Nagetiere
Übertragung	kontaminierte Nahrungsmittel, aerogen (infizierter Staub), direkter Kontakt mit Nagetieren
Inkubationszeit	1–3 Wochen
Leitsymptom	Fieber, später Blutungen, evtl. neurologische Symptome
Diagnostik	Immundiagnostik, Erregernachweis
Therapie	symptomatisch, ggf. Virostatika
Prophylaxe	Nagerkontakte und -biotope meiden
Meldepflicht	Arztmeldepflicht bei Krankheitsverdacht, Erkrankung und Tod an virusbedingtem hämorrhagischem Fieber; Labormeldepflicht, soweit eine akute Infektion vorliegt

Ascariasis (Spulwurm)

Ätiologie	Ascaris lumbricoides, A. suum; Spulwurm (Nematoda)
Verbreitung	weltweit (bei unzureichenden Hygienebedingungen, feuchten Böden, Kopfdüngung)
Übertragung	fäkal-oral
Inkubationszeit	pulmonale Ascariasis: 1–2 Wochen intestinale Ascariasis: 2–3 Monate
Leitsymptom	pulmonale Ascariasis: trockener Husten, (mäßiges) Fieber, Dyspnoe intestinale Ascariasis: uncharakteristische Verdauungsbeschwerden, evtl. asymptomatisch
Diagnostik	pulmonale Ascariasis: Erregernachweis, Bluteosinophilie als Hinweis intestinale Ascariasis: Erregernachweis
Therapie	Anthelminthika
Prophylaxe	Nahrungsmittel- und persönliche Hygiene

Badedermatitis (engl. „swimmers' itch")

Ätiologie	Larven (Zerkarien) nicht-humanpathogener Trichobilharzia-Arten
Verbreitung	weltweit; vorwiegend Binnengewässer in gemäßigten Klimazonen (Nordamerika, Mitteleuropa)
Übertragung	perkutan beim Freibaden Zwischenwirt Wasserschnecken
Inkubationszeit	wenige Stunden
Leitsymptom	Juckreiz, Flecken, Papeln
Diagnostik	klinisch
Therapie	symptomatisch (lokal Antihistaminika, Steroide)
Prophylaxe	bei aktuellem Befall Badestelle vorübergehend meiden

Bandwurm – s. Taeniasis, Zystizerkose, Diphyllobothriasis, Echinokokkose

Bang'sche Krankheit – s. Brucellose

Bartonellose → KL 21

(Carrión'sche Krankheit, Oroya-Fieber, Peruwarze)

Ätiologie	Bartonella bacilliformis (Bakterien)
Verbreitung	herdförmig in einigen Hochtälern (800–3.000 m) am Westhang der Anden in Kolumbien, Peru, Ecuador
Übertragung	nachtaktive Sandmücken (Phlebotominae)
Krankheitsbilder	**Oroya-Fieber** Inkubationszeit: ca. 3 Wochen Leitsymptom: Fieber, Hämolyse, Leukopenie, Immunsuppression mit Sekundärinfektionen **Peruwarze** Inkubationszeit: Wochen–Monate nach Oroya-Fieber Leitsymptom: papulöse Hautveränderungen
Diagnostik	Erregernachweis
Therapie	Antibiotika, ggf. Bluttransfusionen
Prophylaxe	Schutz vor Sandmücken

Bilharziose – s. Schistosomiasis

Blastomykose → KL 40

Ätiologie	Blastomyces dermatitidis (dimorpher Pilz)
Verbreitung	Nord- und Lateinamerika, sporadisch in Afrika, Indien, Israel, Saudi-Arabien; saprophytisch im Erdreich
Übertragung	aerogen (Inhalation von sporenhaltigem Staub), selten perkutan
Inkubationszeit	wenige Wochen–Monate
Leitsymptom	Beginn wie akuter respiratorischer Infekt, im weiteren Verlauf Lungeninfiltrate wie bei Tbk; Dissemination in Organe, Haut, Skelett; Verlauf abhängig von Immunitätslage
Diagnostik	Erregernachweis, Histologie
Therapie	Antimykotika
Prophylaxe	Eine spezifische Vorbeugung ist nicht möglich

Blastomykose, südamerikanische – s. Parakokzidioidomykose

Borreliose (Lyme-Borreliose) ➔ NRZ 1 + NRL 18

Ätiologie	Borreliella spp. (Bakterien)
Verbreitung	vorwiegend nördliche Hemisphäre
Übertragung	Zecken
Inkubationszeit	Tage–Wochen bis zu Frühmanifestationen Wochen–Jahre bis zu Spätmanifestationen
Leitsymptom	Frühmanifestationen: Erythema migrans um die Stichstelle, unspezifische Allgemeinsymptome; Spätmanifestationen: Arthritis, Acrodermatitis, Neuroborreliose, evtl. Lymphadenose, Karditis
Diagnostik	Immundiagnostik, Erregernachweis
Therapie	Antibiotika
Prophylaxe	Schutz vor Zecken
Meldepflicht	in den Bundesländern Bayern, Berlin, Brandenburg, Mecklenburg-Vorpommern, Rheinland-Pfalz, Saarland, Sachsen-Anhalt, Sachsen und Thüringen Meldepflicht auf Basis von Länderverordnungen

Brucellose ➔ KL 22 + NRL 16

Ätiologie	Brucella spp. (Bakterien) a) B. melitensis („Maltafieber“; Reservoir primär Schafe und Ziegen) b) B. abortus („Bang´sche Krankheit“; Reservoir Rinder) c) B. suis (Reservoir Schweine)
Verbreitung	a) vorwiegend Mittelmeerraum b) weltweit in gemäßigten und tropischen Klimaten, v. a. Gebiete mit Rinderzucht c) Nordamerika, Europa
Übertragung	oral, perkutan, aerogen (Aerosol), direkter Kontakt zu infizierten Tieren
Inkubationszeit	1–3 Wochen (evtl. Monate)
Leitsymptom	akute Brucellose: Fieber und Allgemeinsymptome; chronische Brucellose: div. Organmanifestationen (Leber, Milz, Bewegungsapparat, ZNS)
Diagnostik	Immundiagnostik, Erregernachweis
Therapie	Antibiotika
Prophylaxe	Nahrungsmittelhygiene, Vorsicht bei (beruflichen) Tierkontakten
Meldepflicht	in Sachsen Arztmeldepflicht bei Erkrankung und Tod; bundesweite Labormeldepflicht, soweit eine akute Infektion vorliegt

Brugia – s. Filariosen, lymphatische

Buruli-Ulcus ➔ NRZ 7

Ätiologie	Mycobacterium ulcerans (Bakterien)
Verbreitung	Tropen und Subtropen (wasserreiche bzw. sumpfige Gebiete), v. a. Afrika, Südostasien, Australien, sporadisch Lateinamerika
Übertragung	Übertragungsweg unbekannt, evtl. Infektion vorbestehender Wunden in kontaminierten Gewässern, evtl. durch Stechmücken
Inkubationszeit	einige Wochen bis Monate
Leitsymptom	anfangs Hautknoten oder -papel, meist an den Extremitäten; Tage bis Wochen später Entwicklung eines großflächigen, schmerzlosen Ulcus mit unterminiertem Rand und nekrotischem Grund, Destruktion von angrenzenden Strukturen (Nerven, Blutgefäße, Knochen), metastatische Läsionen möglich; langfristig entstellende Ulzerationen und Narben mit schweren funktionellen Beeinträchtigungen
Diagnostik	klinisch, Erregernachweis, Histologie
Therapie	Antibiotika, evtl. Chirurgie
Prophylaxe	Eine spezifische Vorbeugung ist nicht möglich

Carrión'sche Krankheit – s. Bartonellose

Chagas-Krankheit (Amerik. Trypanosomiasis) ➔ NRZ 11

Ätiologie	Trypanosoma cruzi (Einzeller)
Verbreitung	Lateinamerika
Übertragung	Raubwanzen gelegentlich oral (kontaminierte Früchte bzw. Säfte)
Inkubationszeit	1–4 Wochen
Leitsymptom	primär Entzündungsreaktion an der Eintrittsstelle („Chagom“), danach Fieber; bei chronischem Verlauf Kardiomyopathie, Mega-Organbildung
Diagnostik	Immundiagnostik, Erregernachweis
Therapie	Antiprotozoika
Prophylaxe	Haus- und Wohnhygiene, Schlafen unter einem Moskitonetz; ggf. Warnhinweise bei Ausbrüchen beachten
Meldepflicht	ggf. Meldung durch den Arzt als bedrohliche Krankheit

Chikungunya ➔ NRZ 11

Ätiologie	Chikungunyavirus (Togaviridae)
Verbreitung	Afrika südl. d. Sahara, Asien (S, SO), Karibik, Mittelamerika, Südamerika, Nordamerika (S), vereinzelt Ausbrüche in Europa
Übertragung	vorwiegend tagaktive Stechmücken
Inkubationszeit	3–7 (1–12) Tage
Leitsymptom	Fieber, Arthralgien
Diagnostik	Erregernachweis, Immundiagnostik
Therapie	symptomatisch
Prophylaxe	Impfung, Schutz vor Stechmücken
Meldepflicht	Arztmeldepflicht bei Krankheitsverdacht, Erkrankung und Tod an virusbedingtem hämorrhagischem Fieber; Labormeldepflicht, soweit akute Infektion vorliegt

Cholera

➜ NRZ 10

Ätiologie	Vibrio cholerae, Serogruppen O1 und O139 (Bakterien)
Verbreitung	Asien (S, SO), Afrika, Lateinamerika, Indischer Subkontinent; epidemische Ausbrüche
Übertragung	fäkal-oral
Inkubationszeit	wenige Stunden bis 6 Tage
Leitsymptom	Durchfall („Reiswasserstühle"), evtl. subklinisch oder inapparent
Diagnostik	Erregernachweis
Therapie	Flüssigkeits- und Elektrolytsubstitution, evtl. Antibiotika
Prophylaxe	Nahrungsmittel- und Trinkwasserhygiene, evtl. Impfung
Meldepflicht	Arztmeldepflicht bei Krankheitsverdacht, Erkrankung und Tod; Labormeldepflicht, soweit eine akute Infektion vorliegt

Ciguatera

Ätiologie	Ciguatoxin (hitzestabiles Toxin aus Dinoflagellaten) gelangt über die Nahrungskette in Meerestiere und kann sich vor allem in Raubfischen (z. B. Barrakudas, Muränen) anreichern
Verbreitung	(sub)tropische Meeresküsten, vorw. Pazifik, Karibik, Ind. Ozean; temporäre, lokale Ausbrüche
Übertragung	oral durch Verzehr von Meeresfischen (auch gegarten)
Inkubationszeit	wenige Stunden
Leitsymptom	Beginn mit Übelkeit, Durchfall, Erbrechen; zeitgleich oder -versetzt neurologische Symptome, evtl. Herz-Kreislaufkomplikationen
Diagnostik	klinisch (in Verbindung mit lokalem Auftreten)
Therapie	symptomatisch, evtl. Mannitol-Infusion
Prophylaxe	örtliche Warnhinweise beachten, bei lokalem Auftreten Verzehr von Meeresfischen meiden

Clonorchiasis, Opisthorchiasis

➜ NRZ 11

Ätiologie	Clonorchis sinensis, Opisthorchis viverrini, O. felineus; Saugwürmer (Platyhelminthes)
Verbreitung	SO-Asien (C. sinensis, O. viverrini), Osteuropa, Zentralasien, Sibirien (O. felineus); Zwischenwirt Süßwasserfische, -krabben, -schnecken
Übertragung	oral durch Verzehr roher Süßwasserfische und -krebse
Inkubationszeit	Wochen – Monate
Leitsymptom	Fieber, Leber-, Gallenwegsbeschwerden evtl. asymptomatisch
Diagnostik	Erregernachweis
Therapie	Anthelminthika
Prophylaxe	Nahrungsmittelhygiene

COVID-19

➜ NRZ 11 + KL 44

Ätiologie	SARS-CoV-2 (Coronaviridae)
Verbreitung	Ausbruch Ende 2019 in China (Wuhan), weltweite Verbreitung in 2020 Reservoir sind Fledermäuse
Übertragung	vorwiegend aerogen
Inkubation	2–14 Tage
Leitsymptom	hohes Fieber, Husten, Allgemeinsymptome, Pneumonie, Verlust von Geruchs- und Geschmackssinn
Diagnose	Immundiagnostik, Erregernachweis
Therapie	Virostatika, Immungloblin
Prophylaxe	Impfung, Mund-Nase-Bedeckung, Kontakte mit Kranken meiden
Meldepflicht	Arztmeldepflicht bei Krankheitsverdacht, Erkrankung und Tod; Labormeldepflicht, soweit eine akute Infektion vorliegt

Cryptosporidiose – s. Kryptosporidiose

Cysticercose – s. Zystizerkose

Cyclosporiasis

➜ NRZ 11

Ätiologie	Cyclospora cayetanensis (Einzeller)
Verbreitung	weltweit, vorw. Tropen und Subtropen
Übertragung	oral (kontaminiertes Wasser oder Nahrungsmittel)
Inkubationszeit	einige Tage
Leitsymptom	wässriger Durchfall, evtl. Allgemeinsymptome, Malabsorption bes. bei Immundefizienten
Diagnostik	Erregernachweis
Therapie	Antibiotika, symptomatische Therapie
Prophylaxe	Nahrungsmittel- und Trinkwasserhygiene

Darminfektionen

Sammelbegriff für Infektionen, die in der Regel oral übertragen werden und sich klinisch vorwiegend im Darmtrakt auswirken

s. Amöbiasis, Ascariasis, Cholera, Cyclosporiasis, Diphyllobothriasis, Enterobiasis, Giardiasis, Hakenwurmkrankheit, Kryptosporidiose, Norovirus-Erkrankung, Reisediarrhoe, Shigellen-Ruhr, Strongyloidiasis, Taeniasis

Dengue-Fieber

➜ NRZ 11

Ätiologie	Denguevirus (Flaviviridae), 4 Serotypen: DEN-1 bis DEN-4
Verbreitung	Tropen und Subtropen, sporadisch in Südeuropa und im Süden der USA
Übertragung	vorwiegend tagaktive Stechmücken
Inkubationszeit	4–7 (14) Tage
Leitsymptom	Fieber, Gliederschmerzen, Exanthem; sehr selten Hämorrhagien (höheres Risiko bei sequenzieller Infektion mit unterschiedlichen Serotypen)
Diagnostik	Immundiagnostik, Erregernachweis
Therapie	symptomatisch (kein ASS!)
Prophylaxe	Impfung, Schutz vor Stechmücken

Meldepflicht	Arztmeldepflicht bei Krankheitsverdacht, Erkrankung und Tod an virusbedingtem hämorrhagischem Fieber; Labormeldepflicht, soweit eine akute Infektion vorliegt

Diphyllobothriasis

Ätiologie	Diphyllobothrium spp.; Fischbandwürmer (Platyhelminthes)
Verbreitung	weltweit in Küstennähe oder an Binnenseen
Übertragung	oral (rohe Fischgerichte)
Inkubationszeit	Wochen – Jahre
Leitsymptom	abdominelle Beschwerden, evtl. perniziöse Anämie
Diagnostik	Erregernachweis
Therapie	Anthelminthika, evtl. Vitamin B 12-Substitution
Prophylaxe	Nahrungsmittelhygiene

Donovanosis (Granuloma inguinale)

Ätiologie	Klebsiella (früher: Calymmatobacterium) granulomatis (Bakterien)
Verbreitung	Tropen und Subtropen (vorw. SO-Asien, Süd- und Ostafrika, Indien, Australien, Brasilien, Karibik)
Übertragung	vorwiegend sexuell
Inkubationszeit	1–2 Monate (–12 Wochen)
Leitsymptom	perigenitale Granulome und Geschwüre
Diagnostik	Erregernachweis
Therapie	Antibiotika
Prophylaxe	ungeschützte Sexualkontakte meiden

Ebola-Fieber

➔ NRZ 11 + KL 45

Ätiologie	Ebolavirus, bisher 5 Spezies (Filoviridae)
Verbreitung	Zentralafrika, Westafrika (Erstauftritt Ende 2013), (Philippinen); Reservoir wahrscheinlich Fledermäuse
Übertragung	Kontakt mit Körperflüssigkeiten erkrankter Menschen oder Tiere (Fledermäuse, Affen), sexuell, Verzehr von „bushmeat“
Inkubationszeit	2–21 Tage
Leitsymptom	Fieber, später Blutungen, evtl. Organbeteiligung (Leber, Niere)
Diagnostik	Erregernachweis, Immundiagnostik
Therapie	Immunglobulin, Virostatika
Prophylaxe	Reisen in aktuelle Infektionsgebiete und zu erkrankten Menschen und Tieren meiden Impfung (v. a. medizinisches Personal bei Einsätzen)
Meldepflicht	Arztmeldepflicht bei Krankheitsverdacht, Erkrankung und Tod an virusbedingtem hämorrhagischem Fieber; Labormeldepflicht, soweit eine akute Infektion vorliegt

Echinokokkose

➔ KL 41

Ätiologie	a) Echinococcus granulosus; Hundebandwurm b) Echinococcus multilocularis; Fuchsbandwurm (Platyhelminthes) (Mensch ist Fehlwirt)
Verbreitung	a) weltweit b) nördliche Hemisphäre
Übertragung	oral (Aufnahme von Wurmeiern)
Inkubationszeit	Monate – Jahre
Leitsymptom	a) zystische Echinokokkose: Zysten in Leber und/oder Lunge, evtl. asymptomatisch; b) alveoläre Echinokokkose: alveolärer Tumor in der Leber, evtl. Streuung und Befall weiterer Organe
Diagnostik	Immundiagnostik, bildgebende Verfahren
Therapie	Anthelminthika, Chirurgie
Prophylaxe	Nahrungsmittel- und Körperhygiene
Meldepflicht	in Sachsen Arztmeldepflicht bei Erkrankung und Tod; bundesweite Labormeldepflicht, soweit eine akute Infektion vorliegt, in Sachsen namentliche Meldung an das Gesundheitsamt, soweit eine akute oder konnatale Infektion vorliegt.

Enterobiasis

Ätiologie	Enterobius vermicularis; „Madenwurm“ (Nematoda)
Verbreitung	weltweit
Übertragung	fäkal-oral
Inkubationszeit	1–4 Wochen
Leitsymptom	perianaler Juckreiz, evtl. gastrointestinale Beschwerden
Diagnostik	Erregernachweis, Detektion adulter Würmer
Therapie	Anthelminthika (Umgebungsbehandlung)
Prophylaxe	Körperhygiene

Equine Encephalitis – s. Pferdeenzephalitis

Espundia – s. Leishmaniasen, mukokutane

Fasziolose, Fascioliasis

➔ NRZ 11

Ätiologie	Fasciola hepatica (großer Leberegel), F. gigantica (Riesenleberegel); (Platyhelminthes)
Verbreitung	weltweit
Übertragung	oral (Aufnahme von Metazerkarien durch den Verzehr von kontaminierten Pflanzen oder Wasser)
Inkubationszeit	wenige Tage – Monate
Leitsymptom	Fieber, Abdominalschmerzen, später Leber- und Gallenwegsbeschwerden
Diagnostik	Immundiagnostik, Erregernachweis, bildgebende Verfahren
Therapie	Anthelminthika
Prophylaxe	Nahrungshygiene

Felsengebirgsfieber, Rocky Mountain Spotted Fever – s. Zeckenbissfieber, neuweltliche

Fièvre Boutonneuse – s. Zeckenbissfieber, altweltliche

Service

Filariosen, Filariasis

→ NRZ 11

Ätiologie: Filarien; Fadenwürmer (Nematoda)

Inkubationszeit: Monate–Jahre

Diagnostik: Immundiagnostik, Erregernachweis (Mikrofilarien) – Periodizität beachten

Krankheitsbilder:

Lymphatische Filariose

- Erreger: Wuchereria bancrofti, Brugia malayi, B. timori
- Verbreitung: Afrika, Asien, Pazifik, Mittel-, Südamerika
- Übertragung: tag- oder nachtaktive Stechmücken
- Leitsymptom: Fieber, Lymphadenitis, Lymphangitis, Eosinophilie, evtl. inapparent; langfristig evtl. chronische Lymphödeme, Hydrozele (nicht bei Brugia)
- Therapie: Anthelminthika; Antibiotika gegen endosymbiontische Wolbachia-Bakterien

Onchozerkose („Flussblindheit")

- Erreger: Onchocerca volvulus
- Verbreitung: West- und Zentralafrika, vereinzelt Lateinamerika, Jemen
- Übertragung: tagaktive Kriebelmücken (Simuliidae)
- Leitsymptom: Hautjucken und -veränderungen, subkutane Knoten, Augenbeteiligung bis zur Erblindung
- Therapie: Anthelminthika; Antibiotika gegen endosymbiontische Wolbachia-Bakterien

Loiasis, Loa-Loa (Wanderfilarie)

- Erreger: Loa loa
- Verbreitung: West- und Zentralafrika
- Übertragung: tagaktive Bremsen
- Leitsymptom: lokale Schwellungen, evtl. Wurm unter der Haut
- Therapie: Anthelminthika, Antiprotozoika

Prophylaxe: Schutz vor Überträgern

Fischbandwurm – s. Diphyllobothriasis

Fischvergiftungen

Sammelbegriff für Intoxikationen durch den Verzehr von Fischen; in der Regel handelt es sich um passiv giftige Meeresfische

s. Ciguatera, Kugelfisch, Scombroid-Vergiftung

Fleckfieber (engl. „typhus")

→ NRZ 11

Krankheitsbilder:

Floh-Fleckfieber (murines Fleckfieber, endemisches Fleckfieber)

- Ätiologie: Rickettsia typhi (Bakterien)
- Verbreitung: Tropen, Subtropen; Reservoir Ratten, Mäuse
- Übertragung: Flöhe
- Leitsymptom: Fieber, Exanthem

Läuse-Fleckfieber (epidemisches Fleckfieber)

- Ätiologie: Rickettsia prowazekii (Bakterien)
- Verbreitung: kühlere Höhenlagen der Tropen, Massenunterkünfte
- Übertragung: Kleiderläuse
- Leitsymptom: Fieber, Exanthem, Enzephalitis

Milben-Fleckfieber (Tsutsugamushi-Fieber) (engl. „scrub-typhus")

- Ätiologie: Orientia tsutsugamushi (Bakterien)
- Verbreitung: Südostasien, China, Japan, Indien, Australien (NO), Pazifik
- Übertragung: Milbenlarven
- Leitsymptom: Fieber, Exanthem, „Eschar", Enzephalitis

Inkubationszeit: 1–2 Wochen

Diagnostik: Immundiagnostik, Erregernachweis

Therapie: Antibiotika

Prophylaxe: Schutz vor Überträgern

Meldepflicht: Läuse-Fleckfieber: ggf. Meldung durch den Arzt als bedrohliche Krankheit; in Sachsen Arztmeldepflicht bei Erkrankung und Tod; bundesweite Labormeldepflicht, soweit eine akute Infektion vorliegt.
Milben-Fleckfieber: ggf. Meldung durch den Arzt als bedrohliche Krankheit

Floh-Fleckfieber, murines Fleckfieber – s. Fleckfieber

Flußblindheit – s. Filariosen, subkutane

FSME (Frühsommer-Meningoenzephalitis)

→ NRL 18 + KL 46

Ätiologie: FSME-Virus (Flaviviridae)

Verbreitung: Mittel-, Nord- und Osteuropa (europäischer Subtyp); asiatisches Russland, einzelne Herde in China, Japan und Südkorea (sibirischer bzw. fernöstlicher Subtyp)

Übertragung: Zecken; selten rohe Ziegen- oder Schafsmilch

Inkubationszeit: 7–14 (28) Tage

Leitsymptom: zunächst grippale Beschwerden, später evtl. Meningitis, Enzephalitis

Diagnostik: Immundiagnostik, Erregernachweis

Therapie: symptomatisch

Prophylaxe: Schutz vor Zecken, Impfung

Meldepflicht: Labormeldepflicht, soweit eine akute Infektion vorliegt

Fuchsbandwurm – s. Echinokokkose

Fugu-Vergiftung – s. Kugelfisch-Vergiftung

Gelbfieber

➜ NRZ 11

Ätiologie	Gelbfiebervirus (Flaviviridae)
Verbreitung	(sub)tropisches Afrika und Lateinamerika Reservoir Affen
Übertragung	vorwiegend tagaktive Stechmücken
Inkubationszeit	3–6 Tage
Leitsymptom	Fieber, Ikterus, Blutungen, Organschäden (Leber, Nieren, ZNS)
Diagnostik	Immundiagnostik, Erregernachweis
Therapie	symptomatisch
Prophylaxe	Schutz vor Stechmücken, Impfung
Meldepflicht	Arztmeldepflicht bei Krankheitsverdacht, Erkrankung und Tod an virusbedingtem hämorrhagischem Fieber; in Sachsen Arztmeldepflicht bei Erkrankung und Tod; Labormeldepflicht, soweit eine akute Infektion vorliegt

Giardiasis, Lambliasis

Ätiologie	Giardia lamblia (Syn. G. intestinalis, G. duodenalis) (Einzeller)
Verbreitung	weltweit, vorwiegend bei unzureichenden Hygienebedingungen
Übertragung	fäkal-oral
Inkubationszeit	3–21 Tage
Leitsymptom	Durchfall, Oberbauchbeschwerden, Meteorismus
Diagnostik	Erregernachweis
Therapie	Antibiotika, Anthelminthika
Prophylaxe	Nahrungsmittel-, Trinkwasser- und Körperhygiene
Meldepflicht	bundesweite Arztmeldepflicht bei Verdacht auf und Erkrankung an akuter infektiöser Gastroenteritis, wenn von der betreffenden Person eine Tätigkeit gemäß §42 Abs. 1 IfSG ausgeübt wird, oder bei Erkrankungshäufung; in Sachsen Arztmeldepflicht bei Ausscheidung Erkrankung und Tod; bundesweite Labormeldepflicht, soweit eine akute Infektion vorliegt

Gonorrhoe, Tripper

Ätiologie	Neisseria gonorrhoeae (Bakterien)
Verbreitung	weltweit
Übertragung	vorwiegend sexuell
Inkubationszeit	1–14 Tage
Leitsymptom	eitriger Ausfluss (Urethra), Dysurie; evtl. asymptomatisch
Diagnostik	Erregernachweis
Therapie	Antibiotika (zunehmende Resistenz)
Prophylaxe	ungeschützte Sexualkontakte meiden
Meldepflicht	Labormeldepflicht für alle Erreger-Nachweise; in Sachsen Labormeldepflicht bei direktem Nachweis einer Gonokokken-Infektion

Hakenwurmkrankheit, Ancylostomiasis

➜ NRZ 11

Ätiologie	Ancylostoma duodenale, Necator americanus; Hakenwürmer (Nematoda)
Verbreitung	weltweit, vorwiegend Tropen und Subtropen
Übertragung	perkutan durch Eindringen im Boden befindlicher Larven in die intakte Haut
Inkubationszeit	1–6 Wochen
Leitsymptom	pulmonale Beschwerden, uncharakteristische Verdauungsbeschwerden, hypochrome Anämie (abhängig von der Wurmlast); evtl. asymptomatisch
Diagnostik	Erregernachweis
Therapie	Anthelminthika, ggf. Eisensubstitution oder Bluttransfusion
Prophylaxe	Kontakt nackter Haut mit dem Boden vermeiden

Hand-Fuß-und Mundkrankheit

➜ NRZ 8

Ätiologie	hpts. Enteroviren der Gruppe A, insb. Coxsackie A-Viren, Enterovirus A71 (Picornaviridae)
Verbreitung	weltweit, Ausbrüche häufig im ost- und südostasiatischen Raum; hpts. bei Kindern unter 10 Jahren
Übertragung	fäkal-oral, aerogen, Kontakt mit Körperflüssigkeiten Erkrankter oder mit kontaminierten Oberflächen
Inkubationszeit	3–7 Tage
Leitsymptom	Fieber, Allgemeinsymptome, Bläschen an Mundschleimhaut, Händen und Füßen, selten Meningitis, Enzephalitis
Diagnostik	klinisch, Erregernachweis
Therapie	symptomatisch
Prophylaxe	Hygiene, Kontakte mit Kranken meiden
Meldepflicht	in Sachsen Labormeldepflicht, soweit eine akute Infektion vorliegt

Hantavirus-Infektionen

➜ KL 47

Ätiologie	div. Serotypen der Gattung Orthohantavirus (Hantaviridae)
Verbreitung	weltweit Reservoir Nagetiere (Ratten, Mäuse)
Übertragung	aerogen (Inhalation virushaltiger Aerosole), Kontakt verletzter Haut mit kontaminierter Umwelt, Bisse
Inkubationszeit	2–4 Wochen (5–60 Tage)
Leitsymptom	Fieber europäische und asiatische Serotypen: Hämorrhagisches Fieber mit renalem Syndrom (HFRS) (untersch. Schweregrade) amerikanische Serotypen: Hantavirus-bedingtes kardiopulmonales Syndrom (HCPS)
Diagnostik	Immundiagnostik, Erregernachweis
Therapie	symptomatisch
Prophylaxe	Kontakt mit Nagetieren und deren Ausscheidungen meiden

Meldepflicht	Arztmeldepflicht bei Krankheitsverdacht, Erkrankung und Tod an virusbedingtem hämorrhagischem Fieber; Labormeldepflicht, soweit eine akute Infektion vorliegt

Hautmaulwurf – s. Larva migrans kutanea

Hepatitis A

→ KL 48

Ätiologie	Hepatitis A-Virus (Picornaviridae)
Verbreitung	weltweit, vorwiegend bei unzureichenden Hygienebedingungen
Übertragung	fäkal-oral (vorwiegend Nahrung, Wasser), sexuell
Inkubationszeit	2–6 Wochen
Leitsymptom	Ikterus, Fieber
Diagnostik	Immundiagnostik, Erregernachweis
Therapie	symptomatisch
Prophylaxe	Nahrungsmittel- und Trinkwasserhygiene, Impfung
Meldepflicht	Arztmeldepflicht bei Krankheitsverdacht, Erkrankung und Tod an akuter Virushepatitis; Arztmeldepflicht bei Verdacht auf und Erkrankung an akuter infektiöser Gastroenteritis, wenn von der betreffenden Person eine Tätigkeit gemäß § 42 Abs. 1 IfSG ausgeübt wird, oder bei Erkrankungshäufung; Labormeldepflicht, soweit eine akute Infektion vorliegt

Hepatitis B

→ NRZ 3

Ätiologie	Hepatitis B-Virus (Hepadnaviridae)
Verbreitung	weltweit, stärker in Afrika und Asien
Übertragung	sexuelle Kontakte, Blut, Körpersekrete, perinatal
Inkubationszeit	1–6 Monate
Leitsymptom	Ikterus; bei chronischem Verlauf Leberzirrhose oder Leberzellkarzinom
Diagnostik	Immundiagnostik, Erregernachweis
Therapie	Virostatika
Prophylaxe	ungeschützte Blut- und Sexualkontakte meiden, Impfung
Meldepflicht	Arztmeldepflicht bei Krankheitsverdacht, Erkrankung und Tod an akuter Virushepatitis; Labormeldepflicht für alle Nachweise von Hepatitis B-Virus; In Thüringen erweiterte Arztmeldepflicht auf Basis von Länderverordnungen (Erkrankung und Tod an chronischer Hepatitis B .

Hepatitis C

→ NRZ 2

Ätiologie	Hepatitis C-Virus (Flaviviridae)
Verbreitung	weltweit
Übertragung	Blut, sexuelle Kontakte, seltener perinatal
Inkubationszeit	2 Wochen–6 Monate
Leitsymptom	grippeähnliche Symptome, (mäßiger) Ikterus; bei chronischem Verlauf Müdigkeit, Oberbauch beschwerden, evtl. Leberzirrhose; häufig asymptomatisch
Diagnostik	Immundiagnostik, Erregernachweis
Therapie	Virostatika
Prophylaxe	ungeschützte Blut- und Sexualkontakte meiden
Meldepflicht	Arztmeldepflicht bei Krankheitsverdacht, Erkrankung und Tod an akuter Virushepatitis; Labormeldepflicht für alle Nachweise von Hepatitis C-Virus; in Thüringen erweiterte Arztmeldepflicht auf Basis von Länderverordnungen (Erkrankung und Tod an chronischer Hepatitis C

Hepatitis D

→ NRZ 3

Ätiologie	Hepatitis D-Virus (Deltavirus) (defektes Virus/Virusoid; kann sich nur in Verbindung mit Hepatitis B-Virus vermehren)
Verbreitung	weltweit, v. a. Mittelmeerraum, mittlerer Osten, Zentralasien, Westafrika, Teile Südamerikas
Übertragung	Blut, Sexualkontakte, Körpersekrete, selten perinatal
Inkubationszeit	Simultaninfektion mit HBV: 90 Tage Superinfektion: 2–8 Wochen
Leitsymptom	wie bei Hepatitis B Simultaninfektion: schwererer Verlauf der akuten Hepatitis; Superinfektion: schwererer Verlauf, in 90 % der Fälle chronischer Verlauf, häufiger Leberzirrhose oder Leberzellkarzinom
Diagnostik	Immundiagnostik, Erregernachweis
Therapie	Virostatika
Prophylaxe	ungeschützte Blut- und Sexualkontakte meiden, Impfung gegen Hepatitis B
Meldepflicht	Arztmeldepflicht bei Krankheitsverdacht, Erkrankung und Tod an akuter Virushepatitis; Labormeldepflicht für alle Nachweise von Hepatitis D-Virus

Hepatitis E

→ KL 48

Ätiologie	Hepatitis E-Virus (Hepeviridae)
Verbreitung	weltweit, vorwiegend Zentral- und SO-Asien, Afrika, Mittel-Amerika; tierische Reservoire (auch in Mitteleuropa, z. B. [Wild]Schweine)
Übertragung	fäkal-oral (vorwiegend Wasser), seltener durch Verzehr von unzureichend gegartem Fleisch
Inkubationszeit	2–10 Wochen
Leitsymptom	Ikterus, Fieber; schwere Verläufe bei Schwangeren möglich
Diagnostik	Immundiagnostik, Erregernachweis
Therapie	symptomatisch
Prophylaxe	Nahrungsmittel- und Trinkwasserhygiene
Meldepflicht	Arztmeldepflicht bei Krankheitsverdacht, Erkrankung und Tod an akuter Virushepatitis; Arztmeldepflicht bei Verdacht auf und Erkrankung an akuter infektiöser Gastroenteritis, wenn von der betreffenden Person eine Tätigkeit gemäß § 42 Abs. 1 IfSG ausgeübt wird, oder bei Erkrankungshäufung; Labormeldepflicht, soweit eine akute Infektion vorliegt

Histoplasmose

→ KL **40**

Ätiologie	Histoplasma capsulatum (dimorpher Pilz)
Verbreitung	USA (mittlerer Osten), Lateinamerika, Afrika, Australien, Indonesien, vereinzelt Südeuropa; saprophytisch im Erdreich, Tierkot, spez. Fledermäuse
Übertragung	aerogen (Inhalation von Sporen)
Inkubationszeit	1–3 Wochen
Leitsymptom	Fieber, grippale Symptomatik, pulmonale Erkrankungen, evtl. Hautläsionen, Osteitis; evtl. Dissemination in Organe, Verlauf abhängig von Immunitätslage
Diagnostik	Erregernachweis, Immundiagnostik, Histologie
Therapie	Antimykotika
Prophylaxe	Mundschutz bei potenzieller Erregerexposition; Immundefiziente sollten Plätze mit erhöhtem Risiko (z. B. Fledermaushöhlen, Tierställe) im Endemiegebiet meiden

HIV-Infektion – s. AIDS

Hundebandwurm – s. Echinokokkose

Influenza, Neue („Schweinegrippe")

→ NRZ **4**

Ätiologie	Influenza-Viren der Gruppe A(H1N1) (Orthomyxoviridae)
Verbreitung	weltweit
Übertragung	aerogen, Kontakt mit kontaminierten Oberflächen
Inkubationszeit	1–7 Tage
Leitsymptom	Fieber, Kopf- und Gliederschmerzen, Husten, Schnupfen, Halsschmerzen, z. T. Diarrhoe
Diagnostik	Erregernachweis, Immundiagnostik
Therapie	Virostatika
Prophylaxe	Hygienemaßnahmen, Impfung
Meldepflicht	Arztmeldepflicht bei Krankheitsverdacht, Erkrankung und Tod; Labormeldepflicht bei direktem Erregernachweis, soweit eine akute Infektion vorliegt

Japanische Enzephalitis

→ NRZ **11**

Ätiologie	Japanische-Enzephalitis-Virus (Flaviviridae)
Verbreitung	Ost- und Südostasien, Indischer Subkontinent, seit 2022 Australien
Übertragung	vorwiegend nachtaktive Stechmücken
Inkubationszeit	5–15 Tage
Leitsymptom	Fieber, evtl. neurologische Symptome
Diagnostik	Immundiagnostik, Erregernachweis
Therapie	symptomatisch
Prophylaxe	Schutz vor Stechmücken, Impfung
Meldepflicht	ggf. Meldung durch den Arzt als bedrohliche Krankheit; Labormeldepflicht, soweit eine akute Infektion vorliegt

Kinderlähmung – s. Poliomyelitis

Kokzidioidomykose

→ KL **40**

(San Joaquin Fever, Valley Fever, Wüstenrheumatismus)

Ätiologie	Coccidioides immitis, C. posadasii (dimorphe Pilze)
Verbreitung	Trockengebiete im SW der USA, vereinzelt Mittel- und Südamerika, saprophytisch im Erdreich
Übertragung	aerogen (Inhalation von sporenhaltigem Staub), selten perkutan (Wunden)
Inkubationszeit	1–4 Wochen
Leitsymptom	grippale Symptome bis hin zu schwerer Pneumonie, häufig Begleitarthritis; Dissemination in Organe, Haut, ZNS; Verlauf abhängig von Immunitätslage, schwere Verläufe häufiger bei Immundefizienten und Älteren (evtl. auch Schwangeren)
Diagnostik	Erregernachweis, Immundiagnostik, Histologie
Therapie	Antimykotika ; milde Verläufe bei Immunkompetenten i. A. selbstlimitierend
Prophylaxe	Immundefiziente sollten Exposition im Endemiegebiet meiden

Krim-Kongo hämorrhagisches Fieber

→ NRZ **11**

Ätiologie	Krim-Kongo-Fieber-Virus (Bunyaviridae)
Verbreitung	Afrika, Asien, Mittlerer Osten, SO-Europa; Reservoir Paarhufer, Zecken
Übertragung	Zecken; nosokomial von Mensch zu Mensch, Kontakt mit Blut oder Fleisch infizierter Tiere
Inkubationszeit	3–7 Tage (nosokomial 5–9 Tage)
Leitsymptom	Fieber, gastrointestinale Beschwerden, später Blutungen
Diagnostik	Erregernachweis, Immundiagnostik
Therapie	symptomatisch, evtl. Virostatika
Prophylaxe	Schutz vor Zecken (Hyaloma), Kontakt zu Erkrankten und potenziell infizierten Tieren meiden
Meldepflicht	Arztmeldepflicht bei Krankheitsverdacht, Erkrankung und Tod an virusbedingtem hämorrhagischem Fieber; Labormeldepflicht, soweit eine akute Infektion vorliegt

Kryptokokkose

→ KL **40**

Ätiologie	Cryptococcus neoformans, C. gattii (Hefepilze)
Verbreitung	saprophytisch im Erdreich, Holz, Tierkot (vorw. Vögel); C. neoformans weltweit; C. gattii vorw. (Sub-)Tropen, gebietsweise USA, Kanada, Australien
Übertragung	aerogen, bisweilen perkutan
Inkubationszeit	mehrere Wochen–Monate
Leitsymptom	Organmanifestation, vorwiegend Lunge (Pneumonie) und ZNS (Meningitis), C. neoformans meist bei Immunsupprimierten (AIDS!), C. gattii meist bei Immungesunden
Diagnostik	Erregernachweis, Immundiagnostik
Therapie	Antimykotika
Prophylaxe	Immundefiziente sollten aktuelle Ausbruchsgebiete meiden

Kryptosporidiose

→ NRZ 11

Ätiologie	Cryptosporidium spp. (Einzeller)
Verbreitung	weltweite Zoonose Reservoir vorwiegend Nutztiere
Übertragung	fäkal-oral (verunreinigtes Trink- oder sonstiges Wasser)
Inkubationszeit	1–12 Tage
Leitsymptom	wässriger Durchfall, schwere Verläufe bei Säuglingen und Immundefizienten
Diagnostik	Erregernachweis, Immundiagnostik
Therapie	symptomatisch
Prophylaxe	Wasser- und persönliche Hygiene, Vorsicht bei Tierkontakten
Meldepflicht	in Sachsen Arztmeldepflicht bei Ausscheidung von Cryptosporidium parvum sowie Erkrankung und Tod; bundesweite Arztmeldepflicht bei Verdacht auf und Erkrankung an akuter infektiöser Gastroenteritis, wenn von der betreffenden Person eine Tätigkeit gemäß § 42 Abs. 1 IfSG ausgeübt wird, oder bei Erkrankungshäufung; Labormeldepflicht, soweit eine akute Infektion vorliegt

Kugelfisch-Vergiftung

(Fugu-Vergiftung, engl. „puffer fish poisoning“)

Ätiologie	Tetrodotoxin (hitzestabiles Toxin unbekannter Herkunft, das sich im Kugelfisch anreichern kann)
Verbreitung	warme Meere, meist an Korallenriffen, in SO-Asien auch Flüsse
Übertragung	oral durch Verzehr von Kugelfisch (auch gegart)
Inkubationszeit	10–20 Minuten (max. wenige Stunden)
Leitsymptom	Beginn mit Parästhesien im Mund, je nach Giftmenge evtl. weitere neurologische Symptome mit Ausfall der Sensitivität und Paresen bis hin zur Atemlähmung
Diagnostik	klinisch-anamnestisch
Therapie	symptomatisch, bei Atembeschwerden intensivmedizinisch
Prophylaxe	Verzehr von Kugelfisch prinzipiell vermeiden, Ausnahme evtl. als „Fugu“ in lizenzierten Restaurants in Japan

Kunjin-Enzephalitis

→ NRZ 11

Ätiologie	Kunjin-Virus (Flaviviridae)
Verbreitung	Australien (vorw. Norden)
Übertragung	vorwiegend dämmerungs- und nachtaktive Stechmücken
Inkubationszeit	1–2 Wochen
Leitsymptom	Fieber, Kopf- und Gelenkschmerzen, evtl. Enzephalitis
Diagnostik	Immundiagnostik
Therapie	symptomatisch
Prophylaxe	Schutz vor Stechmücken
Meldepflicht	Labormeldepflicht, soweit eine akute Infektion vorliegt

Kyasanur Forest-Disease

→ NRZ 11

Ätiologie	Kyasanur Forest Disease-Virus (Flaviviridae)
Verbreitung	SW-Indien, SO-Pakistan Reservoir Zecken, Nager, Vögel, Affen
Übertragung	Zecken, Kontakt mit infizierten Tieren
Inkubationszeit	3–8 Tage
Leitsymptom	Fieber, gastrointestinale Beschwerden; 2. Phase evtl. neurologische Symptome, Hämorrhagien
Diagnostik	Immundiagnostik, Erregernachweis
Therapie	symptomatisch
Prophylaxe	Schutz vor Zecken, Kontakt mit potenziell infizierten Tieren meiden
Meldepflicht	Arztmeldepflicht bei Krankheitsverdacht, Erkrankung und Tod an virusbedingtem hämorrhagischem Fieber; Labormeldepflicht, soweit eine akute Infektion vorliegt

Lambliasis – s. Giardiasis

Larva migrans kutanea

Ätiologie	nicht-humanpathogene Hakenwürmer (Nematoda) Endwirte Hunde- und Katzenartige
Verbreitung	vorwiegend Tropen und Subtropen (Strände)
Übertragung	perkutan durch Eindringen im Boden befindlicher Larven in die intakte Haut
Inkubationszeit	einige Tage
Leitsymptom	gewundene subkutane Gänge, Juckreiz
Diagnostik	klinisch
Therapie	Anthelminthika (systemisch oder lokal)
Prophylaxe	Kontakt nackter Haut mit dem Boden vermeiden

Lassa-Fieber

→ NRZ 11

Ätiologie	Lassavirus (Arenaviridae)
Verbreitung	Westafrika Reservoir vorw. Vielzitzenratte
Übertragung	aerogen, perkutan (verletzte Haut), oral durch kontaminierte Nahrungsmittel; Virus wird vom Nager ausgeschieden; nosokomial von Mensch zu Mensch
Inkubationszeit	3–21 Tage
Leitsymptom	Fieber, Pharyngitis, Hals- und Gesichtsschwellung, später Blutungen und Organmanifestationen
Diagnostik	Erregernachweis, Immundiagnostik
Therapie	Virostatika, intensivmedizinische Maßnahmen
Prophylaxe	Rattenkontakt und -biotope meiden, Kontakt zu Erkrankten meiden
Meldepflicht	Arztmeldepflicht bei Krankheitsverdacht, Erkrankung und Tod an virusbedingtem hämorrhagischem Fieber; Labormeldepflicht, soweit eine akute Infektion vorliegt

Läuse-Fleckfieber – s. Fleckfieber

Läuse-Rückfallfieber – s. Rückfallfieber

Leberegel, großer – s. Fascioliasis

Legionellose
→ KL 27

Ätiologie	Legionella spp., vorw. Legionella pneumophila (Bakterien)
Verbreitung	weltweit, Frischwasserbiotope
Übertragung	aerogen, bes. durch disperse Tröpfchen aus Wasserleitungen (Hotels, Krankenhäuser, Schiffe) Klimaanlagen, Kühltürmen, Springbrunnen, Whirlpools, etc.
Inkubationszeit	a) wenige Stunden – 3 Tage b) 2–10 Tage
Leitsymptom	zwei unterschiedliche Verlaufsformen a) „Pontiac-Fieber“: grippeähnlich, selbstlimitierend b) „Legionärskrankheit“: Fieber, Pneumonie (besonders gefährdet sind Ältere und Immungeschwächte)
Diagnostik	Immundiagnostik, Erregernachweis
Therapie	Antibiotika
Prophylaxe	Bei Symptomatik nach verdächtiger Exposition oder bei Ausbrüchen sofort Arzt aufsuchen
Meldepflicht	in Sachsen Arztmeldepflicht bei Erkrankung und Tod; bundesweite Labormeldepflicht, soweit eine akute Infektion vorliegt

Leishmaniasen
→ NRZ 11

Ätiologie	Leishmania spp. (Einzeller)
Übertragung	nachtaktive Sandmücken (Phlebotominae)
Krankheitsbilder	**Viszerale Leishmaniase (Kala-Azar)** Verbreitung: Tropen und Subtropen, vorw. Brasilien, Ostafrika, Indischer Subkontinent, Südostasien Inkubationszeit: Monate–Jahre Leitsymptom: Fieber, Milz- und Leberschwellung, Anämie Diagnostik: Erregernachweis, Immundiagnostik Therapie: Antimykotika, Antiprotozoika **Kutane Leishmaniase (Orientbeule)** Verbreitung: Tropen und Subtropen, vorwiegend Orient Inkubationszeit: Wochen–Monate Leitsymptom: chronische(s) Hautgeschwür(e) Diagnostik: Erregernachweis Therapie: Antimykotika, Antibiotika, Antiprotozoika **Mukokutane Leishmaniase (Espundia)** Verbreitung: Mittel- und Südamerika Inkubationszeit: Wochen–Monate Leitsymptom: chronische Hautgeschwüre, später Schleimhautläsionen Diagnostik: Erregernachweis Therapie: Antimykotika, Antiprotozoika
Prophylaxe	Schutz vor Sandmücken

Lepra
→ NRZ 7

Ätiologie	Mycobacterium leprae (Bakterien)
Verbreitung	weltweit, vorw. Tropen und Subtropen
Übertragung	längerer enger Kontakt mit Leprakranken
Inkubationszeit	einige Monate – mehrere Jahre
Leitsymptom	Hautläsionen, Schädigung der peripheren Nerven
Diagnostik	Erregernachweis, Histologie
Therapie	Antibiotika
Prophylaxe	Hygiene, engen Kontakt mit Erkrankten meiden
Meldepflicht	in Sachsen Arztmeldepflicht bei Erkrankung und Tod; bundesweite Labormeldepflicht, soweit eine akute Infektion vorliegt

Leptospirose
→ KL 28

Ätiologie	Leptospira spp. (Bakterien)
Verbreitung	weltweit Reservoir vorw. Ratten, Mäuse
Übertragung	perkutan (verletzte Haut), Rattenbisse, selten über kontaminierte Nahrungsmittel oder kontaminiertes Wasser
Inkubationszeit	5–14 Tage
Leitsymptom	Fieber; Organbeteiligung Leber, Niere (M. Weil) oder Meningitis oder pulmonale Hämorrhagien
Diagnostik	Immundiagnostik, Erregernachweis
Therapie	Antibiotika, symptomatisch
Prophylaxe	Nagerkontakte und -biotope meiden, Hygiene, kein Waten oder Baden in potenziell kontaminiertem Wasser/Schlamm, evtl. Doxycyclin
Meldepflicht	in Sachsen Arztmeldepflicht bei Erkrankung und Tod; bundesweite Labormeldepflicht, soweit eine akute Infektion vorliegt

Lungenegel – s. Paragonimiasis
Lues – s. Syphilis
Lyme-Borreliose – s. Borreliose

Lymphogranuloma inguinale (venereum)
→ KL 23

Ätiologie	Chlamydia trachomatis Serotypen L1–L3 (Bakterien)
Verbreitung	vorwiegend Tropen
Übertragung	sexuell
Inkubationszeit	1–3 Wochen (Primärläsion) 2–6 Wochen (Lymphknoten)
Leitsymptom	oberflächliches Geschwür am Infektionsort, inguinale Lymphknotenschwellung
Diagnostik	Immundiagnostik, Erregernachweis
Therapie	Antibiotika
Prophylaxe	ungeschützte Sexualkontakte meiden
Meldepflicht	bundesweite Labormeldepflicht für alle Nachweise von den Serotypen L1 bis L3; in Sachsen Labormeldepflicht für alle Serotypen an das Gesundheitsamt, soweit eine akute Infektion vorliegt

Service

Lyssa – s. Tollwut

Madenwürmer – s. Enterobiasis

Malaria

➜ NRZ 11

Ätiologie	Plasmodium spp. (Einzeller) P. falciparum (Malaria tropica) P. vivax, P. ovale (Malaria tertiana) P. malariae (Malaria quartana) P. knowlesi (Malaria quotidiana)
Verbreitung	Tropen, Subtropen P. knowlesi nur Südostasien
Übertragung	nachtaktive Stechmücken (Anophelinae)
Inkubationszeit	mindestens 7 Tage (Malaria tropica), andere Formen länger; bei Malaria tertiana Rezidive nach wenigen Jahren möglich
Leitsymptom	Fieber, evtl. rhythmisch alle 48 h (Malaria tertiana) bzw. 72 h (Malaria quartana)
Diagnostik	Erregernachweis, Immundiagnostik
Therapie	diverse Malariamittel
Prophylaxe	Schutz vor Stechmücken, evtl. vorbeugende Medikation
Meldepflicht	In Sachsen Arztmeldepflicht bei Erkrankung und Tod; bundesweite Labormeldepflicht, soweit eine akute Infektion vorliegt

Maltafieber – s. Brucellose

Marburgvirus-Krankheit

➜ NRZ 11 + KL 45

Ätiologie	Marburgvirus (Filoviridae), Defektvariante des Ebolavirus
Verbreitung	Zentralafrika Reservoir wahrsch. Fledermäuse
Übertragung	Kontakt mit Körperflüssigkeiten erkrankter Menschen oder Tiere
Inkubationszeit	2–21 Tage
Leitsymptom	Fieber, Exanthem, später Hämorrhagien
Diagnostik	Erregernachweis, Immundiagnostik
Therapie	Virostatika, Immunglobulin
Prophylaxe	Impfung (v. a. med. Personal)
Meldepflicht	Arztmeldepflicht bei Krankheitsverdacht, Erkrankung und Tod an virusbedingtem hämorrhagischem Fieber; Labormeldepflicht, soweit eine akute Infektion vorliegt

Mayaro-Fieber

Ätiologie	Mayarovirus (Togaviridae)
Verbreitung	Südamerika (vorw. Regenwaldgebiete), Teile der Karibik
Übertragung	Stechmücken (vorw. Haemagogus, tagaktiv)
Inkubationszeit	3–11 Tage
Leitsymptom	Fieber, Arthralgien, Exanthem, gastrointestinale Beschwerden
Diagnostik	Immundiagnostik, Erregernachweis
Therapie	symptomatisch
Prophylaxe	Schutz vor Stechmücken
Meldepflicht	Labormeldepflicht, soweit eine akute Infektion vorliegt

Melioidose

➜ KL 29

Ätiologie	Burkholderia pseudomallei (Bakterien)
Verbreitung	sporadisch Tropen, Subtropen; endemisch SO-Asien, Nordaustralien; Erreger saprophytisch in feuchtem Erdreich bzw. Wasser
Übertragung	perkutan (verletzte Haut), Inhalation von kontaminiertem Staub, Ingestion von kontaminiertem Wasser
Inkubationszeit	unbestimmt (evtl. Tage – Jahre)
Leitsymptom	Fieber 2. Phase pulmonale Symptome, Organabszesse, evtl. Sepsis; chronische Verläufe möglich
Diagnostik	Erregernachweis, Immundiagnostik
Therapie	Antibiotika
Prophylaxe	Erd- bzw. Wasserkontakte mit bloßer Haut, speziell mit offenen Wunden, im Infektionsgebiet meiden

Meningokokken-Meningitis

➜ NRZ 6

Ätiologie	Neisseria meningitidis (Bakterien)
Verbreitung	weltweit; endemisch in Afrika (Meningitis-Gürtel)
Übertragung	aerogen
Inkubationszeit	3–4 Tage
Leitsymptom	Meningitis, evtl. Sepsis
Diagnostik	Erregernachweis
Therapie	Antibiotika
Prophylaxe	„face to face“-Kontakte meiden, Impfung
Meldepflicht	Arztmeldepflicht bei Krankheitsverdacht, Erkrankung und Tod an Meningokokken-Meningitis oder -Sepsis; Labormeldepflicht bei direktem Erregernachweis aus normalerweise sterilen Substraten, soweit eine akute Infektion vorliegt

MERS-Coronavirus-Infektion

➜ NRZ 11 + KL 44

(„Middle East Respiratory Syndrome-related Corona Virus“)

Ätiologie	MERS-Coronavirus (Coronaviridae)
Verbreitung	Naher Osten Reservoir vermutlich Dromedare
Übertragung	Schmier-/Tröpfcheninfektion, von Mensch zu Mensch bei engem Kontakt (häufig nosokomial)
Inkubationszeit	1–2 Wochen
Leitsymptom	grippeähnliche Symptome, häufig Pneumonie, Diarrhoe; tödliche Verläufe bedingt durch Multiorganversagen oder Sepsis
Diagnostik	Erregernachweis, Immundiagnostik
Therapie	symptomatisch, Aufrechterhaltung der Organfunktionen
Prophylaxe	Hygiene, Kontakt zu Tieren (insb. Dromedare) sowie zu Erkrankten meiden, Verzehr roher Tierprodukte (insb. Kamelmilch/-fleisch) meiden

Meldepflicht	ggf. Meldung durch den Arzt als bedrohliche Krankheit; Tod, bundesweite Labormeldepflicht, soweit eine akute Infektion vorliegt

Milben-Fleckfieber, Tsutsugamushi-Fieber – s. Fleckfieber

Milzbrand

Ätiologie	Bacillus anthracis (Bakterien)
Verbreitung	weltweit

Krankheitsbilder

Hautmilzbrand

Übertragung:	perkutan (verletzte Haut)
Inkubationszeit:	wenige Stunden – 6 Tage
Leitsymptom:	Fieber, Karbunkel, Ödem, evtl. Sepsis, Meningitis

Magen-Darmmilzbrand

Übertragung:	oral (ungegartes Fleisch infizierter Tiere)
Inkubationszeit:	1–3 Tage
Leitsymptom:	Fieber, abdominelle Beschwerden, evtl. blutige Diarrhoe

Lungenmilzbrand

Übertragung:	aerogen (Inhalation von Sporen)
Inkubationszeit:	4–6 Tage (evtl. länger)
Leitsymptom:	Fieber, schwere respiratorische Symptomatik

Diagnostik	Erregernachweis, Immundiagnostik
Therapie	Antibiotika
Prophylaxe	Nahrungsmittelhygiene, Vorsicht bei (beruflichen) Tierkontakten
Meldepflicht	Arztmeldepflicht bei Krankheitsverdacht, Erkrankung und Tod; Labormeldepflicht, soweit eine akute Infektion vorliegt

Mpox

➜ KL 50

Ätiologie	Monkeypoxvirus (Poxviridae)
Verbreitung	Zentral- und Westafrika, seit 2022 globale Verbreitung durch Sexualkontakte, hier v. a. MSM Reservoir Nagetiere, vorw. Hörnchen
Übertragung	direkter Kontakt zu infizierten Tieren oder erkrankten Menschen
Inkubationszeit	1–2 Wochen
Leitsymptom	Fieber, Allgemeinsymptome, nach 1–4 Tagen pockenartiger Ausschlag, Lymphknotenschwellungen (zervikal, inguinal)
Diagnostik	Erregernachweis, Histologie
Therapie	Virostatika, symptomatisch
Prophylaxe	Impfung, Kontakte mit Hörnchen, Affen und kranken Menschen meiden
Meldepflicht	Arztmeldepflicht bei Krankheitsverdacht, Erkrankung und Tod; Labormeldepflicht, soweit eine akute Infektion vorliegt

Monkeypox – s. Mpox

Murines Fleckfieber, Floh-Fleckfieber – s. Fleckfieber

Murray-Valley-Enzephalitis

➜ NRZ 11

Ätiologie	Murray-Valley-Enzephalitis-Virus (Flaviviridae)
Verbreitung	Australien (NW, SO), Neu-Guinea
Übertragung	vorwiegend nachtaktive Stechmücken
Inkubationszeit	1–2 Wochen
Leitsymptom:	Fieber, Enzephalitis
Diagnostik:	Immundiagnostik, Erregernachweis
Therapie:	symptomatisch
Prophylaxe	Schutz vor Stechmücken
Meldepflicht	Labormeldepflicht, soweit eine akute Infektion vorliegt

Muschelvergiftungen

Sammelbegriff für Intoxikationen durch den Verzehr von Schalentieren; in der Regel handelt es sich um passiv giftige Muscheln, die Toxine aus Plankton (z. B. Algen) aufgenommen haben

s. Algenblüte
Muschelvergiftung, gastroenterale
Muschelvergiftung, paralytische
Red Tide

Muschelvergiftung, gastroenterale

(engl. „diarrhetic shellfish poisoning – DSP“)

Ätiologie	Okadasäure (hitzestabiles Toxin aus Dinoflagellaten), gelangt über die Nahrungskette in Schalentiere
Verbreitung	Meeresküsten weltweit, vorw. gemäßigte Zonen im Sommer, temporäre, lokale/regionale Ausbrüche
Übertragung	oral durch Verzehr von Schalentieren (auch gegarten)
Inkubationszeit	eine halbe – wenige Stunden
Leitsymptom	wässriger Durchfall, Krämpfe, Erbrechen, keine Komplikationen, selbstlimitierend (2–3 Tage)
Diagnostik	klinisch (in Verbindung mit epidemischem Auftreten)
Therapie	Flüssigkeits- und Elektrolytsubstitution
Prophylaxe	örtliche Warnhinweise beachten, bei lokalem Auftreten Verzehr von Schalentieren meiden

Muschelvergiftung, paralytische

(engl. „paralytic shellfish poisoning – PSP“)

Ätiologie	Saxitoxin, Gonyautoxine (hitzestabile Toxine aus Dinoflagellaten oder Bakterien), gelangen über die Nahrungskette in Schalentiere
Verbreitung	Meeresküsten weltweit, gemäßigte Zonen Frühjahr-Herbst, temporäre, lokale/regionale Ausbrüche
Übertragung	oral durch Verzehr von Schalentieren (auch gegarten)
Inkubationszeit	wenige Minuten – Stunden
Leitsymptom	Beginn mit Parästhesien im Gesicht, evtl. weitere neurologische Symptome mit Paresen
Diagnostik	klinisch (in Verbindung mit epidemischem Auftreten)
Therapie	symptomatisch, bei Atembeschwerden intensivmedizinisch
Prophylaxe	örtliche Warnhinweise beachten, bei lokalem Auftreten Verzehr von Schalentieren meiden

Myiasis, subkutane

Ätiologie	Larven bestimmter Fliegenarten, vorw. Dermatobia hominis (Dasselfliege) und Cordylobia anthropophaga (Tumbufliege)
Verbreitung	tropisches Afrika (Tumbufliege) tropisches Lateinamerika (Dasselfliege)
Übertragung	perkutan durch intakte Haut
Inkubationszeit	Invasion innerhalb weniger Minuten Reifung mit Wachstum 1–2 (–12) Wochen
Leitsymptom	pustelartige Schwellung mit sichtbarer Larve, entzündliche Umgebungsreaktion
Diagnostik	klinisch
Therapie	Okklusiv-Pflaster, evtl. Speck, evtl. chirurgisch
Prophylaxe	in Afrika Körperhygiene und Wäsche bügeln, in Amerika Schutz vor stechenden Insekten

Mykosen, systemische

➜ KL 40

Sammelbegriff für Pilzinfektionen, die vorwiegend aerogen übertragen werden, meist inapparent bleiben oder zu einer respiratorischen Symptomatik mit Lungenbeteiligung führen. Sie können disseminieren und sich an Haut, Lymphknoten, Skelett sowie sämtlichen Organen manifestieren. Derartig schwere Verläufe kommen in der Regel nur bei Immundefizienz vor.

s. Blastomykose, Kokzidioidomykose, Histoplasmose, Kryptokokkose, Parakokzidioidomykose

Neue Influenza („Schweinegrippe") – s. Influenza, Neue

Nipah-Krankheit

➜ NRZ 11

Ätiologie	Nipahvirus (Paramyxoviridae)
Verbreitung	Indien, SO-Asien Reservoir Fledermäuse, Schweine
Übertragung	direkter Kontakt mit infizierten Tieren (meist beruflich), oral über mit Fledermausausscheidungen kontaminierte Früchte, Mensch-zu-Mensch
Inkubationszeit	4–14 Tage
Leitsymptom	Beginn mit Fieber und Allgemeinsymptomen, evtl. Enzephalitis, evtl. Pneumonie
Diagnostik	Erregernachweis, Immundiagnostik
Therapie	symptomatisch
Prophylaxe	Kontakte mit Schweinen und Fledermäusen bei Ausbrüchen meiden, Hygiene bei Früchte-Verzehr
Meldepflicht	ggf. Meldung durch den Arzt als bedrohliche Krankheit

Norovirus-Erkrankung

➜ KL 49

Ätiologie	Norovirus, diverse Genotypen (Caliciviridae)
Verbreitung	weltweit, meist Cluster oder lokale Ausbrüche
Übertragung	fäkal-oral, auch aerogen, geringe Infektionsdosis, hochkontagiös
Inkubationszeit	wenige Stunden – 2 Tage
Leitsymptom	Durchfall, Übelkeit, Erbrechen, abdominelle Schmerzen, Kreislaufbeschwerden
Diagnostik	Erregernachweis, Immundiagnostik
Therapie	symptomatisch, Flüssigkeits- und Elektrolytsubstitution
Prophylaxe	Nahrungsmittel- und Trinkwasserhygiene
Meldepflicht	Arztmeldepflicht bei Verdacht auf und Erkrankung an akuter infektiöser Gastroenteritis, wenn von der betreffenden Person eine Tätigkeit gemäß §42 Abs. 1 IfSG ausgeübt wird, oder bei Erkrankungshäufung; bundesweite Labormeldepflicht, soweit eine akute Infektion vorliegt

Okelbo-Krankheit – s. Sindbis-Fieber

Onchozerkose – s. Filariosen, subkutane

O'nyong-nyong

➜ NRZ 11

Ätiologie	O´nyong-nyong-Virus (Togaviridae)
Verbreitung	tropisches Afrika
Übertragung	vorwiegend nachtaktive Stechmücken
Inkubationszeit	3–11 Tage
Leitsymptom	Fieber, Arthralgien, evtl. Exanthem
Diagnostik	Erregernachweis, Immundiagnostik
Therapie	symptomatisch
Prophylaxe	Schutz vor Stechmücken
Meldepflicht	Labormeldepflicht, soweit eine akute Infektion vorliegt

Opisthorchiasis – s. Clonorchiasis

Orientbeule – s. Leishmaniasen, kutane

Oropouche-Fieber

Ätiologie	Oropouchevirus (Peribunyaviridae)
Verbreitung	Amazonas-Region Brasiliens, südliche Karibik, Ecuador, Panama, Peru
Übertragung	dämmerungs- und nachtaktive Gnitzen
Inkubationszeit	4–8 Tage
Leitsymptom	Fieber, Kopf- und Gliederschmerzen, selten Meningitis
Diagnostik	Erregernachweis, Immundiagnostik
Therapie	symptomatisch
Prophylaxe	Insektenschutz
Meldepflicht	Labormeldepflicht, soweit eine akute Infektion vorliegt

Oroya-Fieber – s. Bartonellose

Paragonimiasis

➜ NRZ 11

Ätiologie	Paragonimus spp.; Lungenegel (Trematoda)
Verbreitung	vorw. Tropen, Subtropen, v. a. SO-Asien
Übertragung	oral (Verzehr roher oder unzureichend gegarter Süßwasserkrebse)
Inkubationszeit	Wochen – Monate
Leitsymptom	Fieber, Husten, Hämoptyse, evtl. zerebrale Symptomatik, evtl. abdominelle Beschwerden
Diagnostik	Erregernachweis, Immundiagnostik

Therapie	Anthelminthika
Prophylaxe	Nahrungsmittelhygiene

Parakokzidioidomykose
(südamerikanische Blastomykose)

➜ KL 40

Ätiologie	Paracoccidioides brasiliensis (dimorpher Pilz)
Verbreitung	Mittel- und Südamerika (v. a. Brasilien, Kolumbien, Venezuela); saprophytisch im Erdreich
Übertragung	aerogen (Inhalation von sporenhaltigem Staub)
Inkubationszeit	variabel (Wochen – Jahre)
Leitsymptom	bei Immungesunden meist inapparent; klinische Manifestation mit Fieber, Lymphknotenschwellung, pulmonalen Beschwerden; Dissemination mit granulomatösen Veränderungen in Haut/Schleimhaut, Lunge, Lymphknoten und anderen Organen möglich
Diagnostik	Erregernachweis, Immundiagnostik
Therapie	Antimykotika, Antibiotika
Prophylaxe	keine spezifische Vorbeugung möglich

Peruwarze, Verruga peruviana – s. Bartonellose

Pest

➜ KL 32

Ätiologie	Yersinia pestis (Bakterien)
Verbreitung	Afrika (O, S), Asien (S, zentral), Südamerika (zentral), USA (W); Reservoir Ratten, div. Nager und Kleinsäuger, Katzen
Übertragung	Flöhe, aerogen, Kontakt mit infektiösen Körperflüssigkeiten
Inkubationszeit	1–7 Tage
Leitsymptom	Fieber, Allgemeinsymptome, Lymphknotenschwellungen (Beulenpest), Pneumonie (Lungenpest), evtl. Sepsis
Diagnostik	Erregernachweis
Therapie	Antibiotika
Prophylaxe	Chemoprophylaxe, Schutz vor Flöhen, in endemischen Gebieten Nagerbiotope sowie Kontakte mit kranken Menschen meiden
Meldepflicht	Arztmeldepflicht bei Krankheitsverdacht, Erkrankung und Tod; Labormeldepflicht, soweit eine akute Infektion vorliegt

Pferdeenzephalitis (engl. „equine encephalitis")
(ostamerikanische, westamerikanische, venezolanische)

➜ NRZ 11

Ätiologie	a) Eastern-Equine-Encephalitis-Virus (EEEV) b) Western-Equine-Encephalitis-Virus (WEEV) c) Venezuelan-Equine-Encephalitis-Virus (VEEV) (Togaviridae)
Verbreitung	Kanada, USA, Mittel- und nördliches Südamerika
Übertragung	tag- und nachtaktive Stechmücken
Inkubationszeit	a) und b) 4 –10 Tage c) 1–6 Tage
Leitsymptom	Fieber, Enzephalitis; bei VEE häufig milde Verläufe, bei EEE hohe Letalität
Diagnostik	Erregernachweis, Immundiagnostik
Therapie	symptomatisch
Prophylaxe	Schutz vor Stechmücken
Meldepflicht	ggf. Meldung durch den Arzt als bedrohliche Krankheit; Labormeldepflicht, soweit eine akute Infektion vorliegt

Phlebotomus-Fieber (engl. „sandfly fever")
(Pappataci-Fieber, Sandmückenfieber)

➜ NRZ 11

Ätiologie	Sandfly fever Sicilian virus (SFSV), Sandfly fever Naples virus (SFNV), Toscana virus (SFTV) (Phenuiviridae)
Verbreitung	europäische und nordafrikanische Mittelmeer-Staaten, Balkan, Naher und Mittlerer Osten
Übertragung	nachtaktive Sandmücken (Phlebotominae)
Inkubationszeit	3–6 Tage (Typ Toscana 5–12 Tage)
Leitsymptom	Fieber, Allgemeinsymptome, Arthralgien; evtl. seröse Meningitis (Typ Toscana)
Diagnostik	Immundiagnostik
Therapie	symptomatisch
Prophylaxe	Schutz vor Sandmücken
Meldepflicht	Labormeldepflicht, soweit eine akute Infektion vorliegt

Pocken

➜ KL 50

Ätiologie	Variolavirus (Poxviridae)
Verbreitung	ursprünglich weltweit, seit 1979 offiziell ausgerottet, potenziell als Biowaffe
Übertragung	aerogen oder direkter Kontakt zu Erkrankten
Inkubationszeit	7–18 Tage
Leitsymptom	Beginn mit Fieber und Allgemeinsymptomen, später Ausschlag
Diagnostik	Erregernachweis
Therapie	symptomatisch
Prophylaxe	Impfung, Kontakte mit Erkrankten meiden
Meldepflicht	Arztmeldepflicht bei Krankheitsverdacht, Erkrankung und Tod; Labormeldepflicht, soweit eine akute Infektion vorliegt

Pogosta-Krankheit – s. Sindbis-Fieber

Poliomyelitis

➜ NRZ 8

Ätiologie	Poliovirus (Picornaviridae), 3 Typen; Polio Wildvirus Typ 3 sicher ausgerottet
Verbreitung	ursprünglich weltweit, z. Zt. nur noch in wenigen Ländern
Übertragung	fäkal-oral, seltener aerogen
Inkubationszeit	7–14 (3–35) Tage
Leitsymptom	fieberhaftes Anfangsstadium, evtl. mit Durchfällen, danach evtl. aseptische Meningitis, schlaffe Lähmungen
Diagnostik	Erregernachweis, Immundiagnostik
Therapie	symptomatisch

Prophylaxe	Nahrungsmittel- und Trinkwasserhygiene, Impfung; Ungeimpfte sollten Kontakt zu Personen mit Schluckimpfung meiden (ca. 2 Wochen)
Meldepflicht	Arztmeldepflicht bei Krankheitsverdacht, Erkrankung und Tod (als Verdacht gilt jede akute schlaffe Lähmung, soweit nicht traumatisch bedingt); Labormeldepflicht, soweit eine akute Infektion vorliegt

Polyarthritis epidemica – s. Ross-River-Fieber

Q-Fieber (Query fever)

➜ KL **24**

Ätiologie	Coxiella burnetii (Bakterien)
Verbreitung	weltweit, Reservoir Haus- und Wildtiere (vorw. Paarhufer), Vögel, Zecken
Übertragung	aerogen (hochkontagiös, weite Distanzen), direkter Kontakt mit infizierten Tieren oder Tierprodukten, selten über Nahrungsmittel (Rohmilch oder -käse)
Inkubationszeit	2–3 Wochen
Leitsymptom	Fieber, Allgemeinsymptome; Pneumonie, evtl. Myocarditis, Hepatitis, Meningoenzephalitis, Abortneigung bei Schwangeren
Diagnostik	Immundiagnostik, Erregernachweis
Therapie	Antibiotika
Prophylaxe	Tierkontakte bei Ausbrüchen meiden
Meldepflicht	in Sachsen Arztmeldepflicht bei Erkrankung und Tod; bundesweite Labormeldepflicht, soweit eine akute Infektion vorliegt

Rabies – s. Tollwut

„Red Tide" (besondere Form der marinen Algenblüte)

Ätiologie	saisonale Vermehrung bestimmter Dinoflagellaten und Cyanobakterien, die das Wasser rot färben, hitzestabile Toxine produzieren und über die Nahrungskette in Schalentiere gelangen können
Verbreitung	Meeresküsten weltweit, vorw. Subtropen und gemäßigte Zonen im Sommer, temporäre, lokale/regionale Ausbrüche
Übertragung	a) oral durch Verzehr von Schalentieren (auch gegarten) b) Kontakt mit oder Inhalation von algenhaltigem Wasser Inkubationszeit eine halbe – wenige Stunden
Leitsymptom	a) wie bei der Muschelvergiftung, paralytische (s. dort) b) Schleimhautreizung der Augen und oberen Luftwege
Diagnostik	klinisch (in Verbindung mit epidemischem Auftreten)
Therapie	symptomatisch, bei Atembeschwerden intensivmedizinisch
Prophylaxe	örtliche Warnhinweise beachten, bei lokalem Auftreten Baden und Verzehr von Schalentieren meiden

Reisediarrhoe

symptomatisch orientierter Sammelbegriff für eine unkomplizierte Durchfallepisode von wenigen Tagen in Verbindung mit einer Reise

Ätiologie	diverse Erreger (meist Bakterien); Toxine
Verbreitung	weltweit, vorwiegend bei unzureichenden Hygienebedingungen
Übertragung	fast immer oral
Inkubationszeit	meist wenige Stunden (–14 Tage)
Leitsymptom	Durchfall, Bauchschmerzen, Übelkeit
Diagnostik	klinisch
Therapie	Flüssigkeits- und Elektrolytsubstitution, evtl. Racecadotril und/oder Tanninalbuminat/ Ethacridinlactat, evtl. auch Rifaximin
Prophylaxe	Nahrungsmittel- und Trinkwasserhygiene, evtl. orale Cholera-Impfung mit dem Totimpfstoff (Schutz vor LT-ETEC; off-label)
Meldepflicht	Arztmeldepflicht bei Verdacht auf und Erkrankung an akuter infektiöser Gastroenteritis, wenn von der betreffenden Person eine Tätigkeit gemäß § 42 Abs. 1 IfSG ausgeübt wird, oder bei Erkrankungshäufung; in Sachsen je nach Erreger ggf. Arztmeldepflicht; je nach Erreger ggf. bundesweite Labormeldepflicht, soweit eine akute Infektion vorliegt (z. B. ETEC, Shigella, Salmonella, Campylobacter)

Rickettsiosen

➜ NRZ **11**

s. **Fleckfieber**
s. **Zeckenbissfieber**

Rift Valley-Fieber

➜ NRZ **11**

Ätiologie	Rift Valley-Fieber-Virus (Phenuiviridae)
Verbreitung	Afrika, Arabische Halbinsel; Reservoir Paarhufer, Mücken
Übertragung	direkter oder indirekter Kontakt mit kranken Tieren, Verzehr von deren ungegartem Fleisch oder roher Milch, tag- und nachtaktive Stechmücken
Inkubationszeit	2–6 Tage
Leitsymptom	Fieber, Muskel- und Gelenkschmerzen; Komplikationen: Retinitis, Meningoenzephalitis, Hepatitis, Hämorrhagien
Diagnostik	Erregernachweis, Immundiagnostik
Therapie	symptomatisch
Prophylaxe	Kontakt mit erkrankten Tieren meiden, Nahrungsmittelhygiene, Schutz vor Stechmücken
Meldepflicht	Arztmeldepflicht bei Krankheitsverdacht, Erkrankung und Tod an virusbedingtem hämorrhagischem Fieber; Labormeldepflicht, soweit eine akute Infektion vorliegt

Rocky Mountain Spotted Fever, Felsengebirgsfieber – s. Zeckenbissfieber, neuweltliche

Ross-River-Fieber (Polyarthritis epidemica) ➜ NRZ 11

Ätiologie	Ross-River-Virus (Togaviridae)
Verbreitung	Australien, Ozeanien (div. Inseln)
Übertragung	tag- und nachtaktive Stechmücken
Inkubationszeit	7–9 (3–21) Tage
Leitsymptom	Fieber, Arthralgien, Myalgien, oft Exanthem
Diagnostik	Erregernachweis, Immundiagnostik
Therapie	symptomatisch
Prophylaxe	Schutz vor Stechmücken
Meldepflicht	Labormeldepflicht, soweit eine akute Infektion vorliegt

RSSE (Russ. Frühsommer-Meningoenzephalitis) – s. FSME

Rückfallfieber ➜ NRZ 1

Krankheitsbilder	**Rückfallfieber, Läuse-** (epidemisches Rückfallfieber) Ätiologie: Borrelia recurrentis (Bakterien) Verbreitung: hpts. NO-Afrika (v. a. Äthiopien), Peru (Andenregion), N-China bei unzureichenden Hygienebedingungen Übertragung: Kleiderläuse **Rückfallfieber, Zecken-** (endemisches Rückfallfieber) Ätiologie: div. Borrelia spp. (Bakterien) Verbreitung: Naturherde in fast allen Regionen der Welt (außer Australien) Übertragung: Zecken
Inkubationszeit	2–15 Tage
Leitsymptom	rekurrierendes Fieber, Myalgien/Arthralgien, evtl. Organ-Beteiligung, Exanthem, neurologische Symptome
Diagnostik	Erregernachweis
Therapie	Antibiotika cave: Jarisch-Herxheimer-Reaktion
Prophylaxe	Schutz vor Überträgern
Meldepflicht	ggf. Meldung durch den Arzt als bedrohliche Krankheit; in Sachsen Arztmeldepflicht bei Erkrankung und Tod; bundesweite Labormeldepflicht bei Nachweis von Borrelia recurrentis, soweit eine akute Infektion vorliegt

Ruhr – s. Amöbiasis, Shigellenruhr

Sandfloh-Befall – s. Tungiasis

San Joaquin Fever – s. Kokzidioidomykose

Sarkozystose

Ätiologie	Sarcocystis ssp. (Einzeller)
Verbreitung	weltweit
Übertragung	a) Aufnahme von Bradyzoiten von Sarcocystis hominis oder S. suihominis mit unzureichend durchgegartem Fleisch infizierter Säugetiere (Mensch als Endwirt) b) Aufnahme von Sporozysten verschiedener Sarcocystis-Spezies, v. a. S. nesbitti, mit fäkal verunreinigten Nahrungsmitteln, Wasser und über Reptilien (Mensch als Fehl-Zwischenwirt)
Inkubationszeit	9–39 Tage
Leitsymptom	a) häufig asymptomatisch; intestinale Sarkozystose: Übelkeit, Abdominalschmerzen, Diarrhoe b) muskuläre Sarkozystose: anfänglich Diarrhoe, dann Fieber, Myalgien, evtl. EKG-Veränderungen
Diagnostik	Muskelbiopsie; Eosinophilie, Erhöhung der Kreatinkinase und LDH im Blut
Therapie	keine spezifische Therapie beim Menschen bekannt; selbstlimitierend
Prophylaxe	Trinkwasser- und Nahrungsmittelhygiene, Fleisch durchgaren; Meiden von Reptilien

SARS ➜ NRZ 11 + KL 44

(„Severe Acute Respiratory Syndrome")

Ätiologie	SARS-Coronavirus (Coronaviridae)
Verbreitung	2002–2003 Ausbruch in Ost-Asien (China), seitdem keine Fälle mehr; seit 2020 Pandemie durch SARSCoV-2, siehe COVID-19 Reservoir Fledermäuse
Übertragung	vorwiegend aerogen
Inkubationszeit	2–10 Tage
Leitsymptom	hohes Fieber, Allgemeinsymptome, Pneumonie, Durchfall
Diagnostik	klinisch-epidemiologisch, Immundiagnostik, Erregernachweis
Therapie	symptomatisch
Prophylaxe	Kontakte mit Kranken meiden
Meldepflicht	ggf. Meldung durch den Arzt als bedrohliche Krankheit; bundesweite Labormeldepflicht, soweit eine akute Infektion vorliegt

Service

Schistosomiasis (Bilharziose) → NRZ 11

Ätiologie	Schistosoma spp., Saugwürmer (Platyhelminthes) a) S. haematobium b) S. mansoni, S. japonicum, S. intercalatum, S. mekongi
Verbreitung	Binnengewässer der Tropen und Subtropen
Übertragung	perkutan, z. B. beim Freibaden Zwischenwirt Süßwasserschnecken
Inkubationszeit	2–8 Wochen bis zum akuten Allgemeinstadium (Katayama-Fieber) 4–12 Wochen bis zum Organstadium
Leitsymptom	Katayama-Fieber: Fieber, Eosinophilie; Organstadium: zu a) Urogenitale Schistosomiasis (Blasenbilharziose): Blut im Urin zu b) Intestinale Schistosomiasis (Darmbilharziose): Darmbeschwerden, evtl. Blutungen
Diagnostik	Immundiagnostik, Erregernachweis
Therapie	Anthelminthika
Prophylaxe	Kontakt mit Binnengewässern in Infektionsgebieten meiden

Schlafkrankheit (Afrikan. Trypanosomiasis) → NRZ 11

Ätiologie	a) Trypanosoma brucei rhodesiense b) Trypanosoma brucei gambiense (Einzeller)
Verbreitung	a) Ost- und Südafrika b) West- und Zentralafrika
Übertragung	Tsetse-Fliegen (Glossinidae), tagaktiv
Inkubationszeit	a) 1–3 Wochen b) Wochen–Jahre
Leitsymptom	1. Stadium: Schwellung an der Stichstelle (Trypanosomenschanker) oder im Gesicht, Lymphadenopathie (Winterbottom-Zeichen), Fieber; 2. Stadium ZNS-Beteiligung (Enzephalitis)
Diagnostik	Erregernachweis, Immundiagnostik
Therapie	Antiprotozoika
Prophylaxe	Schutz vor Tsetse-Fliegen
Meldepflicht	ggf. Meldung durch den Arzt als bedrohliche Krankheit

Schweinegrippe – s. Influenza, Neue

Schwimmbadgranulom

Ätiologie	Mycobacterium marinum (Bakterien)
Verbreitung	weltweit, vorwiegend gemäßigte Zonen, saprophytisch, Aquarien, Terrarien, selten auch Schwimmbäder, Whirlpools
Übertragung	Kontakt (verletzter) Haut mit erregerhaltigem Wasser
Inkubationszeit	einige Wochen bis Monate (gelegentlich Jahre)
Leitsymptom	Knoten, Granulom oder Ulcus mit Krustenbildung an der Hautoberfläche, meist in der Einzahl, bisweilen mit Satelliten, schmerzlos, bei Immundefizienz Dissemination (Gelenke) möglich
Diagnostik	Erregernachweis
Therapie	Spontanremission (1–3 Jahre), evtl. chirurgisch, Antibiotika, Tuberkulostatika
Prophylaxe	ungepflegte Freizeiteinrichtungen meiden; keine Aquariumpflege mit offenen Wunden

Scombroid-Vergiftung
(Scombrotoxin-Vergiftung, Fischvergiftung)

Ätiologie	Scombrotoxin/Histamin (gebildet durch bakterielle Zersetzung von Histidin aus Fischfleisch, hitzestabil)
Verbreitung	weltweit
Übertragung	Verzehr von unsachgemäß verarbeitetem oder gelagertem Fisch, auch in Konserven (besonders Makrelen, Thunfisch, Heringe, Sardinen, Anchovis)
Inkubationszeit	wenige Minuten bis einige Stunden nach Fischverzehr
Leitsymptom	Hauterscheinungen (Urticaria, Flush), Übelkeit, Erbrechen, Blutdruckabfall
Diagnostik	klinisch-anamnestisch, Histamin-Nachweis in Nahrungsmittelresten
Therapie	Anthistaminika
Prophylaxe	Vermeidung des Verzehrs von unsachgemäß gelagertem Fisch

Shigellen-Ruhr, Shigellose → NRZ 10
(Bakterielle Ruhr)

Ätiologie	Shigella spp. (Bakterien)
Verbreitung	weltweit
Übertragung	fäkal-oral
Inkubationszeit	1–4 Tage
Leitsymptom	blutige Durchfälle, Bauchkrämpfe, Fieber
Diagnostik	Erregernachweis
Therapie	Antibiotika, Flüssigkeits- und Elektrolytsubstitution
Prophylaxe	Nahrungsmittel- und Trinkwasserhygiene
Meldepflicht	Arztmeldepflicht bei Krankheitsverdacht und Erkrankung, wenn die betreffende Person eine Tätigkeit gemäß § 42 IfSG ausübt, oder bei Erkrankungshäufung; in Sachsen Arztmeldepflicht bei Erkrankung und Tod; bundesweite Labormeldepflicht, soweit eine akute Infek-tion vorliegt

Sindbis-Fieber → NRZ 11
(Karelisches Fieber, Okelbo-, Pogosta-Krankheit)

Ätiologie	Sindbisvirus (Togaviridae)
Verbreitung	Afrika (O, zentral, S), Asien (S, SO), Europa (N, O)
Übertragung	vorwiegend nachtaktive Stechmücken
Inkubationszeit	3–11 Tage
Leitsymptom	Fieber, Hautausschlag, Gelenkbeschwerden
Diagnostik	Immundiagnostik, Erregernachweis
Therapie	symptomatisch
Prophylaxe	Schutz vor Stechmücken
Meldepflicht	Labormeldepflicht, soweit eine akute Infektion vorliegt

Spulwurm – s. Ascariasis

St. Louis Enzephalitis

➜ NRZ 11

Ätiologie	St. Louis Enzephalitis-Virus (Flaviviridae)
Verbreitung	Amerika (USA, vereinzelt Mittel-, Südamerika, Karibik)
Übertragung	vorwiegend nachtaktive Stechmücken
Inkubationszeit	4–21 Tage
Leitsymptom	Fieber, evtl. Meningitis, Enzephalitis (ältere Menschen)
Diagnostik	Immundiagnostik
Therapie	symptomatisch
Prophylaxe	Schutz vor Stechmücken
Meldepflicht	ggf. Meldung durch den Arzt als bedrohliche Krankheit; Labormeldepflicht, soweit eine akute Infektion vorliegt

Strongyloidiasis

Ätiologie	Strongyloides stercoralis; Zwergfadenwurm (Nematoda)
Verbreitung	weltweit, vorwiegend Tropen und Subtropen
Übertragung	perkutan (gesunde Haut) interne und externe Autoinfektion
Inkubationszeit	ca. 3 Wochen
Leitsymptom	uncharakteristische Verdauungsbeschwerden, evtl. urtikarielle Hauterscheinungen, Larva currens, evtl. Dissemination mit Organbefall bei Immundefizienz („Hyperinfektionssyndrom“)
Diagnostik	Erregernachweis
Therapie	Anthelminthika
Prophylaxe	Körperhygiene, Kleidung, Schuhwerk

Syphilis, Lues

➜ KL 30

Ätiologie	Treponema pallidum (Bakterien)
Verbreitung	weltweit
Übertragung	vorwiegend sexuell
Inkubationszeit	ca. 3 Wochen (Primäraffekt); spätere Stadien: Monate–Jahre
Leitsymptom	primäre Syphilis: schmerzloses Geschwür am Genitale; sekundäre Syphilis: Allgemeinsymptome, harte Schwellung vieler Lymphknoten (Polyskleradenitis), variables Spektrum von Haut- und Schleimhaut-symptomen; Neurosyphilis: verschiedene Manifestationsformen
Diagnostik	Erregernachweis, Immundiagnostik
Therapie	Antibiotika
Prophylaxe	ungeschützte Sexualkontakte meiden
Meldepflicht	in Sachsen Arztmeldepflicht bei Erkrankung und Tod an konnatalen Infektionen; bundesweite Labormeldepflicht, in Sachsen auch Meldung an das Gesundheitsamt, soweit eine akute Infektion vorliegt

Taeniasis (s. auch **Zystizerkose**)

Ätiologie	Taenia saginata; Rinderbandwurm Taenia solium; Schweinebandwurm (Platyhelminthes) (Mensch ist Endwirt für adulten Wurm)
Verbreitung	weltweit
Übertragung	oral (rohes, finnenhaltiges Rind- oder Schweinefleisch)
Inkubationszeit	1–3 Monate
Leitsymptom	Abgang von Proglottiden, evtl.Verdauungs-beschwerden
Diagnostik	Erregernachweis
Therapie	Anthelminthika
Prophylaxe	Nahrungsmittelhygiene

Tollwut (Rabies, Lyssa)

➜ KL 52

Ätiologie	Tollwutviren, diverse Genotypen (Rhabdoviridae)
Verbreitung	weltweit außer Ozeanien sowie Teile von N-Europa, Karibik
Übertragung	Biss, Kratzen, Abschlecken durch tollwutkrankes Tier, Viruskontakt mit Schleimhaut oder Hautläsionen
Inkubationszeit	ca. 1–3 Monate, evtl. auch kürzer oder länger
Leitsymptom	Parästhesie an der ursprünglichen Inokulations-stelle, Agressivität, Krämpfe, Lähmungen; Ausgang immer tödlich
Diagnostik	klinisch, Erregernachweis, Immundiagnostik
Therapie	symptomatisch
Prophylaxe	Impfung, verdächtige Tierkontakte meiden, bei Verletzung sofortige Spülung mit Seifenlösung, sofort Arzt aufsuchen; Postexpositionsprophylaxe: Immunglobulin + Aktivimpfungen Tage 0, 3, 7, 14, (28)
Meldepflicht	Arztmeldepflicht bei Krankheitsverdacht, Erkran-kung und Tod; ebenso bei Verletzung eines Menschen durch ein tollwutkrankes, -verdächtiges oder -ansteckungsverdächtiges Tier sowie bei Berührung eines solchen Tieres oder Tierkörpers; Labormeldepflicht, soweit eine akute Infektion vorliegt

Trichinellose, Trichinose

Ätiologie	Trichinella spiralis, T. pseudospiralis; Rundwürmer (Nematoda)
Verbreitung	weltweit
Übertragung	oral (rohes, larvenhaltiges Fleisch div. Tierarten, z. B. Schwein, Pferd, Bär, Meeressäuger)
Inkubationszeit	1–5 Tage bis zur intestinalen Phase 5–10 Tage bis zur Generalisation
Leitsymptom	intestinale Phase: Durchfall, Leibschmerzen, Übelkeit Generalisation: Fieber, allergische Symptome (Gesichtsödem, Urticaria), Muskelschmerzen
Diagnostik	Immundiagnostik, klinisch
Therapie	Anthelminthika
Prophylaxe	Trichinenuntersuchung („Fleischbeschau“), Fleisch ausreichend erhitzen

Meldepflicht	in Sachsen Arztmeldepflicht bei Erkrankung und Tod; bundesweite Labormeldepflicht bei Nachweis von T. spiralis, soweit eine akute Infektion vorliegt

Trypanosomiasis, afrikanische – s. Schlafkrankheit

Trypanosomiasis, amerikanische – s. Chagas-Krankheit

Tsutsugamushi-Fieber, Milben-Fleckfieber – s. Fleckfieber

Tuberkulose (Lungen-Tbk.) ➜ NRZ 7

Ätiologie	Mycobacterium tuberculosis oder andere spp. (Bakterien)
Verbreitung	weltweit, vorwiegend in Entwicklungsländern
Übertragung	aerogen
Inkubationszeit	6–8 Wochen
Leitsymptom	Fieber, Husten, Gewichtsverlust
Diagnostik	Erregernachweis
Therapie	Tuberkulostatika
Prophylaxe	„face to face"-Kontakte meiden
Meldepflicht	Arztmeldepflicht bei Erkrankung an und Tod aufgrund behandlungsbedürftiger Tbk (auch wenn ein bakteriologischer Nachweis nicht vorliegt), ferner Meldung von Verweigerung oder Abbruch einer Behandlung von Lungen-Tbk; Labormeldepflicht bei direktem Erregernachweis, für das Ergebnis der Resistenzbestimmung sowie vorab für den Nachweis säurefester Stäbchen im Sputum

Tularämie (Hasenpest) ➜ KL 31

Ätiologie	Francisella tularensis (Bakterien)
Verbreitung	N-Amerika, N- und O-Europa, O-Asien
Übertragung	Kontakt mit kranken Tieren (vorw. Nager) oder deren Ausscheidungen, Zecken, selten durch blutsaugende Insekten; aerogen oder oral
Inkubationszeit	3–5 Tage (bis >21 Tage)
Leitsymptom	je nach Eintrittspforte: Hautgeschwür oder Konjunktivitis mit Lymphknotenschwellung
Diagnostik	Erregernachweis, Immundiagnostik
Therapie	Antibiotika
Prophylaxe	Hygiene bei (beruflichem) Umgang mit Tieren, Nahrungsmittelhygiene, Schutz vor Zecken
Meldepflicht	in Sachsen Arztmeldepflicht bei Erkrankung und Tod; bundesweite Labormeldepflicht, soweit eine akute Infektion vorliegt

Tungiasis (Sandfloh)

Ätiologie	Tunga penetrans (Sandfloh)
Verbreitung	vorw. tropisches Amerika, Karibik, tropisches Afrika, weniger Indischer Ozean
Übertragung	perkutan durch intakte Haut
Inkubationszeit	Invasion innerhalb von 1–2 Tagen, Sekundärinfektion evtl. nach 8–12 Tagen
Leitsymptom	Flohstichreaktion mit anhaftendem Floh, nach 2–4 Tagen erbsengroße Schwellung im Hautniveau, später evtl. lokale Entzündung, Geschwür
Diagnostik	klinisch
Therapie	anfangs Entfernung mit Pinzette, später chirurgisch
Prophylaxe	Barfußlaufen vermeiden

Typhus abdominalis (engl. „typhoid fever") ➜ NRZ 10

Ätiologie	Salmonella typhi (Bakterien)
Verbreitung	weltweit, v. a. Süd- und Südost-Asien, Afrika südl. der Sahara
Übertragung	fäkal-oral
Inkubationszeit	1–3 Wochen (3–60 Tage)
Leitsymptom	anhaltendes (hohes) Fieber
Diagnostik	Erregernachweis
Therapie	Antibiotika
Prophylaxe	Nahrungsmittel- und Trinkwasserhygiene, Impfung
Meldepflicht	Arztmeldepflicht bei Krankheitsverdacht, Erkrankung und Tod; Arztmeldepflicht bei Krankheitsverdacht und Erkrankung, wenn die betreffende Person eine Tätigkeit gemäß § 42 IfSG ausübt, oder bei Erkrankungshäufung; bundesweite Labormeldepflicht bei direktem Erregernachweis, soweit eine akute Infektion vorliegt

Ulcus molle, weicher Schanker (engl. „chancroid")

Ätiologie	Haemophilus ducreyi (Bakterien)
Verbreitung	vorwiegend Tropen (Asien, Afrika)
Übertragung	sexuell
Inkubationszeit	3–5 Tage (–30 Tage)
Leitsymptom	weiche(s), schmerzhafte(s) Geschwür(e) am Genitale
Diagnostik	Erregernachweis
Therapie	Antibiotika
Prophylaxe	ungeschützte Sexualkontakte meiden

Venerische Infektionen

(engl. „sexually transmitted diseases", STD)

Sammelbegriff für Infektionskrankheiten, die vorwiegend auf sexuellem Weg übertragen werden

s. AIDS, Donovanosis, Gonorrhoe, Hepatitis B, C, Lymphogranuloma inguinale, Syphilis, Ulcus molle

Vibrio vulnificus- u. parahaemolyticus-Infektionen

Ätiologie	Vibrio vulnificus, Vibrio parahaemolyticus (Bakterien)
Verbreitung	küstennahes Meerwasser/Brackwasser weltweit, warme Zonen ganzjährig, gemäßigte Zonen Sommer
Übertragung	perkutan über Hautverletzungen, meist beim Baden oder Waten im Salzwasser, gelegentlich oral über Verzehr roher Schalentiere
Inkubationszeit	wenige Stunden – Tage
Leitsymptom	rasch progrediente Wundinfektion mit tiefen Nekrosen, Übergang in Sepsis mit multipler Organbeteiligung; besonders gefährdet: ältere und immundefiziente Personen; bei oraler Infektion Gastroenteritis und primäre Sepsis möglich
Diagnostik	klinisch-anamnestisch, Erregernachweis
Therapie	Antibiotika, evtl. chirurgisch
Prophylaxe	Wundkontakte mit Meerwasser vermeiden; Genuss roher Schalentiere/Meeresfrüchte meiden
Meldepflicht	ggf. Meldung durch den Arzt als bedrohliche Krankheit; Labormeldepflicht, soweit eine akute Infektion vorliegt (gilt nicht bei ausschließlicher Ohrinfektion)

Wanderfilarie – s. Filariosen, subkutane

Vogelgrippe

➜ NRL **17**

Ätiologie	Vogelpathogene Influenza-Viren der Gruppe A (Orthomyxoviridae)
Verbreitung	weltweit, menschliche Erkrankungen v. a. in Ägypten und SO-Asien
Übertragung	aerogen, bei direktem Kontakt zu infizierten Vögeln, Übertragung von Mensch zu Mensch möglich
Inkubationszeit	bei Menschen 2–8 (–17) Tage für Influenza A(H5N1)
Leitsymptom	leichte Irritation der Schleimhäute (Konjunktiva, obere Luftwege), systemische Verläufe mit Pneumonie bei Influenza A(H5N1) und Influenza A(H7N9)
Diagnostik	Erregernachweis, Immundiagnostik
Therapie	Virostatika (Neuraminidasehemmer)
Prophylaxe	Kontakt zu Geflügel im Infektionsgebiet meiden, Hygiene, Infektionsschutz bei beruflicher Exposition; bei Bedarf Impfung gegen Influenza A(H5N1), falls verfügbar (Impfstoff ist zugelassen, wird aber nicht vermarktet)
Meldepflicht	Arztmeldepflicht bei Krankheitsverdacht, Erkrankung und Tod; Labormeldepflicht bei direktem Erregernachweis, soweit eine akute Infektion vorliegt

West-Nil-Fieber

➜ NRZ **11**

Ätiologie	West-Nil-Virus (Flaviviridae)
Verbreitung	Afrika, Amerika (N), Asien (W, S, O), Europa (S, O)
Übertragung	vorwiegend nachtaktive Stechmücken
Inkubationszeit	2–14 Tage
Leitsymptom	Fieber, Allgemeinsymptome, Exanthem (50 %), evtl. Meningitis, Enzephalitis (ältere Menschen)
Diagnostik	Immundiagnostik, Erregernachweis
Therapie	symptomatisch
Prophylaxe	Schutz vor Stechmücken
Meldepflicht	Labormeldepflicht, soweit eine akute Infektion vorliegt

Whirlpool-Dermatitis

Ätiologie	Pseudomonas aeruginosa (Bakterien)
Verbreitung	weltweit, kontaminiertes Wasser in schlecht gewarteten Whirlpools, „Hot Tubs", bisweilen auch Schwimmbecken
Übertragung	Kontakt (Aufenthaltsdauer)
Inkubationszeit	2 (1–8) Tage
Leitsymptom	juckendes, vesikuläres oder follikuläres Exanthem, evtl. Lymphadenitis (axillär), oberflächliche Mastitis, evtl. Otitis externa, Pharyngitis, Konjunktivitis, Otitis, Fieber, Übelkeit, Erbrechen
Diagnostik	klinisch-anamnestisch
Therapie	symptomatisch; Spontanheilung nach 1–2 Wochen
Prophylaxe	Wasserhygiene durch den Betreiber, ungepflegte Einrichtungen meiden
Meldepflicht	in Sachsen Labormeldepflicht für Pseudomonas aeruginosa mit erworbener Carbapenem-Resistenz oder bei gleichzeitigem Vorliegen von phänotypischer Resistenz gegen Acylureido-Penicilline, Cephalosporine der dritten und vierten Generation, Carbapeneme und Fluorchinolone; Meldepflicht bei Infektion und Kolonisation

Wuchereria – s. Filariosen, lymphatische

Wüstenrheumatismus – s. Kokzidioidomykose

Zeckenbissfieber, altweltliche

(Fleckfiebergruppe der Alten Welt)

Fièvre boutonneuse (Mittelmeer-Fleckfieber)

Ätiologie	Rickettsia conorii (Bakterien)
Verbreitung	v. a. Mittelmeerländer, aber auch Afrika und Asien (Indien, Gebiete um das Schwarze und das Kaspische Meer)

Afrikanisches Zeckenbissfieber

Ätiologie	Rickettsia africae (Bakterien)
Verbreitung	Afrika südlich der Sahara

Australisches Fleckfieber, Sibirisches Fleckfieber, Japanisches Fleckfieber

Ätiologie	Rickettsia sibirica, R. australis, R. japonica (Bakterien)
Verbreitung	Nordchina, Mongolei, asiatische Teile Russlands, Australien, Japan
Übertragung	Zecken
Inkubationszeit	5–7 Tage
Leitsymptom	Fieber, fleckförmiges Exanthem, „tache noire" (Eschar)
Diagnostik	klinisch, Immundiagnostik, Erregernachweis
Therapie	Antibiotika
Prophylaxe	Schutz vor Zecken

Zeckenbissfieber, neuweltliche

→ NRZ 11

(Fleckfiebergruppe der Neuen Welt)

Rocky Mountain Spotted Fever (Felsengebirgsfieber)

Ätiologie	Rickettsia rickettsii (Bakterien)
Verbreitung	Nord-, Mittel-, Südamerika, USA vorwiegend Südatlantik-Staaten
Übertragung	Zecken
Inkubationszeit	ca. 1 Woche (3–14 Tage)
Leitsymptom	Fieber, Exanthem, Enzephalitis
Diagnostik	Immundiagnostik, Erregernachweis
Therapie	Antibiotika
Prophylaxe	Schutz vor Zecken
Meldepflicht	ggf. Meldung durch den Arzt als bedrohliche Krankheit

Zeckenlähmung (engl. „tick paralysis")

→ NRL 18

Ätiologie	Toxine im Speichel div. Zeckenarten
Verbreitung	vorwiegend USA, Kanada, Australien; Einzelfälle weltweit
Übertragung	Zeckenstich
Inkubationszeit	4–7 Tage
Leitsymptom	aufsteigende, schmerzlose, schlaffe Lähmung bis zur Atemlähmung, bisweilen mit Parästhesien
Diagnostik	klinisch – ex juvantibus
Therapie	Entfernung der Zecke
Prophylaxe	Schutz vor Zecken, ggf. sofort entfernen

Zerkariendermatitis – s. Badedermatitis

Zikavirus-Infektion

→ NRZ 11

Ätiologie	Zikavirus (Flaviviridae)
Verbreitung	Afrika, Südostasien, Nordpazifik, Mittel- und Südamerika, vereinzelt USA (Florida, Texas)
Übertragung	vorwiegend tagaktive Stechmücken, auch sexuell
Inkubationszeit	3–7 (selten 12) Tage
Leitsymptom	Fieber, Hautausschlag, Arthralgien, Konjunktivitis, Kopf-/Gliederschmerzen, Erbrechen, Ödeme; selten Guillain-Barré-Syndrom; cave: in der Schwangerschaft Mikrozephalie bei Neugeborenen dokumentiert
Diagnostik	Immundiagnostik, Erregernachweis
Therapie	symptomatisch
Prophylaxe	Schutz vor Stechmücken; Verhütung mit Kondomen bis 3 Monate nach Reiserückkehr aus einem Infektionsgebiet
Meldepflicht	Labormeldepflicht, soweit eine akute Infektion vorliegt

Zystizerkose

Ätiologie	Larven (Finnen) von Taenia solium; Schweinebandwurm (Platyhelminthes)
Verbreitung	Mittel- und Südamerika, Afrika, Asien, Osteuropa, bes. tropische Länder mit Schweinehaltung
Übertragung	fäkal-oral (Eier von T. solium), evtl. Autoinfektion
Inkubationszeit	Wochen – Jahre
Leitsymptom	ZNS-Beteiligung, Anfallsleiden; evtl. Knoten in Muskeln
Diagnostik	Immundiagnostik, bildgebende Verfahren, Histologie
Therapie	Anthelminthika, evtl. Neurochirurgie
Prophylaxe	Nahrungsmittel- und Körperhygiene

Labor – Diagnostik, fachliche Beratung

Nationale Referenzzentren, Nationale Referenzlabore, Konsiliarlabore, Sonstige Institutionen
(Tropen-/Reisemedizin, importierte Krankheiten)

Die nachfolgende Liste enthält eine **Auswahl Nationaler Referenzzentren (NRZ)**, **Nationaler Referenzlabore (NRL)**, **Konsiliarlabore (KL)** und **sonstiger Institutionen (SO)**, soweit sie für importierte, speziell tropische Infektionskrankheiten und Erreger im Rahmen der Reisemedizin relevant sind. Die **numerische Kennzeichnung wiederholt sich im Abschnitt „Krankheiten – Basisdaten"** und erleichtert dem Benutzer die Zuordnung der betreffenden Erkrankungen bzw. Erreger.

Nationale Referenzzentren dienen der Überwachung wichtiger Infektionserreger; sie sind in Abstimmung mit dem Robert Koch-Institut (RKI) und den medizinisch-wissenschaftlichen Fachgesellschaften durch das Bundesministerium für Gesundheit berufen.

Konsiliarlabore sollen das Netz der NRZ ergänzen. Hierbei handelt es sich vorwiegend um ein Beratungsangebot zu Fragen, die über die Routine hinausgehen sowie zur Benennung weiterer Ansprechpartner und Experten. KL werden nach Abstimmung mit den entsprechenden Fachgesellschaften vom RKI ernannt.

Das vollständige Verzeichnis der NRZ und KL und ihrer Leistungen für die gegenwärtige Berufungsperiode 2020–2021 kann unter https://www.rki.de/DE/Content/Infekt/NRZ/nrz_uebersicht_gesamt_node.html im Internet abgerufen werden.

Nationale Referenzlabore gehören in den Bereich der Veterinärmedizin, ihre Kompetenz ragt in die Humanmedizin hinein, sofern es sich um Zoonosen handelt. Die NRL gehören zum Friedrich-Löffler-Institut, einer Einrichtung des Bundesministeriums für Ernährung und Landwirtschaft. Ein vollständiges Verzeichnis der NRL kann im Internet unter https://www.fli.de > Referenzlabore abgerufen werden.

NRZ, KL und NRL bieten neben zahlreichen Leistungen auf ihrem Fachgebiet eine qualifizierte Beratung für Ärzte zu diagnostischen Fragen an. Gleiches gilt für eine **Auswahl sonstiger Institutionen zur Diagnostik tropischer und parasitärer Erkrankungen in Deutschland, Österreich und der Schweiz**, die anschließend alphabetisch nach Orten sortiert aufgelistet ist.

Nationale Referenzzentren

1 **Nationales Referenzzentrum für Borrelien**

Institution: Bayerisches Landesamt für Gesundheit und Lebensmittelsicherheit (LGL)
Veterinärstr. 2, 85764 Oberschleißheim

Kontakt: Dr. Volker Fingerle
Prof. Dr. Dr. Andreas Sing

Telefon: 0 91 31 / 68 08-58 70, -58 14
Telefax: 0 91 31 / 68 08-58 65
E-Mail: volker.fingerle@lgl.bayern.de
andreas.sing@lgl.bayern.de

2 **Nationales Referenzzentrum für Hepatits-C-Viren**

Institution: Institut für Virologie
Heinrich-Heine-Universität
Universitätsklinikum Düsseldorf
Universitätsstr. 1, 40225 Düsseldorf

Kontakt: Prof. Dr. med. Jörg Timm
Dr. rer. nat. Andreas Walker

Telefon: 02 21 / 81 12 225
Telefax: 02 01 / 81 12 227
E-Mail: NRZ-HCV@med.uni-duesseldorf.de

3 **Nationales Referenzzentrum für Hepatitis-B und -D-Viren**

Institution: Institut für Medizinische Virologie
Justus-Liebig-Universität Gießen
Schubert Str. 81, 35392 Gießen

Kontakt: Prof. Dr. Dieter Glebe
Dr. Christian G. Schüttler
Prof. i.R. Dr. Wolfram Gerlich

Telefon: 06 41 / 99 41-201, -246, -230
Telefax: 06 41 / 99 41-209
E-Mail: dieter.glebe@viro.med.uni-giessen.de
christian.schuettler@viro.med.uni-giessen.de
wolfram.h.gerlich@viro.med.uni-giessen.de

4 **Nationales Referenzzentrum für Influenza**

Institution: Robert Koch-Institut
FG 17 – Influenzaviren und weitere Viren des Respirationstraktes
Seestraße 10, 13353 Berlin

Kontakt: Dr. Ralf Dürrwald

Telefon: 0 30 / 1 87 54-24 56
Telefax: 0 30 / 1 87 54-26 99
E-Mail: NRZ-Influenza@rki.de

5 **Nationales Referenzzentrum für Masern, Mumps, Röteln**

Institution: Robert Koch-Institut
FG 12 – Masern, Mumps, Röteln und Viren bei Abwehrschwäche
Seestraße 10, 13353 Berlin

Kontakt: Prof. Dr. Annette Mankertz

Telefon: 0 30 / 1 87 54-25 16, -23 08
Telefax: 0 30 / 1 87 54-25 98
E-Mail: MankertzA@rki.de

6 **Nationales Referenzzentrum für Meningokokken und Haemophilus influenzae**

Institution: Universität Würzburg
Institut für Hygiene und Mikrobiologie
Josef-Schneider-Str. 2, 97080 Würzburg

Kontakt: PD Dr. rer. nat. Heike Claus

Telefon: 09 31 / 31-4 69 36
Telefax: 09 31 / 31-4 64 45
E-Mail: nrzm@hygiene.uni-wuerzburg.de

7 **Nationales Referenzzentrum für Mykobakterien**

Institution: Forschungszentrum Borstel
Parkallee 18, 23845 Borstel

Kontakt: Prof. Dr. Florian Maurer
Prof. Dr. Stefan Niemann

Telefon: 0 45 37 / 1 88-2110
Telefax: 0 45 37 / 1 88-3110
E-Mail: nrz@fz-borstel.de

8 **Nationales Referenzzentrum für Poliomyelitis und Enteroviren**

Institution: Robert Koch-Institut
FG 15 – Virale Gastroenteritis- und Hepatitiserreger und Enteroviren
Seestraße 10, 13353 Berlin

Kontakt: Dr. Sabine Diedrich

Telefon: 0 30 / 1 87 54-23 78
Telefax: 0 30 / 1 87 54-26 17
E-Mail: DiedrichS@rki.de

9 **Nationales Referenzzentrum für Retroviren**

Institution: Max-von-Pettenkofer-Institut, Virologie
Ludwig-Maximilians-Universität München
Pettenkoferstr. 9a, 80336 München

Kontakt: Prof. Dr. Oliver T. Keppler

Telefon: 0 89 / 21 80-7 29 01, -7 28 35
Telefax: 0 89 / 21 80-7 29 02
E-Mail: nrzretroviren@mvp.uni-muenchen.de
keppler@mvp.uni-muenchen.de

10 **Nationales Referenzzentrum für Salmonellen und andere bakterielle Enteritiserreger**

Institution: Robert Koch-Institut (Bereich Wernigerode)
FG 11 – Bakterielle darmpathogene Erreger und Legionellen
Burgstr. 37, 38855 Wernigerode

Kontakt: Prof. Dr. Antje Flieger

Telefon: 0 30 / 1 87 54-25 22, -42 06
Telefax: 0 30 / 1 87 54-42 07
E-Mail: FliegerA@rki.de
NRZ-Salm-FG11@rki.de

11 **Nationales Referenzzentrum für tropische Infektionserreger**

Institution: Bernhard-Nocht-Institut für Tropenmedizin
Bernhard-Nocht-Str. 74, 20359 Hamburg

Kontakt: Prof. Dr. Dennis Tappe

Telefon: 0 40 / 28 53 80-499
Telefax: 0 40 / 28 53 80-252
E-Mail: labordiagnostik@bnitm.de

12 **Nationales Referenzzentrum für Staphylokokken und Enterokokken**

Institution: Robert Koch-Institut (Bereich Wernigerode)
FG 13 – Nosokomiale Infektionserreger und Antibiotikaresistenzen
Burgstr. 37, 38855 Wernigerode

Kontakt: Prof. Dr. Guido Werner

Telefon: 0 30 / 1 87 54-42 10, -42 49, -42 47
Telefax: 0 30 / 1 87 54-43 17
E-Mail: WernerG@rki.de

Nationale Referenzlabore

16 **Nationales Referenzlabor für Infektionen mit Brucella spec.**

Erreger: Brucella spp.

Institution: Friedrich-Loeffler-Institut
Naumburger Str. 96 a, 07743 Jena

Kontakt: Dr. Falk Melzer

Telefon: 0 36 41 /8 04-24 66
Telefax: 0 36 41 /8 04-22 28
E-Mail: Falk.Melzer@fli.de

17 **Nationales Referenzlabor für Aviäre Influenza / Geflügelpest**

Erreger: Vogelpathogene Influenzaviren

Institution: Friedrich-Loeffler-Institut
Südufer 10, 17493 Greifswald – Insel Riems

Kontakt: Prof. Dr. Timm Harder

Telefon: 03 83 51 / 7 11 52
Telefax: 03 83 51 / 7 11 74
E-Mail: Timm.Harder@fli.de

18 **Nationales Referenzlabor für durch Zecken übertragene Krankheiten**

Erreger: FSME, Lyme-Borreliose

Institution: Friedrich-Loeffler-Institut, Standort Jena
Naumburger Str. 96 a, 07743 Jena

Kontakt: Dr. Katja Mertens-Scholz

Telefon: 0 36 41 /8 04-2499
Telefax : 0 36 41 /8 04-22 28

Konsiliarlabore – Bakterien

21 **Konsiliarlabor für Bartonella**

Erreger: Bartonella henselae, Bartonella quintana, Bartonella clarridgeiae, Bartonella spp.

Institution: Institut für Medizinische Mikrobiologie und Krankenhaushygiene
Universitätsklinikum Frankfurt am Main
Paul-Ehrlich-Str. 40, 60596 Frankfurt am Main

Kontakt: Prof. Dr. Volkhard Kempf

Telefon: 0 69 / 63 01-50 19
Telefax: 0 69 / 63 01-8 34 31
E-Mail: volkhard.kempf@kgu.de

22

Konsiliarlabor für Brucella

Erreger: Brucellen

Institution: Institut für Mikrobiologie der Bundeswehr
Neuherbergstr. 11, 80937 München

Kontakt: Dr. Sabine Zange

Telefon: 0 89 / 99 26-28 05, -39 80, -38 08
Telefax: 0 89 / 99 26-239 83
E-Mail: SabineZange@bundeswehr.org

23

Konsiliarlabor für Chlamydien

Erreger: Chlamydia trachomatis, Chlamydia pneumoniae

Institution: Institut für Medizinische Mikrobiologie
Universitätsklinikum Jena
Am Klinikum 1, 07747 Jena

Kontakt: Prof. Dr. Bettina Löffler
Dr. Michael Baier

Telefon: 0 36 41 / 93 93 500, -626
Telefax: 0 36 41 / 93 93 502
E-Mail: michael.baier@med.uni-jena.de

24

Konsiliarlabor für Coxiella burnetii

Erreger: Coxiella burnetii

Institution: Landesgesundheitsamt Baden-Württemberg
Nordbahnhofstr. 135, 70191 Stuttgart

Kontakt: Prof. Dr. Silke Fischer

Telefon: 07 11 / 9 04-3 93 01
Telefax: 07 11 / 9 04-3 83 26
E-Mail: silke.fischer@rps.bwl.de

25

Konsiliarlabor für Diphtherie

Erreger: Corynebacterium diphtheriae, Corynebacterium ulcerans, Corynebacterium pseudotuberculosis

Institution: Bayerisches Landesamt für Gesundheit
und Lebensmittelsicherheit (LGL)
Veterinärstr. 2, 85764 Oberschleißheim

Kontakt: Prof. Dr. Dr. Andreas Sing
Dr. Anja Berger

Telefon: 0 9131 / 68 08-58 14, -52 39
Telefax: 0 9131 / 68 08-51 97
E-Mail: andreas.sing@lgl.bayern.de
anja.berger@lgl.bayern.de

26

Konsiliarlabor für Hämolytisch-Urämisches Syndrom

Erreger: Enterohämorrhagische Escherichia coli (EHEC)
Shiga-Toxin-produzierende Escherichia coli (STEC)

Institution: Institut für Hygiene
Universitätsklinikum Münster
Robert-Koch-Str. 41, 48149 Münster

Kontakt: Univ.-Prof. Dr. Alexander Mellmann

Telefon: 02 51 / 83-5 53 61
Telefax: 02 51 / 83-5 53 41
E-Mail: mellmann@uni-muenster.de

27

Konsiliarlabor für Legionellen

Erreger: Legionellen

Institution: Institut für Med. Mikrobiologie und Hygiene
Universitätsklinikum der TU Dresden
Fiedlerstr. 42, 01307 Dresden

Kontakt: Dr. Christian Lück

Telefon: 03 51 / 4 58-65 80, -62 13, -65 73
Telefax: 03 51 / 4 58-63 10
E-Mail: christian.lueck@tu-dresden.de

28

Konsiliarlabor für Leptospirose

Erreger: Leptospiren

Institution: Bundesinstitut für Risikobewertung
Diedersdorfer Weg 1, 12277 Berlin

Kontakt: Dr. Martin Richter
Dr. Annette Johne

Telefon: 0 30 / 1 84 12-2 45 00, -2 45 15
Telefax: 0 30 / 1 84 12-2 45 99
E-Mail: Anne.Mayer-Scholl@bfr.bund.de
Annette.Johne@bfr.bund.de

29

Konsiliarlabor für Mukoviszidose-Bakteriologie

Erreger: Pseudomonas spp., Burkholderia spp., Stenotrophomonas maltophilia, Staphylococcus spp.

Institution: Universitätsklinikum Frankfurt
Institut für Medizinische Mikrobiologie und Krankenhaushygiene
Paul-Ehrlich-Str. 40, 60596 Frankfurt am Main

Kontakt: PD Dr. Michael Hogardt
PD Dr.Silke Besier

Telefon: 0 69 / 63 01 59 45
Telefax: 0 69 / 63 01 57 67
E-Mail: michael.hogardt@kgu.de

30

Konsiliarlabor für Treponema

Erreger: Treponema pallidum

Institution: MVZ Labor Krone GbR
Siemensstr. 40, 32105 Bad Salzuflen

Kontakt: Prof. Dr. Hans-Jochen Hagedorn
Dr. Dieter Münstermann

Telefon: 0 52 22 / 80 76-1 43, -0
Telefax: 0 52 22 / 80 76-1 63
E-Mail: info@laborkrone.de

31

Konsiliarlabor für Tularämie

Erreger: Francisella tularensis

Institution: Robert Koch-Institut
ZBS 2 – Hochpathogene mikrobielle Erreger
Seestr. 10, 13353 Berlin

Kontakt: Dr. Daniela Jacob
PD Dr. Klaus Heuner

Telefon: 030 / 1 87 54 -29 34
Telefax: 030 / 1 87 54 -21 10
E-Mail: GrunowR@rki.de

32 **Konsiliarlabor für Yersinia pestis**

Erreger: Yersinia pestis
Institution: Zentrum für Biologische Gefahren und Spezielle Pathogene
ZBS 2 – Hochpathogene mikrobielle Erreger
Seestraße 10, 13353 Berlin
Kontakt: PD Dr. Holger Scholz
Telefon: 0 30 / 1 87 54-21 00
Telefax: 0 89 / 1 87 54-21 10
E-Mail: ScholzH@rki.de

Konsiliarlabore – Parasiten und Pilze

40 **Konsiliarlabor für Kryptokokkose und seltene Systemmykosen**

Erreger: Cryptococcus, Scedosporium Lomentospora, Histoplasma, Coccidioides, Paracoccidioides, Blastomyces und Talaromyces marneffei
Institution: Robert Koch-Institut
Fachgebiet 16
Seestr. 10, 13353 Berlin
Kontakt: PD Dr. Volker Rickerts
Telefon: 0 30 / 1 87 54-22 08
Telefax: 0 30 / 1 87 54-26 14
E-Mail: FG16MykologieK@rki.de

41 **Konsiliarlabor für Echinokokken**

Erreger: Echinococcus multilocularis, Echinococcus granulosus
Institution: Universität Würzburg
Institut für Hygiene und Mikrobiologie
Josef-Schneider-Str. 2, 97080 Würzburg
Kontakt: Prof. Dr. Klaus Brehm
Telefon: 09 31 / 2 01-4 61 61, -4 61 68, -4 60 36
Telefax: 09 31 / 2 01-4 64 45
E-Mail: kbrehm@hygiene.uni-wuerzburg.de

Konsiliarlabore – Viren

44 **Konsiliarlabor für Coronaviren**

Erreger: Coronaviren
Institution: Institut für Virologie
Charité – Universitätsmedizin Berlin
Campus Charité Mitte
Charitéplatz 1, 10117 Berlin
Kontakt: Prof. Dr. Christian Drosten
Dr. Victor M. Corman
Telefon: 0 30 / 4 50 525 095
Telefax: 0 30 / 4 50 75 25 907
E-Mail: christian.drosten@charite.de
victor.corman@charite.de

45 **Konsiliarlabor für Filoviren**

Erreger: Marburg-Virus, Ebola-Virus
Institution: Klinikum der Philipps-Universität Marburg
Institut für Virologie
Hans-Meerwein-Str., 35043 Marburg
Kontakt: Prof. Dr. Stefan Becker
Dr. Markus Eickmann
Telefon: 0 64 21 / 2 86-62 54, -43 15
Telefax: 0 64 21 / 2 86-89 62
E-Mail: becker@staff.uni-marburg.de
eickmann@staff.uni-marburg.de

46 **Konsiliarlabor für Frühsommer-Meningoenzephalitis (FSME)**

Erreger: FSME-Virus u. a. Flaviviren
Institution: Institut für Mikrobiologie der Bundeswehr
Kompetenzbereich II
„Viren & Intrazelluläre Erreger"
Neuherbergstr. 11, 80937 München
Kontakt: PD Dr. Gerhard Dobler
Telefon: 0 89 / 99 26 92-39 74, -39 80
Telefax: 0 89 / 99 26 92-39 83
E-Mail: GerhardDobler@bundeswehr.org
InstitutfuerMikrobiologie@bundeswehr.org

47 **Konsiliarlabor für Hantaviren**

Erreger: Hantaviren
Institution: Institut für Medizinische Virologie
Charité – Universitätsmedizin Berlin
Charitéplatz 1, 10117 Berlin
Kontakt: Prof. Dr. Jörg Hofmann
Prof. Dr. Detlev H. Krüger
Dr. Sabrina Weiß
Telefon: 0 30 / 4 05-02 63 51, 4 50-52 50 92
Telefax: 0 30 / 4 05-02 66 16
E-Mail: joerg.hofmann@charite.de
detlev.kruger@charite.de
sabrina.weiss@charite.de

48 **Konsiliarlabor für Hepatitis-A-Virus (HAV) und Hepatitis-E-Virus (HEV)**

Erreger: Hepatitis-A- und Hepatitis-E-Viren
Institution: Institut für Medizinische Mikrobiologie und Hygiene, Universitätsklinikum Regensburg
Franz-Josef-Strauß-Allee 11, 93053 Regensburg
Kontakt: PD Dr. Jürgen Wenzel
Telefon: 09 41 / 9 44-64 11
Telefax: 09 41 / 9 44-64 02
E-Mail: juergen.wenzel@ukr.de

49

Konsiliarlabor für Noroviren

Erreger:	Noroviren
Institution:	Robert Koch-Institut Fachgebiet 15 – Virale Gastroenteritis- und Hepatitiserreger und Enteroviren Seestraße 10, 13353 Berlin
Kontakt:	Dr. Sandra Niendorf Dr. Sonja Jacobsen
Telefon:	0 30 / 1 87 54-23 75
Telefax:	0 30 / 1 87 54-26 17
E-Mail:	KL-Noroviren@rki.de

50

Konsiliarlabor für Pockenviren

Erreger:	Orthopoxviren, Parapoxviren, Molluscum-contagiosum-Virus, Yatapoxvirus
Institution:	Robert Koch-Institut ZBS 1 – Hochpathogene Viren Seestr. 10, 13353 Berlin
Kontakt:	Prof. Dr. Andreas Nitsche Dr. Livia Schrick
Telefon:	0 30 / 1 87 54-23 13, -27 63
Telefax:	0 30 / 1 87 54-26 04
E-Mail:	NitscheA@rki.de SchrickL@rki.de

51

Konsiliarlabor für Rotaviren

Erreger:	Rotaviren Gruppe A, Gruppe B, Gruppe C
Institution:	Robert Koch-Institut Fachgebiet 15 Seestraße 10, 13353 Berlin
Kontakt:	Dr. Andreas Mas Marques Dr. Sandra Niendorf
Telefon:	0 30 / 1 87 54-23 75
Telefax:	0 30 / 1 87 54-26 17
E-Mail:	KL-Noroviren@rki.de

52

Konsiliarlabor für Tollwut

Erreger:	Tollwutvirus
Institution:	Universitätsklinikum Essen, Institut für Virologie Virchowstr. 179, 45147 Essen
Kontakt:	Prof. Dr. Stefan Roß
Telefon:	02 01 / 7 23-35 61
Telefax:	02 01 / 7 23-50 39
E-Mail:	stefan.ross@uni-due.de

53

Konsiliarlabor für elektronenmikroskopische Diagnostik von Krankheitserregern (EM-Erregerdiagnostik)

Erreger:	Viren, Bakterien, Parasiten, Pilze
Institution:	Robert Koch-Institut ZBS 4 – Spezielle Licht- und Elektronenmikroskopie Seestr. 10, 13353 Berlin
Kontakt:	Dr. Michael Laue
Telefon:	0 30 / 1 87 54-26 75
Telefax:	0 30 / 1 87 54-24 79
E-Mail:	LaueM@rki.de

Sonstige Institutionen zur Diagnostik trop. und parasit. Erkrankungen – Deutschland

Berlin	Institut für Internationale Gesundheit Charité Campus Virchow Klinikum Medizinische Fakultät der Humboldt-Universität Augustenburger Platz 1 13353 Berlin Tel. 0 30 / 45 05 65 70 0
	Robert Koch-Institut Nordufer 20, 13353 Berlin Tel. 0 30 / 1 87 54-0
	Berliner Centrum für Reise- und Tropenmedizin Friedrichstr. 134, 10117 Berlin Tel. 0 30 / 96 06 09 40
Bonn	Institut für Medizinische Mikrobiologie, Immunologie und Parasitologie (IMMIP) Universitätsklinikum Bonn Venusberg – Campus 1, 53127 Bonn Tel. 02 28 / 2 87- 15 67 5
Gießen	Institut für Parasitologie BFS – Biomedizinisches Forschungszentrum Seltersberg Justus-Liebig-Universität Gießen Schubertstraße 81, 35392 Gießen
Hamburg	Bernhard-Nocht-Institut für Tropenmedizin Bernhard-Nocht-Str. 74, 20359 Hamburg Tel. 0 40 / 28 53 80-0
Heidelberg	Abteilung Tropenhygiene und Öffentliches Gesundheitswesen Universität Heidelberg Im Neuenheimer Feld 324, 69120 Heidelberg Tel. 0 62 21 / 56 29 05, 56 29 99
Koblenz	Zentrales Institut des Sanitätsdienstes der Bundeswehr Viktoriastr. 11–13, 56068 Koblenz Tel. 02 61 / 3 07-13 21/-13 20
München	Abteilung für Infektions- und Tropenmedizin der Universität Leopoldstr. 5, 80802 München Tel. 0 89 / 44 00-59 87 0
Rostock	Abteilung für Tropenmedizin und Infektionskrankheiten Universität Rostock Ernst-Heydemann-Str. 6, 18057 Rostock Tel. 03 81 / 4 94-75 17
Tübingen	Institut für Tropenmedizin Wilhelmstraße 27, 72074 Tübingen Tel. 0 70 71 / 2 98 23 65

Klinik – Untersuchung, Behandlung

Tropenmedizinische Einrichtungen – Deutschland

Berlin

Berliner Centrum für Reise- und Tropenmedizin
Friedrichstr. 134
10117 Berlin
Tel. 0 30 / 96 06 09 40

Institut für Internationale Gesundheit
Charité Campus Virchow Klinikum
Medizinische Fakultät der Humboldt-Universität
Augustenburger Platz 1
13353 Berlin
Tel. 0 30 / 45 05 65 70 0

Dresden

Städtisches Klinikum Dresden
Zentrum für Infektions-, Reise- und Tropenmedizin
Industriestraße 40
01129 Dresden
Tel. 03 51 / 8 56 -21 54

Düsseldorf

Tropenmedizinische Ambulanz
Universitätsklinikum Düsseldorf
Moorenstr. 5
40225 Düsseldorf
Tel. 02 11 / 8 11 70 31

Frankfurt/M.

Universitätsklinikum, Zentrum Innere Medizin
Abteilung Infektiologie
Theodor-Stern-Kai 7
60590 Frankfurt/Main
Tel. 0 69 / 63 01-0

Hamburg

Bernhard-Nocht-Institut für Tropenmedizin
Bernhard-Nocht-Str. 74
20359 Hamburg
Tel. 0 40 / 28 53 80-0

Universitätsklinikum Hamburg-Eppendorf
Martinistr. 52, 20246 Hamburg
Tel. 0 40 / 74 10-0

Heidelberg

Universitätsklinikum Heidelberg
Zentrum für Infektiologie
Sektion Klinische Tropenmedizin
Im Neuenheimer Feld 324
69120 Heidelberg
Tel. 0 62 21 / 56 29 99

Leipzig

Universitätsklinikum Leipzig
Klinik und Poliklinik für Hämatologie, Zelltherapie,
Hämostaseologie und Infektiologie
Bereich Infektiologie und Tropenmedizin
Liebigstr. 20
04103 Leipzig
Tel. 03 41 / 97 24 97 0

Klinikum St. Georg
Klinik für Infektiologie/Tropenmedizin
Delitzscher Str. 141
04103 Leipzig
Tel. 03 41 / 909 00 oder 909 26 19

München

LMU Klinikum München
Medizinische Klinik und Poliklinik IV
Abteilung für Infektions- und Tropenmedizin
Leopoldstr. 5
80802 München
Tel. 0 89 / 44 00-59 87 0

München Klinik Schwabing
Infektiologie und Tropenmedizin
Kölner Platz 1
80804 München
Tel. 0 89 / 30 68-22 28

Potsdam

Klinikum Ernst von Bergmann
Klinik für Gastroenterologie und Infektiologie
Charlottenstraße 72
14467 Potsdam
Tel. 03 31 / 24 10

Rostock

Universitätsmedizin
Zentrum für Innere Medizin II
Abt. für Tropenmedizin und Infektionskrankheiten
Ernst-Heydemann-Str. 6
18057 Rostock
Tel. 03 81 / 49 40 oder 4 94 75 11

Tübingen

Institut für Tropenmedizin, Reisemedizin,
Humanparasitologie
Universitätsklinikum Tübingen
Wilhelmstraße 27
72074 Tübingen
Tel. 0 70 71 / 29 82 365

Tropenklinik Paul-Lechler-Krankenhaus
Paul-Lechler-Str. 26
72076 Tübingen
Tel. 0 70 71 / 20 60

Ulm

Universitätsklinikum Ulm
Medizinische Klinik
Albert Einstein Allee 23
89081 Ulm
Tel. 07 31 / 5 00 45 663

Würzburg

Uniklinikum Würzburg
Medizinischen Klinik und Poliklinik II
Infektiologie, Tropen- und Reisemedizin
Oberdürrbacher Straße 6
97080 Würzburg
Tel. 09 31 / 2 01-0 oder 2 01-40080

Kompetenz- und Behandlungszentren für Krankheiten durch hochpathogene Erreger – Deutschland

Hierbei handelt es sich um ein seit 2003 bestehendes Netzwerk von Einrichtungen für das Management und die Behandlung hochkontagiöser Krankheiten. 2014 wurde daraus ein „Ständiger Arbeitskreis der Kompetenz- und Behandlungszentren (STAKOB)" beim Robert Koch-Institut etabliert. Die **Kompetenzzentren** bilden die spezielle Expertise im öffentlichen Gesundheitsdienst ab, in den **Behandlungszentren** stehen zum Management der Erkrankten Sonderisolationsstationen mit entsprechenden Personal zu Verfügung. Weitere Information unter https://www.rki.de/DE/Content/Kommissionen/Stakob/Stakob_node.html.

Dem STAKOB gehören nachfolgend genannte Kompetenz- und Behandlungszentren an:

Kompetenzzentren

Berlin
Senatsverwaltung für Gesundheit und Soziales
Oranienstr. 103, 10969 Berlin
Tel. 0 30 / 90 28-16 10

Gesundheitsamt Berlin-Mitte
Turmstr. 21, Haus B,
10559 Berlin
Tel. 0 174 945 8388

Bochum
Landesamt für Gesundheit und Arbeitsschutz
Nordrhein-Westfalen (LfGA NRW)
Gesundheitscampus 10, 44801 Bochum
Tel. 02 34 / 9 15 35 24 24
oder 02 34 / 41 69 2 22 00

Frankfurt/M.
Gesundheitsamt
Breite Gasse 28, 60313 Frankfurt/Main
Tel. 0 69 / 21 23-62 52 oder 21 27 -4935

Hamburg
Institut für Hygiene und Umwelt
Marckmannstr. 129a, 20539 Hamburg
Tel. 0 40 / 4 28 45-22 03, -22 04, -79 70

Leipzig
Stadt Leipzig – Dezernat V
Gesundheitsamt
Rohrteichstr. 16-20, 04092 Leipzig
Tel. 03 41 / 1 23-68 00

München
Landeshauptstadt München
Gesundheitsreferat (GSR)
Geschäftsbereich Gesundheitsschutz
Bayerstr. 28 a, 80335 München
Tel. 0 89 / 2 33 74 78 10

Oberschleißheim
Bayerisches Landesamt für Gesundheit und Lebensmittelsicherheit (LGL)
Veterinärstr. 2, 85764 Oberschleißheim
Tel. 0 91 31 / 68 08-58 14 oder 68 08-0

Stuttgart
Landesgesundheitsamt Baden-Württemberg
Referat 73 – Gesundheitsschutz, Infektionsschutz und Epidemiologie
Nordbahnhofstr. 135, 70191 Stuttgart
Tel. 07 11 / 2 58 59-44 8

Behandlungszentren

Berlin
Charité – Universitätsmedizin Berlin
Fächerverbund für Infektiologie, Pneumologie und Intensivmedizin
Augustenburger Platz 1, 13353 Berlin
Tel. 0 30 / 4 50 66-52 87 oder 4 50 65-33 54

Düsseldorf
Universitätsklinikum Düsseldorf
Klinik für Gastroenterologie, Hepatologie und Infektiologie
Moorenstr. 5, 40225 Düsseldorf
Tel. 02 11 / 8 10-87 23 oder 8 11 70 12

Frankfurt/M.
Klinik der Goethe Universität
Zentrum für Innere Medizin
Medizinische Klinik II – Infektiologie
Theodor-Stern-Kai 7, 60590 Frankfurt/Main
Tel. 0 69 / 63 01-83 38 0
Rufbereitschaft: 0160 /701 55 50

Hamburg
Universitätsklinikum Hamburg-Eppendorf
Martinistr. 52, 20246 Hamburg
Tel. 0 40 / 74 10-0 oder 0 40 / 4 28 18-0

Leipzig
Klinikum St. Georg
Klinik für Infektiologie, Tropenmedizin
Delitzscher Str. 141, 04129 Leipzig
Tel. 03 41 / 9 09 40 05

München
München Klinik Schwabing
Klinik für Hämatologie, Onkologie, Immunologie, Palliativmedizin, Infektiologie und Tropenmedizin
Kölner Platz 1, 80804 München
Tel. 0 89 /30 68-26 01 oder 30 68-0

Stuttgart
Robert-Bosch-Krankenhaus
Zentrum für Innere Medizin I
Gastroenterologie, Hepatologie, Endokrinologie
Auerbachstr. 110, 70376 Stuttgart
Tel. 07 11 / 81 01-34 06 oder 81 01-0

Behandlungszentren für Krankheiten durch hochpathogene Erreger – Österreich

Wien
Klinik Favoriten
Kundratstr. 3, A-1100 Wien
Tel. +43 1 / 6 01 91-0

Klinik Penzing
Baumgartner Höhe 1, A-1140 Wien
Tel. +43 1 / 9 10 60-0

Auswahl tropen-/reisemedizinischer Institutionen – Österreich / Schweiz

Österreich

Graz
Medizinische Universität Graz
Reisemedizinische Impfambulanz
Neue Stiftingtalstraße 2, Parterre, A-8010 Graz
Tel. +43 316 / 3 80-43 60

Leonding
TravelMedCenter
Hochstrasse 6a, A-4060 Leonding
Tel. +43 732 / 67 05 80

Linz
Institut für Hygiene, Mikrobiologie und Tropenmedizin
Krankenhaus der Elisabethinen
Fadingerstr. 1, A-4010 Linz
Tel. +43 732 / 76 76-0

Wien
Institut für Spezifische Prophylaxe und Tropenmedizin
Hygiene-Institut der Universität Wien
Kinderspitalgasse 15, A-1090 Wien
Tel. +43 140 / 1 60-3 82 91

Klinische Abteilung für Infektions- und Tropenmedizin
Allgemeines Krankenhaus Wien
Währinger Gürtel 18–20, A-1090 Wien
Tel. +43 1 / 40 40 00

Klinik Favoriten
Kaiser-Franz-Josef-Spital
Kundratstraße 3, A-1100 Wien
Tel. +43 1 / 6 01 91-0

Schweiz

Basel
Schweizerisches Tropen- und Public Health-Institut
Socinstraße 57, CH-4051 Basel
Tel. +41 61 /2 84 81 11

Universitätsspital
Medizinische Poliklinik
Petersgraben 4, CH-4031 Basel
Tel. +41 61 /2 65 50 05 o. 2 65 25 25 (Zentrale)

Bern
Inselspital
Ambulatorium Infektiologie, Polikliniktrakt 2
Freiburgstr. 4, CH-3010 Bern
Tel. +41 31 / 6 32 21 11

Genf
Hôpitaux universitaires de Genève
Policlinique de médecine
Rue Gabrielle-Perret-Gentil 4, CH-1205 Genève
Tel. +41 22 / 3 72 33 11

Lausanne
Policlinique médicale universitaire
Rue du Bugnon 44, CH-10011 Lausanne
Tel. +41 21 / 3 14 60 60

Zürich
Universität Zürich Zentrum für Reisemedizin
Hirschengraben 84, CH-8001 Zürich
Tel. +41 44 / 6 34 60 00

Gelbfieber-Impfstellen

Unter den Reiseimpfungen ist die Gelbfieber-Impfung die einzige, die aufgrund internationaler Vereinbarungen an bestimmte Auflagen gebunden ist. Nach deutscher Rechtsprechung darf zwar jeder niedergelassene Arzt impfen; die Gültigkeit der Bescheinigung dieser Impfung im internationalen Reiseverkehr ist jedoch an eine staatliche Zulassung gebunden.
Diese Auflage ist nur bei globaler Sicht verständlich. Dabei geht es primär nicht um den persönlichen Schutz des Reisenden, sondern um die Verhinderung einer Ausbreitung des Erregers auf gelbfieberfreie Gebiete wie derzeit in Asien und Ozeanien, wo es das Reservoir (Affen) wie auch den Vektor (Stechmücken) gibt, nicht aber den Erreger. Dies ist bei interkontinentalen Reisen nur möglich, wenn mit dem Impfstoff, der Impfung und den Impfbestimmungen lege artis umgegangen wird. Die hierfür in den internationalen Gesundheitsbestimmungen vorgesehene Aufsicht hat die Weltgesundheitsorganisation den nationalen Behörden übertragen. In Deutschland sind das die Gesundheitsministerien der Bundesländer, die in der Regel auch für die Erteilung einer Zulassung als Gelbfieber-Impfstelle zuständig sind. In Österreich und der Schweiz liegt diese Kompetenz zentral bei der Bundesregierung.

In **Deutschland** gibt es z. Zt. mehr als 1.500 zugelassene Gelbfieber-Impfstellen. Das Centrum für Reisemedizin pflegt nach bestem Wissen ein **Gelbfieber-Impfstellenverzeichnis**, das unter den nachstehenden Adressen im **Internet** frei zugänglich ist. Die aktuellen Listen der Gelbfieber-Impfstellen in **Österreich** und der **Schweiz** sind ebenfalls im Internet abrufbar.

Gelbfieber-Impfstellen in Deutschland

Das vom Centrum für Reisemedizin bereitgestellte, nach Postleitzahlen geordnete Gelbfieber-Impfstellenverzeichnis ist unter folgender Internet-Adresse abrufbar:

https://crm.de/beratungsstelle-suchen/

(https://crm.de > Impf- und Beratungsstellen)

Es ist nach bestem Wissen gepflegt, erhebt jedoch keinen Anspruch auf Vollständigkeit.

Gelbfieber-Impfstellen in Österreich

Die aktuelle Liste, geordnet nach Bundesländern, ist unter folgender Internet-Adresse abrufbar:

www.sozialministerium.at

(> Themen > Gesundheit > Impfen > Gelbfieberimpfung und Gelbfieberimpfstellen)
Herausgeber: Bundesministerium für Arbeit, Soziales, Gesundheit und Konsumentenschutz

Gelbfieber-Impfstellen in der Schweiz

Die aktuelle Liste der „Ärzte mit Bewilligung für Gelbfieberimpfung und Impfstellen für Reisende", geordnet nach Kantonen, ist unter folgender Internet-Adresse als PDF abrufbar:

https://www.bag.admin.ch/de

(> Services > Gesuche & Bewilligungen > Gesuche & Bewilligungen im Bereich Infektionskrankheiten > Bewilligungspflicht für die Gelbfieberimpfung > Dokumente)
Herausgeber: Bundesamt für Gesundheit (BAG)

Arbeitsaufenthalt im Ausland – Gesundheitsvorsorge

Seit dem Inkrafttreten der Verordnung über die arbeitsmedizinische Vorsorge (ArbMedVV) Ende 2008 wird in Deutschland durch diese Verordnung die Verpflichtung der Arbeitgeber geregelt, bei Entsendung beruflich Reisender in Länder „mit besonderen klimatischen Belastungen und Infektionsgefährdungen" eine arbeitsmedizinische Vorsorgeuntersuchung zu veranlassen. Die Bundesregierung hat am 24.04.2013 eine **Neufassung der ArbMedVV** beschlossen, die **am 31.10.2013 in Kraft getreten ist,** diese wurde zum 18.07.2019 überarbeitet.

Der Schwerpunkt der Vorsorge lag auch vor den Änderungen bei der Reiseberatung – die Beratung mit Untersuchungs- und Impfangeboten bleibt Pflicht. Nur ein Tropenmediziner oder besonders qualifizierter Betriebsarzt darf bescheinigen, dass „eine arbeitsmedizinische Vorsorge durchgeführt wurde". Das Nichtveranlassen bzw. das nicht rechtzeitige Veranlassen von Pflichtvorsorgen stellt eine Ordnungswidrigkeit mit möglichen konsekutiven Geldbußen und bei vorsätzlicher Gefährdung von Leben oder Gesundheit einen Straftatbestand mit eventueller Freiheitsstrafe dar (ArbMedVV, § 12 Abs. 1 u. 2).

Die Deutsche Gesetzliche Unfallversicherung (DGUV) hat ein Regelwerk über Untersuchungsumfänge und Beratungsgegenstände herausgegeben: „DGUV Grundsätze für Arbeitsmedizinische Vorsorgeuntersuchungen". Dort wird eindeutig klargestellt: „Ungeachtet der Dauer des Arbeitsaufenthaltes ist bei besonderen Bedingungen je nach Einsatzort und Einsatzart (z. B. bei besonders schlechter medizinischer Versorgung, ständig wechselndem Einsatzort, besonders hoher Infektionsgefahr, besonderer beruflicher Belastung) eine ärztliche Untersuchung erforderlich." Die Verpflichtung zur G 35-Vorsorge auch für Kurzreisen besteht schon seit vielen Jahren. Diese Empfehlungen haben Leitliniencharakter, sind aber nicht rechtsverbindlich.

Die in den Jahren vor Inkrafttreten der ArbMedVV erteilten Ermächtigungen für die G 35-Untersuchung bzw. Vorsorge haben ihre Gültigkeit verloren. Nur Betriebsärzte oder Tropenmediziner dürfen die Durchführung einer arbeitsmedizinischen Vorsorge bescheinigen. Ein Grundsatz der ArbMedVV (§ 7 (1)) lautet: „Verfügt der Arzt oder die Ärztin nach Satz 1 für bestimmte Untersuchungen nicht über die erforderlichen Fachkenntnisse oder die speziellen Anerkennungen oder Ausrüstungen, so hat er oder sie Ärzte oder Ärztinnen hinzuzuziehen, die diese Anforderungen erfüllen."

In den Fällen, in denen der Betriebsarzt nicht über die erforderlichen Fachkenntnisse verfügt, kann bzw. sollte er einen anderen Arzt konsiliarisch hinzuziehen.

Literatur und Links – Deutschland:

Verordnung zur arbeitsmedizinischen Vorsorge (ArbMedVV)
Stand Juli 2019
PDF zum Download unter:
https://www.bmas.de/DE/Service/Publikationen/Broschueren/a453-arbeitsmedizinischen-vorsorge.html

Handlungsanleitung für arbeitsmedizinische Untersuchungen nach dem DGUV Grundsatz G 35
„Arbeitsaufenthalt im Ausland unter besonderen klimatischen und gesundheitlichen Belastungen"
DGUV Information 240-350, Stand Mai 2015
Herausgeber: Deutsche gesetzliche Unfallversicherung (DGUV)
https://www.uv-bund-bahn.de/fileadmin/Dokumente/Mediathek/240-350.pdf

Literatur und Link – Österreich:

Entsendungseignungsuntersuchung (EEU): Definition, Empfehlungen zum Untersuchungsaufwand und Einsatz
https://www.researchgate.net/publication/225524262_Entsendungseignungsuntersuchung_%28EEU%29_Definition_Empfehlungen_zum_Untersuchungsaufwand_und_Einsatz

Einreisebestimmungen – Gesundheitszeugnisse

Einreisebestimmungen in andere Länder sind weltweit sehr unterschiedlich und können sich jederzeit ändern. So besteht für zahlreiche Staaten außerhalb der Europäischen Union noch immer eine **Visumpflicht**. Länderorientierte Basisinformationen hierzu bietet das Auswärtige Amt; sie können aus dem Internet unter www.auswaertiges-amt.de abgerufen werden. Prinzipiell ist es wichtig, ob es sich um eine touristische Reise handelt oder ob der Auslandsaufenthalt anderen Zwecken dient.

Für **Touristen** werden im internationalen Reiseverkehr außer einem **eventuell vorgeschriebenen Impfnachweis** in der Regel keine weiteren Gesundheitszeugnisse verlangt. Gelegentlich müssen Vordrucke einer sog. „Gesundheitserklärung" vor der Einreise selbst ausgefüllt und bei der Passkontrolle abgegeben werden; sie dienen im wesentlichen der besseren Ermittlung von Kontaktpersonen bei Krankheitsausbrüchen.

Nicht-touristische Reisen sind meist mit bestimmten Auflagen verbunden. Dazu gehört häufig ein **Gesundheitszeugnis**, das in der Regel **bereits beim Visumantrag** vorzulegen ist. Die besten und aktuellsten Erfahrungen hierzu haben aussende Betriebe, Behörden und Institutionen mit ihren Personalabteilungen und ärztlichen Diensten. Zu Inhalt und Form solcher Atteste gibt es keine einheitlichen Richtlinien. Häufig verwenden die Auslandsvertretungen für die Gesundheitszeugnisse eigene Formulare. Ansonsten finden sich auf den Folgeseiten Links (QR-Codes) zu **Mustern**, die nach Inhalt und Form (Originalgröße DIN A6) den ehemaligen Health Certificates der WHO entsprechen. Sie können heruntergeladen werden und – je nach Anforderung – dem Arzt als **Vorlage** in der betreffenden Sprache dienen. Vergessen Sie nicht Datum, Unterschrift, Dienst- bzw. Berufsbezeichnung und Stempel. **Eine Gewähr für die Anerkennung dieser Atteste kann nicht übernommen werden.**

Eine länderorientierte Übersicht der „Einreise- und Aufenthaltsbestimmungen für Menschen mit HIV und AIDS" findet sich unter folgender Internetadresse: www.hivtravel.org

Bei nicht-touristischen Reisen ist in jedem Fall dringend zu empfehlen, sich rechtzeitig bei der zuständigen Vertretung (Botschaft oder Konsulat) des betreffenden Landes nach den geltenden Einreisebestimmungen zu erkundigen.

Reisen in Zeiten von Corona

Im Zuge der COVID-19-Pandemie wurden verschiedenste Maßnahmen etabliert, die u. a. auch den Reiseverkehr betrafen. Diese sind seit Mitte 2023 vollständig aufgehoben. Bei Auftreten einer erneuten Pandemie könnten erneute Kontrollmaßnahmen in Kraft treten.

https://crm.de/crmhandbuch/

Gesundheitszeugnisse und Formulare

Die QR-Codes verweisen auf Druckvorlagen der Gesundheitszeugnisse und Formulare im PDF-Format. Eine Übersicht aller Formulare zum Download findet sich auch unter folgendem Link: https://crm.de/crmhandbuch/

Gesundheitszeugnis

mehrsprachig

englisch

französisch

spanisch

HIV(AIDS)-Test

mehrsprachig

englisch

französisch

spanisch

Gesundheitszeugnis + HIV(AIDS)-Test

mehrsprachig

englisch

französisch

spanisch

Gesundheitszeugnis + Röntgen Thorax

englisch

Gesundheitszeugnis + HIV(AIDS)-Test + Röntgen Thorax

englisch

Muster MEDIF-Formular nach IATA

Quelle:
IATA Medical Manual, 12th Edition 2020
https://www.iata.org/en/publications/medical-manual/
Die Formulare sind bei den Fluggesellschaften erhältlich.

Meldeformular für Verdachtsfälle auf eine Impfkomplikation

Quelle:
Paul-Ehrlich-Institut Bundesinstitut für Impfstoffe und biomedizinische Arzneimittel
www.pei.de

Checklisten

Bluttransfusion

Diese Checkliste bezieht sich nur auf **Aspekte der Bluttransfusion in Verbindung mit einer Auslandsreise.**

Thema	Problem	Management
Grundlagen	Eine **Bluttransfusion** im Zusammenhang mit einer **Reise** hat prinzipiell zwei Aspekte: 1. vor und nach der Reise – Auflagen für den Reisenden als Spender 2. während der Reise – Risiko für den Reisenden als Empfänger	**Information und Aufklärung vor der Reise** im Rahmen der reisemedizinischen Beratung – für Blutspender – speziell für Risiko-Reisende und Langzeitaufenthalte
Spender	**vor der Reise** mögliche Übertragung von Impfkeimen nach **Lebendimpfungen** z. B. Gelbfieber, MMR, Typhus, Dengue, Cholera	ggf. **Terminanpassung** zwischen Blutspende und Impfung **zeitlich begrenzt zurückzustellen** – für 4 Wochen
	mögliche Fehldeutung von Laborwerten nach Impfung gegen **Hepatitis B**	– für 1 Woche
	nach **Tot- bzw. Toxoid-Impfstoffen**	**keine Rückstellung** erforderlich, wenn der Spender symptomfrei ist
	nach der Reise Gefährdung des Empfängers durch Übertragung von Infektionen, die der Spender (evtl. inapparent) mitgebracht hat	gezielte **Anamnese** und ggf. **Diagnostik**
	nach **postexpositioneller** Impfung gegen **Tollwut** sowie nach Verabreichung von **Sera tierischen Ursprungs**	**zeitlich begrenzt zurückzustellen** – für 12 Monate
	nach **fieberhaften Erkrankungen** und/oder **Durchfallerkrankungen** unklarer Ursache	– für 4 Wochen
	nach einem **unkomplizierten Infekt**	– für 1 Woche
	nach **Hepatitis A**-Infektion bzw. -Erkrankung	– für 4 Monate
	nach **Hepatitis B**-Infektion bzw. -Erkrankung	– für 5 Jahre, wenn virologische Kriterien für eine erloschene Kontagiosität sprechen
	nach **Malaria-Erkrankung**	– für 4 Jahre nach dokumentierter Heilung
	nach **Besuch endemischer Malaria-Gebiete**	– für mindestens 6 Monate
	Personen, die dort **geboren/aufgewachsen** sind oder dort **zeitweilig gelebt** haben	– für 4 Jahre nach Verlassen der Endemieregion und Ausschluss der Infektiosität durch validierte Immundiagnostik oder PCR
	nach Aufenthalt zwischen dem 1. Juni und 30. November eines Jahres in **Ländern bzw. Regionen mit fortlaufender Übertragung von West-Nil-Virus** auf den Menschen	– für 4 Wochen oder nach negativer PCR
	nach Aufenthalt in einem **Zika-Endemiegebiet**	– für 4 Wochen
	nach Aufenthalt in einem **Chikungunya-Endemiegebiet**	– für 2 Wochen
	Aktuelle Liste der Länder/Gebiete für die Spenderrückstellung oder -testung beim Paul-Ehrlich-Institut, www.pei.de (Online-Datenbank für Blutspendedienste)	

Service

Bluttransfusion

Thema	Problem	Management
Spender (Forts.)	nach **Langzeitaufenthalten** in Gebieten mit hohen Prävalenzen für **HBV-, HCV-, HIV-, HTLV-I/-II-Infektionen**	– für 4 Monate nach dem letzten Aufenthalt
	nach **Intimkontakten** mit Personen, die einer Gruppe mit erhöhtem Infektionsrisiko für HBV, HCV und/oder HIV angehören	– für 4 Monate
	nach Empfang von **Blutkomponenten** oder Plasmaderivaten	– für 4 Monate
	nach möglicher **invasiver Exposition gegenüber Blut** z. B. durch kontaminierte Injektionsnadeln, Instrumente sowie nach Akupunktur, Tätowierung, Piercing ohne Nachweis aseptischer Bedingungen	– für 4 Monate
	Personen, die folgende Infektionen bzw. Erkrankungen haben oder hatten: **HCV, HBV** (ohne Heilungsnachweis), **HIV, HTLV-I/-II, Babesiose, Trypanosomiasis, Leishmaniase, Syphilis, Brucellose, Rickettsiose, Lepra, Rückfallfieber, Melioidose, Tularämie**	**auf Dauer auszuschließen**
	Personen, die **drogenabhängig/alkoholkrank** sind oder deren **Sexualverhalten/Lebensumstände** ein erhöhtes Risiko für blutübertragbare schwere Infektionskrankheiten bergen:	**auf Dauer auszuschließen**
	Personen, die sich zwischen 1980 und 1996 in **Großbritannien** insgesamt mehr als 6 Monate **aufgehalten** haben oder dort nach 1980 **operiert** oder **transfundiert** wurden:	**auf Dauer auszuschließen**
Empfänger	**Jede Übertragung** von Blut oder Blutbestandteilen birgt ein **Risiko** von **Inkompatibilitäten** und **Infektionen**. Dieses Risiko kann in Regionen mit unzureichendem medizinischen und hygienischen Standard z. T. extrem hoch sein.	Eine **Bluttransfusion** im (tropischen) Ausland sollte nur dann erfolgen, **wenn** sie **absolut lebensnotwendig** ist! Die **Bestimmung der Blutgruppe** ggf. mit Untergruppen vor der Reise ist sinnvoll, um im Notfall • Laborfehler zu umgehen • als Spender zu fungieren
	In vielen armen Ländern werden **Blutspenden** in staatlichen und privaten Blutbanken **nicht ausreichend gescreent**; Gerade diese Länder haben in der Regel hohe Prävalenzen für blutübertragene Erreger.	Sog. **„lebende Blutbanken"** sind private Initiativen regional überschaubarer Gruppen wie Landsleute, Organisationen, Betriebsangehörige und sonstige Personen mit gutem, evtl. sogar kontrolliertem Gesundheitszustand und bekannter Blutgruppe, die sich bereit erklärt haben, zumindest innerhalb dieses Personenkreises im Notfall Blut zu spenden, was meist sicherer ist als Blut aus einer unkontrollierten Quelle. Diese Praxis empfiehlt sich **besonders für Langzeitaufenthalte.**
	War eine **Blutübertragung im Ausland** nicht vermeidbar, ist die **Möglichkeit einer Infektion** prinzipiell in Erwägung zu ziehen.	Gründliche **Untersuchung** und umfassende **Diagnostik nach Rückkehr** unter besonderer Berücksichtigung des Krankheitsspektrums im Reiseland.

Datenquellen „Richtlinien zur Gewinnung von Blut und Blutbestandteilen und zur Anwendung von Blutprodukten (Hämotherapie)", Bundesärztekammer/Paul-Ehrlich-Institut, Gesamtnovelle 2017, https://www.bundesaerztekammer.de/fileadmin/user_upload/downloads/pdf-Ordner/MuE/Richtlinie_Haemotherapie_E_A_2019.pdf

Literatur „Exposure to blood or other body fluids", in: International Travel and Health, WHO 2019

Bemerkungen Einige Blutspendedienste haben eigene Richtlinien für die Voruntersuchung von Blutspendern, die vor allem bei den Zurückstellungen von den og. Richtlinien der BÄK und des PEI abweichen können. So werden z. B. vom DRK Personen, die eine Malaria durchgemacht haben, oder die in Malariagebieten aufgewachsen sind, oder die dort länger als 6 Monate (auch ohne Erkrankung) gelebt haben, auf Dauer von der Blutspende ausgeschlossen.

Fliegen

Thema	Problem	Management
Flugreise-tauglichkeit	**zu bedenken bei:** Herz-Kreislauf-Erkrankungen Gefäßerkrankungen Anämien Hb < 9,5 g/dl, Sichelzellkrankheit pulmonale Erkrankungen gastro-intestinale Erkrankungen renale Erkrankungen Stoffwechselkrankheiten, Diabetes HNO-Erkrankungen, Augenerkrankungen neurologische Erkrankungen psychiatrische Erkrankungen Infektionskrankheiten Schwangerschaft > 32. Woche, Neugeborene nach Operationen und Unfällen	Rahmenrichtlinien der IATA (International Air Transport Association), IATA Medical Manual, 8th edition, 2016. **Anwendung** immer **individuell.** **Beurteilung** im Zweifelsfall konsiliarisch mit **Flugmediziner**, am besten mit dem **medizinischen Dienst** bzw.**Vertragsarzt der betreffenden Fluggesellschaft**, der letztlich die Entscheidung über Flugreisetauglichkeit des Erkrankten trifft. **MEDIF-Formular** zur Informationsübermittlung an den medizinischen Dienst der Fluggesellschaft benutzen (Muster s. Folgeseiten). **Frequent Travellers Medical Card** (FREMEC) für Vielflieger mit chronischen Krankheiten. Beide Formulare sind bei den Fluggesellschaften erhältlich. In dringenden oder unklaren Fällen Auskunft über: Medizinische Dienste der Deutschen Lufthansa AG in Frankfurt, Hamburg oder München bzw. den Austrian Airlines (AUA) in Wien
	intracorporale Metallgegenstände (z. B. Schrittmacher, Defibrillatoren, künstl. Gelenke) **Mitführen spitzer Gegenstände im Handgepäck** (z. B. Injektionsnadeln)	**Vorsicht bei Sicherheitskontrollen,** Vorab-Info zur Kompatibilität durch Arzt, Hinweis beim check-in; **Ärztliches Attest!**
	Transport von Kranken oder Behinderten in Linienflugzeugen	**vorherige Absprache** mit der betreffenden Fluggesellschaft
Flugangst	Praevalenz bis zu 60 % der Flugreisenden. **Gelegenheitsflieger** (z. B. Urlauber)	**Gespräch**, evtl. **Lorazepam** 0,5 mg sublingual vor dem Abflug.
	Vielflieger (z. B. Geschäftsreisende)	**Flugangstseminar** (Auskunft über Deutsche Lufthansa AG oder CRM)
Luftkrankheit (Kinetose)	Koordinationsstörung kinästhetischer Reize. Symptome mannigfaltig, individuell unterschiedlich: z. B. Unbehagen, Schwindel, Nausea, Erbrechen, Müdigkeit, Antriebs- und Konzentrationsverlust, Apathie etc.	Eigene Erfahrung des Reisenden nutzen! **physikalisch**: Sitzplatz am Gang in Rumpfmitte, Blickrichtung innerhalb des Flugzeuges belassen. **psychologisch**: Abbau von Flugangst (s.o.) **medikamentös**: Ingwerkapsel, Antihistaminika (Dimenhydrat, Cinnarizin, Scopolamin-Pflaster)
Niedriger Kabinenluftdruck	Ausgleich auf Normaldruck (1 bar) in großer Höhe technisch nicht möglich. Ausdehnung von Gasen (Boyle-Marriott-Gesetz), Problem in geschlossenen Kompartimenten, z. B.	
	Mittelohr, Nasennebenhöhlen	Maßnahmen besonders beim Sinkflug: Vasalva-Manöver, Kauen, Schlucken, Säuglinge trinken lassen oder stillen; evtl. schleimhautabschwellende Mittel (Xylometazolin), z. B. bei Erkältung; ggf. Verwendung von druckregulierenden Ohrenstöpseln.
	Darm (Flatulenz)	Leichte Kost, evtl. entblähende Mittel.
	Zahngranulome	Sanierung vor Reise.
	(Dekompressionskrankheit)	Nur für Taucher: 24–48 Stunden nach Tauchgängen nicht fliegen (siehe Checkliste Sporttauchen)

Fliegen

Thema	Problem	Management
Niedrige Luftfeuchte	Angesaugte Frischluft in 10.000 m praktisch trocken, Anreicherung auf behagliche Feuchte (60 %) nicht möglich, durch partielle Rezirkulation nur 10–20 %. Austrocknung der Schleimhäute, evtl. Exsikkose	reichlich trinken, evtl. Augentropfen (Kontaktlinsenträger), Brille ins Handgepäck
Infektionen	Übertragungen oder Ausbrüche von Infektionskrankheiten in Flugzeugen sind selten, kommen aber vor.	Menschen mit ansteckenden Krankheiten, die andere gefährden können, sind generell nicht flugreisetauglich. Schwer kontrollierbar.
	gastro-intestinale Infektionen: Bei Infektionsquelle in der Bordverpflegung und kurzer Inkubationszeit kann es auf Langstreckenflügen zu Ausbrüchen von (Brech-)Durchfällen kommen. Probleme durch Überlastung oder Ausfall von Toiletten.	Vorsicht bei Bordverpflegung in Billigfliegern, ggf. auf verdächtiges Essen verzichten. Reiseapotheke (z. B. Tanninalbuminat, Racecadotril) sollte für derartige Notfälle im Handgepäck sein.
	aerogene Infektionen: Prinzipiell möglich, ob an Bord oder zuvor erworben meist schwer zu beweisen, Symptomatik erst später. Am häufigsten sind **Influenza, COVID-19** und **grippale Infekte**, hochkontagiös für Nicht-Immune sind auch **Noroviren**, **Masern** und **Windpocken**.	Aerogene Infektionen in einer vollbesetzten Flugzeugkabine sind bedingt durch die Luftfilter nicht wahrscheinlich, aber bei großer Nähe (Sitznachbar) kaum zu vermeiden. Die Gefahr wächst mit der Nähe (Sitzreihe) zum Infektionsträger. Wenn möglich, sollte man den Platz neben einem offensichtlich Kranken wechseln.
	Einzelfälle von **Tuberkulose** sind gesichert.	Zur **Tuberkulose** gibt es Richtlinien der WHO *(guidelines on tuberculosis and air travel – update Weekl.Epidem. Rec.83, 6 June 08)* mit speziellen Empfehlungen für Patienten, Ärzte, Gesundheitsbehörden und Fluggesellschaften. In den **USA** gibt es seit 2007 eine **Do Not Bord (DNB)-Liste**, in die Infektiöse aufgenommen und am Borden gehindert werden können. Die Liste gilt für nationale und internationale Flüge. Bisher wurde von ihr nur in Verbindung mit der Tuberkulose Gebrauch gemacht *(MMWR 57, 19 Sep 08)*
	sonstige Infektionen: Übertragungen durch **Stechmücken** (z. B. Malaria, Dengue) prinzipiell möglich aber schwer zu beweisen, da die Infektion vor dem Flug erfolgt sein kann. Einzelfälle von **Flugzeugmalaria** sind berichtet, aber nicht gesichert. Dagegen wurden Anopheliden mit P. falciparum in Flugzeugen aus Westafrika im Rahmen einer Studie nachgewiesen. **Ektoparasiten** in Verkehrsmitteln haben zeitweise erheblich zugenommen, auch in Flugzeugen; am häufigsten **Wanzen**, aber auch Flöhe von Hunden und Katzen, wenn sie in der Kabine mitgeführt werden.	Vorschriften zur Hygiene und Desinsektion von den Fluggesellschaften einzuhalten und von den Behörden zu kontrollieren. Bei Parasitenbefall des Reisenden ärztliche Behandlung.
Reiseassoziierte Thrombose	Stundenlanges Stillsitzen mit angewinkelten Hüft- und Kniegelenken („Economy class syndrome" – irreführender Ausdruck) – für Flugreisen nicht spezifisch aber am meisten relevant. Zur Inzidenz unterschiedliche Studienergebnisse, bisher keine validen Daten. Konsens: **Erhöhte Gefährdung bei bestehendem Risiko!**	**für alle:** reichlich trinken, Bewegung, Fußraum vor dem Sitz nicht mit Handgepäck vollstellen, Fußgymnastik (evtl. Bordprogramme nutzen)
	mittleres Risiko: Alter > 40 J., Adipositas, Raucher, Polycythämie, Varizen, manifeste Herzinsuffizienz, kürzlicher Herzinfarkt, Hormontherapie, Ovulationshemmer, Schwangerschaft, Wöchnerin, Lähmung der unteren Extremität, Verletzung der unteren Extremität < 7 Wochen, kleinerer operativer Eingriff < 4 Tagen	**bei mittlerem Risiko:** zusätzlich Kompressionsstrümpfe
	hohes Risiko: Alter > 70 J., Thrombose oder Embolie in Eigen- oder Familienanamnese, thrombophile Diathese, Malignom, vorangegangener apoplektischer Insult, größeres Trauma oder operativer Eingriff < 7 Wochen speziell im Bereich der unteren Extremität, des Beckens oder des Abdomens.	**bei hohem Risiko:** zusätzlich orale Faktor Xa-Hemmer (z. B. Rivaroxaban) oder niedermolekulares Heparin (beides off-label)

Fliegen

Thema	Problem	Management
Zeitverschiebung	Erdkugel 360 Längengrade – Tag 24 Stunden: d.h. pro 15° Länge 1 Stunde Zeitverschiebung (= 1 „Zeitzone"). Bis 2 Zeitzonen unproblematisch, darüber individuell unterschiedliche Beschwerden oder Störungen möglich („Jetlag"), bei Flügen → O meist ausgeprägter als bei Flügen → W. Ursache: Desynchronisation zwischen innerer Uhr und externem Zeitgeber (Ortszeit). Schlaf-Wachrhythmus über Hypothalamus-Melatonin helligkeitsgesteuert.	**Physiologische Anpassung** individuell unterschiedlich, im Mittel → O für je 2 Zeitzonen 1 Tag, → W bis zu 50 % weniger. Empfehlung zur Verkürzung der Anpassung bzw. Abbau des Jetlags: – Partielle Voradaptation an Ortszeit soweit möglich bereits zu Hause; – größere körperliche und psychische Aktivitäten, bes. Stress, am 1. (2.) Tag möglichst meiden, danach dosiert einsetzen (Übungen, Termine); – Tageslicht nutzen; – Ernährung (kleine Mahlzeiten, wenig KH). Bei Ultrakurzzeitreisen (< 5 Tage) Heimatzeit möglichst beibehalten, wenigstens partiell. **Medikamente:** Keine Analeptica, möglichst keine Hypnotica, evtl. leichtes Einschlafmittel; Melatonin – in D für die Indikation „Jet lag" nicht zugelassen, Import möglich, gilt in USA nicht als Arzneimittel, daher nicht standardisiert; Anwendung in besonderen Fällen (z.B. bei einem Geschäftsreisenden) jeweils 0,5–5 mg vor dem Schlafengehen (Ortszeit) während des Fluges bis maximal 4 Tage nach Ankunft.
Einnahme von Medikamenten	Regelmedikation bei Zeitverschiebung	**Kontrazeptiva**: Kombinationspille (Östrogen und Gestagen): Einnahmeintervall kann einmalig auf max. 36 Std. verlängert werden ohne Verlust der verhütenden Wirkung. Bei Einnahmeintervall < 36 Std. oder verkürztem Intervall < 24 Std. i.d.R. keine Probleme. „Minipille" (reines Gestagen): Einnahmeintervall darf 27 Std. nicht überschreiten. Ggf. zusätzliche Pille mit verkürztem Intervall einschieben. **Orale Antidiabetica**: Flüge → W unverändert, Flüge → O eine Einnahme auslassen; **Insulin**: Individuell je nach Applikationsart; bei Flügen > 4 Zeitzonen ggf. temporäre Umstellung auf Normalinsulin, Dosierung nach BZ-Kontrolle alle 4 Stunden korreliert mit Nahrungsaufnahme.

Literatur Stüben, U., Graf, J.: Taschenbuch Flugmedizin und ärztliche Hilfe an Bord, MWV, 2. Aufl. 2013
„Travel by air", in: International Travel and Health, WHO 2019
IATA Medical Manual, 12nd edition 2020, https://www.iata.org/publications/Documents/medical-manual.pdf

Fachgesellschaft Deutsche Gesellschaft für Luft- u. Raumfahrtmedizin, Internet: www.dglrm.de

Muster MEDIF-Formulare
Quelle: IATA Medical Manual, 12th Edition 2020,
https://www.iata.org/publications/Documents/medical-manual.pdf
Die Formulare sind bei den Fluggesellschaften erhältlich.

Service

Gifttiere

Thema	Problem	Management
Grundlagen	**Gifttiere** sind im Meer (maritim) und auf dem Land (terrestrisch) artenreich vertreten, besonders in den Tropen. Ein permanentes **Gesundheitsrisiko** bilden sie vorwiegend für Einheimische, weniger für Touristen. Die **Giftübertragung** ist prinzipiell auf zweierlei Weise möglich: **Aktiv** durch Stiche oder Bisse und **passiv** durch den Verzehr giftiger Tiere.	**Informationen** zum Vorkommen von Gifttieren und Auftreten von Vergiftungen am Reiseziel einholen, am besten von erfahrenen und zuverlässigen Personen vor Ort (z. B. Reiseleitung). Örtliche Warnhinweise beachten. Grundkenntnisse über Maßnahmen der Ersten Hilfe; ärztliche Versorgung vor Ort?
Stiche oder Bisse durch Gifttiere, allgemein	Vorkommen sowohl bei **terrestrischen** wie bei **maritimen Gifttieren**.	Wichtigste Maßnahmen der **ersten Hilfe** **Was ist zu tun:** – Betroffene Person beruhigen, Panik vermeiden. – Betroffene Extremität ruhigstellen (Arm in Schlinge, Bein schienen), ggf. Schocklagerung. – Ringe und Armbänder entfernen (Ödem). – Rascher Transport zu Arzt oder Klinik. – Kontrolle der Vitalfunktionen. **Was ist zu unterlassen:** – Einschneiden der Bissstelle, aussaugen, auspressen. – Abbinden der Extremität. – Einreiben oder Einspritzen irgendwelcher Mittel. – Kühlen oder Erwärmen der Bissstelle. Eine **spezifische Therapie** mittels **Antiseren** darf nur durch einen Arzt vorgenommen werden. Die Anwendung durch einen Laien ist wegen der zu erwartenden **Komplikationen** (Anaphylaxie) abzulehnen. Auch vom Mitführen der Antiseren etwa im Gepäck auf Trekking-Touren ist abzuraten, da die meist flüssigen Seren gekühlt aufbewahrt werden müssen. Die Beschaffung von Antiseren vor allem für überseeische Gebiete ist schwierig; sie sind in der Regel nur im betreffenden Land erhältlich.
Verzehr von giftigen Tieren, allgemein	Vorkommen vor allem bei **maritimen Gifttieren**, z. B. durch Meeresfrüchte. Muschel- oder Fischvergiftungen sind häufig und können epidemische Ausmaße annehmen.	Unterschiedlich je nach Art der Vergiftung – s. unten.
Gifttiere des Meeres, aktiv		
Quallen	In allen Meeren verbreitet, bei Berührung mit den Tentakeln verursachen deren Nesselzellen schmerzhafte, lokale **Hautverletzungen**; in schweren Fällen allgemeine Symptome (Herz-Kreislauf- Probleme) auch mit **tödlichem Ausgang** (Herzversagen), vor allem bei Kontakt mit der Würfelqualle (Chironex fleckeri, Pazifik) oder der Portugiesischen Galeere (Physalia sp.).	**Prävention:** Auf Warnhinweise achten, nicht allein an einsamen Stränden baden. **Therapie:** Verletzten aus dem Wasser bergen, **nicht** mit **Süßwasser** abduschen, zur Inaktivierung der Nesselzellen **Weinessig** aufgießen oder Sand aufstreuen, vorsichtig mit Messerrücken anhaftende Tentakel abschaben. Umgehend ärztliche Hilfe aufsuchen. In leichten Fällen Cortisonsalben auftragen, bei großflächigen Vernesselungen notfallmäßige **Überwachung**. Für die Würfelquallegibt es in Australien ein Antiserum.

Gifttiere

Thema	Problem	Management
Seeigel	Stich-**Verletzungen** durch **Stacheln**, die leicht abbrechen, in der Haut verbleiben und schmerzhafte lokale Reaktionen bewirken. Vergiftungen selten, z. B. durch Leder- und Giftseeigel.	**Therapie:** Eingedrungene **Stachelreste** u. U. chirurgisch entfernen, vor allem im Bereich von Gelenken. Keine weiteren Maßnahmen notwendig.
Fische	**Stachelrochen** In allen Meeren, auch in großen Flüssen Südamerikas; häufig im Sand eingegraben. Tritt man auf das Tier oder gerät in Körperkontakt, schlägt der Rochen mit dem Schwanz und dem darauf befindlichen **Knochen-Stachel** in Richtung Gegner. Der eindringende Stachel bewirkt z. T. schwere Verletzungen bzw. auch Vergiftungs-Symptome.	**Prävention:** Nicht im trüben Wasser waten oder dicht über Sand schwimmen. **Therapie:** Wunde gut ausspülen, auf Bruchstücke des Stachels sondieren, u. U. Wunde chirurgisch versorgen. Kontroll-röntgen bei Gelegenheit. **Antibiotikaprophylaxe**, da Gefahr der Sekundärinfektion. **Keine** „Heißwasser-Therapie“ (s. unten). Symptomatische Behandlung.
	Skorpionsfisch, Rotfeuerfisch, Steinfisch Die **Knochen-Strahlen** der Flossen dieser Fische sind mit **Giftdrüsen** versehen, die bei unvorsichtigem Hantieren oder Darauftreten in die Haut eindringen. Starke lokale **Schmerzreaktion**, keine tödliche Vergiftung.	**Prävention:** Vorsicht beim Waten in seichtem Wasser und beim Hantieren mit den Fischen (am Angelhaken). **Therapie:** **Nicht**, wie oft empfohlen, Hand oder Fuß in heißes Wasser eintauchen (Gefahr der Verbrühung). Meist nur bescheidener Erfolg bei konventioneller Schmerz-behandlung. **Keine** chirurgischen Maßnahmen erforderlich. **Steinfisch-Verletzung:** ggf. Antiserum (außerhalb Australiens schwer verfügbar)
Gifttiere des Meeres, passiv (durch Verzehr)		
Muscheln	**Muschelvergiftungen** werden durch **Algentoxine** ausgelöst, die von den Muscheln gespeichert werden. Die **Toxine** sind **hitzestabil** und werden durch Kochen oder Braten nicht inaktiviert.	**Prävention:** Zu bestimmten Jahreszeiten ist Sammeln von Muscheln an der amerikanischen Küste verboten. Örtliche Hinweise beachten.
	Paralytische Form: Nach dem Verzehr von Muscheln Parästhesien im Mundbereich, Taubheitsgefühl, allgemeine Schwäche, Schluckbeschwerden, Gefahr der Atemlähmung (todesursächlich).	**Therapie:** **Kein Antidot** vorhanden, Behandlung daher sympto-matisch, Erbrechen provozieren, Magenspülung, evtl. Intubation und Beatmung, Symptome sind nach 2–4 Tagen rückläufig, keine Spätfolgen.
	Gastroenterale Form: Starke Durchfälle in kurzen Abständen über 1–2 Tage	**Kein Antidot** vorhanden, Flüssigkeits- und Elektrolyt-substitution. Meist keine Behandlung notwendig.
	Vergiftung mit ZNS-Beteiligung: Bisher selten aufgetretene, aber riskante Intoxikation. Patienten fallen in Koma und erleiden bleibende Hirnschäden mit Störungen im Kurzzeit-Gedächtnis.	**Kein Antidot** vorhanden, symptomatische Behandlung.

Service

Gifttiere

Thema	Problem	Management
Fische	**Ciguatera** Speisefische werden über die Nahrungskette mit **Algentoxin** kontaminiert und giftig. Ihr Verzehr ruft schon nach wenigen Stunden **Diarrhoe** und **Erbrechen** gefolgt von **Pruritus, neurologischen Symptomen** (Umkehr des Kalt-Warm-Empfindens), Ataxie, Schwindel hervor. Langanhaltende Symptomatik über Wochen und Monate, bisweilen Rezidive nach vorübergehender Besserung. Ciguatera tritt nur in der Karibik und im Pazifik auf, nicht im Atlantik oder im Mittelmeer. Die Toxine sind hitzestabil und werden durch Kochen oder Braten nicht inaktiviert.	**Prävention:** Keine Vorsichtsmaßnahmen möglich, man sieht es dem Fisch nicht an, ob er giftig ist. Bei gehäuftem Auftreten vor Ort Fischgerichte meiden. **Therapie:** **Kein Antidot** vorhanden, Elektrolyt- und Flüssigkeitssubstitution, symptomatische Behandlung, ggf. Mannitol-Infusion **Prognose ist gut.**
	Scombrotoxismus Vergiftungen nach Verzehr von Sardinen, Sardellen, Thunfisch oder ähnlichen Fisch-Konserven. **Vergiftung** durch **Histamin** (bakteriell entstanden): rötlich-fleckige Haut, Übelkeit, Erbrechen, Hypotonie.	**Therapie:** **Antihistaminika** (H_1-Antagonisten) bewirken schnelles Abklingen der Symptome. Darüber hinaus keine Behandlung erforderlich.
Gifttiere des Festlandes, Arthropoden		
Skorpione	Neben den Schlangen wichtigste Gifttiere in den Tropen. Medizinisch bedeutsame Arten kommen in den Trockengebieten Afrikas, des Nahen Ostens, Mexikos, den südlichen USA, in einigen Ländern Südamerikas und Teilen von Indien vor. **Skorpione stechen**. Neben lokaler Schmerzreaktion auch systemische Vergiftungssymptome: Schweißausbruch, Kurzatmigkeit, Erbrechen, Hypertonie, Tachykardie, Lungen-ödem kann über Kreislaufversagen zum Tod führen. Kinder sind besonders gefährdet.	**Prävention:** Vorsicht beim Campieren im Freien, Kleider und Schuhe ausschütteln. Erst gucken, dann greifen oder treten. Nachts (Toilettengang): Verwenden einer Taschenlampe **Therapie:** Frühzeitige **Antiserum-Therapie**, wenn spezifische Antiseren für die entsprechende Region vorhanden. Intensivmedizinische Überwachung (bei Komplikationen wie Lungenödem). Symptomatische Therapie mit Alpha-Rezeptorenblockern und Vasodilatatoren.
Spinnen	Nur wenige Spinnen können beim Menschen Vergiftungen auslösen. **Spinnen beißen** und injizieren dabei ihr Gift.	**Prävention:** Auf Spinnennetze achten; Greifen unter Sicht, Respektabstand (manche Arten sind sehr aggressiv)
	Schwarze Witwe (*Latrodectus*-Arten) Fast über die ganze Welt verbreitet, auch im **Mittelmeergebiet**, meist nur fingernagelgroß. Biss wird häufig nicht bemerkt, zunächst schmerzfrei. Nach 10 bis 15 Min. heftiger **Ganzkörperschmerz**, ausgelöst durch Spastizität der Muskulatur, Schweißausbruch, Speichel- und Tränenfluss, Schmerzen über 12–24 Stunden.	**Therapie:** Spezifische Therapie durch **Antiserum** nur selten möglich, da kaum vorhanden. Schmerzbehandlung kaum erfolgreich, Opiate weitgehend unwirksam und kontraindiziert. Patienten überwachen und beruhigen. **Prognose gut**, keine Todesfälle.
	Speispinnen (*Loxosceles*-Arten) Weltweit verbreitet, Biss bewirkt **Hautnekrosen**. In schweren Fällen (Kinder !) evtl. intravaskuläre Hämolyse, Gefahr des Nierenversagens.	**Therapie:** Die meisten Bisse sind unproblematisch, heilen bei Wundsterilität meist gut ab. **Antiserum** für schwere Fälle nur in Südamerika verfügbar.
	Bananenspinnen (*Phoneutria*-Arten) In Südamerika verbreitet, lokaler und fortgeleiteter Schmerz. Keine Lebensgefahr.	**Therapie:** Symptomatische Therapie, Lidocain-Infiltration.
	Vogelspinnen, Taranteln Große, oft handtellergroße Spinnen, beißen selten, durchweg **harmlos**, allenfalls milde, lokale Reaktionen. Allergische Reaktionen auf Haare der Spinnen möglich.	**Therapie:** Keine Behandlung nötig, evtl. antiallergische Therapie.

Gifttiere

Thema	Problem	Management
Hautflügler	**Bienen, Hummeln, Wespen, Hornissen** Der **Stich** dieser Hautflügler ruft lokalen **Schmerz** hervor, nur bei multiplen Stichen Allgemeinsymptome, Ödem, intravasale Hämolyse. Die Gifte dieser Insekten sind in hohem Maße allergen und können zu schweren allergischen, auch tödlichen **anaphylaktischen Reaktionen** führen.	**Prävention:** Bienenstöcke und Wespennester meiden, Insekten nicht reizen. **Therapie:** Bei einzelnen Stichen meist keine Behandlung notwendig, u. U. aber antiallergische Therapie, notfallmäßig bei anaphylaktischer Reaktion (Adrenalin). Personen mit entsprechender Anamnese sollten entsprechende Medikamente bzw. **Notfallset** mitführen.
Gifttiere des Festlandes, Schlangen	Auf allen Kontinenten verbreitet. Folgende Gebiete sind **Giftschlangen-frei**: Irland, Island, Balearen, Korsika, Kreta, Sardinien, westindische Inseln (außer Trinidad, Tobago, St. Lucia, Martinique), Chile, Galapagos Inseln, Hawaii, Loyalty-Inseln, Madagaskar, Mikronesien, Neuseeland, Polynesien, Vanuatu. Keine Seeschlangen in der Karibik und im Atlantik. Giftschlangen injizieren ihr Gift mit speziellen **Zähnen**, **Speikobras** können ihr Gift auch versprühen. Bei etwa 50 % der Bisse (Abwehrbiss) injiziert die Schlange kein Gift **(„trockener“ Biss)**, Biss bleibt in diesen Fällen symptomlos. Die **Vergiftungssymptomatik** ist unterschiedlich; sie hängt ab von der Schlangenart und der Menge des injizierten Giftes.	**Prävention:** Abstand halten von Giftschlangen, nicht versuchen, sie zu fangen. Vorsicht in unübersichtlichem Gelände, festes Schuhwerk tragen, beachten, wohin man greift oder tritt. **Therapie:** **Spezifische Therapie: Antiserum** (nur intravenös, in der Regel als Tropfinfusion) darf nur **durch Arzt** angewendet werden, hohes Risiko **anaphylaktischer Reaktionen.** Nur spezifische Antiseren verwenden (überwiegend polyvalent), so früh wie möglich nach dem Auftreten erster Symptome (Ödem, Ptosis, Gerinnungsstörung). Dosis des eingesetzten Antiserums abhängig von **Schweregrad** der Vergiftung, zeitlichem Abstand zum Biss; mindestens 3 Ampullen (à 10 ml), oft auch mehr. Lokale Reaktionen lassen sich kaum beeinflussen, dafür ist die Anwendung essentiell bei neurotoxischer Symptomatik und Blutgerinnungsstörungen. **Symptomatische Therapie:** Antiseren sind nicht immer verfügbar, **symptomatische Behandlung** ist daher ebenso wichtig. **Keine chirurgischen Maßnahmen** wie Einschneiden in die Bisswunde oder Fasziotomie (trotz massiver Ödemmenge ist ein Kompartmentsyndrom selten). Bei Gerinnungsstörungen Blutungsquellen (Punktionen) vermeiden. Substitution mit Gerinnungsfaktoren (Fibrinogen) meist erfolglos. Ist Gift in die **Augen** gelangt (Speikobras), sofort auswaschen, keine lokale Antiserumanwendung. Hämorrhagische Wunden wie Verbrennungen behandeln (steril). Erst nach Tagen chirurgisch versorgen (evtl. Hauttransplantate). Tetanusprophylaxe beachten. Erste **Hilfe-Maßnahmen:** s. Grundlagen.
Elapiden (Giftnattern) wie Kobras, Mambas, Kraits, Korallenschlangen, auch einige Klapperschlangen (Crotalus-Arten)	**Neurotoxische Wirkung**, Blockade des peripheren Nervensystems, Lähmung der Gesichtsnerven (Ptosis), Lähmung der Atemmuskulatur ist todesursächlich.	
Seeschlangen	Neben **neurotoxischer** Wirkung auch Schädigung der Skelettmuskulatur (**Myoglobinurie**).	
Vipern und Grubenottern (Klapperschlangen, Lanzenottern)	Lokales, sich aber oft ausbreitendes **Ödem**, **hämorrhagische Unterblutungen** und **Nekrosen**, Gewebsverlust.	
Viele Vipern und Grubenottern, auch sog. Trugnattern (Giftzähne im hinteren Teil des Oberkiefers)	**Blutgerinnungsstörungen, Ungerinnbarkeit des Blutes, Afibrinogenämie,** Blutungsneigung (Nasenbluten, Zahnfleischbluten) mit hoher Komplikationsrate (zerebrale Blutungen).	

Weiterführende Literatur	D. Mebs: Gifttiere, Wiss.Verlagsges., Stuttgart 2010
Kontakt	Prof. Dr. Dietrich Mebs, E-Mail: mebs@em.uni-frankfurt.de
Notruf	Giftnotruf München: Tel. 089 / 19240, http://www.toxinfo.med.tum.de Vergiftungsinformationszentrale Wien: Tel. +43 1 / 406 43 43, https://goeg.at/Vergiftungsinformation

Service

Haut (R. Snethlage, Wiesbaden, unter Mitarbeit von S.W. Wassilew, Krefeld)

Thema	Problem	Management
Grundlagen	Die Haut wird auf Reisen, speziell in warme/tropische Länder beeinflusst durch **exogene Faktoren** z. B. Klima, exogene Noxen, Insekten, Infektionen **endogene Faktoren** z. B. Stress, Hauttyp, Vorerkrankungen	**Informationen zum Klima** vor Ort bereits bei Reiseplanung einholen. **Kenntnis des eigenen Hauttypes**, angepasstes Verhalten einplanen, möglichst schon bei Auswahl des Reisezieles.
	Hautprobleme vor der Reise speziell Vorerkrankungen der Haut	**Immer fachärztliche Beratung** rechtzeitig vor der Abreise!
	Hautprobleme während der Reise	**Generelle Maßnahmen zur Vorbeugung:** Angepasste Hygiene, Körperpflege und Kleidung; Repellentien zur Insektenabwehr. **Behandlung:** nur i. S. einer Erstversorgung bis zum Erreichen eines Facharztes vor Ort oder nach der Rückkehr.
Klima Temperatur Luftfeuchte	siehe „Checkliste Hitze" siehe „Checkliste Hitze"	Zweckmäßige Kleidung, bei stärkerem Schwitzen häufiger duschen, sparsame Anwendung von Seife, keine Detergentien.
Sonnenstrahlung	Wichtigste und folgenschwerste Einwirkung auf die Haut, besonders bei hohem UV-B-Anteil. Dieser ist vor allem abhängig von Sonnenstand (Ort, Jahres-, Tageszeit), Höhe, Ozonschicht, Reflexion (Schnee, Wasser, Sand) und Absorption (Luftfeuchtigkeit, Bewölkung, Verschmutzung). **Die Summe der UV-Schäden korreliert mit vorzeitiger Hautalterung und Krebsrisiko! Besonders Sonnenbrände in der Kindheit führen zu einer starken Erhöhung des Hautkrebsrisikos.**	Direkte Sonnenexposition so wenig wie möglich, ggf. Adaptation durch langsame Steigerung der Exposition, Sonnenschutz durch Kopfbedeckung, Kleidung, Lichtschutzmittel – alle Maßnahmen angepasst an Hauttyp
	Sonnenbrand Umwandlung UV-B zu Wärme → Verbrennung Grad 1: Schmerzhafte Rötung Grad 2: tiefe Rötung, Blasenbildung	Weitere Sonnenexposition vermeiden, viel trinken, kühle Kompressen, Feuchtlotionen, Antihistamingel oder -creme, externe Corticosteroide; systemisch NSAID (Paracetamol, Ibuprofen) gegen Entzündunsgreaktion und Schmerzen.
	Sonnenallergie ausgelöst durch UV-A, klinisch 2 Formen: 1. Polymorphe Lichtdermatose (PLD) (juckende Papel-Pustelbildung an exponierten Hautregionen, speziell Dekolletee, Arme)	1. externe Corticosteroide
	2. Akne aestivalis („Mallorca-Akne")	2. Schüttelmixtur

Klassifikation von Hauttypen nach Reaktion auf die erste 30-minütige Sonnenexposition im Sommer, empfohlener Lichtschutzfaktor (LSF)

Hauttyp		UV-Empfindlichkeit	Sonnenbrand	Bräunung	Erythem	LSF
I	sehr helle Haut, rotblond, Sommersprossen	sehr stark	immer	nie	10 Min.	10 – 30
II	helle Haut, blonde Haare	sehr stark	immer	gelegentlich	10 – 20 Min.	10 – 30
III	mäßig helle Haut, dunkelblonde bis dunkle Haare	stark	gelegentlich	immer	20 – 30 Min.	8 – 10
IV	dunkle Haut, dunkle Haare, südländischer Typ	mäßig	nie*	immer	45 Min.	6 – 8
V	dunkelhäutige Rassen, Mexikaner, Indianer etc.	gering	nie*	–	–	–
VI	Afrikaner	sehr gering	–	–	–	–

* nach extremer UV-Exposition sind auch bei diesen Hauttypen Sonnenbrand sowie zusätzliche Pigmentierung möglich

Service

Haut

Thema	Problem	Management
Exogene Noxen	**Luftverschmutzung (Haze)** in der Regel keine unmittelbare Schädigung der Haut. Bei starkem Smog evtl. Verminderung der UV-Einstrahlung, längerfristig evtl. Immunsuppression mit negativem Einfluss auf eine Neurodermitis	Aufenthalt im Freien weitgehend einschränken, ggf. Verlassen der betroffenen Region.
	Pflanzen Berührung zahlreicher Pflanzen kann zu Hautreaktionen führen, z. B. Brennessel → leichte Quaddelbildung Poison Ivy (N-Amerika) → Kontaktdermatitis Herkuleskraut, großer Bärlapp (Europa) → photoallergische Dermatitis Citrusfrüchte → Photodermatitis	Topische Behandlung mit Antihistaminika bzw. Corticosteroiden
	Tiere – siehe „Checkliste Gifttiere"	Behandlungsprinzip: Hautreaktionen topisch, Allgemeinreaktionen systemisch; siehe „Checkliste Gifttiere"
Ernährung	**Nahrungsumstellung**, unbekannte **Gewürze**: evtl. polymorphe/urtikarielle Hautreaktionen, bei Neurodermitis evtl. Exazerbation.	Im Akutfall Antihistaminika oral, evtl. Corticosteroide parenteral; Reisende mit bekannter Nahrungsmittelallergie sollten ein Notfallset mitführen.
	Passiv (durch Verzehr) **giftige Tiere** siehe „Checkliste Gifttiere"	siehe „Checkliste Gifttiere"
Psyche	**Stress**, z. B. Reisevorbereitung, Reiseablauf, Flugangst, Klima, Milieu, soziales Umfeld u. a. evtl. akuter Schub bei endogenen Dermatosen wie Neurodermitis, seltener bei Psoriasis, sehr selten psychogene Urtikaria.	Symptomatische Behandlung; chronisch Hautkranke sollten sich auf mögliche Exazerbationen einstellen und gewohnte Medikamente in ausreichender Menge mitführen.
Hautinfektionen Bakterien	**Superinfektion von (Bagatell)-Verletzungen** häufigste Ursache bakterieller Hautinfektionen! **Pyodermie** (z. B. Impetigo, Follikulitis) meist Staphylokokken **Erysipel, Ekthyma** meist Streptokokken **Ulcus, Granulom** diverse Keime, Mykobakterien, Milzbrand, Corynebakterien (Haut-Diphtherie)	Wunden, auch Bagatellverletzungen oder Insektenstiche, desinfizieren, sauberhalten und bis zur Epithelisierung mit sterilem Verbandsmaterial abdecken. Antiseptika lokal; bei Allgemeinerscheinungen systemische Gabe von Antibiotika (Gefahr der Dissemination bzw. Sepsis). Arzt!
Pilze	häufigste Urlaubsdermatose in den Tropen, erhöhtes Infektionspotential für zahlreiche Epidermophyten und Hefen durch Feuchtigkeit und Wärme, häufige Krankheitsbilder wie z. B. interdigitale und intertriginöse Mykosen, schuppige Rundherde („ringworm").	Antimykotische Cremes oder Lösungen lokal
Viren	**Herpes simplex** häufig Manifestation oder Rezidiv auf Reisen durch Stress, Klima, UV-Strahlung (Gebirge, Meer)	Virustatika lokal
Ektoparasiten	rufen oft unterschiedliche, meist juckende Hautreaktionen hervor; Komplikationen: Superinfektion, teilweise Vektorfunktion (Übertragung von Krankheiten)	Vorbeugung: Hygiene, Antiseptika; Lokalbehandlung symptomatisch mit Antihistaminika, bei Superinfektion Antiseptika, Antibiotika

Haut

Thema	Problem	Management
Läuse	Juckreiz, Kratzeffekte; Läuse mit bloßem Auge sichtbar. Kleiderläuse in kalten Klimazonen, bei Reisenden selten, Kopf- und Filzläuse durch direkten oder indirekten Kontakt (Gegenstände, Bettwäsche, Sexualverkehr)	Pyrethrum
Flöhe	juckende, linsengroße Quaddeln mit zentraler punktförmiger Blutung;	Antihistaminika lokal
	Sandfloh (Tungiasis) juckendes Knötchen, evtl. kleines Ulcus meist im Bereich der Zehen, häufig bei Badeurlaub in der Karibik	Floh mechanisch entfernen, anfangs leicht wie Zecke, später chirurgisch; lokales Antiseptikum; Badeschuhe!
Wanzen	schmerzhafte, juckende Papeln; häufig in Betten bei mangelhafter Hotelhygiene	Antihistaminika lokal
Milben	**Scabies, Krätze** Knötchen, Bläschen, Gänge; starker Juckreiz	Permethrin lokal, Ivermectin oral
Fliegen	**Myiasis** Cordylobia (Afrika), Dermatobia (S-Amerika) Larve unter der Haut sichtbar	Atemöffnung mit Heftpflaster verkleben oder Auflegen von Speck; evtl. chirurgisch entfernen
Protozoen	**Leishmaniase, kutane, mukokutane** chronisches Ulcus an belichteten Hautpartien	Vorbeugung: Mückenschutz nachts Behandlung durch Tropenmediziner (Unterspritzung mit 5-wertigen Antimonverbindungen)
Würmer	**Larva migrans kutanea (Hautmaulwurf)** tierpathogene Hakenwürmer; wandernde subkutane Gangbildung mit starkem Juckreiz, Kratzeffekte, evtl. Superinfektion	Vorbeugung: hunde- und katzenkotverschmutzte Biotope meiden, festes Schuhwerk; Behandlung: lokal mit Mebendazol als Salbenzubereitung, systemisch Albendazol oder Ivermectin
	Badedermatitis vogelpathogene Bilharzia-Arten; urticarielle, juckende Dermatose 1–2 Stunden nach Exposition in natürlichem Binnengewässer, auch in gemäßigtem Klima	Antihistaminika lokal oder systemisch
	Gnathostomiasis, subkutane Gnathostoma spp, Zyklus über Fische; rezidivierende subkutane Schwellungen	Albendazol
Infektionskrankheiten mit Hautbeteiligung	**Exanthem, makulo-papulös, „rash“** häufige Begleiterscheinung bei zahlreichen Infektionskrankheiten, in Tropen/Subtropen z. B. bei Rickettsiosen, Arbovirosen	Weitere Diagnostik, ggf. durch Facharzt
	Exanthem, vesikulös z. B. Windpocken, Mpox (Afrika)	Weitere Diagnostik, ggf. durch Facharzt
	Erythem, lokalisiert Ausbreitungs-/Wanderungstendenz, Verdacht auf Borreliose	Weitere Diagnostik, ggf. durch Facharzt
	Schwellung(en), lokalisiert – weich, temporär, Stichstelle, Gesichtshälfte: z. B. „Trypanosomenschanker“ (Schlafkrankheit), „Chagom“ (Chagaskrankheit)	Weitere Diagnostik, ggf. durch Facharzt
	– weich, rezidivierend, subkutan: z. B. Loa loa, „Wanderfilarie“;	Diethylcarbamazin, Ivermectin;
	allergische Reaktion auf Darmwürmer, speziell Strongyloides;	parasitologische Stuhluntersuchung, anthelmintische Behandlung;
	– derb: DD Tumor – systemische Mykose;	Diagnostik, Facharzt
	– derb, knotenförmig – evtl. Onchozerkose, begleitet von chronischer, juckender Dermatitis	Ivermectin; Tropenarzt!

Haut

Thema	Problem	Management
Infektionskrankheiten mit Hautbeteiligung (Forts.)	**Petechien** virale hämorrhagische Fieber, z. B. Dengue; bakterielle Sepsis (Meningokokken, Pneumokokken) **Maculae**, hypo-/anästhetisch hypopigmentiert (dunkle Haut) oder erythematös (helle Haut) → Verdacht auf Lepra	Weitere Diagnostik, ggf. durch Facharzt Weitere Diagnostik, ggf. durch Facharzt
Insekten und Spinnentiere	Insektenstiche können Folgen haben: **Übertragung von Krankheitserregern** dabei muss die Haut nicht beteiligt sein, kann aber, z. B. nach Stichen durch Phlebotomen → Ulcus → Leishmaniase Tsetsefliegen → Schwellung → Schlafkrankheit (Afrika) Raubwanzen → Schwellung → Chagas (Lateinamerika) Zecken → „tache noire" → Rickettsiose Zecken → Erythema migrans → Borreliose	**Vorbeugung:** Schutz vor Insektenstichen immer beachten, speziell in den Tropen! **Diagnostik:** Weitere Untersuchung, ggf. durch Tropenmediziner
	toxisch-allergische Lokalreaktionen auf eingebrachte Fremdstoffe, meist verbunden mit Juckreiz oder Schmerz	Kühlen, lokal Antihistamika, s. auch unter „Checkliste Gifttiere"
	bakterielle Superinfektion (meist Staphylokokken)	s. unter Hautinfektionen
	persistierende Insektenstichreaktionen durch Gleichgewicht zwischen Erreger und lokaler zellulärer Abwehr	Lokale Anwendung einer Steroid-Kristallsuspension + Lokalanästhetikum intrafokal
Vorerkrankungen	Das Verhalten einer kranken Haut auf Reisen ist sehr unterschiedlich und oft nicht kalkulierbar. Prinzipiell können Erholung, Entspannung und Klima zu einer Besserung führen, andere Klimafaktoren, Infektionen und Stress können dagegen schaden. Einige häufige Hautkrankheiten:	Reisende mit Vorerkrankungen der Haut sollten sich in jedem Fall vor der Reise von einem (ihrem) Facharzt beraten lassen.
	Akne vulgaris Starke Insolation in Verbindung mit stärkerem Schwitzen in feuchtheißem Klima kann zur Lichtschwielenbildung führen („Akne tropicalis")	Sonnenexposition gering halten, fettarme Lichtschutzmittel, regelmäßige Körperpflege, Lokalbehandlung reduzieren, kein (systemisches) Tetracyclin.
	Psoriasis Trockenheißes Klima, Sonnenlicht in richtiger Dosierung und Baden in Salzwasser kann sich positiv auswirken. Negative Auswirkungen sind von Sonnenbrand, Infektionen, Insektenstichen und Verletzungen zu erwarten.	Lokaltherapie mit gewohntem Mittel fortsetzen, keine fetthaltigen Externa in feuchtheißem Klima, Infektionen vorbeugen bzw. sofort behandeln, Medikamente für evtl. Schub mitnehmen.
	Atopische Dermatitis, Seborrhoisches Ekzem Während sich sog. gemäßigtes „Reizklima" an See oder Hochgebirge in der Regel günstig auswirken, ist der Verlauf auf Reisen in warme Länder nicht vorhersehbar. Exazerbationen sind möglich durch Klimaeinflüsse und Infektionen, aber auch durch Stress.	Sonnenbrand, starkes Schwitzen, Infektionen und Stress möglichst meiden. Lokaltherapie mit gewohntem Mittel fortsetzen, Medikamente für evtl. Schub mitnehmen.

Literatur

Plettenberg-Meigel: Dermatologische Infektiologie, Thieme 2004
Rassner: Dermatologie Lehrbuch und Atlas, Elsevier 2009

Hitze (B. Zieger, Dresden)

Thema	Problem	Management
Grundlagen	Der Mensch gehört zu den homoiothermen Lebewesen, d. h. die **Kerntemperatur** von 37 °C muss **konstant** gehalten werden, damit alle lebensnotwendigen Stoffwechselvorgänge normal ablaufen können. Gelingt dies nicht, resultieren schwere Gesundheitsstörungen, im Extremfall der Tod. **Destabilisierende Faktoren** sind: - Umgebungstemperatur - Luftfeuchtigkeit (Wasserdampfdruck) - Luftbewegung - Strahlungstemperatur der Umgebung Für mögliche Hitzeschäden sind **zwei unterschiedliche Klimazonen** von Bedeutung: 1. **feuchtheißes Klima** innerhalb der Wendekreise 23°N – 23°S mit einem Jahresdurchschnitt von 24 – 28 °C, dabei hohe Schwüle in Tieflandzonen mit mehr als 70 % Luftfeuchtigkeit, ab 800 m Höhe erträgliche Schwüle. 2. **trockenheißes Klima** Wüstenklima durchschnittlich 25 °C, max. 30 – 45 °C, wobei es Tagesschwankungen bis zu 20 % Differenz geben kann, trockene Hitze mit starker Sonneneinwirkung, ausgeprägte Höhenabhängigkeit. Die **Kompensationsmöglichkeiten** zur Konstanthaltung der Kerntemperatur von 37°C beschränken sich vorwiegend auf: 1. eine **vermehrte Wärmeabgabe** bzw. **verminderte Wärmestauung** durch Konvektion, 2. einen **vermehrten Wärmetransport vom Kern zur Peripherie** und 3. die Verdunstungskälte durch vermehrte Schweißsekretion. Bei **schwül-heißem Klima** ist somit die **Aufrechterhaltung der Kerntemperatur** von 37 °C aufgrund des erhöhten Wasserdampfdruckes der Umgebung **besonders problematisch**.	Schon bei der **Reiseplanung** die **klimatischen Bedingungen vor Ort** eruieren (Reiseveranstalter, Auswärtiges Amt, CRM, Tropeninstitute, Literatur). Besonders **Risikoreisende** sollten dabei folgende Punkte berücksichtigen: **1. Jahreszeit** **2. Reisedauer** **3. Gesundheitszustand** **4. Reiseaktivitäten**
Hitze-Tauglichkeit	Prädisponiert für Hitzeschäden sind Personen mit folgenden **Risikofaktoren**: • körperliche Untrainiertheit • höheres Alter • Übergewicht • Herz- Kreislauferkrankungen • endokrinologische Erkrankungen, bes. Schilddrüsen-Überfunktion • Störungen der Schweißsekretion, z. B. Ichthyosis • psychische Erkrankungen	Trotz eines bestehenden Risikos sind bei rechtzeitiger Reiseplanung, guter Beratung und entsprechendem Verhalten vor Ort Tropenaufenthalte durchaus realisierbar. **Beratungsinhalt** sollte folgende Punkte umfassen: **Trinkregime, Elektrolythaushalt, Medikamenteneinnahme, Freizeitaktivitäten, Kleidung** u. a. Generell gilt, dass bei hoher Umgebungstemperatur, hoher Luftfeuchtigkeit und wenig Luftbewegung körperliche Anstrengungen, Alkohol- und Drogengenuss gemieden werden sollten. Auf eine geeignete Kleidung (luftig, Leinen oder Baumwolle, Kopfbedeckung) ist zu achten. Folgende **Medikamente** können den Thermoregulationsmechanismus negativ beeinflussen: • SD-Hormone, Amphetamine, trizyklische Antidepressiva und LSD (Steigerung der körpereigenen Wärmeproduktion) • Haloperidol (Verminderung des Durstgefühls) • Antihistaminika, Anticholinergika, Phenothiazine (Schweißsekretion vermindert)

Hitze

Thema	Problem	Management
Schweißfrieseln (Miliaria, „Roter Hund“)	*Ursache:* **Verlegung der Schweißdrüsenausgänge** (Keratinpfropfen), Talgverarmung der Haut *Symptome:* brennende, stark juckende rote Hautflecken, Knötchen oder Bläschen, evtl. Entzündungen durch Kratzeffekte oder mechanische Reizung durch Schweißkristalle	*Prophylaxe:* Zweckmäßige Kleidung (keine enganliegenden, scheuernden Kleidungsstücke), häufiges kaltes Duschen ohne Detergentien (cave: Talgverarmung). *Therapie:* Auftragen von Zinkschüttelmixtur, evtl. antiseptische Lokalbehandlung (z. B. Neomycincreme)
Hitzekollaps	*Ursachen:* erhöhte **körperliche Aktivität** bei ungenügender Akklimatisation, **unzweckmäßige Kleidung, Orthostase** *Symptome:* Prodromi sind Schwindel und Brechreiz, evtl. Kopfschmerzen, kurzdauernde Bewusstlosigkeit	*Prophylaxe:* • ausreichende Akklimatisierung vor schwerer körperlicher Anstrengung • zweckmäßige luftdurchlässige Kleidung • Kopfbedeckung *Therapie:* • Schatten • Kopftieflage • Trinken von mäßig konzentrierter Salzlösung (keine Salztabletten → Erbrechen!)
Sonnenstich (Insolations-meningismus)	*Ursachen:* intensive **Insolation des entblößten Kopfes**, Irritation des überwärmten Gehirns durch langwellige Wärmestrahlen, evtl. → Pachymeningitis haemorrhagica, Purpura cerebri *Symptome:* • Übelkeit und Brechreiz • Schwindel • Kopfschmerzen • blasse, schweißige Haut • Benommenheit • in schweren Fällen meningitische Zeichen und Krämpfe, evtl. tiefe Bewusstlosigkeit	*Prophylaxe:* Kopfbedeckung, auch bei bedecktem Himmel! *Therapie:* • Abkühlung • kalte Kompressen • in schweren Fällen Behandlung des Hirnödems (Mannitolinfusion, Antikonvulsiva)
Hitzekrämpfe	*Ursache:* erhöhte **körperliche Aktivität unter strahlender Hitze** (NaCl-Verlust infolge erhöhter Schweißsekretion bei gleichzeitig erhöhten NA^{+}-Eintritt in die Zelle) *Symptome:* Prodromi sind Schwindel und körperliche Schwäche, dann evtl. Muskelfibrillationen bis hin zu schmerzhaften kurzfristigen Krämpfen in der beanspruchten Skelettmuskulatur	*Prophylaxe:* NaCl-Verlust durch häufiges Trinken von NaCl-haltigem Mineralwasser ausgleichen *Therapie:* orale Salzlösungen (keine Salztabletten → Erbrechen)
Hydroprive Hitzeerschöpfung	*Ursache:* **hohe Umgebungstemperatur** und schwere **körperliche Belastung** bei **ungenügender Wasserzufuhr**	*Prophylaxe:* ausreichende Wasserzufuhr im Sinne eines Trinkregimes (4 – 10 l/d!), Urinfarbe soll hell bleiben, sonst Trinkmenge erhöhen

Hitze

Thema	Problem	Management
Hydroprive Hitzeerschöpfung (Forts.)	*Symptome:* innerhalb **kurzer Zeit (unter 1 Tag)** kommt es zu • ausgeprägtem Durstgefühl • Müdigkeit • Desorientierung, Halluzinationen • Muskelschmerzen • generalisierten Krämpfen • Anurie • Kreislaufversagen *Gefahr:* **lebensbedrohlicher Zustand**, der in **Hitzschlag** übergehen kann.	*Therapie:* • Ruhe in kühler Umgebung • häufiges Trinken kleinerer Flüssigkeitsmengen max. bis zu 8 Liter/24 h, Ziel ist normale Urinausscheidung, normale Körpertemperatur • bei Somnolenz bzw. Koma Infusion von 4000 ml physiologischer NaCl-Lösung innerhalb von 24 Stunden
Saloprive Hitzeerschöpfung	*Ursachen:* **Salzverarmung**, besonders durch starkes Schwitzen *Symptome:* • über **mehrere Tage (3–5)** zunehmende Leistungsschwäche • Schwindel • Durchfälle • Erbrechen • Krämpfe in der beanspruchten Muskulatur • Ohrensausen • Sehstörungen • Oligurie bis Anurie	*Prophylaxe:* zusätzlich NaCl-Zufuhr zur üblichen Nahrung (Speisen reichlich würzen) *Therapie:* bei leichten Fällen 20 g NaCl/d in Fleischbrühe oder Tomatensaft, bei schweren Verläufen 0,9%ige NaCl-Infusion bis 2×4000 ml/12–24 h **(cave zuviel NaCl → intrazelluläre Dehydratation)**

Differentialdiagnose Wasser – Salzmangel-Syndrom (nach Marriott)

	Wassermangel	**Salzmangel**
Dauer der Symptome	oft weniger als 1 Tag	3–5 Tage
Durst	stark	unwesentlich
Mattigkeit, Schwindel	geringfügig	ausgeprägt
Muskelkrämpfe	keine	meist
Erbrechen	meist nicht	fast immer
Verwirrtheit	oft	nicht
Urinkonzentration	sehr hoch	mäßig
Todesursache	oligämischer Schock hoher osmot. Druck intrazellulär Hitzschlag	oligämischer Schock

Thema	Problem	Management
Hitzschlag (Hitzehyperpyrexie)	*Ursache:* Sowohl die **hydroprive** als auch die **saloprive Hitzeerschöpfung** können in den Hitzschlag einmünden. • feuchtheißes Klima und mangelnde Luftbewegung (z. B. Regenzeit, para-äquatorial) • Schattentemperatur von über 45 °C, führt immer zu einem zentralen Wärmestau • erhöhte Strahlenreflexion (Stadt) • abrupter Hitzeeinbruch, mangelnde Akklimatisation • koinzidierende Erkrankungen • Alkohol	*Prophylaxe:* Genügend Zeit für Akklimatisation, luftdurchlässige Kleidung, Einschränkung körperlicher Aktivitäten bei hoher Schattentemperatur, kein Alkohol

Hitze

Thema	Problem	Management
Hitzschlag (Hitzehyperpyrexie) (Forts.)	*Symptome:* Klinisches Bild ist geprägt von Trias: • stark erhöhte Körpertemperatur (rektal > 41°C) • Schädigung des ZNS • Kreislaufinsuffizienz Symptomatik wie beim Wasser- und Salzmangelsyndrom, zusätzlich: • motorische Unruhe • Beklemmungsgefühl • Polyurie • trockene, heiße Haut • ohne Vorboten Übergang in delirante und komatöse Erscheinungsbilder	*Therapie:* • Hydro- und/oder Eiswassertherapie • feuchte Tücher • Duschen bei gleichzeitiger Luftventilation (z.B. Fön) • Eiswasserklistiere *Prognose* abhängig vom Einsetzen der Therapie (Zeitfaktor). Sie wird umso schlechter, je höher die initiale Rektaltemperatur ist. Letalität schwankt zwischen 8 – 80 % **Cave:** **Malaria tropica ausschließen**
Literatur	Jelinek T. (Hrsg,): Kursbuch Reisemedizin, Thieme 2012 Bouchama, A. und Knochel, J.P.: „Heat Stroke“, in: N Engl J Med 3346(2002) „Environmental health risks – Heat and humidity“, in: International Travel and Health, WHO 2019	

Höhe/Bergsteigen

Thema	Problem	Management
Grundlagen	Mit zunehmender Höhe Abnahme des Luftdrucks und des Sauerstoffpartialdrucks mit Gefahr der Hypoxie.	
	• geringe Höhen < 1.500 m	Keine höhenbedingte Probleme.
	• mittlere Höhen 1.500 – 2.500 m	Funktionelle Sofortadaption bei Gesunden mit geringem Leistungsverlust.
	• große Höhen 2.500 – 5.300 m	Adaption möglich, für Erhalt der vorherigen körperlichen Leistungsfähigkeit sind mindestens 2–7 Tage erforderlich.
	• extreme Höhen > 5.300 m	Vorübergehender Aufenthalt möglich, erheblicher Leistungsverlust, keine Daueradaption (physiologische Anpassungsgrenze bei 5.300 m).
	• „Todeszone“ > 7.500 m	
Höhen-Bergtauglichkeit	**Besondere Beratung für Höhenaufenthalte** sollte grundsätzlich erfolgen bei: pulmonalen Erkrankungen; peripheren Durchblutungsstörungen; erhöhtem Thromboserisiko, speziell thromboembolischen Ereignissen in der Vorgeschichte; Anämien, Sichelzellanämie, Polyglobulie Gerinnungsstörungen, Kälteagglutininleiden; Stoffwechselstörungen, speziell endokrine Erkrankungen; Störungen des Gleichgewichtssystems; HAPE oder HACE (s. u.) in der Vorgeschichte; für aktives **Bergsteigen** ferner bei Erkrankungen des Bewegungsapparates, Psycho-vegetativen Störungen	**Beurteilung** im Zweifelsfall konsiliarisch mit **Höhenmediziner**. Auskünfte und Beratung über die Fachgesellschaften (s. u.)
Bergunfall (für Bergsteigen)	Höhen-unabhängig	**Bergsteigen** – generelle Hinweise zur Vorsorge: Information über Gefahren am Berg einholen (Literatur oder Beratung), angepasste Erfahrung und Ausrüstung. Wetter, örtliche Warnhinweise beachten, Touren in Gruppen (evtl. mit Bergführer) oder allein, andere über geplante Route und Zeit informieren; Kenntnis der akustischen und optischen Notsignale (alpin), Mobiltelefon mitnehmen.

Höhe/Bergsteigen

Thema	Problem	Management
Erschöpfung (für Bergsteigen)	Respiratorische und/oder cardiale Probleme, Kreislaufinsuffizienz	Training, besonders für Ungeübte; geplante Strecke und Höhe der Kondition und den herrschenden Bedingungen anpassen; ggf. Tempo vermindern, rasten, umkehren; ausreichend trinken, kein Alkohol! **Kein falscher Ehrgeiz!** (Gefahr bei Gruppentouren)
Akute Höhenkrankheit	**Acute Mountain Sickness – AMS** Auftreten nicht vorhersehbar. Nachweisbare Risikofaktoren sind Aufstiegsgeschwindigkeit und Übergewicht, Pressatmung (z. B. schwerer Rucksack). Bereits in mittleren Höhen möglich, Latenz zwischen Ankunft und Ausbruch mindestens (4) 6–8 Stunden, evtl. länger. Symptome: Kopfschmerz, Anorexie, Nausea, Schwindel, Antriebsschwäche, Ataxie, Leistungsabfall, etc. Beachte: **Jede unklare Symptomatik in mittleren oder großen Höhen ist bis zum Gegenbeweis als AMS anzusehen und entsprechend zu behandeln!**	Verhinderung nicht trainierbar. **Vorbeugung:** Langsam aufsteigen; Flugtransport in große Höhe steigert Inzidenz für AMS. Beim Trekking Schlafhöhe immer niedriger als erreichte Tageshöhe. Medikamentöse Vorbeugung mit Acetazolamid (Glaupax® 2 × 1/2 Tabl. à 250 mg) abends möglich, nicht generell empfohlen (Maskierung von Frühsymptomen; kein Ersatz für adäquate Akklimatisierung). **Therapie: Abstieg!** Sauerstoff (meist nicht verfügbar). Acetazolamid 1–2 × 1/2 Tabl. à 250 mg Symptomatisch gegen Kopfschmerz: Ibuprofen 1 mal 600 mg oder Naproxen 1 mal 500 mg. Wiederholung bzw. Fortsetzen des Aufstieges nach Besserung (evtl. schon am nächsten Tag) möglich.
Höhenlungenödem	**High Altitude Pulmonary Edema – HAPE** Ab 2.000 m möglich, in der Regel nicht < 3.000 m; kann unabhängig von AMS auftreten. Latenz zwischen Ankunft und Ausbruch mindestens 6 Stunden, Häufigkeitsmaximum am 3. Tag, evtl. länger. Symptome: Plötzlicher Leistungsabfall, Husten, Auswurf, Dyspnoe, respiratorische Insuffizienz. **Akute Lebensgefahr!**	**Vorbeugung:** Bergsteiger und Höhentouristen, die bereits ein HAPE hatten oder dazu tendieren, können prophylaktisch Nifedipin retard 20 mg alle 8 Stunden nehmen. **Therapie:** **sofortiger Abstieg** (wenn möglich), Sauerstoff oder Überdrucksack (wenn verfügbar). Hochlagerung des Oberkörpers. Nifedipin 20 mg retard. Bergrettung rufen (wenn vorhanden).
Höhenhirnödem	**High Altitude Cerebral Edema – HACE** Selten unter 3.500 m, AMS geht immer voraus. Symptome: Schwerste Kopfschmerzen, Übelkeit, Erbrechen, Ataxie, psychische (Frühzeichen!) und neurologische Ausfälle, Bewusstlosigkeit. **Akute Lebensgefahr!** (Bei eingetretenem Koma Letalität 60 %)	**Vorbeugung:** Bei AMS-verdächtigen Symptomen Aufstieg sofort abbrechen. **Nicht wohl – nicht höher!** **Therapie:** **sofortiger Abstieg** (wenn möglich). Sauerstoff oder Überdrucksack (wenn verfügbar). Hochlagerung von Kopf und Oberkörper. Dexamethason initial 8 mg, dann alle 6 Stunden 4 mg, bei Bewusstlosigkeit parenteral. Bergrettung rufen (wenn vorhanden).

Literatur

Berghold, F., Gieseler, U., Schaffert, W.: Handbuch der Trekking- und Expeditionsmedizin, 8. Auflage 2015
„Environmental health risks – Altitude“, in: International Travel and Health, WHO 2019
Jelinek T. (Hrsg.): Kursbuch Reisemedizin, Thieme 2012

Fachgesellschaften

Deutsche Gesellschaft für Berg- und Expeditionsmedizin
Tel.: 0 89 / 32 65 36 72, E-Mail: info@bexmed.de, Internet: http://www.bexmed.de

Österreichische Gesellschaft für Alpin- und Höhenmedizin
Tel.: +43 / 6 64 / 4 36 82 47, E-Mail: sekretariat@alpinmedizin.org, Internet: http://www.alpinmedizin.org

Service

Hygiene – Nahrungsmittel

Thema	Problem	Management
Kontamination von Nahrungsmitteln	Risiko von gastrointestinalen u./o. allgemeinen Infektionen bei oraler Aufnahme von Krankheitserregern u./o. deren Toxinen mit Nahrung oder Trinkwasser, in der Regel fäkal-oraler Übertragungsweg, z. B.: • Durchfallerkrankungen • Amöbiasis • Hepatitis A, E • Poliomyelitis • Typhus, Paratyphus • Helminthosen	**Handhygiene:** Händewaschen mit Wasser und Seife vor jeder Nahrungszubereitung und -aufnahme, nach jedem Toilettengang, Windelwechsel bei Kleinkindern, Berühren von Türklinken, Geldscheinen etc.; Abtrocknen möglichst mit Einmal-Handtüchern oder Papiertaschentüchern; Stehen Möglichkeiten zum Händewaschen nicht zur Verfügung, kann auch ein alkoholhaltiges Händedesinfektionsmittel benutzt werden.
	Lebensmittel können schon beim Kauf mit Keimen verunreinigt sein, aber auch im Laufe der Zubereitung oder bei der späteren Lagerung kontaminiert werden.	**Küchenhygiene:** Sauberkeit von Küchenutensilien und Oberflächen, die mit Nahrungsmitteln in Berührung kommen, beachten, insbesondere bei Zubereitung roher Lebensmittel. Lebensmittel vor Fliegen, Schädlingen und Nagetieren schützen! Getrennte Aufbewahrung und Verarbeitung roher und gekochter Speisen. Speisen auch im Kühlschrank in geschlossenen Behältern bzw. vollständig abgedeckt aufbewahren. Gekühlte Lagerung von Speisen bei < 5 °C, Warmhaltung bei > 65 °C.
	Häufig bestehen auf Reisen kaum Einflussmöglichkeiten auf die Speisezubereitung oder -lagerung. Durch Auswahl bzw. Vermeidung bestimmter Lebensmittel kann das Risiko oral übertragener Infektionen reduziert werden.	**Vorsichtsmaßnahmen bei der Auswahl von Speisen:** Vermieden werden sollten • rohe, ungeschälte Früchte, Gemüse und Salate • offene Säfte, Getränke aus nicht original-verschlossenen Konfektionsverpackungen • offene Eiscreme bzw. Eiscreme unbekannter Herkunft • rohe oder nicht durchgegarte Fleisch-, Fisch- und Eierspeisen • nicht pasteurisierte Milch, Rohmilchprodukte • Speisen, die über längere Zeit bei Umgebungstemperatur aufbewahrt wurden (z. B. offene Buffets, Speisen aus Straßen- oder Strandverkauf)
	In der Praxis ist die Einhaltung aller Vorsichtsmaßnahmen häufig schwer durchführbar.	Konkrete, schriftliche Empfehlungen oder Merkblätter, die den Reisenden mitgegeben werden, können dazu beitragen, Risiken zu vermindern (siehe Links)
Links	Hinweise für Reisende in tropische und subtropische Länder zur Vorbeugung lebensmittelbedingter Erkrankungen http://www.bfr.bund.de/cm/350/hinweise_fuer_reisende_in_tropische_und_subtropische_laender_.pdf Verbrauchertipps: Schutz vor Lebensmittelinfektionen im Privathaushalt http://www.bfr.bund.de/cm/350/verbrauchertipps_schutz_vor_lebensmittelinfektionen_im_privathaushalt.pdf WHO: Fünf Schlüssel zu sicheren Lebensmitteln http://www.who.int/foodsafety/publications/consumer/5keys_german.pdf	

Service

Hygiene – Trinkwasser

Thema	Problem	Management
Wasserqualität	**entspricht in vielen**, vor allem südlichen und östlichen **Ländern nicht dem deutschen Standard**. Das gilt prinzipiell für Trinkwasser, egal ob aus Leitungssystemen, Quellen oder Brunnen. **Falsches Sicherheitsgefühl** bei Wasser aus scheinbar sauberen Armaturen oder Karaffen in Luxushotels.	**Information zur Trinkwasserqualität** und **-beschaffung** vor Ort von zuverlässigen Personen (z. B. Reiseleitung) einholen.
Keimbesiedlung	Durch Kontamination mit Umwelt und Abwasser können **pathogene Erreger** enthalten sein, auch wenn es dem Wasser nicht anzumerken ist.	**Generell zum Trinken nur abgekochtes Wasser oder konfektionierte Getränke verwenden!** **Abkochen:** Kochzeit 1 Minute („blubbern"); Geschmacksverbesserung z. B. durch Tee, Fruchtsäfte. Eiswürfel nur aus abgekochtem Wasser!
	Konfektionierte Getränke können **manipuliert** sein.	**Konfektionierte Getränke** nur aus zuverlässigen Bezugsquellen (s.o.), nicht im Straßenhandel kaufen, Originalverschluss überprüfen, Kühlung durch Eiswürfel aus nicht abgekochtem Wasser vermeiden.
	Desinfektion – bei richtiger Anwendung gut wirksam auf Viren und Bakterien, kaum oder nicht auf Protozoen (Cysten) oder Helminthen (Eier, Larven). Freies **Jod** blockiert TRH-Ausschüttung, reversible Beeinträchtigung der Schilddrüsenfunktion möglich.	**Desinfektion** – kurzfristige Alternative zur Trinkwasseraufbereitung, wenn Abkochen nicht möglich und konfektionierte Getränke nicht erhältlich. Routinemäßig geeignet zum Mundspülen und Zähneputzen. Präparate auf Chlor- oder Silberbasis, Herstellerangaben, speziell zu Konzentration und Einwirkungszeit, beachten. Jod: Tinct.jod.offizin. 4 Tropfen auf 1 l Wasser, Einwirkungszeit 30 Min. Für Gesunde kurzfristig unbedenklich, bei Schilddrüsenstörungen kontraindiziert (in D daher zur Tinkwasserdesinfektion nicht zugelassen).
	Wasser kann **Schwebestoffe** enthalten, auch wenn sie mit bloßem Auge nicht sichtbar sind. Sie können Desinfizientien adsorbieren und dadurch unwirksam machen.	**Filtern** – besonders wichtig bei Verwendung von Oberflächenwasser oder von trübem Wasser aus Brunnen und Leitungssystemen
	Handelsübliche Filter für kurzfristigen Einsatz im Tourismus (z. B. auf kleiner Safari) teuer, für längere Anwendung wartungsbedürftig.	**Filtergröße dem Bedarf anpassen** evtl. Improvisation mit **Filterpapier** (Kaffeefilter) oder festem **Stofftaschentuch** (aber Porengröße zu groß für sichere Filterleistung). Herstellerangaben beachten, Zubehör und Ersatzteile mitnehmen.
	Ausschließliches Filtern zur Aufbereitung einwandfreien Trinkwassers **nicht immer ausreichend.**	**Kombination** **Filtern + Desinfizieren** verbessert die Wirksamkeit der Keimreduktion, bei handelsüblichen Filtern bisweilen integriert, sonst improvisieren (s.o. – erst filtern, dann desinfizieren) – optimal für Kurzzeitgebrauch (Safari), wenn Abkochen nicht möglich. **Filtern + Abkochen** liefert einwandfreies Trinkwasser, Kombinationsgeräte sind stromabhängig, nicht überall handelsüblich – optimal für Langzeitgebrauch, wenn nur Oberflächenwasser verfügbar ist.

Hygiene – Trinkwasser

Thema	Problem	Management
Chemische Belastung	Die meisten **chemischen Schadstoffe** sind **hitzestabil** und **passieren konventionelle Filter**. Trinkwasseraufbereitung durch Abkochen oder bloßes Filtrieren ist daher unwirksam.	**Filtern + Aktivkohle** evtl. im Filterelement integriert oder nachzurüsten (Fachhandel), Geschmacksverbesserung und Schadstoffreduktion möglich aber nicht sicher.
	Industrieabwässer und Pestizide sind häufigste Ursache für lokale oder regionale Schadstoffbelastungen des Trinkwassers.	**Örtliche Warnhinweise** beachten. **Informationen zur Trinkwasserbeschaffung** von zuverlässigen Personen vor Ort einholen. **Nutzung konfektionierter Getränke.**
	Mineralische Schadstoffbelastung von Trinkwasser eher selten und regional, z. B. Arsenikalien in Bangladesh.	**Für Kurzzeitaufenthalte** meist **unbedenklich**, bei Langzeitaufenthalten Beratung durch Wasserhygieniker einholen.

Psychologie

Thema	Problem	Management
Grundlagen	**„Psychische Probleme während eines Tropenaufenthaltes sind oft schwerwiegender als körperliche"** (Ernst Rodenwaldt, 1878–1965). Ein wesentlicher Grund hierfür liegt in der Tatsache, dass in vielen Ländern eine mit heimischen Verhältnissen vergleichbare fachliche Versorgung auf diesem Gebiet nicht existiert oder aus soziokulturellen Gründen nicht kompatibel ist.	Hauptanliegen einer entsprechenden Beratung ist es, das Auftreten psychischer Probleme im Ausland möglichst zu vermeiden. Hierzu benötigt der Arzt Angaben zu **Dauer, Zweck und Umständen der Reise**, zu **psychischen Vorerkrankungen** des Reisenden, einen **Gesamteindruck seiner Persönlichkeit** sowie ggf. Informationen zur **Leistungsfähigkeit psychologisch-psychiatrischer Einrichtungen im Zielland**.
	Entscheidend für Art und Umfang der Beratung und deren Bedeutung für das psychische Wohlbefinden des Reisenden ist zunächst die **Aufenthaltsdauer**. Dabei haben Langzeitaufenthalte (> 3 Monate) meist einen beruflichen Hintergrund; Kurzzeitaufenthalte können sowohl touristischen wie beruflichen Zwecken dienen.	Bei **beruflichen Auslandsaufenthalten** mit besonderen klimatischen Belastungen (Tropen) und Infektionsgefährdungen sind ggf. die Bestimmungen der Verordnung zur arbeitsmedizinischen Vorsorge (ArbMedVV) zu beachten.
Kurzzeitreisen Reisestress	Im Vordergrund psychischer Belastungen bei Kurzzeitreisen steht der **Reisestress** in vielfältigen Variationen, der seinerseits zu einer großen Streubreite von **Reaktionen** führen kann.	**Stresstoleranz** und **-bewältigung** ist individuell sehr unterschiedlich. Wenig belastbare Menschen sollten vorhersehbare Stresssituationen (z. B. Abenteuerreisen, Leistungsdruck, extremen Zeitzonenwechsel) möglichst meiden. In der Regel kann der Reisende die Zeit bis zur Rückkehr aus eigener Kraft oder mit Hilfe Angehöriger oder Mitreisender überbrücken. Kein Alkohol, keine Drogen! Möglichst keine psychotropen Substanzen, es sei denn, sie sind vom heimischen Arzt vorsorglich verordnet.
abnorme Reaktionen	Abnorme Reaktionen resultieren meist aus **Phobien**. Eine der häufigsten auf Reisen ist die **Flugangst**.	Bei häufigen Flugreisen und regelmäßigem Auftreten helfen **Flugangstseminare**. Zur aktuellen Überbrückung evtl. **Lorazepam** (s. Checkliste Fliegen).
	Unbewältigte Angstzustände können zu **Panikanfällen** führen. Sie beginnen plötzlich mit Zeichen extremer körperlicher und seelischer Exzitation, erreichen innerhalb von 10 Minuten ihren Höhepunkt und können etwa ein halbe Stunde andauern. Oft sind sie mit vorangegangener Einnahme ungeeigneter Mittel, Drogen, Alkohol oder auch mit entsprechenden Entzugserscheinungen verbunden.	Es handelt sich um eine psychologische Notfallsituation, die fremder Hilfe bedarf, ggf. mit vorübergehender Hospitalisierung oder Sicherungsverwahrung.

Psychologie

Thema	Problem	Management
Vorerkrankungen	Häufig ist der Reisestress auslösender Faktor für die Verschlimmerung oder Erstmanifestation einer **vorbestehenden psychischen Erkrankung** oder **Veranlagung**.	Bei entsprechender Anamnese ist eine **fachliche Untersuchung und Beratung** (Psychiater, Psychologen) auch vor einer Kurzzeitreise anzuraten.
Langzeitreisen	Bei längeren Auslandsaufenthalten stehen die unterschiedlichen Faktoren **psychischer Dauerbelastung** im Vordergrund. Deren Bewältigung hängt wesentlich stärker als bei Kurzzeitreisen von einer intakten Persönlichkeitsstruktur ab. Das gilt insbesondere für Expatriates, die zwischen Erwartungshaltung und Überforderung in einem ständigen Spannungsfeld leben und in ihrem Umfeld stärker exponiert sind als in der heimischen Gesellschaft. Jede Form von Versagen ist eine Frustration für den Betreffenden, die nicht nur seine eigene Situation verschlimmert, sondern auch seine Umgebung (Familie, Mitarbeiter, Projekt, Auftrag etc.) tangiert.	Bei der üblichen **Ausreiseuntersuchung** ist besonders auf psychische Vorerkrankungen oder -belastungen sowie auf abnorme Persönlichkeitsstrukturen zu achten. Das ist für einen fachfremden Mediziner nicht immer einfach. Hilfreich kann sein, das **Motiv der Ausreise** zu hinterfragen. Dabei sind ethisch-soziale Erwägungen (z. B. Missionar, Entwicklungshelfer), Weiterbildung, Verdienst-, Aufstiegsmöglichkeiten meist unverdächtig. Abenteuerlust hält als Leitmotiv einen längeren Aufenthalt nicht durch. Jede Form von Flucht (egal ob aus Job, Umgebung, Partnerschaft) ist als Basis für einen Langzeitaufenthalt nicht tragfähig. In allen Zweifelsfällen ist eine **Konsiliaruntersuchung durch Psychiater oder Psychologen** anzuraten. Viele aussende-aktive Betriebe haben hierfür ihre eigenen psychologischen Dienste.
Notfall	Bei jeder schwereren psychischen Störung oder Erkrankung im Ausland, speziell in Gebieten mit mangelhafter Infrastruktur, ist zu entscheiden, ob der Kranke **vor Ort** oder **in der Nähe** (z. B. Hauptstadt, Nachbarland) versorgt werden kann oder **repatriiert** werden muss. Diese Entscheidung kann der Kranke, seine Angehörigen oder Mitarbeiter allein meist nicht treffen.	Für derartige Fälle sollte mit den Mitteln der **Telekommunikation** fachlicher Rat aus der Heimat hinzugezogen werden. Die Wege hierfür sollten vorgebahnt sein. Wurde der Kranke bereits vor der Reise psychologisch-psychiatrisch untersucht oder betreut, bietet sich der Kontakt zu der betreffenden Einrichtung an. Ansonsten ist Hilfe durch eine **Medizinische Assistance** möglich.
„Kulturschock"	Der sog. **„Kulturschock"** ist Zeichen einer mangelnden Anpassungsfähigkeit. Er äußert sich in einer permanenten Unzufriedenheit mit dem eigenen Leben, oft verbunden mit einer Abwertung des Gastlandes und seiner Menschen.	Die **„soziale Integration"** sollte mit einer Lernphase bereits vor der Ausreise beginnen, indem sich der Reisende mit Gesellschaft, Kultur, Religion und Sprache des Gastlandes vertraut macht. Das erleichtert ihm vor Ort eine echte Partnerschaft zu Land und Leuten.
„Burn-out-Syndrom"	Das sog. **„Burn-out-Syndrom"** ist nach den Erfahrungen der Arbeitsmediziner eine der häufigsten Ursachen für eine vorzeitige Beendigung des Einsatzes. Dabei führen Leistungsdruck und hohe Selbstansprüche in Beruf, Familie und Weiterbildung zu einer permanenten Überforderung, die letztlich in eine Resignation mündet. Alkohol kann die Situation verschlimmern.	Offene **Gespräche** mit Angehörigen oder Freunden helfen bisweilen weiter und verhindern eine Isolation. Eine **Psychotherapie** in der Heimat kann ebenfalls hilfreich sein. Alkohol und Drogen sind zu vermeiden.
Depression	Unter den emotionalen Störungen ist die **Depression** zweifellos die häufigste. Ob endogen oder reaktiv ist die damit verbundene Antriebsschwäche ein limitierender Faktor für die Selbsthilfe. Alternierende Stimmungsschwankungen mit manischen Phasen sind eher selten, bergen aber ein erhöhtes Suizidrisiko.	Bei schweren Depressionen ist der Kranke auf **fremde Hilfe** angewiesen. Sind derartige Episoden aus der Vorgeschichte bekannt, ist die Kontaktaufnahme mit dem behandelnden Facharzt in der Heimat sinnvoll. Bisweilen ist eine Repatriierung nicht zu vermeiden.
Psychosen	Endogene **Psychosen** können sich als einmaliges Ereignis oder rezidivierend manifestieren und in Abhängigkeit von ihrer Symptomatik zu psychiatrischen Notfallsituationen führen.	Psychosen erfordern **immer fachärztliche Betreuung**. Da diese in vielen Ländern nicht verfügbar ist (s. oben), muss die Krankenführung in der Regel von Hause aus erfolgen. Das betrifft die Entscheidung zur Tropentauglichkeit vor der Erst- bzw. Wiederausreise, eine eventuelle Dauermedikation sowie ggf. eine Repatriierung.

Psychologie

Thema	Problem	Management
Allgemeines Alkohol, Drogen	Der **Gebrauch von Alkohol und Drogen** ist sowohl bei Kurzzeit- wie bei Langzeitreisenden weit verbreitet, obwohl die Schäden und Gefahren bekannt sind. Neben der akuten und chronischen Intoxikation ist ggf. auch an eine Entzugssymptomatik zu denken.	**Keine Verharmlosung von Alkohol als Heil- und Trostmittel sowie zur inneren Desinfektion** – verbreitete (vorgeschobene) Indikation bei Laien. Gegen einen Drink ist prinzipiell nichts einzuwenden, wenn die Menge überschaubar bleibt. Die alte Regel „never before sundown" sollte beachtet werden. **Alkoholkranke** und Drogenabhängige sind zumindest **für berufliche Langzeitreisen nicht tauglich**. Fachliche Betreuung ist erforderlich.
Medikamente	Im Ausland ist der **Arzneimittelmarkt** anders sortiert als hier, in den ärmeren Ländern ist das Angebot stark reduziert, vor allem bei importierten Mitteln. Ferner ist in diesen Ländern mit Arzneimittelfälschungen (Fakes) zu rechnen. Ein vorhersehbarer Bedarf eines speziellen Medikamentes sollte daher aus der heimischen Apotheke gedeckt werden. Für Kurzzeitreisen ist das in der Regel leicht; für eine Langzeitmedikation muss ggf. ein gangbarer Importweg gefunden werden.	Beim **Mitführen von Medikamenten** an Einfuhrbestimmungen des Reiselandes und ärztliches Attest denken (s. Kapitel „Mitnahme von Medikamenten"). Die Angaben im Beipackzettel einschließlich Lagerungshinweise und Verfallsdaten sind zu beachten. **Wechselwirkungen** mit anderen Präparaten (z. B. Malariamitteln) sind zu vermeiden. Bei allen psychischen Störungen oder psychiatrischen Erkrankungen, aktuell oder in der Vorgeschichte, ist **Mefloquin kontraindiziert**. Das gilt auch für Anfallsleiden.
Versicherung	Neben Unfällen und kardiovaskulären Erkrankungen sind psychische Störungen oder Erkrankungen die häufigsten Gründe für den **vorzeitigen Abbruch** einer Auslandsreise.	Gefährdete Personen sollten unbedingt eine Auslandskrankenversicherung abschließen. Der Versicherungsschutz darf akute Exazerbationen von Vorerkrankungen nicht ausschließen und muss einen Rettungsrückflug im Notfall abdecken.

Literatur

„Psychological Health" in: International Travel and Health, WHO 2019
Jelinek T. (Hrsg.): Kursbuch Reisemedizin, Thieme 2012

Schiffsreisen

Thema	Problem	Management
Grundlagen	Schiffsreisen haben in den letzten Jahren erheblich zugenommen. 2013 waren nach Angaben der WTO weltweit 21 Mio Passagiere auf großer Fahrt. Neben Fährverbindungen über größere Distanzen sind vor allem **Kreuzfahrten** von reisemedizinischer Bedeutung. Die durchschnittliche Dauer einer Kreuzfahrt beträgt 7 Tage, die Streubreite liegt zwischen einigen Stunden und mehreren Monaten.	Allgemeinen **Gesundheitszustand** und altersentsprechenden **Impfschutz** überprüfen und mit der geplanten Fahrt, der Reisedauer, der Reiseroute und dem Reiseziel korrelieren, möglichst vor Buchung. Besondere Risikoabwägung bei Mitfahrten auf **Frachtschiffen** und **Segelschiffen** – hier in der Regel keine medizinische Versorgung.
Flusskreuzfahrten	Schiffsreisen auf Flüssen werden in zahlreichen Ländern angeboten. Die Übernachtung erfolgt entweder auf dem Schiff oder in ufernahen Hotels. Typisch sind touristische Programme an Land mit Besichtigungen und Ausflügen, teilweise auch ins Landesinnere. Die medizinische Versorgung ist auf Maßnahmen der Ersten Hilfe beschränkt, ein Arzt ist in der Regel nicht an Bord.	Die reisemedizinische Beratung einschließlich der Impfungen und ggf. Malariavorbeugung erfolgt wie bei einer Reise auf dem Landwege. Auf die entsprechenden Angaben im Länderteil wird verwiesen.
Seekreuzfahrten	Moderne Kreuzfahrtschiffe werden meist als Firstclass-Hotels geführt; die größten bieten Platz für mehr als 4.000 Passagiere und über 1.000 Besatzungsmitglieder. Die sozialen und hygienischen Probleme des Zusammenlebens vieler Menschen über einen längeren Zeitraum auf engem Raum sind mit graduellen Unterschieden die gleichen wie in einer Gemeinschaftsunterkunft. Anders als bei Flusskreuzfahrten beschränken sich Landgänge bei Seereisen auf wenige Häfen mit Ausnahme von Inselkreuzfahrten. Die Übernachtung erfolgt in der Regel an Bord.	Die „International Health Regulations" (IHR) der WHO von 2005 enthalten globale Standards zur Gesundheitsüberwachung in Häfen und auf Schiffen zu Hygiene, Vektor- und Nagerkontrolle, Abfallentsorgung etc. Für die medizinische Betreuung steht gewöhnlich eine gut ausgerüstete Ambulanz mit kleiner Krankenstation zur Verfügung; ein Arzt ist immer an Bord. Erfahrungsgemäß können hier die meisten akut auftretenden Gesundheitsprobleme gelöst oder stabilisiert werden; Luft-Evakuierungen sind extrem selten.

Schiffsreisen

Thema	Problem	Management
Alter, chronische Krankheiten, Behinderungen	Das Durchschnittsalter der Passagiere auf Kreuzfahrtschiffen beträgt 45–50 Jahre; es liegt umso höher, je länger die Reise dauert.	**Ärztliche Untersuchung und Beratung** vor der Reise dringend angeraten.
	Ältere Menschen sind öfter mit chronischen Krankheiten belastet, die sich auf Reisen verschlimmern können. Am häufigsten sind **Herz-, Lungen-** und **Stoffwechselerkrankungen** sowie **körperliche Behin-derungen**. Einige benötigen ständige medizinische Betreuung oder spezielle Einrichtungen.	Mitführen eines Attestes mit Diagnose, Therapie sowie einer ausreichenden Menge der benötigten Medikamente. Ggf. ist die Reederei zu konsultieren, ob geeignete Betreuungsmöglichkeiten zur Verfügung stehen. So gibt es auf einigen Kreuzfahrtschiffen Dialysestationen. Einige Veranstalter bieten Reisen mit ärztlicher Begleitung an. Informationen über Reisebüros oder Internet, z. B. www.leben-und-reisen.de www.dialyseundkreuzfahrten.com www.behindertenreisen.de
Diabetes	Risiko für Entgleisung bei Schiffsreisen erhöht. Mögliche Ursachen: Zeitverschiebung, andersartige Aktivitäten, geänderter Tagesablauf, Nahrungsumstellung, Stress, Gleichgültigkeit.	Mitführen ausreichender Mengen der gewohnten Medikation, ärztliches Attest für die Grenzbehörden, Blutzuckermessgerät, Urin-Teststreifen.
Infektionskrankheiten	Die Lebensbedingungen auf einem Passagierschiff begünstigen die Ausbreitung von Infektionskrankheiten, vor allem bei oralen und aerogenen Übertragungswegen. Häufig werden die Erreger von Landgängen oder durch neu hinzukommende Passagiere eingeschleppt. Besonders gefährdet sind ältere Menschen und chronisch Kranke. Zahlreiche Ausbrüche mit hunderten von Erkrankten – teilweise über 80 % der Menschen an Bord – wurden in den letzten Jahrzehnten bekannt.	Hinweis auf landesspezifische Infektionsrisiken und deren Übertragungswege. Bei Krankheitszeichen, vor allem Fieber, respiratorischer oder gastro-intestinaler Symptomatik ist sofort der Schiffsarzt zu konsultieren. Nach Artikel 28,4 der IHR muss der Kapitän alle Krankheitsfälle an Bord, die auf eine Infektionskrankheit hinweisen, den Gesundheitsbehörden des Zielhafens melden.
intestinal	Die Infektion erfolgt in der Regel über **Nahrung** (Lagerung, Zubereitung) oder **Trinkwasser** (kontaminiert gebunkert oder mit Brauchwasser vermischt, unzureichende Desinfektion).	Beachtung der in den neuen IHR vorgesehenen Vorschriften zur Hygiene und Wartung durch Reederei und Personal.
	Ätiologisch kommen alle einschlägigen Erreger gastrointestinaler Infektionen in Betracht, bei den meisten größeren Ausbrüchen handelt es sich um **Noroviren**. Sie sind sehr widerstandsfähig, hochkontagiös, sowohl oral wie auch aerogen übertragbar und verursachen akute Brechdurchfälle.	Sorgfältige Nahrungs- und Trinkwasserhygiene, besonders nach Auftreten erster Erkrankungen. Kontakte zu Kranken meiden. Häufiges Händewaschen mit Wasser und Seife, evtl. Desinfektionsmittel. Auf einigen Schiffen werden Kranke und Kontaktpersonen vorübergehend isoliert.
aerogen	Am häufigsten sind **Infektionen der oberen Luftwege**, darunter auch **Influenza** und **COVID-19**. Besonders gefährdet sind Ältere und chronisch Kranke. Durch Reisende aus anderen Kontinenten sind Influenzaausbrüche auf Schiffsreisen auch außerhalb der Saison möglich.	Kontakte zu Kranken meiden. **Gefährdete Personen** vor einer Kreuzfahrt **gegen Grippe** (auch außerhalb der Saison) und **COVID-19 impfen**, ggf. auch gegen **Pneumokokken** und **RSV**.
	Legionellose: Innerhalb der letzten 30 Jahre wurden mehr als 50 Ausbrüche auf Schiffen mit insgesamt über 200 Betroffenen bekannt. Ursache für die durch Tröpfchen (Aerosole) übertragenen Erreger sind unzureichend gewartete Wasserleitungs-, Kühlsysteme sowie Anlagen wie Whirlpools, Duschen und Bäder. Besonders gefährdet sind ältere Männer und chronisch Kranke.	Regelmäßige, fachgerechte Wartung und Hygiene durch den Reeder bzw. das Personal. Risikoreisende sollten die genannten Anlagen, speziell Whirlpools, meiden. Bei Fieber und respiratorischer Symptomatik ist sofort der Arzt zu konsultieren.
sonstige	Weitere Ausbrüche bei Schiffsreisenden, die sich bei längerer Inkubationszeit und kürzerer Reisedauer erst nach der Rückkehr manifestieren können, wurden beschrieben bei **Masern, Röteln, Varizellen, Hepatitis A, Meningokokken-Meningitis**.	Immunschutz gegen **Masern** (MMR) und **Hepatitis A** vor Reise generell überprüfen und ggf. ergänzen. Meningokokken-Meningitis nur bei Risikopersonen (s. STIKO), bei einem Ausbruch ggf. Chemoprophylaxe für alle Kontaktpersonen.

Service

Schiffsreisen

Thema	Problem	Management
Andere Gesundheitsstörungen	**Klima, Witterung** und **Stress** können das Wohlbefinden beeinträchtigen und ggf. zuvor bestehende Gesundheits-störungen verschlimmern.	*siehe „Checkliste Haut“* *siehe „Checkliste Hitze“*
Kinetosen	Die sog. **„Seekrankheit“** ist auf größeren Schiffen selten, auf kleineren bei bewegter See eher häufig. Symptome/Verlauf: 1. Unwohlsein, Müdigkeit, Gähnen, Hyperhidrosis, innere Unruhe 2. Übelkeit, Erbrechen, evtl. Diarrhoe 3. Schwindelgefühl, evtl. Tinnitus 4. Blutdruckabfall, evtl. Synkopen 5. Lebensüberdruss, Apathie.	Bei entsprechender Disposition bzw. beginnender Symptomatik: Körperliche Ruhe, mittlerer/unterer Schiffsbereich, möglichst frische Luft, Sichtkontakt zum Horizont; kleine, kohlenhydrathaltige Mahlzeiten, ausreichende Flüssigkeitszufuhr, kein Alkohol. Medikamente zur Vorbeugung z. B.: Ingwerpräparate, Vitamin B6, Scopolamin-Pflaster (*Scopoderm TTS*®), Dimenhydrinat (evtl. als Kaugummi), Cinnarizin; Medikamente zur Behandlung z. B.: Dimenhydrinat – als Suppositorien, Dimenhydrinat 100 mg i.m, evtl. mit Metoclopramid 10 mg i.m. Kontraindiziert sind Benzodiazepine sowie Neuroleptika als Injektion
Vertigo	Häufig bei älteren Menschen, speziell Männern, unabhängig von Seekrankheit. Ätiologisch sind somatische oder psychische Erkrankungen sowie Medikamente zu erwägen; die Ursache ist oft schwer zu finden.	Therapie der Grundkrankheit, Antivertiginosum, Physiotherapie. Vorsicht vor Stürzen!
Unfälle	Unfälle sind auf großen Schiffen selten, auf kleineren häufiger, speziell bei hohem Seegang sowie beim Ein- und Aussteigen bzw. -booten.	Übliche Vorsichtsmaßnahmen beachten.
Sturz-Syndrom	Gefährdet sind vor allem Ältere: > 30 % der Menschen über 65 Jahre und > 50 % der Menschen über 90 Jahre stürzen statistisch einmal pro Jahr. 5 % der Stürze führen zu Frakturen mit dem Risiko von Dauerschäden, Pflegebedürftigkeit und Tod. Stürze können interne und externe Ursachen haben, meist sind sie multifaktoriell, in der Regel werden sie lokomotorisch induziert und sind daher auf Schiffen nicht selten.	Abklärung und ggf. Therapie einer Grundkrankheit möglichst vor Reise. Erkennung von Risikofaktoren, Trainingsprogramme (Balance, Gleichgewicht, Gangsicherheit, Kraft). Möglichkeit zur Früherkennung eines Sturz-Syndroms: **Timed up and go Test** (Podsiadlo, Richardson): Stuhl mit Armlehne Aufstehen Gehen von 3 m Wendung um 180° Gang zurück zum Stuhl Hinsetzen Zeitdauer stoppen: < 20 Sekunden: Normbereich 20–30 Sekunden: Beginnende Beeinträchtigung > 30 Sekunden: deutliche funktionelle Einschränkung, Sturzrisiko innerhalb der folgenden 6 Monate liegt bei 50 %. (Cut-Off-Wert 12 Sekunden, wenn der Test zu Hause durchgeführt wird).

Literatur

Jelinek T. (Hrsg.): Kursbuch Reisemedizin, Thieme 2012
„Travel by sea“, in: International Travel and Health, WHO 2019

Sporttauchen

Thema	Problem	Management
Grundlagen	Mit zunehmender Tauchtiefe linearer Anstieg des **Umgebungsdrucks** (alle 10 m jeweils um 1 bar). Folgen: Proportionale Abnahme des Luftvolumens in der Lunge und anderen luftgefüllten Körperhöhlen (in 10 m Tiefe auf die Hälfte) – Gesetz von Boyle-Mariotte; Proportionale Zunahme der Löslichkeit von Gasen – Gesetz von Henry;	Generell: **Kenntnis der wichtigsten physikalischen Grundlagen beim Tauchen und der damit verbundenen Gefahren!** Vorherige Information z. B. über Literatur persönliche Beratung Tauchsportvereine („Schnupperkurse“)
Tauchtauglichkeit	**zu bedenken** bei Erkrankungen in folgenden Bereichen: Lungen und Atemwege Herz-Kreislaufsystem Nieren und Harnwege Verdauungsorgane Stoffwechsel, speziell Diabetes, Adipositas Bewegungsapparat Nervensystem Psychiatrie HNO Augen Schwangerschaft Einnahme von Medikamenten und Drogen Flüssigkeitshaltige Implantate Wichtige **Hintergrundinformation für Beratung**: Motiv des Tauchers: **Vergnügen oder Ehrgeiz**? Art des Tauchens: **Apnoetauchen** limitierender Faktor pCO_2-Anstieg Gefahr von „Schwimmbadblackouts“ oder Auftauchohnmacht mit Ertrinken **Schnorcheln** Totraumvergrößerung, erhöhte Atemarbeit, intrathorakales Blutpooling **Gerätetauchen** höchstes Risikopotenzial für Unerfahrene, speziell Barotrauma und Dekompressionskrankheit; Anfängerangst	**Beurteilung** in jedem Zweifelsfall immer konsiliarisch mit **Tauchmediziner**! Nähere Informationen zu Tauchtauglichkeit und Kontaktadressen von Taucherärzten über **Gesellschaft für Tauch- und Überdruckmedizin e. V. GTÜM** – Anschriften siehe unten. **Cave Gefälligkeitsatteste** ohne GTÜM-empfohlene Untersuchungsprogramme! Während der gesamten **Schwangerschaft** ist das **Gerätetauchen kontraindiziert**. Prinzipiell **Risikoanstieg mit Dauer und Tiefe** des Tauchganges sowie bei **geringer Taucherfahrung**. Keine Hyperventilation vor dem Tauchgang, rechtzeitiges Auftauchen vor dem breath breaking point Schnorchellänge maximal 40 cm. Durchmesser ca. 2 cm, keine Ventile **Kein Gerätetauchen ohne vorherige Information, Untersuchung und Beratung!** Tauchgänge immer in Begleitung, nie allein! Physiologische und apparative Reserven ohne Not nie ausreizen!
Barotrauma	Ursache: Mangelnder Druckausgleich von freien Gasen in geschlossenen Körperhohlräumen beim raschen Ab- bzw. (besonders) beim Auftauchen. Größte relative Volumenänderung mit Verletzungsgefahr in der Nähe der Wasseroberfläche (bis ca. 10 m Wassertiefe). Folgen möglich an Mittelohr (Trommelfellriss) Nasennebenhöhlen Zahnwurzeln (Granulome) Intestinaltrakt **Lungen** (Pneumothorax, Luftembolie, Mediastinalemphysem) – evtl. **lebensgefährlich** Symptome je nach Lokalisation, Auftreten meist während oder unmittelbar nach dem Auftauchen.	**Vorbeugung:** Druckausgleichmanöver (Abtauchen), Langsam Auftauchen, forciertes Abatmen (Lunge), keine blähenden Speisen (Flatulenz), Zahnsanierung. **Therapie:** Vorübergehendes Tauchverbot, fachärztliche Versorgung, kein Notfall; selbstlimitierend, zahnärztliche Versorgung; symptomatisch **Notfallmäßige Sofortbehandlung, Klinik.** **Achtung: Patienten mit akuten und chronischen Atemwegserkrankungen haben ein erhöhtes Risiko für Barotraumen der Lunge!**

Service

Sporttauchen

Thema	Problem	Management
Dekompressions-krankheit	**Decompression Sickness – DCS** Ursache: Löslichkeit von Gasen in (Körper-)flüssigkeiten proportional zum Druck; bei plötzlicher Druckentlastung (rasches Auftauchen) Ausperlen möglich („Sprudelflaschenphänomen“). Folgen möglich an Haut, Gelenken, Herz-Kreislauf; am gefährlichsten am **Nervensystem**.	**Risiko einer DCS ist immer eine Funktion aus Tauchtiefe und Tauchzeit!** Hierfür gibt es Tabellen oder Computer. Am gefahrlosesten ist der sog. **„Nullzeittauchgang“** wenn die Menge gelösten Gases so gering ist, dass ein direktes Auftauchen jederzeit möglich ist. Wird diese Zeit, die mit zunehmender Tauchtiefe immer kürzer ist, überschritten, sind sog. „Auftauchpausen“ erforderlich. Dabei sind Wiederholungstauchgänge zu berücksichtigen.
	Symptome: Typ I • Gelenkbeschwerden („bends“) • Hautjucken („Taucherflöhe“) • Lymphknotenschwellungen Typ II • Hustenreiz, Dyspnoe, Retrosternale Schmerzen („chokes“) • Angina pectoris • Tinnitus, Hörverlust, Nystagmus, Schwindel • **Neurologische Manifestationen** cerebral, cerebellar, am häufigsten **spinal** bis zur kompletten Querschnittslähmung. Die Symptome können sich bereits beim Auftauchen zeigen, meist haben sie eine Latenz bis zu einigen Stunden, evtl. sogar Tagen, besonders wenn sie durch einen weiteren Druckabfall (z. B. Flugreise) provoziert werden. Typ II ist lebensbedrohlich und kann Dauerschäden hinterlassen.	**Vorbeugung:** Generell sollten Sporttaucher, vor allem Anfänger, den Nullzeitbereich und eine Tiefe von 30 m nicht überschreiten. Größte Tiefe zu Beginn, beim zweiten Tauchgang nicht tiefer als beim ersten. Aufstiegsgeschwindigkeit < 10 (besser < 5) m/Min; Sicherheitsstop in 5 m Tiefe für 5 Minuten. **Mindestens 24 (bei dekompressionspflichtigen Tauchgängen 48) Stunden nach dem Tauchen nicht fliegen!** **Therapie:** **Erste Hilfe:** Reanimation wenn erforderlich, normobare O_2-Beatmung, keine „nasse Rekompression“! **kausal:** Rekompression in der Druckkammer und hyperbare O_2- Atmung Transport so rasch wie möglich, Zeitfaktor entscheidend für Behandlungserfolg.
Tiefenrausch	Ursache: Unterschiedliche Löslichkeitskoeffizienten der inerten Gase können zur „Stickstoffnarkose“ führen.	Vorbeugung wie bei DCS. Einhalten des Tiefenlimits.
	Gefahr: Euphorie, gesteigerte Risikobereitschaft, Kontrollverlust, Panik.	Nicht allein tauchen. Kein Alkohol, keine Medikamente vor dem Tauchen.
Sonstige Probleme	**„Taucherohr“ – Otitis externa** Ursache: Gehörgangsentzündung durch Eindringen von Wasser und Manipulationen.	Keinerlei Instrumente in den Gehörgang einführen! Vorbeugung: Nach jedem Tauchgang mit desinfizierender und rückfettender Flüssigkeit (z. B. Glycerin-Alkohol) spülen, am Abend 1–2 Tropfen Panthenol; Therapie bei Gehörgangsentzündung: *Otobacid®*, vorübergehendes Tauchverbot.
	Unterkühlung Ursache: Wärmeleitfähigkeit des Wassers 25 mal höher als Luft	< 15 °C physiologische Anpassung nicht möglich; **Ausrüstung!** Neoprenanzug auch in tropischen Gewässern dringend zu empfehlen.
	Dehydratation Ursache: Flüssigkeitshaushalt durch diverse Faktoren beeinflusst („Immersion“), Gefahr der Hypovolämie.	**Reichlich trinken**, kein Alkohol; Vorsicht bei verstärkter Schweißabsonderung oder Durchfallepisode (Tropen!).
	Unterwasserorientierung Schallgeschwindigkeit im Wasser 4,5 mal höher als in der Luft – akustische Orientierung gestört.	**Optische Orientierung** erforderlich, ggf. Sehkorrektur (Kontaktlinsen, optische Tauchermaske).
	Unfälle v. a. durch Taucherflaschen und im Bereich der Badeleitern	Vorsicht; Achtung beim Sprung ins Wasser!

Sporttauchen

Thema	Problem	Management
Versicherung, Hilfe in Notfällen	**Behandlung von Tauchunfällen** und damit verbundene Nebenkosten **keine Kassenleistung**! Druckkammer und Transport können sehr teuer sein. Fachgerechte Hilfe vor Ort oft nicht vorhanden, insbesondere bei Reisezielen in den Tropen.	**Adressen zur Beratung und Hilfe in Notfällen** für Betroffenen und Helfer gleichermaßen wichtig (s. u.).
Adressen	**Gesellschaft für Tauch- und Überdruckmedizin e. V., GTÜM,** Professor-Küntschner-Str. 8, 82418 Murnau Kontaktadressen Taucherärzte mit GTÜM-Qualifikation, Informationen zur Tauchtauglichkeit, Fort-/Weiterbildung Tel.: 08841-482167, Fax: 08841-482166, E-Mail: gtuem@gtuem.org, Internet: www.gtuem.org **DAN Europe Foundation – Divers Alert Network (DAN Europe)** Beratung, Versicherung, Mitgliedschaft, Tauchunfall-Management, Forschung Continental Operations Office Infoline: Tel.: +49-30-31877829, E-Mail: mail@daneurope.org, Internet: www.daneurope.org **Zentrale DAN Europe Hotline für Tauchunfälle 24 h:** **von allen internationalen Destinationen +39-0642115685** **Schifffahrtmedizinisches Institut der Marine** Diensthabender Taucherarzt, Tel. +49-431-54091441 **Verband Deutscher Sporttaucher e. V., VDST,** Berliner Str. 312, 63067 Offenbach Beratung, Versicherung, Mitgliedschaft, Management Tel.: 069-981902-5, Fax: 069-981902-98, E-Mail: info@vdst.de, Internet: www.vdst.de **VDST-Hotline für Tauchunfälle 24 h weltweit: +49-(0)69 800 88 616** **aqua med reise und tauchmedizin,** Am Speicher XI 11, 28217 Bremen Beratung, Versicherung, Management Tel.: 0421-22227-10, Fax: 0421-22227-17, E-Mail: info@aqua-med.eu, Internet: www.aqua-med.eu **aqua med-Hotline für Tauchunfälle 24 h weltweit: +49-(0)700-34835463**	
Literatur	K. Tetzlaff, Ch. Klingmann, C. M. Muth, T. Piepho, W. Welslau: Checkliste Tauchtauglichkeit – Untersuchungsstandards und Empfehlungen der Gesellschaft für Tauch- und Überdruckmedizin (GTÜM) und der Österreichischen Gesellschaft für Tauch- und Hyperbarmedizin (ÖGTH). Gentner Verlag 2009	

Wasser & Freizeit

Thema	Problem	Management
Grundlagen	**Recreational Waters** (WHO), **„Freizeitwasser"** – dient unmittelbar oder mittelbar der Freizeitgestaltung. Es hat in der Regel keine Trinkwasserqualität.	
Freibaden, allgemein	**Ertrinkungsgefahr** Der Ertrinkungstod gehört nach den Verkehrsunfällen zu den häufigsten unnatürlichen Todesursachen im Freizeitbereich.	Wassertiefe für Nichtschwimmer beachten; **Ausbildung in Schwimmen** (Kinder) und **Erster Hilfe** (Jugendliche) so früh wie möglich; **Kinder**, die nicht schwimmen können, **lückenlos überwachen**, auch wenn sie Schwimmreifen, Schwimmwesten oder Schwimmflügel tragen; auf **Alkohol verzichten**; Schwimmer **falschen Ehrgeiz meiden**, an unbewachten Wasserstellen **nicht allein baden**, vor allem bei Risiko (z. B. Herz-Kreislauf);
	Unfälle	Gefährdung nicht nur primär durch **Trauma,** sondern auch sekundär durch **Ertrinken**;

Wasser & Freizeit

Thema	Problem	Management
Freibaden, allgemein (Forts.)	**Wassertemperatur**, niedrige: **Unterkühlung** bei längerer Verweildauer (Wärmeleitfähigkeit des Wassers 25 mal höher als Luft); **„Kälteschock“** bei „Sprung ins Wasser“, Gefahr von Krämpfen, Herzstillstand;	**Aufenthaltsdauer** im (kalten) Wasser begrenzen oder geeignete **Unterwasserkleidung** (Neopren); Langsam hineinsteigen, nicht mit vollem Magen;
	Außentemperatur, hohe: **Flüssigkeitsverluste** durch Schwitzen, (evtl. Durchfälle); **Hitzeschäden** starke UV-Einstrahlung durch zusätzliche Reflexion von der Wasseroberfläche	ausreichend trinken; *siehe Checkliste Hitze*; Sonnenschutz beachten, auch im Schatten;
	Infektionen, möglich durch Schlucken, Einatmen oder Kontakt von/mit kontaminiertem Wasser; div. Erreger; **Intoxikationen**, chemische Substanzen, Industrieabfälle	kein Wasser schlucken, kontaminierte Badestellen meiden, prinzipiell nicht in schmutzigem Wasser baden, örtliche Warnhinweise beachten
Meer	**Ertrinken** **Fehlende Ortskenntnis** (Strömung, Klippen, Untiefen etc.), keine oder **unzureichende Strandüberwachung, mangelhafte Rettungseinrichtungen** vor allem in tropischen Ländern; Surfen, Wellenreiten; Badeboote, Luftmatratzen	**Information** über Gefahren vor Ort einholen, **Warnhinweise beachten, Risiken** (Wetter!) **vermeiden, kein falscher Ehrgeiz** (gilt besonders für „gute Schwimmer“, Surfer, Wellenreiter); See-untaugliche Boote gehören nicht aufs offene Meer, Rettungswesten mitnehmen;
	Tauchen	*siehe Checkliste Sporttauchen;*
	Unfälle, speziell Verletzungen durch scharfe Gegenstände am Strand oder unter Wasser; **„Sandlochunfälle“** durch Verschütten in trockenen Sandgruben, Strandburgen, Tunneln (bis 80 % tödlich)	Vorsicht, ggf. **Badeschuhe** tragen; **keine überdimensionalen Sandbauwerke**, nie allein bauen, eine Person außerhalb der Grube postieren, Kinder auch am Strand ständig beaufsichtigen;
	Gifttiere, Biss- oder Stichverletzungen	örtliche **Warnhinweise beachten**; *siehe Checkliste Gifttiere;*
	Intoxikationen durch giftige Algen, Plankton → Algenpest („Red Tide“), Haut-, Schleimhautreizung, Gefahr der → Muschelvergiftung;	Information über Wasserqualität vor Ort; örtliche **Warnhinweise beachten**;
	Infektionen *Vibrio vulnificus* → Wundinfektion beim Baden oder Wasserwaten, evtl. Nekrose, Sepsis	mit offenen Wunden nicht ins Meer- oder Brackwasser!
Binnengewässer, natürliche	**Ertrinken** über zwei Drittel der Ertrinkungsfälle in D ereignen sich in Binnengewässern.	*siehe unter Freibaden, allgemein;*
	Tauchen	*siehe Checkliste Sporttauchen;*
	Intoxikationen durch giftige Algen (Cyanobakterien) → *Algenblüte* („Blaualgen“), bei Kontakt Haut-, Schleimhautreizung, selten	Information über Wasserqualität vor Ort; örtliche **Warnhinweise beachten**;
	Unfälle, speziell Schädel und Wirbelsäule	kein (Kopf-)sprung bei **unbekannter Wassertiefe**;

Wasser & Freizeit

Thema	Problem	Management
Binnengewässer, natürliche (Forts.)	**Infektionen** **Leptospiren** → *Leptospirose*, diverse Verlaufsformen, Reservoir Nager, Übertragung perkutan durch verletzte Haut	**rattenverseuchte Wasserstellen meiden**, evtl. prophylaktisch 1 mal täglich 100 mg Doxycyclin für Dauer der Exposition (off-label);
	Schistosoma → *Schistosomiasis* (Bilharziose) in tropischen/subtropischen Ländern, → *Badedermatitis* in gemäßigten Klimaten durch Invasion vogelpathogener Schistosoma-Arten, temporäres Auftreten in Form von Clustern oder Ausbrüchen	**Kontakt mit Binnengewässern** in Infektionsgebieten (*siehe Länderteil*) **meiden**; betroffene **Badestelle vorübergehend meiden** (v. a. schattige Badebereiche und bei geringer Sonneneinstrahlung); symptomatische Therapie;
	Gastroenteritis durch → ***Noroviren*** Schlucken von Wasser bei Wildwasserfahrten („Rafting") oder Trinken von kontaminiertem Oberflächenwasser; **andere Enteroviren** (Coxsackie, Echo) → diverse Organsymptome, ***Hepatitis A***	**kein Wasser schlucken**, möglichst kein Oberflächenwasser trinken; offensichtlich **abwasserkontaminierte Badestellen meiden**;
	Legionellen → *Legionellose* (beide Formen) durch aerogene Infektion mit vernebelten Wassertröpfchen, z. B. beim „Rafting"	**Risikopersonen** (Ältere, Immundefiziente) sollten derartige Aktivitäten meiden, **bei Fieber sofort Arzt** aufsuchen;
	Freilebende Amöben (sehr selten) Naegleria-Arten → Enzephalitis, Infektion über Nase, Siebbeinzellen; Acanthamoeba-Arten → Keratitis, Infektion durch unmittelbaren Kontakt, evtl. opportunistisch bei Immundefekt	möglichst **kein Wasser in Nase oder Augen** (Nasenklemme, Schwimmbrille)
Binnengewässer, künstliche	Hafenbecken, Wasserstraßen, Stauseen, Baggerseen, Industrieanlagen etc.	derartige Gewässer sind in der Regel zum **Freibaden nicht geeignet**;
	Ertrinken, Unfälle, Tauchen, speziell in Gewässern mit Schiffsverkehr	**Badeverbote beachten**;
	Infektionen, Intoxikationen Leptospiren → *Leptospirose*	*siehe unter Freibaden, allgemein;* *siehe unter Binnengewässer, natürliche*
Wasseranlagen, öffentliche	**Infektionen** **Legionellen** → *Legionellose* (beide Formen) aerogene Infektion mit vernebelten Wassertröpfchen aus **Springbrunnen, Wasserspeiern** etc sowie aus Emissionen von schlecht gewarteten **Kühltürmen**, Auftreten in Clustern oder Ausbrüchen	**Risikopersonen** (Ältere, Immundefiziente) sollten nach Bekanntwerden von Krankheitshäufungen die vermutete **Infektionsquelle weiträumig meiden** und **bei Fieber** mit grippalen Symptomen **sofort Arzt** aufsuchen
Schwimmbäder	**Ertrinken** **Unfälle**, speziell durch Ausgleiten und Aufschlagen auf glattem und hartem Boden, durch Sogwirkung (Haare, Extremitäten) von Auslässen, durch andere Menschen bei überfüllten Bädern;	Vorsicht (speziell Kinder) – auf nassem Untergrund am Beckenrand, – an saugstarken Auslässen, – beim Springen vom Beckenrand
	Infektionen **gastro-intestinal** – in der Regel über verschlucktes Wasser; besonders gefährdet sind Kinder, Schwangere und Immundefiziente; ***Cryptosporidien, Noroviren*** – häufig, Auftreten in Clustern oder Ausbrüchen; Cryptosporidien fast immer chlor-resistent; ***Giardia, Shigella, path. E.coli*** – selten, Auftreten in Einzelfällen oder Clustern;	Hygiene durch den Betreiber! Erziehung zur **Benutzerhygiene**: Badeverbot während einer Durchfallerkrankung! Vor dem Bad immer nackt duschen, im Bad möglichst **kein Wasser schlucken**! Bei Bekanntwerden von Krankheitshäufungen Schwimmbad meiden.

Service

Wasser & Freizeit

Thema	Problem	Management
Schwimmbäder (Forts.)	**respiratorisch** **Legionellen** → *Legionellose* (beide Formen) aerogene Infektion mit vernebelten Wassertröpfchen aus schlecht gewarteten Systemen (in Schwimmbädern eher selten);	Hygiene durch den Betreiber; **Risikopersonen** (Ältere, Immundefiziente) sollten **bei Fieber** mit grippalen Symptomen **sofort Arzt** aufsuchen;
	kutan **Molluscum contagiosum, kutane Papillome** (Warzen) bei direktem Kontakt mit Erkrankten;	direkten **Körperkontakt meiden**;
	Dermatomykosen über feuchte Bodenbeläge oder Gegenstände in der Umgebung von Becken etc.;	Haut (besonders Füße) gründlich reinigen (desinfizierende Fußduschen verwenden), trocknen, lokale **Antimykotika**, therapeutisch oder prophylaktisch;
	Pseudomonas aeruginosa → ***Whirlpool-Dermatitis***, in Schwimmbädern eher selten;	*siehe unter Whirlpools;*
	Mycobakterien → **Schwimmbadgranulom** (selten), durch Kontakt mit kontaminiertem Wasser;	Hygiene durch den Betreiber, Diagnose, Therapie;
	sonstige **Chlamydia trachomatis**, Serotypen D–K → **„Schwimmbad-Konjunktivitis"** (häufig), Urethritis;	**Wasserkontakt mit offenen Augen meiden**, Diagnose, Therapie;
	diverse Erreger → **Otitis externa** (häufig);	**Gehörgangspflege**, keine Instrumente einführen, Diagnose, Therapie;
	Trichomonaden → Urethritis, Vaginitis (häufig);	Diagnose, Therapie;
	Freilebende Amöben, Naegleria-Arten → Enzephalitis (sehr selten)	*siehe unter Binnengewässer, natürliche*
Whirlpools, Hot tubs	**Infektionen** Warme Temperatur und geringe Wassermenge im Verhältnis zu hoher Benutzerzahl begünstigen die Vermehrung von Mikroorganismen, Wasserbewegung die Dispersion. Hohe Temperaturen beeinträchtigen die Wirksamkeit von Desinfizientien.	**Betreiber:** Hygiene (Säuberung, Chlorung, pH-Wert, häufiger Wasserwechsel, regelmäßige Wartung und Überprüfung durch Fachleute); **Benutzer:** Vor dem Bad duschen und zur Toilette gehen, Badeverbot während und eine Woche nach einer Durchfallepisode, Aufenthalt im Bad nicht länger als 15 Minuten am Stück, Kopf nicht untertauchen, kein Wasser schlucken
	Pseudomonas aeruginosa → ***Whirlpool-Dermatitis*** durch Kontakt mit kontaminiertem Wasser;	**Aufenthaltsdauer im Wasser beschränken,** offensichtlich **ungepflegte Einrichtungen meiden**;
	Legionellen → *Legionellose* (beide Formen) durch aerogene Infektion mit vernebelten Wassertröpfchen;	**Risikopersonen** (Ältere, Immundefiziente) sollten **öffentliche Whirlpools und Saunas meiden, bei Fieber sofort Arzt** aufsuchen;
	Mycobakterien → Schwimmbadgranulom (selten);	*siehe unter Schwimmbäder*
	Molluscum contagiosum, kutane Papillome (Warzen), **Dermatomykosen**	*siehe unter Schwimmbäder*
Sauna	**Infektionen** **Legionellen** → *Legionellose*	*siehe unter Whirlpools*
Bad, Dusche	**Infektionen** **Legionellen** → *Legionellose* (beide Formen) durch aerogene Infektion mit vernebelten Wassertröpfchen aus schlecht gewarteten Leitungssystemen, z. B. in öffentlichen Einrichtungen, Hotels, auf Schiffen etc.	**Risikopersonen** (Ältere, Immundefiziente) sollten **bei Fieber** mit grippalen Symptomen **sofort Arzt** aufsuchen
Literatur	„Environmental health risks – Recreational waters", in: International Travel and Health, WHO 2019	

Reiseapotheke

Für alle Eventualitäten ausgerüstet zu sein, ist prinzipiell nicht möglich. Die folgenden Angaben dienen als Orientierungshilfe, was ein Einzelreisender für den üblichen Bedarf und kleinere Notfälle bei sich haben sollte.

Grundausstattung

Verbandsmaterial:
- je 1 Mullbinde 4, 6, 8 cm breit
- 1 Päckchen steriler Verbandsmull, Watte
- Wundpflaster 4 und 6 cm breit, je 50 cm Heftpflaster 1,25 und 2,5 cm breit, je 1 Rolle

Elastische Binden:
- je eine Binde 8 und 10 cm breit

Fieberthermometer, Schere, Splitterpinzette, Zeckenzange, Handschuhe

Medikamente zur äußeren Anwendung:
- antiseptische Wundsalbe oder Lösung *(z. B. Octenidin)*
- Corticosteroid-Creme gegen Insektenstichreaktionen
- Augentropfen gegen Bindehautentzündung
- Antibiotische Ohrentropfen gegen Gehörgangsentzündung (für Taucher)

Medikamente zur inneren Anwendung:
- einfaches Mittel gegen Schmerzen, Fieber, Entzündungen *(z. B. Paracetamol, NICHT Acetylsalicylsäure wg. Thrombozytenaggregationshemmung)*
- krampflösendes Mittel (keine Zäpfchen!) *(z. B. N-Butylscopolaminbromid)*
- leichtes Schlaf- oder Beruhigungsmittel
- Durchfallmittel *(Elektrolyte, spez. Kaliumchlorid-Tabletten, Tanninalbuminat/Ethacridinlactat, Racecadotril)*
- Antibiotikum (Azithromycin, ggf. auch Rifaximin)

Medikamente, die unabhängig von der Reise **regelmäßig benötigt** werden!

Ersatzbrille (für Brillenträger)

Sonnenbrille

Sonnenschutzmittel

Insektenschutzmittel

Ein derartiges **Attest** wird von einzelnen Ländern (besonders in Afrika und SO-Asien) bei der Zollabfertigung gelegentlich verlangt (ohne Gewähr).

Zusatzausstattung

Steriles Material für Notfälle:
- je 1–2 Einmalspritzen 2, 5, 10 ml
- je 1–2 Einmalkanülen Nr. 1, 12, 16
- Steri-Strips zur Wundrandadaptation

Malariamittel bei Reisen in ein Malaria-Gebiet (nach vorheriger Beratung)

Weitere Artikel je nach vorhersehbarem Bedarf auf der betreffenden Reise

Wichtig für den Ausstatter:
Wie ist der Arzneimittelmarkt im Reiseland sortiert?
Wie lange und unter welchen Bedingungen hält sich der Reisende dort auf?
Welche Einfuhrbestimmungen sind zu beachten?
Versteht der Reisende Nutzen und Risiken der einzelnen Medikamente?

Wichtig für den Benutzer:
Beipackzettel aufmerksam lesen, besonders achten auf Lagerung, Haltbarkeit, Anwendungsweise, Gegenanzeigen und Nebenwirkungen.

Muster

Attest über den persönlichen Bedarf an mitgeführten Medikamenten, Spritzen, Kanülen

CERTIFICATE – CERTIFICAT – CERTIFICADO

Name/Nom/Apellido

Passport No./Passeport N°/Pasaporte No.

English: To whom it may concern. This is to certify that the above traveller has been supplied with this medical equipment for personal use only in the event of illness, accident or emergency. It has no commercial value.

Français: A qui de droit. Ceci est pour certifier que le voyageur cidessus a été fourni avec du materiel médical pour usage personnel seulement dans l'éventualité de maladie, d'accident ou d'urgence. Il n'a aucune valeur commerciale.

Español Para efectos del interesado. Esta es para certificar que al viajero nombrado más arriba, se le ha suministrado con este equipo médico para uso personal solamente en caso de enfermedad, accidente o emergencia. No tiene valor comercial.

Stamp/Cachet/Cuño:

Contents/Contenu/Contenido:

Place/Fait à/Lugar

Date/Le/Fecha

Signature/Signature/Firma

Mitnahme von Medikamenten

Das Mitführen einer **Reiseapotheke** ins Ausland ist nicht immer problemlos. Der Anspruch des Reisenden, für den Notfall einige Medikamente und Hilfsmittel bei sich zu haben, interagiert fast immer mit Zollvorschriften, Einfuhrbestimmungen, Gesetzen und nicht zuletzt der Ausstattung des Arzneimittelmarktes im Zielland bzw. unterwegs. Besondere Schwierigkeiten können im **Reiseverkehr** auftreten, wenn es Gründe für eine größere Eigenbevorratung gibt, die den „Augenschein des persönlichen Bedarfs" übersteigt und zu Problemen mit dem Zoll führt. Einige steril verpackter Spritzenbestecke, wie sie für solche Länder empfohlen werden, bringen den Reisenden leicht in den Verdacht des Drogenkonsums, worauf in der Regel hohe Strafen stehen.

Dauer des Aufenthaltes und **Sortierung des örtlichen Arzneimittelmarktes** machen bei solchen Reisen eine Aufstockung der Reiseapotheke oft zwingend notwendig. So gibt es vor allem in Afrika Länder, in denen der Anteil der gefälschten Medikamente die 50 Prozentgrenze überschritten hat. Nach Angaben der WHO sind, abgesehen von abgelaufenen oder unsachgemäß gelagerten Mitteln, 33 % dieser **„Fakes"** falsch dosiert oder zusammengesetzt, 60 % enthalten überhaupt keine wirksame Substanz. Nähere Informationen hierzu sind im Internet über den „Global Pharma Health Fund – GPHF", eine Initiative von Merck im „Verband der Forschenden Arzneimittelhersteller", unter www.gphf.org zu erhalten.

Eine allen Situationen gerecht werdende Lösung gibt es nicht; sie ist auch im internationalen Recht nicht vorgesehen. Insofern bleibt bei der Einreise immer die Auseinandersetzung des Reisenden mit dem Zollbeamten. Dabei spielt neben den **länderspezifischen Vorschriften** deren **Auslegung** und **Anwendung** in der Praxis eine wesentliche Rolle. Hier kann man in der Regel bei einreisefreudigen, touristisch erschlossenen Ländern eine gewisse Großzügigkeit erwarten. Andere Staaten legen die Bestimmungen sehr streng aus; hierzu zählen insbesondere die arabischen Länder (siehe z. B. Bemerkungen unter Vereinigte Arabische Emirate im Länderteil).

Generell sollte erkennbar sein, dass die mitgeführten Präparate und Mengen dem **persönlichen Bedarf** dienen. Ein **ärztliches Attest** nach dem nebenstehenden Muster kann hierfür sehr hilfreich sein. **Größere Mengen**, etwa für den Bedarf von Expatriates, Baustellen oder Hilfseinsätzen, sollten durch erfahrene Importeure **auf offiziellem Wege versandt** werden. Für **Länder mit gut sortiertem Arzneimittelmarkt** ist es besser, nur die notwendigsten **Medikamente** bei sich zu haben und den Rest **vor Ort zu beschaffen**; ein ärztliches Rezept in englischer Sprache ist hierfür ratsam. Bei **Flugreisen** sind die **EU-Richtlinien** vom 6. November 2006 zur **Mitnahme von Flüssigkeiten und gelartigen Produkten im Handgepäck** (Behältnisse mit maximal 100 ml in transparentem Plastikbeutel mit maximal 1 Liter Fassungsvermögen) zu beachten.

Besondere Probleme können bei der **Mitnahme von Betäubungsmitteln** entstehen. Eine verbindliche Regelung hierfür gibt es nur für die **Staaten des sog. „Schengener Abkommens"** (z. Zt. Deutschland, Belgien, Dänemark, Estland, Finnland, Frankreich, Griechenland, Island, Italien, Lettland, Liechtenstein, Litauen, Luxemburg, Malta, Niederlande, Norwegen, Österreich, Polen, Portugal, Schweden, Schweiz, Slowakei, Slowenien, Spanien, Tschechien und Ungarn). Danach kann der Reisende eine für den Kurzaufenthalt angemessene Menge des Mittels mit einer vom Arzt ausgefüllten und durch die zuständige oberste Landesgesundheitsbehörde oder eine von ihr beauftragte Stelle beglaubigten Bescheinigung persönlich mitführen; ein Transport durch Dritte ist nicht zulässig. Weitere Einzelheiten sowie die entsprechenden Formulare finden sich im CRM Handbuch Reisen mit Risiko. Sie können auch beim Bundesinstitut für Arzneimittel und Medizinprodukte über das Internet unter www.bfarm.de > Bundesopiumstelle > Betäubungsmittel > Reisen mit Betäubungsmitteln abgerufen werden. Für die **Mitnahme von Betäubungsmitteln in andere Staaten** gibt es keine entsprechenden verbindlichen Regelungen, der Patient muss die Rechtslage im Reiseland selbst klären. Es ist ratsam, hierzu die diplomatische Vertretung des Gastlandes zu konsultieren.

Eine tabellarische Übersicht über **Länder mit besonderen Einfuhrbestimmungen von Arzneimitteln** sowie ausführliche Angaben über den Umgang mit **Medikamenten unter extremen klimatischen Bedingungen** und die **Schreibweise der wichtigsten Generics** in verschiedenen Sprachräumen finden sich im CRM Handbuch Reisen mit Risiko.

Sicherheitshinweise

In zahlreichen Ländern ist die Gefahr durch Unruhen, Anschläge oder gewöhnliche Kriminalität größer als durch Infektionskrankheiten. Es ist umstritten, ob dieses Thema überhaupt in die ärztliche Beratung gehört. Ein Hinweis auf derartige Risiken erscheint zumindest sinnvoll; zu weitergehenden Ausführungen und länderorientierten Ratschlägen verweisen wir auf die Homepage des Auswärtigen Amtes (AA) im Internet, wo sich der Reisende ausführlich, kompetent und aktuell informieren kann:

www.auswaertiges-amt.de
> Länder, Reisen und Sicherheit > Reise- und Sicherheitshinweise
> Aktuelle Reisewarnungen und Sicherheitshinweise

Das AA unterscheidet zwischen **Reisehinweisen**, **Sicherheitshinweisen** und **Reisewarnungen**. Sie werden regelmäßig überprüft und aktualisiert. Reisehinweise enthalten Auskünfte unter anderem zu Einreisebestimmungen, straf- oder zollrechtlichen Besonderheiten sowie medizinische Ratschläge. Sicherheitshinweise machen auf besondere Risiken für Reisende und im Ausland lebende Deutsche aufmerksam. Sie berücksichtigen Gefahren durch Unruhen, Aufstände, Terrorismus sowie durch gewöhnliche Kriminalität. Sie können die Empfehlung enthalten, auf Reisen in das betreffende Land ganz zu verzichten oder sie einzuschränken. Gegebenenfalls wird von (nicht unbedingt erforderlichen) Reisen abgeraten.
Reisewarnungen werden nur selten ausgesprochen, wenn in einem Land eine akute Gefahr für Leib und Leben besteht; sie enthalten einen dringenden Appell des AA, Reisen in dieses Land oder in eine bestimmte Region des Landes zu unterlassen.

Für **Österreich** gelten analog die Hinweise des Bundesministeriums für Europa, Integration und Äußeres. Hier finden sich ebenfalls Reisehinweise, Sicherheitshinweise und Reisewarnungen:

www.bmeia.gv.at
> Reise & Aufenthalt

Die Entscheidung über die Durchführung einer Reise liegt allein in der **Verantwortung des Reisenden**. Das AA rät dringend, die in den Reise- und Sicherheitshinweisen bzw. Reisewarnungen enthaltenen Empfehlungen zu beachten sowie einen Auslands-Krankenversicherungsschutz mit Rückholversicherung abzuschließen. Das Konsulargesetz verpflichtet die Auslandsvertretungen zwar, deutschen Staatsangehörigen im Ausland im Rahmen des Möglichen jegliche erforderliche Hilfe zu gewähren; das Gesetz sieht aber auch vor, dass die Kosten dafür dem Reisenden in Rechnung gestellt werden.

Literatur

Auswahl für Ärzte/Apotheker

Auerbach, P. S.	**Wilderness Medicine** Mosby Elsevier 2016, 2848 S.
Auerbach, P. S. et al	**Field Guide to Wilderness Medicine: Expert Consult** Elsevier 2019, 1040 S.
Centrum für Reisemedizin (Hrsg.)	**CRM Handbuch Reisemedizin** jährliche Neuausgabe, ca. 590 S. **CRM updates** Meldungen zu Krankheitsausbrüchen weltweit 14-täglich, 24 Ausgaben pro Jahr in der Thieme eRef
Centrum für Reisemedizin (Hrsg.)	**CRM Handbuch Reisen mit Risiko** Praktische Hinweise für die Beratung von Reisenden mit Gesundheitsrisiken 2025, ca. 360 S.
Farrar, Hotez et al (Hrsg.)	**Manson's Tropical Diseases** 24rd Edition, Elsevier 2023, 1384 S.
Jelinek (Hrsg.)	**Kursbuch Reisemedizin** Beratung, Prophylaxe, Reisen m. Erkrankungen Thieme 2012, 544 S.
Keystone, S. et al	**Travel Medicine** Elsevier 2012, 568 S.
Löscher et al	**Tropenmedizin: Reisemedizin – Globale Gesundheit** Urban & Fischer-Verlag 2025, 1072 S.
Mebs, D.	**Gifttiere** Handbuch für Biologen, Toxikologen, Ärzte und Apotheker Wiss.Verl.Ges. Stuttgart 2025, 452 S.
Orenstein, WA et al	**Plotkin's Vaccines** Elsevier, 8. Auflage 2023, 1.808 S.
Spiess/Heininger/Jilg (Hrsg.)	**Impfkompendium** Thieme, 9., unveränderte, Auflage 2017, 352 S.
Steffen/Dupont/Wilder-Smith	**Manual of Travel Medicine and Health** BC Decker 2007, 608 S.
Stüben/Graf (Hrsg.)	**Taschenbuch Flugmedizin und ärztliche Hilfe an Bord** MWV 2013, 335 S.
World Health Organization	**International Travel and Health** WHO 2024, https://www.who.int/publications/i/item/9789240093584
Zuckermann/Brunett/Leggat (Hrsg.)	**Essential Travel Medicine** Wiley Blackwell 2015, 337 S.

Auswahl für Reisende

Müller-Ortstein/Mettelsiefen-Demet	**Keine Angst vor der Flugangst** Sommerberg-Verlag 2009, 144 S.
Ruhstorfer, T.	**Gesundheitshandbuch für Fernreisen** Verlag Reise Know-How 2008, 160 S.
Auswärtiges Amt (Hrsg.)	**Kleiner Ratgeber für Ihre Urlaubsplanung** Auswärtiges Amt Berlin 2018, 6 S., kostenlos Bezug: Auswärtiges Amt, Broschürenstelle, Werderscher Markt 1, 10117 Berlin oder als PDF-Datei unter www.auswaertiges-amt.de

Die Auflistungen erheben keinen Anspruch auf Vollständigkeit und beinhalten keine Wertung seitens des CRM.

Service

Krankenversicherung bei Auslandsreisen

Krankheit und Unfall im Ausland ist teuer, für manche wird es unbezahlbar. Ein ausreichender Versicherungsschutz ist daher **für alle Auslandsreisenden** dringend anzuraten, besonders für Kinder, ältere Menschen, chronisch Kranke sowie bei Reiseaktivitäten mit erhöhtem Risiko. Demgegenüber ist eine **Auslandskrankenversicherung** für jeden erschwinglich. Die meisten Angebote liegen unter 40 € und gelten in der Regel für ein Jahr, wenn der einzelne Urlaub nicht länger als 6 Wochen dauert.

Man muss prinzipiell davon ausgehen, dass ein in Deutschland bestehender Krankenversicherungsschutz nur im Inland gilt. Viele Privatversicherungsverträge schließen jedoch eine Auslands-Krankenversicherung mit ein.

Für die gesetzlichen Krankenkassen gibt es hierbei Ausnahmen für Staaten, in denen ein Sozialversicherungsabkommen die sog. „Sachleistungsaushilfe" regelt. Hierzu gehören

1. **alle EU-Staaten:**

Belgien	Malta
Bulgarien	Niederlande
Dänemark	Österreich
Estland	Polen
Finnland	Portugal
Frankreich	Rumänien
Griechenland	Schweden
Irland	Slowakei
Italien	Slowenien
Kroatien	Spanien
Lettland	Tschechische Republik
Litauen	Ungarn
Luxemburg	Zypern (griechischer Teil)

2. **weitere Staaten aus dem Europäischen Wirtschaftsraum (EWR) und sonstige Staaten mit Abkommen zur Sachleistungsaushilfe:**

Bosnien-Herzegowina	Schweiz
Island	Serbien
Liechtenstein	Tunesien
Montenegro	Türkei
Nordmazedonien	Vereinigtes Königreich
Norwegen (ohne Svalbard-Spitzbergen und Bäreninsel)	

In den unter **1.** und **2.** genannten Ländern können Mitglieder gesetzlicher Krankenkassen Leistungen aus dem dortigen Gesundheitssystem in Anspruch nehmen. Dies geht in der Regel wie in Deutschland durch Vorlage der **„Europäischen Versicherungskarte"** oder einer **„provisorischen Ersatzbescheinigung"** unmittelbar beim Vertragsarzt. Beide Dokumente kann der Reisende bei seiner Krankenkasse anfordern. Die Europäische Versicherungskarte befindet sich inzwischen auf der Rückseite aller neueren Krankenversicherungskarten. Weiterhin ist in manchen Ländern der Personalausweis vorzulegen. In vielen Ländern muss ein Eigenanteil der Behandlungs- oder Medikamentenkosten vom Patienten selbst getragen werden. Dieser Eigenanteil wird in der Regel von der deutschen Krankenversicherung nicht übernommen. Teilweise müssen die Behandlungskosten zunächst selbst übernommen werden. Nach Vorlage der Rechnung erfolgt in der Regel eine Rückerstattung von der Krankenkasse.

In einigen der unter **2.** genannten Ländern benötigt der Reisende von seiner Krankenkasse eine gesonderte **„Anspruchsbescheinigung"**. Diese kann in der Regel nicht unmittelbar verwendet werden, sondern muss vor Behandlungsbeginn bei einer „Verbindungsstelle" im Gastland in einen ortsüblichen Krankenschein oder Berechtigungsausweis umgetauscht werden.

In einigen Ländern gehört die **zahnärztliche Behandlung** und die **medikamentöse Versorgung** nicht zum Leistungskatalog; die Auslagen werden von der heimischen Krankenkasse gegen Vorlage der Quittungen nach den hiesigen Vertragssätzen erstattet.

Für den **Versicherten** ist es empfehlenswert, sich rechtzeitig vor einer Auslandsreise um seinen Versicherungsschutz zu kümmern und sich die notwendigen Informationen bzw. Unterlagen zu besorgen. Für alle unter 1. und 2. genannten Länder gibt es hierzu landesspezifische **Merkblätter**. Sie sind bei den Krankenkassen erhältlich oder über die **„Deutsche Verbindungsstelle Krankenversicherung – Ausland"** im Internet unter **www.dvka.de** abrufbar (dort: Versicherte > Touristen > Im Ausland). Ebenfalls unter www.dvka.de können unter > Informationen > Auskunftsstellen die Listen der ausländischen Auskunft- und Verbindungsstellen heruntergeladen werden.

Eine Garantie für das Funktionieren der hier aufgeführten Regelungen in der Praxis gibt es allerdings nicht. In allen Ländern kann es vorkommen, dass die Behandlungskosten unmittelbar privat bezahlt werden müssen. In diesem Fall sollte sich der Versicherte eine Rechnung ausstellen lassen, aus der die erbrachten Leistungen genau hervorgehen; diese kann er nach der Rückkehr seiner heimischen Krankenkasse zur Erstattung nach den hiesigen Vertragssätzen vorlegen.

Für Interkontinentalreisen ist es auf jeden Fall empfehlenswert, eine private Auslandskrankenversicherung abzuschließen. Diese ist über Versicherungsagenturen, Reisebüros, Automobilclubs, spezielle Anbieter von Auslandskrankenversicherungen oder auch über die Krankenkasse erhältlich. Nach Möglichkeit ist ein Tarif ohne Selbstbeteiligung zu wählen. Es sollte darauf geachtet werden, dass der **Versicherungsschutz** einen **Rettungsrückflug im Notfall** abdeckt und **unerwartete, akute Notfallsituationen im Zusammenhang mit Vorerkrankungen nicht ausschließt**.

Ist bereits vor Reiseantritt davon auszugehen, dass während der Reise eine Behandlungsbedürftigkeit einer Vorerkrankung zu erwarten ist, besteht in der Regel kein Anspruch auf Erstattung der Behandlungskosten. Von daher ist es wichtig, dass der reisemedizinisch beratende Arzt sich bei der Beratung eines für Auslandsreisen privat krankenversicherten Patienten mit einer Vorerkrankung ein Urteil darüber bildet, ob unter den gegebenen Reisebedingungen und Reisebelastungen mit einer Behandlungsbedürftigkeit der Vorerkrankung während der Reise zu rechnen ist. Wenn ja, sollte dies dokumentiert und dem Reisenden mitgeteilt werden unter Hinweis darauf, dass die Versicherung für die zu erwartenden Behandlungskosten unter Umständen nicht aufkommen wird.

Für Versicherte einer **privaten Krankenkasse** kann es sein, dass ein europa- oder sogar weltweiter Versicherungsschutz in der eigenen Versicherung enthalten ist. Hier ist es empfehlenswert, dass sich der Versicherte im Vorfeld bei seiner privaten Krankenkasse erkundigt.

Quellen:
Deutsche Verbindungsstelle Krankenversicherung – Ausland, Bonn (www.dvka.de) und andere

Reisen mit Tieren

Die Mitnahme lebender Tiere auf Auslandsreisen kann für Mensch und Tier problematisch sein. Das betrifft die Vielfalt gesetzlicher Bestimmungen und Formalitäten der einzelnen Länder, die Abfertigung beim Zoll, den Transport im Verkehrsmittel, die artgerechte Haltung vor Ort und ggf. eine gesundheitliche Gefährdung für das Tier selbst, seinen Besitzer sowie möglicherweise für Dritte im Reiseland bzw. nach der Rückkehr in der Heimat. Tiere sollten daher im internationalen Reiseverkehr möglichst nicht mitgeführt werden.

1. Mitnahme von Heimtieren – EU-Richtlinien

Die Mitnahme von Heimtieren bei Reisen innerhalb der EU ist seit dem 29. Dezember 2014 in der EU-Verordnung Nr. 576/2013 sowie der EU-Durchführungsverordnung Nr. 577/2013 geregelt. Die Bestimmungen dienen in erster Linie dem Schutz vor Einschleppung und Verbreitung der Tollwut und gelten ausschließlich für **Hunde, Katzen und Frettchen**, die nicht zu Handelszwecken befördert werden. Pro Person können höchstens 5 dieser Tiere mitgeführt werden.

Grenzüberschreitende Reisen innerhalb der EU

Für Reisen innerhalb der EU müssen die Tiere

- einen einheitlichen **EU-Heimtierpass** (s. Abbildung) mit sich führen, der dem Tier eindeutig zugeordnet werden kann;
- mit einem **Mikrochip**, **Transponder** oder einer lesbaren **Tätowierung** (diese muss vor dem 3. Juli 2011 erfolgt sein) gekennzeichnet sein;
- einen gültigen tierärztlichen **Impfnachweis gegen Tollwut** haben (Die Gültigkeit beginnt 21 Tage nach der Erstimpfung und endet nach dem Zeitraum, den der Hersteller für eine Wiederholungsimpfung angibt. Für die Erstimpfung muss das Tier mindestens 3 Monate alt sein. Für Tiere, die jünger als 3 Monate sind, gelten besondere Vorschriften).

In Irland, Malta und Finnland gelten zudem verschärfte Anforderungen hinsichtlich antiparasitärer Behandlungen; insbesondere muss für Hunde zusätzlich zur Tollwutimpfung ein tierärztlicher Nachweis über die Behandlung gegen Echinokokken *(Echinococcus multilocularis)* erbracht werden.

EU-Heimtierausweise
können von jedem niedergelassenen Tierarzt ausgestellt werden, der hierfür eine Ermächtigung der zuständigen Landesbehörde hat. In jeder Tierarztpraxis kann auch die Tollwutimpfung sowie die Kennzeichnung erfolgen.

Einreise aus Drittländern in die Europäische Union

Für die Einreise von Tieren (Hund, Katze, Frettchen) in die EU richten sich die Anforderungen nach der Tollwutsituation des Herkunfts-Drittlandes sowie den Vorschriften des Bestimmungslandes in der EU.

Für die Einreise aus den Drittländern **Andorra**, **Färöer**, **Gibraltar**, **Grönland**, **Island**, **Liechtenstein**, **Monaco**, **Norwegen**, **San Marino**, **Schweiz** und **Vatikanstadt** in die EU gelten prinzipiell die gleichen Bestimmungen wie für grenzüberschreitende Reisen innerhalb der EU. Bei Einreise in die EU aus einem dieser Länder ist ein im jeweiligen Ausgangsland ausgestellter Heimtierausweis gültig.

Für die Einreise aus den sogenannten „gelisteten" Drittländern wird zusätzlich eine von einem amtlichen oder autorisierten Tierarzt ausgestellte **Tiergesundheitsbescheinigung** benötigt, in der ein gültiger Tollwutimpfschutz des Tieres dokumentiert sein muss. Die Einfuhr des Tieres darf nur auf direktem Weg erfolgen.

Für die **Einreise aus nicht gelisteten Drittländern** ist in allen EU-Staaten zusätzlich zur Kennzeichnung und zur Tollwutschutzimpfung ein **serologischer Nachweis des Tollwutimpfschutzes** erforderlich. Die Untersuchung muss mindestens 30 Tage nach der Impfung und mindestens 3 Monate vor der Einreise erfolgen. Die Blutentnahme hat ein in dem jeweiligen Drittland autorisierter Tierarzt vorzunehmen. Die Untersuchung selbst muss in einem von der Europäischen Kommission zugelassenen Labor erfolgen. Sie muss nicht wiederholt werden, wenn der Impfschutz danach vorschriftsmäßig aufrechterhalten und dokumentiert wird. Die 3-Monatsfrist vor Einreise gilt nicht für die Wiedereinreise von Tieren, wenn bei ihnen vor der Ausreise ein positiver Impftiter erhoben wurde und im Heimtierpass dokumentiert ist. Die zuvor genannten Einreisebedingungen müssen ebenfalls in einer von einem amtlichen oder autorisierten Tierarzt ausgestellten Tiergesundheitsbescheinigung nachgewiesen werden. Zusätzlich sind Belegdokumente wie Impfausweis oder Nachweis über das Ergebnis der Blutuntersuchung mitzuführen.

Sowohl für die Einreise aus gelisteten als auch nicht gelisteten Drittländern ist Voraussetzung, dass die Tiere in Begleitung einer verantwortlichen Person reisen. Die begleitende Person muss eine **schriftliche Erklärung** darüber abgeben, dass die Verbringung des Tieres nicht dem Verkauf oder Besitzerwechsel dient. Unbegleitete Tiere gelten als Handelsgut und bedürfen für die Einfuhr einer besonderen Gesundheitsbescheinigung.

Der **vollständige Text der Verordnung** mit sämtlichen Anlagen ist beim Bundesministerium für Ernährung und Landwirtschaft im Internet abrufbar unter www.bmel.de > Artgerechte Tierhaltung > Haus- und Zootiere. Hier finden sich auch

- ein Muster des Heimtierausweises als PDF zum Download,
- Anschriften der für das Veterinärwesen zuständigen obersten Landesbehörden in Deutschland,
- Tiergesundheitsbescheinigung sowie schriftliche Erklärung über die nicht zu Handelszwecken verübte Verbringung von Tieren als PDF zum Download,
- eine aktuelle Auflistung gelisteter und nicht gelisteter Drittländer,
- eine Liste der z. Zt. für die gültige Tollwutantikörperbestimmung zugelassenen Referenzlaboratorien

Für Reisen mit Tieren in Staaten außerhalb der Europäischen Union sind die EU-Richtlinien nicht anwendbar; hier müssen die Bestimmungen der betreffenden Drittländer beachtet werden, die ggf. über deren diplomatische Vertretungen zu erfragen sind.

2. Einreise mit Heimvögeln

Bei Reisen mit Heimvögeln **innerhalb der EU** können bis zu 3 Tiere genehmigungsfrei mitgeführt werden. Diese dürfen nicht zur Abgabe an Dritte bestimmt sein. Eine amtstierärztliche Tiergesundheitsbescheinigung ist nur bei Papageien und Sittichen nötig. Die gleichen Bedingungen gelten für Herkunftsländer Andorra, Färöer, Gibraltar, Grönland, Island, Liechtenstein, Monaco, Norwegen, San Marino, Schweiz und Vatikanstadt.

Die Einreise von Heimvögeln aus **Drittländern** in die EU erfolgt unter kontrollierten Bedingungen, um eine Einschleppung und Ausbreitung der aviären Influenza (AI), umgangssprachlich „Vogelgrippe", zu verhindern. Diese Bestimmungen sind der EU-Verordnung 2021/1933 der Europäischen Kommission zu entnehmen.

Es gilt folgende Regelung:

- Die Mitnahme ist auf maximal 5 Tiere in Begleitung einer verantwortlichen Person beschränkt,
- die Tiere müssen aus einem Land stammen, das Mitglied der Weltorganisation für Tiergesundheit (OIE) ist und
- bei Einreise ist eine Tiergesundheitsbescheinigung sowie eine schriftliche Erklärung des Tierhalters mitzuführen.

Die Einreise aus einem **gelisteten Drittland** setzt voraus, dass dieses in der EU-Durchführungsverordnung 2021/404 aufgeführt ist. Heimvögel aus gelisteten Drittländern müssen vor Einreise in die EU mindestens 30 Tage unter amtlicher Aufsicht isoliert worden sein.

Stammen die Tiere aus einem **nicht gelisteten Drittland**, ist die Einreise nach vollständiger Erstimpfung gegen die Subtypen H5 und H7 der aviären Influenza gestattet. Diese muss mindestens 60 Tage und höchstens 6 Monate vor dem Ankunftsdatum erfolgt sein. Bei fehlender Impfung ist eine Einreise nur möglich, sofern das Tier vor Einreise in die EU im Herkunftsland mindestens 14 Tage bei einem amtlichen Tierarzt unter Quarantäne gestellt worden ist. Das Tier muss während der Isolation negativ auf H5- und H7-Antigene oder -Genome getestet worden sein.

Zusätzlich müssen die Tiere innerhalb von 48 Stunden vor Ankunftsdatum einer klinischen Untersuchung durch einen amtlichen Tierarzt unterzogen und dabei frei von offensichtlichen Krankheitsanzeichen befunden werden.

3. Einfuhr und Durchfuhr anderer Haustiere

Im Gegensatz zur Rechtslage bei Hunden, Katzen, Frettchen und Heimvögeln ist der Reiseverkehr mit anderen Haustieren in der EU nicht einheitlich geregelt; es gelten daher die Vorschriften des jeweiligen Reiselandes. Das Problem beginnt damit, dass der Begriff „Heimtier" bzw. „Haustier" nicht definiert ist. Oft handelt es sich um Vögel, Zierfische, Kaninchen, Hamster, Meerschweinchen, Mäuse, Schildkröten, Schlangen, Echsen; aber auch exotische Tiere werden vom Besitzer gelegentlich als Haustier deklariert. Auf die grenzüberschreitende Verbringung eines solchen Tieres wirken sich prinzipiell zwei Rechtskreise aus: Das **Tierseuchenrecht** und das **Artenschutzrecht**. Bei der Verbringung von Tieren, für die keine EU-einheitlichen Bestimmungen gelten, ist daher zunächst zu prüfen, ob tierseuchenrechtliche oder artenschutzbezogene Erfordernisse zu erfüllen sind.

Tierseuchenrechtliche Belange

Die Zuständigkeit für tierseuchenrechtliche Belange liegt in Deutschland bei der obersten Veterinärbehörde des Bundeslandes, über das die Einreise in die Bundesrepublik erfolgen soll. Die Anschriften, Telefon- und Fax-Nummern sowie E-Mail-Adressen können über die Internetseiten der Länder (z. B. www.bayern.de, www.hessen.de) oder über die Homepage des Bundesministeriums für Ernährung und Landwirtschaft (www.bmel.de) ermittelt werden. Die Einfuhr von lebenden Tieren (wie auch von Erzeugnissen tierischer Herkunft) ist grundsätzlich nur nach vorheriger Untersuchung und Genehmigung durch die zuständigen Veterinärbehörden und mit den vorgeschriebenen Gesundheitsbescheinigungen zulässig. Die Anzahl der mitgeführten Tiere ist beschränkt, sie müssen von einer verantwortlichen Person begleitet werden und dürfen nicht zur Weitergabe an Dritte bestimmt sein. Von diesem Grundsatz gibt es je nach Tierart, Reiseland und Seuchenlage Ausnahmen: In **Deutschland** dürfen bis zu **3 Hauskaninchen** ohne ausdrückliche Genehmigung mitgeführt werden, sofern diese nicht zur Abgabe an Dritte bestimmt sind. Erst bei Mitnahme von mehr als 3 Kaninchen ist eine Erlaubnis erforderlich. Bei der Einreise von **Hamstern** und **Meerschweinchen** nach Deutschland sind keine besonderen Bedingungen zu beachten.

Artenschutzrechtliche Belange

Die Zuständigkeit für artenschutzrechtliche Belange liegt in Deutschland beim Bundesamt für Naturschutz. Anschrift, Telefon- und Fax-Nummer sowie E-Mail-Adresse sind im Internet über www.bfn.de erhältlich.

Rechtsgrundlage ist das **Washingtoner Artenschutzabkommen** (kurz WA). In allen EU-Mitgliedstaaten wird das WA durch die europäischen Artenschutzverordnungen umgesetzt. Je nach Gefährdungsgrad werden die Arten in vier unterschiedlichen Anhängen aufgeführt.

Über das WA hinaus bestehen Schutzbestimmungen für alle europäischen Vogelarten, so dass Vögel insoweit aus einem Drittland nur dann eingeführt werden dürfen, wenn eine ausdrückliche schriftliche Genehmigung seitens des Bundesamts für Naturschutz (BfN) vorliegt.

Ausführliche Informationen zum Artenschutzrecht finden sich im Internet unter www.bfn.de > Themen > CITES > Regelungen. Das Bundesamt für Naturschutz hält im Internet auch eine **Artenschutzdatenbank** bereit. Unter www.wisia.de kann über eine Suchfunktion der Name der betreffenden Tierart eingegeben werden; das System prüft und informiert, welchen internationalen und nationalen Bestimmungen das betreffende Tier unterliegt.

Tiere, die unter Anhang A oder B der EU-Verordnung gelistet sind, dürfen nur nach vorheriger Erteilung einer **Einfuhrgenehmigung** importiert werden. Zuständig hierfür ist das Bundesamt für Naturschutz. Der Antrag muss auf einem EU-einheitlichen Vordruck gestellt werden, der über www.bfn.de > Themen > CITES > Antragstellung erhältlich ist. Ist die Tierart auch im Washingtoner Artenschutzabkommen verzeichnet, ist hierfür eine **Ausfuhrgenehmigung** des Herkunftslandes vorzulegen. Die hierfür in den einzelnen Ländern zuständigen Behörden können im Internet unter www.cites.org > national contacts ermittelt werden. Die o. g. Internetadressen informieren auch über die Ausfuhr oder Wiederausfuhr von Tieren.

Illegale Einfuhr

Die Einfuhr eines Tieres, das die ggf. erforderlichen tierseuchenrechtlichen und artenschutzrechtlichen Bestimmungen nicht erfüllt, kann zur entschädigungslosen Beschlagnahme des Tieres und zur Einleitung eines Ordnungswidrigkeitenverfahrens führen. Der Reisende sollte daher die notwendigen Schritte rechtzeitig vor dem geplanten Grenzübertritt einleiten.

Karten

Übersicht

Weltweite Verbreitung ausgewählter
infektiöser und parasitärer Krankheiten

Chikungunya

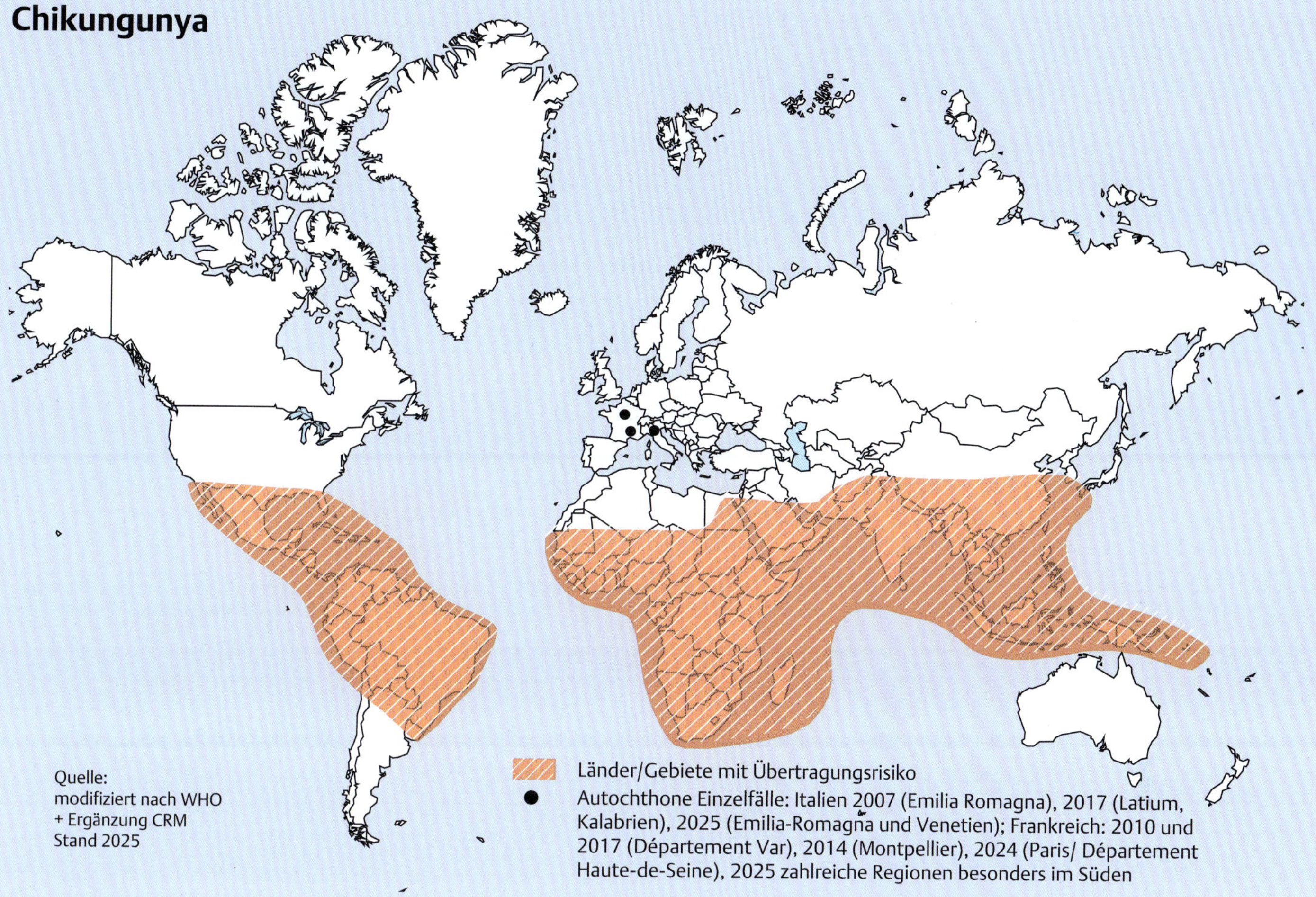

Quelle:
modifiziert nach WHO
+ Ergänzung CRM
Stand 2025

- Länder/Gebiete mit Übertragungsrisiko
- ● Autochthone Einzelfälle: Italien 2007 (Emilia Romagna), 2017 (Latium, Kalabrien), 2025 (Emilia-Romagna und Venetien); Frankreich: 2010 und 2017 (Département Var), 2014 (Montpellier), 2024 (Paris/ Département Haute-de-Seine), 2025 zahlreiche Regionen besonders im Süden

Cholera

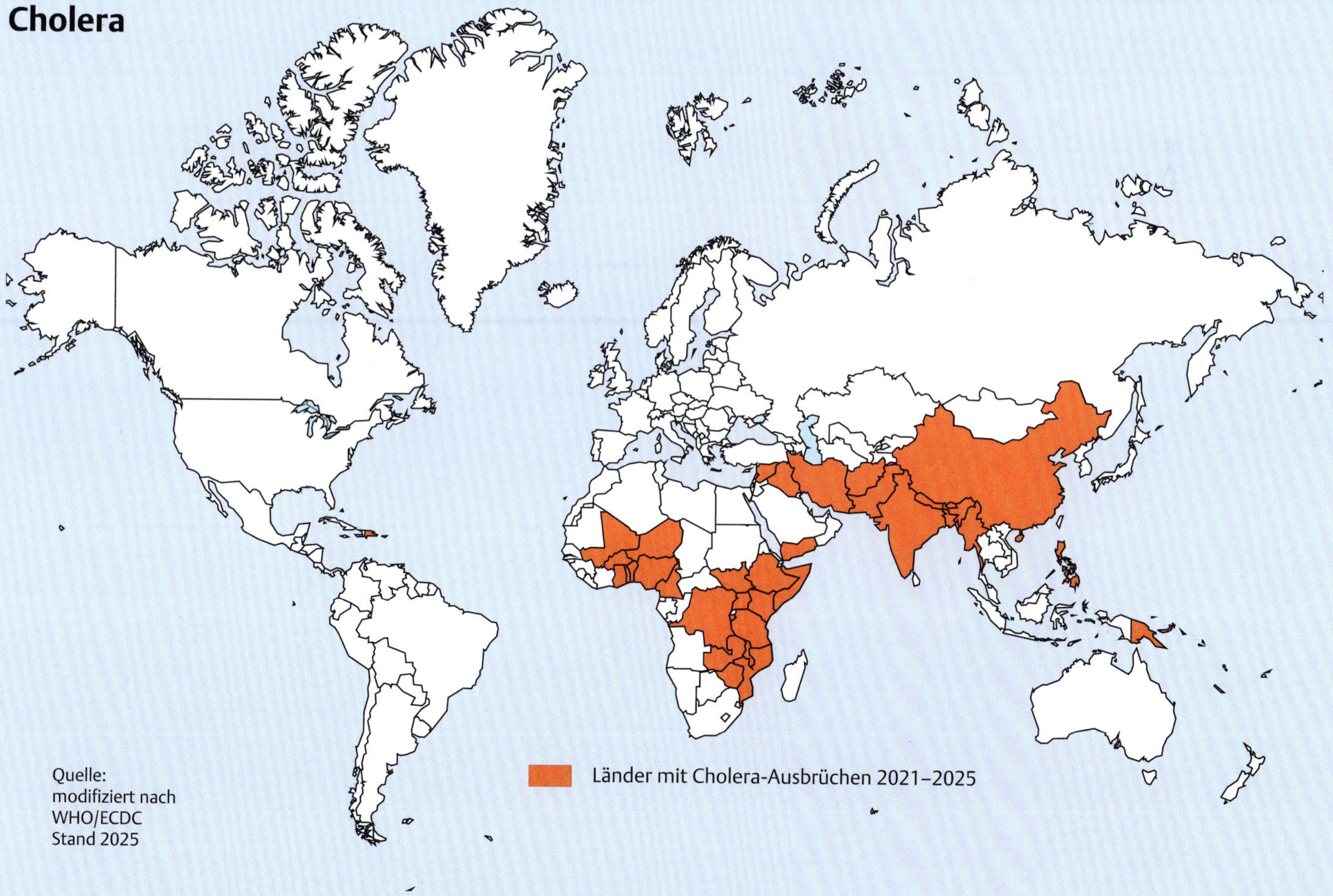

Quelle:
modifiziert nach
WHO/ECDC
Stand 2025

- Länder mit Cholera-Ausbrüchen 2021–2025

Dengue

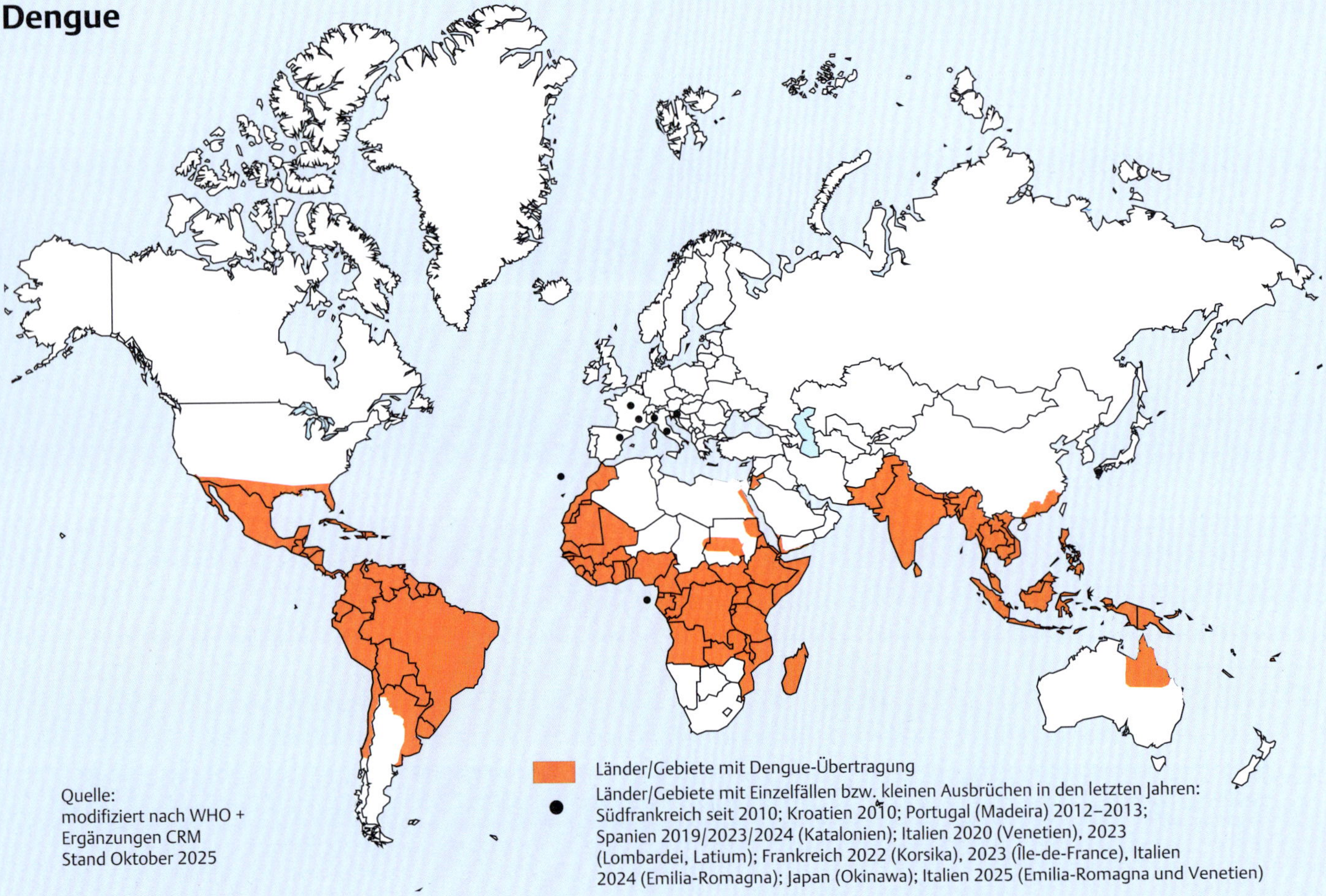

Länder/Gebiete mit Dengue-Übertragung

● Länder/Gebiete mit Einzelfällen bzw. kleinen Ausbrüchen in den letzten Jahren: Südfrankreich seit 2010; Kroatien 2010; Portugal (Madeira) 2012–2013; Spanien 2019/2023/2024 (Katalonien); Italien 2020 (Venetien), 2023 (Lombardei, Latium); Frankreich 2022 (Korsika), 2023 (Île-de-France), Italien 2024 (Emilia-Romagna); Japan (Okinawa); Italien 2025 (Emilia-Romagna und Venetien)

Quelle:
modifiziert nach WHO + Ergänzungen CRM
Stand Oktober 2025

FSME – Deutschland

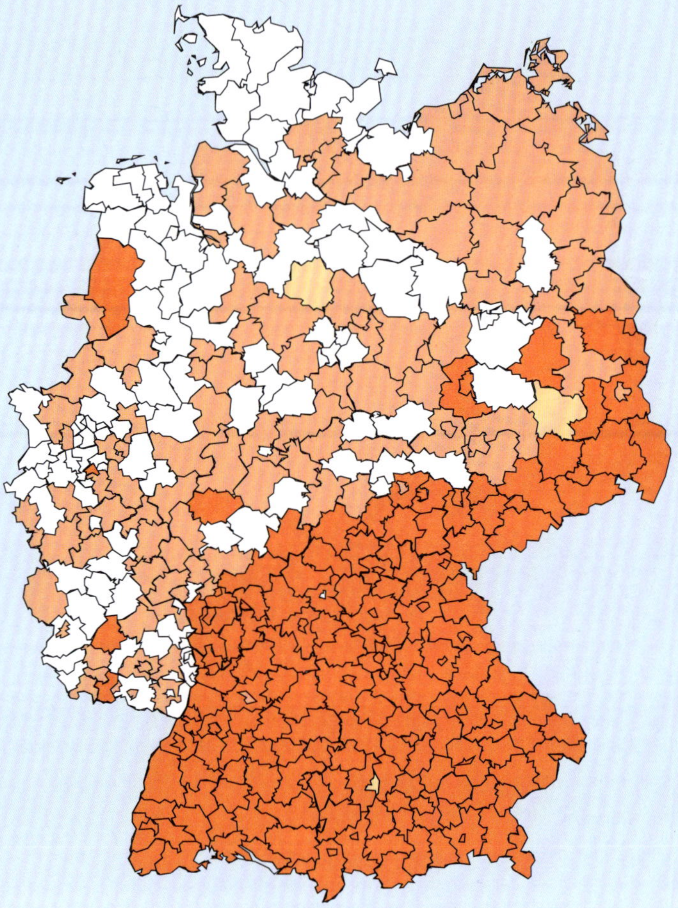

Ein Kreis wird als Risikogebiet definiert, wenn die Anzahl der übermittelten FSME-Erkrankungen in mindestens einem der 18 Fünfjahreszeiträume (2002–2024) im Kreis ODER in der Kreisregion (bestehend aus dem betreffenden Kreis plus allen angrenzenden Kreisen) signifikant ($p < 0{,}05$) höher liegt als die bei einer Inzidenz von 1 Erkrankung pro 100.000 Einwohner erwartete Fallzahl.

Kreise mit vereinzelten FSME-Erkrankungen (2002–2024)
Berlin: Treptow-Köpenick, Steglitz-Zehlendorf, Spandau, Lichtenberg

Kreise, die im Jahr 2025 zum Risikogebiet ausgewiesen werden:
Bayern: SK Augsburg
Brandenburg: LK Elbe-Elster
Niedersachsen: LK Celle

Bisher keine FSME-Erkrankungen nachgewiesen.

Quelle:
Robert Koch-Institut, Epid. Bulletin 9/25
Anlage zum Epidemiologischen Bulletin 9/2025

Stand Februar 2025

FSME – Europa

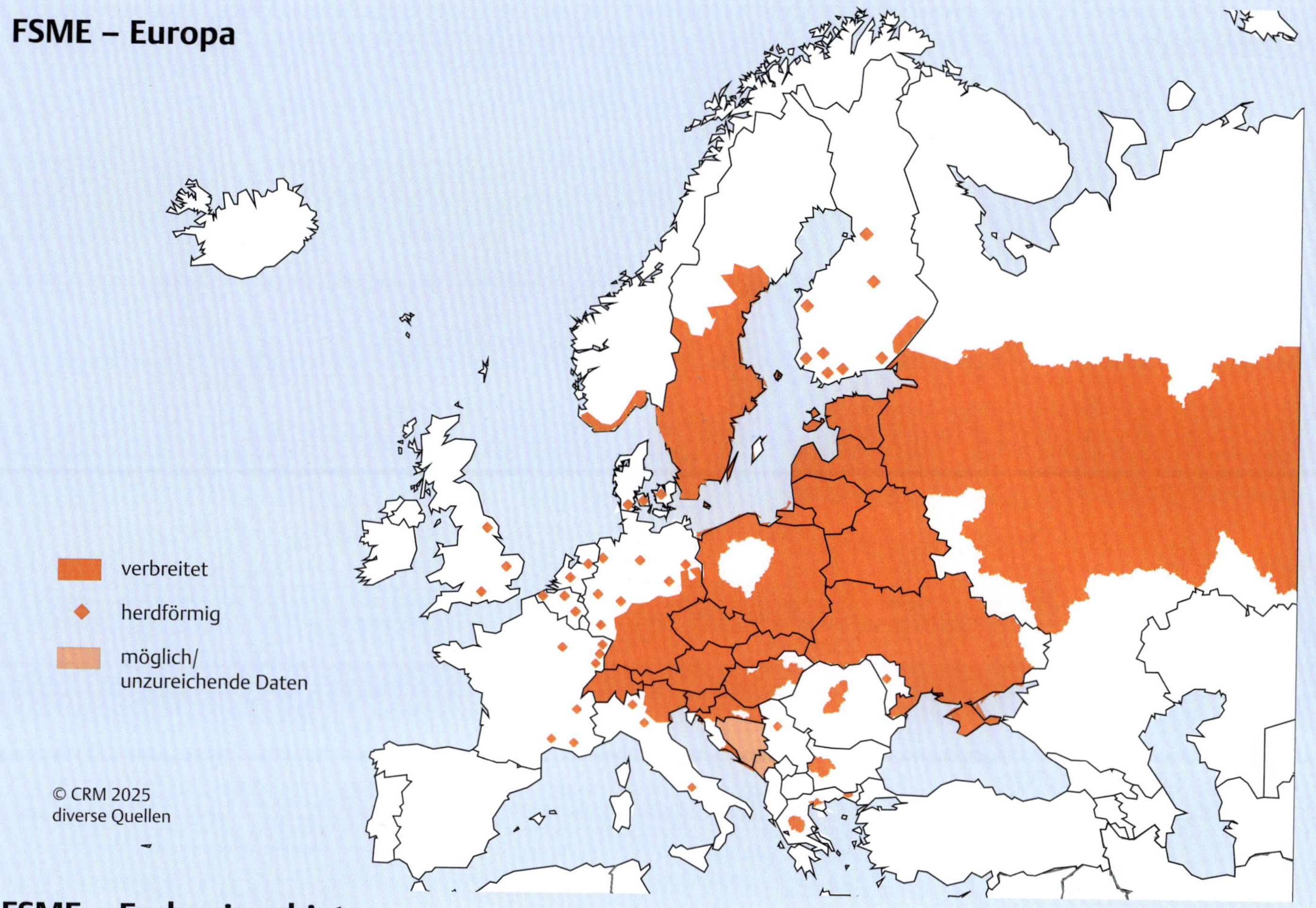

FSME – Endemiegebiete

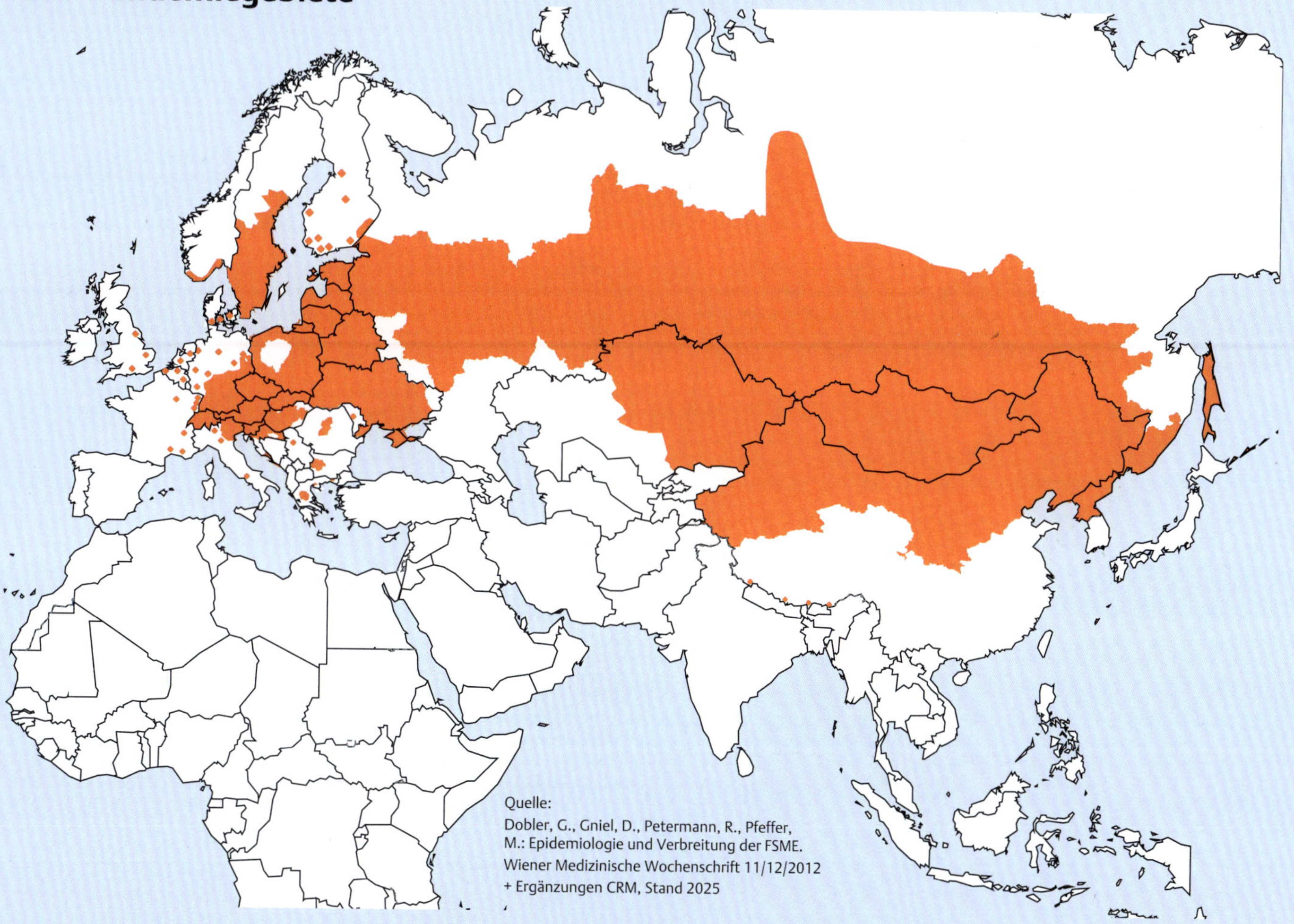

Gelbfieber

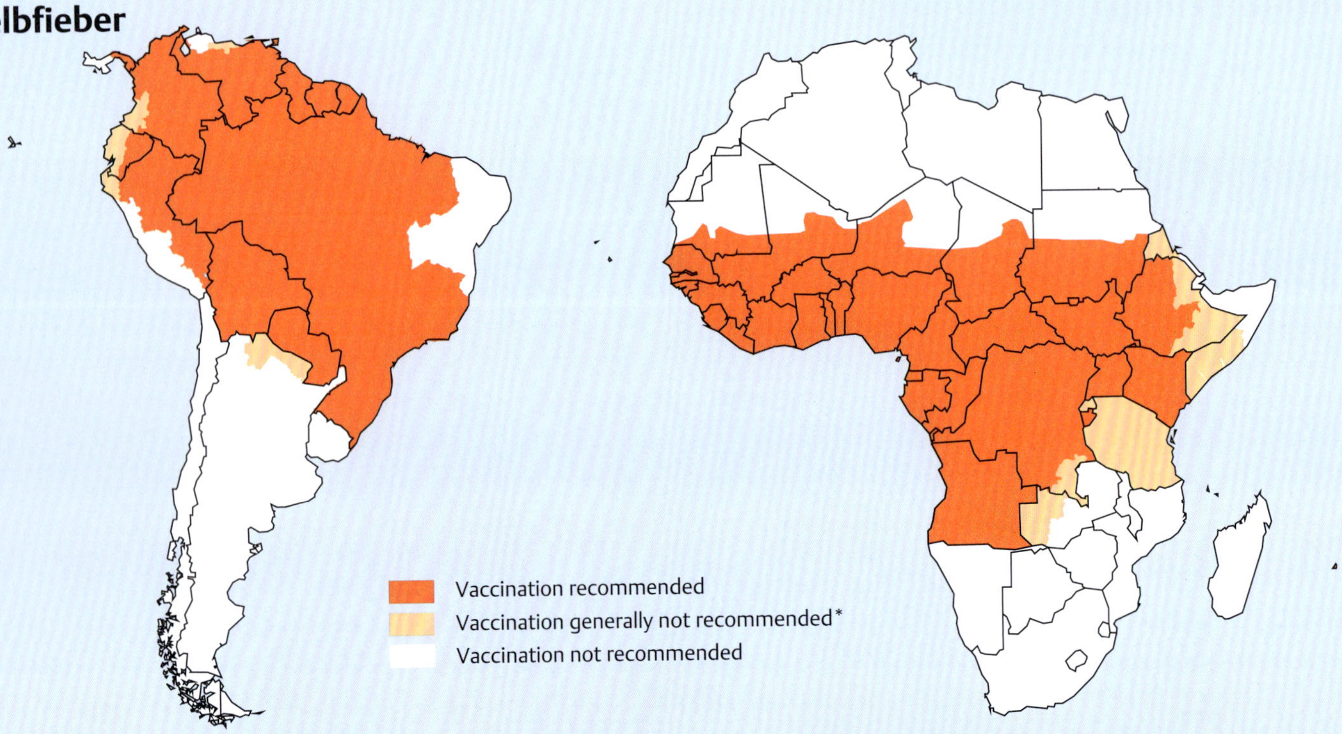

Quelle:
nach WHO
Stand 2025

*Yellow fever vaccination is generally not recommended in areas where there is low potential for exposure to yellow fever virus. However, vaccination might be considered for a small subset of travellers to these areas, who are at increased risk of exposure to yellow fever virus (e.g. prolonged travel, extensive exposure to mosquitoes, inability to avoid mosquito bites). When considering vaccination, any traveller must take into account the risk of being infected with yellow fever virus, country entry requirements, as well as individual risk factors (e.g. age, immune status) for serious vaccine-associated adverse events.

Hepatitis A

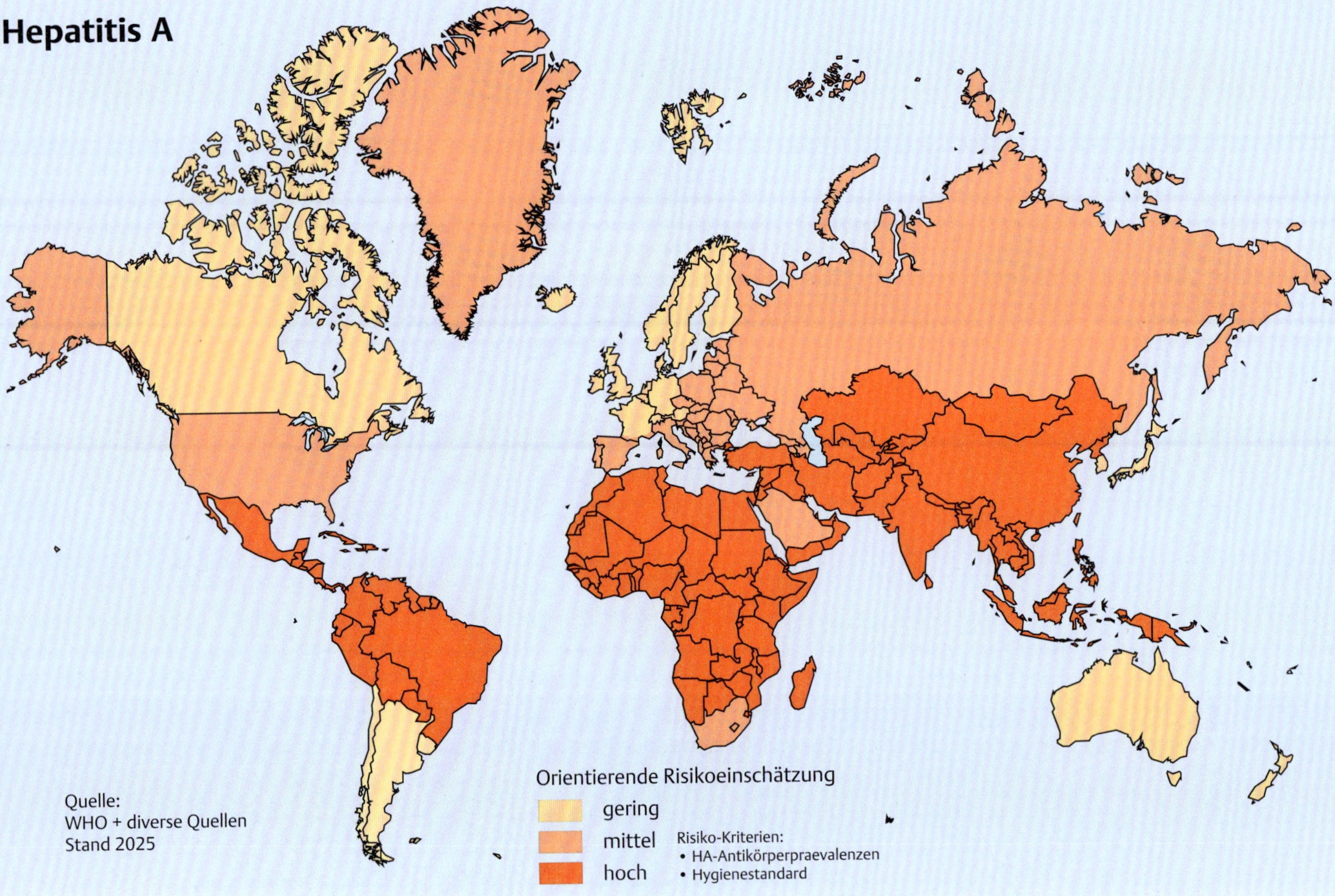

Quelle:
WHO + diverse Quellen
Stand 2025

Hepatitis B

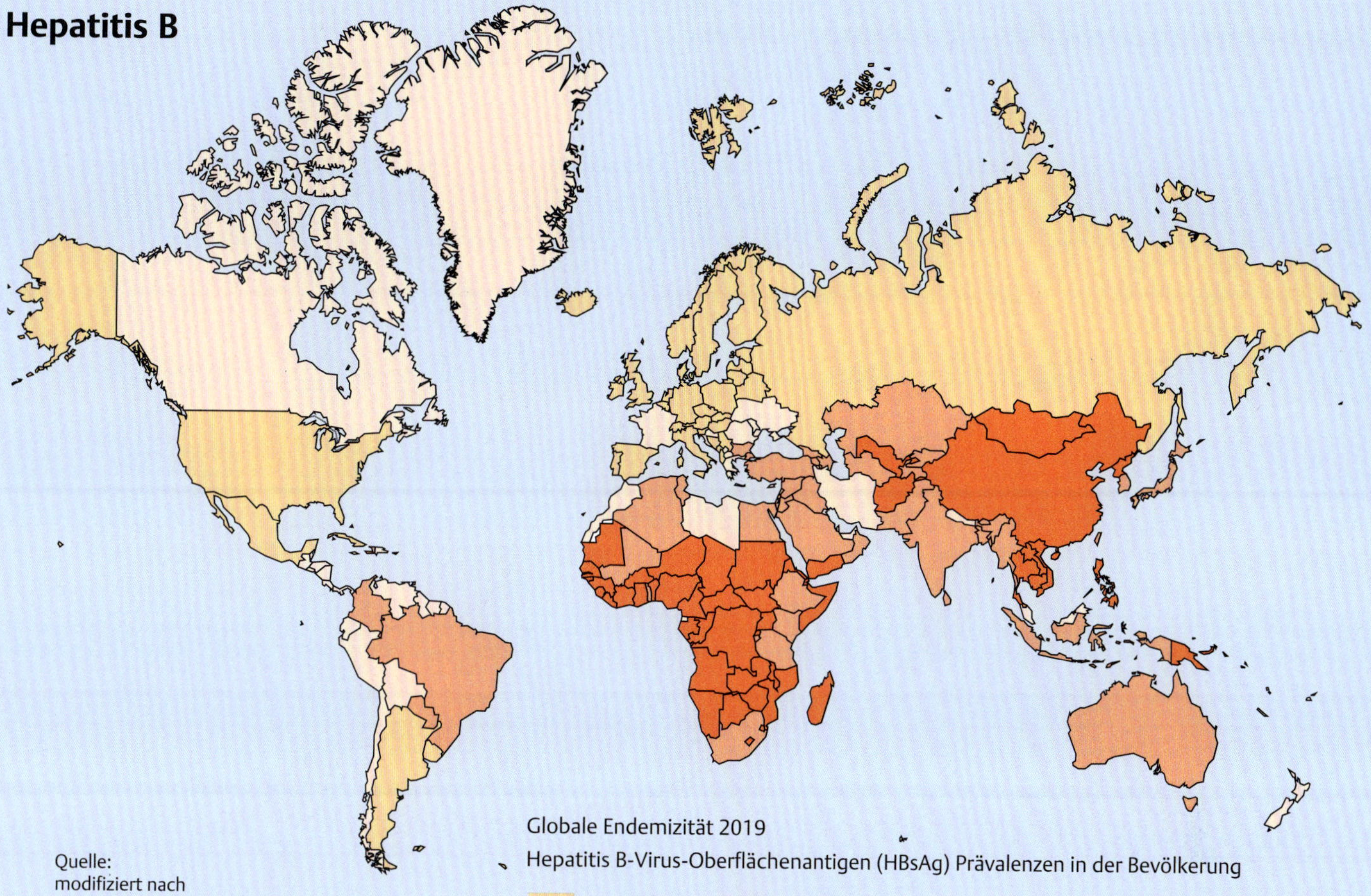

Globale Endemizität 2019

Hepatitis B-Virus-Oberflächenantigen (HBsAg) Prävalenzen in der Bevölkerung

- 0–0,9%
- 1–1,9 %
- 2–3,9 %
- 4–13%

Quelle:
modifiziert nach
Jen WJ et al. Lancet 2023

HIV/AIDS

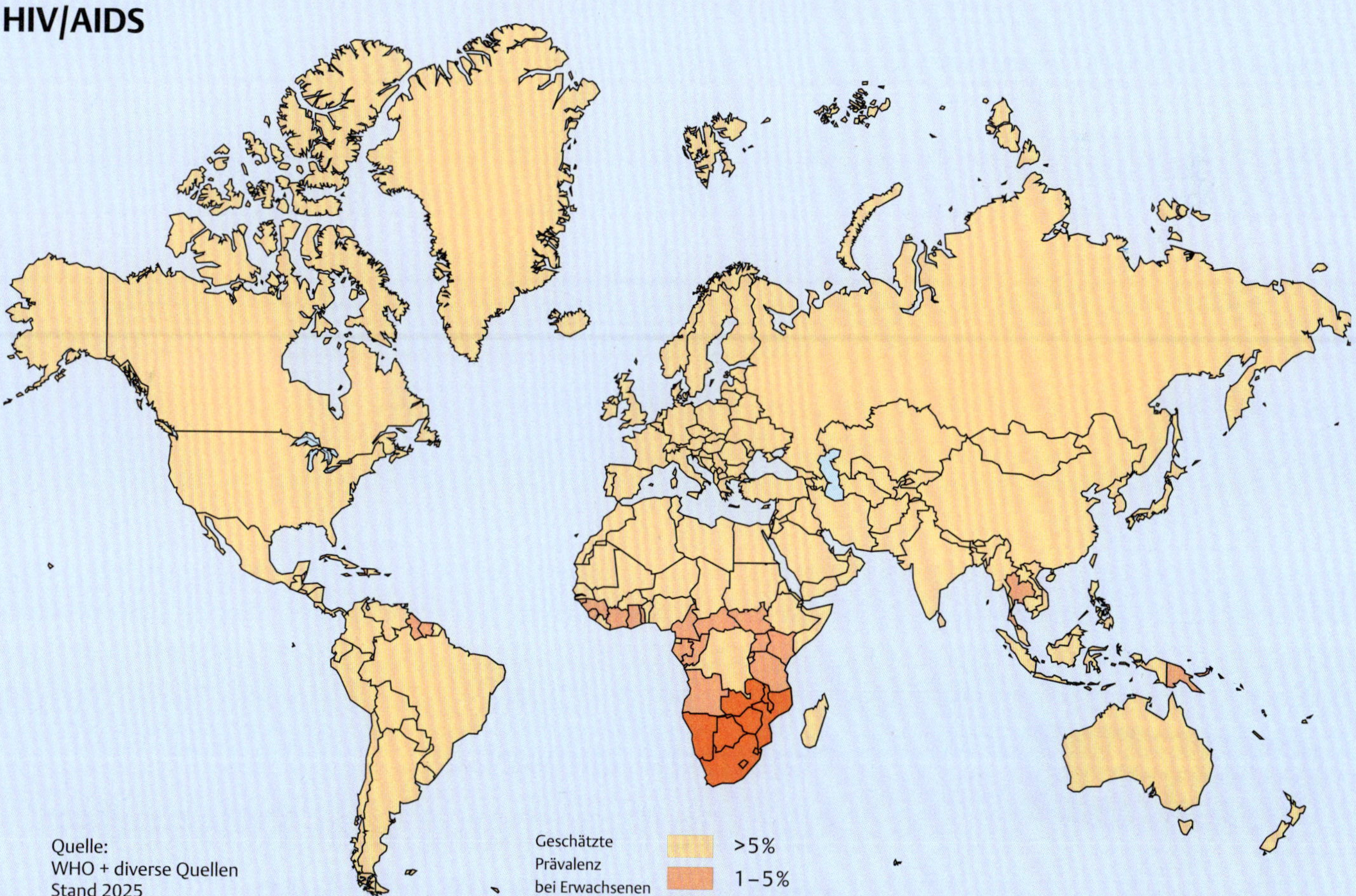

Geschätzte Prävalenz bei Erwachsenen (15–49 Jahre)

- >5%
- 1–5%
- 0–0,9%

Quelle:
WHO + diverse Quellen
Stand 2025

Japanische Enzephalitis – Endemiegebiete

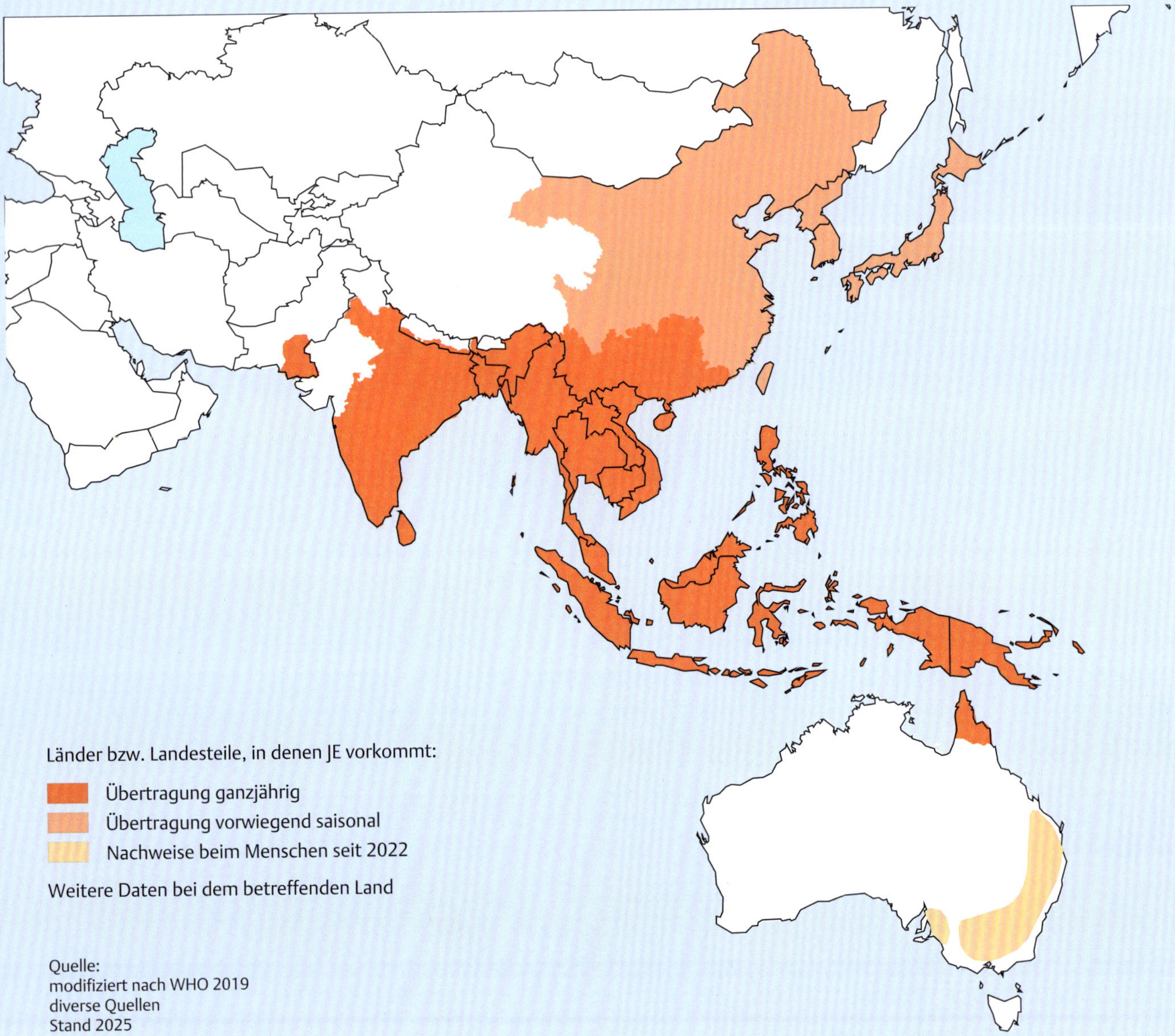

Quelle:
modifiziert nach WHO 2019
diverse Quellen
Stand 2025

Leishmaniasis, kutane + mukokutane

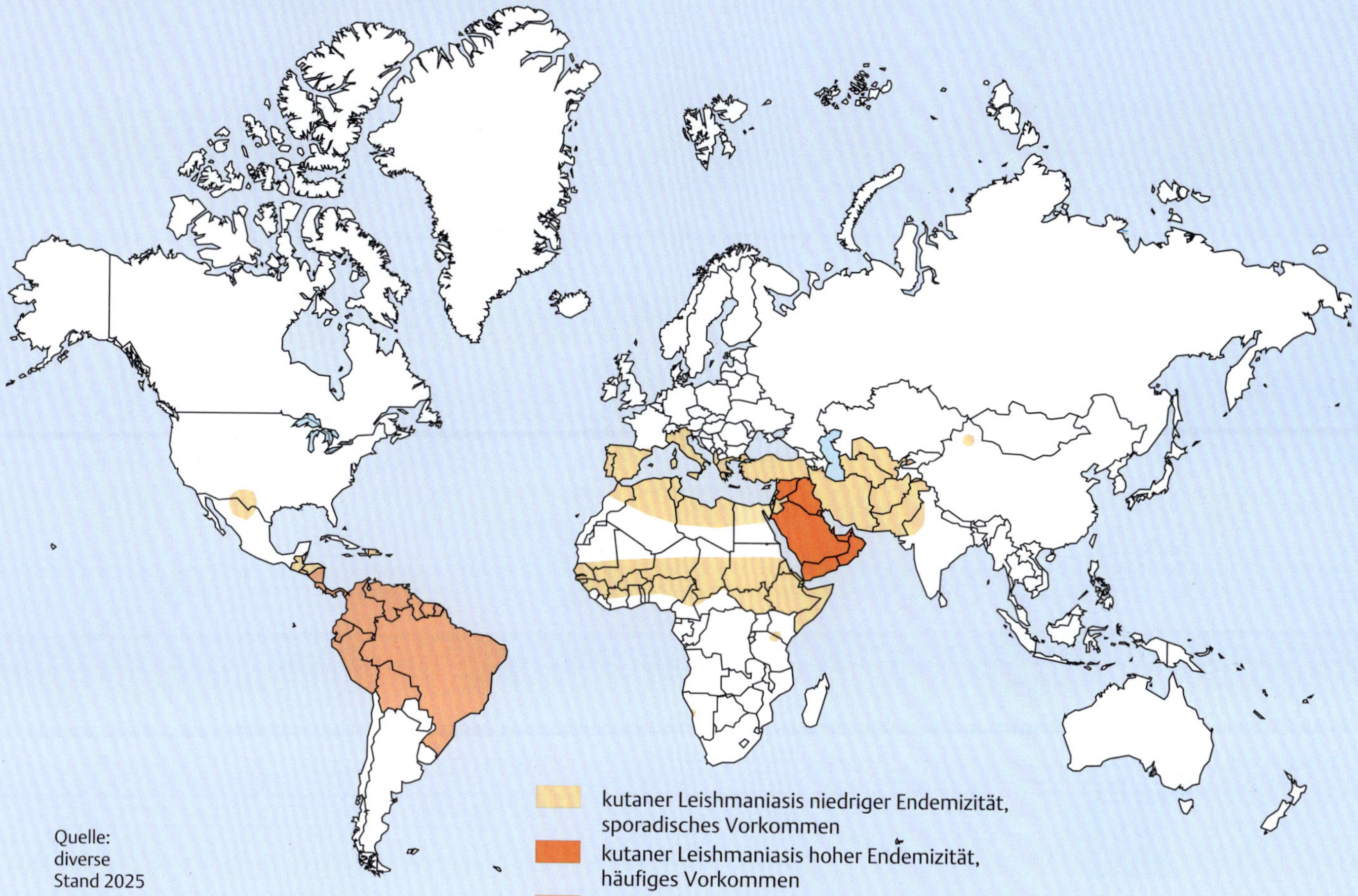

kutaner Leishmaniasis niedriger Endemizität, sporadisches Vorkommen

kutaner Leishmaniasis hoher Endemizität, häufiges Vorkommen

kutaner und/oder mukokutaner Leishmaniasis

Quelle:
diverse
Stand 2025

Leishmaniasis, viszerale

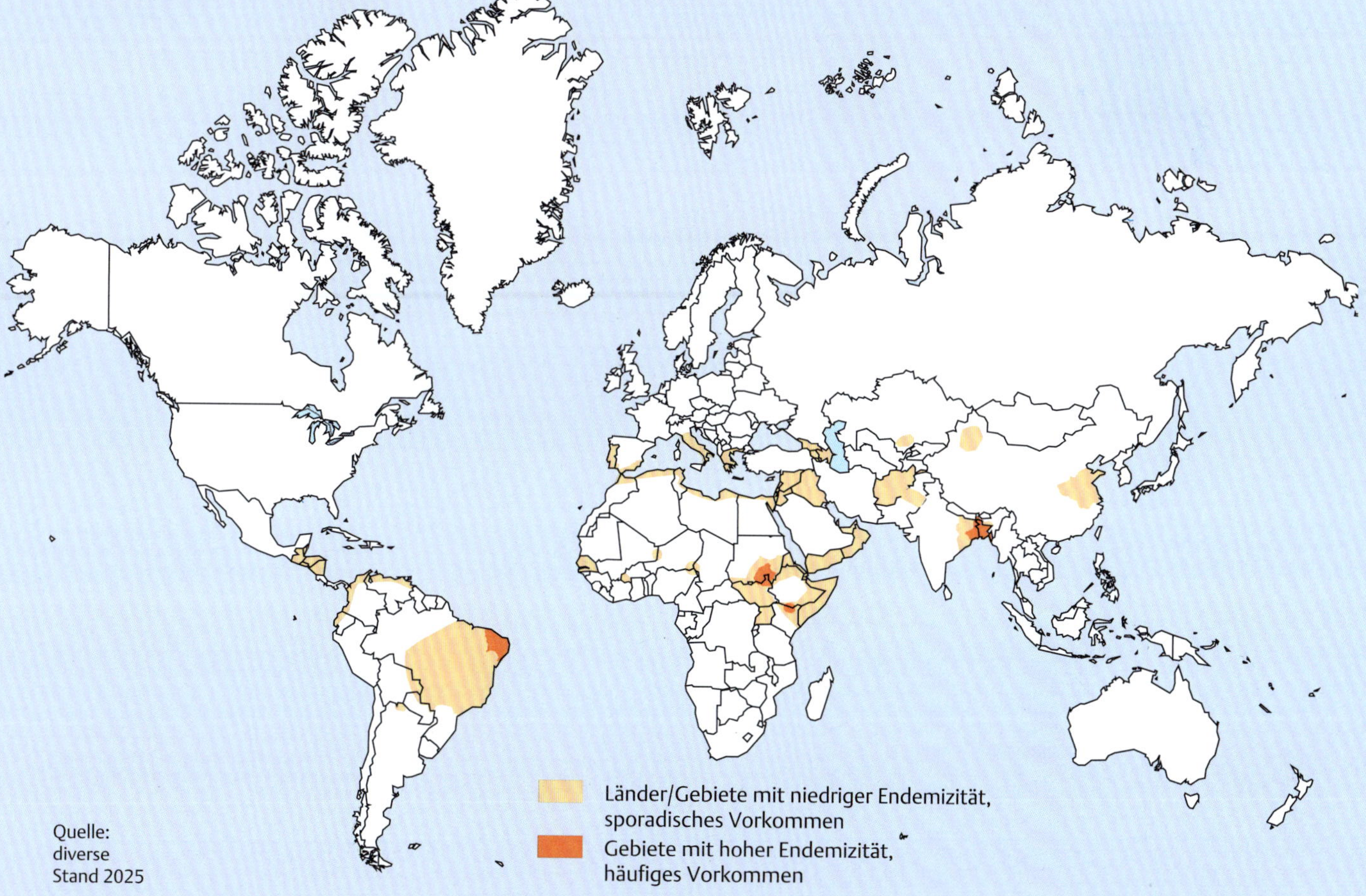

Länder/Gebiete mit niedriger Endemizität, sporadisches Vorkommen

Gebiete mit hoher Endemizität, häufiges Vorkommen

Quelle:
diverse
Stand 2025

Malaria – Welt

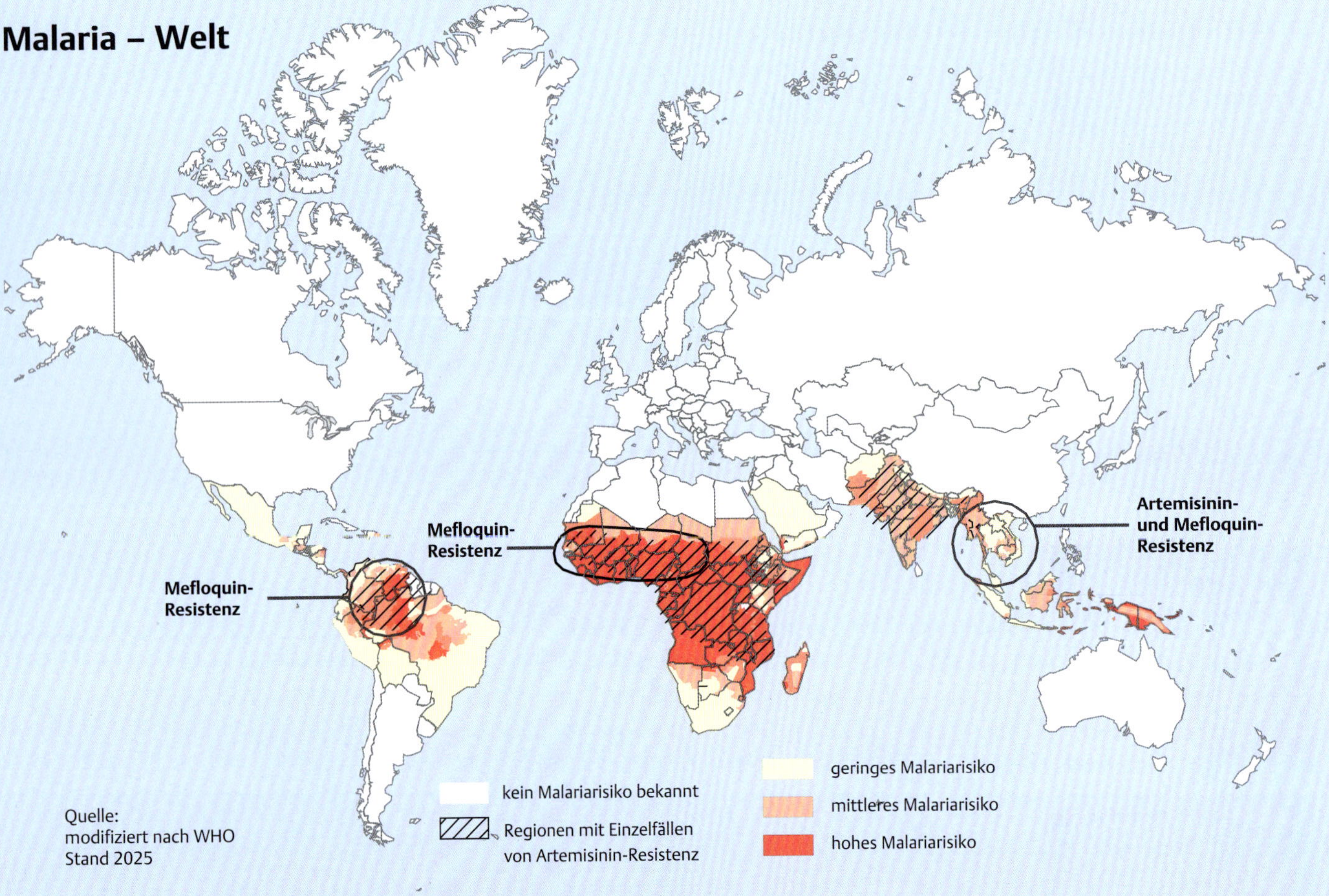

Malaria – Südliches Afrika

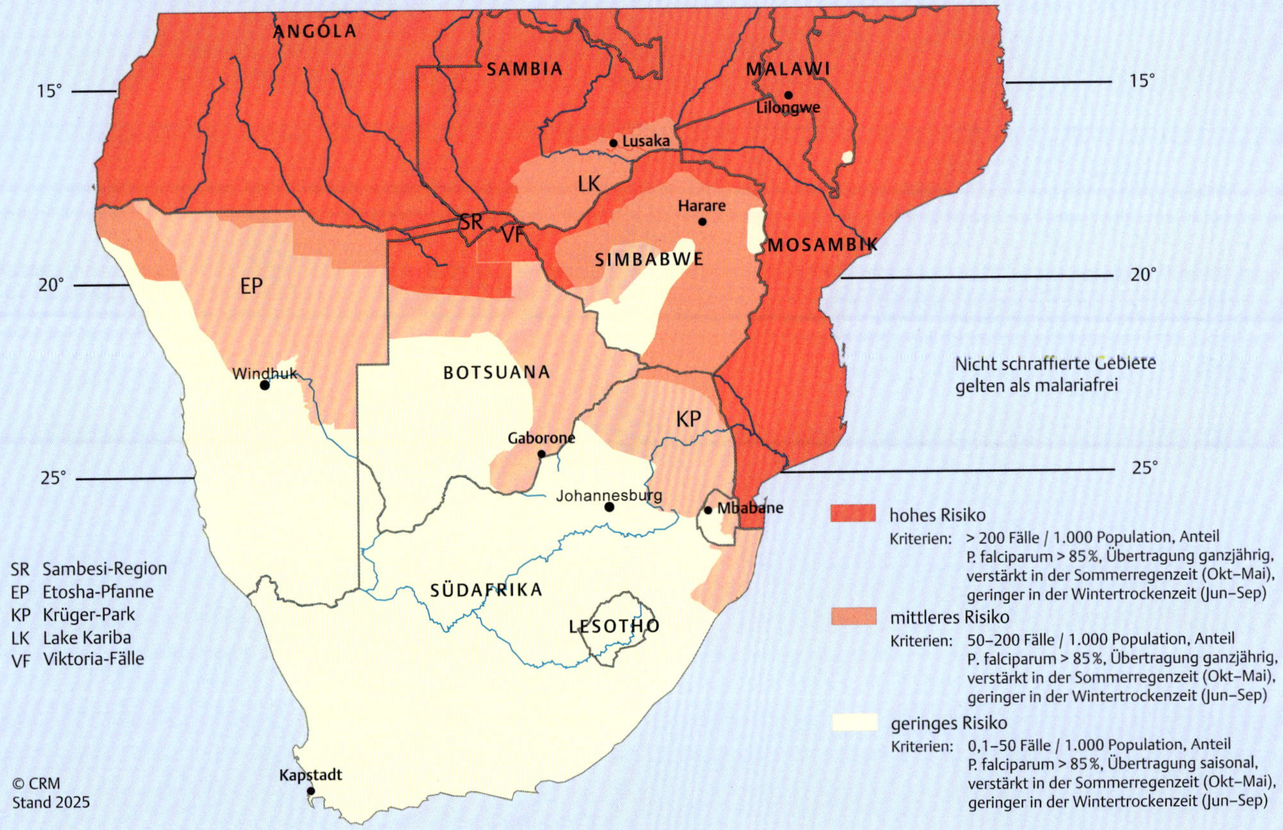

Malaria – Indischer Subkontinent

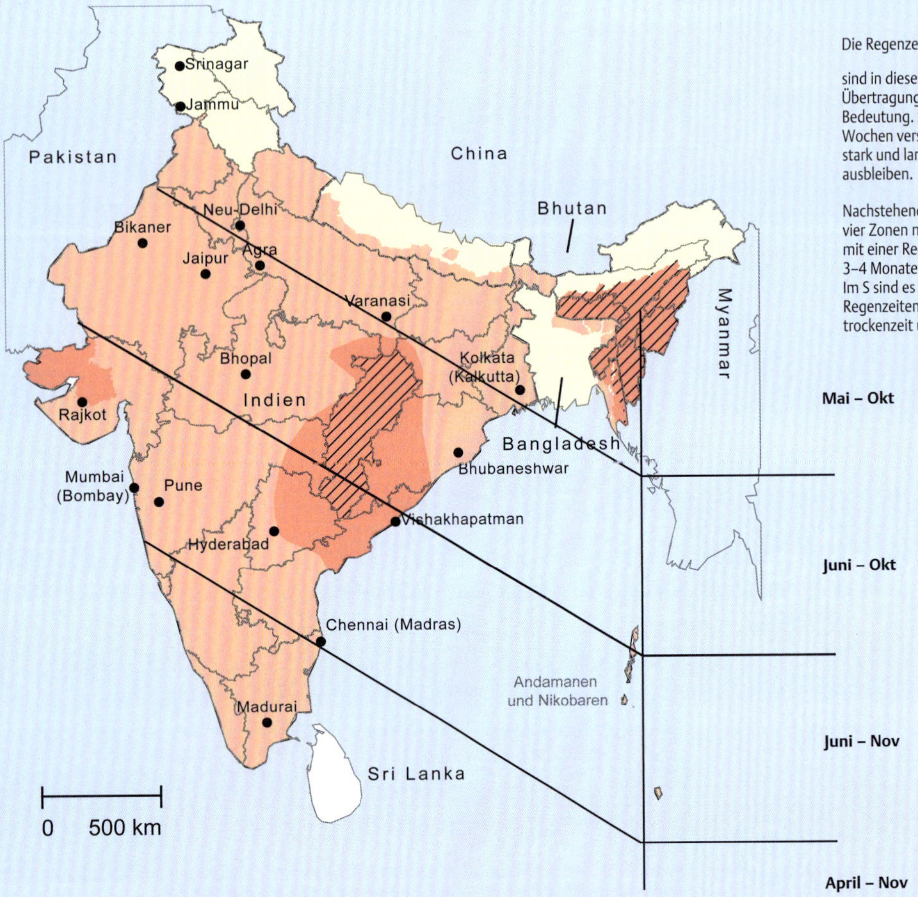

Die Regenzeiten

sind in dieser Region für die Malaria-Übertragung von entscheidender Bedeutung. Sie können sich um einige Wochen verschieben, unterschiedlich stark und lang sein oder regional ausbleiben.

Nachstehend zur groben Orientierung vier Zonen mit Zeiträumen, in denen mit einer Regenzeit von durchschnittlich 3–4 Monaten Dauer zu rechnen ist. Im S sind es in der Regel zwei Regenzeiten die von einer Zwischentrockenzeit unterbrochen sind.,

Durchschn. Regenzeiten in einzelnen Städten (mittl. monatl. Niederschläge >125 mm)

Bhopal	Juni – Sep
Bhubaneswar	Juni – Okt
Chennai/Madras	Aug – Dez
Chittagong	Juni – Okt
Cochin	Apr – Nov
Delhi	Juli – Sep
Dhaka	Juni – Okt
Gangtok	Apr – Sep
Hyderabad	Juli – Sep
Kalkutta	Mai – Okt
Maduran	Sep – Nov
Mumbai/Bombay	Juni – Okt
Panaji (Goa)	Juni – Okt
Pondicherry	Sep – Nov

mittleres Risiko

mittleres Risiko (höher)

geringes Risiko

Risiko prinzipiell höher während und nach dem Monsunregen, geringer während der Trockenzeit; in Stadtgebieten ist während und nach der Regenzeit mit einem geringen Risiko zu rechnen.
Höhenlagen über 2000 m gelten als malariafrei.
Anteil von P. falciparum ist regional und saisonal unterschiedlich; er liegt im Landesdurchschnitt für Indien bei 40%; im NO höher.

Malaria – Südostasien

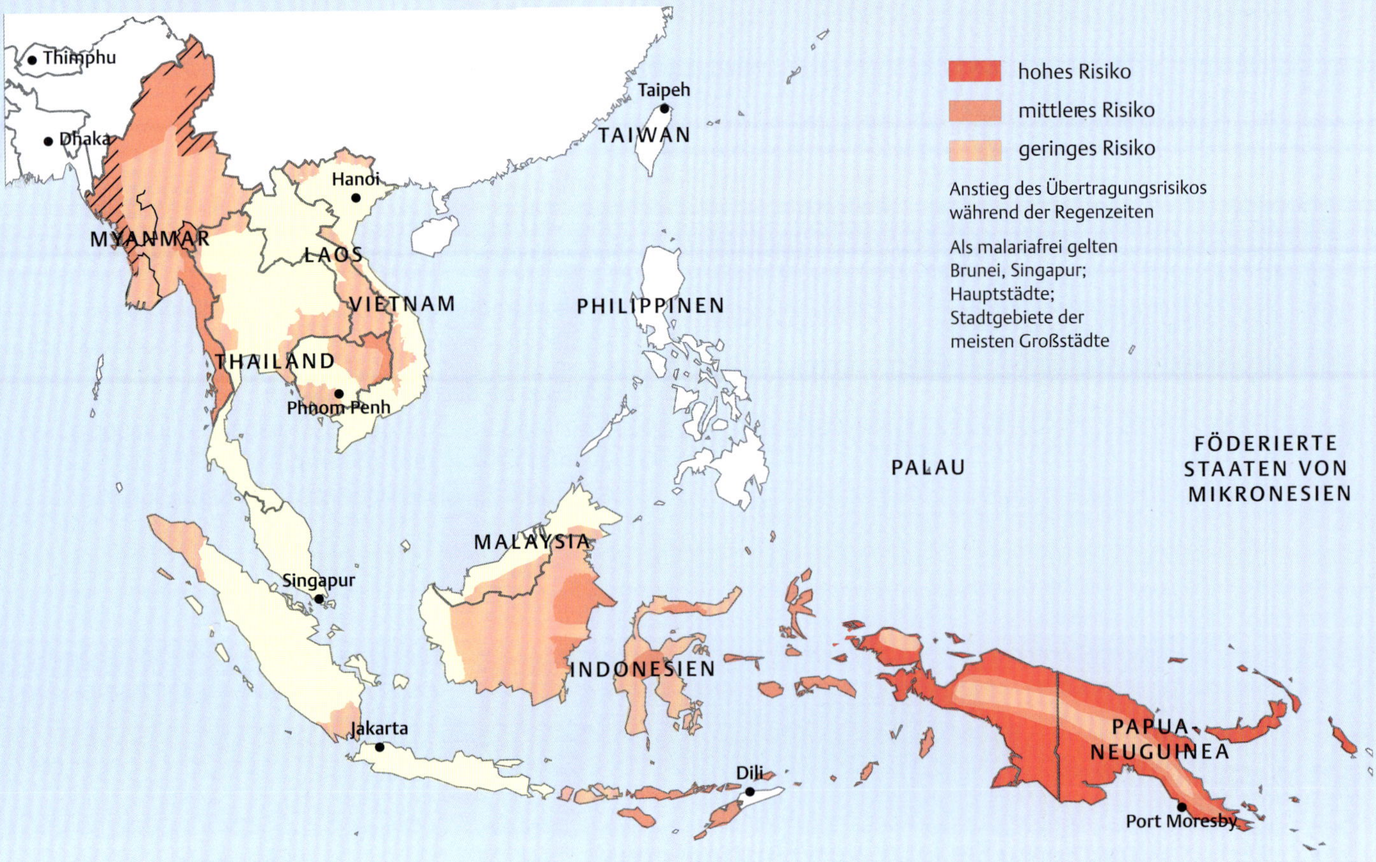

hohes Risiko

mittleres Risiko

geringes Risiko

Anstieg des Übertragungsrisikos während der Regenzeiten

Als malariafrei gelten Brunei, Singapur; Hauptstädte; Stadtgebiete der meisten Großstädte

Malaria – Südamerika

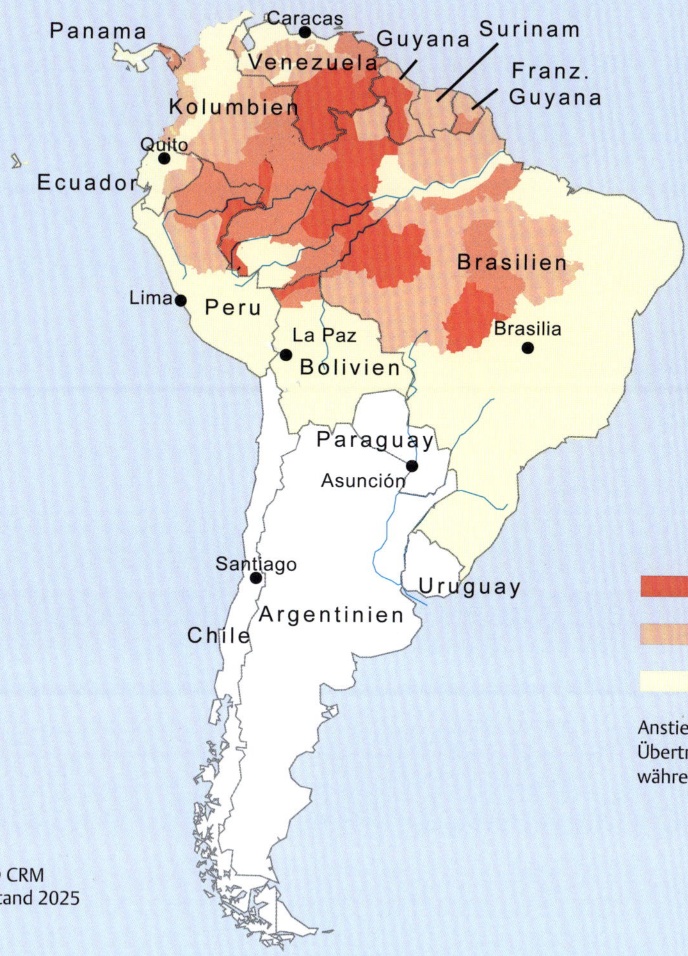

hohes Risiko

mittleres Risiko

geringes Risiko

Anstieg des Übertragungsrisikos während der Regenzeiten

© CRM
Stand 2025

Meningokokken-Meningitis – Endemiegebiete in Afrika

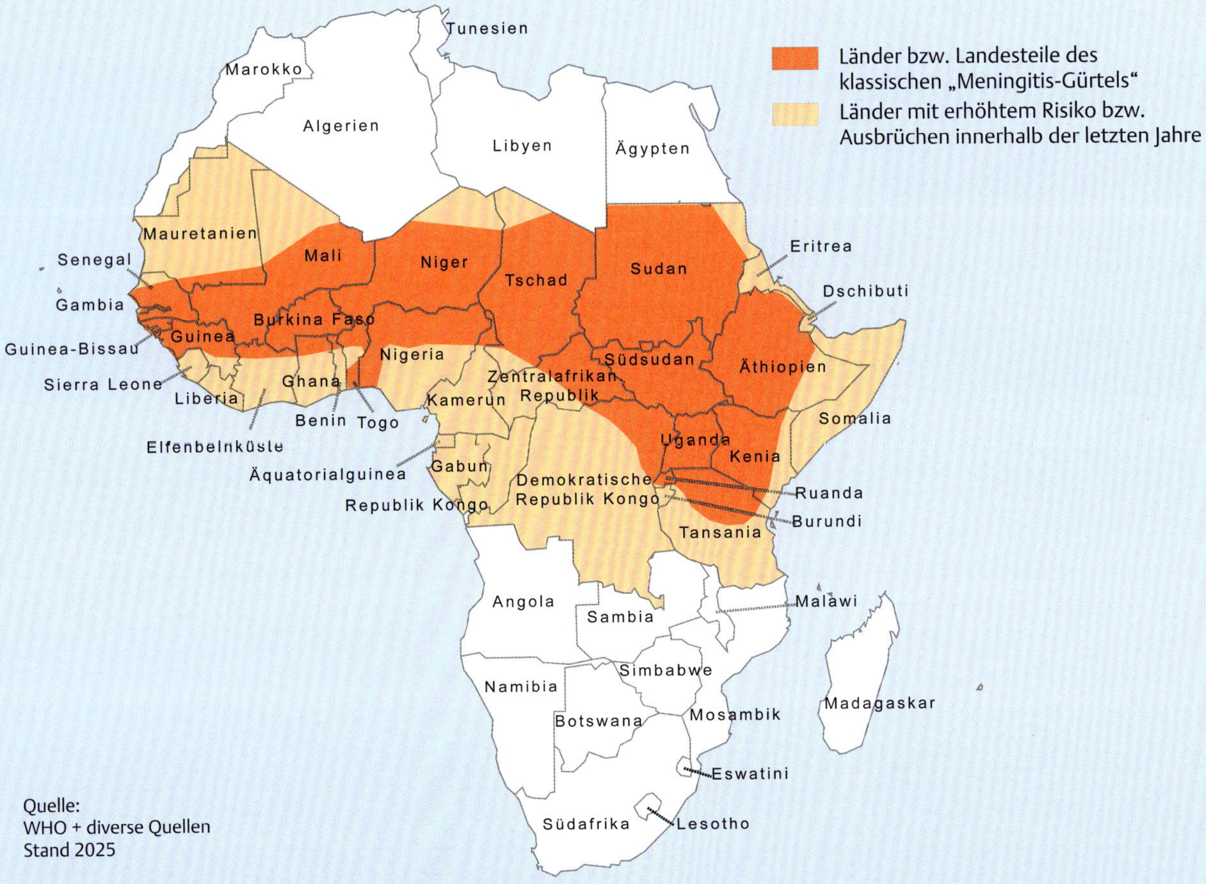

Quelle:
WHO + diverse Quellen
Stand 2025

Meningokokken – Globale Verteilung der Serogruppen

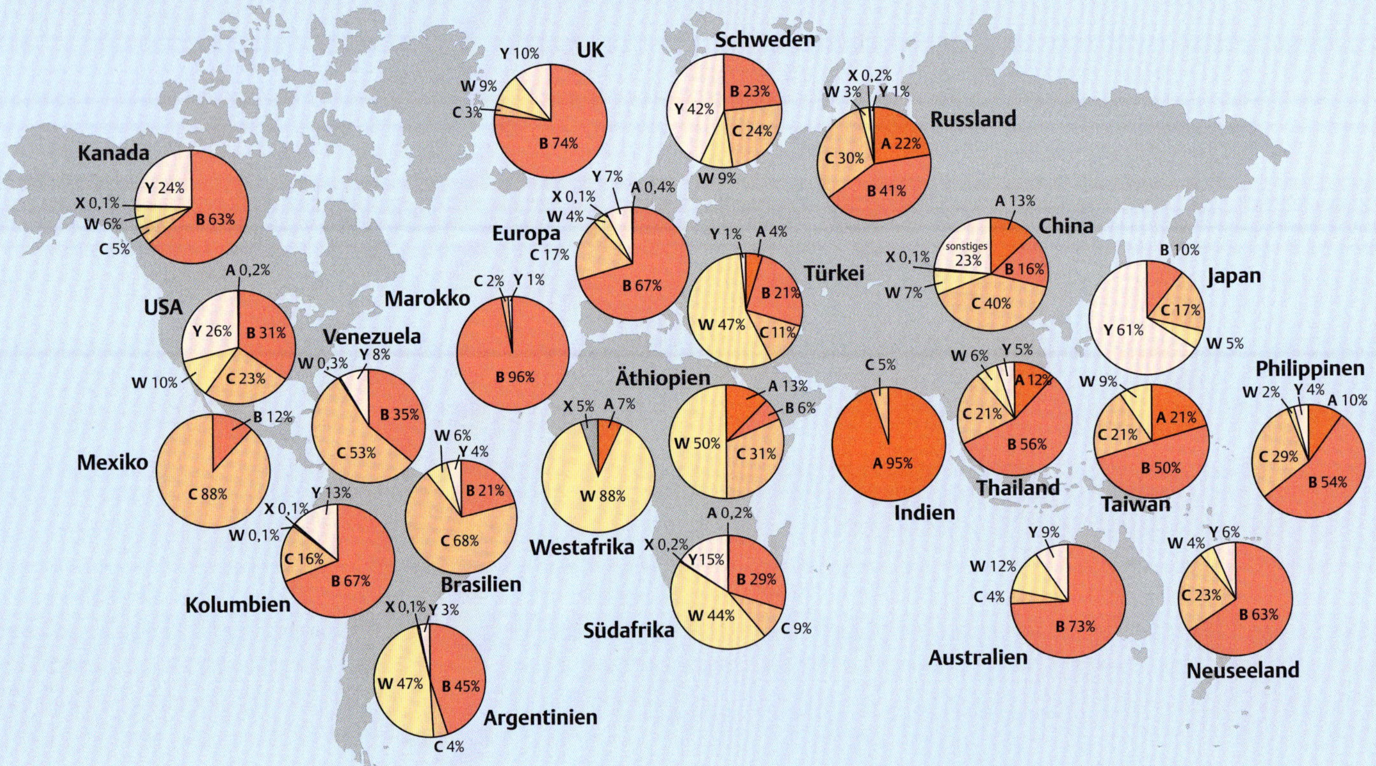

Quellen: Peterson ME et al. Meningococcal serogroups and surveillance: a systematic review and survey. J Global Health 2019; DOI: 10.7189/jogh.09.010409 und andere
Stand 2023

Poliomyelitis

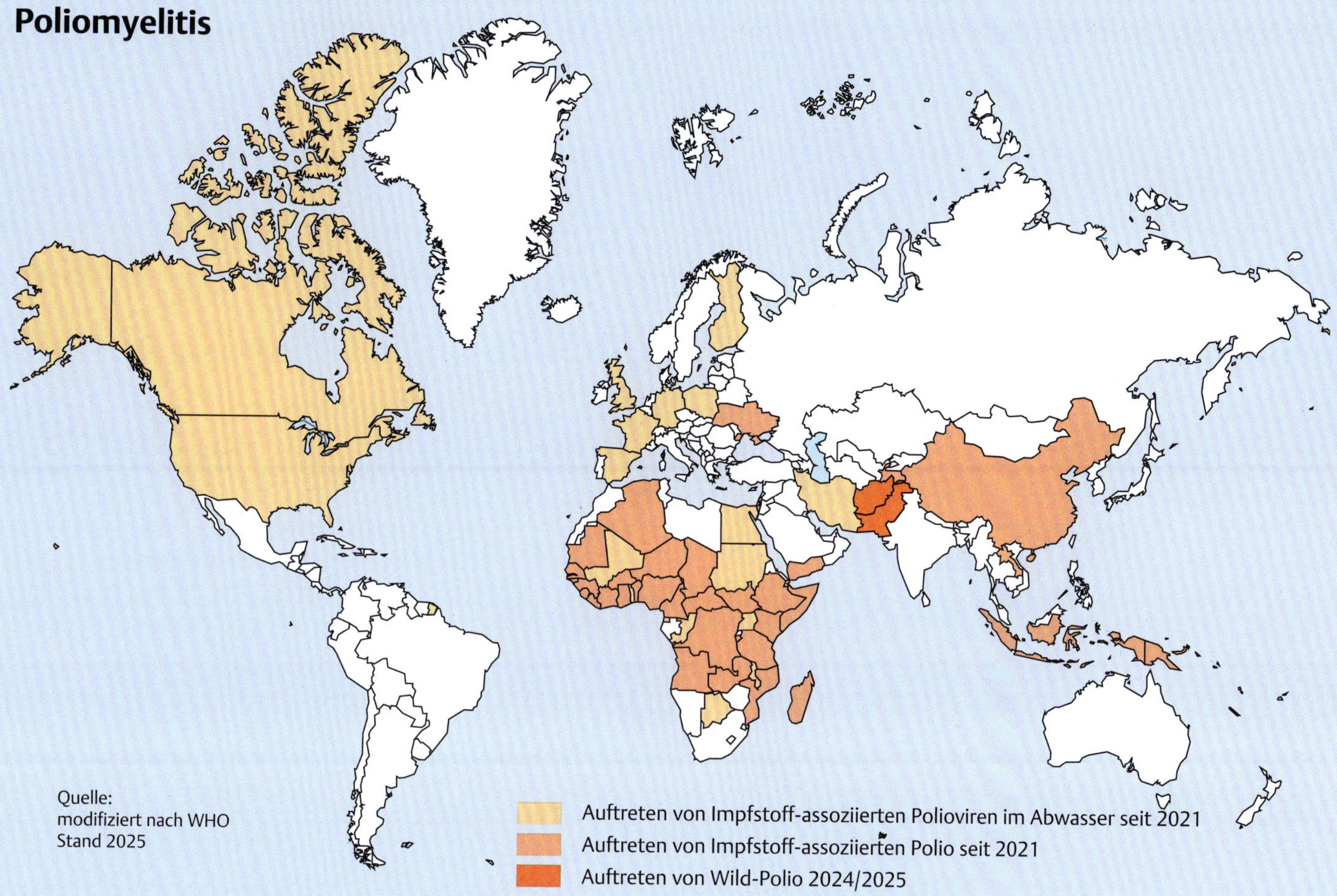

Reisediarrhoe – Risiko

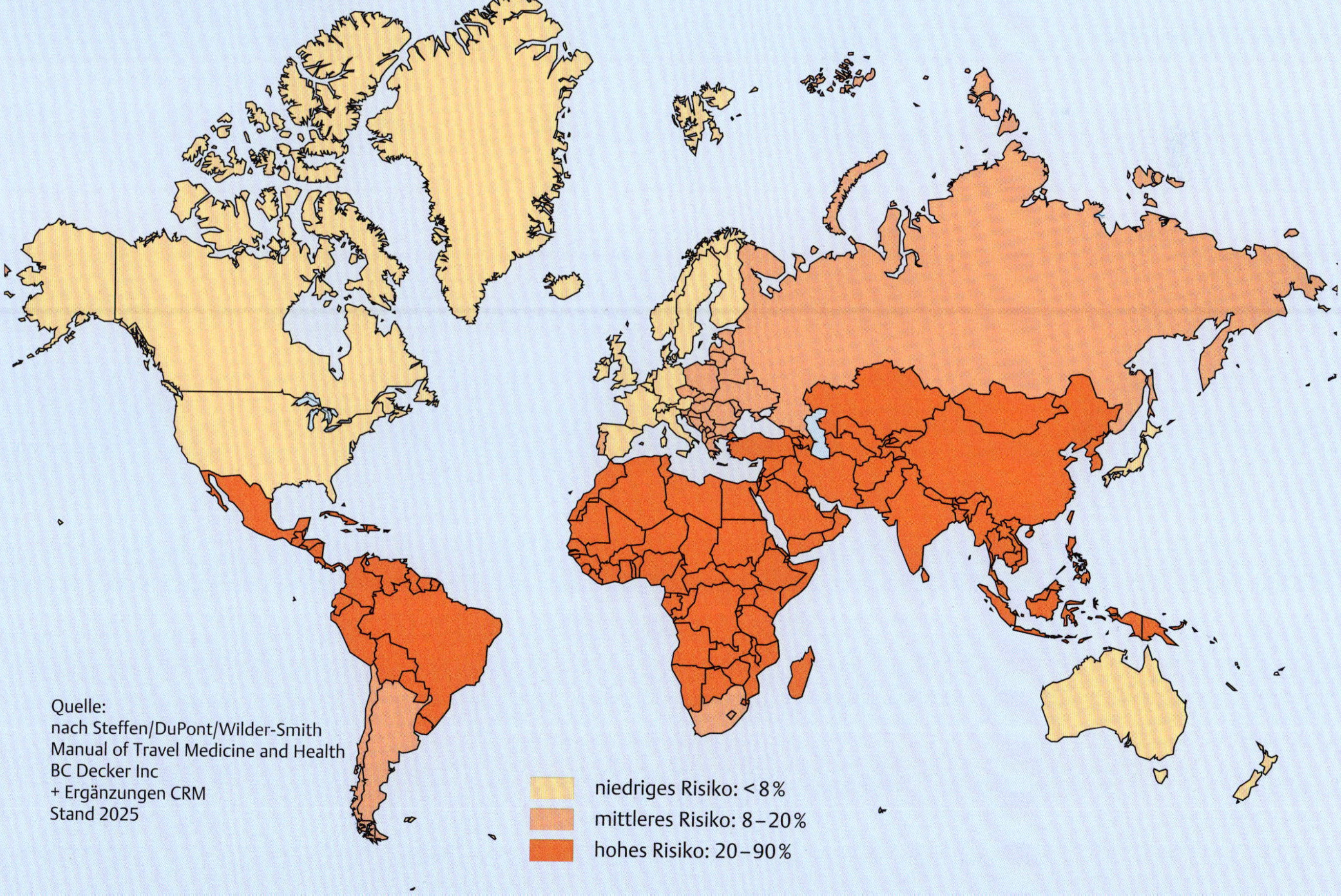

Karten

Schistosomiasis/Bilharziose

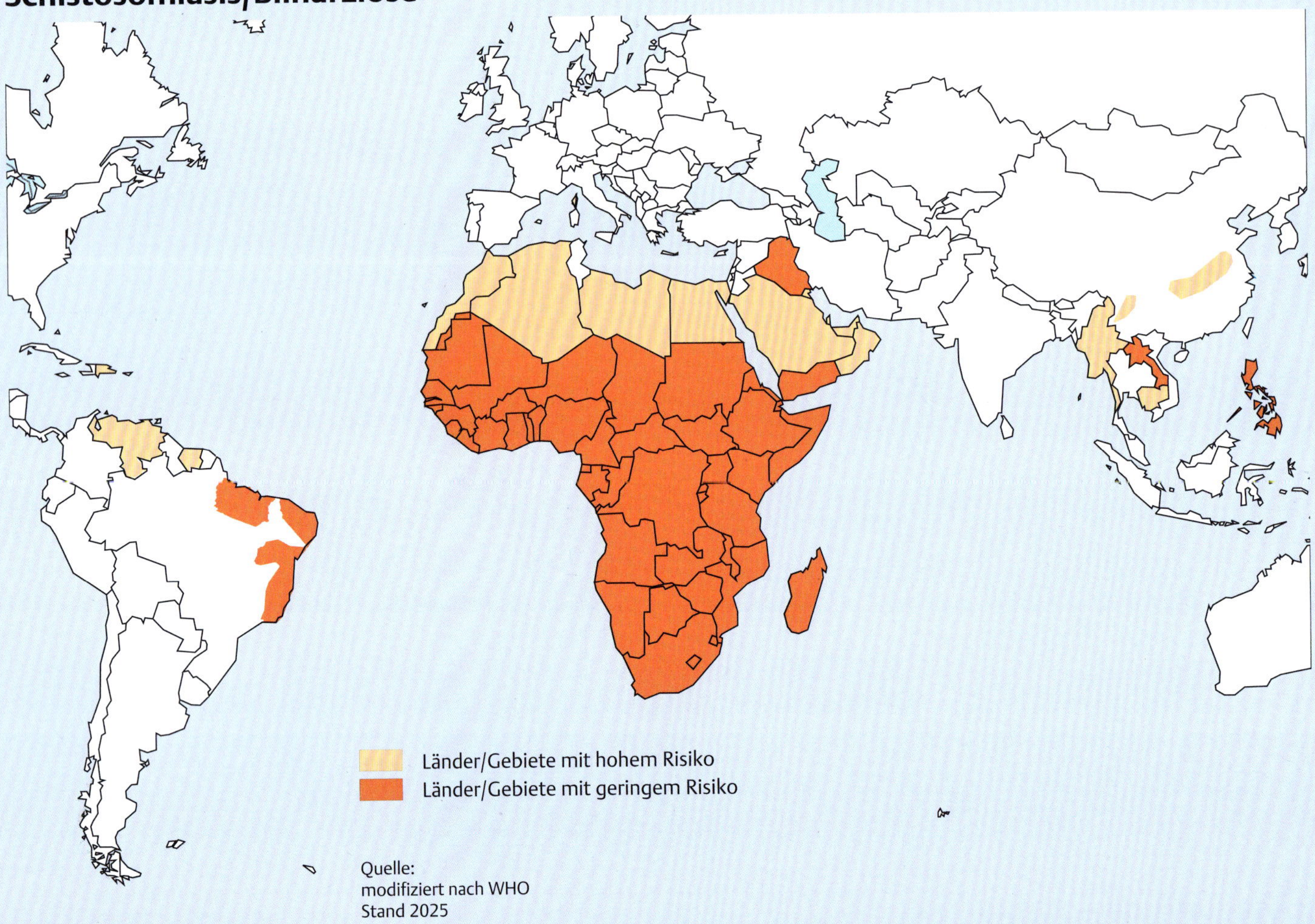

Schlafkrankheit

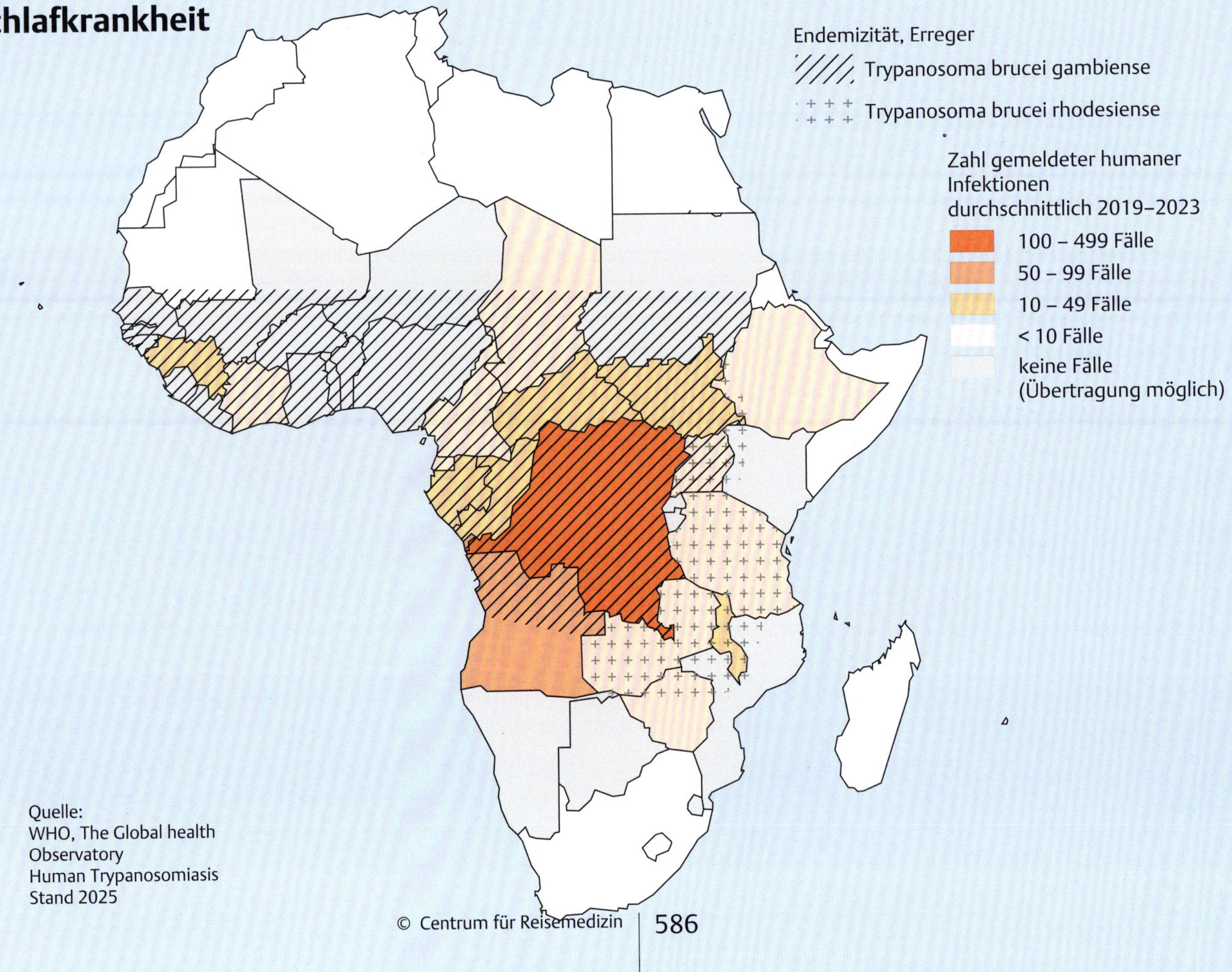

Tollwut

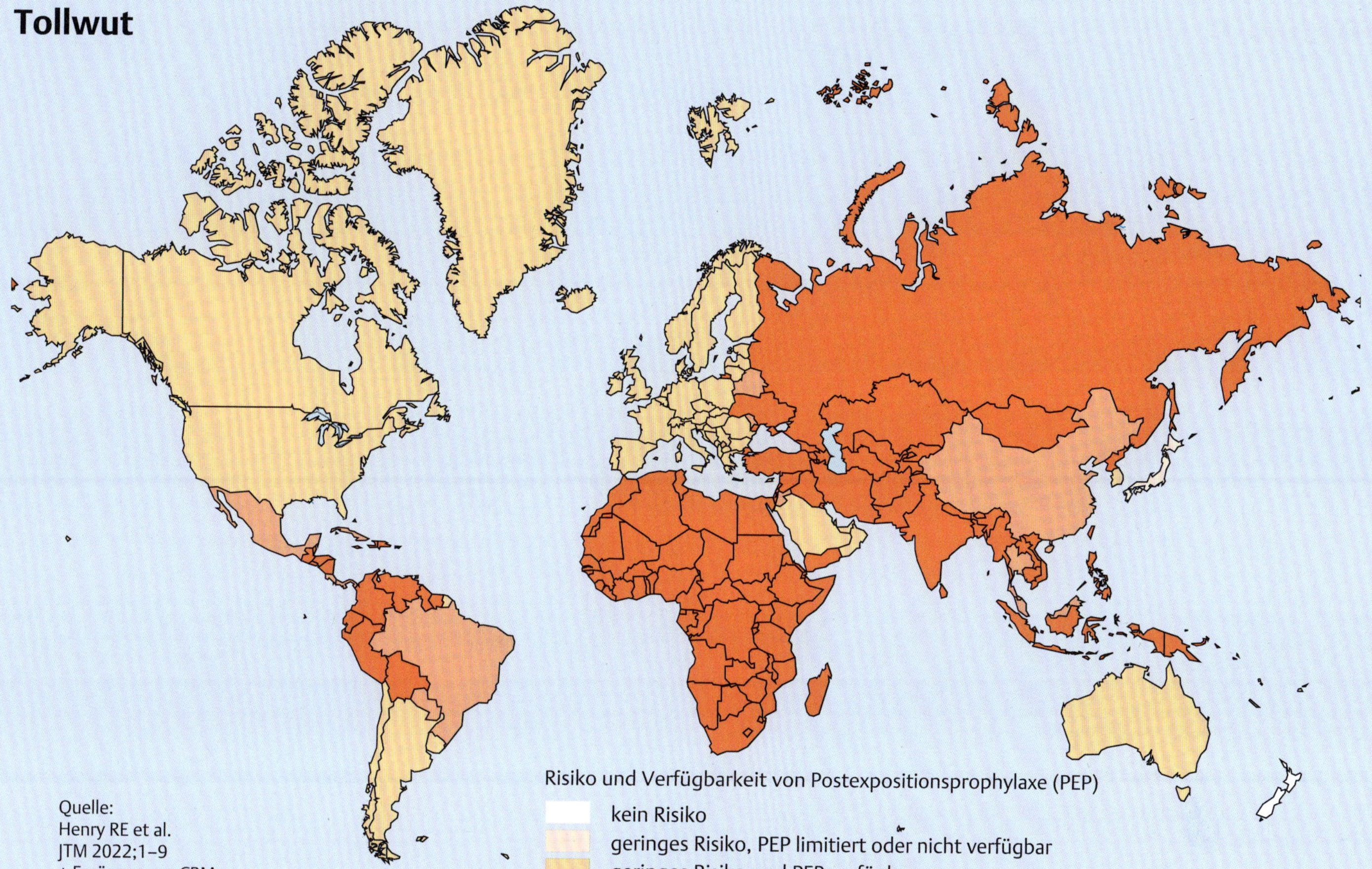

Risiko und Verfügbarkeit von Postexpositionsprophylaxe (PEP)
- kein Risiko
- geringes Risiko, PEP limitiert oder nicht verfügbar
- geringes Risiko und PEP verfügbar
- hohes bis mittleres Risiko und PEP verfügbar
- hohes bis mittleres Risiko, PEP limitiert oder nicht verfügbar

Quelle:
Henry RE et al.
JTM 2022;1–9
+ Ergänzungen CRM
Stand 2025

Tuberkulose

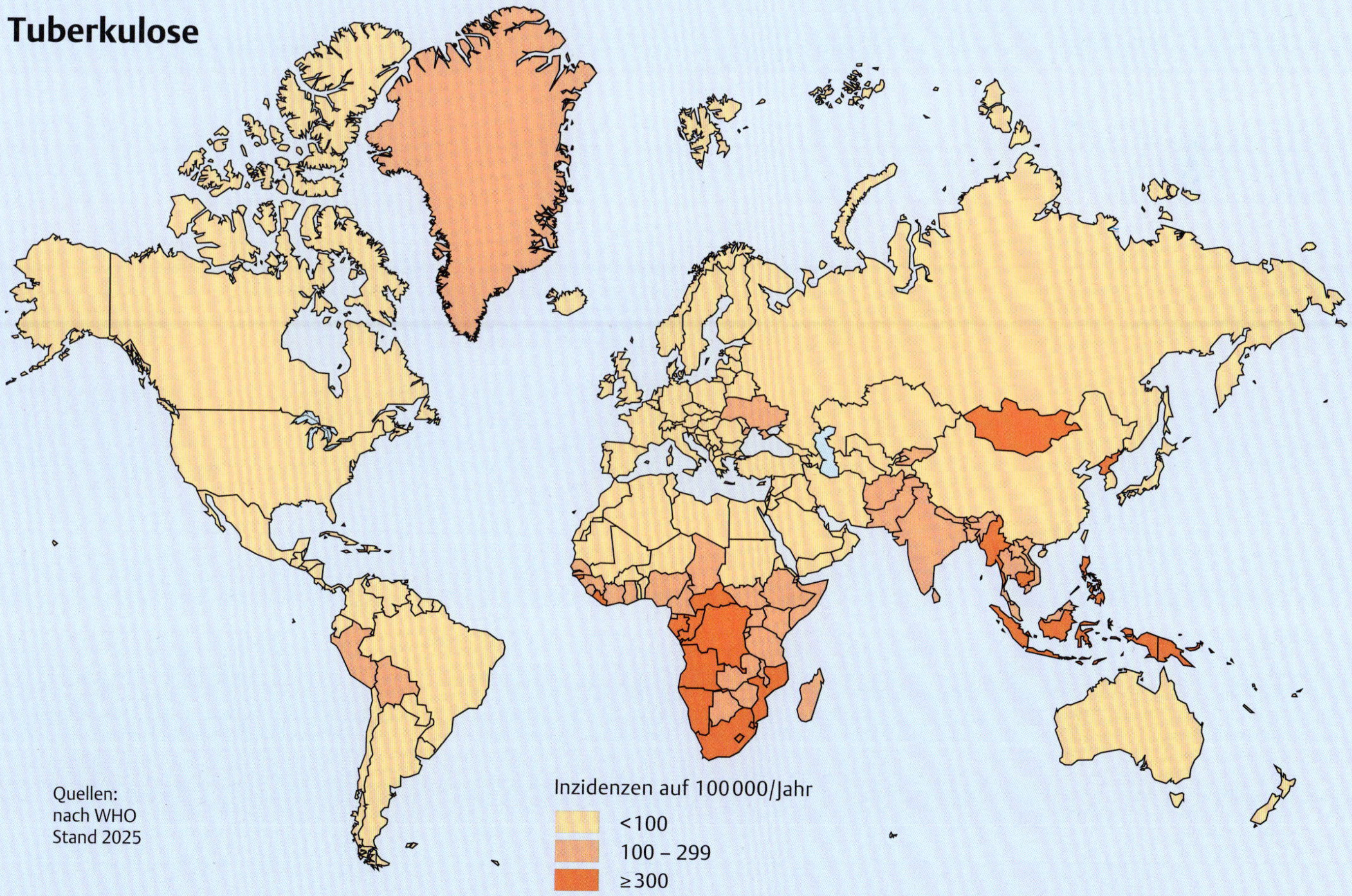

Inzidenzen auf 100 000/Jahr
- <100
- 100 – 299
- ≥ 300

Quellen:
nach WHO
Stand 2025

Typhus

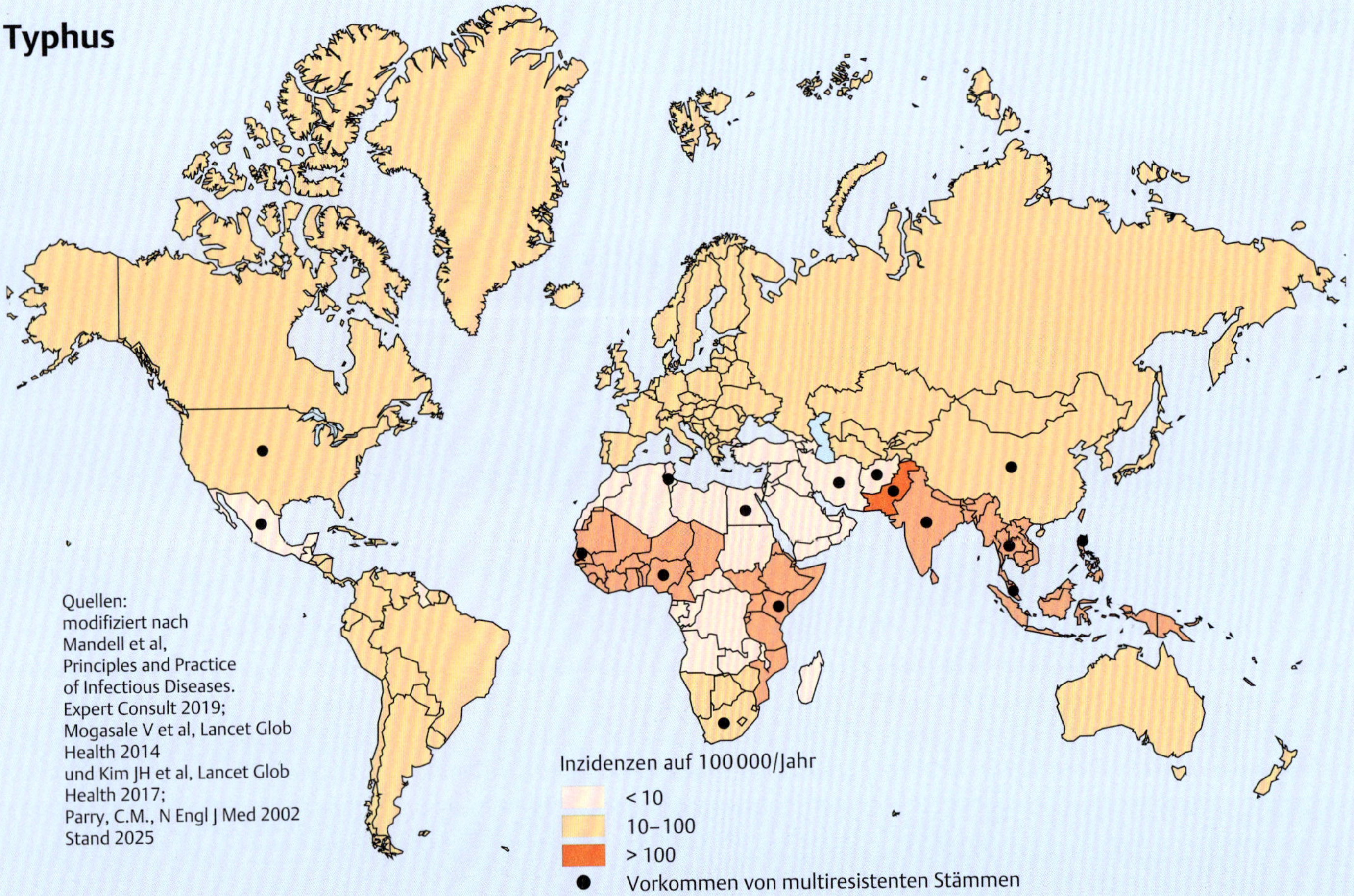

Virale hämorrhagische Fieber (Ebola, Marburg, Lassa) – Afrika

(Gelbfieber und Dengue s. eigene Karten)

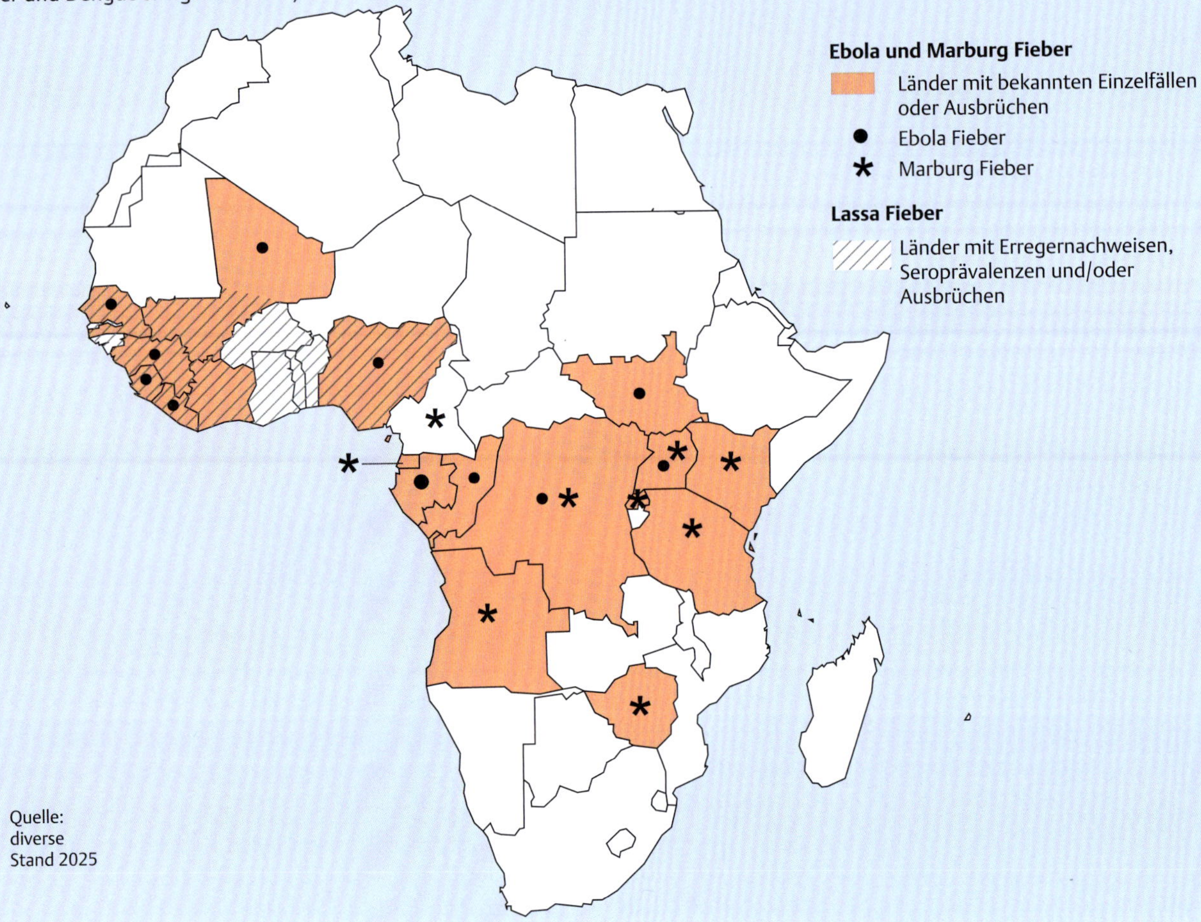

West-Nil-Fieber

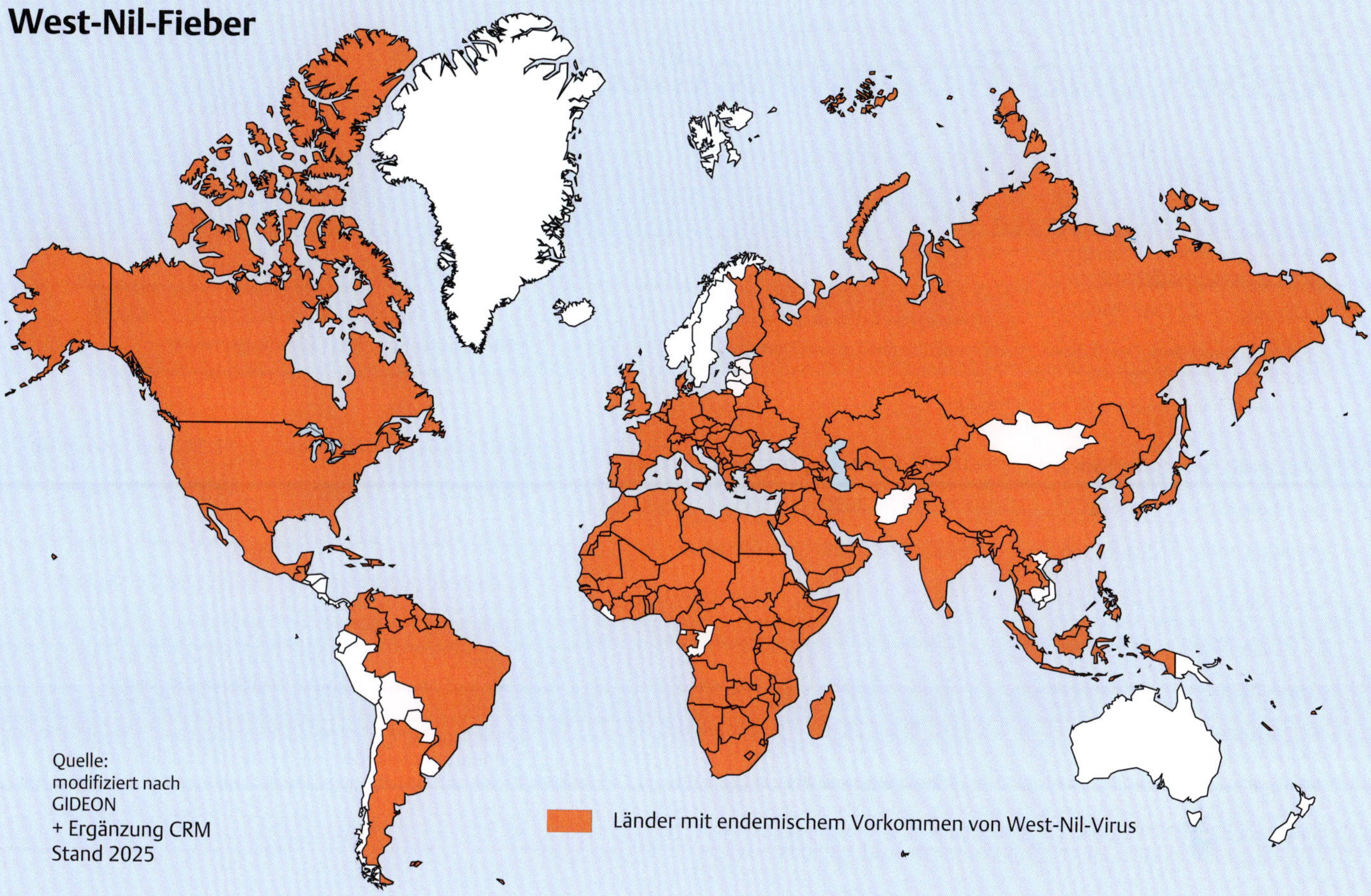

Zika

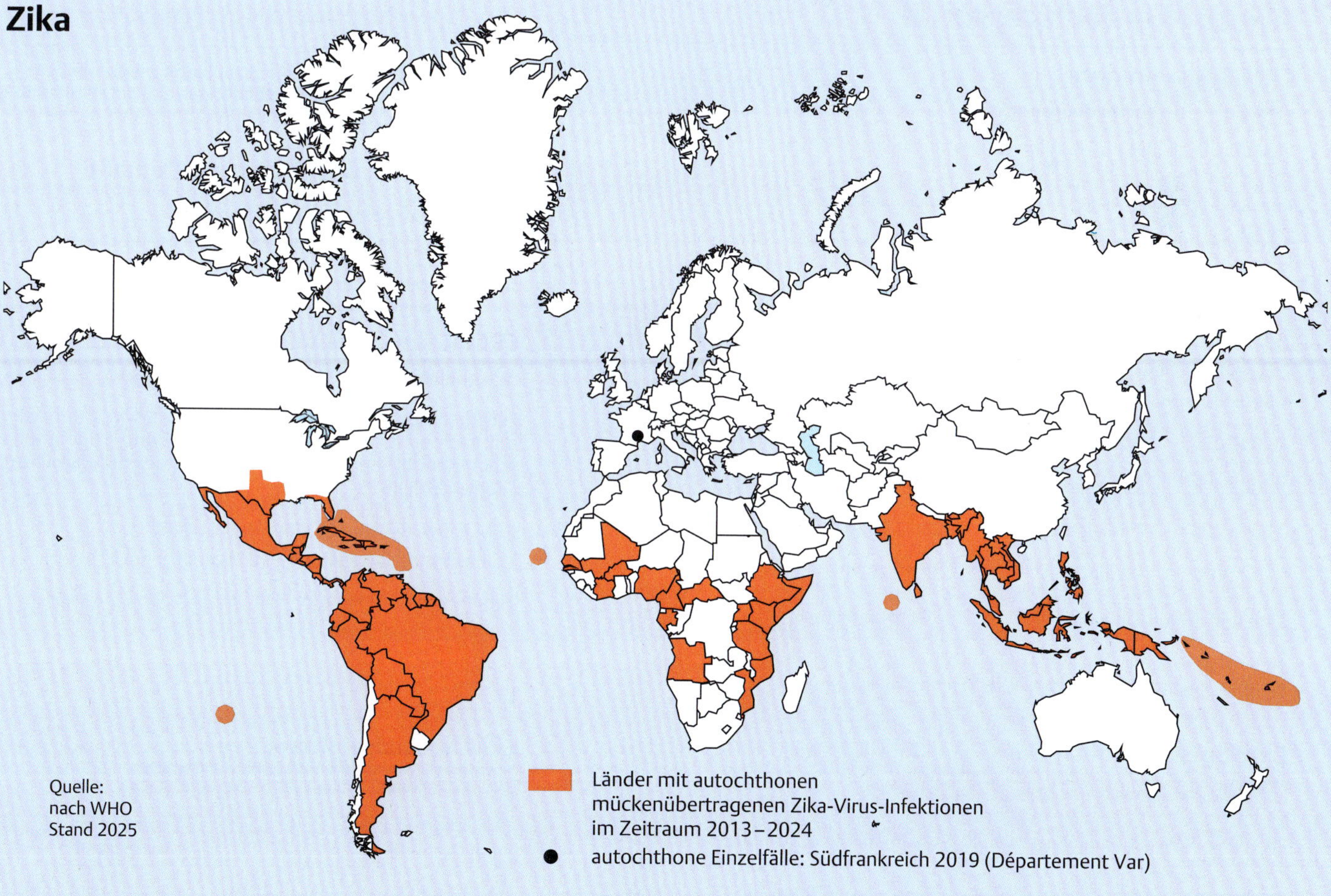

CRM Seminare
Reise- und Tropenmedizin 2026

Ärztinnen und Ärzte

CRM Basisseminare

2x2-tägig | 32 CME-Punkte | Alle Termine auch als Live-Stream

- Entsprechend dem Curriculum „Reisemedizinische Gesundheitsberatung" der Bundesärztekammer
- CRM Zertifikat „Reise- und Tropenmedizin"

CRM Basisseminare Block 1		CRM Basisseminare Block 2	
09./10.03.2026	Berlin	11./12.03.2026	Berlin
25./26.04.2026	München	09./10.05.2026	München
22./23.06.2026	Düsseldorf	24./25.06.2026	Düsseldorf
21./22.09.2026	Mannheim	23./24.09.2026	Mannheim
03./04.10.2026	Düsseldorf	21./22.10.2026	München
19./20.10.2026	München	07./08.11.2026	Düsseldorf

Zeit- und ortsunabhängig — Video-on-Demand

Seminargebühr Block 1 oder 2 in Präsenz oder Live-Stream: 449,00 € inkl. MwSt.
Seminargebühr Block 1 oder 2 als Video-on-Demand: 409,00 € inkl. MwSt.

CRM Basis-Refresherseminare

1-tägig | Alle Termine auch als Live-Stream

- Für Absolventen des CRM Basisseminars
- Aktualisierung des bereits erworbenen Wissens

14.03.2026	Mannheim	17.10.2026	Mannheim
18.04.2026	Düsseldorf	14.11.2026	Dresden
27.06.2026	München	28.11.2026	Nürnberg
05.09.2026	Düsseldorf	12.12.2026	München
10.10.2026	Berlin		

Zeit- und ortsunabhängig — Video-on-Demand

Seminargebühr Präsenz oder Live-Stream: 349,00 € inkl. MwSt.
Seminargebühr Video-on-Demand: 319,00 € inkl. MwSt.

Apothekenfachpersonal

CRM Basisseminare

2-tägig | 16 Fortbildungspunkte

CRM Zertifikat „Reise-Gesundheits-Beratung in der Apotheke"

Zeit- und ortsunabhängig — Video-on-Demand

Seminargebühr Video-on-Demand: 499,00 € inkl. MwSt.

CRM Refresherseminare

1-tägig | 8 Fortbildungspunkte | Alle Termine auch als Live-Stream

- Für Absolventen des CRM Basisseminars
- Aktualisierung des bereits erworbenen Wissens

18.04.2026	Düsseldorf	17.10.2026	Mannheim
27.06.2026	München	14.11.2026	Dresden
05.09.2026	Düsseldorf	28.11.2026	Nürnberg
10.10.2026	Berlin	12.12.2026	München

Zeit- und ortsunabhängig — Video-on-Demand

Seminargebühr Präsenz oder Live-Stream: 349,00 € inkl. MwSt.
Seminargebühr Video-on-Demand: 319,00 € inkl. MwSt.

CRM Spezialseminare

Inkl. Video-Aufzeichnungen im Nachgang

27. Forum Reisen & Gesundheit	06./07.03.2026	Berlin o. Live-Stream	399,00 €*
Impfseminar	17.10.2026	Live-Stream	349,00 €*
UPDATE Weltseuchenlage	4 Termine/Jahr	Live-Stream	99,00 €*

*inkl. MwSt.

Medizinisches Assistenzpersonal

Das CRM Centrum für Reisemedizin bietet medizinischem Assistenzpersonal Online-Fortbildungen zur Unterstützung einer qualifizierten reisemedizinischen Beratung in der Praxis an.

CRM Basisseminar Video-on-Demand

CRM Basisseminar Video-on-Demand
Wann immer Sie möchten – Wo immer Sie möchten!

Seminargebühr Video-on-Demand: 169,00 € inkl. MwSt

CRM Refresherseminar Video-on-Demand

6 Lerneinheiten á 60 min

Für Absolventen des CRM Basisseminars bzw. Interessenten mit nachweislich vergleichbaren reise- und tropenmedizinischen Kenntnissen. Zur Verlängerung des CRM Basiszertifikats „Reisemedizin"

CRM Refresherseminar Video on Demand
Wann immer Sie möchten – Wo immer Sie möchten!

Seminargebühr Video-on-Demand: 129,00 € inkl. MwSt

CRM Spezialseminare

Inkl. Video-Aufzeichnungen im Nachgang

27. Forum Reisen und Gesundheit	06./07.03.2026	Berlin oder Live-Stream	399,00 €*
Impfseminar	17.10.2026	Live-Stream	349,00 €*
UPDATE Weltseuchenlage	4 Termine/Jahr	Live-Stream	99,00 €*

*inkl. MwSt.

Notizen